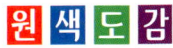

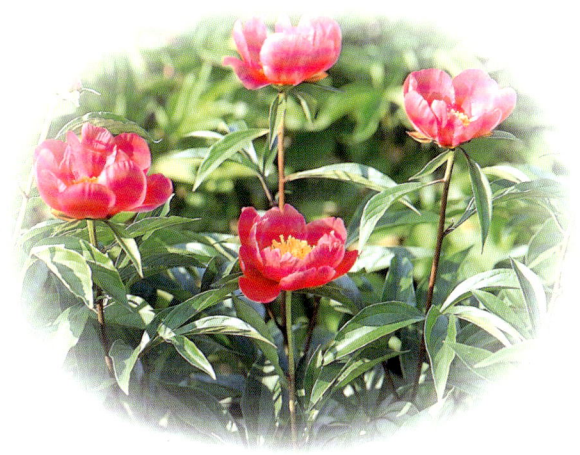

원색도감

한국의
약용식물

충남대학교 약대 명예교수
약학박사 배 기 환

교 학 사

책을 펴내며

사람들은 살아가면서 자연을 이해하고, 그 자연 속으로 돌아가려는 생각이 차츰 깊어져 간다. 그것은 자연계의 일부인 우리 인간이 만든 기계 문명에 대한 반성이나 회의에서 비롯된 것이라고 생각된다. 이와 같은 맥락에서, 자연 산물의 일부인 한방이나 민간약으로 자신의 건강을 지키고 질병을 치료하려는 의식이 높아져 가고 있다.

치료 효과가 뛰어난 현대 합성 의약품에 의하여 우리의 수명이 연장되었으나, 아직도 치료되지 못하는 당뇨, 간질환, 고혈압 등 만성병이나, 원인이 확실하게 드러나지 않는 질병에 대하여 한방, 민간약 또는 민간 요법에 의하여 건강을 되찾는 일이 많다. 서양 철학에 근거한 현대 학문을 배워 온 현대인들은 좀처럼 이러한 전통 치료법에 마음을 열지 않지만, 자신이나 주위 사람들의 체험을 통하여 이러한 치료법에 대해 관심을 가지게 된다.

천연 약물의 대부분은 식물에서 비롯되므로, 간단하면서도 충실한 내용의 지침서를 만드는 것이 나의 오랜 소망이었다. 그리하여 약용 식물의 분포, 형태, 감별, 약효, 성분의 규명을 수행하며 배우고 느낀 것들을 정리하여 내놓게 되었다. 미흡한 내용이나 잘못된 부분은 앞으로 계속 수정 보완해 나갈 계획이며, 따라서 독자 여러분의 끊임없는 충고와 질책 있으시길 기대한다.

본인을 학문의 길로 인도해 주신 은사 영남대학교 명예교수 진갑덕 박사님, 그리고 생약을 이해할 수 있도록 해 주신 박사 학위 과정 지도 교수인 난바쓰네오(難波恒雄) 박사님께 고개 숙여 감사드린다.

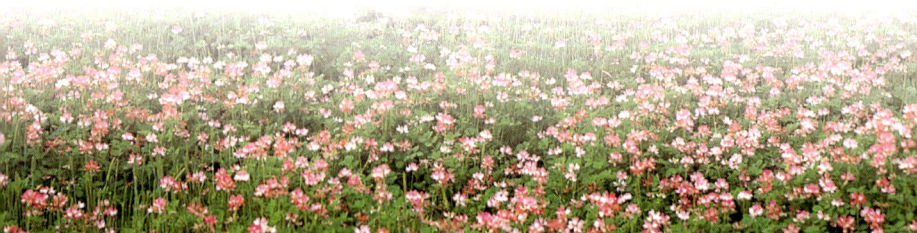

일본 유학 시절 함께 산에 오르면서 식물의 생태 및 형태를 알 수 있도록 도와 준 가나자와 대학(金澤大學)의 미카게마사유키(御影雅行) 교수, 도야마 의과약과대학(富山醫科藥科大學) 화한약연구소 표본실을 열람하게 해 주신 고마쓰가쓰코(小松かつ子) 박사, 산에 오르면서 약초 분포 조사를 함께 한 김재길 박사님, 안병태 박사께도 감사드린다.

또 본인의 실험실에서 약용 식물 및 생약 연구에 헌신해 준 민병선 박사, 이준성 박사, 이상명 박사, 정현주 박사를 비롯하여, 박사 과정, 석사 과정을 마쳤거나 재학중인 대학원생들에게 감사드린다. 충남대학교를 거쳐 간 졸업생들과 함께 산에 오르고 또 그들이 채집한 식물 표본들을 많이 이용하여 큰 도움이 되었음을 밝힌다. 많은 식물을 자유롭게 관찰하도록 허락해 주신 한택식물원 이택주 원장님과 귀중한 사진을 제공해 주신 사진 작가 송기엽 선생님께도 진심으로 감사드린다. 또 함께 연구하며 동고 동락하는 충남대학교 약학대학 교수님들께도 깊은 감사를 드린다. 지금은 저 세상에서 오손도손 함께 지내실 부모님께 감사의 큰 절을 올리고, 곁에서 내조해 준 아내(오양자), 그리고 건강하게 자라 준 두 딸(진아, 진원)과 아들(재민)에게도 감사한다.

끝으로, 이 책이 출판되도록 배려해 주신 교학사의 양철우 회장님, 양진오 사장님께 감사를 드리며, 책이 나올 때까지 정성을 다해 주신 유홍희 이사님, 황정순 부장님, 편집진께 깊은 감사를 드린다.

저자 배기환

차례
contents

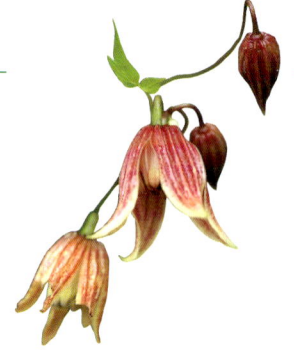

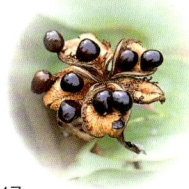

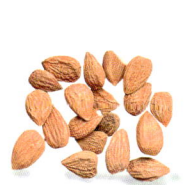

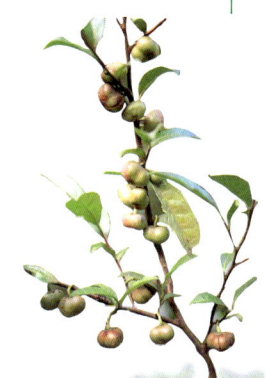

피자식물문	Angiospermae	517
단자엽식물강	Monocotyledoneae	

✴ 부록

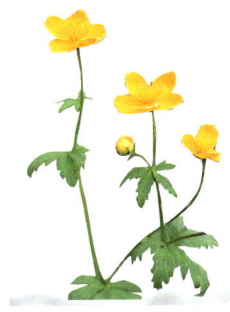

■ 일러두기

1. 이 책에는 주요 약용 식물 747종과, 이들 약용 식물과 약효가 같은 식물 223종을 합하여 총 970종의 사진과 해설을 실었으며, 관련 약재 사진 547컷도 수록하였다.

2. 이 책에 수록된 식물은 대부분이 우리 나라 자생종이며, 그 밖에 몇 가지의 귀화 식물을 첨가하였다.

3. 식물의 분류 체계는 해부학적인 특색을 취한 Engler의 관속 식물문(Tracheophyta)을 따랐으며, 배열은 송엽란 식물, 나자 식물, 피자 식물(쌍자엽 식물·단자엽 식물)의 순으로 하였다.

4. 과 속 및 종의 배열은 검색표의 활용에 편리하도록 유연 관계(類緣關係)를 고려하여 배치하였다.

5. 한국 식물명은「조선식물향명집」을 기준으로 하였으며, 여기에 수록되어 있지 않은 것은「대한식물도감」(이창복),「한국기준식물도감」(이우철),「원색 한국식물도감」(이영노)을 참고하였다.

6. 약재 이름은「중약대사전(中藥大辭典)」에 기재된 정식 명칭을 인용하였다. 따라서 같은 식물이라도 이명(異名)을 쓸 경우 달리 부를 수 있음을 밝혀 둔다.

7. 성분은 지금까지 알려진 것 중에서 중요한 것을 실었으며, 약리 작용은 동물 실험에서 나타난 것을 실었다.

8. 사용법에 있어서 용량은 말린 것의 무게를 말하고, 생것으로 쓰는 것에 대하여는 따로 적어 두었다.

9. 참고 사항에는 같은 약효를 지닌 식물을 들고, 형태학적인 구분점을 밝혔다.

10. 식물마다 촬영 날짜와 장소를 밝힘으로써 관심 있는 독자들에게 도움이 되도록 하였다.

11. 식물 용어의 이해를 돕기 위해서 부록에 식물 용어 도해를 실었다.

12. 참고 문헌은「대한식물도감」(이창복. 향문사, 1989),「한국기준식물도감」(이우철. 아카데미, 1996),「원색 한국식물도감」(이영노. 교학사, 1996),「中藥大辭典」(江蘇新醫學阮編. 上海科學技術出版社, 1977),「和漢藥圖鑑」(難波恒雄. 保育社, 1993) 등이다.

송엽란문(松葉蘭門)

Pteridophyta

●

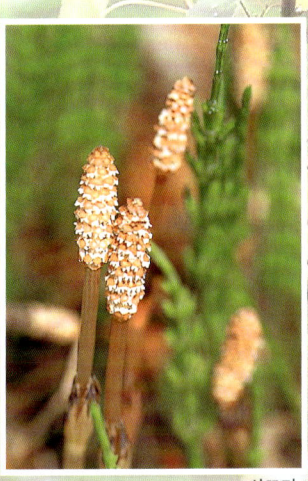

쇠뜨기

　　이들 분류군은 고생대 말엽(특히 석탄기)에 많았으나 지금은 세계에 10,000여종(소엽란류 10종, 석송류 300종, 부처손류 700종, 물부추류 65종, 속새류 25종, 양치류 9300종)이 분포한다. 이들은 관속 식물의 특징대로 뿌리, 줄기, 잎으로 식물체를 이루지만, 온대산 양치류가운데에는 땅속줄기가 땅 속으로 기는 것도 있다. 꽃이 피지 않는 식물군이다.

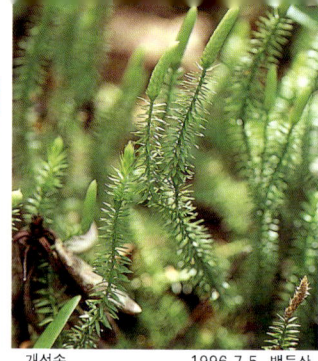

개석송　　　　1996.7.5. 백두산

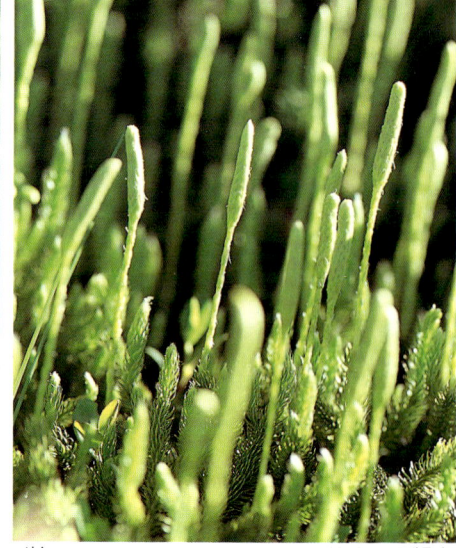

신근초(伸筋草)　　　　석송　　　　1996.7.5. 백두산

석송과 / 石松科 / ひかげのかずら科 / Lycopodiaceae

포자(胞子)는 같은 모양이며, 포자낭(胞子囊)은 1개씩 또는 여러 개의 포자엽(胞子葉)이 모여 포자수(胞子穗)를 형성한다. 잎혀〔葉舌, ligule〕가 없고, 비대 생장을 하지 않는다. 세계에 2속 181종, 우리 나라에는 1속 11종이 자란다.

1. 석송 　　　　　　　[석송과]

Lycopodium clavatum L. var. *nipponicum* Nakai

늘푸른 여러해살이풀. 잎은 바늘 모양, 길이 5mm로 조밀하게 붙고, 포자엽은 넓은 달걀 모양이며 끝에 길이 2mm 가량의 실 같은 것이 달리고 가장자리에 톱니가 있다. 포자낭수(胞子囊穗)는 대가 있고 길이 3~5cm로 가지 끝에 2~6개씩 달리며, 포자낭은 콩팥 모양, 황갈색을 띠며 포자와 같은 모양이다. **분포**/ 전국 숲 속, 특히 한라산, 흑산도, 울릉도, 설악산, 백두산 및 북부 지방에 자라며, 일본, 중국 등 북반구 온대에 분포한다. **채취**/ 전초를 여름철에 뿌리째 뽑아 깨끗이 씻어서 햇볕에 말리며, 포자는 성숙 시기인 7~8월에 채취한다. **약효**/ 뿌리가 달린 전초를 신근초(伸筋草)라고 하며, 거풍(祛風), 소염(消炎), 활혈(活血)의 효능이 있고, 관절통, 팔다리근무력증, 근육통 등에 사용한다. 포자를 석송자(石松子)라고 하며, 환약 겉에 바르는 환의(丸衣) 및 피부병에 산포제로 사용한다. **성분**/ 전초에 lycopodine, clavatine, clavolonine 등의 알칼로이드가 함유되어 있다. **약리 작용**/ lycopodine을 쥐에게 30mg/kg의 농도로 정맥 주사 하면 혈압이 급격히 강하하며, 포자를 쥐에게 하루 1g씩 계속 2일 동안 투여하면 발정한다. 포자의 클로로포름 엑스는 여성 호르몬과 같은 작용이 있다. **사용법**/ 전초 15g에 물 700mL를 넣고 달인 액을 반으로 나누어 아침 저녁으로 복용하거나, 술에 담가 수시로 복용한다. **참고**/ 포자낭수에 자루가 없고 잎이 돌려 나는 개석송 *L. annotinum* L.도 약효가 같다.

2. 다람쥐꼬리 [석송과]

Lycopodium chinense Christ.

늘푸른 여러해살이풀. 높이 5~15cm. 잎은 바늘 모양으로 밑에서부터 차차 좁아져서 끝이 뾰족해진다. 포자낭은 이삭처럼 되지 않고 윗부분의 잎겨드랑이에 1개씩 달린다.

분포/ 한라산, 지리산 및 북부 지방의 깊은 산 숲 속에서 자라며, 일본, 만주, 중국에 분포한다.

약효/ 전초를 소접근초(小接筋草)라고 하며, 지혈, 근육통, 거풍, 소염의 효능이 있고, 타박상, 외상출혈, 류머티즘을 치료한다.

성분/ 주성분은 lycopodine이며, selagine, acrifoline, lycodoline, pseudoselagine 등이 함유되어 있다.

사용법/ 전초 6g에 물 500mL를 넣고 달인 액을 반으로 나누어 아침 저녁으로 복용한다. 외용에는 달인 액으로 환부를 씻거나 짓찧어서 바른다.

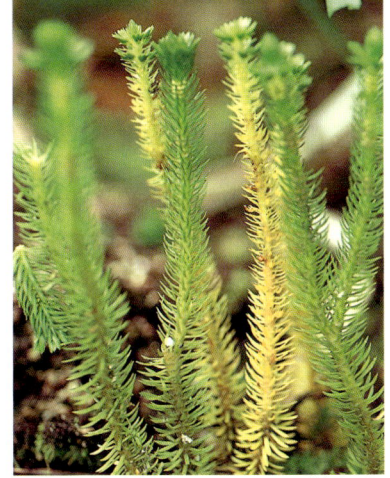

1993.8.20. 태백산　　　　다람쥐꼬리

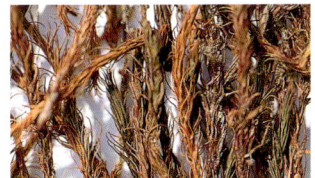

소접근초(小接筋草)

3. 뱀톱 [석송과]

Lycopodium serratum Thunb.

늘푸른 여러해살이풀. 높이 10~20cm. 잎은 무더기로 나고 녹색이며 바늘 모양이다. 포자낭은 이삭을 형성하지 않는다.

분포/ 우리 나라 각지 산 속의 그늘진 곳에서 자라며, 일본, 대만, 중국, 히말라야에 분포한다.

채취/ 전초를 9~10월에 뿌리째 채취한다.

약효/ 전초 말린 것을 천층탑(千層塔)이라고 하며, 해열, 소염, 지혈의 효능이 있고, 폐렴, 폐옹(肺癰), 치질로 인한 혈변, 타박상, 종독(腫毒)을 치료한다.

사용법/ 전초 30g에 물 1000mL를 넣고 달인 액을 반으로 나누어서 아침 저녁으로 복용하거나, 고기와 함께 삶아 조금씩 먹는다.

참고/ 임산부는 복용에 주의하여야 한다.

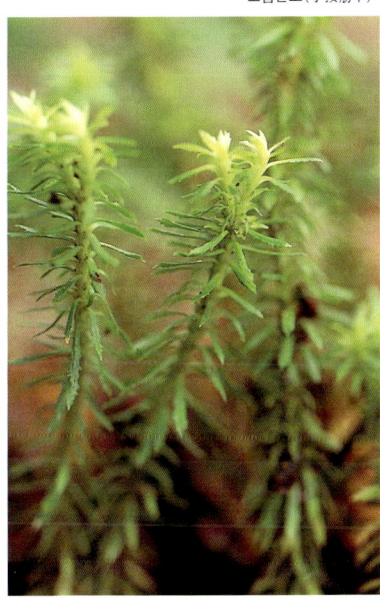

1994.7.10. 태백산　　　　뱀톱

부처손과 / 卷柏科 / いわひば科 / Selaginellaceae

이형포자(異形胞子, heterospore). 잎혀(葉舌) 및 담근체(擔根體, rhizophore)가 있으며, 잎이 4줄로 달린 점이 석송목과 다르다. 우리 나라에는 6종이 자란다.

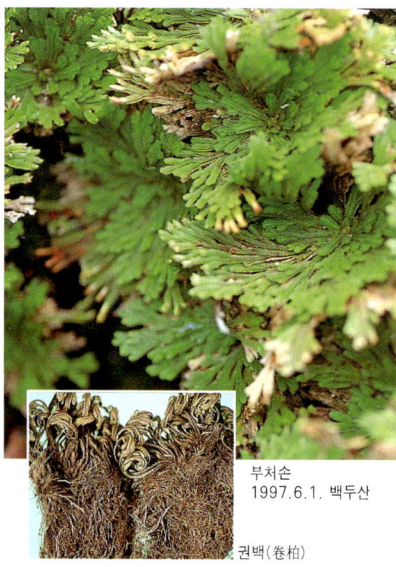

부처손
1997.6.1. 백두산

권백(卷柏)

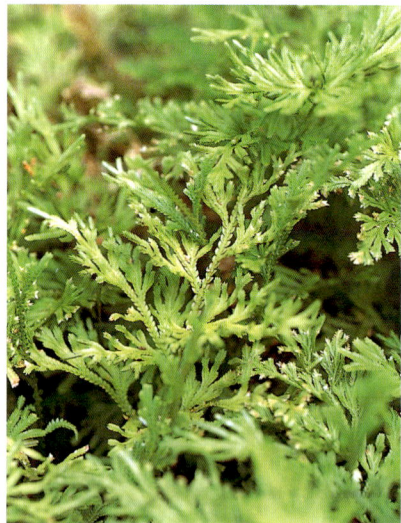

바위손　　　　　　1993.8.20. 계룡산

4. 부처손　　　　　　[부처손과]

Selaginella tamariscina (Beauv.) Spring

늘푸른 여러해살이풀. 높이 20cm 가량. 포자낭수는 작은 가지 끝에 1개씩 달리고, 포자엽은 달걀 모양 삼각형으로 가장자리에 톱니가 있다.

분포/ 전국 산지의 바위 곁에서 자라며, 일본, 만주, 중국에 분포한다.

약효/ 전초를 권백(卷柏)이라고 하며, 지혈, 탈항, 폐암에 사용한다. 월경폐지, 타박상, 복통에 생으로 사용하며, 볶아서 토혈, 혈변, 혈뇨, 탈항 등에 지혈제로 사용한다.

성분/ amentoflavone, apigenin, hinoki-flavone, isocryptomerin이 함유되어 있다.

사용법/ 전초 10g에 물 700mL를 넣고 달인 액을 반으로 나누어 아침 저녁으로 복용한다.

5. 바위손　　　　　　[부처손과]

Selaginella involvens (Sw.) Spring

늘푸른 여러해살이풀. 부처손에 비하여 줄기에 가짜줄기(假莖)를 형성하지 않고 땅위줄기가 위에서 깃 모양으로 갈라진다.

분포/ 제주도, 남부 일대, 충북, 평북의 산 속 음지에서 자라며, 일본, 만주, 중국에 분포한다.

약효/ 가을에 전초를 뿌리째 채취하여 씻어서 말린 것을 연주권백(兗州卷柏)이라고 하며, 하혈, 탈항, 상피암(上皮癌) 및 폐암에 사용한다.

사용법/ 전초를 말린 것은 15g, 신선한 것은 40g에 물 700mL를 넣고 달인 액을 반으로 나누어 아침 저녁으로 복용한다.

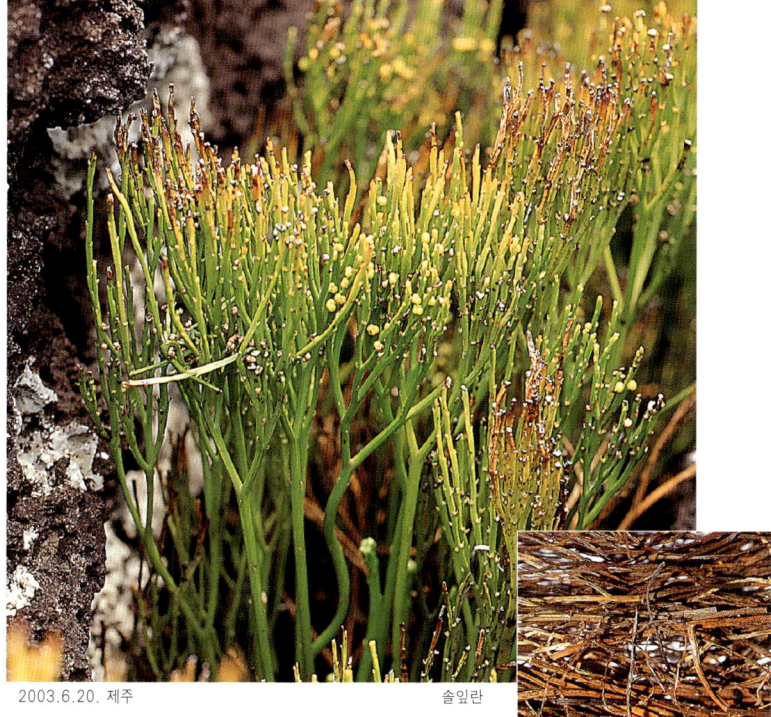

2003.6.20. 제주　　　　　솔잎란

석쇄파(石刷把)

솔잎란과 / 松葉蘭科 / まつばらん科 / Psilotum
　가지가 2개씩 갈라지며, 뿌리가 없다. 잎은 비늘 같거나 작고, 포자낭은 여러 개의 방으로 되며 돌기 같은 잎의 기부에 달린다. 우리 나라에는 1종이 제주도 남쪽 서귀포 부근의 습기가 많은 바위 틈에서 자란다.

6. 솔잎란　　　　　　　[솔잎란과]

Psiloton nudum (L.) Griesb.

　늘푸른 여러해살이풀. 높이 20~50cm. 뿌리줄기가 짧고 갈색의 헛뿌리가 있으며, 참뿌리는 없다. 줄기는 밑에서부터 계속해서 갈라져서 전체가 빗자루 같다. 잎은 작은 돌기 같고, 윗부분에 달린 포자엽은 2개로 갈라지며 각각 1개씩의 포자낭이 잎겨드랑이에 달린다.

분포 / 제주도 남쪽 해안 바닷가에서 자라며, 일본에 분포한다.

채취 / 전초를 여름과 가을철에 뿌리째 뽑아 깨끗이 씻어서 햇볕에 말린다.

약효 / 전초를 석쇄파(石刷把)라고 하며, 활혈, 통경, 거풍의 효능이 있고, 류머티즘으로 인한 마비통, 관절염, 구토, 월경불순, 타박상을 치료한다.

성분 / 지상부에 psiloton이 함유되어 있다.

사용법 / 전초 30g에 물 700mL를 넣고 달인 액을 반으로 나누어 아침 저녁으로 복용하거나, 술에 담가 수시로 복용한다.

속새과 / 木賊科 / どくさ科 / Equisetaceae

마디가 뚜렷하다. 땅속줄기는 길게 뻗으면서 번식하고, 땅위줄기는 곧추서며 마디에 비늘 같은 잎이 돌려 나고 때로는 부정근(不定根)이 나온다. 뿌리줄기에서 생식줄기가 먼저 나온 뒤에 많은 돌려 나는 가지가 달린 영양줄기가 나온다. 줄기는 마디 사이에 능선과 홈이 있고, 마디 부분에서 상하부의 능선이 교차된다. 세계에 20종이 분포하며, 우리 나라에 7종이 자란다.

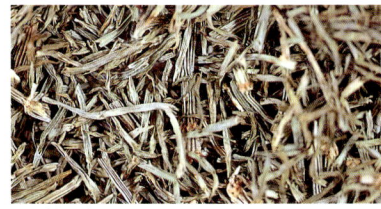

문형(問荊)

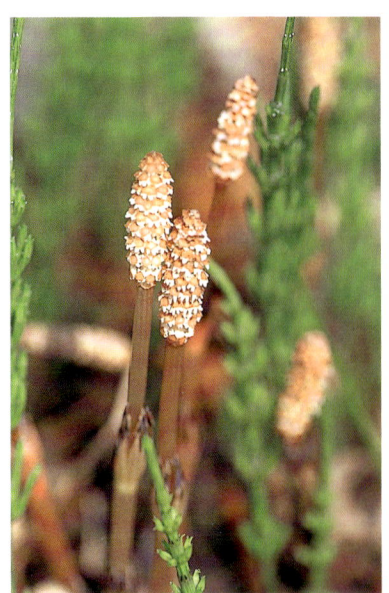

쇠뜨기   1996.4.16. 대전

7. 쇠뜨기   [속새과]

Equisetum arvense L.

여러해살이풀. 높이 30~40cm. 생식줄기는 이른 봄에 나와서 끝에 뱀대가리 같은 포자낭수를 형성한다. 영양줄기는 생식줄기가 시든 뒤 뒤늦게 나오며, 마디에는 비늘 같은 잎이 돌려 난다. 잎의 수는 원줄기의 능선 수와 같고, 가지에는 4개의 능선이 있다. 포자낭수는 육각형의 포자엽이 서로 밀착하여 거북등처럼 되고, 안쪽에 7개 내외의 포자낭이 달린다.

분포 / 전국 각지 햇볕이 잘 드는 들이나 산기슭에서 자라며, 일본, 중국 등 북반구에 널리 분포한다.

채취 / 5~7월에 전초를 채취하여 그늘에서 말린다.

약효 / 전초를 문형(問荊)이라고 하며, 해열, 정혈(淨血), 지해(止咳), 이뇨제로 사용한다. 민간에서는 당뇨병에 많이 사용한다.

성분 / 전초에는 equisetonin, quisetrin, iso-quercetrin, palustrine, thymine, 3-methoxypyridine이 함유되어 있고, 포자에는 articulatin, octacosane-dicarboxylic acid, gossypitrin이 함유되어 있다.

약리 작용 / 에탄올 엑스는 이뇨 작용이 있고, 물 엑스를 토끼, 개에게 정맥 주사 하면 혈압 강하 작용이 있다. 또 개구리 심장의 수축력을 증가시킨다.

사용법 / 전초 10g(신선한 것은 30~60g)에 물 700mL를 넣고 달인 액을 반으로 나누어 아침 저녁으로 복용한다.

참고 / 생식줄기와 영양줄기의 구별이 없고 가지의 맨 밑마디 사이가 잎집보다 짧은 개쇠뜨기 *E. palustre* L., 능선에 가시 같은 작은 돌기가 있고 잎집 조각의 가장자리가 투명한 막질인 물쇠뜨기 *E. pratense* Ehrh.도 약효가 같다.

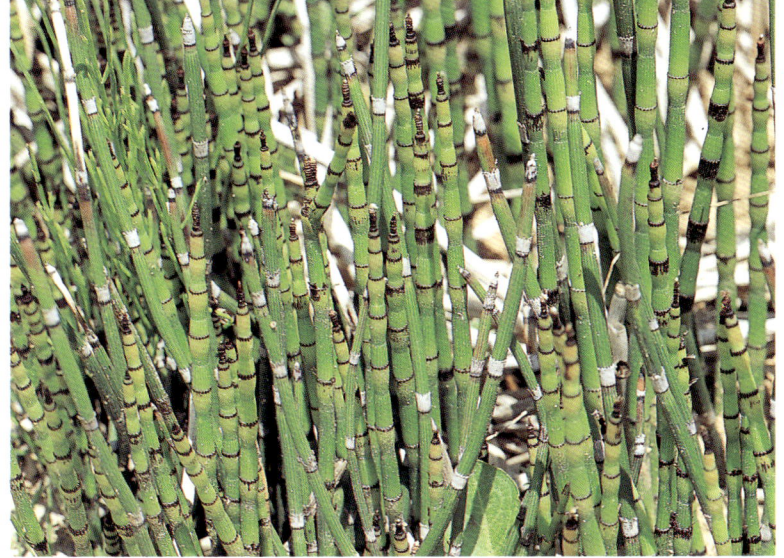

1994.8.10. 백두산

8. 속새 [속새과]

Equisetum hyemale L.

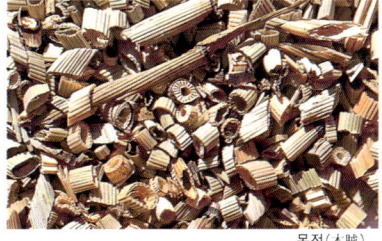

목적(木賊)

늘푸른 여러해살이풀. 높이 30~60cm. 땅속줄기는 짧고 옆으로 뻗으며, 땅 위 가까운 곳에서 여러 개로 갈라져 나오기 때문에 여러 줄기가 모여 난 것 같다. 줄기는 곧추서며 10~18개의 능선이 있다. 퇴화된 비늘 같은 잎은 마디를 싸서 잎집으로 되고, 능선과 교대로 달리며 떨어진다. 잎집의 밑부분과 톱니는 갈색 또는 검은빛이 돌고, 포자낭수는 원추형으로 끝이 뾰족하며 줄기 끝에 나고, 처음에는 녹갈색이나 차차 황색으로 된다.

분포/ 제주도와 강원도 이북 산골짜기의 음습지에서 자라며, 일본, 중국, 구소련, 북아메리카에 분포한다.

채취/ 여름부터 가을에 걸쳐 지상부를 채취하여 그늘이나 햇볕에 말린다

약효/ 지상부를 목적(木賊)이라고 하며, 소풍(疎風), 산열(散熱), 해기(解肌), 퇴예(退翳)의 효능이 있고, 생목(生目), 운예(雲翳), 영풍유루(迎風流淚), 장풍하혈(腸風下血), 혈리(血痢), 탈항, 후통(喉痛), 산통(疝痛)을 치료한다. 최근에는 발한(發汗), 간암 등에도 사용된다.

성분/ palustrine, dimethylsulfone, thymine, vanillin, kaempferol, kaempferol glycoside 등이 함유되어 있다.

사용법/ 지상부 10g에 물 700mL를 넣고 달인 액을 반으로 나누어 아침 저녁으로 복용하거나 환제나 산제로 하여 복용한다.

참고/ 기혈이 허한 사람, 안질이 노기(怒氣)나 서열상혈(暑熱傷血)에 의하여 갑자기 붉어진 사람은 복용을 피한다. 가지가 있고 잎집의 길이가 너비보다 길고 조각의 끝 부분이 끝까지 남는 개속새 *E. ramosissimum* Desf. var. *japonicum* Milde 도 약효가 같다.

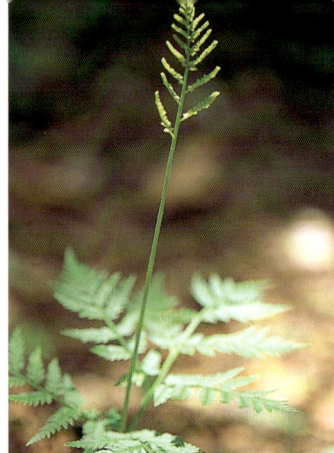

늦고사리삼   1995.9.1. 백두산

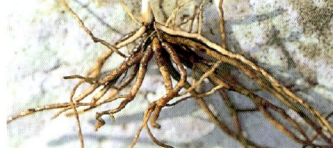

음지궐(陰地蕨)

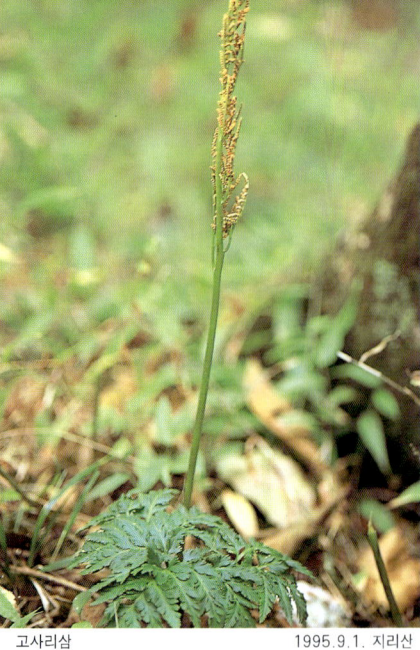

고사리삼   1995.9.1. 지리산

고사리삼과 / 瓶爾小草科 / はなやすり科 / Ophioglosaceae

뿌리줄기에서 나온 잎이 자라다가 2개로 갈라져서 1개는 영양엽이 되고 다른 1개는 포자엽이 된다. 포자낭은 옆으로 비스듬히 갈라지고, 포자도 같은 모양이다. 배우체는 땅 속에서 균근과 공생하며, 엽록체가 없다. 세계에 1과 4속 90종, 우리 나라에는 9종이 자란다.

9. 고사리삼   [고사리삼과]

Botrychium ternatum (Thunb.) Sw.

여러해살이풀. 굵은 뿌리는 사방으로 퍼지고 1개의 잎이 나와 2개로 갈라져 영양엽과 포자엽으로 된다. 영양엽은 잎자루가 길며 3개로 갈라지고 다시 2~3회 깊게 갈라지며, 포자엽은 영양엽보다 훨씬 길고 윗부분이 잘게 갈라져서 각 가지에 좁쌀 같은 포자낭이 달린다.

분포 / 전국의 숲 속이나 산골짜기에서 잘 자라며, 일본, 중국, 대만, 인도에 분포한다.

채취 / 겨울 또는 봄에 뿌리째 뽑아 깨끗이 씻어서 햇볕에 말린다.

약효 / 전초를 음지궐(陰地蕨)이라고 하며,

간보호, 해열, 진해의 효능이 있고, 현기증, 두통, 해수(咳嗽), 전간(癲癎), 급성결막염, 종창종독, 토혈에 사용한다.

성분 / 3-O-methylquercetin-7-O-diglucoside-4′-O-glucoside가 함유되어 있다.

사용법 / 전초 10g(신선한 것은 30g)에 물 700mL를 넣고 달인 액을 반으로 나누어 아침 저녁으로 복용하고, 외용에는 짓찧어서 환부에 바른다.

참고 / 고사리삼에 비해 영양엽에 잎자루가 없는 늦고사리삼 *B. virginianum* (L.) Sw., 깃 조각에 거친 톱니가 있고 포자낭 외막에 사마귀 같은 돌기가 있는 큰고사리삼 *B. japonicum* (Prantl.) Underw.도 약효가 같다.

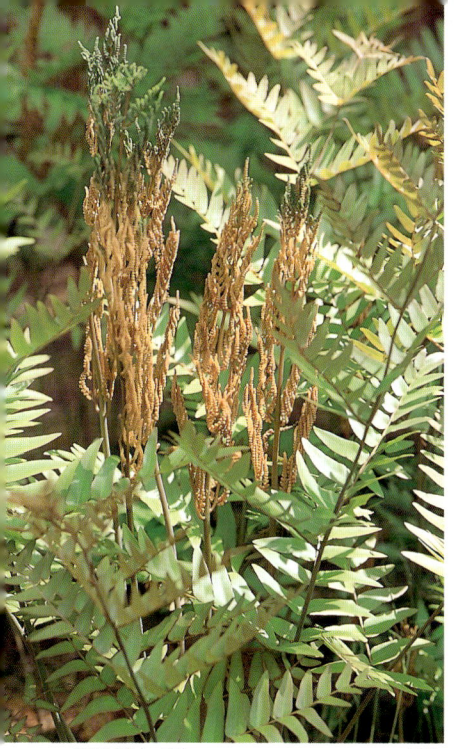

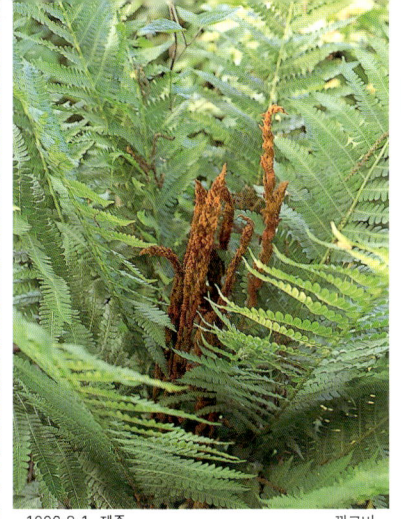

1996.8.1. 제주 　　　　　　　　　　　꿩고비

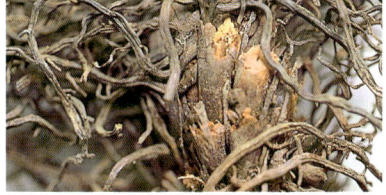

1996.10.1. 제주 　　　　　　　　　고비　　　　　　　자기(紫萁)

고비과 / 紫萁科 / ぜんまい科 / Osmundaceae

　뿌리줄기에서 잎이 나오는데, 털이 없고 겹잎이며 어릴 때 말린다. 포자낭은 한 층 또는 여러 층으로 되며, 퇴화된 환대(環帶)처럼 보이는 두꺼운 세포 끝에서 갈라진다. 우리 나라에 3종이 자란다.

10. 고비　　　　　　　　　　[고비과]

Osmunda japonica Thunb.

　여러해살이풀. 높이 60~100cm. 잎은 2회 깃꼴겹잎이고, 깃 조각은 길이 20~30cm이다. 생식엽은 영양엽보다 일찍 나와서 일찍 스러지고, 작은 깃 조각은 매우 좁아져서 선형으로 되며, 포자낭이 밀착한다.

분포/ 황해도 이남 숲 가장자리에서 자라며, 일본, 중국, 대만, 필리핀, 인도차이나에 분포한다.

약효/ 뿌리줄기를 자기(紫萁)라고 하며, 구충, 해열, 지혈의 효능이 있고, 회충병, 풍열감모, 온열반진, 토혈, 육혈(衄血), 장풍혈변(腸風血便), 혈리(血痢), 혈붕(血崩), 대하를 치료한다.

사용법/ 뿌리줄기 10g에 물 700mL를 넣고 달인 액을 반으로 나누어 아침 저녁으로 복용한다.

참고/ 잎이 1회 깃꼴겹잎인 꿩고비 *O. cinnamomea* L. var. *fokiensis* Copel.도 약효가 같다.

고비과 · Osmundaceae

19

실고사리과 / 海金砂科 / ふさしだ科 / Schizaeaceae

덩굴성이다. 포자낭은 대부분 낭퇴 (囊堆)로 모이지 않지만 약간 모이는 것도 있으며, 환대(環帶)가 완전하다. 세계에 4속 160종, 우리 나라에는 실고 사리 1종이 자란다.

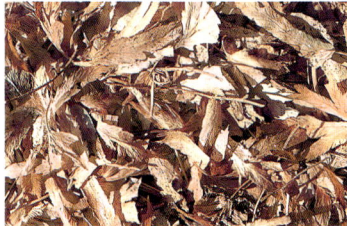
해금사초(海金砂草)

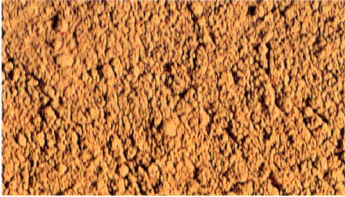
해금사(海金砂)

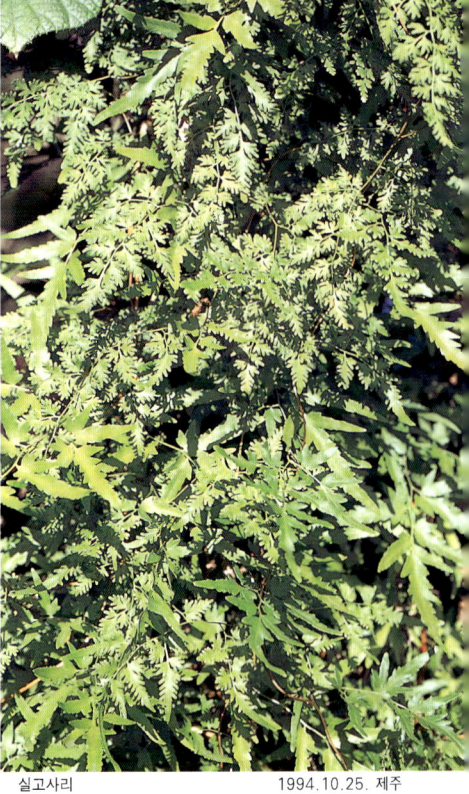
실고사리   1994.10.25. 제주

11. 실고사리   [실고사리과]

Lygodium japonicum (Thunb.) Sw.

늘푸른 덩굴성 여러해살이풀. 뿌리줄기는 길게 땅 속으로 뻗고 흑색이다. 잎은 잎자루 가 원줄기처럼 되어 다른 물체를 감아 올라 가면서 자라고, 작은 깃 조각 뒷면 가장자리 에 포자낭군이 달린다. 포막의 가장자리에 는 불규칙한 톱니가 있고, 포자는 8월에서 다음 해 1월 사이에 익는다.

분포/ 제주도, 거제도 및 남부 지방 산기슭 이나 숲 속에서 자라며, 일본, 중국, 대만, 히말라야, 인도에 분포한다.

채취/ 전초는 8∼9월에 채취하여 말려 사용 한다. 포자는 입추를 전후하여 채취하고, 뿌 리와 뿌리줄기는 8∼9월에 채취한다.

약효/ 전초를 해금사초(海金砂草)라고 하며, 요로감염증, 신장염으로 인한 수종, 황달에 사용한다. 포자를 해금사(海金砂)라고 하며, 요로결석, 요로감염증에 사용한다. 뿌리와 뿌리줄기를 해금사근(海金砂根)이라고 하 며, 청열, 해독, 이습, 소종의 효능이 있고, 간염, 급성위장염, 황달형간염, 습열종만 (濕熱腫滿), 임병(淋病)을 치료한다.

성분/ 잎과 줄기에 flavonoid와 phenol류가 함유되어 있고, 포자에는 lygodin이 함유되 어 있다.

사용법/ 전초는 20g에 물 1000mL, 포자는 6g에 물 500mL, 뿌리는 신선한 것 50g에 물 1500mL를 각각 넣고 달인 액을 반으로 나누 어 아침 저녁으로 복용한다.

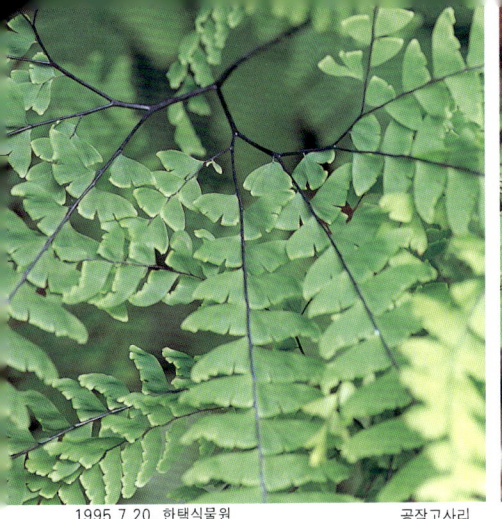

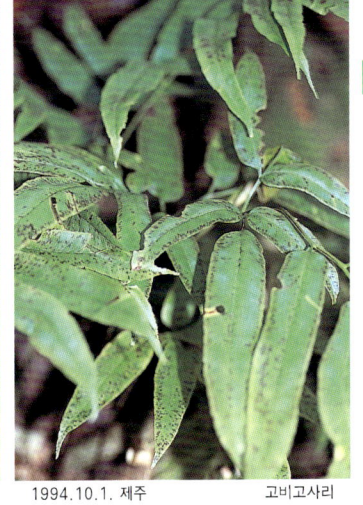

1995.7.20. 한택식물원　　　　　공작고사리　　　1994.10.1. 제주　　　　　고비고사리

고사리과 / 蕨科 / いのもとそう科 / Pteridaceae

자낭군은 뒤로 말린 잎 가장자리에 달리고, 밖으로 향한 포막이 있거나 뒤로 젖혀진 작은 깃 조각의 가장자리에 덮이는 것, 또는 포막이 없이 작은 맥 위나 뒷면 전체에 달린다. 세계에 63속 1500종, 우리 나라에는 12속 24종이 자란다.

12. 공작고사리 [고사리과]

Adiantum pedatum L.

늘푸른 여러해살이풀. 높이 50~70cm. 포자낭군은 갈라진 조각 위 가장자리에 달린다. 잎가장자리가 뒤로 젖혀지고, 포막은 옆으로 긴 타원형 또는 신장형이다.

분포/ 제주도, 울릉도, 경북, 강원, 북부 지방의 산 속 그늘진 곳이나 바위 틈에서 자라며, 일본, 중국, 만주, 구소련에 분포한다.

약효/ 전초를 철사칠(鐵絲七)이라 하며, 이수(利水), 제습(除濕), 조경(調經), 지통의 효능이 있고, 소변불리, 혈뇨, 이질, 류머티스성동통, 월경불순, 백대하를 치료한다.

성분/ 지상부에는 fernene, isofernene, 7-fernene, filicene, filicenal, adiantone, adipedatol, neohopene, neohopadiene, fernadiene 등이 함유되어 있다.

사용법/ 전초 15g에 물 700mL를 넣고 달인 액을 반으로 나누어 아침 저녁으로 복용한다.

13. 고비고사리 [고사리과]

Coniogramme intermedia Hieron.

늘푸른 여러해살이풀. 높이 1m 가량. 뿌리줄기는 굵고 옆으로 길게 뻗으며 다갈색 비늘 조각이 있다. 잎은 드문드문 나오고 높이 1m 내외로 2회 깃꼴겹잎이다. 잎자루는 길이 40~70cm로 연녹색이고 밋밋하며 뒷면에 자줏빛이 돈다.

분포/ 제주, 전라, 경기, 강원, 평안, 함남의 산지 숲 속에서 자라며, 일본, 중국, 만주, 구소련, 인도 등에 분포한다.

약효/ 전초를 산혈련(散血蓮)이라고 하며, 거풍, 청열, 활혈, 해독의 효능이 있다. 뿌리줄기는 목적(目赤), 종통, 두통, 류머티즘, 월경폐지, 지상부는 유옹, 종독을 치료한다.

사용법/ 전초 15~30g에 물을 넣고 달여서 복용한다.

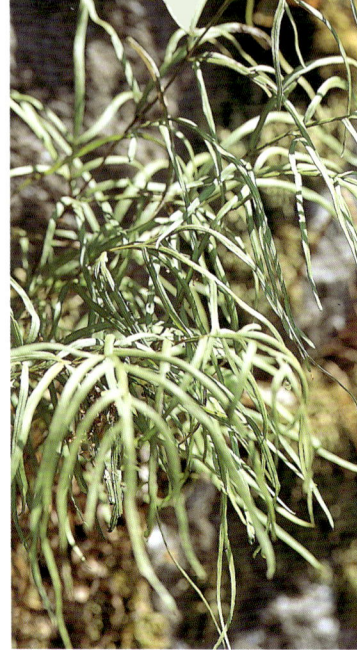

봉의꼬리　　　　1993.10.1. 경남 고성

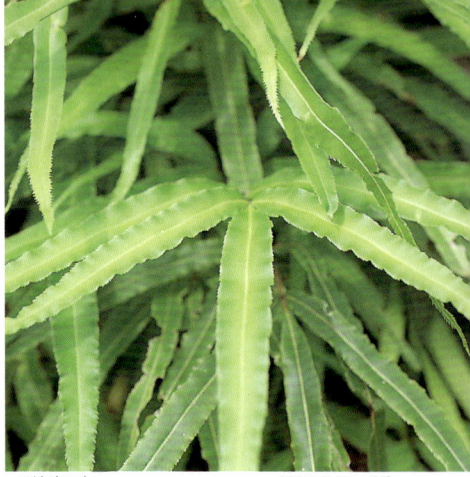

큰봉의꼬리　　　　1993.8.17. 제주

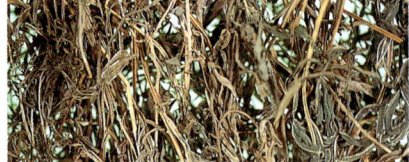

봉미초(鳳尾草)

14. 봉의꼬리　　　　[고사리과]

Pteris multifida Poir.

　늘푸른 여러해살이풀. 잎은 모여 난다. 포자엽은 2회 깃 조각으로 갈라지고, 가운데 깃 조각은 너비가 넓다. 깃 조각은 3~7쌍으로 잎몸과 거의 길이가 같고 가늘며 세모지고 윤채가 있고 털은 없다. 잎자루는 잎몸과 길이가 거의 같고, 영양엽은 포자엽 길이의 반 정도이며, 너비가 넓고 가장자리에 불규칙한 톱니가 있다. 포자낭군은 뒤로 말린 깃 조각이나 갈라진 조각 가장자리와 연결된다.

분포/ 전남, 경남 및 남쪽 섬 산기슭의 양지바른 숲 언저리에서 흔히 자라며, 일본, 중국, 대만, 인도차이나, 말레이시아에 분포한다.

채취/ 전초를 가을부터 겨울까지 채취하여 말린다.

약효/ 전초 또는 뿌리를 봉미초(鳳尾草)라고 하며, 황달형간염, 장염, 세균성이질, 토혈에 사용한다. 또 치질 부위를 씻는 데 쓰이고, 독을 제거하며, 창독에 바른다.

성분/ 전초에는 flavonoid류, steroid류 및 phenol류 등이 함유되어 있다.

사용법/ 전초 15g에 물 700mL를 넣고 달인 액을 반으로 나누어 아침 저녁으로 복용하거나, 가루를 내거나 짓찧어 즙을 내어 복용한다. 외용에는 짓찧어 환부에 바르거나 달인 액으로 환부를 씻는다.

약리 작용/ 물 추출물은 각종 균에 대하여 항균 작용이 약하게 나타난다.

참고/ 전체가 봉의꼬리보다 크고 엽축 윗부분에 날개가 없는 큰봉의꼬리 *P. cretica* L., 큰봉의꼬리의 변종으로 잎에 백색 무늬가 있는 알록봉의꼬리 *P. cretica* L. var. *albolineata* Hooker도 약효가 같다. 임산부나 설사를 하는 사람은 복용을 금한다.

15. 넉줄고사리 　[넉줄고사리과]

Davallia mariesii Moore

여러해살이풀. 잎은 따로따로 떨어져 달린다. 잎자루는 단단하고 길이 5~15cm이며 떨어지기 쉬운 비늘줄기가 드문드문 붙어 있다. 잎몸은 길이 10~20cm, 너비 8~15cm로 3회 깃 모양으로 깊게 갈라진다. 깃조각은 밑부분의 1쌍이 가장 크며, 맨 끝 조각은 끝이 둔하고 다시 2개로 갈라진다. 포자낭군은 맨 끝 조각의 맥 끝에 1개씩 달리며 컵 모양이고 포막이 있다.

분포/ 중부 이남 산 속 바위, 나무 줄기에 붙어 자라며, 일본, 중국, 만주에 분포한다.

채취/ 뿌리줄기를 겨울과 봄에 채취하여 물에 씻은 다음 그대로 쪄서 햇볕에 말리고 잔털을 제거한다. 비늘줄기는 수시로 채취하여 쓴다.

약효/ 뿌리줄기를 해주골쇄보(海州骨碎補)라고 하며, 보신(補腎), 활혈, 지혈의 효능이 있고, 신허(腎虛)로 인한 구사(久瀉) 및 요통, 류머티즘으로 인한 동통, 치통, 이명(耳鳴), 골절을 치료한다. 비늘줄기를 골쇄보모(骨碎補毛)라고 하며, 외상출혈, 화상을 치료한다.

성분/ 지상부에는 davallic acid, fern-9(11)-ene, hop-22(29)-ene, neohop-12-ene 등이 함유되어 있다.

사용법/ 뿌리줄기 15g에 물 700mL를 넣고 달인 액을 반으로 나누어 아침 저녁으로 복용하거나, 술에 담가 마시거나 환제나 산제로 하여 복용한다. 외상출혈에는 뿌리 껍질에 붙어 있는 털을 상처에 스며들게 바르고 소독 가제로 덮으며, 화상 치료에는 가루를 내어 들기름과 섞어 바른다. 외용에는 짓찧어서 환부에 바른다.

참고/ 민간에서는 전초 말린 것을 신성초(神聖草)라고 하며 위장염 치료에 달여서 복용한다. 뿌리줄기는 똘똘 말아서 관상용으로 많이 기른다.

넉줄고사리과 / 骨碎補科 / しのぶ科 / Davalliaceae

환대(環帶)가 있으며, 겹잎이다. 식물체는 덩굴성으로 바위나 나무 줄기에 붙어서 올라간다. 세계에 12속 300종, 우리 나라에는 2종이 자란다.

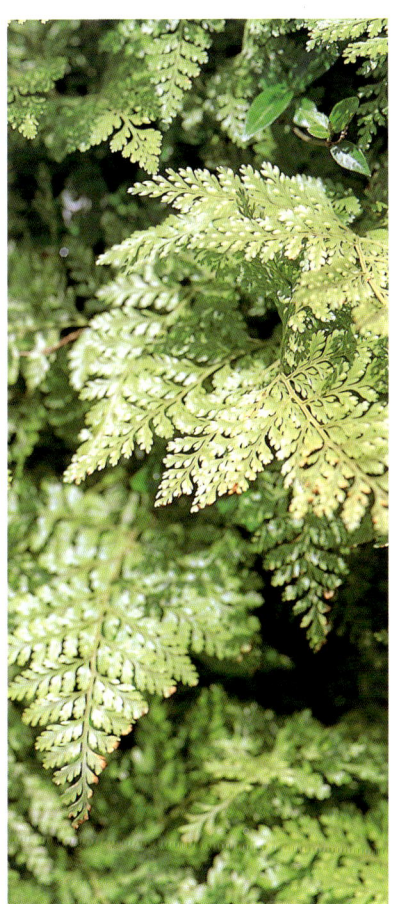

1997.5.20. 전북 정읍　　　넉줄고사리

면마과/綿馬科/おしだ科/Aspidiaceae

뿌리줄기와 잎 사이에 관절이 없다. 비늘에 무늬가 없으며, 잎맥은 깃처럼 갈라져서 서로 떨어지거나 합쳐지기도 한다. 포자낭군은 작은 맥의 뒤쪽에 달리고, 포막은 둥근 것, 긴 것 등이 있으며, 때로는 없는 것도 있다. 세계에 70속 3000종, 우리나라에는 17속 114종이 자란다.

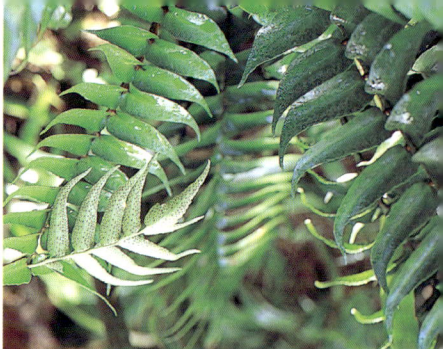

도깨비쇠고비　　　　　　　1994.4.10. 제주

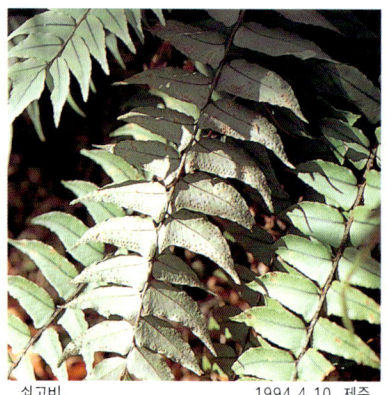

쇠고비　　　　1994.4.10. 제주

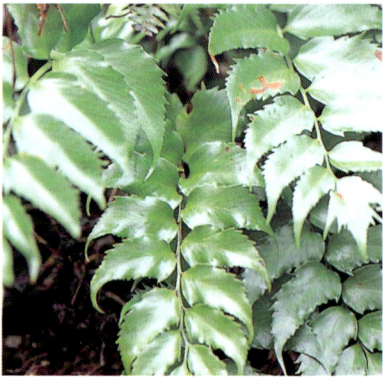

참쇠고비　　　　1994.4.10. 제주

16. **쇠고비**　　　　　　　　　[면마과]

Cyrtomium fortunei J. Smith

늘푸른 여러해살이풀. 높이 50~80cm. 잎자루는 길이 15~30cm, 잎몸은 긴 타원형으로 길이 50~90cm이며 1회 깃 조각으로 갈라진다. 포자낭은 원형이고, 포막은 둥글며 가장자리가 물결 모양을 이루고 갈색을 띤다.

분포/ 울릉도, 남부 지방 및 남쪽 섬의 바위 틈이나 음습한 곳에서 자라며, 일본, 중국, 인도차이나에 분포한다.

채취/ 일년 내내 뿌리줄기를 채취하여 수염뿌리와 지상부를 제거한 뒤 햇볕에 말리거나 신선한 것 그대로 사용한다.

약효/ 뿌리줄기를 혼계두(昏鷄頭)라고 하며, 청열, 해독, 양혈, 산어(散瘀), 지혈의 효능이 있으며, 감기, 열병반진, 이질, 간염에 의한 두통 및 토혈, 유옹(乳癰), 나력, 타박상을 치료한다.

성분/ 뿌리에는 타닌과 정유, 잎에는 cyrtomin, cyrtopterin, astragalin, isoquercitrin 등이 함유되어 있다.

사용법/ 뿌리줄기 15g에 물 700mL를 넣고 달인 액을 반으로 나누어 아침 저녁으로 복용한다.

참고/ 잎의 앞면에 윤채가 없고, 깃 조각에 날카로운 톱니가 있으며 포막의 중앙부가 짙은 갈색인 참쇠고비 *C. caryotideum* (Wall.) Presl var. *coreanum* Nakai, 깃 조각이 가죽질이고 끝 부근의 가장자리에 톱니가 없는 도깨비쇠고비 *C. falcatum* (L. f.) Presl 도 약효가 같다. 임산부는 복용에 주의하여야 한다.

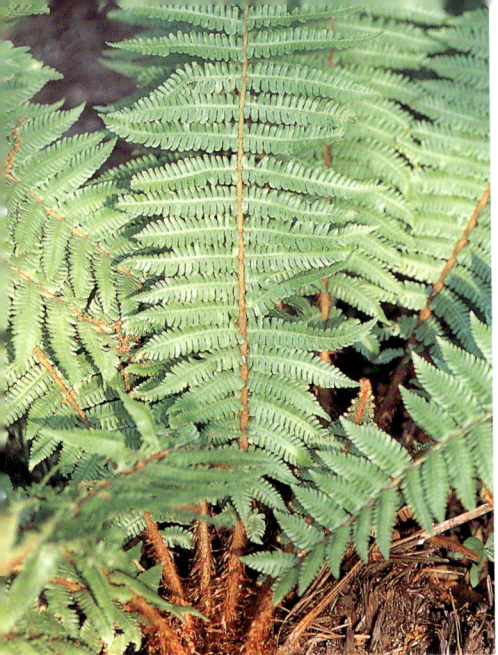

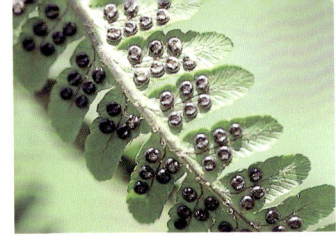

희초미(포자)

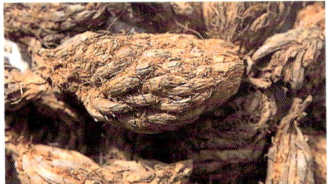

관중(貫衆)

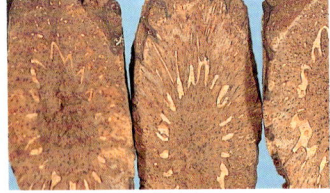

관중(貫衆) 자른 것

1994.9.1. 제주   희초미

17. 희초미(관중, 면마)   [면마과]

Dryopteris crassirhizoma Nakai

여러해살이풀. 높이 50~90cm. 뿌리줄기는 굵고 끝에서 잎이 모여 난다. 잎은 길이 1m 내외, 너비 25cm에 달하며, 잎몸은 2회 깃 모양으로 깊게 갈라지고, 깃 조각은 대가 없다. 잎자루는 잎몸보다 훨씬 짧다. 포자낭군은 위쪽 깃 조각에 달리고, 맥 가까이에 2줄로 붙는다. 포막은 둥근 심장형이다.

분포/ 전국 산지의 나무 그늘이나 음습한 곳에서 잘 자라며, 일본, 중국, 만주, 구소련에 분포한다.

채취/ 가을에 뿌리째 캐어서 잎자루와 수염뿌리를 제거한 다음 씻어서 햇볕에 말린다.

약효/ 뿌리줄기를 관중(貫衆) 또는 면마(綿馬)라고 하며, 구충, 지혈의 효능이 있고, 대하, 이하선염을 치료한다.

성분/ 뿌리에서 촌충을 구제하는 물질은 phloroglucinol계 성분이며, 이 중 filmaron이 가장 강하다. flavaspidic acid AB, flavaspidic acid PB는 충치균에 대한 항균 작용이 강하며, 그 밖에 wogonin, baicalin, baicalein 등의 flavonoid계 성분이 함유되어 있다.

약리 작용/ 물 추출물은 촌충의 근육을 마비시키는 근육 독으로, 신경계를 침범하는 작용과 유행성감기 바이러스에 대한 항바이러스 작용, 토끼의 적출 자궁에 대하여 흥분 작용이 있다.

사용법/ 뿌리줄기 10g에 물 700mL를 넣고 달인 액을 반으로 나누어 아침 저녁으로 복용하거나 환제 또는 산제로 하여 복용한다. 외용에는 가루를 내어 환부에 뿌린다.

참고/ 엑스의 과량 복용에 의하여 시력장애, 혈뇨, 혼수, 실명 등의 중독 증상이 있을 때에는 염류성 하제를 투여하여야 한다. 음허내열(陰虛內熱) 및 비위가 허한(虛寒)한 사람이나 임산부는 복용하지 않는 것이 좋다.

면마과·Aspidiaceae

25

고란초과 / 皐蘭草科 / うらぼし科 /
Polypodiaceae

포막이 없고, 표피 세포 속에 침상 세포가 없다. 세계에 65속 1000종, 우리 나라에는 8속 22종이 자란다.

18. 고란초 [고란초과]

Crypsinus hastatus (Thunb.) Copel.

늘푸른 여러해살이풀. 뿌리줄기는 옆으로 뻗으며, 포자낭군은 둥글다.

분포/ 중부 이남의 바위 겉이나 노목에 붙어서 자라며, 중국, 네팔, 인도에 분포한다.

약효/ 뿌리가 달린 전초를 아장금성초(鵝掌金星草) 또는 고란초(皐蘭草)라고 하며, 해열, 이뇨, 해독의 효능이 있고, 열병, 한갈, 경풍, 편도선염, 만성간염 등에 사용한다.

성분/ 잎에 coumarin이 0.2% 함유되어 있다.

사용법/ 전초 15g에 물 700mL를 넣고 달인 액을 반으로 나누어 아침 저녁으로 복용하고, 외용에는 짓찧어서 환부에 바른다.

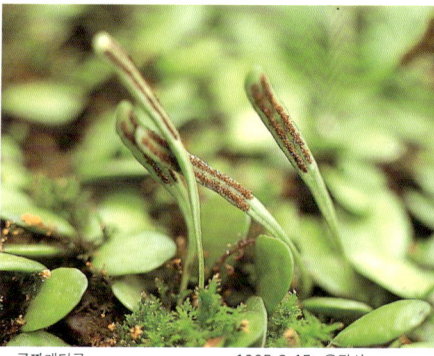
콩짜개덩굴   1995.8.15. 유달산

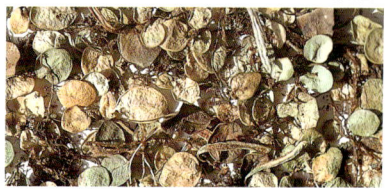
지련전(地連錢)

19. 콩짜개덩굴 [고란초과]

Lemmaphyllum microphyllum Presl

늘푸른 여러해살이풀. 잎은 두 가지로, 나엽(裸葉)은 원형 또는 타원형이다. 포자낭이 달린 잎은 주걱형이며, 주맥은 튀어나오고 양쪽에 포자낭군이 달린다.

분포/ 제주도 및 남쪽 해안의 습한 바위 겉이나 노목에 붙어서 자라며, 일본, 중국, 인도에 분포한다.

약효/ 전초를 지련전(地連錢)이라고 하며, 청폐, 지해, 해독의 효능이 있고, 폐옹(肺癰), 해수, 비출혈, 혈뇨, 타박상, 치통을 치료한다.

성분/ 전초에 곤충 변태 호르몬 pterosterone, ecdysone, ecdysterone, lemmasterone이 함유되어 있다.

사용법/ 전초 15g에 물 700mL를 넣고 달인 액을 반으로 나누어서 아침 저녁으로 복용하거나 짓찧어서 즙을 내어 마신다.

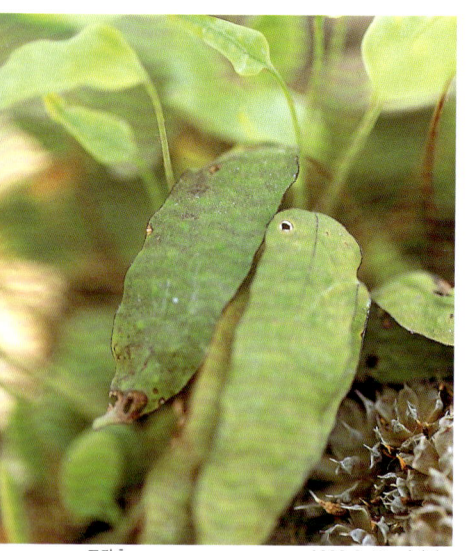
고란초   1993.8.15. 치악산

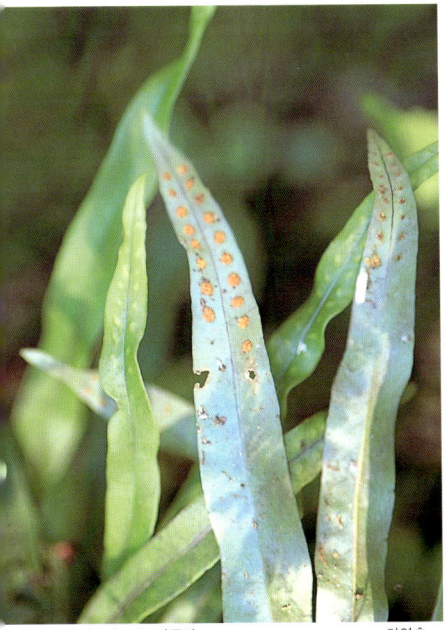

1997.6.29. 팔공산　　　　　일엽초　　　1997.6.29. 팔공산　　　　산일엽초

20. 일엽초 　　　　　　[고란초과]

Lepisorus thunbergianus (Kaulf.) Ching

　늘푸른 여러해살이풀. 높이 20cm 가량. 뿌리줄기는 굵고 든든하다. 잎은 홑잎이며, 포자낭군은 둥글고 뒷면 윗부분 주맥 양쪽에 2줄로 배열되며 황색을 띤다.

분포/ 제주도, 울릉도 및 남부 지방의 습한 바위 겉이나 노목에 붙어서 자란다.

약효/전초를 와위(瓦韋)라고 하며, 지혈, 해수, 토혈에 사용한다. 뱀에게 물렸을 때에는 가루를 내어 환부에 바른다.

성분/전초에 곤충 변태 호르몬 ecdyterone이 함유되어 있다.

사용법/전초 15g에 물 700mL를 넣고 달인 액을 반으로 나누어 아침 저녁으로 복용하고, 외용에는 태워서 가루로 하여 산포한다.

21. 산일엽초 　　　　　[고란초과]

Lepisorus ussuriensis Ching

　여러해살이풀. 높이 20cm 가량. 굵고 튼튼한 뿌리줄기는 옆으로 뻗는다. 잎은 바늘 모양으로 끝과 밑부분이 갑자기 좁아지고, 앞면은 짙은 녹색으로 잔 구멍으로 된 점이 산재한다.

분포/남부 지방의 바위 겉이나 습기가 많은 곳에서 자라며, 만주, 우수리, 사할린에 분포한다.

약효/전초를 사계미(射鷄尾)라고 하며, 거풍, 이뇨, 지해, 활혈의 효능이 있고, 풍습동통, 소변불리, 해수, 월경부조, 실타손상을 치료한다.

사용법/전초 20g 에 물 800mL를 넣고 달인 액을 반으로 나누어 아침 저녁으로 복용하고, 외용에는 태워서 가루로 하여 산포한다.

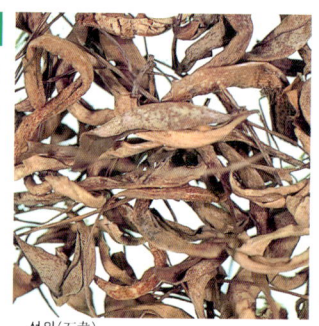
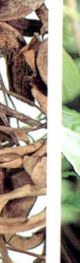

석위(石葦)　　　석위　　　1993.8.20. 제주

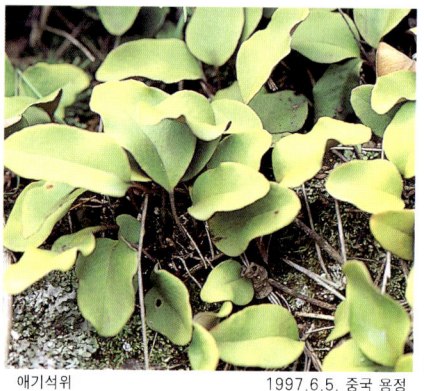
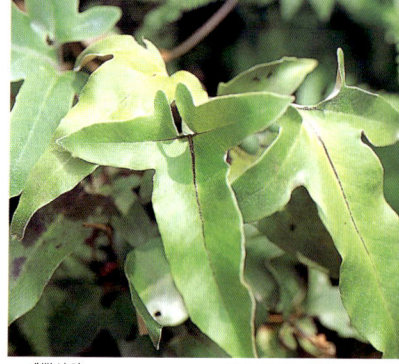

애기석위　　　1997.6.5. 중국 몽정　　　세뿔석위　　　1995.8.25. 제주

22. 석위 [고란초과]

Pyrrhosia lingua (Thunb.) Farwell

늘푸른 여러해살이풀. 뿌리줄기는 옆으로 길게 뻗으며 비늘 조각이 많이 달린다. 잎은 드문드문 나며, 잎몸의 양 끝은 좁고 두꺼우며 긴 타원형이다. 잎자루는 길이 15~25cm로 홈이 패고 딱딱하며 별 모양의 털이 있다. 포자낭군은 잎 뒷면 전체에 흩어져 있다.

분포/ 제주, 흑산도, 강진의 산 속 양지바른 바위나 노목에 붙어 자라며, 일본, 중국, 대만, 인도차이나에 분포한다.

채취/ 가을에 지상부를 채취하여 말린다.

약효/ 지상부를 석위(石葦)라고 하며, 임질로 인한 동통, 혈뇨, 요로결석, 신염, 자궁출혈, 세균성설사, 폐열로 인한 해수, 만성 기관지염을 치료한다. 뿌리줄기는 석위근(石葦根)이라고 하며, 임질, 흉격기창(胸隔氣脹), 토혈, 창상출혈에 이용한다.

성분/ 전초에는 anthraquinone, flavonoid saponin, tannin, fumaric acid, caffeic acid, isomangiferin이 함유되어 있다.

사용법/ 전초 10g에 물 700mL 를 넣고 달인 액을 반으로 나누어서 아침 저녁으로 복용한다.

참고/ 뿌리줄기 지름이 2mm 가량이며, 잎자루가 잎몸보다 길고 포자낭군이 융합된 애기석위 P. petiolosa(Christ et Baroni) Ching, 잎몸이 창살 모양으로 3~5개로 갈라진 세뿔석위 P. tricuspis (Sw.)Tagawa도 약효가 같다.

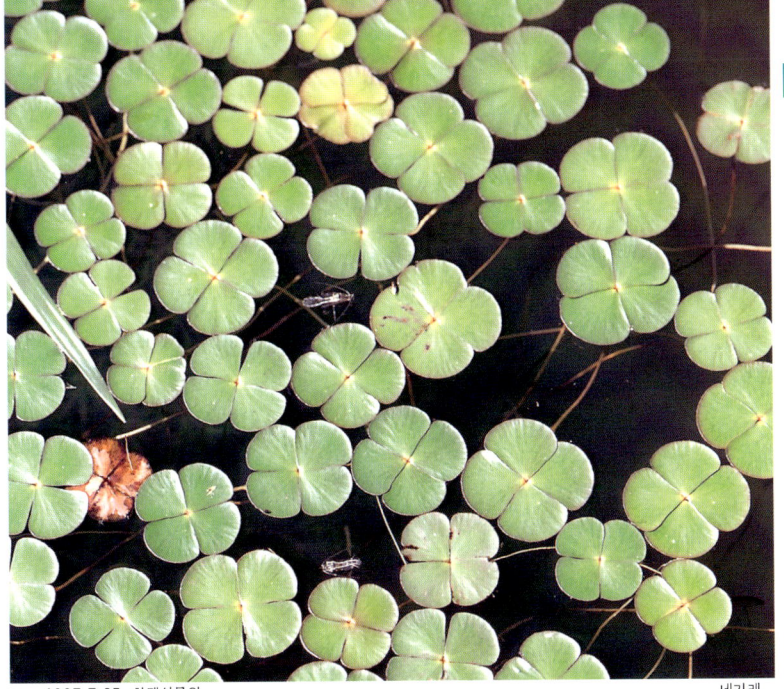

1997.7.25. 한택식물원

네가래

네가래과 / 蘋科 / でんじそう科 / Marsileaceae
잎자루의 밑부분에 포자낭과(胞子囊果, sporocarp)가 생겨 포자낭군을 둘러싼다. 세계에 3속 77종이 있고, 우리 나라에는 1종이 자란다.

23. 네가래 [네가래과]

Marsilea quadrifolia L.

여러해살이풀. 뿌리줄기는 진흙 속을 길게 뻗으며 몇 개로 갈라지고, 끝에 엷은 갈색 털이 나며 잎이 드문드문 돋는다. 잎자루는 물 속에 들어 있으며, 끝에 4개의 작은 잎이 수평으로 퍼져 물 위에 뜬다. 작은 잎은 잎자루가 없고 삼각형이며, 잎맥은 밑에서 부챗살처럼 퍼져 끝에서 가상사리로 날리는 맥과 연결되며, 앞면은 녹색이고 뒷면은 연한 갈색이다. 바늘 모양의 비늘 조각이 있고, 잎자루의 밑부분 가까이에서 나온 짧은 가지는 다시 2~3개로 갈라져 끝에 각각 1개씩 작은

주머니가 생기며, 그 안에 암수의 포자낭과가 달린다.

분포/ 전국 각지의 논과 연못에서 잘 자라며, 일본, 중국, 유럽에 분포한다.

채취/ 전초를 봄, 여름, 가을에 채취하여 말린다.

약효/ 전초를 빈(蘋)이라고 하며, 해열, 해독, 지혈의 효능이 있고, 풍열목적(風熱目赤), 신장염, 간염, 소갈, 토혈, 비출혈, 혈뇨, 나력 등을 치료한다.

사용법/ 신선한 전초 50g에 물 700mL를 넣고 달인 액을 반으로 나누어 아침 저녁으로 복용하거나 짓찧어서 즙을 내어 마신다.

생이가래과 /槐葉萍科 / さんしょうも科 / Salviniaceae

잎의 조직은 빈 공간이 많아 물에 뜨도록 되어 있다. 대포자(大胞子)는 포자낭 안에서 발아하여 전엽체가 되고, 조란기가 만들어질 때쯤 포자낭의 끝 부분이 터지면서 밖으로 나타난다. 소포자(小胞子)도 포자낭 안에서 발아하여 6~8개의 정자를 생산하며, 포자낭이 터진 다음 잠시 주위를 둘러싼 거품 같은 물질에 싸여 흩어지지 않고 있다가 정자가 헤엄쳐 나와 조란기 쪽으로 가서 수정을 한다. 우리 나라에 1종이 자란다.

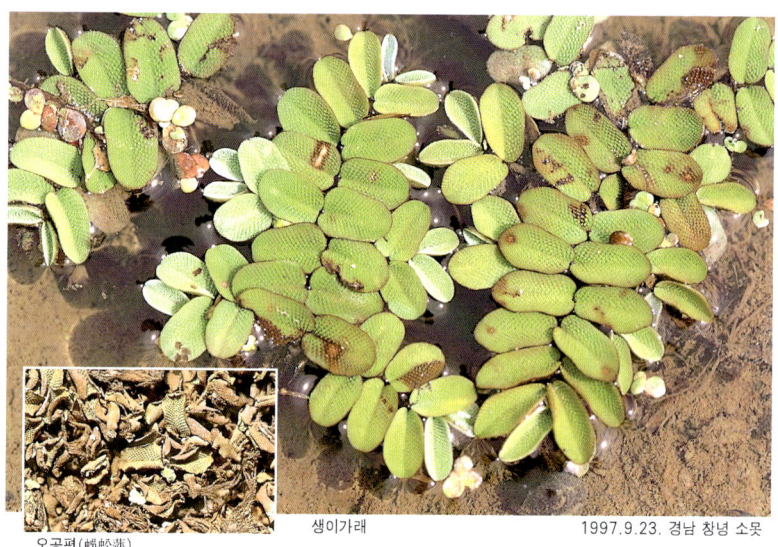

오공평(蜈蚣萍)

생이가래

1997.9.23. 경남 창녕 소못

24. 생이가래 [생이가래과]

Salvinia natans (L.) All.

늘푸른 여러해살이풀. 줄기는 가늘고 길게 옆으로 뻗는다. 잎은 3개씩 돌려 나는데, 2개는 마주 나고 물 위에 뜨며, 1개는 물 속에 잠겨 양분을 흡수하는 뿌리 역할을 한다. 물 위에 떠 있는 잎은 잎자루가 짧고 중축 좌우에 깃 모양으로 배열된다. 물 속의 갈라진 잎 밑부분에서 작은 가지가 갈라지며 털로 덮인 주머니 같은 것이 생기고, 그 안에서 크고 작은 포자낭이 달린다.

분포/ 제주, 경남(사천), 경남(소못), 광주, 경기의 논과 늪, 연못에서 자라며, 일본, 중국, 유럽에 분포한다.

채취/ 전초를 가을부터 겨울까지 채취하여 말린다.

약효/ 전초를 오공평(蜈蚣萍)이라고 하며, 해열, 제습, 활혈, 소종, 지통의 효능이 있고, 결핵성발열, 부종, 화상, 습진 등을 치료한다.

사용법/ 전초 20g에 물 500mL를 넣고 달인 액을 반으로 나누어 아침 저녁으로 복용하고, 외용에는 짓찧어서 즙을 내어 환부에 바른다.

참고/ 환경 오염으로 인하여 차츰 줄어들고 있다.

나자식물문(裸子植物門)

Gymnospermae

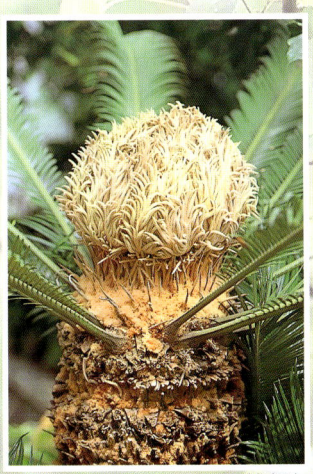

소철(암꽃)

배주(胚珠, embryo)가 대포자엽의 표면에 달리므로 종자가 나출되는 것이 특색이다. 목부(木部)에 도관이 없고, 배주는 주피로 싸여 있으며, 수정 과정에서 웅성 요소를 운반하는 데 물이 필요하다. 열매는 대개 솔방울과 비슷하게 생겼으며, 수정할 때 단 1개의 정자만이 참여하는 단수정이 이루어지므로 배유는 수정하지 않고 형성된다.

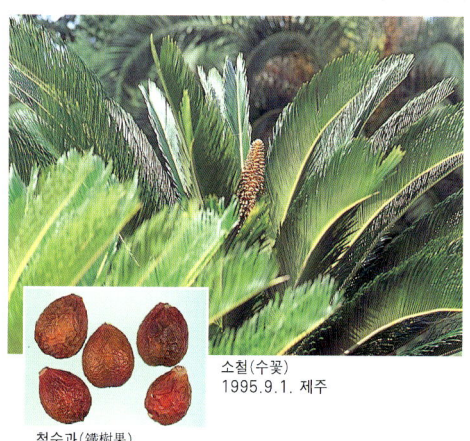

소철과 / 蘇鐵科 / そてつ科 / Cycadaceae

늘푸른떨기나무. 잎은 어긋 나고 깃꼴 또는 2회 깃꼴겹잎이다. 수꽃의 비늘 조각은 아랫면에 여러 개의 꽃밥이 펴져 붙고, 암꽃 심피는 자방을 형성하지 않고 깃꼴잎 모양으로 되며, 그 가장자리에 배주가 있거나 방패 모양의 잎에 2~수개의 배주가 매달린다. 열매는 핵과 모양이고, 종피는 1장이다. 세계에 9속 90여 종이 있으며, 우리 나라에는 1속 1종이 재식된다.

소철(수꽃)
1995.9.1. 제주

철수과(鐵樹果)

소철(암꽃)　　　1996.10.5. 제주

25. 소철 [소철과]

Cycas revoluta Thunb.

늘푸른떨기나무. 높이 3~5m. 꽃은 암수딴 그루. 암꽃은 원줄기 끝에 둥글게 모여 달리고, 수꽃은 원주형으로 길이 50~60cm이며 많은 비늘 조각이 달리고, 비늘 조각 뒤에 꽃밥이 달린다. 종자는 길이 4cm 가량으로 편평하고, 외종피는 각질이며 적갈색이다.

분포/ 제주도 및 남부 지방에서 재식하며, 열대 지방에 분포한다.

채취/ 종자는 가을에, 잎은 수시로, 꽃은 꽃이 필 때 채취하여 말린다.

약효/ 종자를 철수과(鐵樹果)라 하며, 수렴제로 통경 및 소화를 돕고, 진해, 거담의 효능이 있다. 잎을 봉미초엽(鳳尾草葉)이라 하며, 이기(理氣), 거풍, 활혈의 효능이 있고, 간위기통(肝胃氣痛), 월경폐지, 난산, 남다

해수(痰多咳嗽)를 치료한다. 꽃을 봉미초화(鳳尾草花)라 하며, 활혈, 거담의 효능이 있고, 토혈, 해수출혈, 유정, 대하를 치료한다.

성분/ 종자와 잎에는 cycasin, neocycasin, zeathanthin, cryptoxanthin이 함유되어 있다.

약리 작용/ cycasin은 쥐의 간장, 신장 등에 종양을 유발한다. cycasin은 장내 세균 또는 효소에 의하여 분해되어 비당부(非糖部)인 cycasigenin (methyl azoxymethanol)이 분해되어 이 물질이 발암성을 나타내는 것이 확인되었다. 소가 종자를 먹으면 마비 증상을 일으키고 근육 위축이 일어난다.

사용법/ 종자와 잎 각각 15g에 물 700mL를 넣고 달인 액을 반으로 나누어 아침 저녁으로 복용하거나 가루로 만들어 복용한다. 꽃 30g에 물 1000mL를 넣고 달인 액을 반으로 나누어 아침 저녁으로 복용한다.

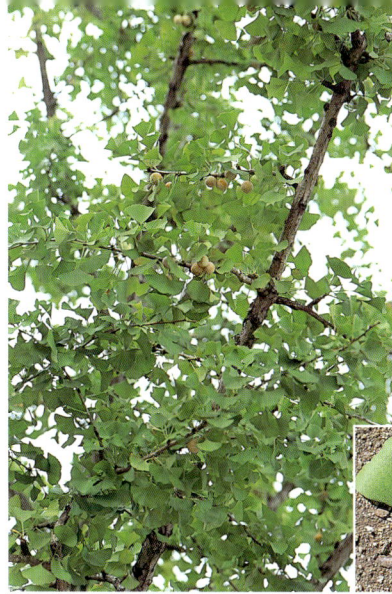

은행나무과 / 銀杏科 / いちょう科 / Ginkgoaceae

갈잎큰키나무. 잎은 어긋 나고 부채 모양이다. 꽃은 암수딴그루. 수꽃은 수술만으로 되고 꽃밥이 2~6개이며, 암꽃은 꽃대가 길고, 배주는 쌍으로 달린다. 종자는 핵과 모양이고, 외피는 황색이며 두껍고, 내피는 각질로 백색이다. 세계에는 1속 1종이 있고, 우리 나라에는 널리 자란다.

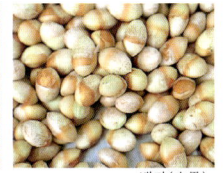

1994.9.28. 충남 청양   은행나무   백과엽(白果葉)   백과(白果)

26. 은행나무   [은행나무과]

Ginkgo biloba L.

갈잎큰키나무. 높이 30m 가량. 잎은 어긋나고 부채 모양이다. 꽃은 암수딴그루로 5월에 짧은 가지에서 잎과 같이 핀다. 수꽃은 밑으로 늘어진 꼬리 꽃차례를 이루며 1~5개가 달리고, 암꽃은 하나의 가지에 1~6개가 잎겨드랑이에 달리며, 길이 2cm 정도의 자루 끝에 2개씩의 배주가 마주 붙고 그 중 1개만이 10월에 결실한다. 종자는 달걀 모양으로 2~3개의 능선이 있고 백색이다.

분포 / 중국 원산으로, 전국 각지에서 재식하는 귀화 식물이다.

채취 / 가을에 종자를 채취하여 물에 담가서 육질의 외종피를 썩어서 제거한 후 말리며, 뿌리 껍질과 잎은 10월에 채취하여 말린다.

약효 / 종자를 백과(白果)라고 하며, 폐기(肺氣)를 수렴, 천해(喘咳)를 진정시키고 소변을 줄이는 효능이 있고, 천식, 담수, 임병으로 인한 소변백탁, 유정을 치료한다. 뿌리를 백과근(白果根)이라고 하며, 익기(益氣) 및 허약을 보하는 효능이 있고, 백대하와 유정을 치료한다. 잎을 백과엽(白果葉)이라고 하며, 익심(益心), 수폐(收肺), 화습, 지사의 효능이 있고, 흉민심통(胸悶心痛), 심계정충(心悸怔忡), 담천해수(痰喘咳嗽), 수양성하리(水樣性下痢), 백대백탁(白帶白濁)을 치료한다.

성분 / 종자에는 청산 배당체, gibberellin, cytokinin, 외종피에는 유독 성분인 ginkgolic acid, hydroginkgolic acid, bilobol, ginnol, 잎에는 quercetin, kaempferol, isorhamnetin, rutin, ginkgolide A, B, C 등이 함유되어 있다.

약리 작용 / 잎에 함유된 flavonoid 성분을 기니 피그의 적출 심장에 주입하면 관상 혈관을 확장시키며, 또 적출 장관에 대하여 진경 작용이 있다. 열매에는 bilobol, ginnol 등이 함유되어 있어 알레르기를 일으킨다.

사용법 / 종자, 뿌리, 잎 각각 10g에 물 700mL를 넣고 달인 액을 반으로 나누어 아침 저녁으로 복용한다.

소나무과 / 松科 / まつ科 / Pinaceae

큰키나무 또는 떨기나무. 꽃은 암수한그루로 암·수꽃은 모여서 구과(毬果) 모양을 이룬다. 수꽃의 비늘 조각 뒷면에 수술이 여러 개 있고, 꽃밥은 2개, 꽃가루에 공기 주머니가 있다. 암꽃의 비늘 조각 안에는 2개의 배주가 있다. 솔방울은 딱딱한 비늘 조각이며, 종자에는 얇은 날개가 있다. 세계에 9속 200여 종이 있다.

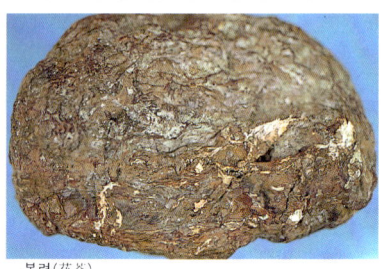
복령(茯苓)

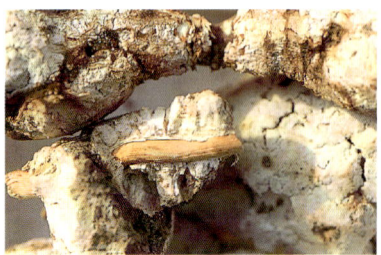
복신(茯神)

27. 소나무 [소나무과]

Pinus densiflora S. et Z.

늘푸른큰키나무. 높이 25m 가량. 꽃은 5월에 핀다. 암꽃은 달걀 모양으로 자줏빛이며 새 가지 끝에 달린다. 열매는 구과로 달걀 모양, 길이 4~5cm, 너비 3~3.5cm이고 황갈색을 띠며 70~100개의 실편으로 구성된다. 종자는 타원형, 길이 5~6mm, 흑갈색이며, 날개는 연한 갈색 바탕에 흑갈색 줄이 있다.

분포 / 전국의 산이나 들에서 자라며, 일본, 만주, 중국, 우수리에 분포한다.

채취 / 줄기에서 흘러 나온 수지(樹脂)와 잎은 일년 중 어느 때나 줄기에서 채취하며, 꽃가루는 4~5월 개화시에 채취하여 말린다.

약효 / 줄기에서 얻은 유지를 증류시켜 휘발 성분을 제거한 나머지를 송지(松脂)라고 하며, 거풍, 배농, 생기(生肌)의 효능이 있고, 악창, 류머티스성관절염을 치료한다. 잎을 송엽(松葉)이라고 하며, 거풍, 조습, 살충 및 소양(搔痒)의 효능이 있고, 류머티즘, 부종, 습진, 개선을 치료한다. 꽃가루를 송화분(松花粉)이라고 하며, 거풍, 익기(益氣), 수습(水濕), 지혈의 효능이 있고, 중허위한(中虛

胃寒), 만성설사, 창상출혈을 치료한다.

성분 / 송지에는 abietic acid가 다량 함유되어 있고, 잎에는 정유 성분으로 α-pinene, β-pinene, camphene, flavonoid 성분으로 quercetine, kaempferol이 함유되어 있다.

약리 작용 / 생송지, 송지는 강한 인적(引赤) 작용이 있는데, 이 인적 작용은 α-pinene이 α-pinene peroxide로 산화됨으로써 일어난다. abietic acid는 경구 투여에 의하여 항알레르기 작용이 있다.

사용법 / 송지는 적당량을 환제로 하거나 술에 담가 복용한다. 잎 10g에 물 700mL, 꽃가루 6g에 물 500mL를 넣고 달인 액을 반으로 나누어 아침 저녁으로 복용한다.

참고 / 뿌리에 기생하는 복령 *Poria cocos* (Fr.) Wolf.의 균핵을 복령(茯苓)이라고 하며, 이수삼습(利水滲濕), 건비보중(健脾補中), 영심안신(寧心安神)의 효능이 있고, 수종창만(水腫脹滿), 비허 체권(脾虛體倦), 경계실면(驚悸失眠)을 치료한다. 한편, 복령 균핵이 생장하면서 뿌리를 감싸고 있는 것을 복신(茯神)이라고 하며, 영심안신의 효능이 있고, 심신불안, 건망증을 치료한다.

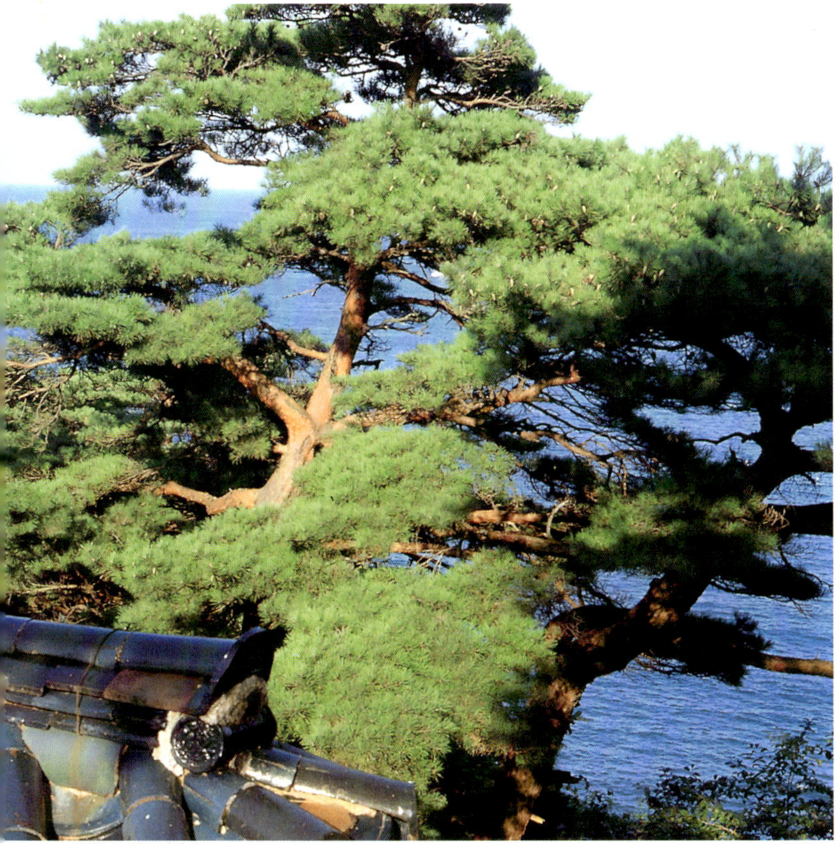

1989.9.12. 낙산사   소나무

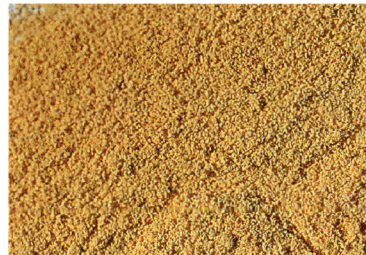

송화분(松花粉)

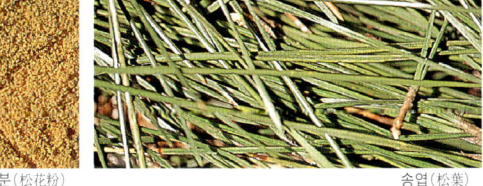

송엽(松葉)

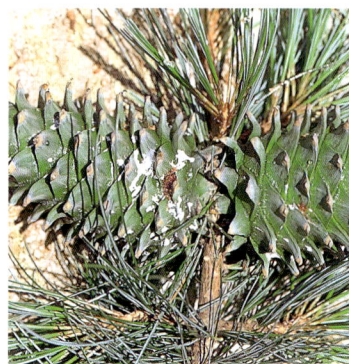

잣나무(열매)

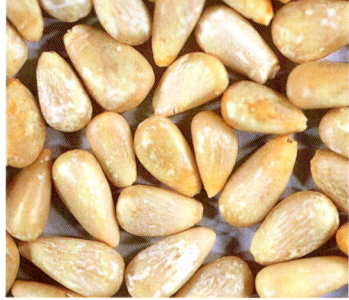

해송자(海松子)

28. 잣나무　　　　　[소나무과]

Pinus koraiensis S. et Z.

늘푸른큰키나무. 높이 25m 가량. 줄기
지름 1m 가량. 꽃은 암수한그루로 5월에
피며, 수꽃은 5~6개가 새 가지 밑에 달
린다. 열매는 구과로 긴 달걀 모양, 길이
12~15cm, 지름 6~8cm이며, 실편 끝이
뒤로 젖혀진다. 종자는 긴 달걀 모양이며
길이 12~18mm, 지름 12mm 가량이다.

분포/ 전국의 산 속 계곡에서 자라며, 일
본, 만주, 우수리, 구소련에 분포한다.

약효/ 종자를 해송자(海松子)라고 하며,
양진액(養津液), 식풍(熄風), 윤폐(潤
肺), 활장(滑腸)의 효능이 있고, 풍비
(風痺), 두현(頭眩), 조해(燥咳), 토혈 및

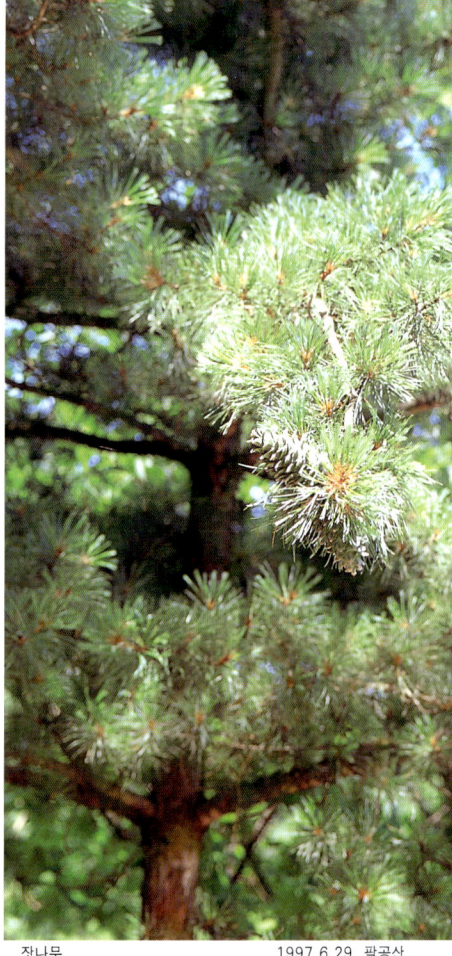

잣나무　　　　　1997.6.29. 팔공산

변비를 치료한다.

성분/ 종자에는 지방유가 74% 함유되어 있으
며, 주성분은 ethyloleic acid, ethyllinoleic acid
이다. 잎에는 *d-α*-pipecoline과 pinidine 등의 알
칼로이드가 함유되어 있다.

사용법/ 종자 10g에 물 700mL를 넣고 달인 액을
빈으로 나누어서 이침 저녁으로 복용한다.

29. 만주잎갈나무　[소나무과]

Larix olgensis A. Henry

갈잎큰키나무. 높이 30~40m. 꽃은 4월에
핀다. 수꽃은 다갈색으로 둥글며, 암꽃은 녹
갈색으로 둥글다. 열매는 구과로 9월에 익
으며 둥글거나 달걀 모양이다.

분포/ 백두산 및 북부 지방의 산 속에서 자
라며, 만주, 중국에 분포한다.

약효/ 수지(樹脂)를 황화낙엽송(黃花落葉
松)이라고 하며, 피부 자극 작용이 있고, 기
육통(肌肉痛) 및 관절염을 치료한다. 줄기
껍질은 이질, 탈항, 기체복창(氣滯腹脹)을
치료한다.

사용법/ 줄기 껍질 20g에 물 800mL를 넣고
달인 액을 반으로 나누어 아침 저녁으로 복
용한다.

참고/ 구과의 길이가 3~4cm로 크고 실편
(實片)이 25~40개인 잎갈나무 *L. olgensis*
Henry var. *koreana* Nakai, 실편이 50~60개
이고 끝이 뒤로 젖혀지는 일본잎갈나무 *L.
leptolepis* (S. et Z.) Gordon도 약효가 같다.

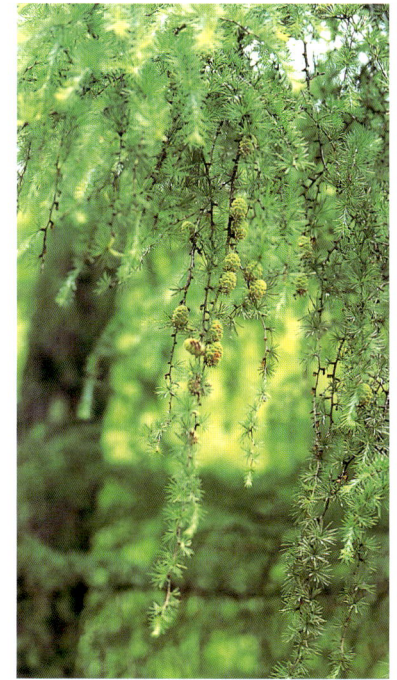

1997.7.1. 백두산　　　　　만주잎갈나무

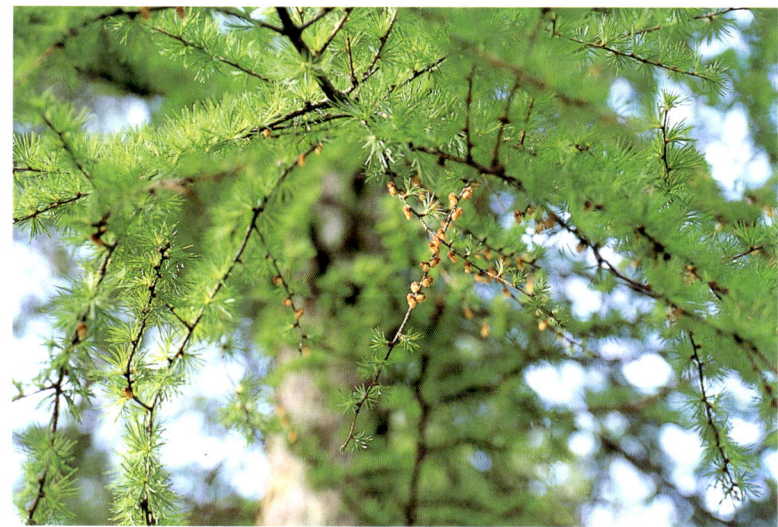

1994.8.26. 팔공산　　　　　잎갈나무

낙우송과 / 杉科 / すぎ科 / Taxodiaceae

바늘잎의 큰키나무. 꽃은 암수한그루. 수꽃은 둥글고, 수술의 수술대는 짧다. 암꽃은 비늘 조각이 자라 구과를 이루며, 암꽃의 비늘 조각 안에는 2~9개의 배주가 붙고, 종자 가장자리에 날개 모양의 깃이 있다. 세계에 8속 15종, 우리 나라에 4종이 자란다.

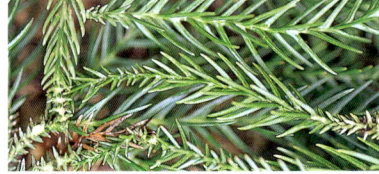

삼엽(杉葉)

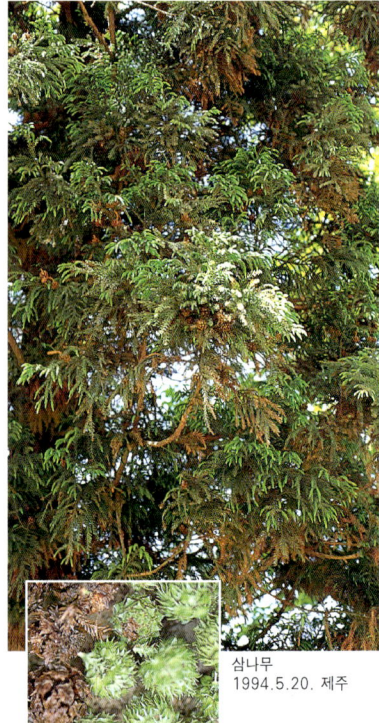

삼나무
1994.5.20. 제주

삼나무(열매)

30. 삼나무　　　　　　[낙우송과]

Cryptomeria japonica (L. fil.) D. Don

늘푸른큰키나무. 높이 40m 가량. 줄기 껍질은 적갈색으로 세로로 길게 갈라져 가늘고 길게 벗겨진다. 잎은 바늘 모양으로 3~4모가 지고 끝이 매우 뾰족하며, 수피구(樹皮溝)는 중앙 가까이에 1개 있다. 꽃은 암수한그루이며, 수꽃은 타원형으로 가지 끝에 짧은 이삭 꽃차례처럼 달리고, 암꽃은 구형으로 가지 끝에 1개씩 달린다. 열매는 구과로 둥글고 적갈색이며 지름 1.5~3cm이고 뒷면에 젖혀진 돌기가 있다. 종자는 각 실편 속에 3~6개씩 들어 있다.

분포/ 일본 원산으로, 우리 나라 남부 지방에서 재식한다.

채취/ 줄기와 가지, 잎은 수시로, 열매는 늦여름에 채취하여 사용한다.

약효/ 줄기 및 가지를 삼목(杉木)이라고 하며, 지통, 산습독(散濕毒), 강역기(降逆氣)의 효능이 있고, 풍습에 의한 독창(毒瘡), 각기, 심복창통(心腹瘡痛)을 치료한다. 잎을 삼엽(杉葉)이라고 하며, 만성기관지염, 화상을 치료한다. 종자를 삼자(杉子)라고 하며, 산기(疝氣), 유정, 유선염을 치료한다.

성분/ 목질부에는 α-cadinol, β-eudesmol, hinokiflavone, isocryptomeriol, cryptomerion, cryptopimaric acid 등이 함유되어 있고, 잎에 있는 정유 성분으로 cryptomerin A, B, kayaflavone, sciadopitysin 등이 알려졌다.

사용법/ 줄기 및 가지 50g에 물 1500mL, 잎 30g에 물 1200mL, 종자 15g에 물 700mL를 넣고 달인 액을 반으로 나누어 아침 저녁으로 복용한다. 외용에는 신선한 뿌리 껍질을 짓찧어서 소금 30g을 넣고 뜨거운 물을 부어 담갔다가 환부를 씻는다.

참고/ 잎이 바늘 모양이고 편평하며 2열로 배열된 넓은잎삼나무 *Cunninghamia lanceolata* Hooker도 약효가 같다.

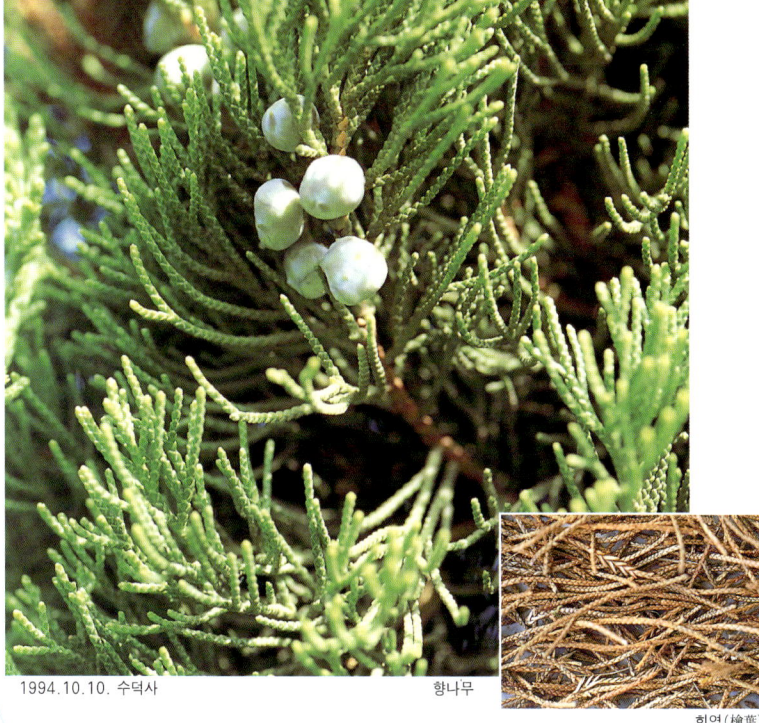

1994.10.10. 수덕사

향나무

회엽(檜葉)

측백나무과 / 柏科 / ひのき科 / Cupressaceae

잎은 늘푸르고 바늘 모양. 꽃은 암수한그루. 꽃을 형성하는 비늘 조각은 마주 나거나 돌려 나며, 수술은 3~5 약실로 된다. 암꽃의 비늘 조각에는 1~여러 개의 배주가 있고, 비늘 조각이 없는 것에는 1~13개의 배주가 붙는다. 구과(毬果)는 목질성인 비늘 조각으로 되고 익으면 벌어지지만 벌어지지 않는 장과(漿果) 모양인 것도 있다. 종자는 가장자리에 날개가 있는 것이 있고, 떡잎은 2장, 드물게는 5~6장이다. 세계에 18속 140종, 우리 나라에는 3속 14종이 자란다.

31. 향나무 　　　　　　　　[측백나무과]

Juniperus chinensis L.

늘푸른큰키나무. 높이 20m 가량. 꽃은 암수한그루로 가지 끝에 붙는다. 열매는 둥글며 지름 8~12mm로 갈색이다. 종자는 타원형으로 각 실편에 2개씩 들어 있다.

분포/ 울릉도와 동해안의 섬이나 바닷가에서 자라며, 일본, 중국, 몽고에 분포한다.

약효/ 잎을 회엽(檜葉)이라고 하며, 거풍, 산한(散寒), 활혈(活血), 해독의 효능이 있고, 풍한, 감기, 류머티즘에 의한 관절통, 담마진을 치료한다.

성분/ 잎에 amentoflavone, hinokiflavone, apigenin이 함유되어 있고, 휘발 성분은 백선균, 홍색표피균에 대하여 항균 작용이 있다.

사용법/ 잎 15g에 물 700mL를 넣고 달인 액을 반으로 나누어 아침 저녁으로 복용하고, 외용에는 짓찧어서 환부에 바른다.

39

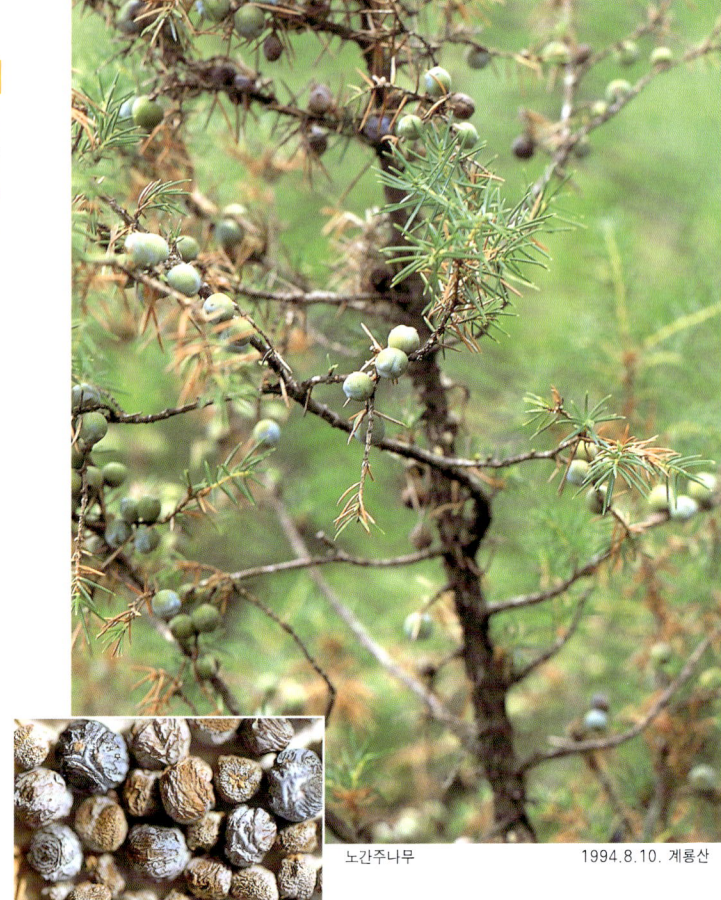

노간주나무　　　　　　1994.8.10. 계룡산

두송실(杜松實)

32. 노간주나무　　　　[측백나무과]

Juniperus rigida S. et Z.

늘푸른큰키나무. 높이 8m 가량. 수꽃은 녹색으로 4월에 1~3개씩 피고, 암꽃은 1개씩 핀다. 열매는 구과로 10월에 흑자색으로 익고 지름 7~8mm이다. 종자는 3~4개씩이고 달걀 모양이며 갈색이다.

분포/ 전국의 양지바른 산기슭의 모래땅이나 화강암 지대에서 자라며, 일본, 중국에 분포한다.

약효/ 열매를 두송실(杜松實)이라고 하며, 거풍, 제습, 이뇨의 효능이 있고, 수종, 요도 및 생식기 질환, 통풍 등을 치료한다.

사용법/ 열매 5g에 물 700mL를 넣고 달인 액을 반으로 나누어 아침 저녁으로 복용하고, 류머티스성관절염에 열매를 짓찧어 바른다.

성분/ 다량의 정유와 pinene, myrcene, limonene, humulene, cadinene, caryophyl-lene, terpinene-4-ol 등이 함유되어 있고, 종자의 석유 에테르 추출물은 항균 작용이 있으며, 주성분은 abietic acid이다.

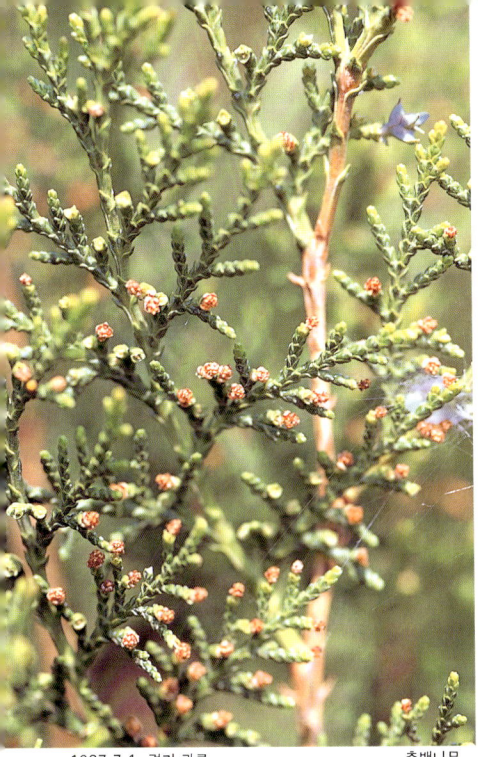

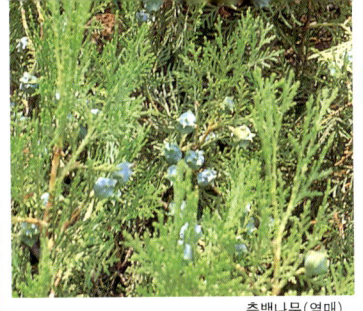
측백나무(열매)

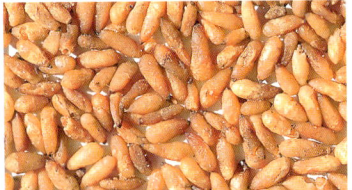
백자인(柏子仁)

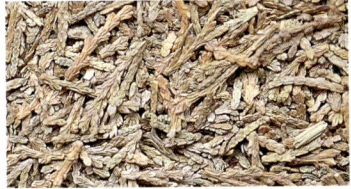
측백엽(側柏葉)

1987.7.1. 경기 광릉   측백나무

33. 측백나무   [측백나무과]

Thuja orientalis L.

늘푸른큰키나무. 흔히 작은 키로 자란다. 꽃은 암수한그루. 수꽃은 전년도 가지 끝에 1개씩 달리며 둥글고 황갈색이다. 암꽃은 둥글고 연한 자갈색으로 4월에 피며 지름 2mm 가량이다. 열매는 구과로 달걀 모양, 길이 15~20mm로 8개의 실편이 마주 나고, 종자는 타원형으로 한 실편에 2~3개, 한 열매에 6개가 들어 있다.

분포/ 경북(대구 · 울진), 충북(단양 · 진천)의 산시 벼랑 틈에서 자라며, 일본, 만주, 중국에도 분포한다.

채취/ 잎을 봄, 가을에 채취하고, 종자는 가을에 채취하여 말린다.

약효/ 잎을 측백엽(側柏葉)이라고 하며, 지혈, 거풍, 소염의 효능이 있고, 토혈, 혈뇨, 이하선염을 치료한다. 뿌리줄기를 백근백피(柏根白皮)라고 하며, 뜨거운 물에 데었을 때 사용하고, 모발을 자라게 한다. 종자를 백자인(柏子仁)이라고 하며, 자양강장, 진정, 불면증, 통변의 효능이 있다.

성분/ 잎에 aromanderin, quercetin, amenthoflavone, myricetin, hinokiflavone이 함유되어 있다.

약리 작용/ 쥐에게 에탄올 추출물을 투여하면 거담 작용이 있고, 잎에 함유된 flavonoid 성분을 기니 피그에 주사하면 진해 작용이 있다.

사용법/ 잎 또는 종자 10g에 물 700mL를 넣고 달인 액을 반으로 나누어서 아침 저녁으로 복용하거나 환제로 하여 복용한다.

나한송과 / 竹柏科 / まき科 / Podocarpaceae

늘푸른작은큰키나무 또는 큰키나무. 줄기가 잎처럼 변화된 것이 있다. 꽃은 암수딴그루이며, 꽃턱이 두껍게 되는 것도 있다. 배주는 밑을 향하고, 수꽃의 비늘 조각에 꽃밥이 2개씩 달리며, 꽃가루에 공기 주머니가 있다. 열매는 흔히 종의(種衣)가 있다. 세계에 7속 100종이 분포하며, 우리 나라에는 1속 1종이 재식된다.

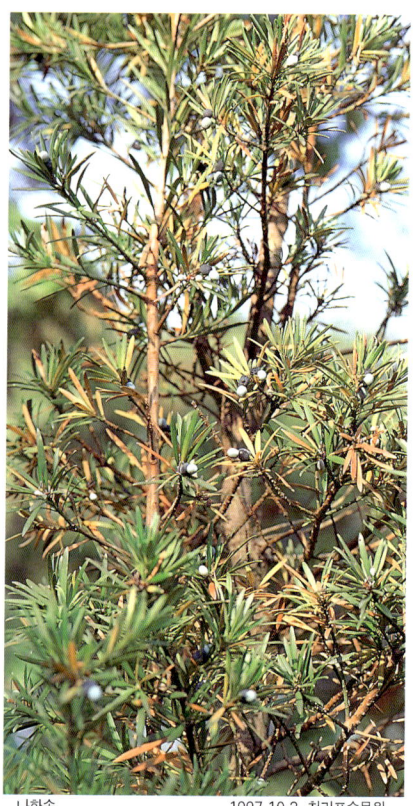

나한송　　　　　　　　1997.10.3. 천리포수목원

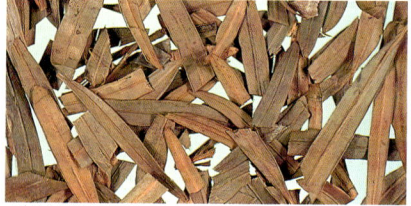

나한송엽(羅漢松葉)

34. 나한송(죽백나무)　　　[나한송과]
Podocarpus nagi (Thunb.) Zoll. et Moritzi

늘푸른큰키나무. 높이 20m 가량. 줄기 껍질은 평활하다. 잎은 어긋 나고 넓은 선형, 길이 5~8cm, 너비 5~9mm로 양 끝이 좁고 밑부분이 짧은 잎자루로 되며, 앞면은 녹색, 뒷면은 약간 황색을 띤다. 꽃은 2가화로 4~5월에 핀다. 수꽃 이삭은 잎겨드랑이에 2~3개씩 달리며, 암꽃은 지난 해 가지의 잎겨드랑이에 1개씩 달리고, 큰 과탁이 있으며 가을에 적색으로 익는다. 종자는 넓은 타원형으로 청록색이며 흰 가루로 덮여 있다.

분포/ 일본, 대만 원산으로, 전국에서 식재한다.

채취/ 종자는 가을에 채취하고, 잎은 일 년 내내 채취하여 말린다.

약효/ 종자를 나한송실(羅漢松實)이라고 하며, 혈허로 인한 창백한 얼굴, 심위통(心胃痛)을 치료한다. 잎을 나한송엽(羅漢松葉)이라고 하며, 토혈이나 해혈(咳血)을 멎게 한다.

성분/ 종자에 inumakilactone A, B, C, E, inumakilactone A glucoside, negilactone C, F, 잎에 ponastrone A, hinokiflavone, sciadopitysin 등이 함유되어 있다.

사용법/ 종자 20g에 물 700mL, 잎 60g에 물 1200mL를 넣고 달인 액을 반으로 나누어 아침 저녁으로 복용한다.

주목과 / 朱木科 / いちい科 / Taxaceae

늘푸른떨기나무 또는 큰키나무. 잎은 어긋 나고 때로는 2열로 배열되며 바늘 모양이다. 꽃은 암수딴그루로, 수꽃은 구화(毬花) 모양으로 보통 잎겨드랑이에 1개씩 붙고, 수술은 방패 같으며 4~9개의 화분실이 있고, 화분은 공기 주머니가 없다. 암꽃도 잎겨드랑이에 핀다. 종자는 두꺼운 가종피에 싸이고, 떡잎은 2개이다. 세계에 3속 15종이 있으며, 우리 나라에는 3속 4종이 자란다.

35. 개비자나무 　　　[주목과]

Cephalotaxus koreana Nakai [*C. harringtonia* (Knight) K. Koch]

늘푸른떨기나무. 높이 2~5m. 줄기 껍질은 암갈색이다. 잎은 선형, 길이 2~5cm, 너비 3~4mm로 2열로 배열되며, 끝이 급히 좁아져 뾰족하다. 잎의 앞면은 녹색이고 주맥이 뚜렷하며, 뒷면은 백색을 띤다. 꽃은 암수딴그루로 3~4월에 핀다. 수꽃은 길이 5mm 내외로 편구형이며 10여 개의 포로 싸인 것이 하나의 꽃대에 20~30개씩 달리고, 암꽃은 2개씩 한 군데에 달리며 10여 개의 뾰족한 녹색 포에 싸여 있다. 열매는 원주형으로 10월에 홍색으로 익고, 외종피는 먹을 수 있다.

분포/ 경기, 충북 이남의 산골짜기나 숲 속에서 자란다.

채취/ 종자를 가을에 채취하여 말린다.

약효/ 종자를 조비(粗榧) 또는 목비(木榧)라고 하며, 식적(食積)을 치료하고 회충을 구제한다.

성분/ cephalotaxine, taxine 등의 알칼로이드와 항암 효과가 있는 taxol, taxamairin I, II 등이 함유되어 있다.

약리 작용/ 물 추출물은 돼지의 회충에 대한 살충 작용은 없지만 고양이의 촌충을 숙이며, 쥐의 자궁에 대한 수축 작용이 있다.

사용법/ 종자 20g에 물 800mL를 넣고 달인 액을 반으로 나누어서 아침 저녁으로 복용한다.

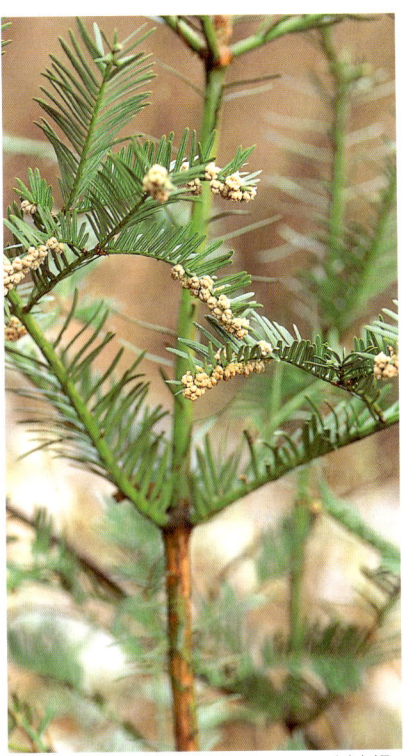
1995.4.10. 광덕산　　　개비자나무

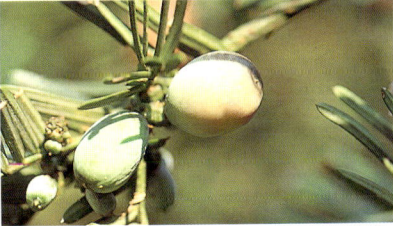
개비자나무(열매)

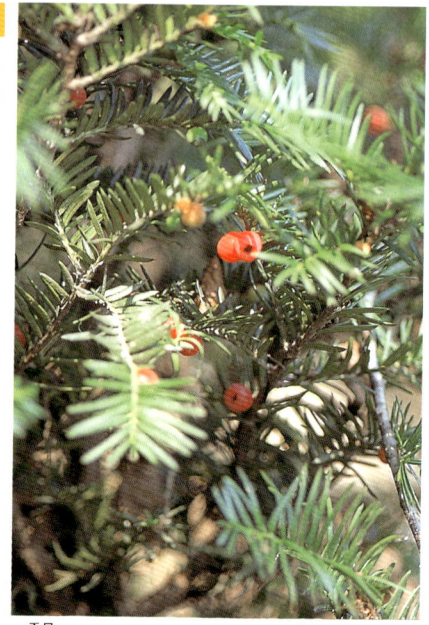

주목　　　　　　　　　　1996.10.5. 제주

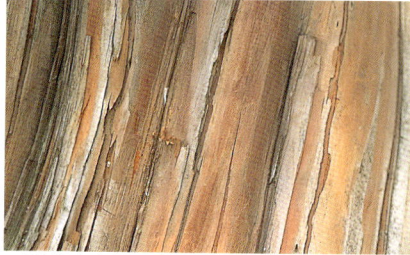

주목(줄기 껍질)

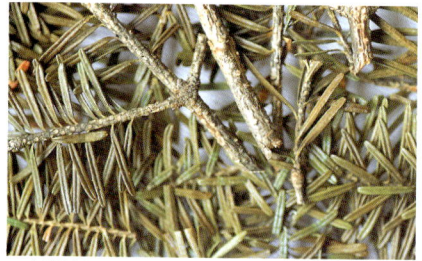

자삼(紫杉)

36. 주목　　　　　　　　　　[주목과]

Taxus cuspidata S. et Z.

　늘푸른큰키나무. 높이 20m 가량. 꽃은 암수한그루로 4월에 핀다. 수꽃은 6개의 비늘 조각으로 싸이고, 수술은 8∼10개, 꽃밥은 각 8개로 갈라지며, 암꽃은 10개의 비늘 조각으로 싸인다. 종자는 육질로 8∼9월에 익으며 붉은 종자 껍질에 싸인다.

분포/ 전국의 높은 산(해발1000∼2500m)에서 자라며, 일본, 만주, 우수리, 구소련 동부에 분포한다.

채취/ 봄부터 가을까지 가지와 잎을 채취하여 말린다.

약효/ 가지와 잎을 자삼(紫杉)이라고 하며, 이뇨, 통경의 효능이 있고, 신장병, 당뇨병을 치료한다.

성분/ taxinine, taxinine A, taxinine H, taxinine K, taxinine L, ponasterone A, ecdysterone, sciadopitysin 등의 알칼로이드와 항암 효과가 있는 taxol 등이 함유되어 있다.

약리 작용/ taxinine을 고혈당 쥐에게 피하 주사 또는 정맥 주사 하면 혈당 강하 작용이 있으며, 또 개구리, 쥐, 토끼의 중추 신경을 마비시킨다. taxol은 자궁암, 유방암 등에 항암 작용이 있다.

사용법/ 가지와 잎 10g에 물 700mL를 넣고 달인 액을 반으로 나누어 아침 저녁으로 복용하는데, 오심(惡心), 구토 등의 부작용이 있으면 복용을 중지한다.

참고/ 서양주목 T. brevifolia Nutt.으로부터 분리된 taxol은 자궁암, 유방암 등에 항암제로 사용된다.

37. 비자나무 [주목과]

Torreya nucifera Nakai

늘푸른큰키나무. 높이 25m 가량. 줄기 껍질은 회갈색이다. 꽃은 암수딴그루로 4월에 핀다. 수꽃은 잎겨드랑이에 모여 피며, 암꽃은 가지 끝에 핀다. 열매는 핵과 모양이며 적갈색으로 성숙하고, 종자는 원추형이고 딱딱하다.

분포/ 한라산, 전남의 백양산 산기슭이나 골짜기에서 자라며, 일본, 중국에 분포한다.

채취/ 종자는 가을에, 뿌리 껍질은 수시로, 꽃은 4월에 채취하여 말린다.

약효/ 열매를 비자(榧子)라고 하며, 살충, 소적(消積), 윤조(潤燥)의 효능이 있고, 기생충에 의한 복통, 조해(燥咳), 변비, 치창을 치료한다. 뿌리 껍질을 비근피(榧根皮)라고 하며, 류머티즘에 의한 종통을 치료한다. 또 꽃을 비화(榧花)라고 하며, 수종과 치질을 치료한다.

성분/ 열매의 지방유 성분은 palmitic acid, stearic acid, oleic acid, linoleic acid의 glyceride이고, steroid 성분도 있다.

약리 작용/ 물 추출물은 돼지의 회충에 대한 살충 작용은 없지만 고양이의 촌충을 죽이고, 쥐의 자궁에 대한 수축 작용이 있다.

사용법/ 열매, 뿌리 껍질, 또는 꽃 10g에 물 700mL를 넣고 달인 액을 반으로 나누어 아침 저녁으로 복용하거나 환제로 만들어 복용한다.

참고/ 열매의 껍질은 녹두와 상반 작용이 있으므로, 이것을 많이 먹으면 화(火)를 돋우게 되므로 열해(熱咳)에는 좋지 않다.

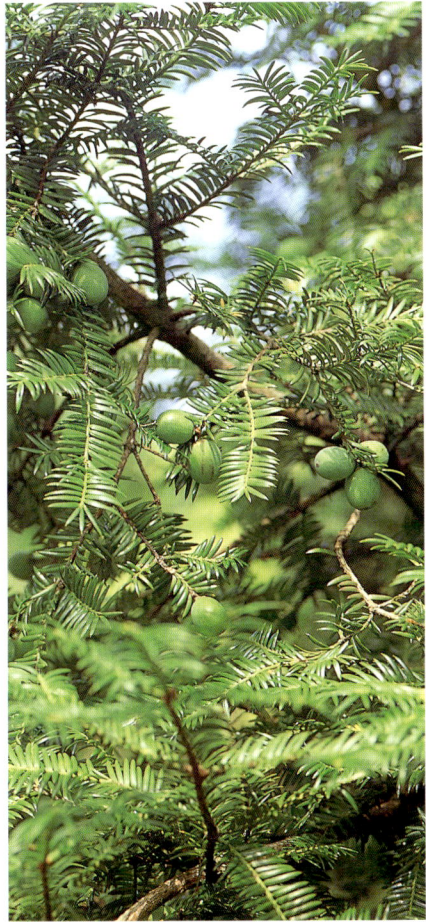

1995.9.1. 제주   비자나무

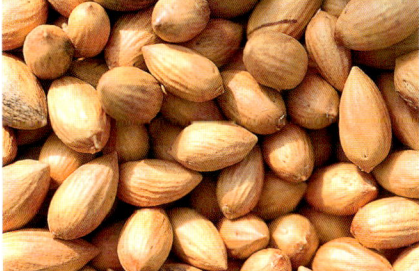

비자(榧子)

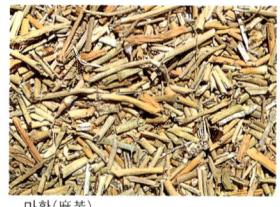
마황(麻黃)

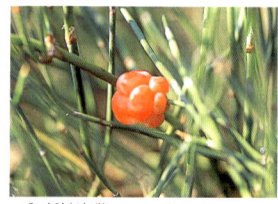
초마황(열매)

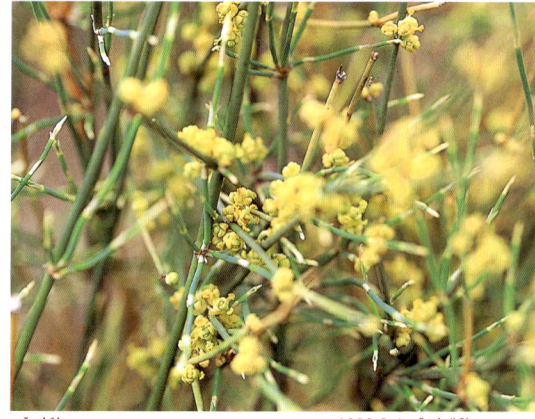
초마황

1996.8.1. 충남대학교

마황과 (麻黃科, まおう科) Ephedraceae

줄기가 모여 나며, 마디에 마주 나거나 돌려 나는 비늘 같은 잎이 있다. 꽃은 암수딴그루로 가지 끝에서 비늘 조각에 싸여 몇 개가 달린다. 지중해 연안, 아시아 내륙, 북아메리카 건조 지대에 1속 40종이 자라고, 우리 나라에서는 약초원에서 재배한다.

38. 초마황   [마황과]

Ephedra sinica Stapf

늘푸른떨기나무. 높이 30~70cm. 줄기는 황록색. 비늘잎은 막질로 붓뚜껑 모양이며 길이 3~4mm이다. 꽃은 둥근 비늘 같은 꽃차례를 이루며, 수꽃차례는 넓은 달걀 모양으로 3~5개가 줄기와 가지 끝에 달린다. 포편(苞片)은 3~5쌍으로 두껍고 각 포편 속에 1개의 수꽃이 있다. 종자는 2개이며 달걀 모양이다.

분포/중국 및 몽고 원산으로, 식물원이나 약초원에서 재식한다.

채취/가을에 지상부를 채취하여 말린다.

약효/지상부를 마황(麻黃)이라고 하며, 발한, 평천(平喘), 이뇨의 효능이 있고, 상한표실(傷寒表實)로 발열, 오한이 있고 땀이 나지 않을 때, 두통, 코막힘, 천식, 부종, 적목종통(赤目腫痛) 등을 치료한다. 뿌리를 마황근(麻黃根)이라고 하며, 고표렴한(固表斂汗)의 효능이 있고, 체허자한(體虛自汗), 도한(盜汗)을 치료한다.

성분/지상부에는 *l*-ephedrine을 주성분으로 하는 알칼로이드 1%와 *d*-pseudoephedrine, *l*-norephedrine, *l*-N-methylephedrine 등이 함유되어 있다. 뿌리에는 ephedradine A, B, C, D, E가 함유되어 있다.

약리 작용/*l*-ephedrine과 *d*-pseudoephedrine은 기관지 확장 작용, 항염증 작용, 교감 신경 흥분 작용이 있으며, *d*-pseudoephedrine은 이뇨 작용이 있고, 뿌리에 함유된 epedradine A, B, C, D, E는 혈압 강하 작용과 지한(止汗) 작용이 있다.

사용법/지상부는 6g, 뿌리는 15g에 물 700mL를 넣고 달인 액을 반으로 나누어 아침 저녁으로 복용한다.

참고/ephedrine과 pseudoephedrine은 진해제로 널리 사용된다.

피자식물문(被子植物門)

Angiospermae

●

쌍자엽 식물강(Dicotyledoneae)

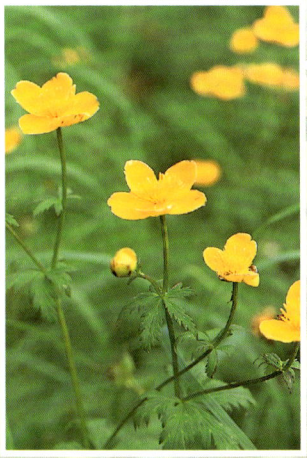

금매화

관속이 골속〔髓, pith〕의 주위에 원통형으로 배열되고, 체관부와 목질부 사이에 있는 형성층의 활동에 의하여 새로운 조직이 형성된다. 잎은 망상맥이고, 꽃 부분은 4~5수(數)이고, 떡잎은 2개이다. 세계에 44목 258과 9500속 20만 종이 분포한다.

소귀나무과 / 楊梅科 / やまもも科 / Myricaceae

암수한그루 또는 암수딴그루. 잎은 늘푸르거나 낙엽성이고 홑잎이며 턱잎은 없다. 꽃은 단성화, 유이 꽃차례로 기와 모양의 비늘 조각이 모여 나고, 꽃덮이는 없고, 수술은 2개~다수로 대개 4~6개. 자방은 자루가 없고 1실, 암술대는 짧고, 암술머리는 2갈래, 배주는 1개이다. 열매는 핵과이다. 주로 열대에 2속 35종 가량이 분포하며, 우리 나라에는 1속 1종이 자란다.

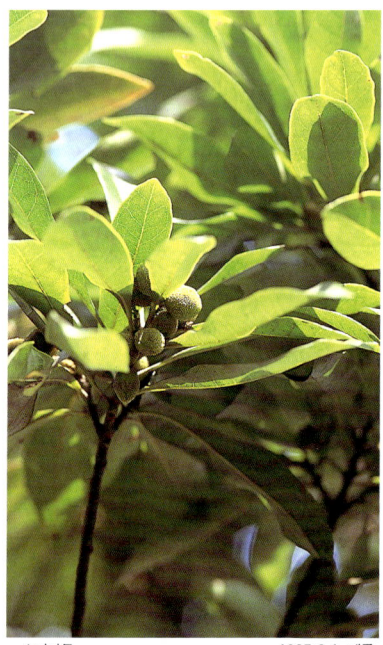

소귀나무　　　1995.6.1. 제주

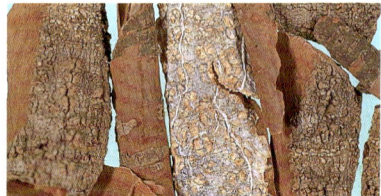

양매피(楊梅皮)

타원형으로 1개의 암술이 있다. 자방은 1실이며, 암술대는 2개이다. 열매는 핵과, 지름 1~2cm로 둥글며 6~7월에 암적색으로 익는다.

분포 / 한라산의 산기슭 양지에서 자라며, 일본, 중국, 필리핀에 분포한다.

채취 / 열매는 초여름에 채취하고, 줄기 껍질은 일년 내내 채취하여 말린다.

약효 / 열매를 양매(楊梅)라고 하며, 생진지갈(生津止渴), 화위소식(和胃消食)의 효능이 있고, 번갈, 구토, 하리, 복통, 인후염을 치료한다. 줄기 껍질을 양매피(楊梅皮)라 하며, 이질, 타박상, 치통, 화상을 치료한다.

성분 / 열매에는 anthocyanidin monoglucoside, 잎에는 taraxerol, α-amyrin, α-amyrin, lupeol, 줄기 껍질에는 myricetin, myristicin, cannabiscitrin 등이 함유되어 있다.

사용법 / 열매는 신선한 것을 생식하거나 술에 담가 조금씩 복용하고, 줄기 껍질은 20g에 물 400mL를 넣고 달인 액을 반으로 나누어 아침 저녁으로 복용한다. 외용에는 짓찧어서 환부에 붙인다.

참고 / 줄기 껍질은 갈색 염료로 쓰이며, 열매는 식용한다. 임산부는 복용을 금한다.

39. 소귀나무　　　[소귀나무과]

Myrica rubra S. et Z.

늘푸른큰키나무. 줄기 껍질은 회갈색이다. 새 가지는 새 잎과 더불어 암적색이고 유점(油點)이 있으나 오래 되면 회갈색의 많은 타원형 피목이 된다. 오래 된 나무의 잎은 가죽질, 긴 타원형, 길이 7~15cm로 가장자리는 밋밋하거나 끝에 둔한 톱니가 있다. 꽃은 암수딴그루로 4월에 피며, 꽃덮이가 없고, 수꽃 이삭은 길이 3~4cm, 암꽃 이삭은 긴

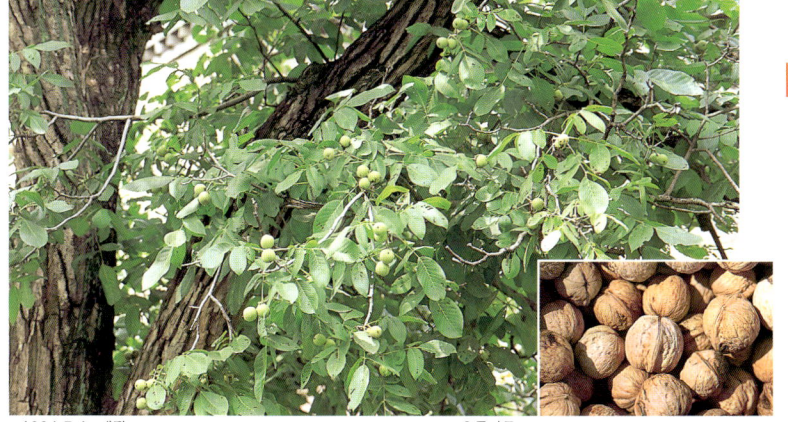

1994.7.1. 대전　　　　　　　　　　호두나무　　　　호두나무(열매)

가래나무과 / 胡桃科 / くるみ科 / Juglandaceae

　큰키나무 또는 떨기나무. 잎은 어긋 나며 홀수 깃꼴겹잎이다. 꽃은 암수한그루, 단성화이다. 수꽃은 길고 줄기 옆에 달리며 유이 꽃차례를 이루고, 꽃덮이는 불규칙하게 갈라지거나 없고, 수술은 3개∼다수이다. 암꽃은 줄기 끝에 1개만 달리거나 총상 꽃차례로 달리고, 꽃덮이는 3∼6갈래, 자방은 하위, 1실 또는 불완전한 2∼4실이며, 배주는 직립하고, 암술대는 2개이다. 열매는 핵과, 견과, 종자는 크고, 배유는 없다. 배(胚)는 대개 주름지며 기름기가 많다. 북반구의 온대에 6속 50종, 우리 나라에는 2속 2종이 분포한다.

40. 호두나무　　　　[가래나무과]

Juglans regia L. var. *orientalis* (Dode) Kitamura
[*J. sinensis* Dode]

　갈잎큰키나무. 높이 20m 가량. 줄기 껍질은 회백색이고 깊게 갈라진다. 잎은 홀수 깃꼴겹잎이며, 작은 잎은 5∼7개이다. 꽃은 암수한그루로 4∼5월에 핀다. 수꽃 이삭은 길이 15cm 가량으로 10∼30개의 꽃이 피며, 암꽃 이삭은 1∼3개의 암꽃으로 구성된다. 열매는 핵과로 9월에 익는다.

분포 / 중국 원산으로, 중부 이남에서 식재한다.

채취 / 열매는 가을에 채취하고, 줄기 껍질은 수시로 채취하여 말린다.

약효 / 속씨를 호도인(胡桃仁)이라고 하며, 자양, 강장, 진해, 보신고정(補腎固精), 온폐(溫肺), 진천(鎭喘), 윤장(潤腸)의 효능이 있고, 신허천수(腎虛喘嗽), 요통, 양위

(陽萎), 유정, 빈뇨, 대변조결(大便燥結)을 치료한다. 줄기 껍질을 호도수피(胡桃樹皮)라고 하며, 살충, 하리, 음낭의 피부염, 소양증을 치료한다. 잎을 호도엽(胡桃葉)이라고 하며, 살충, 해독의 효능이 있고, 백대하, 개선, 하지상피증을 치료한다.

성분 / 열매에는 citrulline, juglone, vitamin C, 줄기 껍질에는 sitosterol, betulin, tannin, 잎에는 ellagic acid, limonene, juglone, juglanine, hyperin 등이 함유되어 있다.

약리 작용 / 호도유가 함유된 지방식을 개에게 먹이자 체중이 증가하고 혈청 알부민이 증가되었다. 그러나 혈중 콜레스테롤치는 약간 높아졌고 비뇨기계 결석에 유효하였다.

사용법 / 속씨는 10g에 물 700mL, 줄기 껍질은 20g에 물 800mL, 잎은 10개에 달걀 2개를 풀어 넣은 다음 물 500mL를 넣고 달인 액을 반으로 나누어 아침 저녁으로 복용한다.

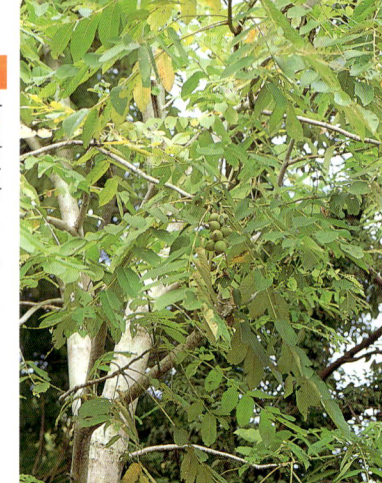

가래나무　　　　　　　1994.8.10. 경기 광릉

41. 가래나무　　　　　　　[가래나무과]

Juglans mandshurica Maxim.

갈잎큰키나무. 높이 20m 가량. 꽃은 암수 한그루로 4월에 피고 유이 꽃차례를 이룬다. 열매는 핵과로 달걀 모양이며 9월에 익는다.

분포/ 중부 이북의 산기슭이나 골짜기에서 자라며, 일본, 만주, 우수리, 아무르에 분포한다.

약효/ 열매를 핵도추과(核桃楸果)라고 하며, 위염 및 복통에 효과가 있고, 위염, 십이지장궤양 등의 경련성복통을 치료한다. 줄기 껍질을 핵도추피(核桃楸皮)라고 하며, 청열, 해독, 지리(止痢), 명목의 효능이 있고, 하리(下痢), 백대하, 적목(赤目)을 치료한다.

사용법/ 미숙한 열매 300g을 짓찧어서 소주에 담가 매회 10~15mL를 복용한다. 줄기 껍질은 10g에 물 700mL를 넣고 달인 액을 반으로 나누어 아침 저녁으로 복용한다. 눈은 달인 액으로 씻는다.

42. 굴피나무　　　　　　　[가래나무과]

Platycarya strobilacea S. et Z.

갈잎작은큰키나무. 높이 10m 가량. 꽃은 5~6월에 핀다. 열매는 견과로 편평한 달걀 모양이고 날개가 있으며 9월에 익는다.

분포/ 중부 이남의 산 속 양지바른 곳에서 자라며, 일본, 대만, 중국에 분포한다.

약효/ 잎을 화향수엽(化香樹葉)이라고 하며, 치창독(治瘡毒)의 효능이 있다. 열매를 화향수과(化香樹果)라고 하며, 순기거풍(順氣祛風), 소종, 지통, 건습, 살충의 효능이 있고, 내상(內傷)에 의한 흉창복통(胸脹腹痛), 근골동통, 옹종, 습창, 개선을 치료한다.

성분/ 잎에는 vitamin C, 목재에는 ellagic acid, gallic acid가 함유되어 있다.

사용법/ 잎은 외용만 하는데, 짓찧어 환부에 바른다. 열매 15g에 물 700mL를 넣고 달인 액을 반으로 나누어 아침 저녁으로 복용한다.

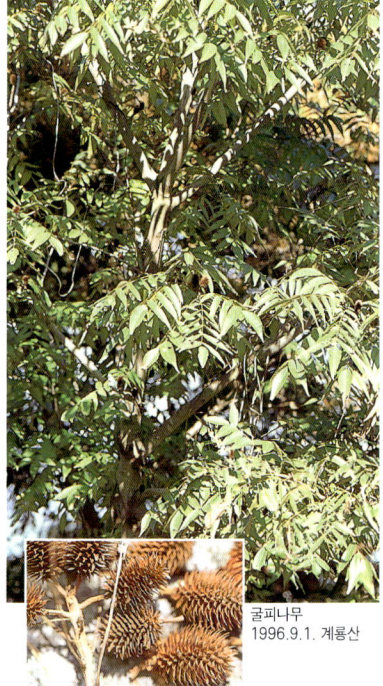

굴피나무　　　1996.9.1. 계룡산

화향수과(化香樹果)

버드나무과 / 楊柳科 / やなぎ科 / Salicaceae

갈잎큰키나무 또는 떨기나무. 잎은 홑잎으로 어긋 나며 턱잎이 있다. 꽃은 단성화로 암수딴그루이고, 꽃잎은 없고 포편에 싸여 있으며 유이 꽃차례를 이룬다. 열매는 삭과이며, 종자는 작다. 세계에 2속 340종, 우리 나라에는 사시나무속 (*Populus*) 7종, 버드나무속 (*Salix*) 32종이 자라며, 대부분 약용한다.

43. 사시나무 [버드나무과]

Populus davidiana Dode

갈잎큰키나무. 높이 10m 가량. 줄기 껍질은 회록색이고, 동아(冬芽)에 점성이 없고 얕게 갈라지며 흑갈색이다. 잎은 달걀 모양으로 가장자리에 얕은 물결 모양의 톱니가 있고 바람에 잘 흔들린다. 꽃은 암수딴그루로 4월에 핀다. 수꽃은 길이 5~10cm, 꽃덮이는 길이 3mm 가량으로 기울어진 원추형이고, 수술은 6~12개이다. 암꽃은 길이 4~10cm이고, 자방은 길이 2.5mm로 달걀 모양이며, 암술머리는 2~3개이다. 열매는 삭과로 타원상 방추형이며 5월에 익는다.

분포/ 제주, 전남을 제외한 전국의 산기슭에서 자라며, 일본, 만주, 중국, 사할린에 분포한다.

채취/ 봄에 줄기 껍질을 벗겨서 쪄서 말리고, 가지와 잎은 수시로 채취하여 말린다.

약효/ 줄기 껍질을 백양수피(白楊樹皮)라고 하며, 거풍, 행어(行瘀), 소담(消痰)의 효능이 있고, 근육마비, 각기, 타박에 의한 어혈 등을 치료한다. 가지를 백양지(白楊枝)라고 하며, 복통, 구창을 치료한다. 잎을 백양엽(白楊葉)이라고 하며, 충치, 골종(骨腫)을 치료한다.

사용법/ 줄기 껍질 50g에 물 1200㎖를 넣고 달인 액을 반으로 나누어 아침 저녁으로 복용하거나 술에 담가 복용한다. 줄기와 잎은 술에 담가 조금씩 마시고, 충치 치료에는 달인 액으로 양치질을 한다.

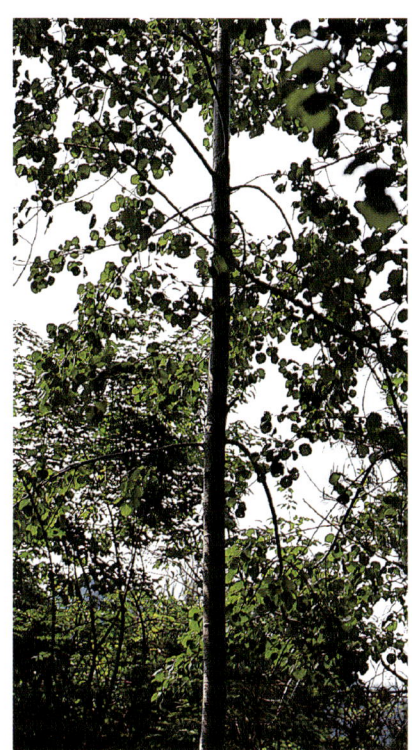

2003.5.30. 대암산   사시나무

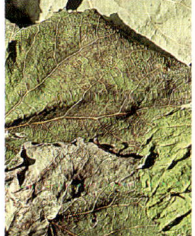

백양엽(白楊葉)

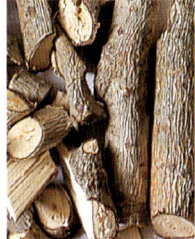

백양지(白楊枝)

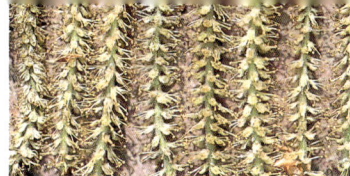

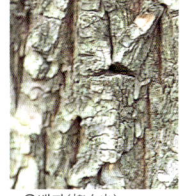
유백피(柳白皮)

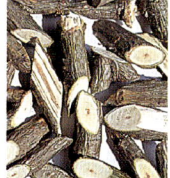
유지(柳枝)

44. 수양버들　　　　　[버드나무과]

Salix babylonica L.

갈잎큰키나무. 높이 17m 가량. 줄기 껍질은 회록색이고 세로로 갈라진다. 작은 가지는 아래로 길게 늘어지며 옅은 황록색이고 윤채가 있다. 잎은 바늘 모양으로 길이 10~15cm, 너비 7~12mm이며, 끝이 차츰 좁아져서 뾰족해지고 가장자리에 잔톱니가 있다. 측맥은 15~30쌍, 표면은 짙은 녹색, 뒷면은 분백색이다. 꽃은 암수딴그루로 유이 꽃차례를 이룬다. 수꽃은 황색이고 수술은 2개, 암꽃은 원기둥 모양이고, 자방은 털이 거의 없다. 열매는 삭과이다.

분포 / 중국 원산으로, 전국에서 가로수 또는 정원수로 재식한다.

채취 / 가지, 잎, 줄기 껍질을 수시로 채취하여 말린다.

약효 / 가지를 유지(柳枝)라고 하며, 산풍(散風), 소종, 이뇨, 지통의 효능이 있고, 류머티즘에 의한 비통(痺痛), 임병, 소변불통, 전염성간염, 충치를 치료한다. 줄기 껍질을 유백피(柳白皮)라고 하며, 거풍, 이습, 소종, 지통의 효능이 있고, 류머티즘에 의한 통증, 풍종의 소양증, 황달, 유옹, 치통, 화상을 치료한다. 잎을 유엽(柳葉)이라고 하며, 청열, 투진,

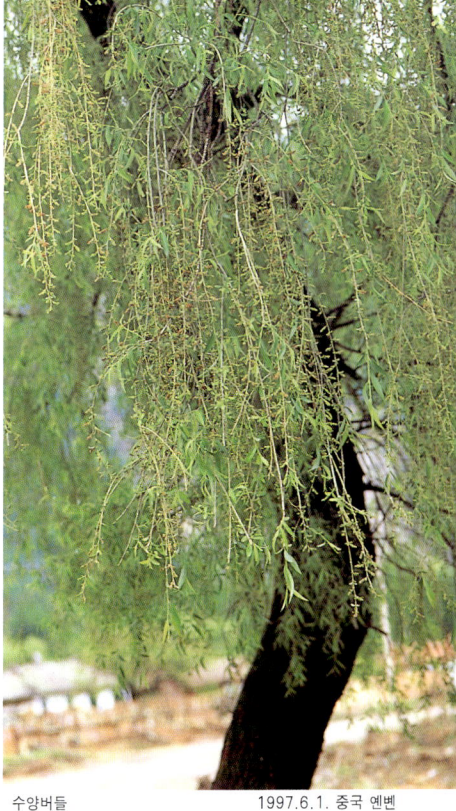
수양버들　　　　　1997.6.1. 중국 옌벤

이뇨, 해독의 효능이 있고, 홍역에 발진이 잘 안 되는 증상, 백탁, 정창옹절, 유선염, 갑상선종, 내장출혈, 화상, 치통을 치료한다. 뿌리를 유근(柳根)이라고 하며, 이수, 거풍, 제습의 효능이 있고, 임병, 백탁(白濁), 황달, 류머티스성동통을 치료한다.

성분 / salicin, saligenin이 함유되어 있다.

약리 작용 / salicin은 해열 작용, saligenin은 국소 마취 작용이 있다.

사용법 / 가지는 30g에 물 900mL, 줄기 껍질은 15g에 물 700mL, 잎은 신선한 것 50g에 물 800mL를 넣고 달인 액을 반으로 나누어 아침 저녁으로 복용한다.

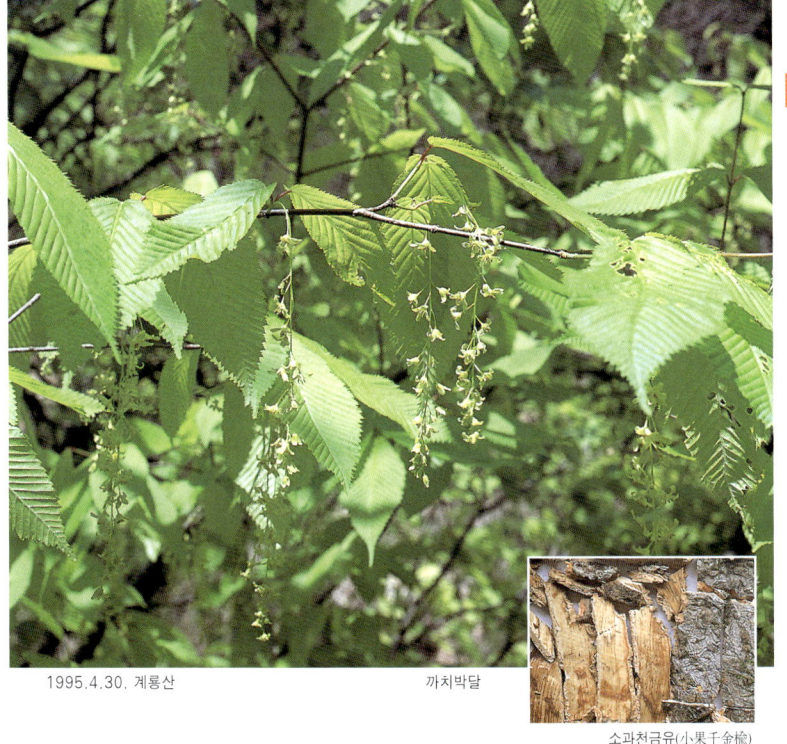

1995.4.30. 계룡산 　　　　　까치박달

소과천금유(小果千金楡)

자작나무과 / 樺木科 / かばのき科 / Betulaceae

　갈잎큰키나무 또는 떨기나무. 잎은 어긋 나고 홑잎이며 턱잎이 있다. 꽃은 단성화로 수꽃은 유이 꽃차례이고, 암꽃은 잎겨드랑이에 달리는 두상 꽃차례 또는 구과(毬果) 모양이다. 각 포(苞)에 원칙적인 취산 꽃차례의 암꽃이 있고, 자방은 하위이거나 나출되는 2실이다. 세계에 7속 100종, 우리 나라에는 5속 36종이 자란다.

45. 까치박달　　　　　[자작나무과]

Carpinus cordata Blume [C. erosa Blume]

　갈잎큰키나무. 높이 15m 가량. 꽃은 암수 한그루이고, 꽃덮이는 4~5개로 갈라지며, 자방은 1개, 암술대는 2개이다. 과수(果穗)는 길이 6~8cm로 원통형이며, 잎 같은 포는 양쪽에 톱니가 있다.

분포/ 전국의 산골짜기 숲 속에서 자라며, 일본, 만주, 중국, 우수리에 분포한다.

약효/ 뿌리 껍질을 소과천금유(小果千金楡)라고 하며, 노상(勞傷), 타박상, 창종, 임병을 치료한다.

사용법/ 뿌리 껍질 10g에 물 700mL를 넣고 달인 액을 반으로 나누어서 아침 저녁으로 복용하고, 외용에는 짓찧어서 환부에 바른다.

참고/ 잎의 밑부분이 심장형이고, 측맥이 조밀하게 많고 막질이며, 달걀 모양의 과포(果苞)가 기와처럼 조밀한 것이 특징이다.

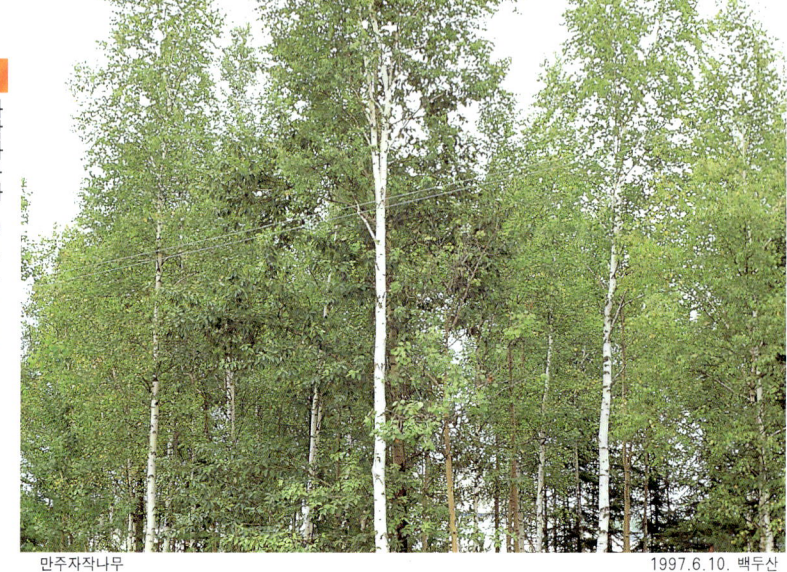

만주자작나무   1997.6.10. 백두산

46. 만주자작나무   [자작나무과]

Betula platyphylla Sukatschev

　갈잎큰키나무. 높이 20m 가량. 줄기 껍질은 백색이며 수평으로 벗겨지고, 작은 가지는 자갈색이고 백색의 피목이 있다. 잎은 어긋 나며 삼각상 달걀 모양으로 길이 5~7cm이고 가장자리에는 겹톱니가 있으며, 잎자루는 길이 1.5~2cm이다. 꽃은 암수한그루로 4~5월에 피며, 암·수꽃 이삭은 긴 원주형으로 모두 아래로 처진다. 과수(果穗)는 길이 4cm 가량의 원통형으로 아래로 처진다. 열매는 소견과(小堅果)로 좁은 타원형이고 날개가 있으며 9~10월에 익는다.

분포/ 백두산 및 북부 지방 깊은 산 양지바른 곳에서 자라며, 만주, 중국, 아무르, 구소련 동부에 분포한다.

채취/ 줄기 껍질은 봄에 채취하여 말리고, 수액은 5월경에 채취하여 그대로 사용한다.

약효/ 줄기 껍질을 화피(樺皮)라고 하며, 청열이습, 거담지해(祛痰止咳), 소종해독(消腫解毒)의 효능이 있고, 폐렴, 히리, 황달, 신염, 요로감염증, 만성기관지염, 급성편도선염, 치주염, 급성유선염, 양진(痒疹), 화상을 치료한다. 수액을 화수액(樺水液)이라 하며, 청열, 해독, 지해의 효능이 있고, 담천해수, 괴혈병, 신장병, 통풍을 치료한다.

성분/ 줄기 껍질에는 betulinic acid, betulafolientriol, betulafolientetraol 등이 함유되어 있다.

약리 작용/ 쥐에게 줄기 껍질의 메탄올 추출물을 주사하면 기침이 멎고, 쥐의 복강에 주사하면 거담 작용을 보인다. 줄기 껍질을 달인 액은 폐렴쌍구균, 연쇄구균에 대해 항균 작용이 있다.

사용법/ 줄기 껍질 20g에 물 800mL를 넣고 달인 액을 반으로 나누어 아침 저녁으로 복용하고, 수액은 20mL씩 복용한다.

참고/ 잎 뒷면의 맥에 갈색 털이 있고, 소견과(小堅果)의 날개가 너비보다 좁거나 거의 같은 자작나무 var. *japonica* Hara도 약효가 같다.

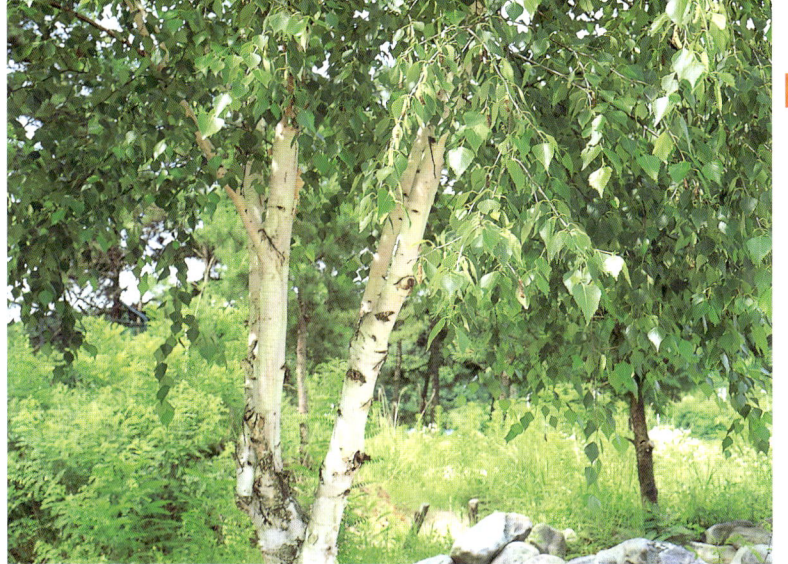

1997.6.10. 백두산   자작나무

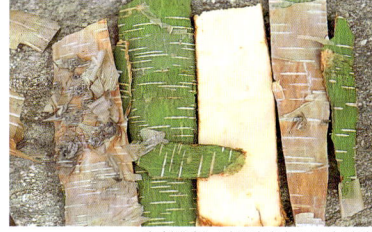

화피(樺皮) 만주자작나무 줄기 껍질

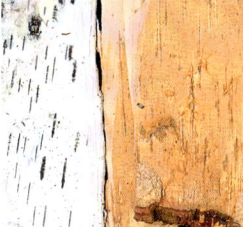

화피(樺皮) 자작나무 줄기 껍질

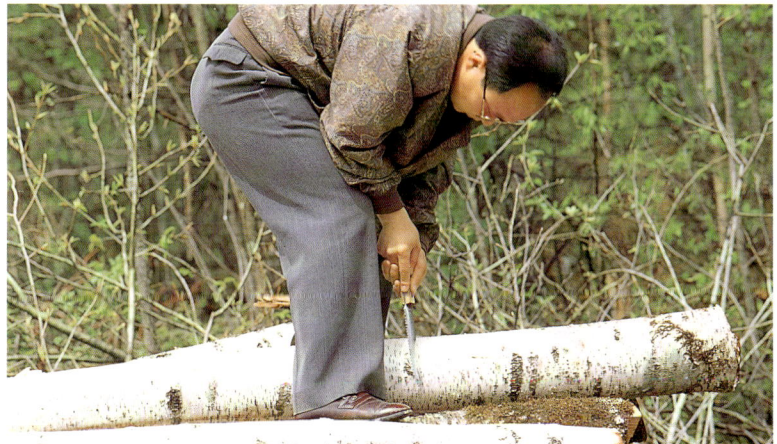

1997.6.10. 백두산   만주자작나무의 줄기 껍질을 채취하는 모습

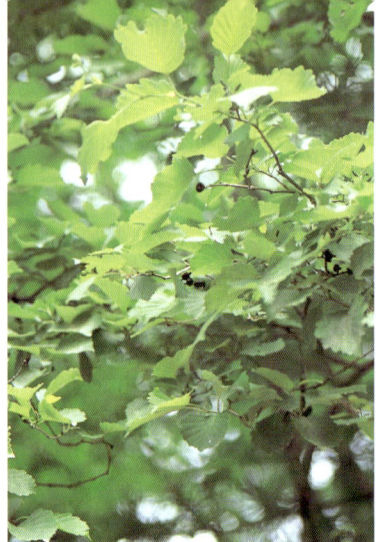

물오리나무　　　　1990.9.1. 경기 광릉

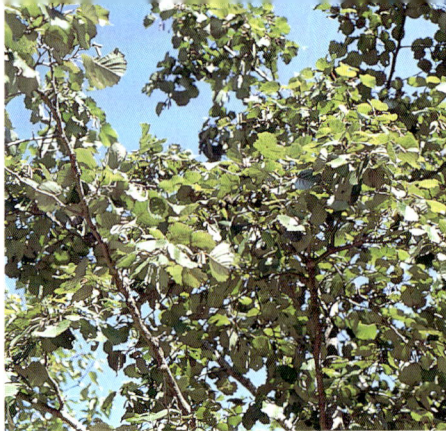

물갬나무　　　　1993.9.30. 설악산

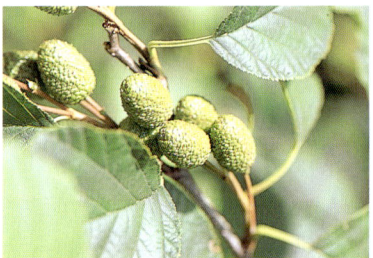

두메오리나무　　　　1999.6.25. 설악산

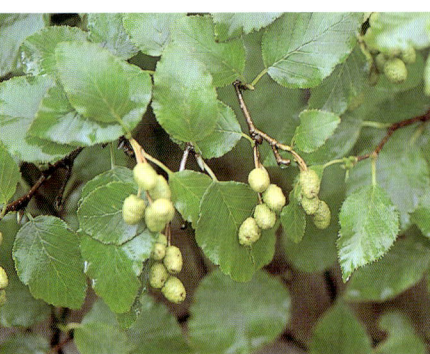

덤불오리나무　　　　1995.8.1. 백두산

47. 물오리나무(산오리나무)　[자작나무과]

Alnus hirsuta (Spach) Rupr.

갈잎큰키나무. 높이 20m 가량. 꽃은 암수한그루로 4~5월에 핀다. 수꽃 이삭은 길이 7~9cm로 가지에서 처지고, 암꽃 이삭은 수꽃 이삭보다 밑에 3~4개씩 달린다. 과수(果穗)는 길이 2~3cm의 원주형이며 짙은 갈색이고 10월에 익는다.

분포/ 중부 이북의 산골짜기나 습기가 많은 곳에서 자라며, 일본, 대만, 만주, 우수리에 분포한다.

약효/ 줄기 껍질을 색적양(色赤楊)이라고 하며, 거담, 소염, 지해, 평천(平喘)의 효능이

있고, 노인성만성기관지염을 치료한다.

성분/ 가지와 잎에는 lupenone, glutenol, taraxerol, betulinic acid 등이 함유되어 있다.

약리 작용/ 쥐의 복강 내에 물로 달인 액을 주사하면 진해 작용이 나타나고, 에탄올 추출물은 인플루엔자균, 폐렴쌍구균, 백색 포도상구균에 대하여 항균 작용이 있다.

사용법/ 줄기 껍질 15g에 물 700mL를 넣고 달인 액을 반으로 나누어 아침 저녁으로 복용하거나 가루를 내어 복용한다.

참고/ 물갬나무 *A. sibirica* Fischer, 덤불오리나무 *A. mandshurica* (Call.) H.M., 두메오리나무 *A. maximowiczii* Call.도 약효가 같다.

참나무과 / 殼斗科 / ぶな科 / Fagaceae

늘푸른큰키나무, 갈잎큰키나무 또는 떨기나무. 꽃은 일가화 또는 잡성화이고, 작은 가지의 잎겨드랑이에 달린다. 수꽃은 유이 꽃차례이고, 암꽃은 각 포의 겨드랑이에 달리며, 꽃덮이는 보통 6개로 갈라진다. 자방은 하위, 3~6실이며, 암술머리는 3~5개로 갈라지고 각 실에 2개의 배주가 들어 있지만 그 중 1개는 퇴화된다. 견과(堅果)는 하나씩 있고, 1~3개의 일부 또는 전부가 총포 또는 깍정이(殼斗)로 싸여 있으며, 종자에 배유가 없다. 온대 및 아열대에서 6속 600종이 자라며, 우리 나라에는 4속 15종이 자란다.

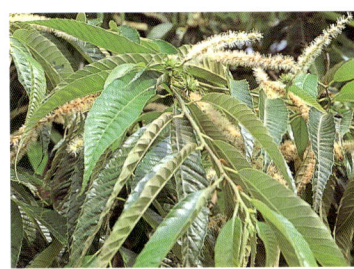

밤나무(꽃)

48. 밤나무 　　　　　[참나무과]

Castanea crenata S. et Z.

갈잎큰키나무. 높이 15m 가량. 꽃은 암수한그루로 백색이다. 열매는 견과로 3개씩 밤송이 속에 들어 있으며 9~10월에 익는다.

분포/ 전국의 산기슭이나 밭 가에 자라며, 일본, 만주에 분포한다.

약효/ 속씨를 율자(栗子)라고 하며, 양위(陽萎), 건비(健脾), 보신, 강근골(强筋骨), 활혈, 지혈의 효능이 있고, 번위(반성구토), 하리, 요각쇠약(腰脚衰弱), 토기(吐氣), 혈변, 나력을 치료한다. 잎을 율엽(栗葉)이라고 하며, 후정화독(喉疔火毒)과 칠창(漆瘡)을 치료한다.

성분/ 열매에 소화 효소의 하나인 lipase가 함유되어 있다.

사용법/ 속씨 또는 잎 10g에 물 700mL를 넣고 달인 액을 반으로 나누어 아침 저녁으로 복용하며, 외용에는 짓찧어서 환부에 바른다.

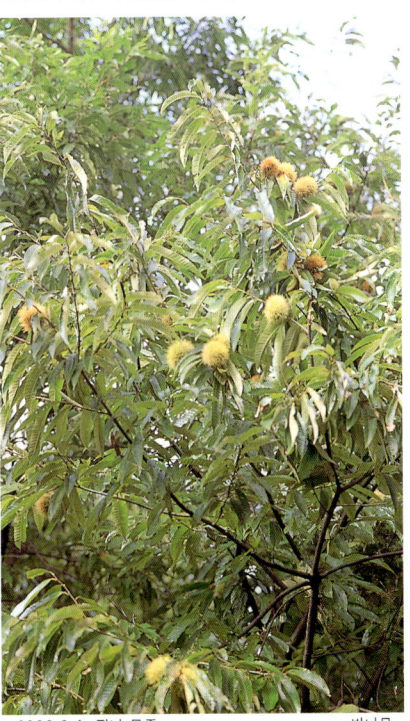

1996.9.1. 전남 무주　　　　　밤나무

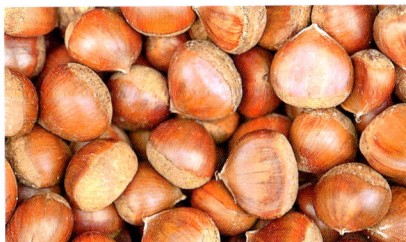

밤나무(열매)

49. 상수리나무 [참나무과]

Quercus acutissima Carr.

갈잎큰키나무. 높이 20m 가량. 잎은 어긋 나고 뒷면에 다세포의 짧은 털이 있다. 꽃은 암수한그루로 5월에 피는데, 수꽃 이삭은 밑으로 처지고, 꽃덮이는 5개, 수술은 8개이다. 암꽃 이삭은 곧추서고 총포에 싸이며, 암술대는 3개이다. 열매는 견과로 둥글고 지름 2cm 가량이다.

분포/ 전국의 산의 낮은 곳 양지에서 자라며, 일본, 만주, 중국에 분포한다.

약효/ 열매를 상실(橡實)이라고 하며, 삽장탈고(澁腸脫固)의 효능이 있고, 사리(瀉痢), 탈항, 치질을 치료한다. 깍정이〔殻斗〕를 상실각(橡實殻)이라고 하며, 수렴, 지혈의 효능이 있고, 사리탈항(瀉痢脫肛), 장풍하혈(腸風下血), 붕중대하(崩中帶下)를 치료한다. 뿌리 껍질 및 줄기 껍질을 상목피(橡木皮)라고 하며, 사리, 나력, 악창을 치료한다. 열매는 외용하는데, 초를 넣고 갈아서 상처에 붙인다.

사용법/ 깍정이 10g에 물 700mL를 넣고 달인 액을 반으로 나누어 아침 저녁으로 복용하고, 외용에는 짓찧어서 환부에 바른다.

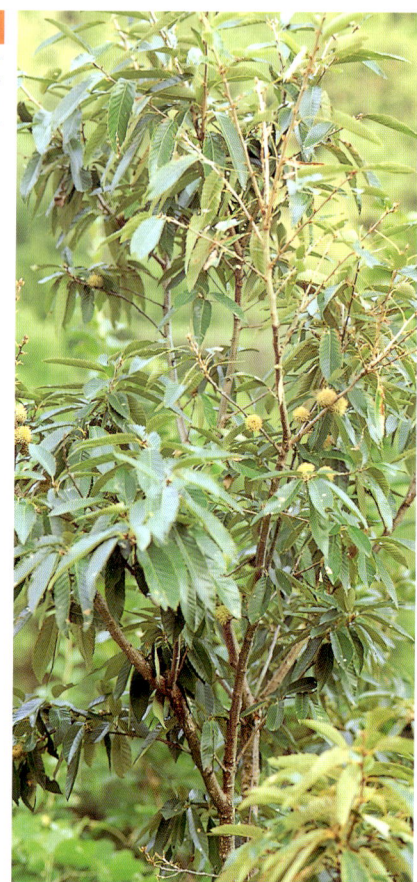

상수리나무   1994.8.10. 오대산

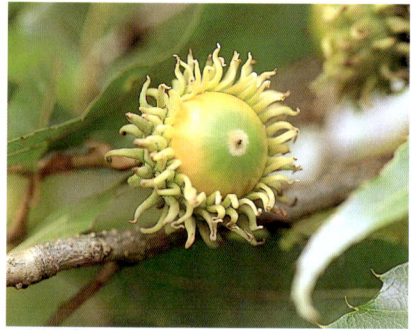

상실(橡實)

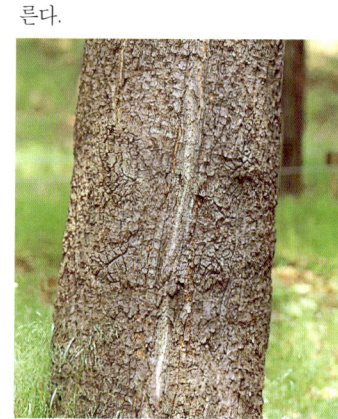

상수리나무(원줄기)

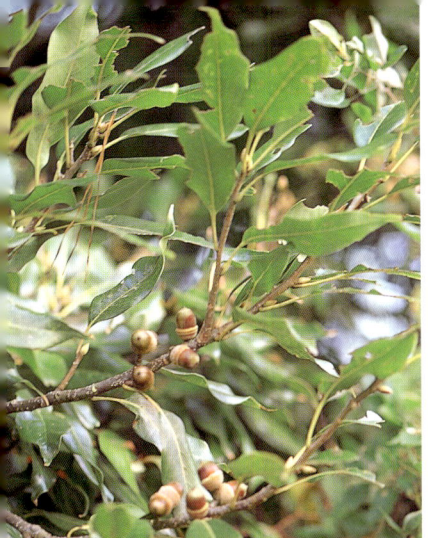

1997.10.17. 전남 남평 　　　　붉가시나무

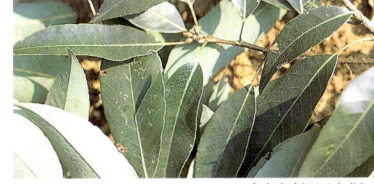

면자피엽(麪子皮葉)

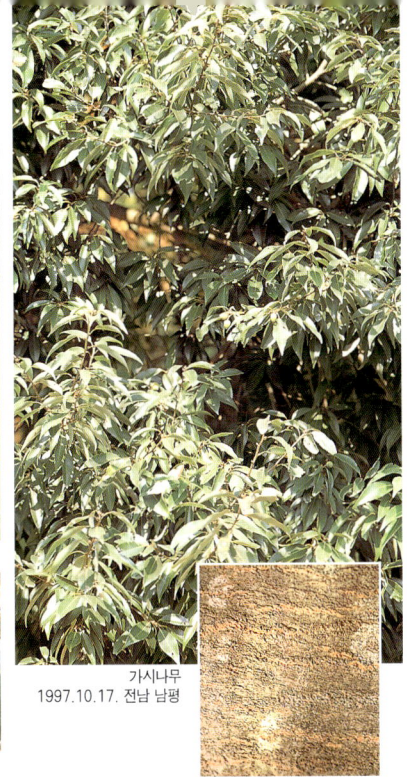

가시나무
1997.10.17. 전남 남평

가시나무(줄기 껍질)

50. 가시나무　　　　　[참나무과]

Quercus myrsinaefolia Blume

　늘푸른큰키나무. 높이 15m 가량. 꽃은 암수한그루로 4~5월에 핀다. 수꽃 이삭은 아래로 처지며, 암꽃 이삭은 새 가지에서 곧추서고, 수꽃의 꽃덮이는 4~5개, 수술은 4~5개이다. 깍정이〔殼斗〕는 반구형이며, 열매는 견과로 달걀 모양, 길이 1.5~1.7cm이며 10월에 익는다.

분포/ 제주도, 진도 및 남쪽 섬의 산골짜기에서 자라며, 일본, 대만, 중국에 분포한다.

채취/ 열매는 가을에, 잎은 수시로 채취하여 말린다.

약효/ 속씨를 면자(麪子)라고 하며, 설리(泄痢)를 그치게 하고, 악혈을 제거하며, 지갈의 효능이 있다. 잎을 면자피엽(麪子皮葉)이라고 하며, 달인 액을 복용하면 산후 지혈에 효과가 있고, 어린 잎을 하퇴종양(下腿腫瘍)에 붙인다.

사용법/ 줄기 껍질 또는 잎 10g에 물 700mL를 넣고 달인 액을 반으로 나누어 아침 저녁으로 복용하고, 외용에는 짓찧어서 환부에 바른다.

참고/ 잎 가장자리에 톱니가 거의 없고 뒷면이 백색을 띠지 않는 붉가시나무 *Q. acuta* Thunb., 잎이 긴 타원형이고 뒷면은 회색이며 누운 털이 약간 있고 상반부에 톱니가 있는 종가시나무 *Q. glauca* Thunb., 가지가 회백색이고 잎 뒤가 백색이며 윗부분에만 가시가 있는 참가시나무 *Q. salicina* Bl.도 약효가 같다.

느릅나무과 / 楡科 / にれ科 / Ulmaceae

유관(維管)이 없고, 잎 밑부분의 좌우 모양이 다르며, 턱잎은 빨리 떨어진다. 꽃은 양성화, 열매는 시과, 핵과이거나 수과와 닮았다. 종자는 배유가 없다. 세계에 15속 150종이 분포하며, 우리 나라에는 5속 19종이 자란다.

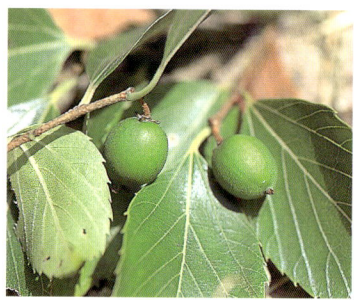

푸조나무(열매)

51. 푸조나무 [느릅나무과]

Aphananthe aspera Planchon

갈잎큰키나무. 높이 20m 가량. 잎은 길이 5~12cm로 좁은 달걀 모양이고 끝이 뾰족하고 예리한 톱니가 있으며 표면이 매우 거칠다. 꽃은 암수한그루로 5월에 취산 꽃차례로 달리는데, 수꽃은 햇가지 기부의 잎겨드랑이에 달리며, 암꽃은 햇 가지 윗부분의 잎겨드랑이에 1~2송이 씩 달린다. 암술대는 2갈래이고, 꽃덮이는 5개이다. 열매는 핵과로 달걀 모양 구형이며 10월에 흑색으로 익는다.

분포/ 제주, 전남, 경남, 울릉도의 산기슭이나 냇가에서 자라며, 일본, 대만, 중국에 분포한다.

약효/ 뿌리 또는 잎, 줄기를 조엽수(糙葉樹)라고 하며, 요부손상(腰部損傷)이나 요부신통(腰部散痛)을 치료한다.

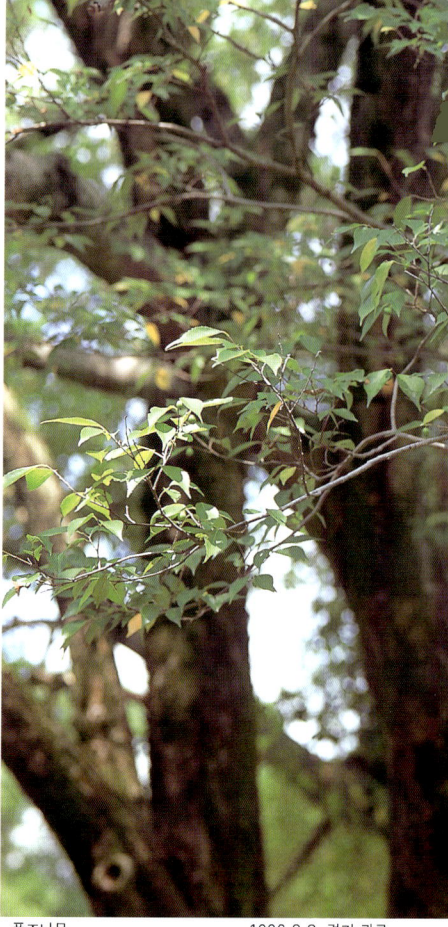

푸조나무　　　　　　　　　　1996.8.8. 경기 광릉

사용법/ 뿌리 또는 잎, 줄기 30g에 물 1200mL를 넣고 달인 액을 반으로 나누어 아침 저녁으로 복용한다.

참고/ 팽나무속에 비해 잎맥이 잎 가장자리 톱니 끝까지 이어진다. 열매는 식용하고, 목재는 가구용, 도끼 자루 등으로 이용된다.

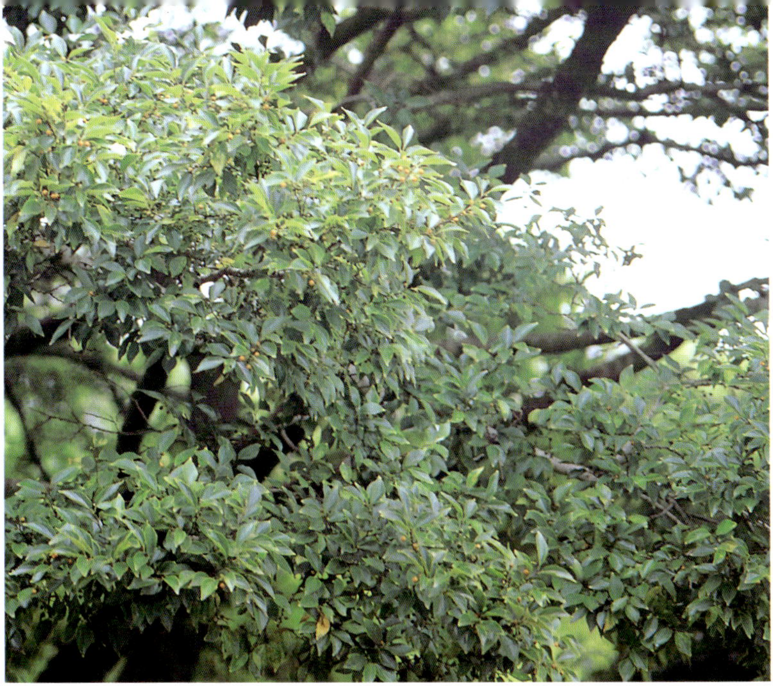

1997.8.8. 제주

팽나무

52. 팽나무   [느릅나무과]

Celtis sinensis Pers.

갈잎큰키나무. 높이 20m 가량. 꽃은 잡성화로 5월에 핀다. 열매는 핵과로 둥글고 지름 7~8mm이며 10월에 등황색으로 익는다.

분포/ 전국의 산기슭이나 냇가에서 자라며, 일본, 만주, 중국, 대만, 타이, 라오스에 분포한다.

약효/ 줄기 껍질을 박수피(朴樹皮)라고 하며, 조경(調經), 담마진, 폐농양을 치료한다. 잎을 박수엽(朴樹葉)이라고 하며, 즙액은 칠창(漆瘡)을 치료한다.

성분/ 줄기 껍질에서 alkaloid와 saponin 반응이 나타나는 것으로 보아 이들 물질이 함유된 것으로 생각된다.

사용법/ 줄기 껍질 10g에 물 700mL를 넣고 달인 액을 반으로 나누어 아침 저녁으로 복용하고, 잎은 즙을 내어 환부에 바른다.

참고/ 우리 나라에는 팽나무속으로 8종(좀팽나무·좀풍게나무·검팽나무·장수팽나무·노랑팽나무·풍게나무·왕팽나무·팽나무)과 2변종(둥근왕팽나무·산팽나무)이 있다.

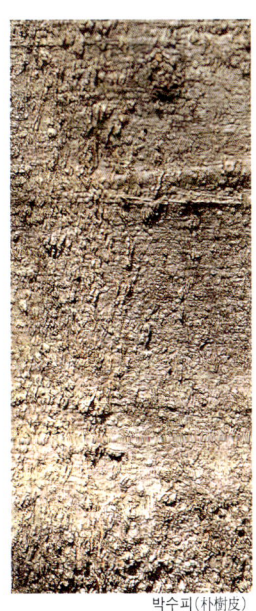

박수피(朴樹皮)

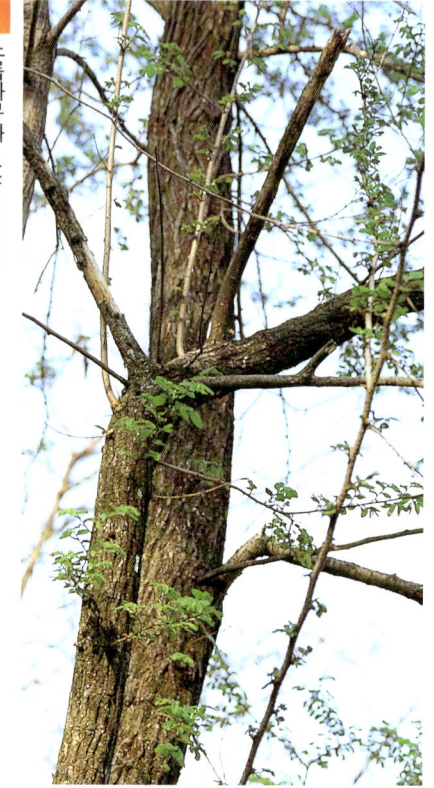

시무나무　　　　　1997.4.26. 경기 광릉

53. 시무나무　　　　　[느릅나무과]

Hemiptelea davidii (Hance) Planchon

　갈잎큰키나무. 높이 20m 가량. 잎은 어긋 나고 긴 타원형 또는 타원형이다. 꽃은 연한 황색으로 5월에 잎겨드랑이에 1~4개씩 달린다. 꽃덮이는 4개로 갈라지며, 수술 4개, 자방 1개, 암술대는 2개이다. 열매는 시과, 길이 0.5~0.6cm로 한쪽에만 날개가 있고 끝이 2개로 갈라지며 10월에 익는다. 종자는 구부러지고 껍질이 얇다.

분포/ 전국의 산기슭이나 냇가에서 자라며, 일본, 만주, 중국, 몽고에 분포한다.

약효/ 뿌리 껍질 또는 줄기 껍질을 자유(刺楡)라고 하며, 이수(利水), 소종(消腫)의 효능이 있다.

사용법/ 옹종(癰腫)에 사용할 때에는 식초와 혼합하여 짓찧어서 환부에 붙이고, 수종(水腫) 치료에는 잎 10g에 물 700mL를 넣고 달인 액을 반으로 나누어 아침 저녁으로 복용한다.

참고/ 느릅나무속에 비하여 가지의 일부가 가시로 되어 있다.

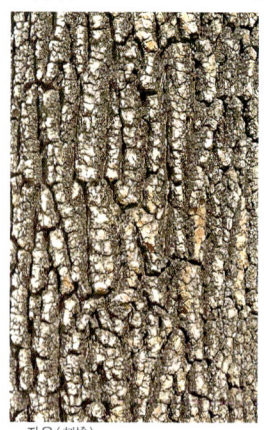

자유(刺楡)

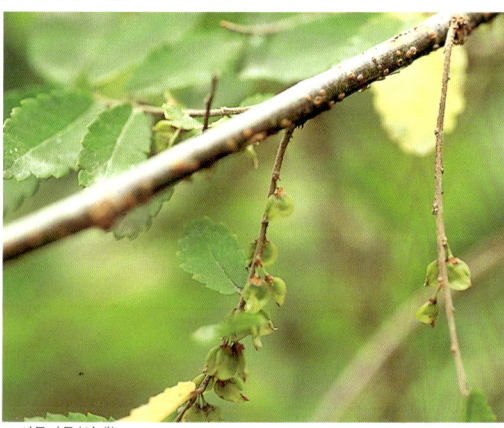

시무나무(열매)

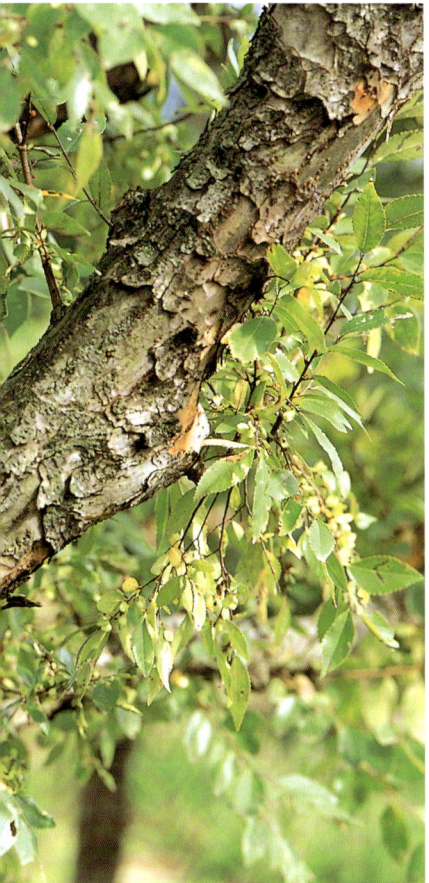

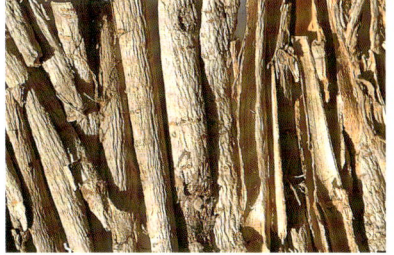

낭유피(榔楡皮)

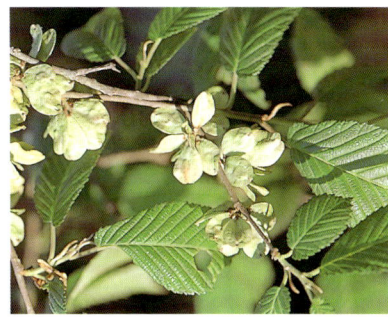

당느릅나무(열매)

1997.9.30. 경기 광릉　　　　　당느릅나무

54. 당느릅나무　　　　[느릅나무과]

Ulmus davidiana Planchon

갈잎큰키나무. 높이 10~15m. 잎은 길이 4~8cm로 어긋 나고, 꽃은 취산 꽃차례를 이루며 4~5월에 핀다. 열매는 시과이다

분포/ 지리산, 속리산, 경기(광릉 · 화산 · 관악산), 강원(금강산)의 산기슭이나 골짜기에서 자라며, 일본, 만주, 중국, 몽고에 분포한다.

약효/ 줄기 껍질과 뿌리 껍질을 낭유피(榔楡皮)라고 하며, 이수, 통림(通淋), 소종의 효능이 있고, 열림(熱淋), 풍독(風毒)을 치료한다. 가지와 잎을 낭유경엽(榔楡莖葉)이라고 하며, 창종, 요배산통을 치료한다.

성분/ 뿌리 껍질에는 (+)-catechin, catechin apioside, catechin glycoside인 uldavioside A가 함유되어 있다.

사용법/ 줄기 껍질 또는 잎, 가지 20g에 물 800mL를 넣고 달인 액을 반으로 나누어 아침 저녁으로 복용하거나 술에 담가서 복용한다.

참고/ 열매에 털이 없는 느릅나무 var. *japonica* (Rehder) Nakai, 잎이 긱고 톱니가 단순하며 가을에 꽃이 피고 꽃덮이 조각이 길고 종자가 시과(翅果)의 중앙부에 있는 참느릅나무 *U. parvifolia* Jacq.도 약효가 같다.

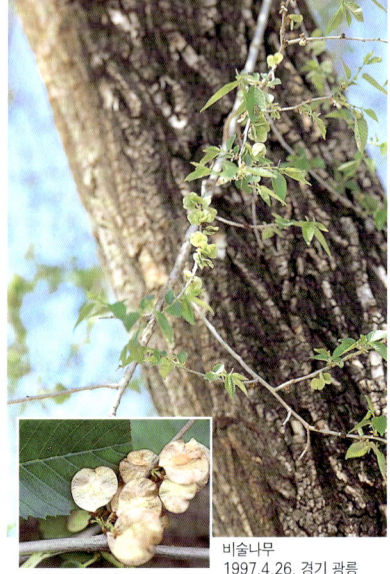

비술나무(열매)

비술나무
1997.4.26. 경기 광릉

55. 비술나무 [느릅나무과]

Ulmus pumila L.

갈잎큰키나무. 높이 15m 가량. 꽃은 3~4월에 잎겨드랑이에서 핀다. 열매는 시과로 털이 없고 너비가 길이보다 넓으며 5월에 익는다. 날개 중앙에 종자가 들어 있다.

분포/ 지리산, 백양산의 냇가에서 자라며, 만주, 중국, 몽고, 아무르, 아시아에 널리 분포한다.

약효/ 줄기 껍질 또는 뿌리 껍질을 유백피(楡白皮)라 하며, 이수, 소종, 통림의 효능이 있고, 대소변불통, 임탁(淋濁), 수종, 개선을 치료한다. 잎을 유엽(楡葉)이라 하며, 소변을 잘 나오게 하고, 석림(石淋)을 치료한다.

성분/ 줄기 껍질에 β-sitosterol, phytosterol, stigmasterol, tannin, 지방유가 함유되어 있다.

사용법/ 줄기 껍질 또는 잎 10g에 물 700mL를 넣고 달인 액을 반으로 나누어 아침 저녁으로 복용하고, 외용에는 짓찧어서 환부에 바른다.

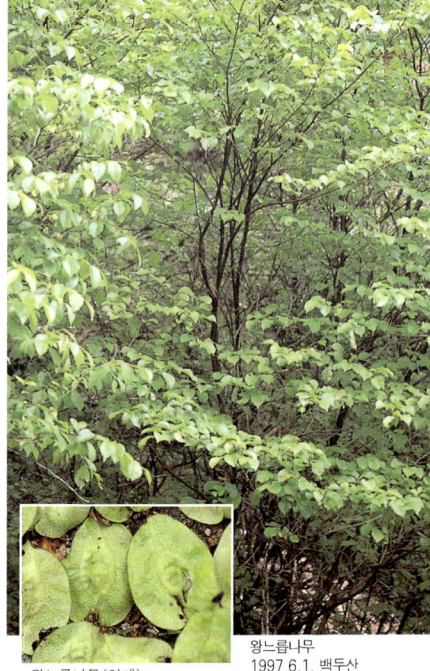

왕느릅나무(열매)

왕느릅나무
1997.6.1. 백두산

56. 왕느릅나무 [느릅나무과]

Ulmus macrocarpa Hance

갈잎큰키나무. 높이 8m 가량. 꽃은 5월에 핀다. 열매는 시과로 달걀 모양이고 길이 10~15mm이며 전체에 털이 있다. 종자는 날개의 밑부분에 몰려 있다.

분포/ 충북(단양), 경기(화천) 이북 산기슭에서 자라며, 중국, 만주, 일본에 분포한다.

약효/ 꽃, 열매, 잎을 함께 발효시킨 것을 무이(蕪黃)라고 하며, 장내 기생충의 구충제로, 소화불량 치료제로 사용한다.

성분/ 구충의 효능 물질은 decanoic acid, dodecanoic acid이다.

약리 작용/ 무이를 개에게 투여한 결과 회충이 구제되었고, 종자의 물 추출물은 백선균 및 피부진균에 대한 항균 작용이 있다.

사용법/ 무이 10g에 물 700mL를 넣고 달인 액을 반으로 나누어 아침 저녁으로 복용한다.

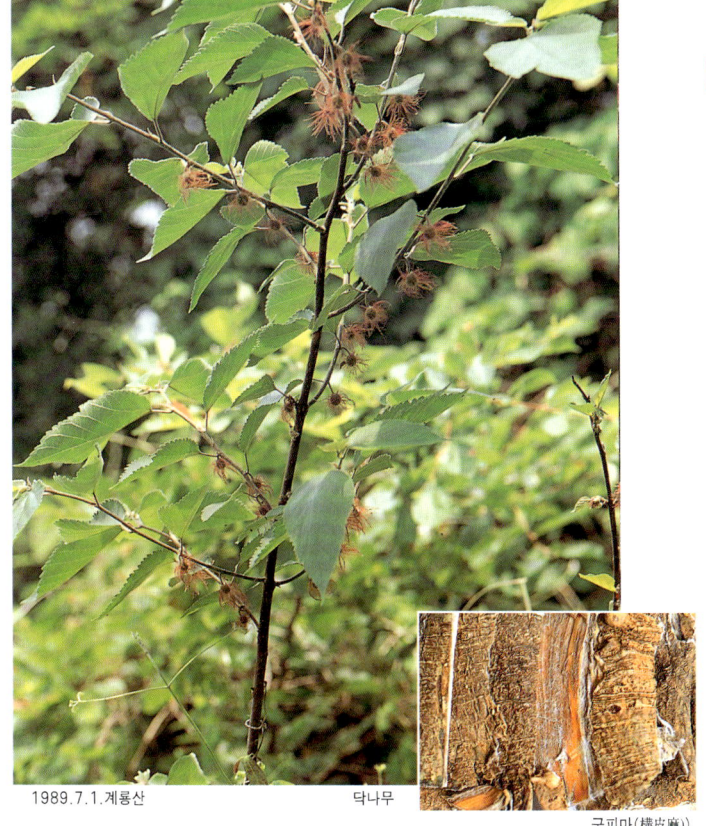

1989.7.1.계룡산　　　　　　　　닥나무

구피마(構皮麻)

뽕나무과 / 桑科 / くわ科 / Moraceae

유관(維管)이 있고, 수술은 4개로 꽃덮이 조각과 마주 나며 곧거나 구부러지고 탄력이 있다. 자방은 상위 또는 하위이며 2개의 합생심피(合生心皮)로 1실 1배주이다. 열매는 작은 견과이거나 핵과로 여러 개가 한 곳에 모여 달린다. 우리 나라에는 5속 10종이 자란다.

57. 닥나무　　　　　　　[뽕나무과]

Broussonetia kazinoki Sieb.

갈잎떨기나무. 높이 2~5m. 꽃은 암수한 그루로 잎과 함께 6월에 핀다. 수꽃은 꽃덮이 4개, 수술 4개가 있고, 암꽃은 끝이 2~4개로 갈라진 꽃덮이와 대가 있는 자방에 실 같은 암술대가 있다.

분포/ 전국의 양지바른 산기슭 및 밭둑에서 자라며, 일본, 대만, 중국에 분포한다.

약효/ 뿌리 껍질을 구피마(構皮麻)라고 하며, 거풍, 이뇨, 활혈의 효능이 있고, 류머티즘에 의한 비통(鼻痛), 타박상, 부종, 피부염을 치료한다.

사용법/ 뿌리 껍질 10g에 물 700mL를 넣고 달인 액을 반으로 나누어 아침 저녁으로 복용한다.

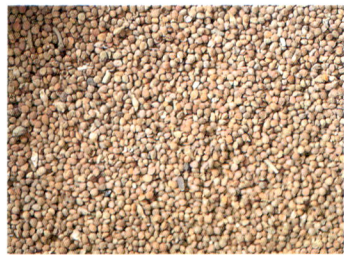

저실자(楮實子)

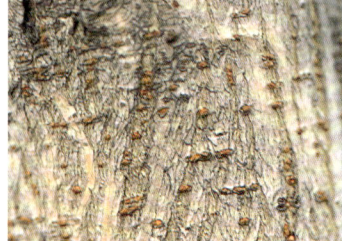

저수백피(楮樹白皮)

58. 꾸지나무 [뽕나무과]

Broussonetia papyrifera (L.) Vent.

갈잎작은큰키나무. 높이 10m 가량. 꽃은 암수딴그루로 잎과 함께 핀다. 열매는 핵과로 둥글고 지름 2cm 가량이며 9월에 익는다. 외과피는 적색이고 내과피는 갈색이다.

분포/ 전국의 양지바른 산기슭이나 밭둑에서 자라며, 일본, 중국, 대만에 분포한다.

약효/ 종자를 저실자(楮實子)라고 하며, 자신(滋腎), 청간(淸肝), 명목(明目)의 효능이 있고, 허로(虛勞), 목현(目眩), 부종을 치료한다. 줄기 껍질을 저수백피(楮樹白皮)라고 하며, 행수(行水) 및 지혈의 효능이 있고, 수종기만(水腫氣滿), 기단(氣短), 해수, 장풍혈리(腸風血痢), 부인혈붕을 치료한다. 잎을 저엽(楮葉)이라고 하며, 양혈, 이수의 효능이 있고, 토혈, 비출혈, 혈붕, 수종, 산

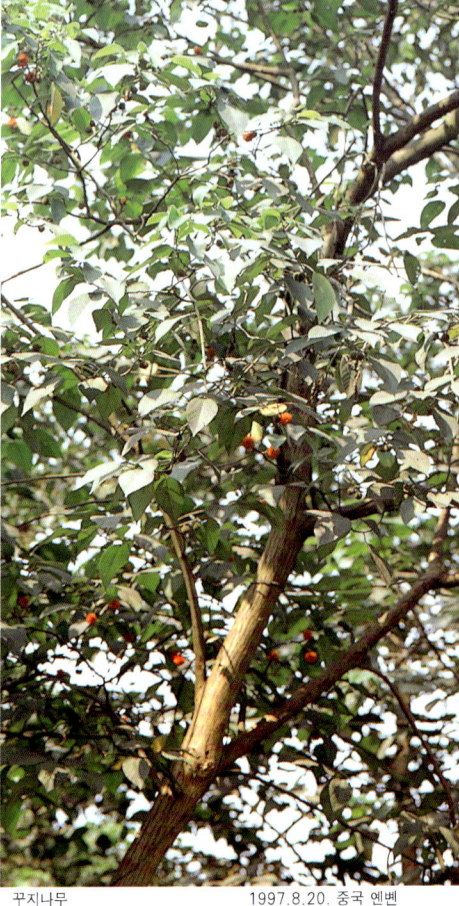

꾸지나무   1997.8.20. 중국 옌볜

기(疝氣)를 치료한다.

사용법/ 열매는 30g에 물 1000mL, 줄기 껍질은 10g에 물 700mL, 잎은 15g에 물 800mL를 넣고 달인 액을 반으로 나누어 아침 저녁으로 복용하고, 외용에는 짓찧어서 환부에 바른다.

참고/ 닥나무에 비해 암수딴그루이고 전체에 털이 많으며 잎자루와 수꽃 이삭이 길다.

59. 삼

[뽕나무과]

Cannabis sativa L.

한해살이풀. 높이 2~3m. 줄기는 곧추 자란다. 꽃은 연녹색으로 7~8월에 핀다. 수꽃은 원추 꽃차례로 달리고 5개씩의 꽃받침잎과 수술이 있으며, 꽃밥은 황색이다. 암꽃은 1개의 작은 포에 싸이며 2개의 암술대와 1개의 자방이 있다. 열매는 수과(瘦果)로 약간 편평한 달걀 모양이며 딱딱하다.

분포/ 중앙 아시아 및 서아시아 원산으로, 전국에서 섬유 자원으로 재배한다.

채취/ 종자와 뿌리는 가을에, 잎은 수시로 채취하여 말린다.

약효/ 속씨를 마자인(麻子仁)이라 하며, 윤조(潤燥), 활장(滑腸), 통림(通淋), 활혈(活血)의 효능이 있고, 장조변비(腸燥便秘), 소갈(消渴), 열림(熱淋), 풍비, 월경불순, 개창(옴)을 치료한다. 뿌리를 마근(麻根)이라 하며, 임병, 혈붕, 대하, 난산을 치료한다. 잎을 마엽(麻葉)이라 하며, 말라리아, 기천, 회충증을 치료한다. 암꽃그루의 꽃과 줄기를 마화(麻花)라 하며, 거풍, 활혈의 효능이 있고, 류머티즘으로 인한 지체마비, 편신고양(偏身苦痒), 월경폐지를 치료한다. 덜 익은 화수(花穗)를 마분(麻蕡)이라고 하며, 거풍, 지통, 진경의 효능이 있고, 통풍(류머티즘), 불면, 해천(咳喘)을 치료한다.

성분/ 잎과 꽃에 cannabinol, tetrahydrocannabinol(THC), cannabidiol 등의 마취 성분이 있으며, 이 중 THC의 활성이 가장 강하다.

약리 작용/ 암꽃의 열매나 작은 잎은 중추 신경을 마비시켜 환각 증상을 일으키고, 다량 사용 시 의식이 소실되며 호흡 마비를 일으킨다.

사용법/ 종자 15g에 물 300mL, 뿌리 15g에 물 300mL, 덜 익은 꽃 부분은 0.5g에 물 500mL를 넣고 각각 달인 액을 반으로 나누어 아침 저녁으로 복용한다. 잎은 즙을 내어 복용하면 회충증을 치료하고, 담배에 잎을 섞어서 피우면 천식이 치료된다.

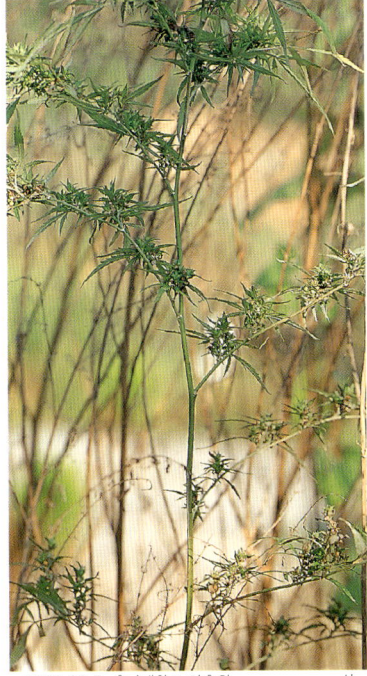

2002.10.7. 충남대학교 약초원 　　　　삼

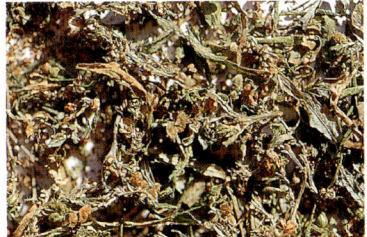

마엽(麻葉)

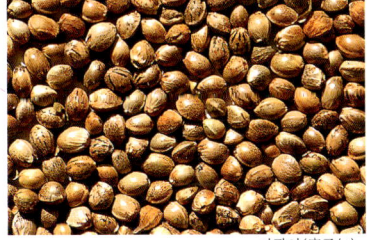

마자인(麻子仁)

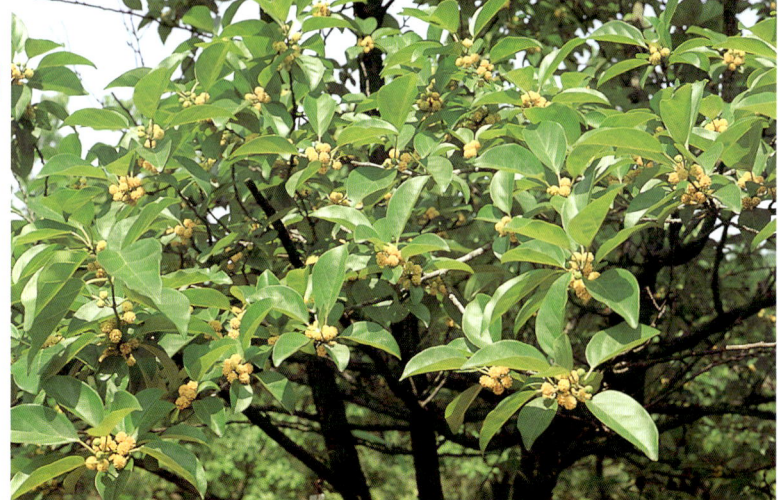

꾸지뽕나무   1985.6.1. 완도

60. **꾸지뽕나무** (구지뽕나무) [뽕나무과]

Cudrania tricuspidata (Call.) Bureau

갈잎작은큰키나무. 높이 8m 가량. 꽃은
암수딴그루로 5~6월에 핀다. 열매는 수과
로 둥글고 지름 2~3cm, 육질(肉質)이며 9
~10월에 적색으로 익는다.

분포/ 황해도 이남의 마을 근처 야산에서
자라며, 일본, 중국에 분포한다.

약효/ 목질부를 자목(柘木)이라고 하며, 부
인의 붕중(崩中), 혈결(血結)을 치료한다.
줄기 껍질과 뿌리 껍질을 자목백피(柘木白
皮)라고 하며, 보신고정(補腎固精), 양혈서
근(凉血舒筋)의 효능이 있고, 요통, 유정,
객혈을 치료한다. 줄기와 잎을 자수경엽(柘
樹莖葉)이라 하며, 소염, 활혈의 효능이 있
고, 습진, 이하선염, 폐결핵을 치료한다.

성분/ 뿌리와 줄기에 morin, kaempferol-7-
glucosides (populinin, stachydrine)가 함유
되어 있다.

사용법/ 목질부는 40g에 물 1200mL, 줄기
껍질, 뿌리 껍질은 40g에 물 1200mL, 줄기
와 잎은 15g에 물 700mL를 넣고 달인 액을
반으로 나누어 아침 저녁으로 복용한다.

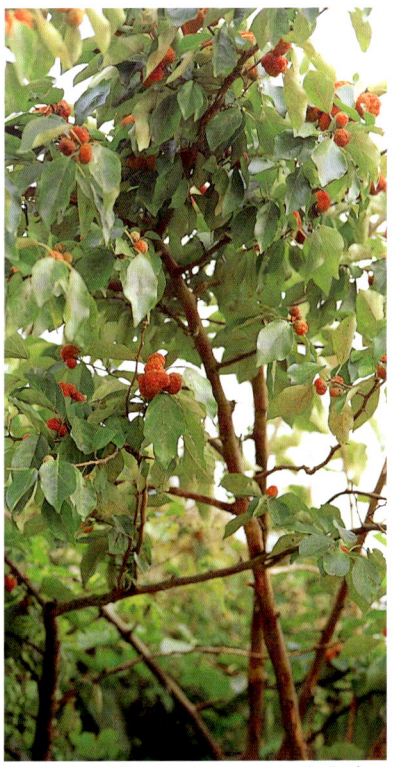

꾸지뽕나무(열매)   1997.7.17. 완도

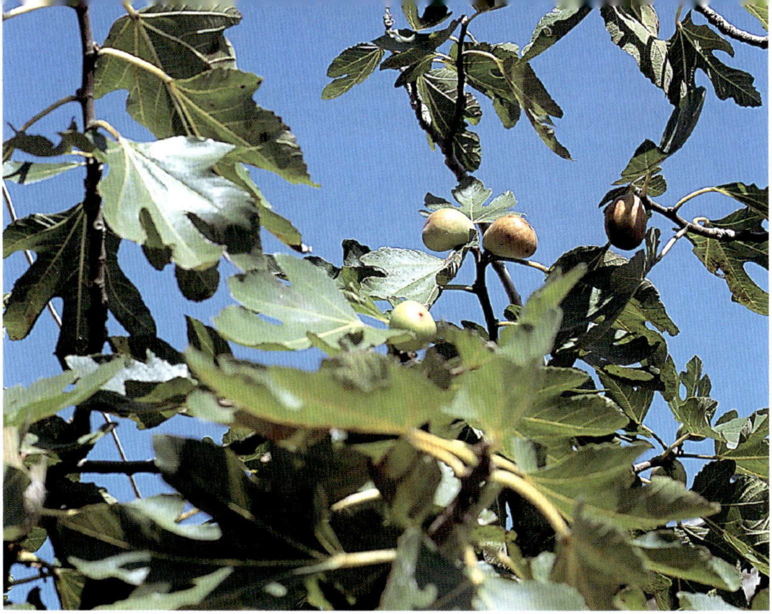

2001.9.20. 전남 비금도   무화과

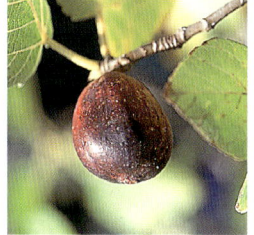
무화과(열매)

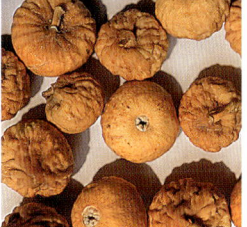
무화과(無花果)

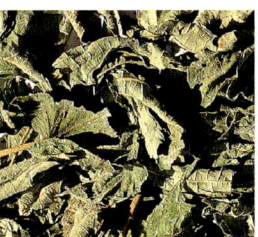
무화과엽(無花果葉)

61. 무화과   [뽕나무과]

Ficus carica L.

갈잎떨기나무. 높이 4m 가량. 봄부터 여름에 걸쳐 잎겨드랑이에서 주머니 같은 꽃차례가 발달하며, 그 속에 많은 꽃이 들어 있다. 열매는 길이 5~8cm로 달걀 모양이며 8~10월에 흑자색으로 익는다.

분포/ 아시아 서부, 지중해 원산으로, 제주, 경남, 전남에서 재식한다.

약효/ 열매를 무화과(無花果)라고 하며, 건위청장(健胃淸腸), 소종, 해독의 효능이 있고, 장염, 이질, 변비, 치질, 개선을 치료한다. 잎을 무화과엽(無花果葉)이라고 하며, 치창(痔瘡), 종독, 심통(心痛)을 치료한다.

성분/ 열매에는 식물 성장 호르몬인 auxin, 뿌리에는 psoralen, bergaten, guaiazzulene, 잎에는 psoralen, bergapten, guaiacol, rutin이 함유되어 있고, 또 furocoumarin과 triterpenoid 성분이 함유되어 있다.

사용법/ 열매 30g에 물 1200mL, 잎 15g에 물 700mL를 넣고 달인 액을 반으로 나누어 아침 저녁으로 복용한다.

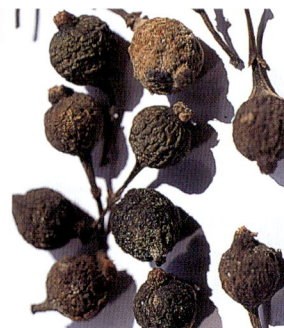

우내장(牛奶漿)

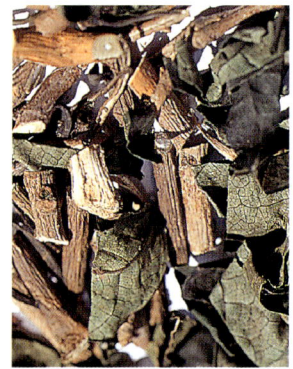

우내시(牛奶柴)

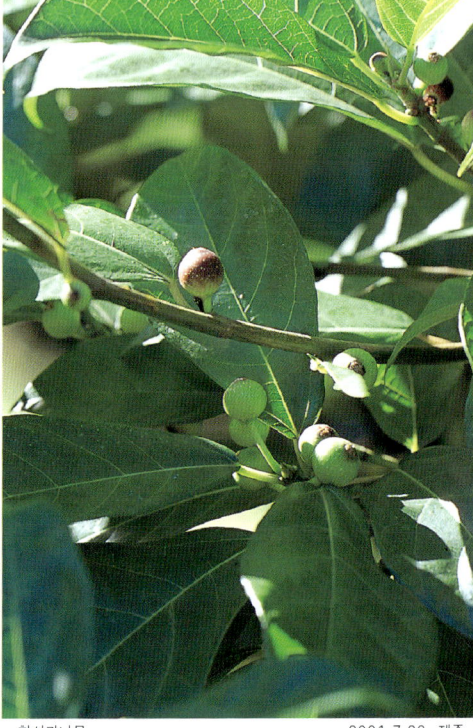

천선과나무   2001.7.20. 제주

62. 천선과나무   [뽕나무과]

Ficus erecta Thunb.

갈잎떨기나무. 높이 2~4m. 꽃은 5~6월
에 핀다. 암꽃은 갈라진 조각이 3~5개이고,
자방과 암술대는 각각 1개이다. 꽃주머니가
자라서 열매가 되며 자흑색으로 익는다.

분포/ 남쪽 해안 및 제주도의 바닷가 산기슭
에서 자라며, 일본, 대만에 분포한다.

약효/ 열매를 우내장(牛奶漿)이라고 하며,
완하(緩下), 윤장(潤腸)의 효능이 있고, 치질
을 치료한다. 줄기와 잎을 우내시(牛奶柴)라

고 하며, 보중(補中), 익기(益氣), 건비(健
脾), 화습(化濕), 소종(消腫)의 효능이 있고,
관절염, 기혈미쇠(氣血微衰), 사지무력, 유
즙결핍을 치료한다.

사용법/ 열매와 줄기, 잎 각각 30g에 물
1000mL를 넣고 달인 액을 반으로 나누어 아
침 저녁으로 복용한다.

참고/ 잎이 좁고 때로 큰 톱니가 있는 좁은잎
천선과나무 var. *sieboldii* (Miquel) King도 약
효가 같다.

63. 왕모람 [뽕나무과]

Ficus pumila Maxim.

늘푸른 덩굴나무. 꽃은 암수한그루로 잎겨드랑이에서 꽃대가 나오며, 지름 2cm 가량의 꽃받침 안에 많은 작은 꽃이 들어 있다. 열매는 수과로 둥글고 지름 1.5~1.7cm이며 9~10월에 흑자색으로 익는다.

분포/ 제주도 및 남부 지방의 바닷가 산기슭에서 자라며, 일본, 중국에 분포한다.

약효/ 줄기 및 잎을 벽려(薜荔)라고 하며, 거풍, 이습, 활혈, 해독의 효능이 있고, 관절염, 하리, 창종, 임병을 치료한다. 열매를 목만두(木饅頭)라고 하며, 통유, 이습, 활혈, 소종의 효능이 있고, 유즙불통, 유정, 장풍하혈을 치료한다.

성분/ 열매에는 rutin과 sitosterol, amyrin 등의 triterpene류가 함유되어 있다.

사용법/ 잎이 달린 줄기 또는 열매 15g에 물 700mL를 넣고 달인 액을 반으로 나누어 아침 저녁으로 복용하고, 외용에는 짓찧어서 환부에 바른다.

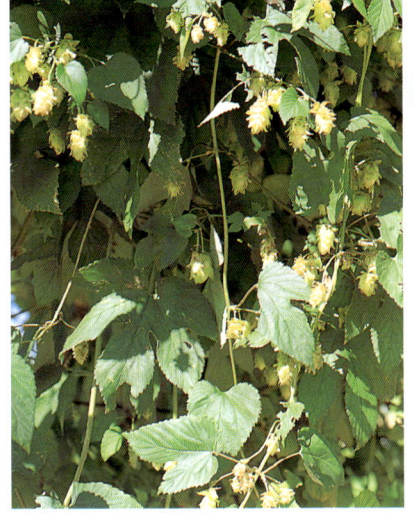

1993.7.20. 수원 농촌진흥청   홉

64. 홉 [뽕나무과]

Humulus lupulus L.

덩굴성 여러해살이풀. 수꽃은 원추 꽃차례로 길이 5~15cm이고, 꽃덮이는 5개, 수술은 5개이다. 암꽃은 거의 둥글거나 달걀 모양이며, 과수(果穗)는 구과(毬果) 같고, 포엽은 막질이며 부풀어 없어지지 않는다.

분포/ 유럽 원산으로, 강원도에서 주로 재배한다.

약효/ 암꽃을 홉포(忽布)라고 하며, 건위, 소식(消食), 이뇨, 안신의 효능이 있고, 소화불량, 복창, 부종, 방광염, 불면증을 치료한다.

성분/ 열매에는 알칼로이드인 humulone, lupulone 등과 flavonoid인 astragalin, isoquercetin, rutin, kaempferol 등이 함유되어 있는데, humulone, lupulone은 탄저균, 디프테리아균에 대하여 항균 작용이 있으며, 중추 신경에 대하여 진정 작용이 있다.

약리 작용/ 열매의 물 추출액은 중추 신경에 대하여 소량 사용시 진정 작용, 다량 사용시 최면 작용과 억제 작용이 나타난다.

사용법/ 암꽃 5g에 물 500mL를 넣고 달인 액을 반으로 나누어 아침 저녁으로 복용한다.

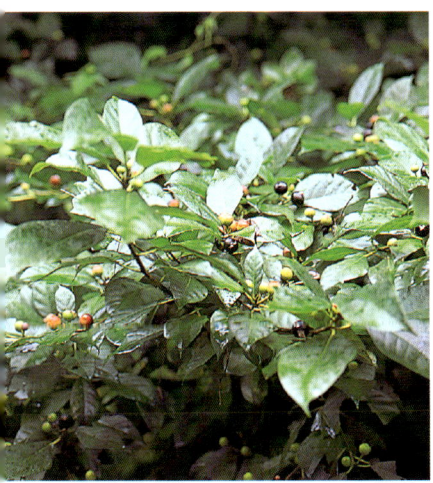

1985.8.28. 제주   왕모람

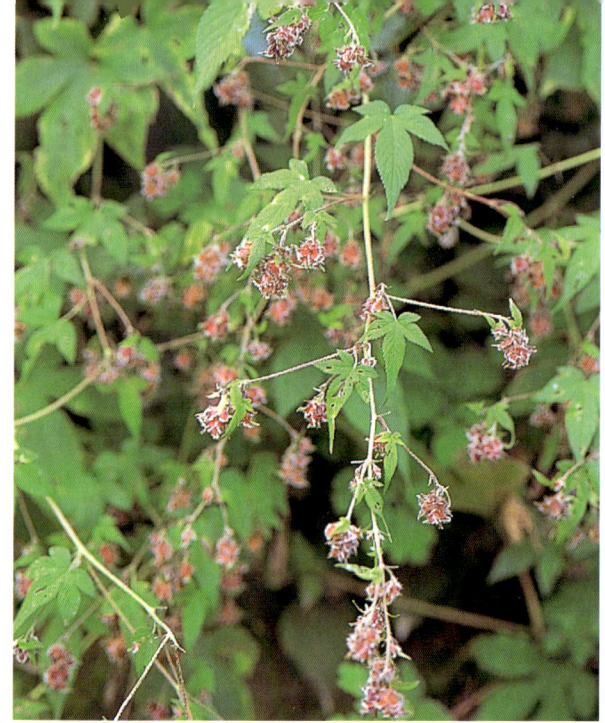

한삼덩굴 1984.8.1. 대전

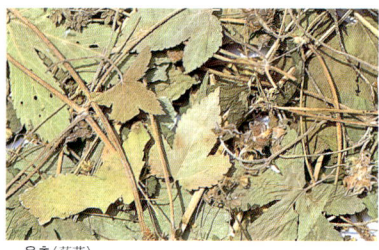

율초(葎草)

65. 한삼덩굴 (환삼덩굴)　　　[뽕나무과]

Humulus scandens (Lour.) Merr.
[*H. japonicus* S. et Z.]

덩굴성 한해살이풀. 꽃은 암수딴그루로 5~8월에 핀다. 수꽃 이삭은 원추 꽃차례로 잎겨드랑이에 달리며 꽃받침잎과 수술이 각각 5개이다. 암꽃 이삭은 구과(毬果) 모양이며 밑으로 처진다. 열매는 수과로 편구형이다.

분포/ 전국의 들이나 낮은 산기슭에서 자라며, 일본, 만주, 중국, 아무르에 분포한다.

약효/ 전초를 율초(葎草)라 하며, 청열, 이뇨, 소어(消瘀), 해독의 효능이 있고, 임병, 이질, 폐결핵, 폐렴, 나병, 치질을 치료한다. 과수(果穗)를 율초과수(葎草果穗)라 하며, 폐결핵의 조열, 침한(寢汗)을 치료한다.

성분/ 전초에는 luteolin glucoside, humulone, lupulone, vitexin, cosmosin 등이 함유되어 있고, 지상부의 에탄올 엑스는 포도상구균 등 그람양성균에 대하여 항균 작용이 있으며, humulone의 항균력은 lupulone의 10분의 1이다.

사용법/ 전초 또는 과수 15g에 물 700mL를 넣고 달인 액을 반으로 나누어 아침 저녁으로 복용한다.

66. 뽕나무   [뽕나무과]

Morus alba L.

　갈잎큰키나무. 높이 6~10m. 꽃은 암수딴
그루로 6월에 핀다. 수꽃 이삭은 햇가지 밑
부분의 잎겨드랑이에 밑으로 처져 달리며,
암꽃 이삭은 길이 5~10mm이고, 암술머리
는 2개, 자방에 털이 없다. 열매는 집합과로
긴 구형이며 6~7월에 흑색으로 익는다.

분포/ 전국에서 재식하며, 일본, 만주, 중
국, 몽골 등 동아시아에 널리 분포한다.

채취/ 잎은 가을에 서리가 내린 뒤 따서 말리
고, 뿌리는 수시로 캐서 껍질을 벗겨 말린다.

약효/ 잎을 상엽(桑葉)이라고 하며, 거풍,
청열, 명목의 효능이 있고, 풍온발열, 두통,
목적(目赤), 구갈을 치료한다. 뿌리 껍질을
상백피(桑白皮)라고 하며, 사폐평천(瀉肺平
喘), 해열, 진해, 행수소종(行水消腫)의 효
능이 있고, 폐열천해(肺熱喘咳), 토혈, 수종,
황달, 각기, 빈뇨를 치료한다.

성분/ 잎에 flavonoid 성분인 rutin, quercetin,
isoquercetin, moracetin, 곤충 변태 호르몬인
inokosterone, ecdysterone이 함유되어 있다.
뿌리 껍질에는 coumarone계 성분인 umbel-
liferone, scopoletin, flavonoid 성분인
morusin, mulberrin, mulberrochromene,
cyclomulberrin 등이 함유되어 있다.

약리 작용/ 잎을 alloxan으로 처리한 당뇨 쥐
에 투여하면 혈당이 강하하고, 잎의 주사액
은 용혈 반응이나 알레르기를 일으키지 않는
다. 토끼에게 뿌리 껍질 달인 액을 투여하면
이뇨 작용, 혈압 강하 작용이 있으며, 쥐에
대해 진정 작용이 있다.

사용법/ 잎과 뿌리 각각 10g에 물 700mL를
넣고 달인 액을 반으로 나누어 아침 저녁으
로 복용하고, 외용에는 짓찧어서 바른다.

참고/ 암술대가 자방보다 길고 잎의 톱니가
날카로운 산뽕나무 *M. bombycis* Koidz.도 약
효가 같다.

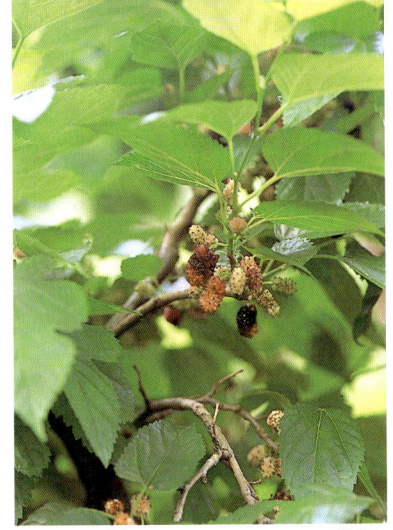

1994.6.9. 대전   뽕나무

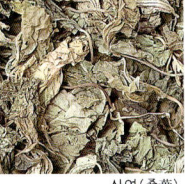

상엽(桑葉)

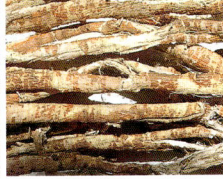

상백피(桑白皮)

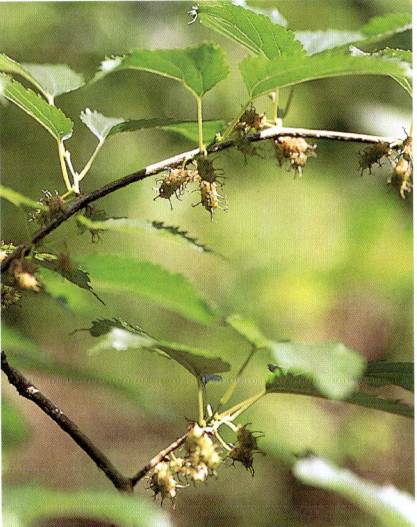

1986.6.10. 계룡산   산뽕나무

쐐기풀과 / 蕁麻科 / いらくさ科 / Urticaceae

한해살이풀 또는 여러해살이풀. 쐐기와 같은 가시털이 있다. 잎은 마주 나거나 어긋 나며 가장자리에는 톱니가 있다. 꽃은 암수한그루 또는 암수딴그루로 취산형 원추 꽃차례를 이룬다. 수꽃은 꽃덮이가 2~5개, 수술은 꽃덮이와 같은 수로 마주 나고, 자방은 상위, 1 실이며, 암술대는 단순하거나 없고, 암술머리는 머리 모양, 실 모양, 배주는 각 실에 1개 이다. 열매는 수과(瘦果)이다. 전세계에 40속 500종, 우리 나라에는 10속 25종이 있다.

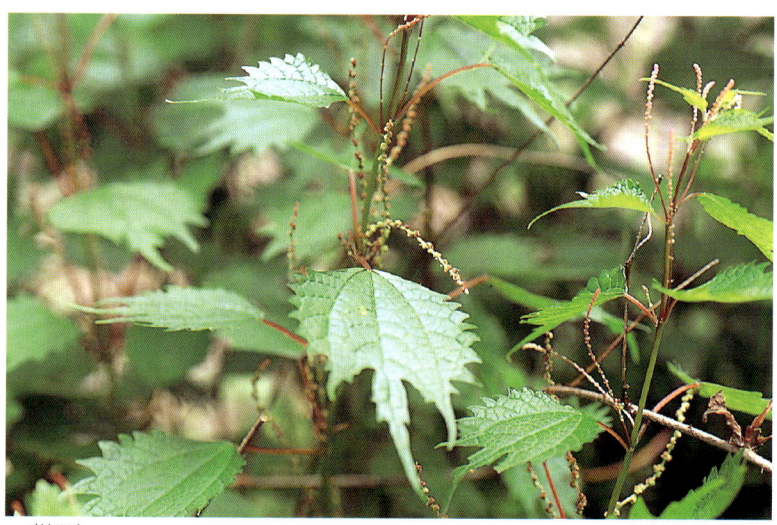

거북꼬리   1994.7.15. 계룡산

67. **거북꼬리**   [쐐기풀과]

Boehmeria tricuspis (Hance) Makino

여러해살이풀. 높이 1m 가량. 꽃은 7~8월에 잎겨드랑이에 핀다. 열매는 수과로 달걀 모양이다.

분포/ 전국의 산골짜기나 그늘진 곳에서 자라며, 일본, 만주, 중국에 분포한다.

약효/ 뿌리를 동북저마(東北苧麻)라고 하며, 청열, 지혈, 해독, 산어(散瘀)의 효능이 있고, 열병대갈(熱病大渴), 혈림, 토혈, 단독, 창종, 독사교상을 치료한다.

사용법/ 뿌리 15g에 물 700mL를 넣고 달인 액을 반으로 나누어 아침 저녁으로 복용하거

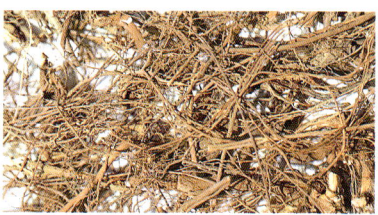

동북저마(東北苧麻)

나 술에 담가 복용한다.

참고/ 잎 끝이 3개로 완전히 갈라지지 않고 꼬리처럼 뾰족하며 줄기 속이 비어 있는 풀 거북꼬리 var. *unicuspis* Makino도 약효가 같다.

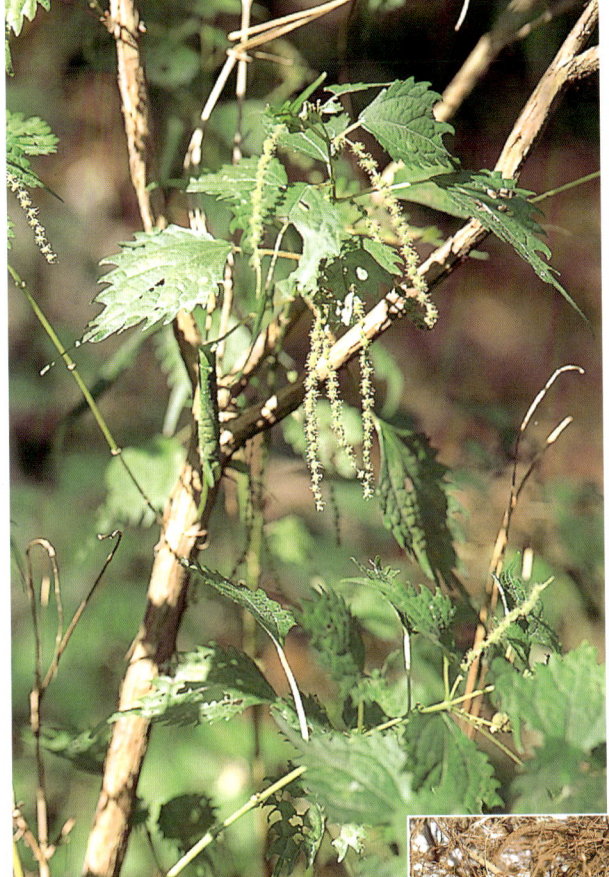

1997.7.10. 계룡산   좀깨잎나무

소적마근(小赤麻根)

68. 좀깨잎나무   [쐐기풀과]

Boehmeria spicata Thunb.

갈잎반떨기나무. 높이 1m 가량. 꽃은 7~
8월에 잎겨드랑이에 피고, 수꽃은 꽃덮이 4
개와 수술 4개가 있고, 암꽃은 여러 송이가
모여서 한 군데에 달린다. 열매는 수과로 10
월에 익는다. 긴 거꿀 달걀 모양이나 여러 개
가 모여 달리므로 둥글게 보인다.

분포/ 전국의 산골짜기에서 자라며, 일본,
중국에 분포한다.

약효/ 뿌리를 소적마근(小赤麻根)이라고 하
며, 청열, 지혈, 해독, 산어의 효능이 있고,
열병대갈, 혈림, 토혈, 단독, 창종, 독사교
상을 치료한다.

사용법/ 뿌리 20g에 물 900mL를 넣고 달인
액을 반으로 나누어서 아침 저녁으로 복용하
고, 외용에는 짓찧어서 환부에 바른다.

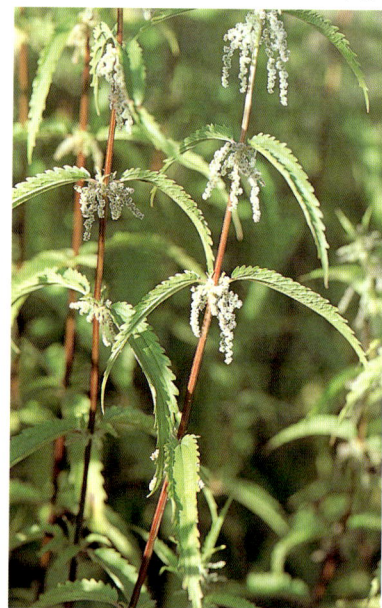

혹쐐기풀. 　　　　　1994.8.5. 태기산

가는잎쐐기풀　　　　1996.7.10. 백두산

69. 혹쐐기풀　　　　　　　[쐐기풀과]

Laportea bulbifera (S. et Z.) Weddell

여러해살이풀. 높이 70cm 가량. 꽃은 녹색으로 7~8월에 핀다. 이삭 꽃차례는 잎겨드랑이에서 2개씩 나오는데, 윗부분에서 나온 꽃차례에는 암꽃, 밑부분에서 나온 꽃차례에는 수꽃이 달린다.

분포/ 전국의 산지 숲 속에서 드물게 자라며, 일본, 만주, 중국, 우수리에 분포한다.

약효/ 전초 또는 뿌리를 야록마(野綠麻)라고 하며, 전초는 소아경기를 치료하고, 뿌리는 거풍, 제습, 활혈의 효능이 있다.

사용법/ 전초 또는 뿌리 15g에 물 700mL를 넣고 달인 액을 반으로 나누어 아침 저녁으로 복용하거나 술에 담가 복용한다.

70. 가는잎쐐기풀　　　　　[쐐기풀과]

Urtica angustifolia Fisch.

여러해살이풀. 높이 50~150cm. 꽃은 녹색으로 7~8월에 핀다. 이삭 꽃차례는 잎겨드랑이에서 2개씩 나오는데, 윗부분에서 나온 꽃차례에는 암꽃, 밑부분에서 나온 꽃차례에는 수꽃이 달린다.

분포/ 제주를 제외한 전국 산 숲 가장자리에 자라며, 일본, 만주, 중국, 대만에 분포한다.

약효/ 전초를 담마(蕁麻)라고 하며, 류머티즘에 의한 동통, 산후풍, 산통, 담마진을 치료한다. 뿌리를 담마근(蕁麻根)이라고 하며, 거풍, 활혈, 지통의 효능이 있고, 풍습동통, 습진, 마풍을 치료한다.

사용법/ 전초 10g에 물 700mL, 뿌리 30g에 물 1200mL를 넣고 달인 액을 반으로 나누어 아침 저녁으로 복용하거나 술에 담가 복용하고, 외용에는 달인 액으로 환부를 씻는다.

참고/ 턱잎이 4개이고 잎의 너비가 좁은 애기쐐기풀 *U. laetevirens* Maxim., 2개의 턱잎이 합생하고 각 마디에 2개씩 나는 쐐기풀 *U. thunbergiana* S. et Z.도 약효가 같다.

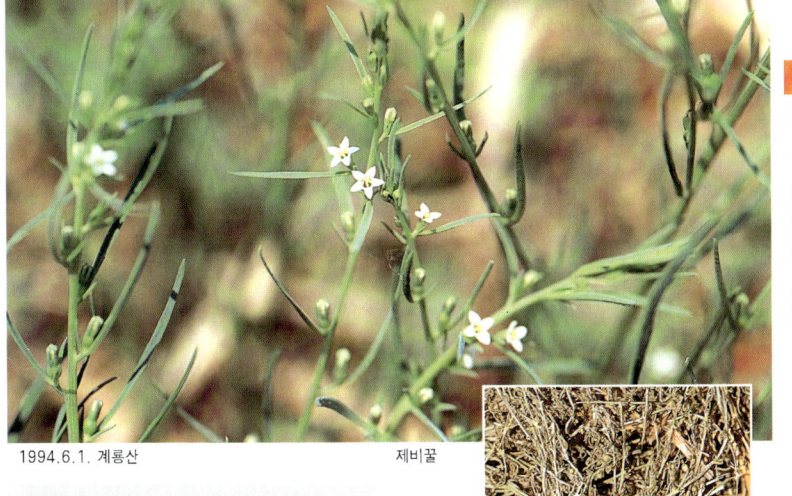

1994.6.1. 계룡산 　　　　　　제비꽃

백예초(百蕊草)

단향과 / 白檀科 / びゃくだん科 / Santalaceae

한해살이풀 또는 여러해살이풀. 잎은 어긋 나고, 잎자루가 있고 3맥이 있으며, 턱잎은 없다. 꽃은 양성화 또는 단성화로 소형, 녹색이며, 대개 포와 소포가 있고 방사 상칭이다. 꽃덮이는 3~8개의 톱니 모양이거나 완전히 갈라진다. 수술은 3~6개로 꽃덮이 조각과 마주 난다. 자방은 하위, 1실, 암술대는 짧고, 암술머리는 밋밋하거나 3~6갈래, 배주는 2~3개, 중축 태좌이다. 열매는 견과 또는 핵과, 종자는 원형, 배유는 많다. 세계(주로 열대)에 약 30속 400종, 우리 나라에는 2종이 자란다.

71. 제비꿀 　　　　　　　　　[단향과]

Thesium chinensis Turcz.

반기생성 여러해살이풀. 높이 10~25cm. 꽃은 연녹색으로 5~6월에 잎겨드랑이에 1개씩 달린다. 꽃대는 짧으며 잎의 밑부분과 합생한다. 꽃잎은 없고, 꽃받침은 밑부분이 통 같으며 윗부분이 4~5개로 갈라진다. 열매는 타원형으로 끝에 꽃덮이 조각이 있고 1개의 종자가 들어 있다.

분포/ 전국의 산기슭이나 양지바른 곳에서 자라며, 일본, 대만, 중국, 아무르, 우수리에 분포한다.

채취/ 지상부는 여름부터 가을까지, 뿌리는 수시로 채취하여 말린다.

약효/ 전초를 백예초(百蕊草)라 하며, 청열 해독, 보신삽정(補腎澁精)의 효능이 있고, 급성유선염, 폐렴, 폐농양, 편도선염, 신허 요통, 두혼(頭昏), 유정을 치료한다. 뿌리를 백예초근(百蕊草根)이라고 하며, 최유(催乳), 혈맥소통, 순기(順氣)의 효능이 있다.

성분/ 전초에는 kaempferol, kaempferol-3-rutinoside, astragalin이 함유되어 있다.

사용법/ 지상부 15g에 물 700mL, 뿌리 10g에 물 700mL를 넣고 달인 액을 반으로 나누어 아침 저녁으로 복용하고, 외용에는 달인 액을 환부에 바른다.

참고/ 열매 사투 실이가 10~18mm로 길며 수평이거나 약간 처지고, 열매는 거의 평활하고 표면에 세로맥이 있는 긴제비꿀 *T. refractum* C. A. Meyer도 약효가 같다. 고혈압 환자는 복용을 금한다.

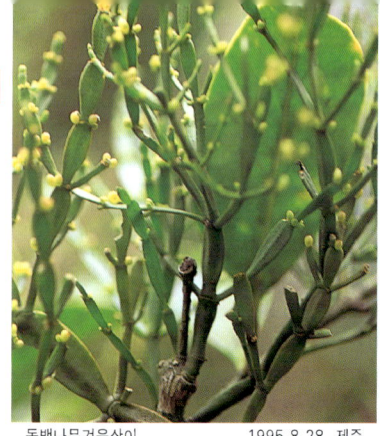

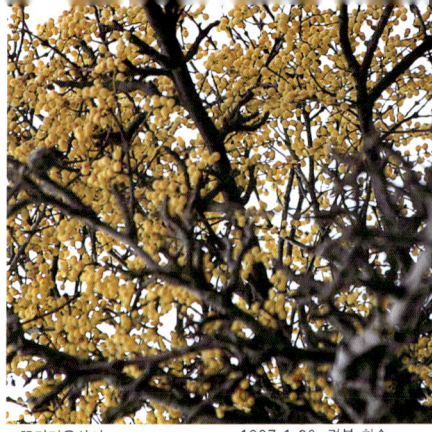

| 동백나무겨우살이 | 1995.8.28. 제주 | 꼬리겨우살이 | 1997.1.20. 경북 청송 |

겨우살이과 / 桑奇生科 / やどりぎ科 / Loranthaceae

다른 식물의 줄기와 가지에 기생하는 떨기나무. 잎은 마주 나고 가장자리는 밋밋하며, 턱잎은 없다. 꽃은 양성화 또는 단성화, 이삭 꽃차례, 포와 소포가 있다. 자방 밑에 있는 부꽃받침은 가장자리가 칼로 자른 것 같다. 꽃덮이는 1~2줄, 4~8개 또는 4~8갈래이며, 수술은 꽃덮이 조각의 수와 같고 마주 난다. 자방은 하위, 1실, 배주는 1개이다. 암술머리는 단순하며, 배주는 곧추서고 자방벽에 붙는다. 열매는 장과(漿果), 종자는 1개, 다즙질, 배유는 다육질이다. 주로 열대에 30속 1500종이 분포하며, 우리 나라에는 4종이 자란다.

72. 동백나무겨우살이　　[겨우살이과]

Korthalsella japonica (Thunb.) Engl.

주로 동백나무 및 사철나무에 기생하는 늘푸른떨기나무. 높이 10~30cm. 봄과 여름 사이에 황록색의 꽃이 핀다. 열매는 가장과(假漿果)로 지름 2mm 가량이고 타원형이며 11월에 등황색으로 성숙한다. 열매 안에 종자가 1개씩 들어 있다.

분포/ 제주 및 남쪽 섬에 자라며, 일본, 대만, 중국, 인도, 오스트레일리아에 분포한다.

약효/ 전초를 영기생(柃寄生) 또는 백기생(柏寄生)이라고 하며, 기통(氣痛), 타박상을 치료한다.

사용법/ 전초 30g에 물 1200mL를 넣고 달인 액을 반으로 나누어 아침 저녁으로 복용하거나 술에 담가서 복용하고, 타박상에는 짓찧어서 환부에 바른다.

73. 꼬리겨우살이　　　[겨우살이과]

Hyphear tanakae (Fr. et Sav.) Hosokawa
[*Loranthus tanakae* (Fr. et Sav.) Hosokawa]

참나무, 밤나무 및 배나무에 기생하는 늘푸른떨기나무. 꽃은 녹색으로 6월에 핀다. 열매는 장과로 둥글며 연한 황색이고 9~10월에 익는다. 과수(果穗)는 밑으로 처진다.

분포/ 제주, 경북 (영주), 청송 및 지리산, 속리산, 설악산, 오대산에서 자라며, 일본, 만주, 중국에 분포한다.

약효/ 전초를 상기생(桑寄生)이라고 하며, 산후요통, 동상, 진정, 통경, 타박상, 동맥경화를 치료하며, 민간에서는 항암제로 널리 사용한다.

사용법/ 전초 30g에 물 1000mL를 넣고 달인 액을 반으로 나누어 아침 저녁으로 복용하거나 술에 담가 복용하고, 타박상에는 짓찧어서 바른다.

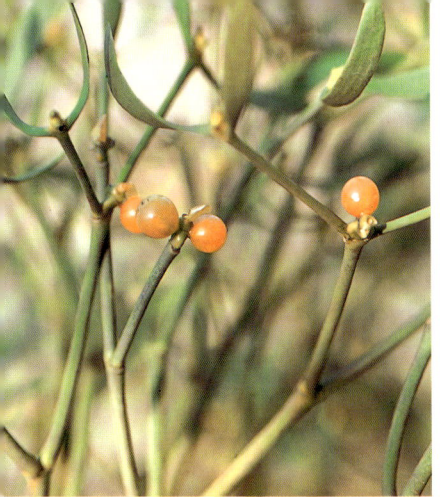

1994.2.15. 내장산　　　　붉은겨우살이

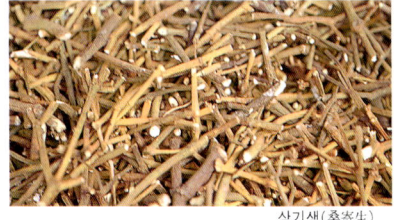

상기생(桑寄生)

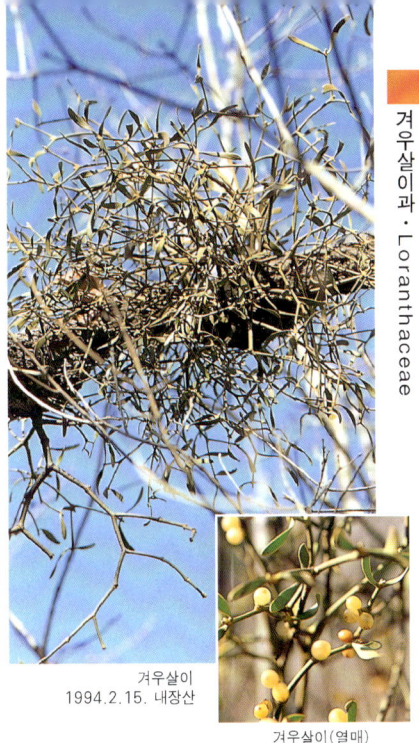

겨우살이
1994.2.15. 내장산

겨우살이(열매)

74. 겨우살이　　　　　[겨우살이과]

Viscum album L. var. *coloratum* (Komar.) Ohwi

　참나무, 팽나무, 물오리나무, 밤나무 및 자작나무에 기생하는 늘푸른떨기나무. 가지는 황록색으로 차상(叉狀)으로 많이 갈라져서 둥지같이 둥글게 자라는데, 큰 것은 지름이 1m에 달한다. 잎은 마주 나고, 꽃은 암수딴그루, 엷은 황색으로 2~3월에 가지 끝에 보통 3개씩 핀다. 소포(小苞)는 술잔 모양이고, 꽃덮이는 종 모양이며 4개로 갈라진다. 열매는 둥글고 연한 황색이다.

분포/ 전국에서 자라며, 일본, 만주, 중국, 대만, 우수리에 분포한다.

채취/ 줄기와 잎을 이른 봄과 겨울에 채취하여 말린다.

약효/ 전초를 상기생(桑寄生)이라고 하며,

산후요통, 동상, 진정, 통경 및 동맥경화를 치료한다. 민간에서는 항암제로 널리 사용한다.

성분/ flavonoid계의 quercetin, avicularin과 triterpenoid 성분이 함유되어 있다.

약리 작용/ 잎의 에탄올 추출물은 토끼, 개의 혈압을 강하시키고, 개에게 정맥 주사 하면 이뇨 작용이 있으며, 티푸스균, 포도상구균, 인플루엔자 바이러스에 대한 항균 작용이 있다.

사용법/ 전초 15g에 물 700mL를 넣고 달인 액을 반으로 나누어 아침 저녁으로 복용한다.

참고/ 동백나무겨우살이에 비하여 잎이 뚜렷하고 꽃덮이 조각이 떨어진다. 열매가 등적색으로 익는 붉은겨우살이 for. *rubro-aurantiacum* (Makino) Ohwi도 약효가 같다.

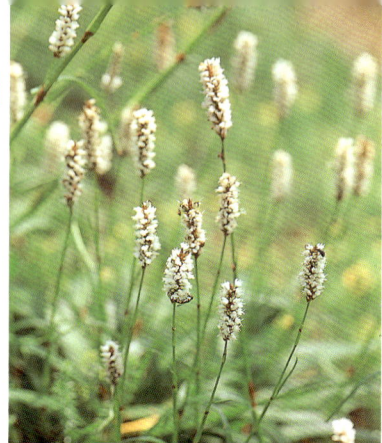

가는범꼬리   1994.8.1. 백두산

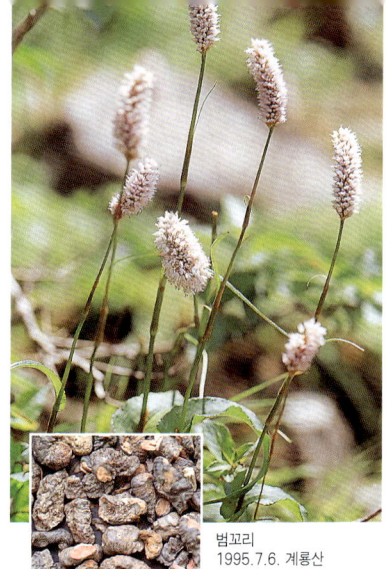

범꼬리
1995.7.6. 계룡산

권삼(拳蔘)

여뀌과 / 蓼科/ たで科/ Polygonaceae

풀, 드물게 떨기나무. 잎은 어긋 나며 홑잎이거나 갈라진다. 잎자루는 흔히 부풀어 턱잎싸개와 합쳐진다. 꽃은 작고 포가 있으며 1송이씩 달리거나 잎겨드랑이에 모여 난다. 꽃받침은 4~6갈래로 흔히 안쪽 꽃받침의 색이 두드러진다. 수술은 6~9개로 꽃받침 조각 밑에 붙고, 암술대는 2~3개로 흔히 밑은 합쳐진다. 열매는 견과로 꽃받침에 둘러싸이며, 열매 껍질은 단단하고 배유는 많다. 세계에 30속 800여 종, 우리 나라에 10속 80여 종이 분포한다.

75. 범꼬리   [여뀌과]

Bistorta manshuriensis (V. Petrov) Komar.

여러해살이풀. 뿌리줄기는 짧고 굵으며 많은 잔뿌리가 달린다. 꽃은 6~7월에 피고, 꽃대는 길이 50~80cm로 끝에 길이 5~8cm의 화수(花穗)가 있다. 꽃받침은 엷은 홍색으로 5개로 갈라지며, 꽃잎은 없고, 수술은 8개, 암술대는 3개이다. 열매는 수과(瘦果), 달걀 모양, 길이 3mm 가량으로 꽃받침으로 싸여 있으며 3개의 능선이 있다.

분포/ 전국의 깊은 산기슭이나 높은 평원에서 사라며, 일본, 만주, 아무르, 우수리에

분포한다.

채취/ 뿌리줄기를 봄에는 싹이 트기 전에, 가을에는 잎이 마르기 시작할 때 캐어 씻어서 말린다.

약효/ 뿌리줄기를 권삼(拳蔘)이라고 하며, 청열, 진경, 이습, 소종의 효능이 있고, 열병에 의한 경축(痙縮), 파상풍, 적리, 옹종, 나력, 구내염을 치료한다.

성분/ 뿌리줄기에 ellagic acid, *d*-catechol, 3,6-digalloyl glucose 등이 함유되어 있다.

약리 작용/ 뿌리줄기의 percolate액과 젤라틴으로 만든 지혈정(止血淨)은 각종 동물 실험에서 지혈 효능이 탁월하고, 또 녹농균, 고초균, 대장균에 대한 항균 작용이 있다.

사용법/ 뿌리줄기 10g에 물 700mL를 넣고 달인 액을 반으로 나누어 아침 저녁으로 복용하고, 외용에는 짓찧어서 환부에 바르거나 달인 물로 양치질 또는 환부를 씻는다.

참고/ 전체가 작고 잎의 너비가 현저히 좁은 가는범꼬리 *B. alopecuroides* (Turcz.) Komar. 도 약효가 같다.

여뀌과 · Polygonaceae

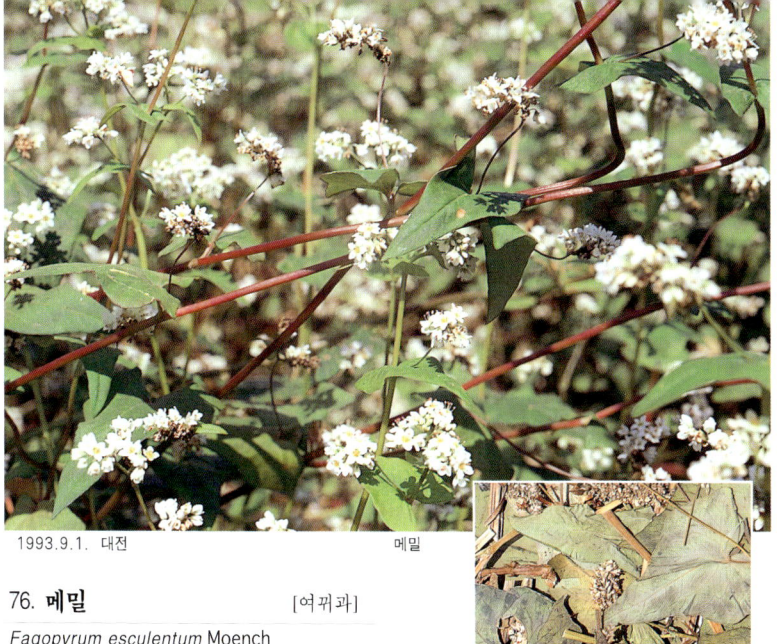

1993.9.1. 대전   메밀

교맥갈(蕎麥秸)

76. 메밀 　　　　　　[여뀌과]

Fagopyrum esculentum Moench

　한해살이풀. 높이 40~70cm. 줄기는 곧추
선다. 꽃은 7~10월에 줄기 끝 또는 잎겨드
랑이에 총상 꽃차례로 달리며, 꽃덮이는 백
색이거나 붉은빛이 돌고 5개로 깊게 갈라지
며, 암술대는 3개이다. 열매는 수과(瘦果)
로 흑갈색으로 익는다.

분포/ 전국의 밭에서 재배하고, 간혹 산기슭
이나 들판에서도 자라며, 일본, 중국에 분포
한다.

채취/ 가을에 서리가 내릴 때 종자를 채취하
여 말린다.

약효/ 종자를 교맥(蕎麥)이라고 하며, 하기
소적(下氣消積)의 효능이 있고, 위적체, 고
혈압, 만성하리, 종독, 나력, 화상을 치료한
다. 줄기와 잎을 교맥갈(蕎麥秸)이라 하며,
음식에 의하여 목이 막히는 것과 옹종을 치
료한다. 모세 혈관이 약하여 생기는 고혈압
증에 쓰면 뇌출혈을 예방하고, 당뇨병으로
인한 망막증을 치료한다.

성분/ 열매에 모세 혈관을 강화시키는 rutin

이 다량 함유되어 있고, 또 orientin, homoori-
entin, vitexin, saponaretin, quercetin, cyani-
din 등이 함유되어 있다. 지상부에는 rutin,
quercetin 등이 함유되어 있다.

약리 작용/ 종자에 많이 함유된 rutin은 vita-
min P와 같은 활성, 즉 모세 혈관을 강화시
켜 지혈 작용과 고혈압을 예방한다. rutin이
함유된 제제는 시험관 내 실험에서 장내 원
형충을 살충한다.

사용법/ 종자는 환제, 산제로 하여 복용하
고, 외용에는 가루를 내어 물에 개어 환부에
붙인다. 잎과 줄기 20g에 물 800mL를 넣고
달인 액을 반으로 나누어 아침 저녁으로 복
용한다.

참고/ 잎을 생으로 먹으면 동풍(動風)으로
신체소양(身體搔痒) 또는 설사를 일으킨다.
종자는 소화가 잘 안 되고, 자주 먹으면 현기
증이 일어나므로 주의한다.

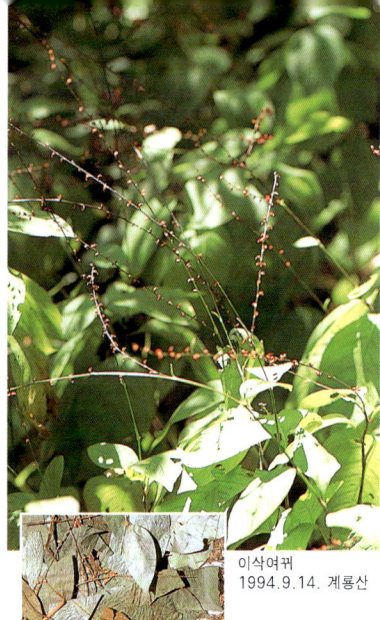

이삭여뀌
1994.9.14. 계룡산

금선초(金線草)

77. 이삭여뀌 [여뀌과]

Persicaria filiforme Nakai

여러해살이풀. 높이 50~80cm. 꽃은 적색으로 7~8월에 핀다. 열매는 수과로 양 끝이 좁은 달걀 모양이고 갈색이며 윤채가 있다.

분포/ 전국의 높은 산 숲 언저리에서 흔히 자라며, 일본, 중국, 인도차이나에 분포한다.

약효/ 전초를 금선초(金線草)라 하며, 거풍제습, 이기(理氣), 지통, 지혈, 산어의 효능이 있고, 류머티즘에 의한 골통, 위통, 혈변, 월경통, 산후 혈어복통, 타박상을 치료한다.

사용법/ 전초 20g에 물 800mL를 넣고 달인 액을 반으로 나누어 아침 저녁으로 복용하거나 술에 담가 복용하고, 외용에는 달인 액으로 환부를 씻는다.

78. 털여뀌 [여뀌과]

Persicaria orientale Spach [*P. cochinchinensis* Kitagawa]

한해살이풀. 높이 1~2m. 줄기는 곧추서고 가지를 많이 치며 전체에 털이 밀생한다. 꽃은 적색으로 7~8월에 많이 달리는데, 원줄기 윗부분에서 나오는 가지에서 밑으로 처진다.

분포/ 중국, 인도, 말레이시아 원산으로, 집 근처에서 흔히 볼 수 있는 귀화 식물이다.

약효/ 전초를 홍초(葒草)라고 하며, 류머티스성관절염, 말라리아, 산기(疝氣; 장신경통·고환염), 각기, 창종을 치료한다.

성분/ 잎에는 orientin, orientoside 및 plasto-quinone이 함유되어 있다.

약리 작용/ 물 추출물은 개구리, 토끼의 심장에 대하여 억제 작용, 토끼의 귀 혈관에 대하여 수축 작용, 토끼의 자궁에 대하여 흥분 작용이 있다.

사용법/ 전초 30g에 물 1000mL를 넣고 달인 액을 반으로 나누어 아침 저녁으로 복용한다.

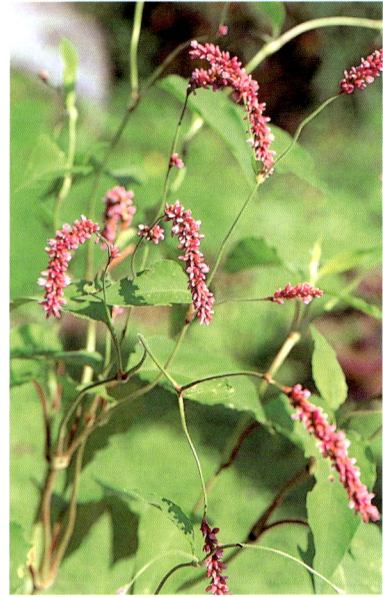

털여뀌
1997.7.25. 한택식물원

79. 여뀌 [여뀌과]

Persicaria hydropiper (L.) Spach

한해살이풀. 높이 40~80cm. 줄기는 곧추 자란다. 꽃은 6~9월에 피고, 이삭 꽃차례는 밑으로 처지며 드문드문 달린다. 소포는 가장자리에 짧은 털이 있다. 꽃덮이는 연녹색으로 끝이 약간 적색이며 4~5개로 갈라진다. 수술은 6개, 암술대는 2개, 자방은 타원형이다. 열매는 수과, 길이 2~3mm로 렌즈 모양, 짙은 갈색이며 꽃받침에 싸여 있다.

분포/ 전국의 냇가 또는 습지에서 자라며, 북반구 온대에 분포한다.

채취/ 전초, 뿌리를 꽃이 필 때 채취하고, 열매는 가을에 따서 말린다.

약효/ 전초를 수료(水蓼)라고 하며, 화습(化濕), 행체(行滯), 거풍, 소종의 효능이 있고, 토사전근(吐瀉轉筋), 수양성하리(水樣性下痢), 이질, 류머티즘, 옹종, 각기, 개선, 타박상을 치료한다. 열매를 요실(蓼實)이라고 하며, 온중, 이수, 파어(破瘀), 산결의 효능이 있고, 토사복통, 부종, 창상을 치료한다.

성분/ 전초에 정유가 0.13% 함유되어 있으며, 주성분은 tadeonal(poly-godial), isotadeonal, confertifolin, polygonone이다. 정유 이외 성분으로 persicarin, quercetin, quercitrin, quercimeritrin, hyperin 등이 함유되어 있다.

약리 작용/ 잎은 자궁 출혈, 치질 출혈 및 기타이 내출혈에 응용되며, 맥각과 비슷하나 작용이 약하다. 지상부에서 얻은 정유 성분은 혈압을 강하시킨다.

사용법/ 전초 또는 열매 20g에 물

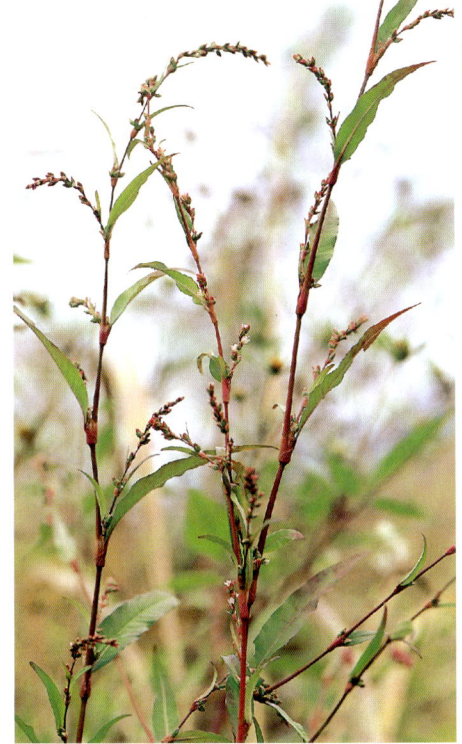

1997.10.3. 충남 태안　　　　여뀌

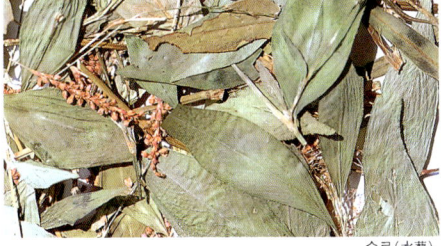
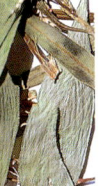

수료(水蓼)

400mL를 넣고 달인 액을 반으로 나누어 아침 저녁으로 복용하거나 가루를 내어 복용하고, 외용에는 짓찧어서 환부에 바른다.

참고/ 열매를 많이 먹으면 토수(吐水)하고 손양(損陽)되기 쉬우며, 파어(破瘀), 소적(消積) 작용이 강하여 낙태하기 쉬우므로 주의하여야 한다.

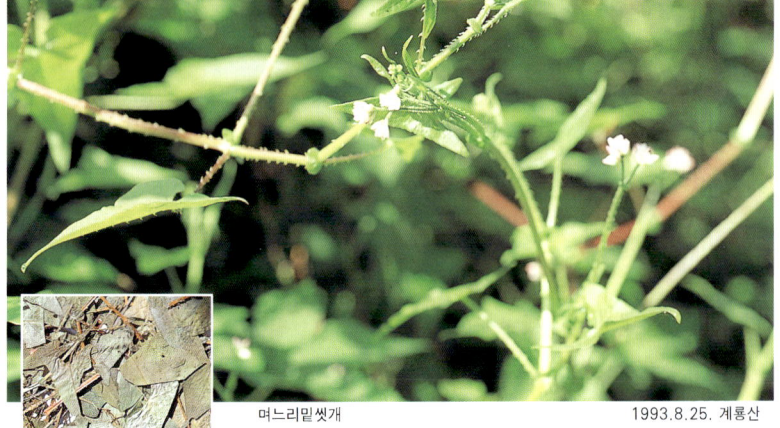

여뀌과 · Polygonaceae

며느리밑씻개   1993.8.25. 계룡산

낭인(廊茵)

80. **며느리밑씻개**   [여뀌과]

Persicaria senticosa H. Gross

덩굴성 한해살이풀. 높이 1~2m. 꽃은 7
~8월에 가지 끝에 둥글게 모여 달린다. 꽃
받침은 깊게 5개로 갈라지며 연한 홍색이지
만 끝 부분은 적색이고, 꽃잎은 없다. 열매
는 수과로 흑색이며, 꽃받침에 싸여 있다.

분포/ 전국의 산과 들에서 흔히 자라며, 일
본, 만주, 중국, 대만에 분포한다.

약효/ 전초를 낭인(廊茵)이라고 하며, 행혈

81. **고마리** (고만이)   [여뀌과]

Persicaria thunbergii H. Gross

덩굴성 한해살이풀. 꽃은 8~9월에 피며,
가지 끝에 10~20개씩 뭉쳐서 달린다. 열매
는 수과로 세모진 달걀 모양이고 황갈색이며
길이 3mm 가량이다.

분포/ 전국의 도랑이나 물가에서 흔히 자라
며, 일본, 만주, 중국, 대만, 사할린, 캄차
카, 구소련에 분포한다.

약효/ 전초를 수마료(水麻蓼)라고 하며, 류
머티즘 및 지혈제로 사용한다.

성분/ 꽃에는 quercitrin이 함유되어 있다.

사용법/ 전초 10g에 물 700mL를 넣고 달인
액을 반으로 나누어 아침 저녁으로 복용한다.

산어(行血散瘀), 소종해독의 효능이 있고,
사두창(蛇頭瘡), 태독, 자궁하수, 독사교상,
습진, 소양증, 치질을 치료한다.

성분/ 전초에는 isoquercetin이 약 0.07% 함
유되어 있다.

사용법/ 전초 50g에 물 900mL를 넣고 달인
액을 반으로 나누어 아침 저녁으로 복용하거
나 가루 내어 1회 2~3g을 복용하고, 외용에
는 짓찧어 붙이거나 전초 삶은 물로 씻는다.

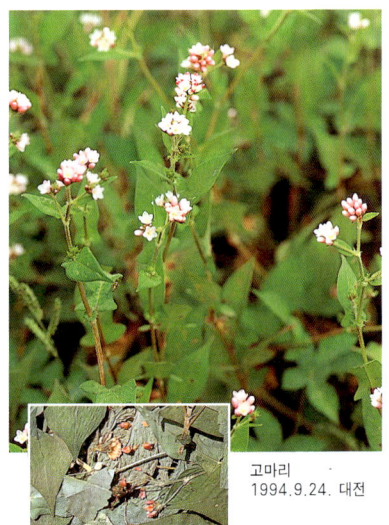

고마리
1994.9.24. 대전

수마료(水麻蓼)

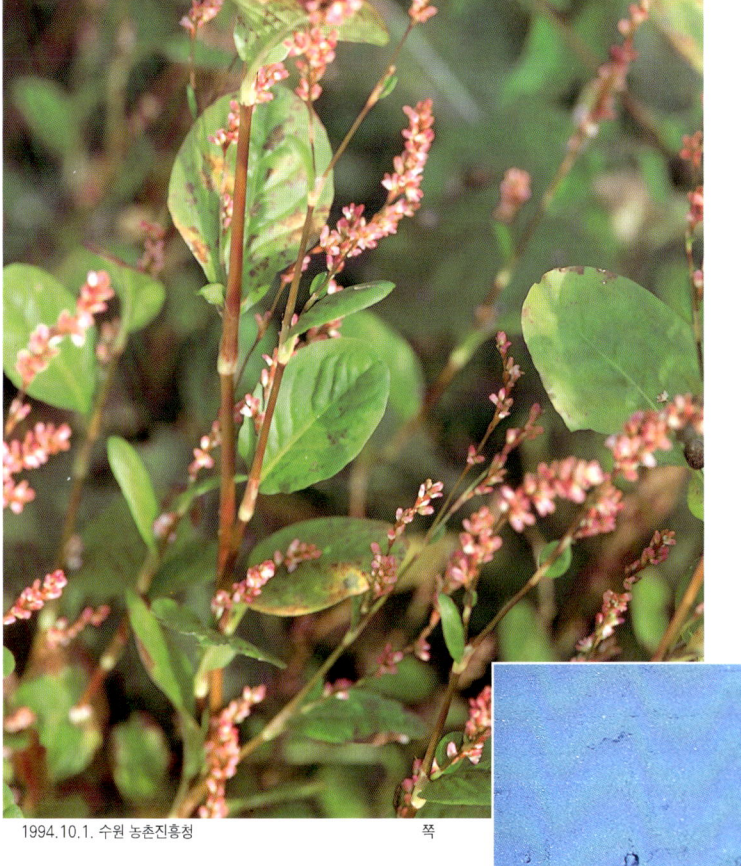

1994.10.1. 수원 농촌진흥청   쪽

청대(靑黛)

82. 쪽   [여뀌과]

Persicaria tinctoria H. Gross

한해살이풀. 높이 50~60cm. 꽃은 적색 또는 백색으로 8~9월에 핀다. 열매는 수과로 세모진 달걀 모양이며, 꽃받침에 싸여 있고 길이 2mm 가량, 흑갈색이다.

분포/ 중국 원산으로, 전국에서 재배한다.

약효/ 잎을 대청엽(大靑葉)이라고 하며, 해열, 지혈의 효능이 있고, 구갈, 고열, 황달을 치료한다. 지상부 또는 잎을 가공한 것을 청대(靑黛)라고 하며, 청열, 해독의 효능이 있고, 온병열성, 토혈을 치료한다.

성분/ 지상부에는 indican, tannin 등, 뿌리에는 anthraquinone류가 함유되어 있고, 청대에는 indigotin, indirubin 등이 함유되어 있다.

약리 작용/ 지상부의 에탄올 추출물은 탄저균, 적리균, 콜레라균에 대한 항균 작용이 있다.

사용법/ 잎은 10g에 물 700mL, 청대는 3g에 물 500mL를 넣고 달인 액을 반으로 나누어 아침 저녁으로 복용하고, 외용에는 가루를 내어 환부에 바른다.

참고/ 염료 식물로도 많이 이용하며, 잎은 남색 염료로 사용된다.

머느리배꼽
1997.10.1. 계룡산

강판귀(扛板歸)

84. 머느리배꼽 [여뀌과]

Persicaria perfoliata H. Gross

덩굴성 한해살이풀. 꽃은 7~9월에 핀다. 열매는 수과로 달걀 모양이며 윤채가 있고 하늘색 꽃받침에 둘러싸여 있어 장과(漿果)처럼 보인다.

분포/ 전국의 들과 산이나 물가에서 흔히 자라며, 일본, 만주, 중국, 대만에 분포한다.

약효/ 전초를 강판귀(扛板歸) 또는 용선초(龍仙草)라고 하며, 이수(利水), 소종, 해열, 활혈, 해독의 효능이 있고, 수종, 황달, 하리, 말라리아, 백일해, 단독, 습진, 개선을 치료한다. 뿌리를 강판귀근(扛板歸根)이라고 하며, 구창(口瘡)을 치료한다.

성분/ 뿌리와 줄기에 anthraquinone계 성분 emodin, chrysophanol 등이 함유되어 있다.

사용법/ 전초 15g에 물 700mL, 뿌리는 신선한 것 60g에 물 1200mL를 넣고 달인 액을 반으로 나누어 아침 저녁으로 복용하고, 외용에는 짓찧어서 환부에 붙이거나 달인 액으로 씻는다.

83. 나도하수오 [여뀌과]

Pleuropterus cilinervis Nakai

덩굴성 여러해살이풀. 꽃은 6~8월에 핀다. 열매는 수과로 세모진 달걀 모양이며 꽃덮이에 싸여 있다.

분포/ 설악산, 오대산, 지리산 및 경기 화천 부근의 야산 풀밭에서 자란다.

약효/ 뿌리를 홍약자(紅藥子)라고 하며, 항균, 소염, 순기활혈(順氣活血), 양혈활혈(涼血活血), 진정진경, 지통, 지사, 궤양 유합 촉진의 효능이 있고, 편도선염, 장염, 궤양, 담도회충병, 비뇨기감염, 월경불순, 토혈, 혈변, 관절염을 치료한다.

사용법/ 덩이뿌리 10g에 물 700mL를 넣고 달인 액을 반으로 나누어 아침 저녁으로 복용하고, 외용에는 짓찧어서 환부에 바른다.

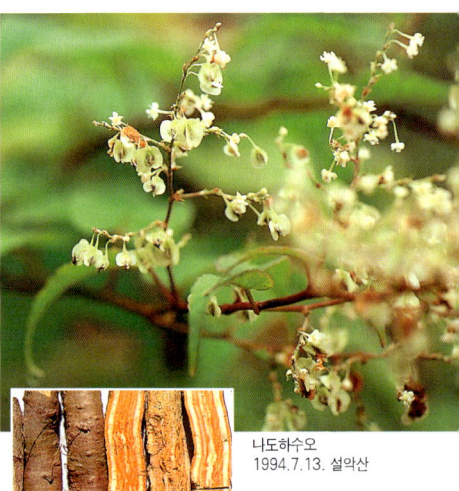

나도하수오
1994.7.13. 설악산

홍약자(紅藥子)

85. 하수오　　　　　　　　[여뀌과]

Pleuropterus multiflorus Turcz.

　덩굴성 여러해살이풀. 둥근 덩이뿌리가 있으며, 잎은 심장형이다. 꽃은 백색으로 8~9월에 핀다. 꽃잎은 없으며, 수술은 8개, 자방은 달걀 모양이고, 암술대는 3개이다. 열매는 수과로 3개의 날개가 있으며 길이 2.5mm 가량이고 세모진 달걀 모양이다.

분포/ 중국 원산으로, 전국에서 재배한다.

채취/ 둥근 덩이뿌리를 가을부터 겨울까지 채취하여 말린다.

약효/ 둥근 덩이뿌리를 하수오(何首烏)라고 하며, 강정(强精), 강장(强壯) 및 완하, 보간, 거풍의 효능이 있고, 모발조백, 현훈, 요슬허약, 근골산통, 유정, 자궁출혈, 만성하리, 만성간염, 치질을 치료한다. 덩굴줄기를 야교등(夜交藤)이라고 하며, 양심(養心), 안신, 통경락, 거풍의 효능이 있다. 불면, 폐병, 다한, 혈허에 의한 신체동통, 나력, 개선을 치료한다. 잎을 하수오엽(何首烏葉)이라고 하며, 창종, 개선, 나력을 치료한다.

성분/ 뿌리와 덩이뿌리에는 anthraquinone계 성분인 chrysophanol, emodin, rhein, physcion 등이 함유되어 있으며, 줄기에도 유사한 성분들이 함유되어 있다.

약리 작용/ anthraquinone 성분은 장의 운동을 촉진시켜 배변을 용이하게 하고, 에탄올 추출물은 혈중 콜레스테롤 함량을 저하시키고 적리균에 대한 항균 작용이 있다.

사용법/ 덩이뿌리 15g에 물 700mL를 넣고 달인 액을 반으로 나누어 아침 저녁으로 복용한다. 외용에는 신선한 잎을 짓찧어서 환부에 붙인다.

참고/ 나도하수오에 비하여 잎의 길이가 짧고 가장자리가 밋밋하며 열매가 길게 세모진 달걀 모양이다.

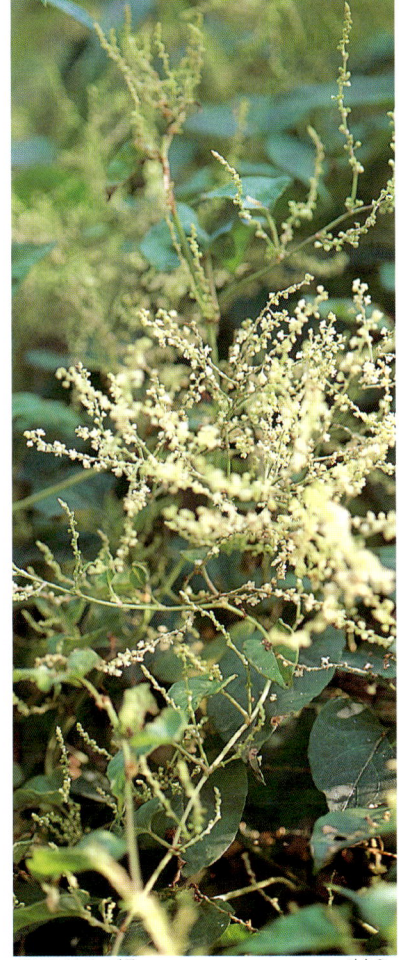

1996.10.1. 제주　　　　　　　　하수오

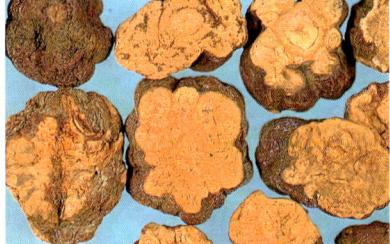

하수오(何首烏)

여뀌과 · Polygonaceae

나도수영 1993.8.1. 백두산

87. 나도수영 [여뀌과]

Oxyria digyna (L.) Hill

여러해살이풀. 털이 없고, 뿌리는 굵다. 잎은 뿌리에서 여러 개가 나온다. 꽃은 붉은 빛이 돌며 7~8월에 핀다. 수술은 6개, 암술대는 2개이다. 열매는 수과로 편평하고 넓은 날개가 있으며 둥글고 끝이 오목하다.

분포/ 백두산 및 함남, 함북의 높은 산에서 자라며, 일본, 중국에 분포한다.

약효/ 전초를 산장채(酸漿菜)라고 하며, 청열, 이습의 효능이 있고, 간기능 부전에 의한 여러 증세, 양협창통(兩脇脹痛), 흉만(胸滿), 간염, 괴혈병을 치료한다.

사용법/ 전초 10g에 물 700mL를 넣고 달인 액을 반으로 나누어서 아침 저녁으로 복용한다.

86. 마디풀 [여뀌과]

Polygonum aviculare L.

한해살이풀. 높이 30~40cm. 꽃은 6~7월에 핀다. 수술은 6~8개, 암술대는 3개로 갈라진다. 열매는 수과로 세모지고 꽃덮이보다 짧으며 작은 점이 퍼져 있다.

분포/ 전국의 길가나 낮은 산 양지에서 흔히 자라며, 일본, 중국, 아시아, 유럽, 북아메리카에 분포한다.

약효/ 전초를 편축(萹蓄)이라고 하며, 이뇨, 해열, 살충의 효능이 있고, 황달, 소양증, 백대하, 습진, 치질을 치료한다.

성분/ 전초에는 avicularin, quercetin, catechol, caffeic acid, gallic acid 등이 함유되어 있다.

약리 작용/ 물에 달인 액을 쥐에게 투여하면 이뇨 작용이 있고, 에탄올 엑스는 토끼, 개의 혈압을 내리며, 자궁에 대한 수축 작용이 있다. 또 개에게 투여하였을 때 이담 작용이 나타난다.

사용법/ 전초 10g에 물 700mL를 넣고 달인 액을 반으로 나누어 아침 저녁으로 복용한다.

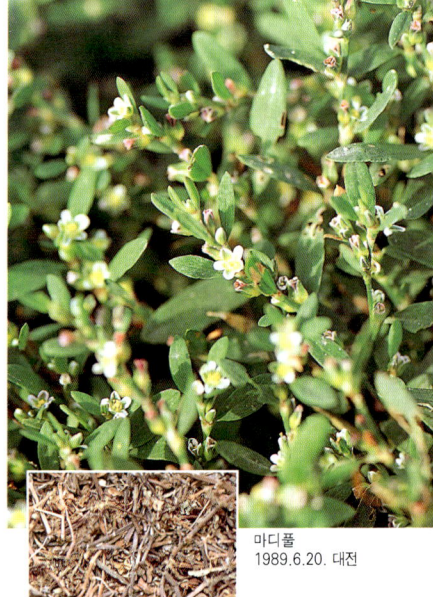

마디풀
1989.6.20. 대전

편축(萹蓄)

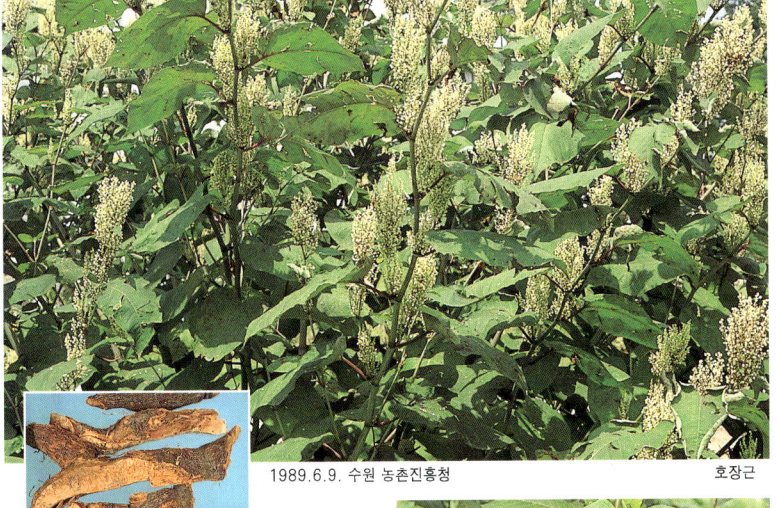

1989.6.9. 수원 농촌진흥청　　　　　　호장근

호장(虎杖)

88. 호장근　　　　　　　　　[여뀌과]

Reynoutria japonica Houtt. [*R. elliptica* (Koidz.) Migo]

여러해살이풀. 뿌리줄기는 굵고, 줄기는 높이 1.5m 가량. 잎은 어긋 나고 달걀 모양, 길이 6~12cm이며 끝이 뾰족하고, 잎자루는 길다. 꽃은 암수딴그루로 6~8월에 핀다. 꽃덮이 조각이 5개이며, 암꽃의 꽃덮이 조각은 자라서 길이 6~10mm로 되고 꽃잎이 없다. 수술은 8개, 암술머리는 3개이다. 열매는 수과로 세모진 달걀 모양이고, 흑갈색의 윤채가 있다.

분포/ 전국의 산골짜기에서 자라며, 일본, 중국, 대만에 분포한다.

채취/ 뿌리줄기는 수시로, 잎은 여름철에 채취하여 말린다.

약효/ 뿌리줄기를 호장(虎杖)이라고 하며, 거풍이습, 파어(破瘀), 통경의 효능이 있고, 완하, 이뇨, 진해, 진정 및 통경에 사용한다. 잎을 호장엽(虎杖葉)이라고 하며, 독사교상, 류머티즘을 치료한다.

성분/ 뿌리와 뿌리줄기에는 anthraquinone류

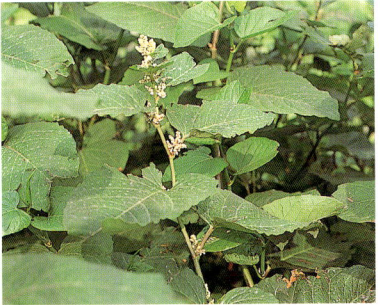

1994.6.9. 수원 농촌진흥청　　　　　　왕호장

성분인 emodin, physcion이 함유되어 있고, stilbene계 성분으로 polydatin이 함유되어 있다. 잎에는 isoquercetin, plastoquinone A, B, C, tannin이 함유되어 있다.

약리 작용/ 물 엑스는 황색포도상구균, 대장균, 연쇄구균, 녹농균에 대한 항균 작용이 있고, 또 항바이러스 작용이 있다.

사용법/ 뿌리줄기 20g에 물 800mL를 넣고 달인 액을 반으로 나누어 아침 저녁으로 복용하고, 외용에는 가루를 내어 환부에 붙인다. 독사교상에는 잎을 짓찧어서 붙인다.

참고/ 잎이 크고 뒷면이 분백색을 띠며 뒷면 맥 위에 돌기가 없는 왕호장 *R. sachalinensis* (Fr. Schm.) Nakai도 약효가 같다.

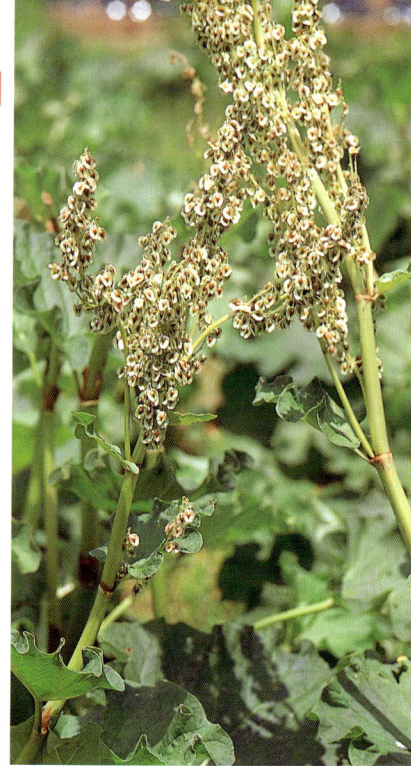

대황   1994.9.1. 수원 농촌진흥청

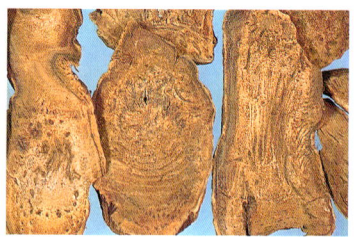

대황(大黃)

껍질을 벗기고 노두(蘆頭)를 잘라 낸 후 건조시킨다. 생대황에 막걸리를 고루 뿌려 약한 불에 볶아서 말린 것을 주대황(酒大黃)이라고 한다.

약효/ 뿌리줄기를 대황(大黃)이라고 하며, 완하, 건위, 행어통경(行瘀通經)의 효능이 있고, 실열변비, 세균성하리, 급성복막염, 토혈, 수종, 혈뇨를 치료한다. 줄기를 대황경(大黃莖)이라고 하며, 술을 깨게 하고, 해열의 효능이 있고, 대변불통과 장열을 치료한다.

성분/ sennoside A, B, emodin, aloemodin, physcion, chrysophanol 등이 함유되어 있다.

약리 작용/ sennoside A, B, emodin, aloemodin, physcion, chrysophanol 등은 대장의 운동을 촉진시켜 배변을 용이하게 한다. 에탄올 추출물은 연쇄구균, 대장균, 디프테리아균, 고초균, 탄저균에 대해 항균 작용이 있으며, 흑색육종, 복수암, 유선암 등에 대해 항암 작용이 있다.

사용법/ 뿌리줄기 10g에 물 700mL를 넣고 달인 액을 반으로 나누어 아침 저녁으로 복용한다.

참고/ 하제(下劑)로 사용할 때에는 오래 달이지 않는 것이 좋다. 황금(黃芩)과는 상사(相使) 작용, 건칠(乾漆)과는 상오(相惡) 작용이 있다. 임산부는 복용을 금하고, 찬물은 피한다.

89. 대황   [여뀌과]

Rheum undulatum L.

여러해살이풀. 높이 1m 가량. 굵은 황색 뿌리줄기가 있으며, 뿌리잎은 달걀 모양으로 가장자리가 물결 모양이고, 자줏빛이 도는 잎자루가 있으며, 줄기잎은 위로 올라갈수록 작다. 꽃은 황백색으로 7~8월에 가지와 원줄기 끝에 원추꽃차례로 많이 달린다. 꽃덮이 조각은 6개로 2줄로 배열되고, 꽃잎은 없으며, 수술은 9개, 암술대는 3개이다. 열매는 수과로 꽃덮이로 싸여 있다.

분포/ 만주, 몽고 원산으로, 전국의 농가에서 재배한다.

채취/ 뿌리줄기는 가을에 채취하여 말리는데, 뿌리줄기를 캐내어 잔뿌리를 제거한 다음 거친

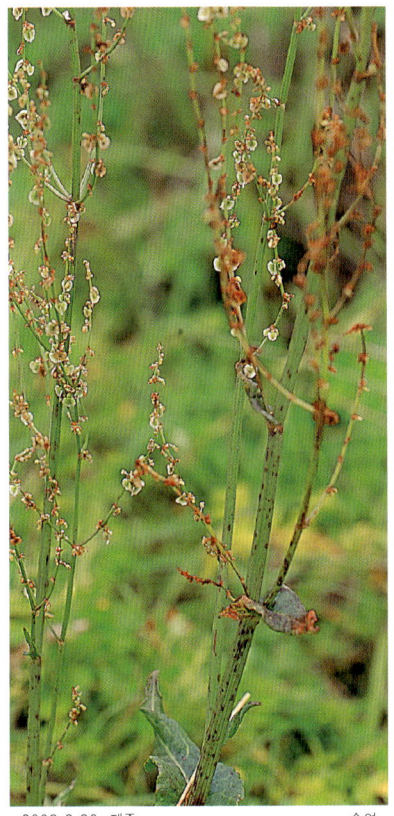

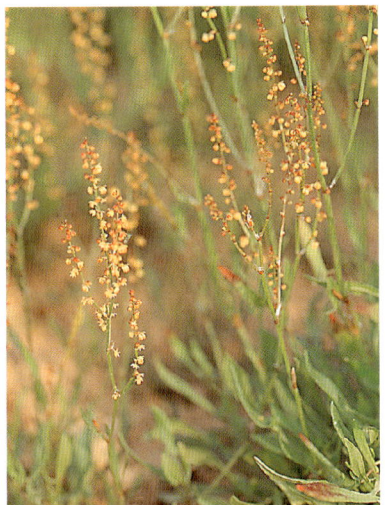

1995.5.1. 계룡산　　　　　　애기수영

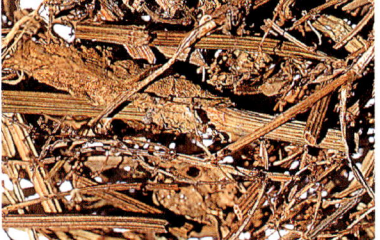

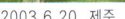
2003.6.20. 제주　　　　　　수영

산모(酸模)

90. 수영　　　　　　　　[여뀌과]

Rumex acetosa L.

　여러해살이풀. 높이 30~80cm. 꽃은 5~6월에 피며, 꽃잎은 없다. 수꽃은 6개의 수술이 있고, 암꽃은 3개의 암술대가 있다. 열매는 세모진 타원형이며 길이 2mm 가량이고 흑갈색이다.

분포/ 전국의 산과 들, 풀밭에서 자라며, 전 세계에 분포한다.

약효/ 뿌리를 산모(酸模)라고 하며, 청열, 이뇨, 양혈, 살충의 효능이 있고, 열리, 임병, 소변불통, 요폐(尿閉), 토혈, 악창, 옴을 치료한다. 잎을 산모엽(酸模葉)이라고 하며, 창종, 창독을 치료한다.

성분/ 뿌리에는 chrysophanein, hyperin, 열매에는 quercetin, hyperin, 잎에는 vitexin, hyperin, violoxanthin이 함유되어 있다.

사용법/ 뿌리 15g에 물 700mL를 넣고 달인 액을 반으로 나누어 아침 저녁으로 복용하고, 잎은 외용으로만 사용하는데, 짓찧어서 환부에 바른다.

참고/ 식물체가 작고 잎이 창검 모양이며 뿌리줄기가 깊고 열매 밑의 꽃덮이가 서는 애기수영 *R. acetosella* L.도 약효가 같다.

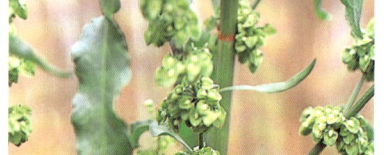

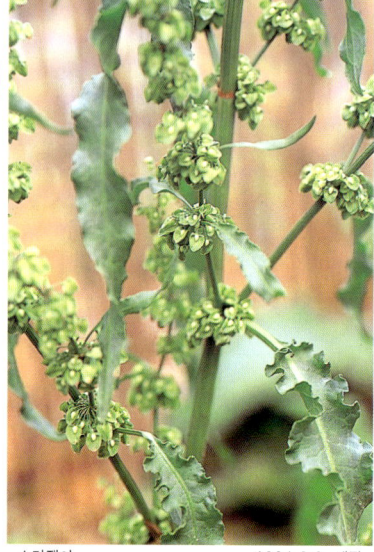

소리쟁이   1994.6.9. 대전

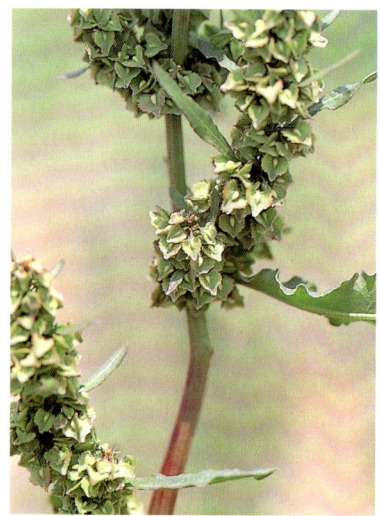

참소리쟁이   1997.5.10. 대전

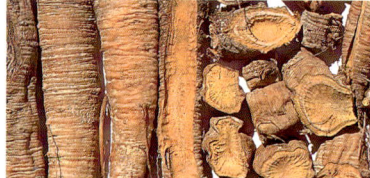

우이대황(牛耳大黃)

91. 소리쟁이   [여뀌과]

Rumex crispus L.

여러해살이풀. 높이 30~80cm. 뿌리는 굵고, 줄기잎은 어긋 난다. 잎자루는 짧고 타원형이며, 양 끝이 좁고 주름지고 밑부분이 편평하거나 둥글다. 꽃은 연녹색으로 6~7월에 가지 끝에서 많이 핀다. 꽃덮이와 수술은 각각 6개이고, 암술대는 3개이다. 열매는 수과로 세모지고 3개의 꽃덮이로 싸이며, 열매의 안쪽 꽃덮이는 넓은 달걀 모양으로 톱니가 없으며 사마귀 같은 혹이 있다.

분포/ 전국의 들 습지에서 흔히 자라며, 일본, 중국, 아시아, 유럽, 아프리카에 분포한다.

채취/ 뿌리는 봄에, 잎은 수시로 채취하여 말린다.

약효/ 뿌리를 우이대황(牛耳大黃)이라 하며, 청열, 양혈, 화담, 지해, 통변의 효능이 있고, 급성간염, 토혈, 기관지염, 변비, 개선, 창독을 치료한다. 잎을 우이대황엽(牛耳大黃葉)이라 하며, 청열, 해독의 효능이 있다.

성분/ 뿌리에 chrysophanic acid, emodin, physcin 등의 anthraquinone 성분이 함유되어 있다.

약리 작용/ 뿌리의 물 추출물을 쥐의 위에 투여하면 진해 작용이 있고, anthraquinone 성분은 연쇄구균, 대장균에 대한 항균 작용이 있으며, L1210, HL60 세포 등 암세포 성장을 억제한다.

사용법/ 뿌리 20g에 물 800mL를 넣고 달인 액을 반으로 나누어 아침 저녁으로 복용하고, 외용에는 짓찧어서 환부에 바른다. 습열황달에는 뿌리 20g에 오가피 20g과 물을 넣고 달여서 복용한다. 잎은 짓찧어서 즙을 내어 복용하거나 삶아서 먹는다.

참고/ 뿌리잎의 밑부분이 심장형이고 열매를 싸는 꽃덮이 조각에 얕은 톱니가 있는 참소리쟁이 *R. japonicus* Houtt.도 약효가 같다.

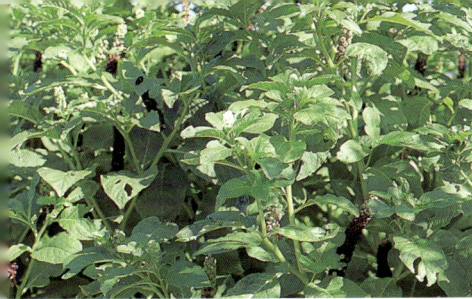

1993.8.20. 인삼연초연구소　　　　섬자리공

자리공과 /商陸科 /やまごぼう科 /
Phytolaccaceae

　풀, 드물게 떨기나무 또는 큰키나무. 잎은 어긋 나며 가장자리는 밋밋하고, 대개 턱잎이 없다. 꽃은 양성화 또는 잡성화, 때로는 단성화로 안쪽 꽃덮이가 없다. 수술은 꽃덮이와 같은 수이거나 더 많고, 자방은 상위, 암술대는 짧거나 없고, 암술머리는 바늘 모양 또는 송곳 모양이며, 안쪽에 털이 있다. 열매는 대개 장과, 삭과, 시과 모양이다. 주로 열대에 22속 120종, 우리 나라에 1속 3종이 자란다.

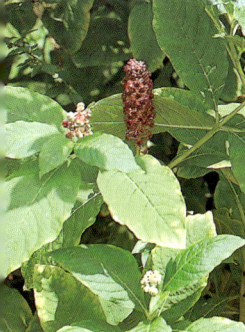

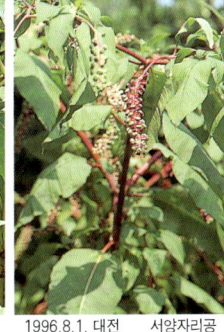

1993.8.20. 한택식물원　자리공　1996.8.1. 대전　서양자리공

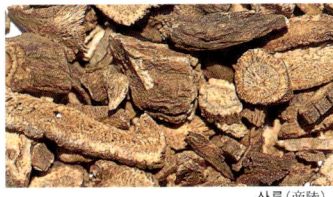

상륙(商陸)

92. 자리공　　　　　　[자리공과]

Phytolacca esculenta van Houtte

　여러해살이풀. 높이 1m 가량. 꽃은 백색으로 5~6월에 총상 꽃차례로 달린다. 꽃차례는 잎과 마주 나고 위를 향하며, 작은 꽃대에는 짧고 분명한 돌기가 있다. 꽃받침 조각은 5개, 달걀 모양으로 꽃잎이 없다. 열매는 장과로 8개의 분과가 서로 인접하여 바퀴 모양으로 나열되고, 흑자색 종자가 1개씩 들어 있다.

분포/ 중국 원산으로, 전국에서 재배한다.

채취/ 뿌리를 봄부터 가을까지 채취하여 썰어서 말린다.

약효/ 뿌리를 상륙(商陸)이라고 하며, 통이변(通二便), 사수(瀉水), 산비결(散痞結)의 효능이 있고, 수종, 창만, 각기, 인후종통, 흉협민민(胸脇滿悶)을 치료한다. 꽃을 상륙화(商陸花)라고 하며, 동계(動悸), 다망증(多忘症)을 치료한다.

성분/ 뿌리에 phytolaccoside A, B, C, D, E 및 jaligonic acid, esculentic acid, phytolaccagenic acid, 열매에 acetylmyricidiol pokeberrygenin이 함유되어 있다.

약리 작용/ 쥐에게 뿌리의 물 추출액을 투여하면 거담 작용과 진해 작용이 나타나고, 폐렴쌍구균, 인플루엔자균에 대하여는 항균 작용이 있으며, jaligonic acid는 소염 작용이 있다.

사용법/ 뿌리는 10g에 물 700mL를 넣고 달인 액을 반으로 나누어 아침 저녁으로 복용하고, 꽃은 가루 내어 1g을 술에 타서 복용한다.

참고/ 전체가 크고 꽃차례에 젖꼭지 같은 산돌기가 있고 꽃밥이 백색인 섬자리공 *P. insularis* Nakai, 열매가 익으면 밑으로 처지고 전체가 붉은빛을 띠는 미국자리공 *P. americana* L.도 약효가 같다.

93

석류풀과 / 粟米草科 / つるな科 / Aizoaceae

풀, 드물게 떨기나무. 잎은 마주 나거나 돌려 난다. 꽃은 양성화. 안쪽 꽃덮이는 4~5장으로 소형이거나 없고 떨어져 있거나 밑에서 붙는다. 수술은 4~5개 또는 그 이하이다. 자방은 상위 또는 하위, 심피는 3~5개로 때로는 붙고, 배주는 1~다수. 열매는 삭과로 심피벽을 따라 갈라지거나 열매 뚜껑에 의해 열린다. 종자는 반도생(半倒生), 배는 가늘고 구부러져 있다. 주로 열대에 약 100속 600종, 우리 나라에 2속 3종이 분포한다.

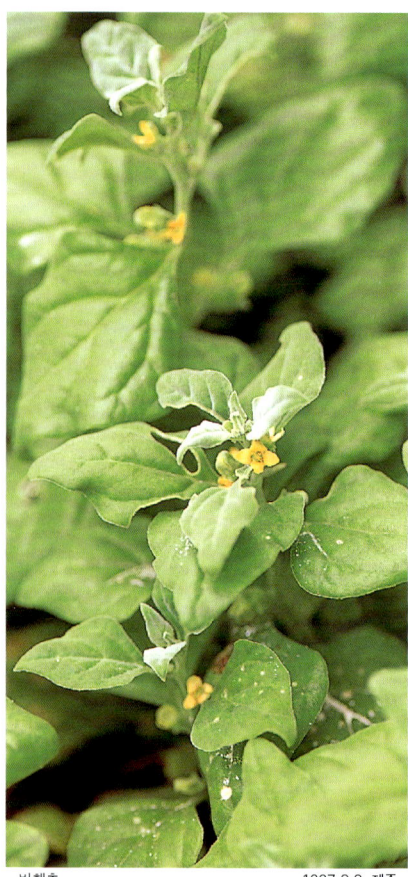

번행초   1997.8.8. 제주

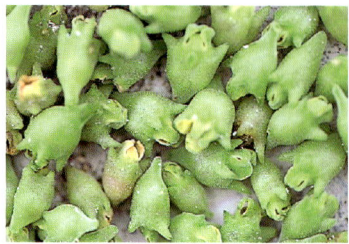

번행초(열매)

93. **번행초**   [석류풀과]

Tetragonia tetragonoides (Pall.) O. Kuntze

여러해살이풀. 높이 40~60cm. 전체에 사마귀 같은 돌기가 있다. 꽃은 황색으로 봄부터 가을까지 핀다. 열매는 핵과로 단단하며, 여러 개의 종자가 들어 있다.

분포 / 제주 및 남쪽 바닷가 모래땅에서 자라고, 일본, 중국, 동남 아시아, 남아메리카, 오스트레일리아에 분포한다.

약효 / 전초를 번행(蕃杏)이라고 하며, 청열, 해독, 거풍, 소종의 효능이 있고, 장염, 패혈병, 홍종, 풍열목적, 암을 치료한다.

성분 / 항균성 물질인 tetragonin이 함유되어 있다.

사용법 / 전초 10g에 물 700mL를 넣고 달인 액을 반으로 나누어 아침 저녁으로 복용하고, 외용에는 짓찧어서 환부에 바른다.

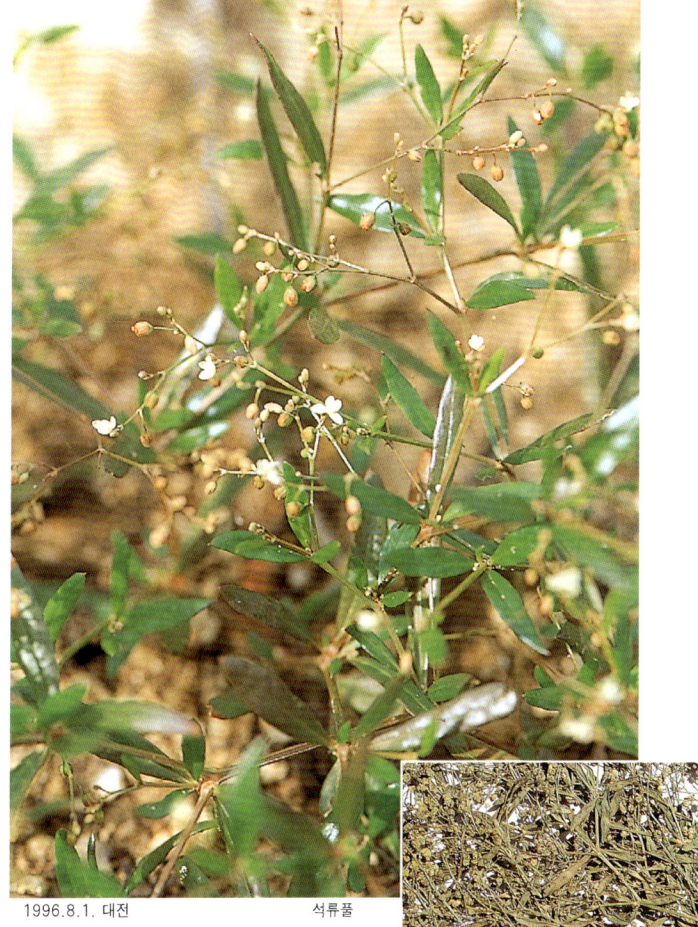

1996.8.1. 대전　　　　　석류풀

지마황(地麻黃)

94. 석류풀　　　　[석류풀과]

Mollugo pentaphylla L.

한해살이풀. 높이 10~20cm. 꽃은 황갈색으로 7~10월에 핀다. 얼매는 사과로 둥글며, 지름 2mm 가량이고 3개로 갈라진다. 종자는 편평한 신장형이고 갈색이며 작은 돌기가 있다.

분포/ 중부 이남의 밭이나 빈 터에서 흔히 자라며, 일본, 대만, 중국, 인도, 말레이 반도에 분포한다.

약효/ 전초를 지마황(地麻黃)이라고 하며, 청열, 해독의 효능이 있고, 복통을 수반하는 하리(下痢), 피부일신, 급성결막염을 치료한다.

사용법/ 전초 30g에 물 1200mL를 넣고 달인 액을 반으로 나누어 아침 저녁으로 복용하고, 외용에는 짓찧어서 환부에 비른다.

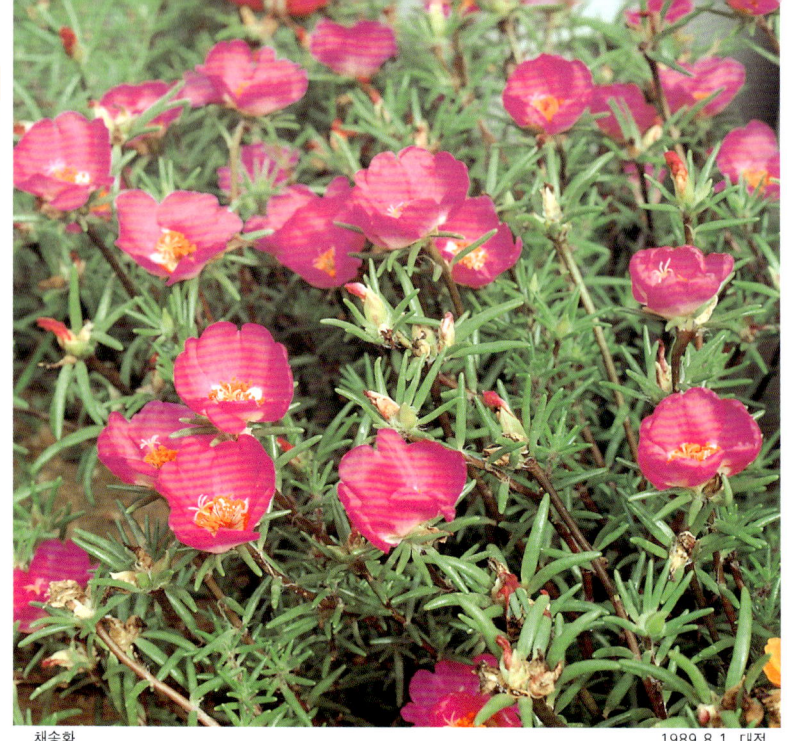

채송화   1989.8.1. 대전

쇠비름과 / 馬齒莧科 / **す**べりひゆ科 / Portulacaceae

　대부분 다육질의 풀, 드물게는 떨기나무. 잎은 어긋 나거나 마주 나고 가장자리는 밋밋 하다. 턱잎은 막질이다. 꽃은 양성화로 가지 끝에 1개씩 달리고, 꽃받침은 대개 2개로 자 방 밑에 붙거나 떨어져 있고, 꽃잎은 4~5장이다. 배주는 2~다수로 자방 밑에 있는 자루 에 붙는다. 열매는 삭과, 열매 껍질은 딱딱하며, 종자는 다수, 드물게 1~2개. 주로 남아 메리카, 오스트레일리아, 남아프리카에 약 16속 500종, 우리 나라에 1속 2종이 분포한다.

95. 채송화　　　　　　　[쇠비름과]

Portulaca grandiflora Hooker

　한해살이풀. 높이 20cm 가량. 꽃은 홍색, 백색, 황색 또는 자주색으로 7~10월에 피 며, 밤에는 오므라든다.

분포/ 남아메리카 원산으로, 전국에서 관상 용으로 재배한다.

약효/ 전초를 반지련(半枝蓮)이라고 하며,

청열, 해독의 효능이 있고, 인후종통, 타박 상, 습창, 화상을 치료한다.

성분/ 전초에 portulal, betanin, betanidin이 함유되어 있다.

약리 작용/ portulal은 식물의 성장을 촉진시 킨다.

사용법/ 외용으로만 사용하는데, 짓찧어서 즙을 내어 환부에 바르거나 양치질을 한다.

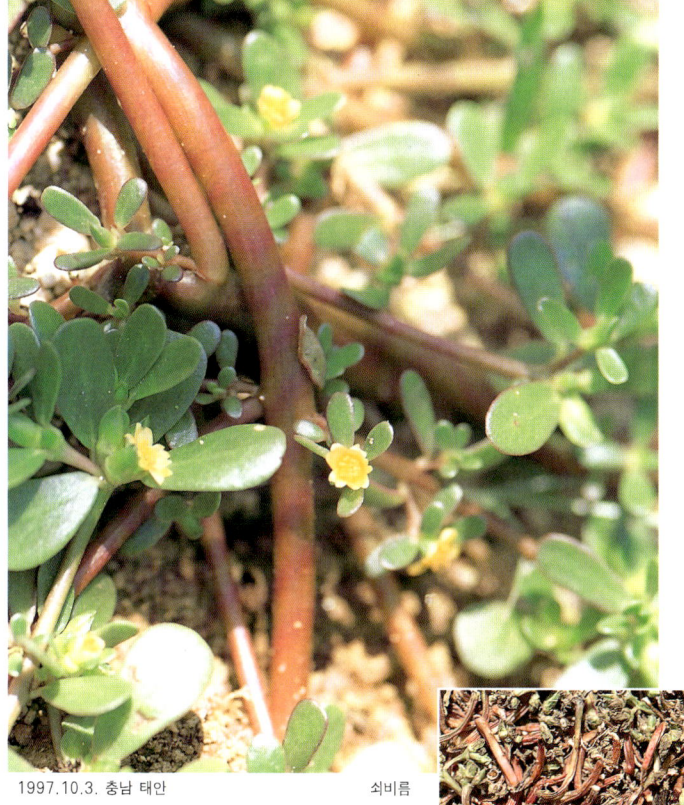

1997.10.3. 충남 태안   쇠비름

마치현(馬齒莧)

96. **쇠비름**   [쇠비름과]

Portulaca oleracea L.

한해살이풀. 높이 15~20cm. 육질이다. 꽃은 황색으로 6~9월에 핀다. 열매는 개과(蓋果)로 타원형, 종자는 아주 작고 일그러진 원형이며 검은빛이 돈다.

분포/ 전국의 길가나 밭에 흔히 자라며, 전 세계에 분포한다.

약효/ 전초를 마치현(馬齒莧)이라고 하며, 청열, 해독, 산혈의 효능이 있고, 독충교상, 종양, 열리, 농혈, 단독을 치료한다. 종자를 마치현자(馬齒莧子)라고 하며, 명목(明目)의 효능이 있고, 청맹(靑盲), 시력감퇴를 치료한다.

성분/ coumarin류, anthraquinone류 및 flavonoid류가 함유되어 있다.

약리 작용/ 달인 액은 적리균, 간균에 대한 항균 작용이 있고, 또 개구리 심장에 대한 수축 작용이 있다. 물 추출액은 토끼의 적출 자궁에 대하여 흥분 작용이 있다.

사용법/ 잘 밀린 전초 20g (신선한 것은 60g)에 물 800mL를 넣고 달인 액을 반으로 나누어 아침 저녁으로 복용하고, 외용에는 짓찧어서 환부에 바른다. 종자 2L를 가루를 내어 1회 1 숟가락씩 아침 저녁으로 복용한다.

석죽과 / 石竹科 / なでしこ科 /
Caryophyllaceae

풀, 드물게 떨기나무. 가지는 마디 부분이 두툼하고, 잎은 마주 난다. 꽃은 양성화, 드물게 단성화로 1개씩 달리거나 취산꽃차례를 이루며 방사상으로 배열된다. 꽃받침은 4~5개, 꽃잎은 꽃받침과 같은 수이거나 없다. 수술 4~10개, 꽃턱은 두드러지고, 자방은 1실, 배주는 2~다수가 자방 기부에 붙고, 암술대는 2~5개이다. 삭과는 각 실의 벽을 따라 갈라지고, 종자는 다수, 배유는 가루질이다.

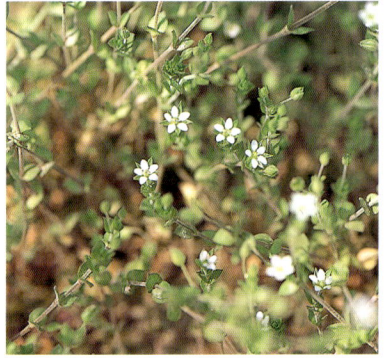

벼룩이자리   1994.4.10. 충남대학교

97. 벼룩이자리   [석죽과]

Arenaria serpyllifolia L.

한해살이풀 또는 두해살이풀. 꽃은 백색으로 4~5월에 핀다. 열매는 삭과로 달걀 모양, 길이 3mm 가량이다. 종자는 신장형으로 짙은 갈색이다.

분포/ 전국 각처의 양지바른 곳에서 자라며, 아시아 및 유럽에 널리 분포한다.

약효/ 전초를 소무심채(小無心菜)라 하며, 명목, 청열, 해독의 효능이 있고, 목적, 치주염, 급성결막염, 인후통을 치료한다.

사용법/ 전초 20g에 물 800mL를 넣고 달인 액을 반으로 나누어 아침 저녁으로 복용하고, 외용에는 짓찧어서 환부에 붙인다.

98. 점나도나물   [석죽과]

Cerastium holosteoides Fries var. *hallaisanense* Mizushima

두해살이풀. 높이 15~25cm. 가지가 많이 갈라져서 비스듬히 자라며 흑자색이 돈다. 꽃은 백색으로 5~7월에 취산 꽃차례로 달리고, 꽃받침은 5개로 갈라지고 가장자리는 막질이다. 꽃잎은 5개로 꽃받침보다 짧고 끝이 2개로 깊이 갈라진다. 수술은 10개, 암술대는 5개로 갈라진다. 열매는 삭과로 원통형, 길이 9mm 가량, 연한 황갈색으로 끝에 10개의 톱니가 있다.

분포/ 전국 각지의 밭이나 길가에서 자라며, 일본, 중국, 대만, 인도에 분포한다.

약효/ 전초를 파파지갑채(婆婆地甲菜)라고 하며, 청소변열증(淸小便熱症)의 효능이 있고, 부녀유종, 소아풍한해수, 비한신열(鼻寒身熱)을 치료한다.

사용법/ 전초 20g에 물 800mL를 넣고 달인 액을 반으로 나누어 아침 저녁으로 복용한다.

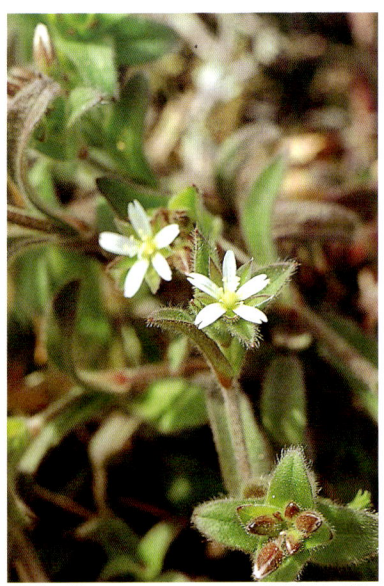

점나도나물   1989.5.2. 대전

99. 패랭이꽃 [석죽과]

Dianthus sinensis L.

여러해살이풀. 높이 30cm 가량. 줄기는 모여 나고 곧게 자라며 전체에 분백색이 돈다. 잎은 마주 나고 바늘 모양이며 밑부분이 서로 합쳐져 짧게 통처럼 된다. 꽃은 6 ~8월에 갈라진 가지 끝에서 1개씩 핀다. 꽃받침은 짧은 원통형으로 끝이 5개로 갈라진다. 꽃잎은 5장, 밑부분이 가늘고 길며, 현부(舷部)는 옆으로 퍼지며 가장자리가 얕게 갈라지고 바로 그 밑에 짙은 무늬와 더불어 긴 털이 약간 있다. 수술은 10개, 암술대는 2개이다. 열매는 삭과로 끝이 4개로 갈라지고 꽃받침으로 싸여 있다.

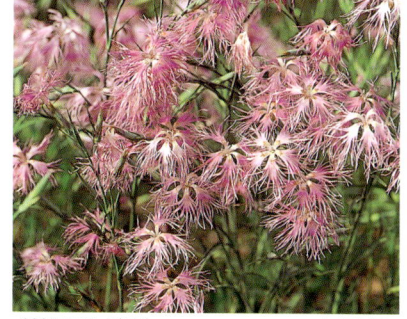

1995.6.15. 계룡산　　　　술패랭이꽃

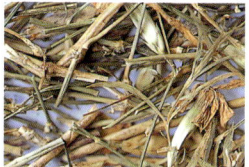

구맥(瞿麥)

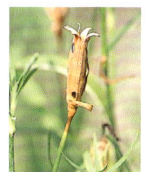
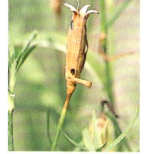

패랭이꽃(열매)

분포/ 전국 각지 낮은 지대의 건조한 곳이나 냇가의 돌밭에서 자라며, 만주, 중국에 분포한다.

채취/ 전초를 가을에 채취하여 말린다.

약효/ 전초를 구맥(瞿麥)이라고 하며, 소염, 청열, 이수, 파혈, 통경의 효능이 있고, 소변불통, 혈뇨, 신염, 임병, 무월경, 옹종, 목적을 치료한다.

성분/ 꽃에는 eugenol, phenylethylalcohol, salicylic acid methyl ester, salicylic acid benzyl ester 등이 함유되어 있다.

약리 작용/ 물 추출물을 쥐에게 투여하면 요량이 증가되어 이뇨 작용, 장관 수축 작용, 혈압 강하 작용이 있으며, 또 황색포도상구균, 티푸스균, 녹농균, 대장균에 대하여 항균 작용이 있다.

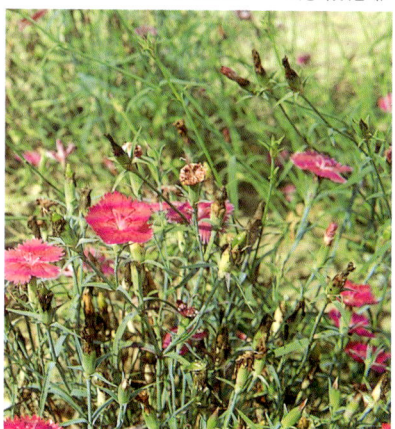

1996.6.1. 대전　　　　패랭이꽃

사용법/ 전초 10g에 물 700mL를 넣고 달인 액을 반으로 나누어 아침 저녁으로 복용하고, 외용에는 짓찧어서 환부에 바른다.

참고/ 꽃대 1개에 1송이씩 꽃이 달리며, 포(苞)가 꽃받침보다 긴 난장이패랭이꽃 *D. morii* Nakai, 꽃잎 끝이 여러 개로 갈라진 술패랭이꽃 *D. superbus* L. var. *longicalycinus* (Maxim.) Williams도 약효가 같다.

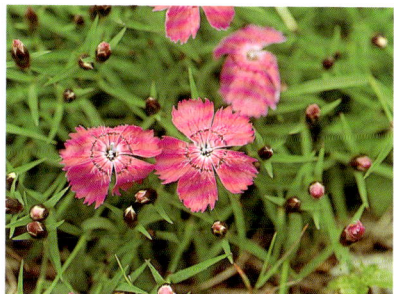

1995.7.5. 백두산　　　　난장이패랭이꽃

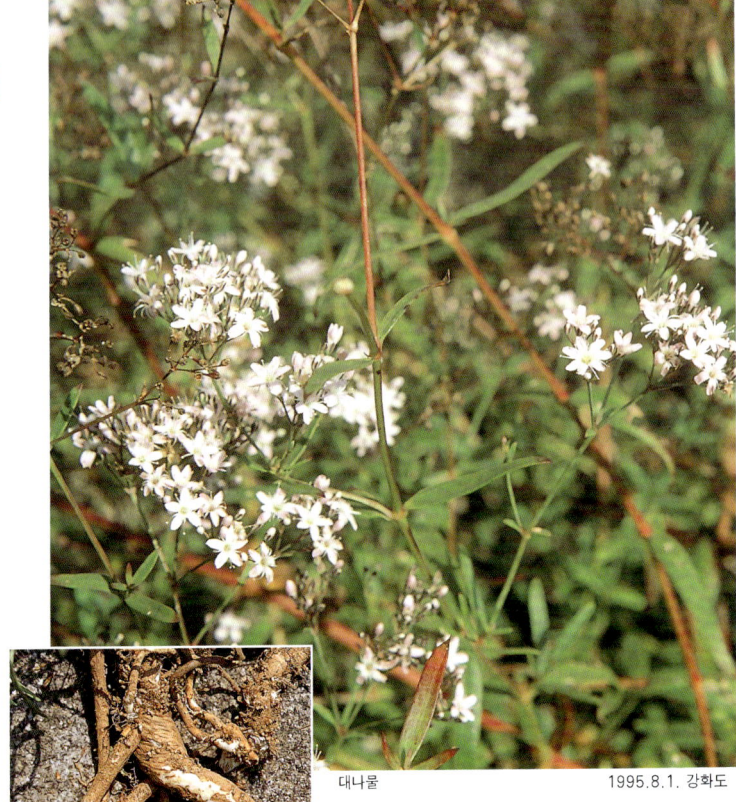

대나물   1995.8.1. 강화도

은시호(銀柴胡)

100. 대나물   [석죽과]

Gypsophila oldhamiana Miq.

여러해살이풀. 높이 50~100cm. 뿌리는 굵고 전체에 털이 없으며 윗부분에서 가지가 갈라진다. 잎은 마주 나고 3개의 잎맥이 뚜렷하며 끝이 뾰족하고 밑은 좁아져 잎자루처럼 된다. 꽃은 백색으로 6~7월에 가지 끝과 원줄기 끝에 많이 달리고, 꽃받침은 짧은 종 모양이며 5개로 갈라진다. 꽃잎은 5장, 수술은 10개, 암술은 1개이며 암술대는 2개로 갈라진다. 열매는 삭과이다.

분포/ 제주를 제외한 진국의 산과 들에서 자라며, 만주, 중국에 분포한다.

채취/ 뿌리를 봄과 가을에 수시로 채취하여 말린다.

약효/ 뿌리를 은시호(銀柴胡)라고 하며, 청열, 양혈의 효능이 있고, 허로기열(虛勞肌熱), 골증(骨蒸), 도한(盜汗), 소아오감(小兒五疳)을 치료한다.

성분/ triterpenoid saponin이 함유되어 있고, 비당부는 gibsogenin이다.

사용법/ 뿌리 10g에 물 700mL를 넣고 달인 액을 반으로 나누어 아침 저녁으로 복용하거나 환제로 만들어 복용한다. 풍한성(風寒性) 및 열이 없는 빈혈증에는 복용을 금한다.

참고/ 꽃이 연한 자줏빛이고 잎이 타원형인 가는대나물 *G. pacifica* Kom.도 약효가 같다.

101. 동자꽃　　　[석죽과]

Lychnis cognata Maxim.

　여러해살이풀. 높이 40~100cm. 줄
기는 곧추서며 긴 털이 드문드문 있다.
잎은 마주 나고 긴 타원형이며 끝이 뾰
족하고 가장자리는 밋밋하고 잎자루
가 없다. 꽃은 적색으로 백색 또는 적
백색 무늬가 있고 7~8월에 원줄기 끝
과 잎겨드랑이에 1개씩 달린다. 작은
꽃대는 짧고 털이 많으며, 꽃잎은 5장
으로 수평으로 퍼지면서 2개로 갈라
지고, 갈라진 조각 가장자리에 톱니
가 있다. 수술은 10개, 암술대는 5개
이다. 열매는 삭과로 꽃받침통 안에
들어 있다.

분포/ 제주를 제외한 전국의 산 숲 속
에서 자라며, 만주, 우수리에 분포한
다.

채취/ 전초를 여름과 가을에 채취하여
말린다.

약효/ 전초를 천열전추라(淺裂剪秋
羅)라 하며, 해열, 해독의 효능이 있
고, 두창(頭瘡)을 치료한다.

사용법/ 전초 10g에 물 700mL를 넣고
달인 액을 반으로 나누어 아침 저녁으
로 복용하고, 외용에는 적당량을 짓이
겨 환부에 바른다.

참고/ 전체에 털이 많고 잎 밑이 둥글
며 꽃잎이 깊이 갈라진 털동자꽃 *L.
fulgens* Fisch., 꽃이 적색이고 작은 꽃
대에 잔털이 있는 가는동자꽃 *L. kiu-
siana* Makino, 꽃이 짙은 홍색이고 꽃
잎이 깊이 갈라진 제비동자꽃 *L. wil-
fordii* Maxim 도 약효가 같다.

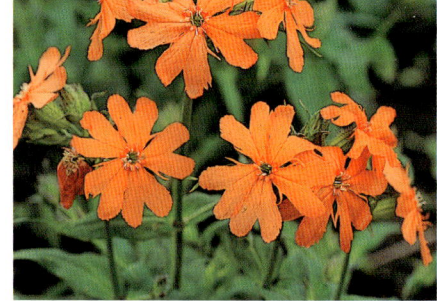
1993.8.11. 오대산　　　　　동자꽃

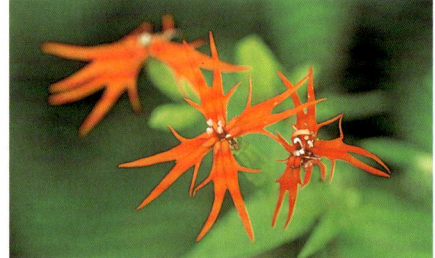
1996.7.25. 한택식물원　　　　제비동자꽃

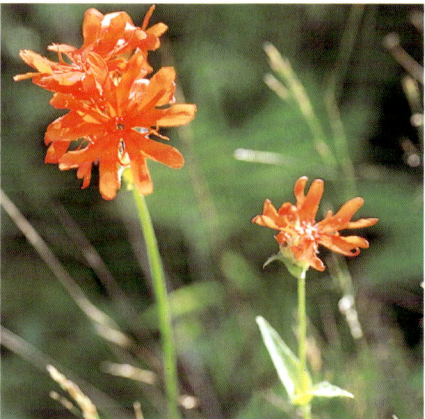
1996.8.1. 백두산　　　　　털동자꽃

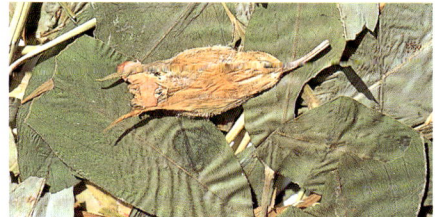
천열전추라(淺裂剪秋羅)

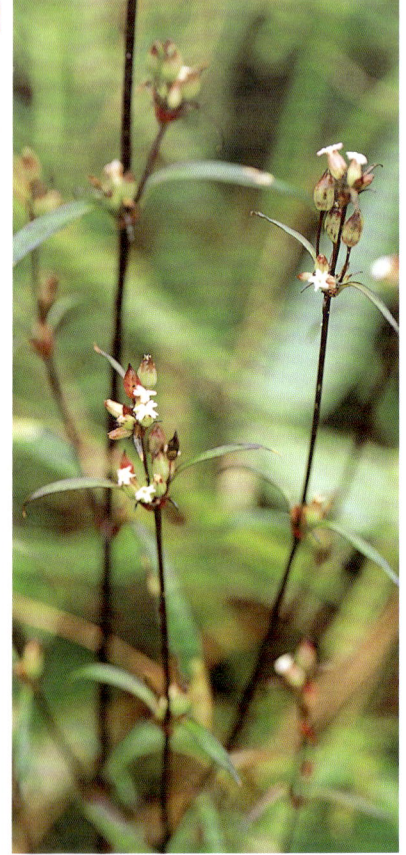

장구채   1994.7.15. 충남대학교

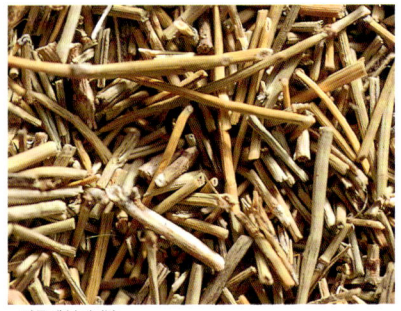

어루채(女婁菜)

102. 장구채 [석죽과]

Melandryum firmum (S. et Z.) Rohrb.

두해살이풀. 높이 30~80cm. 전체에 털이 없고 자줏빛이 돌며, 마디 부분은 혹자색이다. 잎은 마주 나고, 꽃은 7월에 잎겨드랑이와 원줄기 끝에 취산 꽃차례로 층층이 달린다. 꽃받침은 끝이 5개로 갈라지며 달걀 모양, 꽃잎은 백색으로 5장이며 끝이 2개로 갈라지고, 10개의 수술과 3개의 암술대가 있다. 열매는 삭과로 달걀 모양, 길이 7~8mm이다. 종자는 신장형으로 흑갈색이고 돌기가 있다.

분포/ 전국의 산과 들에 자라며, 일본, 만주, 아무르, 우수리, 동시베리아에 분포한다.

채취/ 전초를 여름철에 수시로 채취하여 말린다.

약효/ 전초를 여루채(女婁菜)라고 하며, 활혈, 조경(調經), 이수, 통유(通乳), 건비(健脾)의 효능이 있고, 월경불순, 소유(少乳), 소아감적, 쇠약, 인후종통, 중이염을 치료한다. 종자를 왕불류행(王不留行)이라 하며, 활혈, 통경, 최유, 소종의 효능이 있고, 무월경, 유즙불통, 난산, 옹종 등을 치료한다.

성분/ 종자에는 많은 saponin과 vaccaroside, isosaponarin이 함유되어 있다.

사용법/ 전초 또는 종자 10g에 물 700mL를 넣고 달인 액을 반으로 나누어 아침 저녁으로 복용하고, 환제, 산제로도 복용한다. 외용에는 가루를 내어 바른다.

참고/ 우리 나라에서는 장구채의 전초를 왕불류행(王不留行)이라 하여 사용하지만, 중국에서는 말뱅이나물 *Vaccaria pyramidata* Medicus [*V. segetalis* (Neck.) Garcke]의 종자를 왕불류행의 정조품(正條品)으로 규정하고 있다.

103. 개별꽃 　　　　　　[석죽과]

Pseudostellaria heterophylla (Miq.) Pax

　여러해살이풀. 높이 10~18cm. 방추형의 뿌리가 1~2개씩 달린다. 꽃은 백색으로 5월에 피며, 꽃받침잎은 5개, 꽃잎은 5개, 수술은 10개이다. 열매는 삭과로 달걀 모양이고 3개로 갈라진다. 종자에는 작은 돌기가 있다.

분포/ 전국의 숲 속에서 자라며, 일본, 만주, 중국, 우수리에 분포한다.

약효/ 방추형 뿌리를 태자삼(太子蔘)이라고 하며, 보폐(補肺), 건비(健脾)의 효능이 있고, 폐결핵의 해수, 신체쇠약, 식욕부진, 하리, 동계발한(動悸發汗), 정신피로를 치료한다.

사용법/ 뿌리 10g에 물 700mL를 넣고 달인 액을 반으로 나누어 아침 저녁으로 복용한다.

참고/ 꽃대에 털이 없고, 꽃이 보통 1개이며, 뿌리 1~4개가 모여 나고 약간 비후한 큰개별꽃 *P. palibiniana* (Takeda) Ohwi 도 약효가 같다.

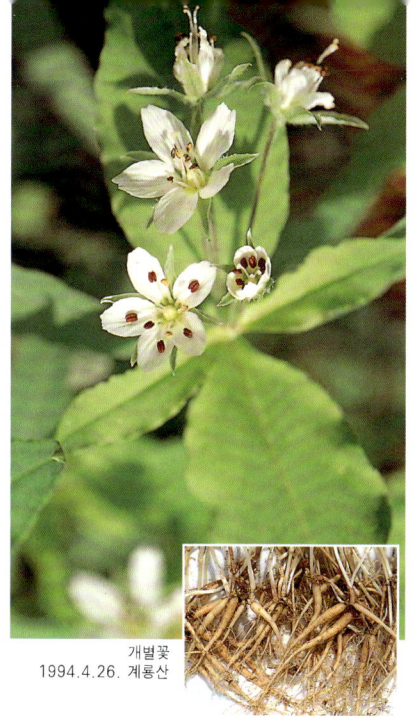

개별꽃
1994.4.26. 계룡산

태자삼(太子蔘)

104. 오랑캐장구채 　　　　[석죽과]

Silene repens Pers.

　여러해살이풀. 높이 10~50cm. 꽃은 연한 홍색으로 6~7월에 원줄기 끝에 취산꽃차례로 달리며 털이 있다. 꽃잎은 5장으로 끝이 2개로 갈라진다. 수술은 10개로 꽃받침통 밖으로 나온다. 열매는 삭과로 달걀 모양이며 끝이 6개로 갈라진다.

분포/ 백두산을 비롯하여 북부 지방의 산에서 자라며, 일본, 만주, 중국, 유럽, 시베리아에 분포한다.

약효/ 전초를 호로초(葫蘆草)라고 하며, 청열, 양혈의 효능이 있고, 음허혈열, 소아감기, 도한 등을 치료한다.

사용법/ 전초 10g에 물 700mL를 넣고 달인 액을 반으로 나누어서 아침 저녁으로 복용한다.

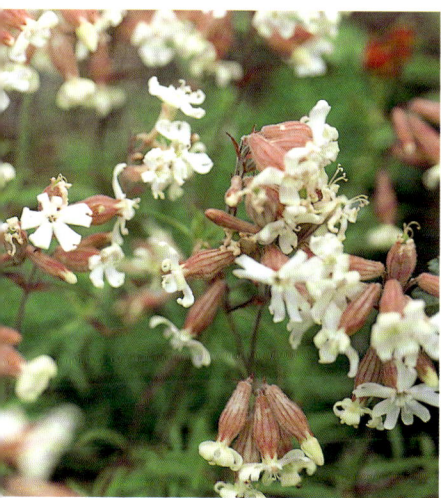

1994.8.8. 백두산　　　　　　오랑캐장구채

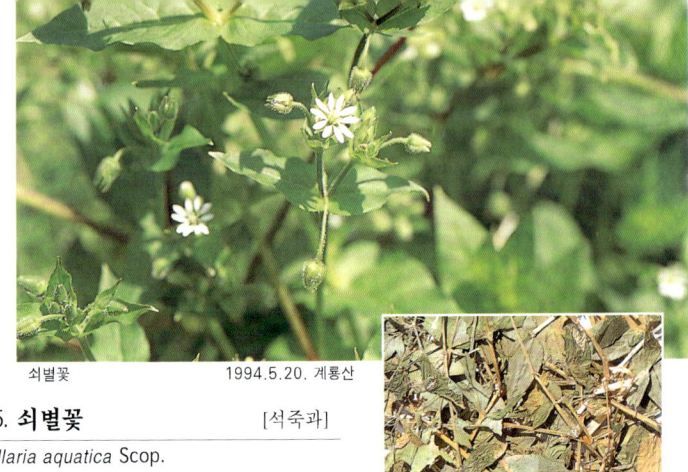

쇠별꽃   1994.5.20. 계룡산

105. 쇠별꽃   [석죽과]

Stellaria aquatica Scop.

여러해살이풀. 높이 20~50cm. 꽃은 백색으로 5~6월에 잎겨드랑이에 1개씩 달린다. 꽃받침잎은 5장, 꽃잎도 5장으로 깊게 2갈래로 갈라진다. 수술은 10개, 암술은 1개이다. 자방 끝에 5개의 암술대가 있다. 열매는 삭과로 달걀 모양이며, 종자는 타원형이다.
분포/ 전국의 밭이나 길가에서 자라며, 일본, 중국 등 전세계에 분포한다.

106. 벼룩나물   [석죽과]

Stellaria alsine Grim. var. *undulata* (Thunb.) Ohwi

한해살이풀 또는 두해살이풀. 높이 15~25cm. 잎은 마주 나고 길이 1~1.3cm, 너비 2.5~4mm로 긴 타원형이다. 꽃은 백색으로 4~5월에 잎겨드랑이와 줄기 끝에 달리며, 꽃받침잎은 5장, 꽃잎은 5장이다. 열매는 삭과로 6개로 갈라진다.
분포/ 전국의 길가나 밭에서 자라며, 북반구에 널리 분포한다.
약효/ 전초를 천봉초(天蓬草)라 하며, 상풍감모(傷風感冒), 이질, 치루, 타박상을 치료한다.
사용법/ 전초 40g에 물 1200mL를 넣고 달인 액을 반으로 나누어 아침 저녁으로 복용하고, 외용에는 짓찧어서 바른다.

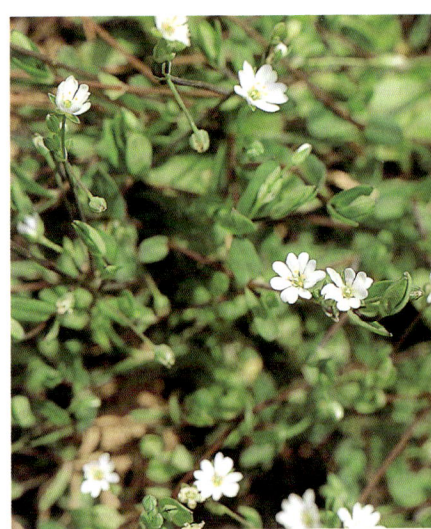

아장초(鵝腸草)

약효/ 전초를 아장초(鵝腸草)라고 하며, 활혈, 청열, 해독, 소종의 효능이 있고, 폐렴, 이질, 월경불순, 치창(痔瘡)을 치료한다.
사용법/ 전초 30g에 물 1200mL를 넣고 달인 액을 반으로 나누어 아침 저녁으로 복용하거나 짓찧어서 즙을 내어 복용해도 좋다. 외용에는 짓찧어서 환부에 바른다.

벼룩나물   1989.5.10. 충남대학교

107. 말뱅이나물 [석죽과]

Vaccaria pyramidata Medicus [*V. segetalis* (Neck.) Garcke, *Saponaria vaccaria* L.]

한해살이풀 또는 두해살이풀. 높이 50~ 60cm. 꽃은 연분홍색으로 6~7월에 핀다. 꽃받침은 원통형, 꽃잎은 끝에 톱니가 있다. 열매는 삭과로 날개 같은 5개의 능선이 있는 꽃받침으로 싸여 있다. 종자는 갈색으로 많고 둥글며, 표면에 잔돌기가 있다.

분포/ 유럽 원산으로, 전국에서 재배한다.

약효/ 종자를 왕불류행(王不留行)이라 하며, 활혈, 통경, 최유, 소종의 효능이 있고, 무월경, 유즙불통, 난산, 옹종 등을 치료한다.

성분/ vaccarin, vaccaroside가 함유되어 있고, 물을 넣고 달인 액은 쥐의 적출 자궁에 대한 수축 작용이 있고, 알코올 추출물은 이 작용이 더욱 강하다.

사용법/ 종자 10g에 물 700mL를 넣고 달인 액을 반으로 나누어 아침 저녁으로 복용하거나 가루 내어 환제나 산제로 복용하고, 외용에는 가루를 내어 바른다.

참고/ 중국에서 이 식물의 종자를 왕불류행이라 하여 사용하며, 우리 나라에서는 장구채의 전초를 왕불류행이라 하여 사용한다.

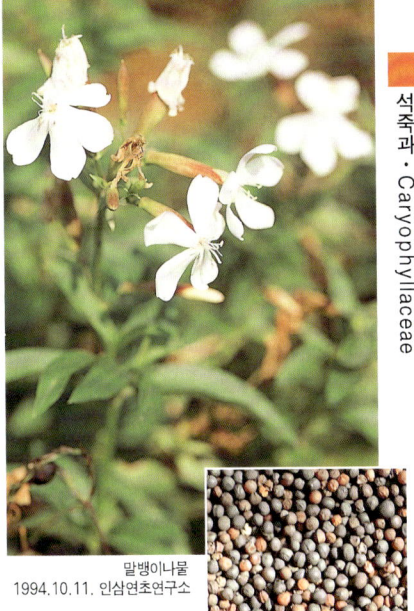

말뱅이나물
1994.10.11. 인삼연초연구소

왕불류행(王不留行)

108. 별꽃 [석죽과]

Stellaria media (L.) Villars

두해살이풀. 높이 10~20cm. 꽃은 백색으로 5~6월에 핀다. 수술은 1~7개, 자방 끝에 3개의 암술대가 있다. 열매는 삭과로 꽃받침보다 길다. 종자는 둥글고 곁에 돌기가 있다.

분포/ 전국 각지의 밭이나 길가에서 자라고, 일본, 중국 등 전세계에 분포한다.

약효/ 전초를 번루(繁縷)라 하며, 활혈, 거어, 최유(催乳)의 효능이 있고, 산후복통, 유즙부족, 악창종(惡瘡腫), 타박상을 치료한다.

사용법/ 전초 50g에 물 1200mL를 넣고 달인 액을 반으로 나누어 아침 저녁으로 복용하거나 짓찧어서 즙을 내어 복용해도 좋다.

참고/ 꽃잎이 꽃받침보다 훨씬 긴 큰별꽃 *S. bungeana* Fenzl, 꽃이 크고 꽃잎이 여러 갈래로 갈라지고 잎과 줄기에 누운 털이 있는 왕별꽃 *S. radicans* L.도 약효가 같다.

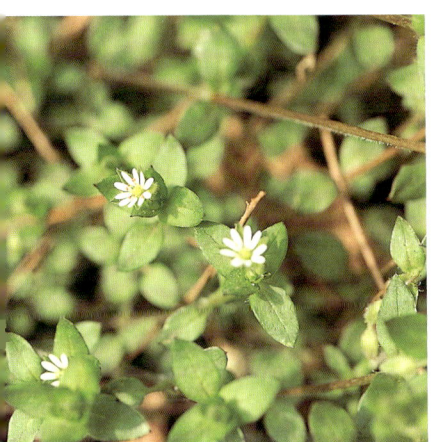

1994.5.10. 내장산   별꽃

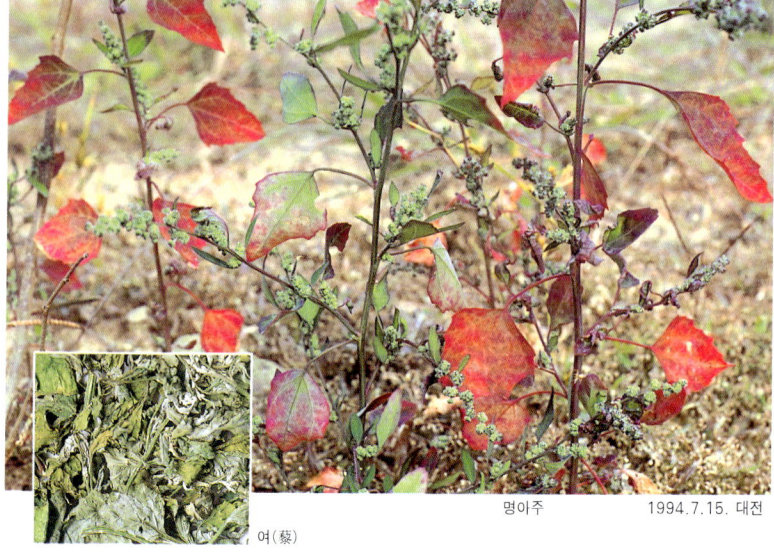

명아주　　　　1994.7.15. 대전

여(藜)

명아주과 / 藜科 / あかざ科 / Chenopodiaceae

　풀, 드물게 떨기나무. 다육질. 잎은 어긋 나거나 마주 나고 홑잎이다. 턱잎은 없으며 드물게 작은 것이 있다. 꽃은 잎겨드랑이에 밀산 꽃차례로 달리거나 원추 꽃차례 가지에 밀산 꽃차례로 달린다. 꽃잎은 작고, 포(苞)는 있거나 없으며, 양성화 또는 단성화, 녹색, 방사 상칭이다. 꽃덮이는 2~5개, 수술은 2~5개, 자방은 상위, 배주는 1실에 1개씩 들어 있고, 암술대는 1~3개이다. 열매는 견과로 작은 주머니에 싸이고, 배(胚)는 환상 나선형이다. 세계에 100속 1500종, 우리 나라에는 7속 15종이 분포한다.

109. 명아주　　　　　　　[명아주과]

Chenopodium album L. var. *centrorubrum* Makino

　한해살이풀. 높이 1m 가량. 꽃은 황록색으로 6~7월에 가지 끝에서 핀다. 꽃받침은 5 갈래로 깊게 갈라지고, 꽃잎은 없으며, 5개의 수술과 자방에 2개의 암술대가 달려 있다. 열매는 포과로 꽃받침으로 싸여 있고 납작한원형이다. 종자는 흑색 윤채가 있다.

분포/ 전국 산의 낮은 곳이나 들에서 흔히 자라며, 일본, 만주, 중국에 분포한다.

약효/ 전초를 여(藜)라고 하며, 청열, 이습, 살충의 효능이 있고, 이질, 복사(腹瀉), 습창 양진(濕瘡瘁疹), 독충교상을 치료한다.

약리 작용/ 소량 사용시 지렁이를 흥분시키나 시간이 가면 마비시키는 작용이 있고, 또 명아주를 먹고 난 뒤에 햇볕을 쬐면 피부염을 일으킨다.

사용법/ 전초 40g에 물 1200mL를 넣고 달인 액을 반으로 나누어 아침 저녁으로 복용하고, 외용에는 짓찧어서 바른다.

참고/ 좀명아주에 비하여 키가 크고 잎에는 불규칙한 톱니가 있으며 종자에 윤채가 있다. 어린잎이 적색으로 되지 않는 흰명아주 *C. album* L.도 약효가 같다.

110. 댑싸리 [명아주과]

Kochia scoparia Schrad.

한해살이풀. 높이 1m 가량. 꽃은 7~8월에 잎겨드랑이에 몇 개가 모여 달린다. 꽃받침은 5갈래로 갈라지고, 꽃이 핀 다음 자라서 열매를 둘러싸며 뒷면에 날개 같은 돌기가 발달한다. 수술은 5개, 꽃밥은 황색. 자방은 원반형이며 1개의 종자가 들어 있다.

분포/ 전국의 들에서 자라며, 일본, 만주, 중국에 분포한다.

약효/ 종자를 지부자(地膚子)라고 하며, 이뇨, 청습열(淸濕熱)의 효능이 있고, 소변불리, 임질, 대하, 풍진, 창독, 개선, 음부소양을 치료한다.

성분/ triterpenoid, saponin, alkaloid가 함유되어 있다.

약리 작용/ 물 추출물은 황선균을 포함한 피부진균에 대하여 항진균 작용이 있다.

사용법/ 종자 15g에 물 700mL를 넣고 달인 액을 반으로 나누어 아침 저녁으로 복용하거나 짓찧어서 즙을 내어 복용한다.

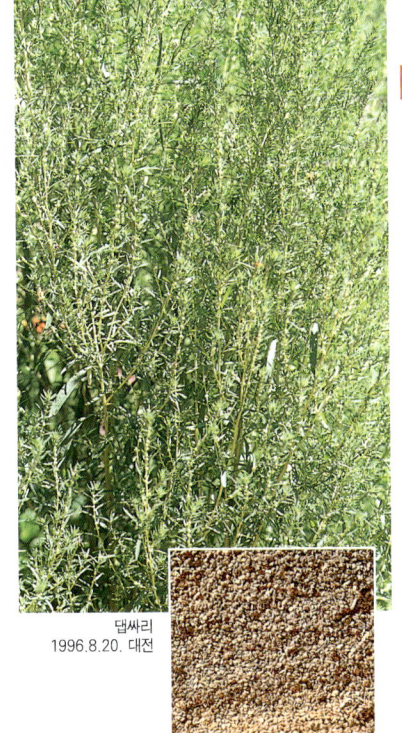

댑싸리
1996.8.20. 대전

지부자(地膚子)

111. 얇은명아주 [명아주과]

Chenopodium hybridum L.

한해살이풀. 높이 60~100cm. 꽃은 황록색으로 큰 편이며 7~8월에 잎겨드랑이 또는 가지 끝에 이삭 꽃차례로 드문드문 달린다. 열매는 포과로 편구형이며, 종자는 원판 같고 작게 팬 점이 있다.

분포/ 백두산을 비롯하여 함북, 함남, 평북, 평남의 산과 들에서 자라며, 만주, 중국, 유럽, 북아메리카에 분포한다.

약효/ 전초를 혈견수(血見愁)라고 하며, 지혈, 활혈의 효능이 있고, 월경부조, 객혈, 육혈(衄血), 요혈(尿血)을 치료한다.

사용법/ 전초 10g에 물 700mL를 넣고 달인 액을 반으로 나누어 아침 저녁으로 복용하거나, 달인 액을 농축하여 엑스제로 하여 복용한다.

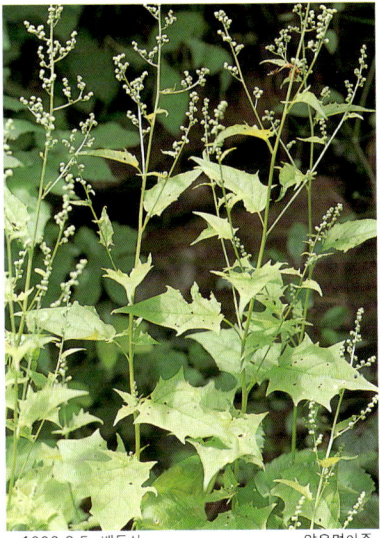

1996.8.5. 백두산   얇은명아주

107

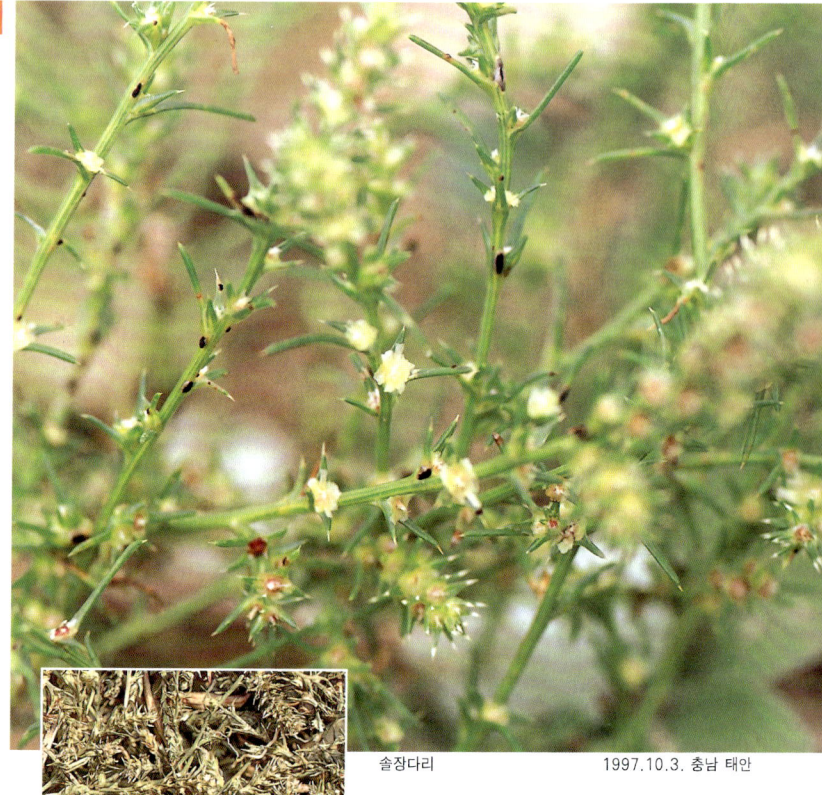

솔장다리　　　　　　　　1997.10.3. 충남 태안

저모채(猪毛茱)

112. 솔장다리　　　　　[명아주과]

Salsola collina Pall.

한해살이풀. 높이 30cm 가량. 밑에서 많은 가지가 갈라지고 곧추서거나 비스듬히 자라며, 처음에는 연하지만 차츰 딱딱해진다. 꽃은 연녹색으로 양성이며 7~10월에 잎겨드랑이에 1개씩 달리며, 꽃대는 없다. 꽃 아래에 2개의 작은 포(苞)가 있다.

분포/ 중부 지방, 북부 지방 바닷가의 모래땅에서 자라며, 만주, 중국, 몽고, 시베리아, 중앙 아시아, 유럽에 분포한다.

약효/ 열매가 달린 전초를 저모채(猪毛茱)라고 하며, 혈압 강하의 효능이 있고, 고혈압과 두통을 치료한다.

약리 작용/ 물 추출물을 개, 토끼의 정맥에 주사하면 혈압 강하 작용이 있고, 중추 신경계에 대한 실험에서 양성 조건반사에 대하여 억제 작용이 있다.

사용법/ 전초 20~30g에 물 900mL를 넣고 달인 액을 반으로 나누어 아침 저녁으로 복용하고, 1~2주 후에 효과가 나타나면 5~6개월 계속하여 복용한다.

113. 쇠무릎 [비름과]

Achyranthes japonica (Miq.) Nakai

여러해살이풀. 높이 50~100cm. 원줄기는 네모지고 곧추서며 가지가 많이 갈라진다. 마디가 소의 무릎처럼 굵어서 쇠무릎이라 한다. 잎은 마주 나고 타원형이며, 잎자루는 털이 약간 있다. 꽃은 8~9월에 잎겨드랑이와 원줄기 끝에 이삭 꽃차례로 달리며, 꽃이 진 후 밑으로 굽는다. 꽃받침 5개, 수술도 5개, 암술과 암술대는 각각 1개이다. 열매는 포과로 긴 타원형이며 꽃받침에 싸여 있다. 종자는 1개씩 들어 있으며 황록색이다.

분포/ 평남 이남 산과 들에서 흔히 자라며, 일본, 대만, 중국, 히말라야에 분포한다.

채취/ 뿌리는 가을부터 겨울까지, 줄기와 잎은 봄과 여름에 채취하여 말린다.

약효/ 뿌리를 우슬(牛膝)이라고 하며, 정혈, 이뇨, 통경약으로 쓴다. 생우슬은 산어혈, 소옹저(消癰疽)의 효능이 있고, 임병, 혈뇨, 월경불순, 난산, 산후어혈에 의한 복통, 후비(喉痺)를 치료한다. 줄기와 잎을 우슬경엽(牛膝莖葉)이라고 하며, 한습위비(寒濕痿痺), 요슬동통(腰膝疼痛), 만성말라리아, 임병을 치료한다. 효능은 우슬과 같으므로 봄과 여름에는 이것을 쓰는 것이 좋다.

성분/ 곤충 변태 호르몬인 ecdysterone, inokosterone이 함유되어 있다.

약리 작용/ 물로 달인 액은 토끼의 자궁과 쥐의 적출 장관을 수축시키고, 쥐에게 투여하면 진통 작용이 있다. 에탄올 추출물을 개와 고양이에게 주사하면 혈압이 강하된다.

사용법/ 뿌리 또는 줄기, 잎 15g을 물 700mL를 넣고 달인 액을 반으로 나누어 아침 저녁으로 복용하고, 외용에는 짓찧어서 바른다

참고/ 중국산 회우슬(懷牛膝)은 *A. bidentata* Blume의 뿌리를 건조시킨 것으로, 이것이 정품이다. 또 천우슬(川牛膝)은 *Cyathula officinalis* Kuan의 뿌리를 건조시킨 것이다.

비름과 / 莧科 / ひゆ科 / Amaranthaceae

풀, 때로 떨기나무. 꽃은 작고 녹색, 백색, 붉은색이고, 양성화, 간혹 단성화, 방사 상칭이며, 취산·이삭·원추 꽃차례를 이룬다. 꽃덮이는 4~5개로 밑이 떨어져 있거나 붙어 있고 막질이다. 수술은 1~5개로 꽃덮이와 마주 나며 밑이 약간 붙고 가끔 수술 사이에 막질의 부수체가 있다. 심피는 2~3 합심피, 자방은 상위, 1실, 배주는 1~다수로 직생 또는 반도생(牛倒生)이다. 열매는 견과 또는 핵과, 종자는 볼록 렌즈 모양, 외종피는 광택이 나고, 배유는 가루질, 배(胚)는 환상(環狀)이다. 세계에 64속 800종, 우리 나라에 3속 12종이 자란다.

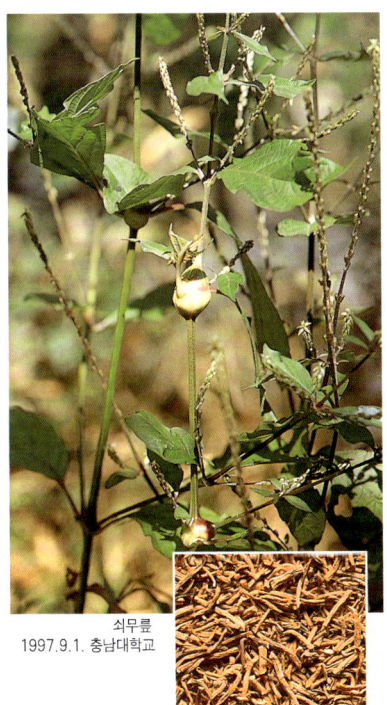

쇠무릎
1997.9.1. 충남대학교

우슬(牛膝)

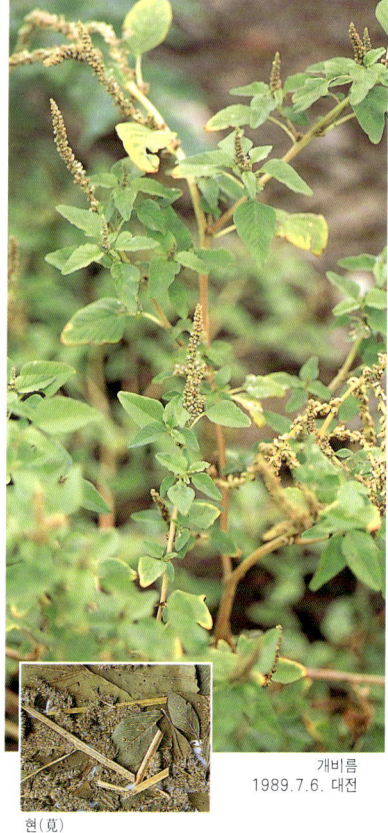

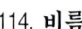

현(莧)

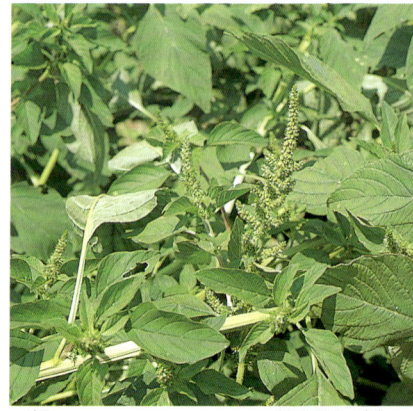

비름 1989.9.5. 대전

개비름
1989.7.6. 대전

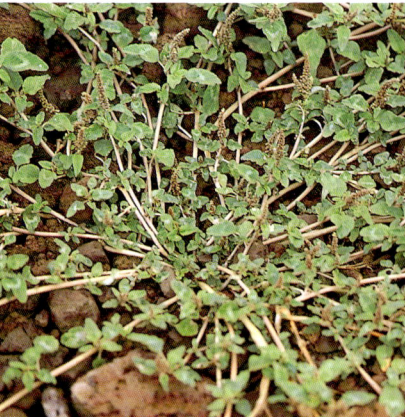

눈비름 1996.9.28. 제주

114. 비름 [비름과]

Amaranthus mangostanus L.

한해살이풀. 높이 1m 가량. 꽃은 7월경에
잎겨드랑이에 모여 달린다. 수술은 3개, 암
술은 1개이며, 암술대는 3개로 갈라진다.
열매는 포과로 타원형이며 꽃받침보다 짧고
옆으로 뚜껑처럼 갈라지며, 흑갈색 윤채가
있는 종자가 1개씩 들어 있다.

분포/ 전국의 집 근처나 들에서 흔히 자라
며, 전세계에 널리 분포한다.

약효/ 전초를 현(莧)이라고 하며, 청열, 이

규(利竅)의 효능이 있고, 적백리(赤白痢), 대
소변불통을 치료한다.

성분/ 다량의 vitamin C와 amaranthin이 함
유되어 있다.

사용법/ 전초는 생즙을 내어 복용하고, 뿌리
는 30g에 물 900mL를 넣고 달인 액을 반으
로 나누어 아침 저녁으로 복용한다.

참고/ 개비름 *A. lividus* L., 줄기가 퍼지거나
눕는 눈비름 *A. deflexus* L., 포과에 주름이
많은 청비름 *A. viridis* L.도 약효가 같다.

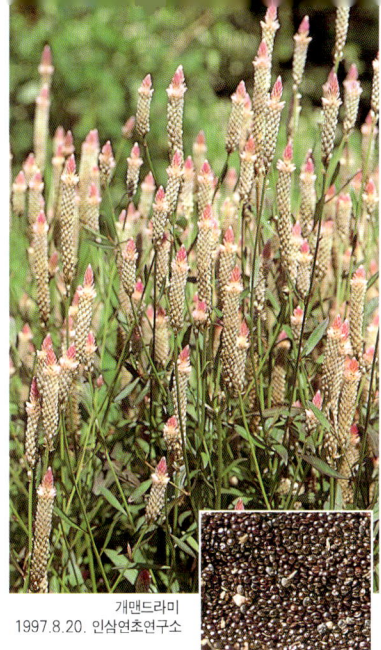

개맨드라미
1997.8.20. 인삼연초연구소

청상자(靑葙子)

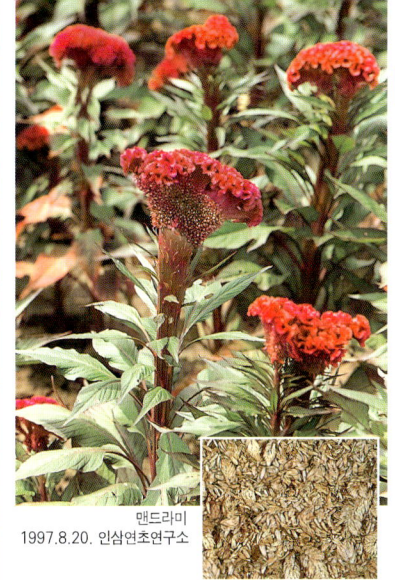

맨드라미
1997.8.20. 인삼연초연구소

계관화(鷄冠花)

115. 개맨드라미　　　　　　[비름과]

Celosia argentea L.

　한해살이풀. 높이 40~80cm. 꽃은 연한 홍색으로 7~8월에 핀다. 꽃받침잎은 바늘 모양, 길이 8~10mm이며, 수술은 5개이다. 열매는 꽃받침보다 짧고 수평으로 갈라지며 여러 개의 종자가 들어 있다.

분포/ 전국의 집 가까이나 들에서 자라며, 전세계에 분포한다.

약효/ 종자를 청상자(靑葙子)라고 하며, 강장, 소염, 해열약으로 거풍열(祛風熱), 청간화(淸肝火)의 효능이 있고, 목적종통(目赤腫痛), 고혈압, 비출혈, 피부소양증을 치료한다.

성분/ 종자에는 nicotinic acid가 함유되어 있다.

사용법/ 종자 15g에 물 700mL를 넣고 달인 액을 반으로 나누어 아침 저녁으로 복용하고, 외용에는 짓찧어서 환부에 바른다.

116. 맨드라미　　　　　　[비름과]

Celosia cristata L.

　한해살이풀. 높이 90cm 가량. 꽃은 7~8월에 꽃줄기 끝에 이삭 꽃차례를 이룬다. 수술은 5개. 열매는 개과(蓋果)로 달걀 모양이며 꽃받침으로 싸여 있고 끝에 암술대가 남아 있으며 흑색 종자가 3~5개 들어 있다.

분포/ 동인도 원산으로, 집 주변에서 관상용으로 심고 있다.

약효/ 꽃을 계관화(鷄冠花)라 하며, 양혈, 지혈의 효능이 있다. 치루로 인한 하혈, 적백리, 토혈, 해혈, 적백대하를 치료한다. 줄기와 잎을 계관묘(鷄冠苗)라 하며, 치창, 이질, 토혈, 비출혈, 혈붕, 담마진을 치료한다. 종자를 계관자(鷄冠子)라 하며, 양혈, 지혈의 효능이 있다. 장풍변혈(腸風便血), 적백리, 붕대, 임탁, 간장병, 눈병을 치료한다.

사용법/ 꽃, 줄기, 잎, 종자 각각 10g에 물 700mL를 넣고 달인 액을 반으로 나누어 아침 저녁으로 복용하고, 외용에는 짓찧어서 환부에 바른다.

목련과 / 木蓮科 / もくれん科 /
Magnoliaceae

큰키나무 또는 떨기나무, 때로는 덩굴
성. 잎은 가장자리가 밋밋하고, 턱잎은 크
다. 꽃은 대개 양성화, 방사 상칭이며,
바깥 꽃덮이 3개는 마치 안쪽 꽃덮이 같
고, 안쪽 꽃덮이는 6~다수이다. 수술은
다수. 배주는 1~수개. 열매는 봉합선을
따라 열개하나 장과 모양인 것은 열개하지
않는다. 배유는 기름 같다. 세계에 10속
100여 종, 우리 나라에 3속 5종이 자란다.

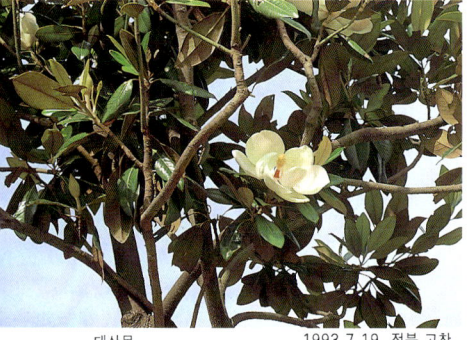

태산목   1993.7.19. 전북 고창

117. 태산목   [목련과]

Magnolia grandiflora L.

늘푸른큰키나무. 높이 5~7m. 꽃은 백색
으로 5~6월에 가지 끝에서 핀다. 꽃잎은 9
~12개, 수술은 많고, 수술대는 자줏빛이다.
열매는 골돌로 타원형이며 길이 7~9cm로
짧은 털로 덮여 있고, 익으면 터져서 주머니
에 있던 적색 종자가 2개씩 나온다.

분포 / 북아메리카 원산으로, 남부 지방의 집
근처에서 재식한다.

약효 / 꽃봉오리를 대화목란(大花木蘭)이라
고 하며, 혈압을 강하시키고, 두통, 코막힘,
치통을 치료한다.

사용법 / 꽃봉오리 10g에 물 700mL를 넣고 달
인 액을 반으로 나누어 아침 저녁으로 복용
하고, 코막힘에 가루를 콧속에 불어넣는다.

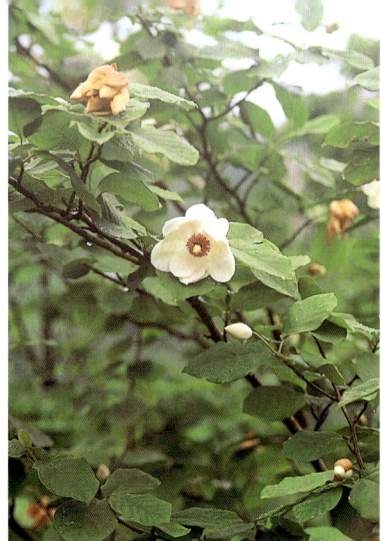

함박꽃나무   1996.7.1. 설악산

118. 함박꽃나무   [목련과]

Magnolia sieboldii K. Koch

갈잎작은큰키나무. 높이 7m 가량. 꽃은 양
성화로 5~6월에 백색 꽃이 밑을 향해 핀다.
열매는 골돌(蓇葖)로 되고 달걀 모양이며
길이 3~4cm로 9월에 익는다. 종자는 타원
형으로 적색으로 익으면 터져서 백색 실에
달려서 나온다.

분포 / 전국의 산에서 자라며, 중국, 일본에
분포한다.

약효 / 꽃봉오리를 천녀목란(天女木蘭)이라
고 하며, 윤폐지해(潤肺止咳) 및 담중대혈
(痰中帶血)의 효능이 있고, 폐허해수(肺虛
咳嗽)와 담중대혈을 치료한다.

성분 / 줄기 껍질 및 뿌리 껍질에는 magnocu-
rarine, magnoflorine, magnolol, honokiol이
함유되어 있으며, magnocurarine, mag-
noflorine은 이완성 운동 마비 작용이 있어서
근육의 강직을 풀어 준다.

사용법 / 꽃봉오리 10g에 물 700mL를 넣고 달
인 액을 반으로 나누어 아침 저녁으로 복용
하거나, 환제 또는 산제로 하여 복용한다.

119. 자목련 [목련과]

Magnolia liliflora Desr.

갈잎큰키나무. 높이 10~15m. 작은 가지는 회갈색이며, 동아(冬芽)에 털이 많다. 잎은 어긋 나고 달걀 모양이며 끝이 갑자기 뾰족해지고, 길이 10~18cm, 너비 5~10cm로 가장자리는 밋밋하며, 양면에 털이 있으나 차츰 없어진다. 꽃은 지름 10cm 정도로 4~5월에 잎이 피기 전에 위를 향하여 핀다. 꽃잎은 6개로 암자색인데, 안쪽은 연한 자줏빛이다. 꽃받침 조각은 3개, 바늘 모양이다. 열매는 원통형으로 갈색이며, 익으면 흰 실같이 생긴 종자 자루에 붉은 종자가 달린다.

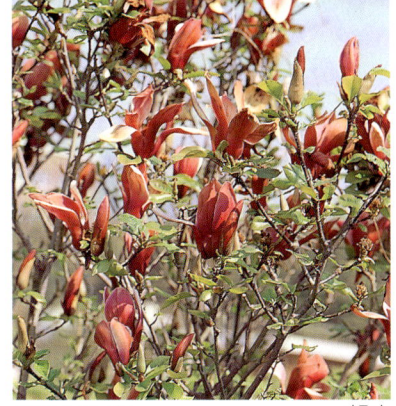

1997.4.25. 대구　　　　　자목련

분포/ 중국 원산으로, 전국에서 심는다.

채취/ 꽃봉오리를 이른 봄에 채취하고, 꽃은 활짝 피었을 때 채취하여 말린다.

약효/ 꽃봉오리를 신이(辛夷)라고 하며, 거풍, 통규의 효능이 있고, 두통, 축농증, 코막힘, 치통을 치료한다. 꽃을 옥란화(玉蘭花)라고 하며, 소염, 익폐화기(益肺和氣)의 효능이 있고, 복통과 불임을 치료한다.

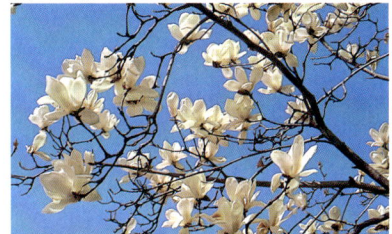

1990.4.15. 충남대학교　　　　백목련

성분/ magnolol, honokiol이 함유되어 있다.

약리 작용/ 신이(辛夷)의 에탄올 엑스를 토끼에게 주사하면 혈압이 강하하고, 달인 액을 쥐나 토끼에게 투여하면 자궁 흥분 작용이 일어나며, 여러 병원균에 대한 항균 작용이 있다. 독성은 매우 적으며, 쥐에게 복강 주사를 할 때 LD$_{50}$ 값은 23g/kg이다.

사용법/ 꽃봉오리 10g에 물 700mL를 넣고 달인 액을 반으로 나누어 아침 저녁으로 복용하거나 환제나 산제로 하여 복용한다. 또 꽃은 20~25개에 물 900mL를 넣고 달여서 매일 아침 복용한다.

참고/ 목련에 비하여 꽃이 자줏빛이고 꽃잎은 곧추서서 반쯤 벌어진다. 꽃이 희고 꽃잎이 넓게 벌어지는 목련 *M. kobus* DC., 목련보다 꽃잎이 큰 백목련 *M. denudata* Desr.도 약효가 같다.

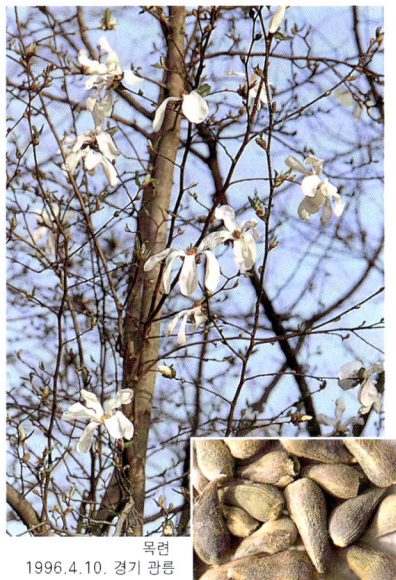

목련
1996.4.10. 경기 광릉

신이(辛夷)

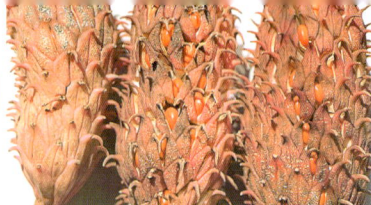

후박자(厚朴子)

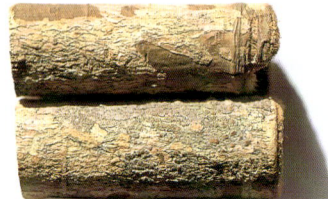

화후박(和厚朴)

120. **일본목련** [목련과]

Magnolia obovata Thunb.

갈잎큰키나무. 높이 20m 가량. 줄기 껍질
은 회백색이고, 잎은 새로 나온 가지 끝에
모여서 어긋 나고 끝이 뾰족하며 가장자리
는 밋밋하고 뒷면은 분백색을 띤다. 꽃은
연한 누른빛이 도는 백색으로 5월에 잎이
나온 다음 가지 끝에 1개씩 달린다. 꽃받침
잎은 3개, 꽃잎은 6~9개이다. 수술과 암
술이 많고, 수술대는 밝은 홍색, 꽃밥은 황
백색이다. 열매는 골돌로 긴 타원형, 길이
15~20cm이며 홍자색으로 익는다.

분포/ 일본 원산으로, 우리 나라 중부 이남
에서 재식한다.

채취/ 줄기 껍질을 5~6월에 채취하여 말
린다.

약효/ 줄기 껍질을 화후박(和厚朴)이라고
하며, 온중(溫中), 하기(下氣), 건위, 정장
(整腸), 수렴, 이뇨, 조습, 소담의 효능이
있고, 흉협비만창통(胸脇痞滿脹痛), 번위,
구토, 숙식불소(宿食不消), 담음천해(痰飮
喘咳)를 치료한다. 꽃을 후박화(厚朴花)라
고 하며, 관중, 이기(理氣), 화습, 강역의
효능이 있고, 흉격창민(胸膈脹悶), 비위습
탁(脾胃濕濁)을 치료한다. 열매를 후박자

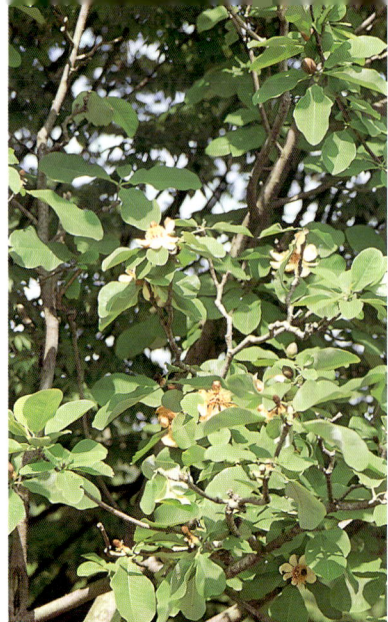

일본목련   1994.6.1. 충남대학교

(厚朴子)라고 하며, 이기(理氣), 온중, 소식
(消食), 명목(明目), 익기(益氣)의 효능이
있고, 식체, 위부팽만을 치료한다.

성분/ 줄기 껍질 및 뿌리 껍질에는 magnocu-
rarine, magnoflorine, magnolol, honokiol이
함유되어 있다.

약리 작용/ magnolol, honokiol은 충치균을 비
롯한 여러 가지 병원균의 성장을 억제하는 작
용이 강하다. magnocurarine, magnoflorine
은 이완성 운동 마비 작용이 있어서 근육의
강직을 풀어 준다.

사용법/ 줄기 껍질 10g에 물 700mL를 넣고 달
인 액을 반으로 나누어 아침 저녁으로 복용하
거나 환제 또는 산제로 하여 복용한다. 꽃과
열매는 5g에 물 500mL를 넣고 달인 액을 반
으로 나누어 아침 저녁으로 복용한다.

참고/ 이 식물을 일본에서는 후박(厚朴)으로
주로 사용하며, 중국의 후박과 성분이 유사
하다.

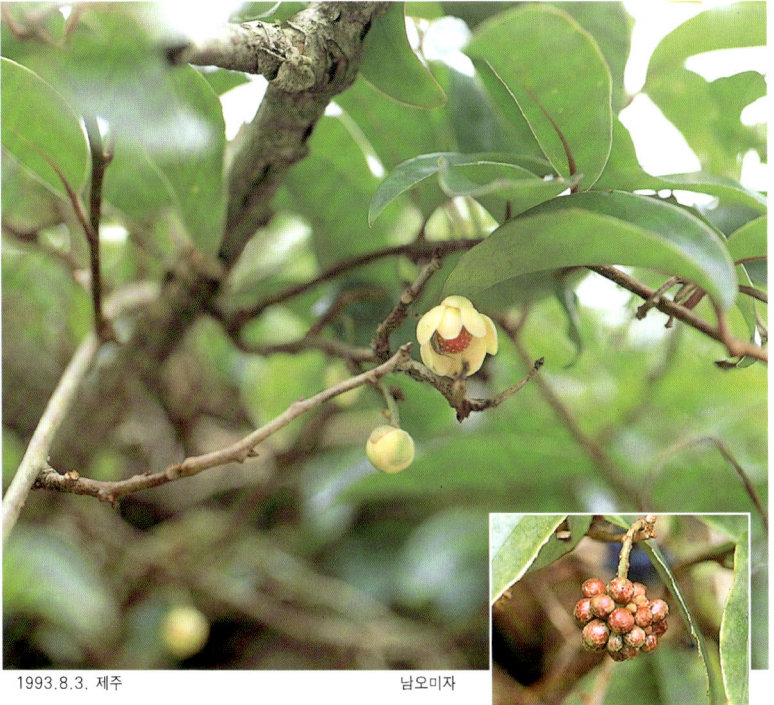

1993.8.3. 제주 　　　　　　　　　남오미자

남오미자(南五味子)

121. 남오미자　　　　　　　　[목련과]

Kadsura japonica (L.) Dunal

늘푸른 덩굴나무. 길이 3m 가량. 꽃은 연한 황백색으로 지름 2cm 가량, 단성 또는 양성이며 7~8월에 잎겨드랑이에서 나와 밑으로 처진다. 꽃받침잎은 2~4개, 꽃잎은 6~8개이며, 암술과 수술이 많다. 열매는 지름 2~3cm로 적색 장과(漿果)가 밀착하여 둥글게 되고 9월에 익는다.

분포/ 제주, 남쪽 섬 산기슭의 양지에서 자라며, 일본, 중국, 대만에 분포한다.

채취/ 열매를 가을에 채취하여 말린다.

약효/ 열매를 남오미자(南五味子)라고 하며, 자양, 강장, 진해약으로 쓰인다. 폐렴, 자신(滋腎), 생진액, 수한(收汗), 삽정(澁精), 시사의 효능이 있고, 폐허해수, 구갈, 자한, 도한, 몽정, 유정, 만성하리를 치료한다.

성분/ 줄기에 lignan계 화합물인 kadzurin, acetylbinankadsurin A, angeloylbinankadsurin A, caproylbinankadsurin A, heteroclitin A-G 등이 함유되어 있다.

약리 작용/ 에탄올 추출물 또는 kadzurin을 쥐에게 투여하면 항산화 작용이 나타난다.

사용법/ 열매 10g에 물 700mL를 넣고 달인 액을 반으로 나누어 아침 저녁으로 복용하고, 외용에는 가루로 만들어 문지르거나 달인 액으로 환부를 씻는다.

참고/ 오미자속(*Schizandra*)에 비하여 잎이 늘 푸르고 꽃턱이 길게 늘어지지 않으며 열매는 둥글게 모여 달린다.

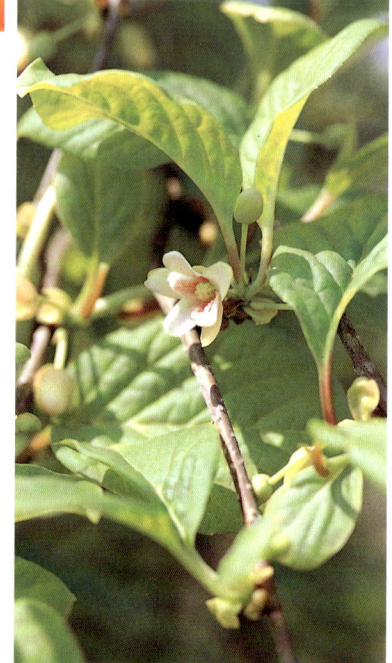

오미자   1987.6.24. 팔공산

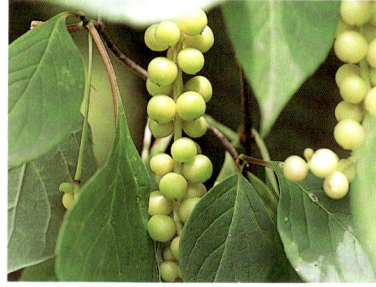

오미자(五味子) 생것

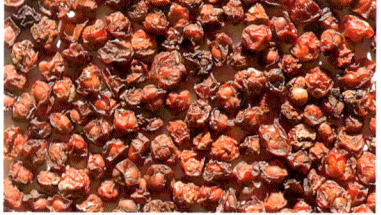

오미자(五味子)

122. 오미자 　　　　　　　[목련과]

Schizandra chinensis (Turcz.) Baillon

갈잎 덩굴나무. 잎은 어긋 나고 타원형이며, 길이 7~10cm, 너비 3~5cm이다. 꽃은 암수딴그루로 붉은빛이 도는 황백색이며 6~7월에 피고 지름 15mm 가량이다. 꽃덮이 조각은 6~9개, 수술은 5개, 암술은 많다. 꽃이 핀 다음 꽃턱은 길이 3~5cm로 자라서 열매가 이삭 모양으로 달린다. 열매는 홍색으로 8~9월에 익고 구형이며 1~2개의 종자가 들어 있다.

분포/ 전국 산골짜기에서 자라며, 일본, 만주, 중국, 아무르에 분포한다.

채취/ 전초를 가을부터 겨울까지 채취하여 말린다.

약효/ 열매를 오미자(五味子)라고 하며, 자양, 강장, 진해약으로 쓰인다. 폐렴, 자신(滋腎), 생진액, 수한(收汗), 삽정(澁精), 지사의 효능이 있고, 폐허해수, 구갈, 자한, 도한, 몽정, 유정, 만성하리를 치료한다.

성분/ gomisin A, B, C, D, E, F, G, schizandrin (schizandrol A), deoxyschizandrin (schizandrin A) 등이 함유되어 있다.

약리 작용/ 에탄올 엑스는 중추 신경을 흥분시키고 혈액 순환을 개선시키며 혈압 강하 작용이 있고 자궁을 흥분시키고, 폐렴균, 포도상구균, 녹농간균, 티푸스균 등에 대하여 항균 작용이 있다. 또 에탄올 엑스는 만성간염을 치료하므로 환제나 정제로 제조되어 시판되고 있다.

사용법/ 열매 10g에 물 300mL를 넣고 달인 액을 반으로 나누어 아침 저녁으로 복용하고, 외용에는 가루로 만들어 문지르거나 달인 액으로 씻는다.

참고/ 오미자에 비하여 잎 앞면 중륵이 푹 들어가지 않고, 열매는 검게 익으며, 종자 표면에 돌기가 있는 흑오미자 S. *repanda* (S. et Z.) Radlk.도 약효가 같다.

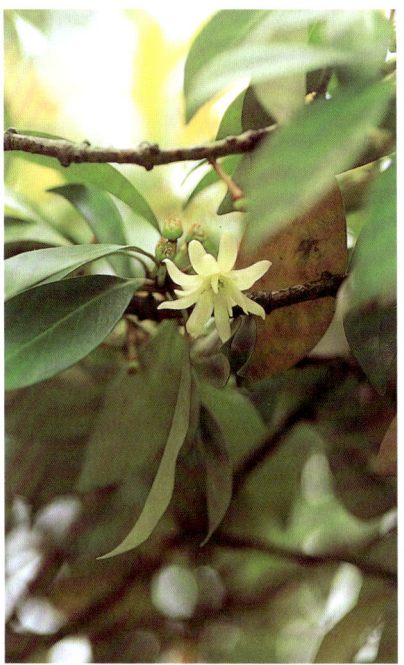

1995.4.10. 제주   붓순나무

붓순나무과 / 木蘭科 / しきみ科 / Illiciaceae

늘푸른작은큰키나무. 잎은 어긋 나고 가죽질이며, 턱잎은 없다. 꽃은 양성화, 방사 상칭으로 잎겨드랑이에 1개씩 달리고, 꽃덮이는 10~25개이다. 수술은 10~25개, 수술대는 굵고, 꽃밥은 안으로 굽는다. 자방은 상위, 암술은 돌려 나고 6~18개가 서로 붙어 별 모양이 된다. 세계에 12 종, 우리 나라에는 1종이 자란다.

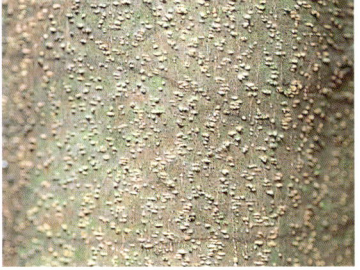

붓순나무(줄기 껍질)

123. 붓순나무   [붓순나무과]

Illicium anisatum L. (*I. religiosum* S. et Z.)

늘푸른작은큰키나무. 높이 3~5m. 줄기 껍질은 회갈색이다. 잎은 어긋 나고 가죽질이며 긴 타원형이다. 꽃은 녹백색으로 4월에 잎겨드랑이에 달린다. 꽃대는 길이 1cm 가량, 꽃받침잎은 6개, 꽃잎은 12개, 길이 10~13mm로 선형이다. 수술은 많으며 길이 3mm 가량이고, 자방은 길이 4mm 가량으로 6~12개이다. 열매는 골돌로 바람개비 같고 지름 2~2.5cm이며 9월에 익는다.

분포 / 제주, 진도, 완도 및 남쪽 섬 산기슭의 물기 있는 곳이나 골짜기에서 자라며, 일본, 중국, 대만에 분포한다.

채취 / 가을에 열매를 채취하여 말린다.

약효 / 열매는 위통, 방광통, 흉부통증을 치료하고, 잎과 가지는 피부병을 치료한다. 향료로도 이용된다.

성분 / safrol, eugenol, anethol, anisatin, neoanisatin, pseudoanisatin, anislactone A, B, illicinone A, B, C, D, 1-allyl-2-methoxy-4,5-methylenedioxybenzene 등이 함유되어 있다.

약리 작용 / anisatin, neoanisatin, pseudoanisatin을 쥐에게 투여하면 picrotoxin을 투여했을 때와 같은 경련이 일어나는데, 투여량을 증가시키면 죽는다.

사용법 / 열매 10g에 물 700mL를 넣고 달인 액을 반으로 나누어 아침 저녁으로 복용하고, 외용에는 짓찧어서 환부에 바른다.

참고 / safrol, eugenol, anethol 등의 향기 성분이 많으므로 염주(念珠)를 만드는 데 이용하며, 줄기 껍질과 열매는 향료로 이용된다.

붓순나무과 · Illiciaceae

117

녹나무과/樟科/くすのき科/Lauraceae
큰키나무 또는 떨기나무. 암수딴그루.
잎은 어긋 나고 홑잎이거나 손바닥 모양으
로 갈라지며 깃꼴맥. 턱잎은 없다. 꽃은
양성화 또는 단성화로 방사상으로 배열하
고 잎겨드랑이에 산형·총상·원추 꽃차
례로 달린다. 꽃덮이는 4~6개로 밑이 붙
는다. 수술은 6~12개, 꽃밥은 2~4실로
각 실은 귀덮개 모양의 판이 위쪽으로 젖
혀지면서 열린다. 자방은 1실, 배주는 1개
로 거꾸로 달린다. 열매는 장과, 건과로
영존하는 꽃덮이 밑부분에 의해 둘러싸이
고, 종자는 배유가 없다. 세계에 40속 1500
종 가량, 우리 나라에 7속 14종이 자란다.

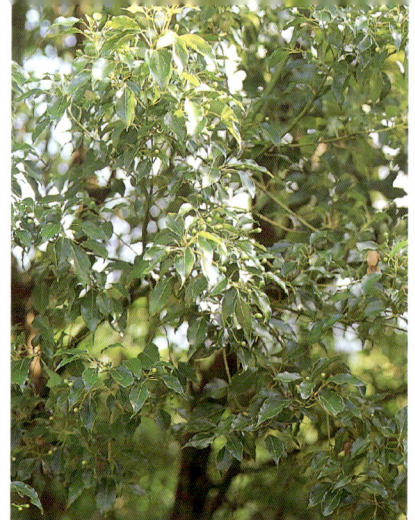

녹나무　　　　　　　　　　1995.9.1. 제주

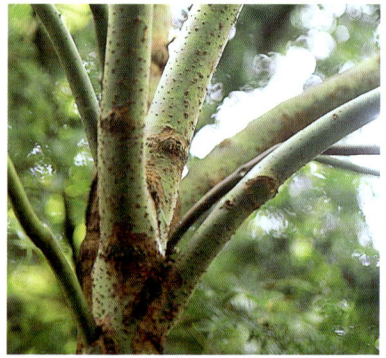

녹나무(줄기)

124. 녹나무 　　　　　　　[녹나무과]

Cinnamomum camphora Sieb.

　늘푸른큰키나무. 작은 가지는 황록색으로
윤채가 있다. 잎은 어긋 나고 3개의 맥이 있
다. 꽃은 백색에서 황색으로 되고 5월에 새
가지의 잎겨드랑이에서 원추 꽃차례로 달린
다. 꽃덮이는 3개씩 2줄로 배열된다. 열매는
장과로 10월에 자흑색으로 익는다.
분포/ 제주도 및 남쪽 섬 산기슭의 양지에서
자라며, 일본, 대만, 중국에 분포한다.
채취/ 줄기는 겨울에, 뿌리는 3~4월에, 잎
은 일년 내내 채취하여 말린다.

약효/ 목재를 장목(樟木)이라고 하며, 거풍
거습, 행기혈(行氣血), 이골절(利骨折)의
효능이 있고, 복통, 곽란, 복창, 각기, 통풍,
개선을 치료한다. 뿌리는 이기(理氣), 활혈,
소종, 지통, 거풍습의 효능이 있고, 심복창
통, 풍습비통, 개선소양을 치료한다. 줄기
껍질을 장수피(樟樹皮)라고 하며, 행기, 지
통, 거풍습의 효능이 있고, 구토하리, 위통,
풍습비통, 동통, 각기, 개선을 치료한다. 잎
은 장수엽(樟樹葉)이라고 하며, 거풍, 제습,
지통, 화담(化痰)의 효능이 있고, 위통, 류
머티스성골통, 개선을 치료한다.

성분/ camphor, camphene, limonene,
safrol, bisabolene, carvacrol, eugenol, azu-
lene 등이 함유되어 있다.

약리 작용/ camphor는 국소 마취, 소염, 진
통의 효능이 있어서 널리 제약 산업에 이용
된다.

사용법/ 목재, 줄기 껍질, 잎 각각 15g에 물
700mL를 넣고 달인 액을 반으로 나누어 아
침 저녁으로 복용한다.

참고/ 잎이나 가지를 자르면 강한 장뇌(樟
腦, camphor) 향기가 난다.

주맥이 있다. 꽃은 황록색으로 5~7월에 원추화서로 달린다. 열매는 장과로 9~10월에 암갈색으로 익는다.

분포/ 온실에서 재식하며, 중국 남부, 인도네시아, 타이, 베트남 등에 분포한다.

약효/ 줄기 껍질을 계피(桂皮)라고 하며, 하초(下焦:배꼽에서 생식기나 항문까지의 내장 기관)가 허약하고 찬 것에 효능이 있어서, 설사, 구토, 소화불량, 월경불순, 팔다리가 나른한 증상에 좋다. 어린 가지를 계지(桂枝)라고 하는데, 감기 초기에 땀을 내어 열을 내리게 하고, 목 언저리, 등, 팔다리가 쑤시는 증상에 좋다.

성분/ 정유 1~3.4%로서 주성분은 cinnamic aldehyde이고, 이 외에 cinnamyl acetate, ethylcinnamate, benzyl benzoate, benzaldehyde, calamenine, cinnamic alcohol, cinnamic acid, protocatechuic acid 등이 함유되어 있다.

약리 작용/계피의 물 추출물 50~100mg/kg을 쥐의 복강에 주사하거나 위장에 관류시키면 궤양을 억제하는 작용이 나타난다. 그리고 cinnamic aldehyde와 cinnamic acid는 혈소판 억제 효능이 있다. cinnamic aldehyde 50~500μg을 쥐에서 적출한 심장에 투여하면 심장근육이 수축된다.

사용법/ 계피 또는 계지 2g에 물 1컵(200mL)을 넣어 달여서 복용하거나 술에 담가서 자기 전에 소주잔으로 한 잔씩 복용한다. 계피에 생강을 같은 양으로 배합하여 물에 달여 복용해도 좋다.

참고/ 중국 사람들은 이 식물을 계(桂)라고 하는데, 우리는 이 식물의 껍질을 약으로 사용하는 나무라 하여 계피나무라고 한다. 계피는 신농본초경(神農本草經)의 상품에 수재되어 있을 정도로 오랫동안 사용하여 온 약재이다.

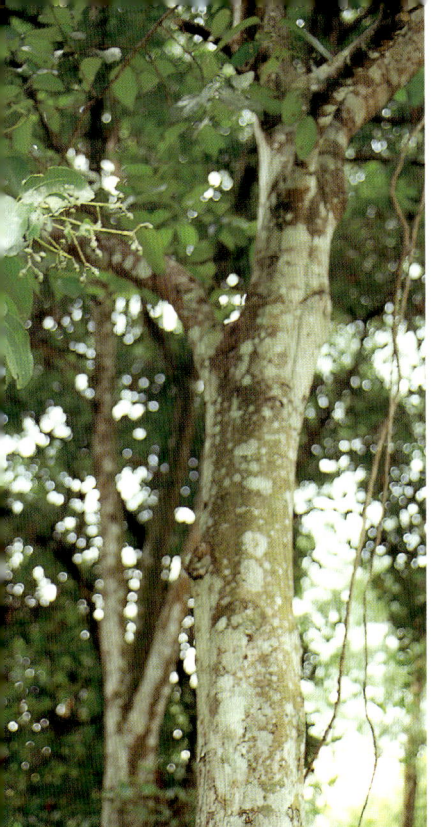

1994.8.25. 중국 상하이(上海)
시솽반나(西雙版納) 약초원
계수나무

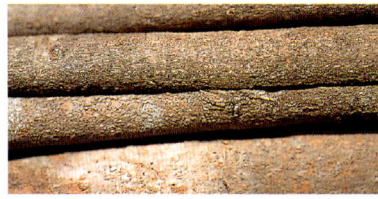

계피(桂皮)

125. 계수나무 　　　　　[녹나무과]

Cinnamomum cassia Sieb.

늘푸른중간키나무. 줄기 껍질은 매끄럽고 회갈색을 띠며, 어린 가지는 4개의 능선이 있고 잎은 어긋나며, 3개의 뚜렷한

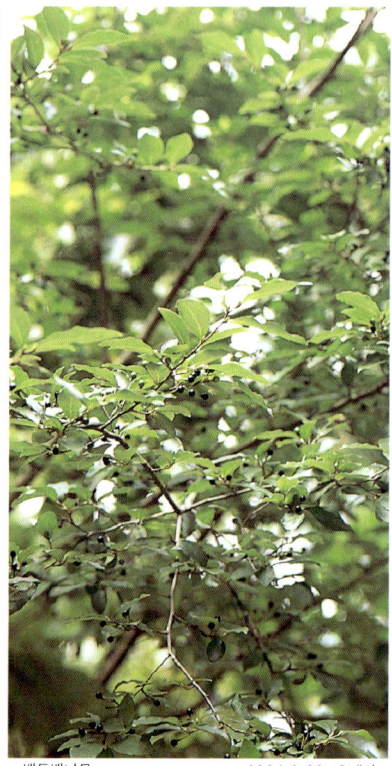

백동백나무   1994.9.20. 오대산

126. **백동백나무**(감태나무)   [녹나무과]

Lindera glauca (S. et Z.) Blume

갈잎떨기나무. 높이 5m 가량. 꽃은 황색으로 4~5월에 핀다. 암술은 1개이다. 열매는 지름 8~9mm로 장과이며 둥글고 9월에 흑색으로 익는다.

분포/ 황해 및 강원 이남의 산기슭의 양지에서 자라며, 일본, 중국, 대만에 분포한다.

약효/ 열매를 산호초(山胡草)라고 하며, 중풍불어(中風不語), 심복냉통(心腹冷痛)을 치료한다. 잎을 산호초엽(山胡草葉)이라 하며, 거풍, 해독, 산어, 지혈의 효능이 있고, 감모(感冒), 근골동통, 타박상을 치료한다.

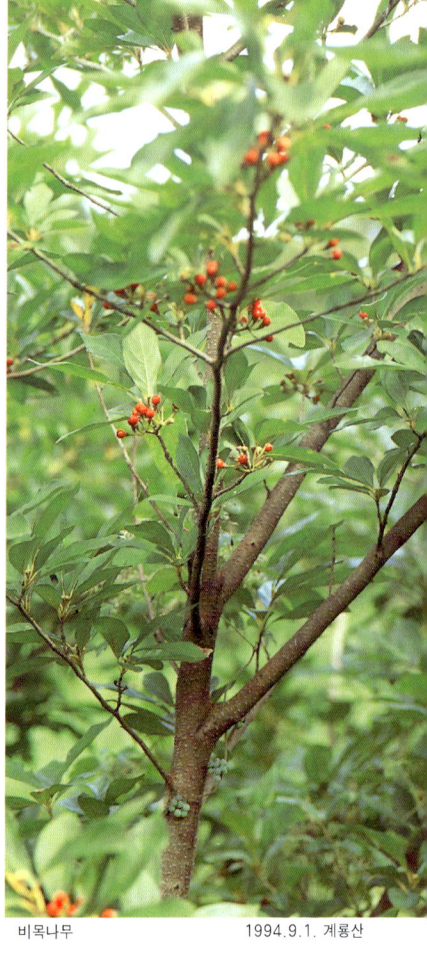

비목나무   1994.9.1. 계룡산

사용법/ 열매 10g에 물 700mL를 넣고 달인 액을 반으로 나누어 아침 저녁으로 복용한다.

참고/ 잎의 너비가 좁고 열매가 적색으로 익는 비목나무 *L. erythrocarpa* Makino도 약효가 같다.

127. 생강나무   [녹나무과]

Lindera obtusiloba Blume

갈잎작은큰키나무. 높이 3m 가량. 꽃은 암수딴그루로 3월에 잎보다 먼저 피고 황색이며 꽃대가 없는 산형 꽃차례에 많이 달린다. 열매는 검은 장과로 둥글며 지름 7~8mm로 9월에 흑색으로 익는다.

분포/ 전국 숲 속 그늘이나 산골짜기에서 자라며, 일본, 만주, 중국에 분포한다.

약효/ 줄기 껍질을 삼찬풍(三鑽風)이라고 하며, 활혈, 산어(散瘀), 소종(消腫), 서근(舒筋)의 효능이 있고, 타박상, 어혈종통을 치료한다.

성분/ 줄기 껍질, 잎, 가지에는 capric acid, lauric acid, myristic acid, linderic acid, oleic acid, linoleic acid 등이 함유되어 있다.

사용법/ 줄기 껍질 10g에 물 700mL를 넣고 달인 액을 반으로 나누어 아침 저녁으로 복용하고, 외용에는 짓찧어서 환부에 붙이거나 바른다.

참고/ 가지를 꺾으면 생강 냄새가 나므로 생강나무라고 한다.

128. 센달나무   [녹나무과]

Machilus japonica S. et Z.

늘푸른큰키나무. 높이 10m 가량. 줄기 껍질은 회갈색 또는 황갈색이다. 잎은 어긋 나고 끝이 차츰 좁아져 꼬리처럼 길다. 꽃은 연한 황록색으로 5월에 핀다. 꽃덮이 조각은 3개씩 2줄, 수술은 3개씩 3줄로 배열된다. 열매는 장과로 둥글며 다음 해 8~9월에 흑자색으로 익는다.

분포/ 남부 해안, 제주도, 울릉도, 남쪽 섬에서 자라며, 일본, 대만에 분포한다.

약효/ 줄기 껍질을 홍남피(紅楠皮)라고 하며, 좌상근(挫傷筋), 전근족종(轉筋足腫), 토사부지(吐瀉不止)를 치료한다.

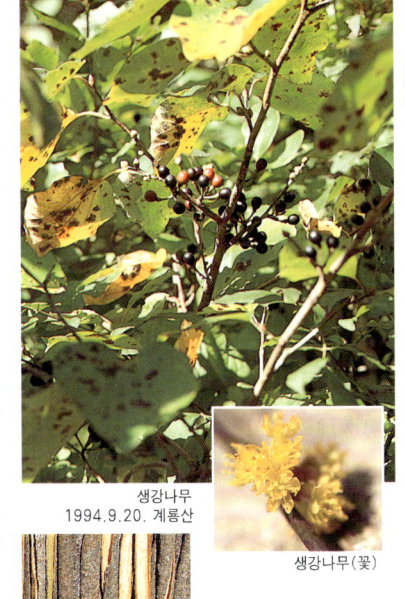

생강나무
1994.9.20. 계룡산

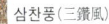

생강나무(꽃)

삼찬풍(三鑽風)

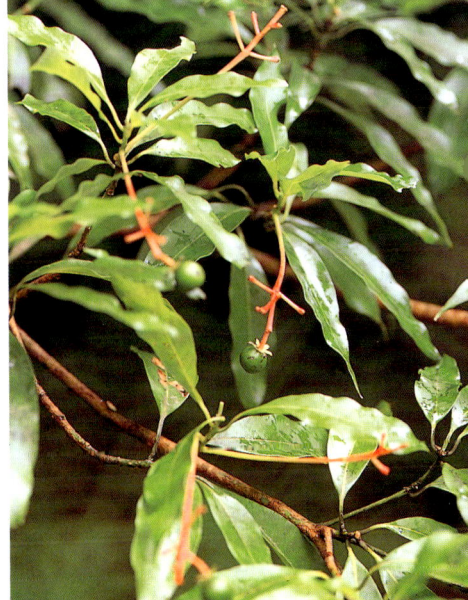

1995.8.20. 제주   센달나무

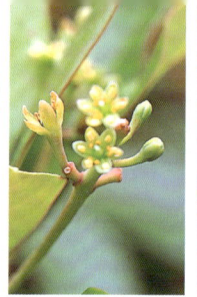

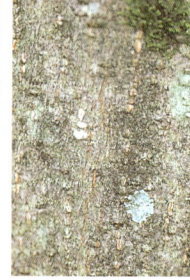

후박나무(꽃)   홍남피(紅楠皮)

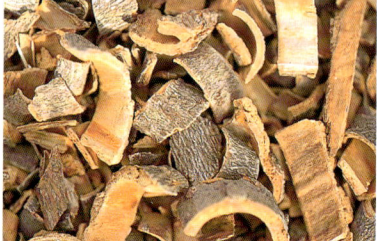

홍남피(紅楠皮) 자른 것

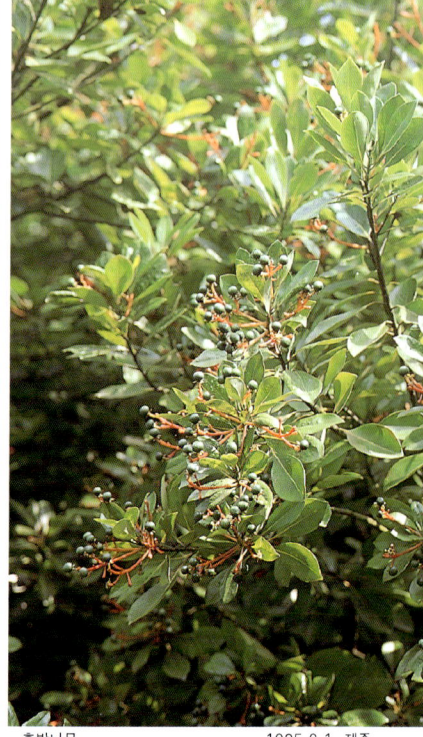

후박나무   1995.9.1. 제주

녹나무과 · Lauraceae

129. 후박나무 [녹나무과]

Machilus thunbergii S. et Z.

늘푸른큰키나무. 높이 20m 가량. 줄기 껍질은 암갈색에 줄무늬가 있고 평활하다. 꽃은 황록색의 양성화로 5~6월에 잎겨드랑이에 원추 꽃차례로 달린다. 꽃덮이 조각은 3개씩 2줄, 수술은 3개씩 4줄로 배열되며, 안쪽의 3개는 꽃밥이 없고, 암술은 1개이다. 열매는 장과로 둥글고 지름 1.4cm 정도이며 다음 해 7월에 흑자색으로 익는다. 열매 자루는 적색이다.

분포/ 남부 해안, 제주도, 울릉도, 남쪽 섬 바닷가 산기슭에서 자라며, 일본, 중국, 만주에 분포한다.

채취/ 전초를 가을부터 겨울까지 채취하여 말린다.

약효/ 줄기 껍질을 홍남피(紅楠皮)라고 하며, 좌상근(挫傷筋), 전근족종(轉筋足腫), 토사부지(吐瀉不止)를 치료한다.

성분/ α-pinene, β-pinene, camphene, caryophyllene, machilin A, B, C, D, E, norarmepavine, reticulin, lignoceric acid, catechol, quercetin 등이 함유되어 있다.

약리 작용/ 물로 달인 액은 쥐, 토끼의 소장의 긴장을 저하시킨다.

사용법/ 좌상근의 치료에는 줄기 껍질에 소금을 넣고 짓찧어서 붙이고, 전근족종에는 줄기 껍질을 물에 달인 액으로 훈증하고 씻으며, 토사부지에는 줄기 껍질 10g에 물 400mL를 넣고 달인 액을 반으로 나누어 아침 저녁으로 복용한다.

참고/ 우리 나라에서는 줄기 껍질을 한후박(韓厚朴) 또는 토후박(土厚朴)이라 하여 사용하나 이는 잘못이다. 중국과 일본에서는 목련속(*Magnolia*)의 줄기 껍질을 후박(厚朴)으로 사용한다.

미나리아재비과 / 毛茛科 / きんぽうげ科 / Ranunculaceae

한해살이 또는 여러해살이풀. 드물게 떨기나무와 덩굴성인 것도 있다. 잎은 겹잎이 많고, 홑잎으로는 톱니가 있지만 없는 것도 있다. 꽃은 양성화이며 총상 또는 원추상으로 달리거나 줄기 끝에 1개씩 달리고, 꽃덮이는 4~다수, 방사 상칭 또는 좌우 상칭. 수술은 다수로 떨어져 있으며, 꽃밥은 안으로 굽고 세로로 갈라진다. 심피는 다수로 때로는 서로 떨어진다. 열매는 수과 또는 골돌이며, 배(胚)는 작고, 배주는 도생(倒生)이며 비스듬히 위로 향한다. 세계에 40속 1500여 종, 우리 나라에는 21속 106종이 분포한다.

130. **각시투구꽃** [미나리아재비과]

Aconitum monanthum Nakai

여러해살이풀. 높이 40cm 가량. 잎은 어긋나고, 밑부분의 것은 잎자루가 길지만 위로 올라갈수록 짧아진다. 잎몸은 3~8개로 갈라지고, 각 조각이 다시 잘게 갈라진다. 꽃은 짙은 자줏빛으로 7~8월에 원줄기 끝에 1~3개가 달린다. 꽃받침잎은 5개로 꽃잎 같은데, 뒤쪽 것은 고깔 모양이며 앞쪽이 부리처럼 나와 있고, 옆의 것은 거의 둥글며 앞으로 나온다.

분포/ 백두산에서 자란다.

약효/ 뿌리줄기를 초오(草烏)라고 하며, 진경 및 진통약으로 사용한다.

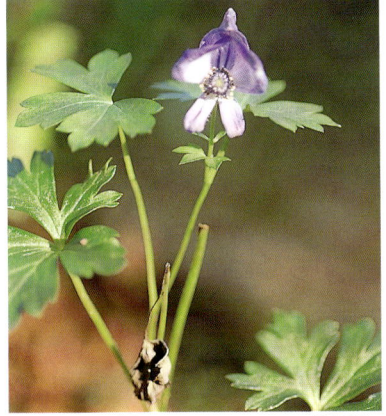

1996.10.5. 제주   한라바꽃

131. **한라바꽃**(한라돌쩌귀) [미나리아재비과]

Aconitum napiforme Lév. et Vnt.

여러해살이풀. 높이 0.5~1m. 잎은 어긋나고 3개로 완전히 갈라진다. 꽃은 청자색으로 9월에 핀다. 꽃받침 조각은 5개로 꽃잎 같은데, 위쪽의 것은 고깔 모양이며, 2개의 잎은 위쪽 꽃받침 속으로 들어가 꿀샘이 된다. 수술은 많으며, 자방은 3개로 털이 없고, 열매는 골돌이다.

분포/ 제주도, 지리산에서 자라며, 중국, 만주, 일본에 분포한다.

약효/ 뿌리줄기를 초오(草烏)라고 하며, 진경 및 진통약으로 사용한다.

사용법/ 뿌리줄기 5g에 물 700mL를 넣고 달인 액을 밤으로 나누어 아침 저녁으로 복용한다.

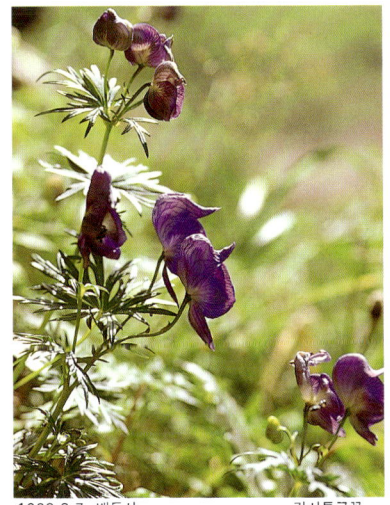

1993.8.7. 백두산   각시투구꽃

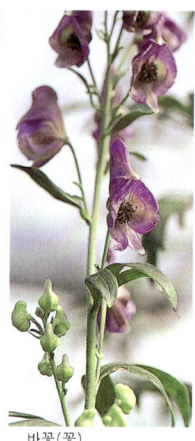

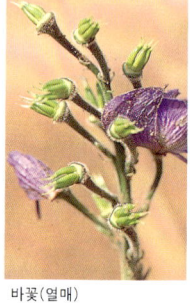

바꽃(열매)

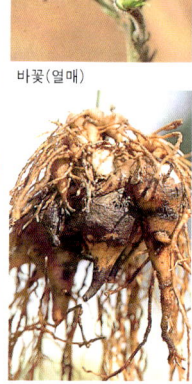

바꽃(꽃)

부자(附子) 부자(附子) 생것

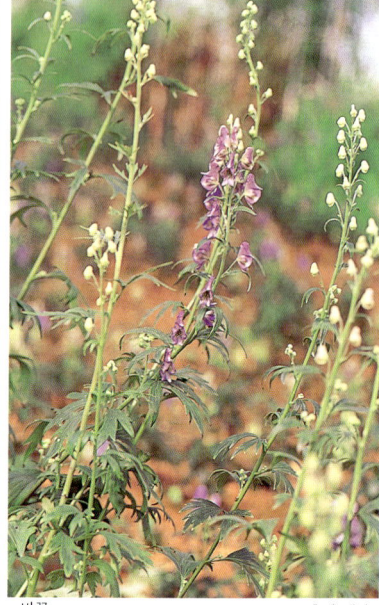

바꽃 1997.10.3. 충남 태안

132. 바꽃(부자) [미나리아재비과]

Aconitum carmichaelli Debx.

여러해살이풀. 높이 60~120cm. 뿌리줄기는 방추형이다. 꽃은 9~10월에 핀다. 꽃받침잎은 5개로 남자색이고 꽃잎 같으며, 위쪽의 것은 고깔 같고 앞이마 쪽이 나와 있으며, 옆의 것은 거의 둥글며 옆으로 서고, 밑부분의 2개는 비스듬히 밑으로 퍼진다. 꽃잎은 2개로 긴 발톱을 구부린 것 같으며, 털은 없으나 수술은 다수이고, 자방은 3~5개로 짧은 털이 있다. 열매는 골돌로 길이 1.5~1.8cm이며, 종자에는 막질의 날개가 있다.

분포/ 중국 원산으로, 우리 나라 서해안, 경북, 지리산 부근에서 재배한다.

채취/ 가을에 뿌리줄기를 채취하여 말린 것을 찬물에 담그고 매일 2~3회씩 물을 갈아주며 맛을 보아, 아린 맛이 적어지면 건져서 부자 50kg, 감초(甘草) 3kg, 검정콩 5kg을 넣

고 삶는다. 감초와 검정콩을 제거하고 부자가 약간 건조되면 잘라서 햇볕에 말린다.

약효/ 뿌리줄기를 부자(附子)라고 하며, 진경 및 진통약으로 사용한다.

성분/ 뿌리줄기에는 aconitine, hypaconitine, mesaconitine, deoxyaconitine, beiwutine, tuguaconitine, higenamine, yokonoside 등의 알칼로이드가 함유되어 있다.

약리 작용/ aconitine 은 소량 사용시 온열중추를 진정시키고 심장 기능을 저하시킴으로써 해열 및 정심(靜心) 작용을 나타내며, 최토 작용, 진통 작용, 혈관 확장 작용 등이 있다. 진통 작용은 mesaconitine, aconitine, hypaconitine 순으로 강하다. higenamine은 10억분의 1 농도에서 강심 작용을 나타낸다.

사용법/ 뿌리줄기 5g에 물 700mL를 넣고 달인 액을 반으로 나누어 아침 저녁으로 복용한다.

133. 투구꽃 (지리바꽃, 진돌쩌귀풀, 그늘돌쩌기, 세잎돌쩌기) [미나리아재비과]

Aconitum jaluense Komar.

여러해살이풀. 높이 1m 가량. 줄기는 곧추서고, 잎은 어긋 난다. 꽃은 자줏빛으로 9월에 총상 꽃차례로 달리며, 작은 꽃대에 털이 많다. 꽃받침잎은 꽃잎 같고 털이 있으며, 위쪽의 것은 고깔 같고 이마쪽에 뾰족하게 나와 있으며, 중앙부의 것은 약간 둥글고, 밑부분의 것은 긴 타원형이다. 꽃잎은 2개이며 긴 대가 있고 가장 윗부분의 꽃받침잎 속에 들어 있다. 수술은 많고, 수술대는 밑부분이 날개처럼 넓어진다. 자방은 3~5개로 털이 많다.

분포/ 전국 산 속 숲에서 자라며, 일본, 만주, 중국에 분포한다.

채취/ 가을에 뿌리줄기를 채취하여 말린 것을 찬물에 담그고 매일 2~3회씩 물을 갈아 주며 맛을 보아, 아린 맛이 적어지면 건져서 뿌리줄기 50kg에 감초 3kg, 검정콩 5kg을 넣고 삶는다. 감초와 검정콩을 제거하고 뿌리줄기가 약간 건조되면 잘라서 햇볕에 말린다.

약효/ 마늘쪽처럼 생긴 뿌리줄기를 초오(草烏)라고 하며, 약용한다.

약리 작용/ 소량의 aconitine은 온열중추를 진정시키고 심장 기능을 저하시킴으로써 해열 및 정심 작용을 나타내며, 최토 작용, 진통 작용, 혈관 확장 작용 등이 있다. 진통 작용은 mesaconitine이 가장 강하고 다음으로 aconitine, hypaconitine 순이다. higenamine은 10억분의 1 농도에서 강심 작용을 나타낸다.

사용법/ 뿌리줄기 5g에 물 700ml를 넣고 달인 액을 반으로 나누어 아침 저녁으로 복용한다.

참고/ 음허, 고열자(高熱者), 소아만경(小兒慢驚), 임산부는 사용을 금한다.

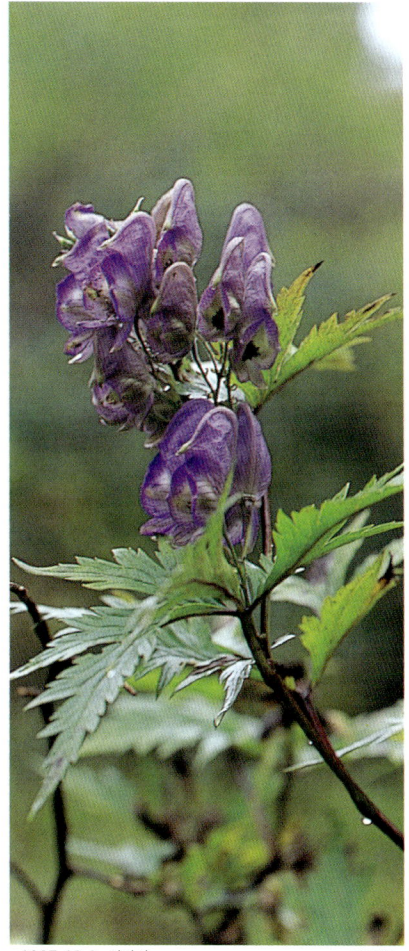

1997.10.9. 설악산　　　　투구꽃

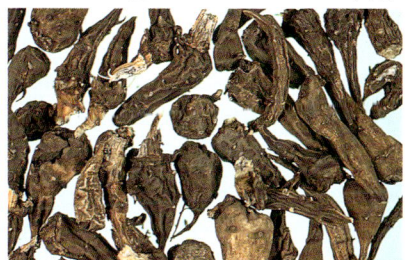

초오(草烏)

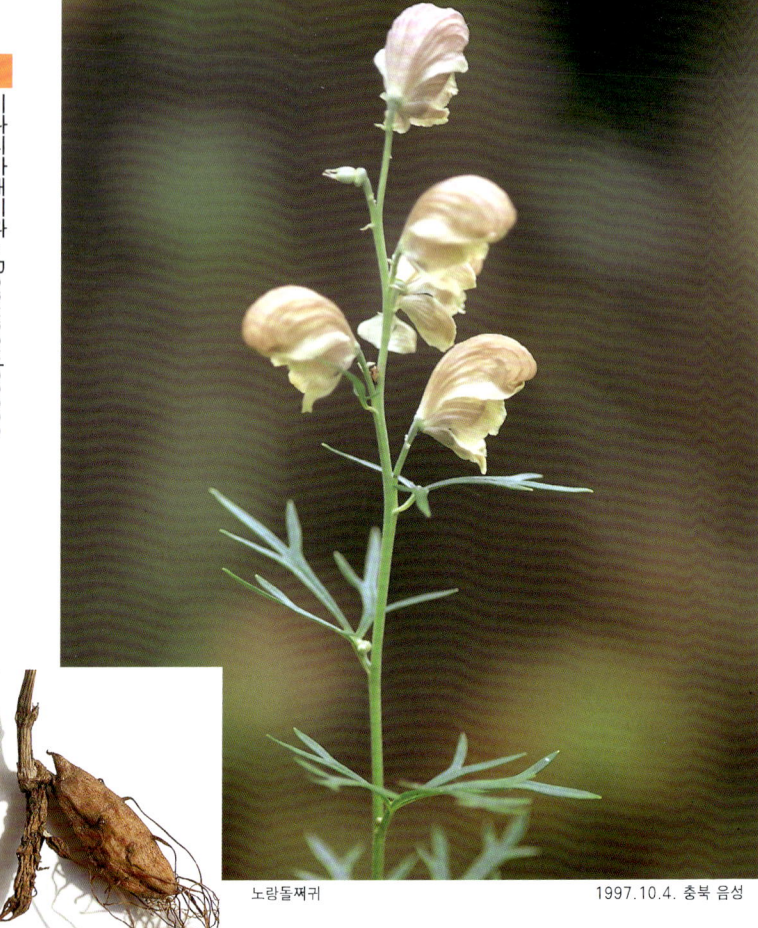

노랑돌쩌귀

1997.10.4. 충북 음성

백부자(白附子)

134. 노랑돌쩌귀(백부자) [미나리아재비과]

Aconitum koreanum R. Raymond

　여러해살이풀. 높이 1m 가량. 줄기는 곧추
서며, 뿌리줄기는 2~3개가 달린다. 잎은
어긋 나고, 꽃은 연한 황색으로 7~8월에 핀
다. 열매는 골돌로 끝에 암술대가 달려 있어
뾰족하다.

분포/ 충북 이북 산골짜기나 산기슭의 숲에
서 자라며, 만주에 분포한다.

약효/ 뿌리줄기를 백부자(白附子)라고 하며,
거풍담(祛風痰), 진경의 효능이 있고, 중풍
에 의한 담옹(痰壅), 안면신경마비, 두통, 류
머티즘에 의한 마비동통, 파상풍, 창양개선,
피부소양, 혈비(血痺)를 치료한다.

성분/ aconitine, hypaconitine 등의 알칼로이
드가 함유되어 있다.

사용법/ 뿌리줄기 5g에 물 700mL를 넣고 달
인 액을 반으로 나누어 아침 저녁으로 복용
한다.

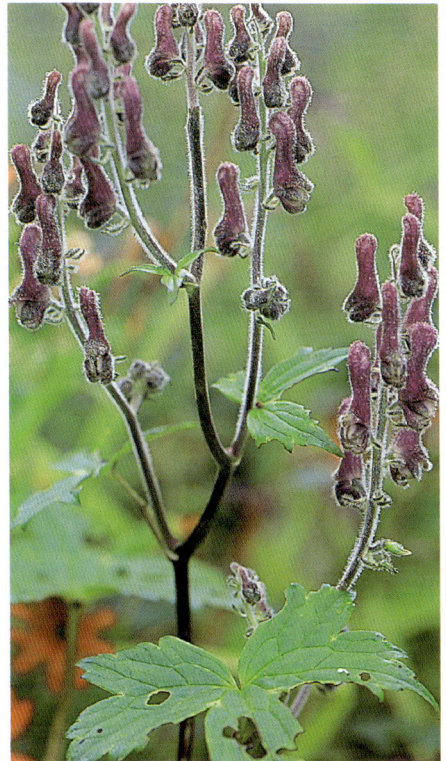

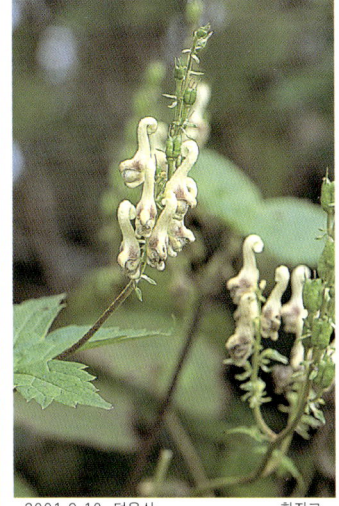

2001.9.10. 덕유산　　　　흰진교

2003.8.22. 강원 금대봉　　　진교

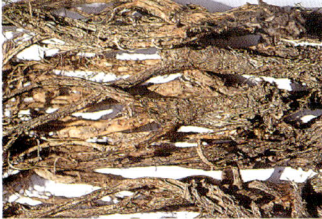

진교(秦艽)

135. 진교(오독도기, 진범) [미나리아재비과]
Lycoctonum loczyanum (R. Raym.) Nakai

　여러해살이풀. 높이 50~80cm. 꽃은 연한 자줏빛으로 8월에 핀다. 열매는 골돌로 3개이며 끝에 뒤로 젖혀진 암술대가 남아 있다.

분포/ 평안도 이남 산골짜기에서 흔히 자라며, 일본에 분포한다.

약효/ 뿌리줄기를 진교(秦艽)라고 하며, 거풍습, 진통, 서근(舒筋), 이수의 효능이 있고, 풍습비통, 관절염, 근골구련을 치료한다.

성분/ lycoctonine, avadharidine, septentrio-dine 등의 알칼로이드가 함유되어 있고, 알칼로이드 분획물은 소량 사용시 온열중추를 진정시키고 심장 기능을 저하시킴으로써 해열 및 정심 작용을 나타내며, 최토 작용, 진통 작용, 혈관 확장 작용 등이 있다.

사용법/ 뿌리줄기 5g에 물 700mL를 넣고 달인 액을 반으로 나누어 아침 저녁으로 복용한다.

참고/ 꽃이 연한 황백색이고 꽃차례에 잔털이 있는 흰진교 *L. longecassidatum* Nakai도 약효가 같다.

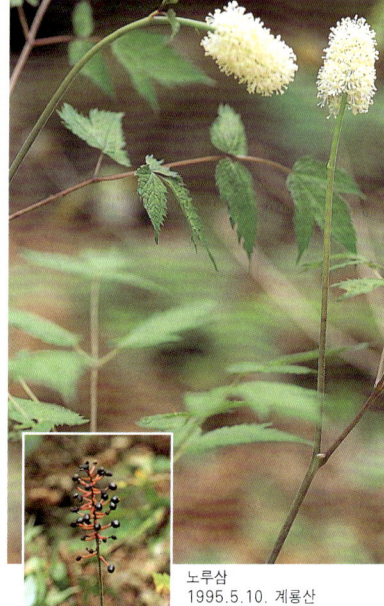

노루삼
1995.5.10. 계룡산

노루삼(열매)

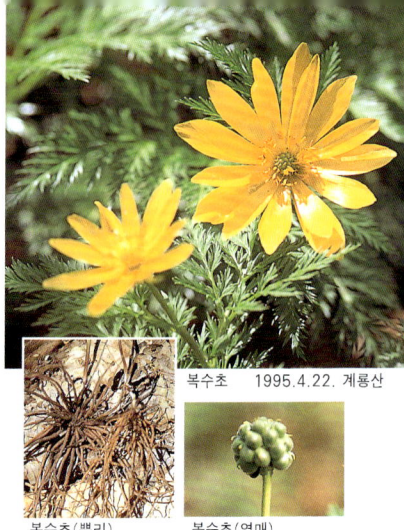

복수초   1995.4.22. 계룡산

복수초(뿌리)   복수초(열매)

136. 노루삼   [미나리아재비과]

Actaea asiatica Hara

여러해살이풀. 높이 40~70cm. 꽃은 백색으로 6월에 핀다. 꽃받침잎은 꽃이 피면 떨어지며, 꽃잎은 넓은 달걀 모양, 길이 2~2.5mm이다. 열매는 장과로 둥글고 지름 6mm 정도이며 흑색으로 익고 수평으로 달린다.

분포 / 제주도를 제외한 전국 산 숲 속에서 자라며, 일본, 만주, 중국, 우수리, 아무르에 분포한다.

약효 / 뿌리줄기를 녹두승마(綠豆升麻)라고 하며, 구풍(驅風), 해표(解表), 진해의 효능이 있고, 감모, 두통, 신경통, 해수, 백일해, 기관지염을 치료한다.

사용법 / 뿌리줄기 15g에 물 700mL를 넣고 달인 액을 반으로 나누어 아침 저녁으로 복용하고, 외용에는 짓찧어서 환부에 바른다.

참고 / 열매가 붉게 익는 붉은노루삼 *A. erythrocarpa* Fischer 도 약효가 같다.

137. 복수초   [미나리아재비과]

Adonis amurensis Regel et Radde

여러해살이풀. 높이 10~30cm. 꽃은 황색으로 4월 초순에 핀다. 열매는 수과로 길이 1cm 가량의 꽃턱에 모여 달려서 전체가 둥글게 보이고 짧은 털이 있다.

분포 / 전국의 산골짜기 숲 속에서 자라며, 일본, 만주, 시베리아에 분포한다.

약효 / 전초를 복수초(福壽草)라 하며, 강심, 이뇨의 효능이 있고, 동계(動悸), 수종(水腫), 전간(癲癎), 심력쇠갈, 울혈성심장기능저하, 심방세동, 심장기능부전으로 인한 수종을 치료한다.

성분 / cymarin, cymarol, corchoroside A, convallatoxin, somalin, umbelliferone, scopoletin 등이 함유되어 있다.

약리 작용 / 전초를 물로 달인 액은 토끼의 심장 수축을 정지시키고, 배당체는 쥐의 자발 운동을 억제하는데, 투여량을 증가시키면 최면 현상이 나타나고, 다량으로 투여하면 카페인의 흥분 작용에 길항한다.

사용법 / 전초 3g을 가루를 내어 술이나 물에 타서 복용한다.

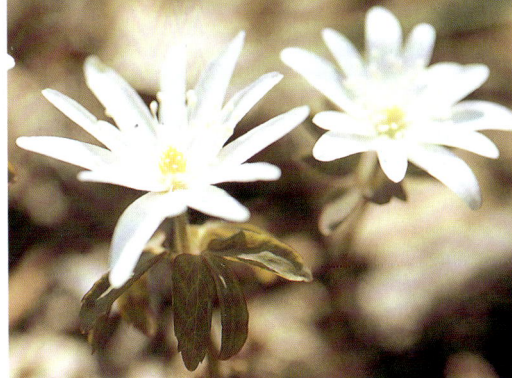

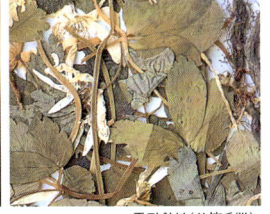

1996.4.7. 계룡산   꿩의바람꽃   죽절향부(竹節香附)

138. **꿩의바람꽃**   [미나리아재비과]

Anemone raddeana Regel

여러해살이풀. 높이 10~15cm. 뿌리줄기는 옆으로 뻗고 방추형으로 약간 비후하다. 꽃은 백색으로 4월에 핀다. 열매는 수과이다.

분포/ 지리산, 덕유산, 계룡산 및 중부 이북의 산지 숲 속에서 흔히 자라며, 일본, 만주, 아무르, 우수리에 분포한다.

약효/ 전초를 죽절향부(竹節香附)라고 하며, 거풍, 소염의 효능이 있고, 사지마비, 종통, 요통, 골절통을 치료한다.

사용법/ 전초 5g에 물 500mL를 넣고 달인 액을 반으로 나누어 아침 저녁으로 복용하거나 환제나 산제로 하여 복용한다.

참고/ 꽃받침 조각이 8~12개로 많고 길이가 너비의 5~8배이며 꽃밥이 둥글고 길이 0.6~0.8mm로 짧은 국화바람꽃 *A. pseudo-altaica* Hara 도 약효가 같다.

139. **바람꽃**   [미나리아재비과]

Anemone narcissiflora L.

여러해살이풀. 높이 20~30cm. 꽃대나 잎이 여러 개 뭉쳐 나며, 전체에 부드러운 털이 있다. 잎몸은 3개로 갈라지고, 작은 잎은 다시 깊게 3개로 갈라진다. 꽃대 상부에 3개의 잎이 돌려 나며, 그 사이에서 자란 5~6개의 꽃대에 지름 2.5cm 가량의 흰 꽃이 각각 1개씩 달린다.

분포/ 경기도와 강원도, 특히 설악산에서 자란다.

약효/ 전초를 죽절향부(竹節香附)라고 하며, 거풍, 소염의 효능이 있고, 사지마비, 종통, 요통, 골절통을 치료한다.

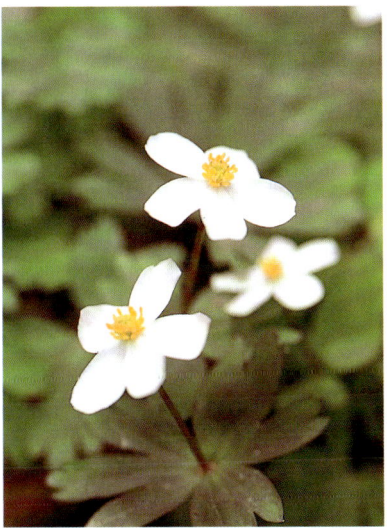

1995.5.2. 광덕산   바람꽃

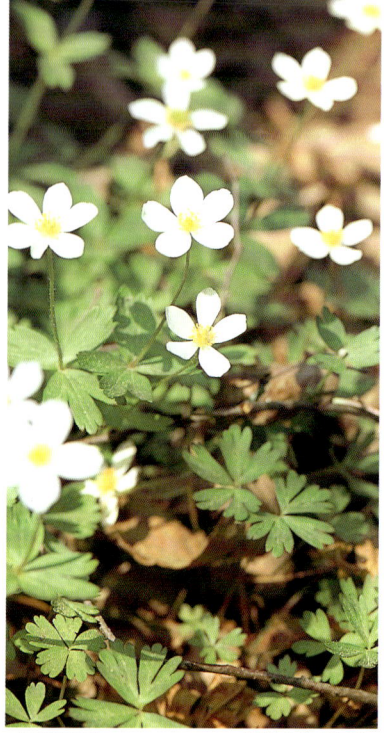

홀아비바람꽃   1995.5.2. 광덕산

140. 홀아비바람꽃 　　　　[미나리아재비과]

Anemone koraiensis Nakai

　여러해살이풀. 높이 20~30cm. 뿌리줄기
는 옆으로 뻗으며 군데군데가 굵어지고, 뿌
리 끝에서 자란 꽃대 상부에는 2회 깃 모양
으로 갈라진 3출 겹잎이 3개 돌려 난다. 꽃
은 백색으로 5월에 핀다. 꽃잎은 없고, 꽃받
침 조각은 5개이다. 열매는 수과이며 털이
있다.

분포/ 경기도와 강원도 이북의 숲 속에서 자
라는 우리 나라 특산이다.

약효/ 전초를 죽절향부(竹節香附)라고 하며,
거풍, 소염의 효능이 있고, 사지마비, 종통,
요통, 골절통을 치료한다.

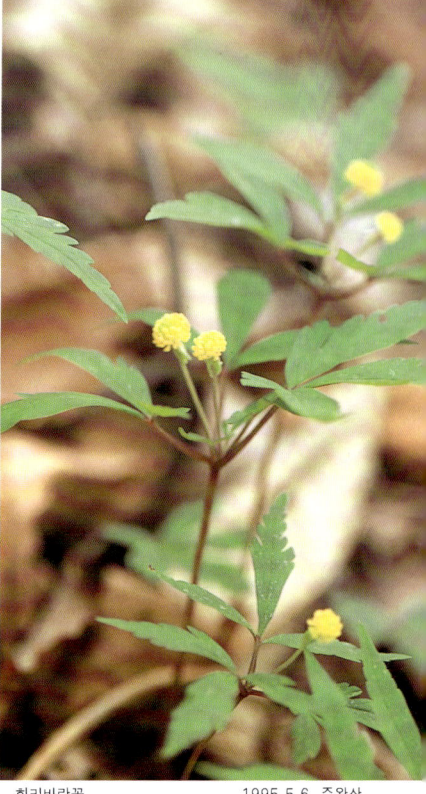

회리바람꽃   1995.5.6. 주왕산

141. 회리바람꽃 　　　　[미나리아재비과]

Anemone reflexa Steph. et Willd.

　여러해살이풀. 높이 20~30cm. 3출 겹잎
이며, 작은 잎은 가장자리가 불규칙하게 깊
게 갈라진다. 꽃은 백색으로 5월에 핀다. 꽃
잎은 없다. 꽃받침 조각은 5개로 꽃잎 같고,
수술은 여러 개, 꽃밥은 황색이다.

분포/ 경기도와 강원도 이북의 숲 속에서 자
란다.

약효/ 전초를 죽절향부(竹節香附)라고 하며,
거풍, 소염의 효능이 있고, 사지마비, 종통,
요통, 골절통을 치료한다.

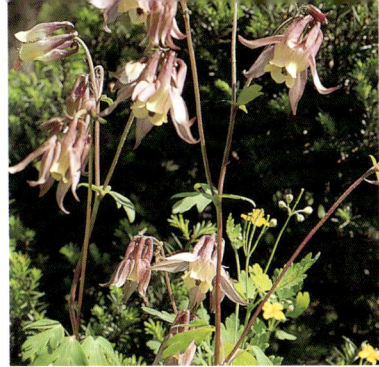

1993.6.15. 한택식물원　　매발톱꽃

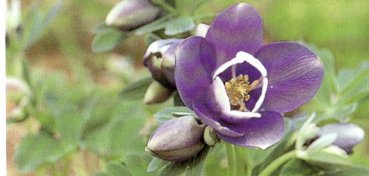

1994.8.2. 백두산　　산매발톱

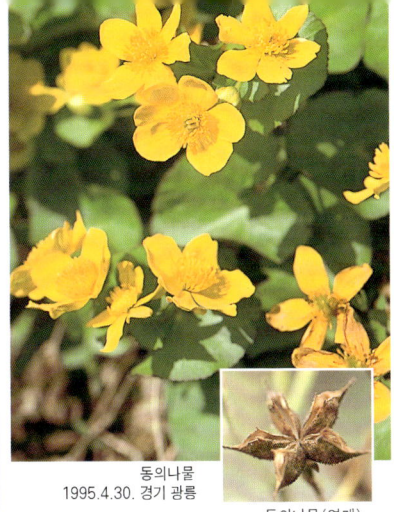

동의나물
1995.4.30. 경기 광릉　　동의나물(열매)

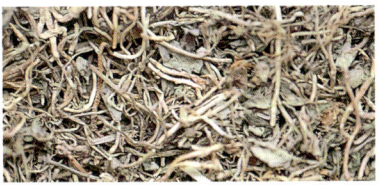

마제초(馬蹄草)

142. 매발톱꽃　　[미나리아재비과]

Aquilegia buergeriana S. et Z. var. *oxysepala*
(Trautv. et Meyer) Kitamura

여러해살이풀. 높이 50~100cm. 꽃은 자
갈색으로 6~7월에 가지 끝에서 긴 꽃대가
나와 밑을 향해 1개씩 달리며 지름 3~4cm
이다. 열매는 대과(袋果)로 5개씩 달린다.
분포/ 전국의 산지에서 자라며, 일본, 만주,
중국에 분포한다.
약효/ 전초를 누두채(漏斗菜)라고 하며, 통
경, 활혈의 효능이 있고, 월경불순 등 부인
병을 치료한다.
성분/ anemonine과 flavonoid계 성분이 함유
되어 있다.
사용법/ 전초 15g에 물 700mL를 넣고 달인
액을 반으로 나누어 아침 저녁으로 복용하
고, 고약으로 만들어 따뜻한 물에 다시 마시
기도 한다.
참고/ 꽃받침이 타원형이고 끝이 둔하며 벽
색(碧色)을 띠는 산매발톱 *A. flabellata* S. et
Z. var. *pumila* (Huth) Kudo도 약효가 같다.

143. 동의나물　　[미나리아재비과]

Caltha palustris L. var. *membranacea* Turcz.

여러해살이풀. 높이 60cm 가량. 뿌리줄기
는 짧고 백색의 굵은 뿌리가 있다. 꽃은 황색
으로 4~5월에 핀다. 열매는 골돌로 4~16
개이고 끝에 암술대가 남아 짧은 부리 모양
이며 길이 1cm 가량이다.
분포/ 전국의 산 속 골짜기나 초원 지대의 물
가에서 자라며, 일본, 만주, 중국, 시베리
아, 아무르에 분포한다.
약효/ 전초 또는 뿌리를 마제초(馬蹄草)라
고 하며, 타박상 및 염좌에 효능이 있다. 잎
은 서풍 및 산한(散寒)의 효능이 있으며, 현
기증, 전신동통을 치료한다.
사용법/ 전초 20g에 물 800mL를 넣고 달인
액을 반으로 나누어 아침 저녁으로 복용하거
나 술에 담가 복용한다.

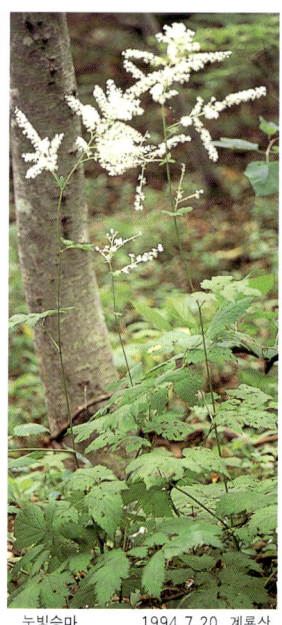

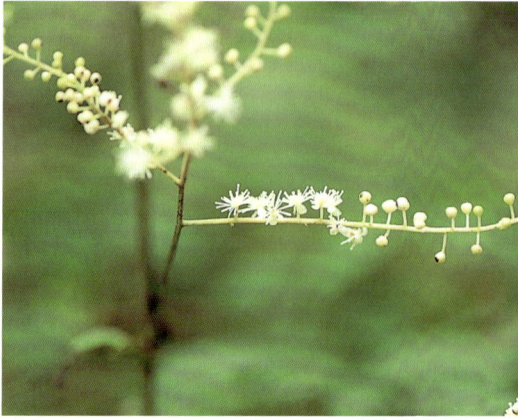

승마   1994.8.27. 설악산

눈빛승마   1994.7.20. 계룡산   승마(升麻) 승마 뿌리줄기   승마(升麻) 눈빛승마 뿌리줄기

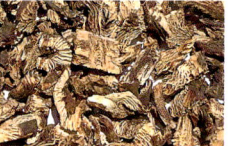

144. 승마(끼멸가리)   [미나리아재비과]

Cimicifuga heracleifolia Kom.

여러해살이풀. 높이 1~1.2m. 뿌리는 굵으며 흑자색. 꽃은 백색으로 8~9월에 원줄기 윗부분에 많이 달린다. 꽃받침잎은 4~5개, 꽃잎은 3~4개로 끝이 대부분 2개로 갈라진다. 수술은 많고, 자방은 자루가 짧다. 열매는 골돌로 많은 자루가 있다. 종자는 타원형으로 옆으로 주름이 있다.

분포/ 지리산 이북의 산 속 숲에서 자라며, 일본, 만주, 중국, 우수리에 분포한다.

채취/ 뿌리줄기를 가을에 채취하여 수염 뿌리를 제거한 뒤 말린 다음 껍질을 약간 벗겨서 황정(黃精)의 즙에 하룻밤 담갔다가 햇볕에 말린 뒤 증기로 쪄서 다시 말린다.

약효/ 뿌리줄기를 승마(升麻)라고 하며, 승양(昇陽), 발표(發表), 투진(透疹), 해독의 효능이 있고, 급성전염병, 두통, 한열, 인후통, 구창, 구사구리(久瀉久痢), 탈항, 자궁 탈출을 치료한다.

성분/ cimicifugine, salicylic acid, caffeic acid, cinitin 등이 함유되어 있다.

약리 작용/ 물로 달인 액은 결핵균 및 피부진균에 대한 항균 작용이 있고, 토끼에게 주사하면 혈압 강하 작용, 심근 억제 작용, 심박동 감소 작용이 나타나고, 자궁 흥분 작용이 있다.

사용법/ 뿌리줄기 10g에 물 700mL를 넣고 달인 액을 반으로 나누어 아침 저녁으로 복용하고, 외용에는 가루로 하여 붙이거나 달인 액으로 양치질을 한다.

참고/ 꽃이 엷은 황색이고 냄새가 나는 황새승마 C. foetida L., 승마에 비해 잎이 겹깃 모양으로 3출하는 눈빛승마 C. dahurica (Turcz.) Maxim. 도 약효가 같다.

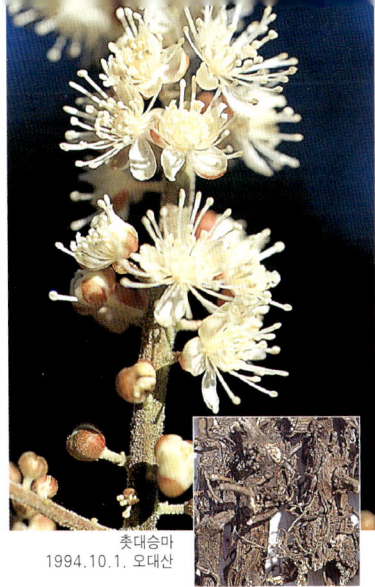

촛대승마
1994.10.1. 오대산

야승마(野升麻)

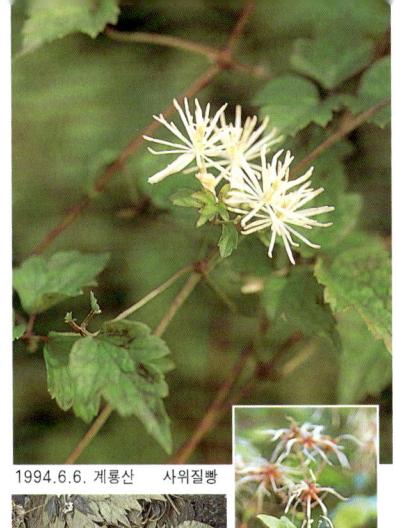

1994.6.6. 계룡산   사위질빵

여위(女萎)

사위질빵(열매)

145. 촛대승마 [미나리아재비과]

Cimicifuga simplex Wormsk.

여러해살이풀. 높이 1m 가량. 꽃은 백색, 길이 20~30cm로 6~7월에 원줄기 끝에 총상 꽃차례로 달리며 양성화와 수꽃이 있다.

분포 / 지리산 이북의 산 속 숲에서 자라며, 일본, 만주, 중국, 우수리에 분포한다.

약효 / 뿌리줄기를 야승마(野升麻)라고 하며, 해열, 해독, 산풍(散風), 승양(昇陽), 투진(透疹)의 효능이 있고, 두통, 인후통, 하리, 탈항을 치료한다.

성분 / cimicifugoside, methylcimicifugoside, acethylcimicifugoside, cimigenoside, cimicifugenol, ammiol, cimicifugine 등이 함유되어 있다.

사용법 / 뿌리줄기 5g에 물 600mL를 넣고 달인 액을 빈으로 나누어 아침 서녁으로 복용한다.

참고 / 승마에 비하여 작은 꽃대의 길이가 5~10mm이고, 밑의 잎은 3회 3출, 위의 잎은 2~3회 3출한다.

146. 사위질빵 [미나리아재비과]

Clematis apiifolia A. P. DC.

갈잎 덩굴 식물. 길이 3m 가량. 꽃은 백색으로 7~9월에 핀다. 수술은 꽃받침과 길이가 거의 같다. 열매는 수과로 5~10개씩 모여 달리고 털이 있으며 백색 또는 연한 갈색 털이 있는 긴 암술대가 달려 있다.

분포 / 전국의 산야에서 흔히 자라며, 일본, 만주, 중국에 분포한다.

약효 / 지상부를 여위(女萎)라고 하며, 사리(瀉痢), 탈항, 간질에 효능이 있고, 말라리아, 임산부 부종, 곽란설사, 근골동통을 치료한다.

사용법 / 지상부 10g에 물 700mL를 넣고 달인 액을 반으로 나누어 아침 저녁으로 복용하거나 환제로 하여 복용하고, 외용에는 태워서 연기를 쐰다.

참고 / 잎이 2회 3출하고 작으며 수과에 털이 거의 없는 좀사위질빵 *C. brevicaudata* A. P. DC. 도 약효가 같다.

133

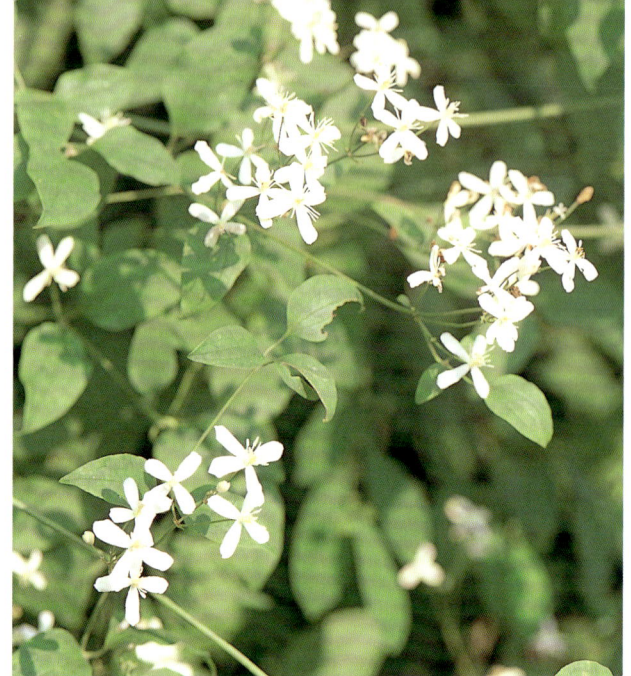

으아리   1997.7.24. 치악산

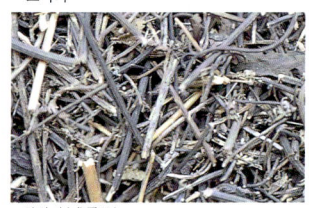

위령선(威靈仙)

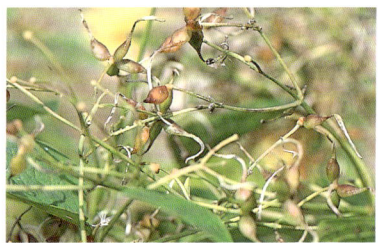

으아리(열매)

147. 으아리   [미나리아재비과]

Clematis mandshurica Rupr.

갈잎 덩굴 식물. 길이 2m 가량. 꽃은 6~8월에 핀다. 열매는 수과로 달걀 모양이며 백색 털이 있는 길이 2cm 가량의 꼬리 같은 암술대가 달려 있고 9월에 익는다.
분포/ 전국의 숲 가장자리나 들에서 흔히 자라며, 일본, 만주, 중국에 분포한다.
약효/ 뿌리를 위령선(威靈仙)이라고 하며, 거풍, 거습, 경락소통의 효능이 있고, 통풍, 요통, 파상풍, 편두통, 부종, 소변불

리 등을 치료한다.
성분/ 뿌리에는 anemonin, anemonol, protoanemonin 등이 함유되어 있다.
약리 작용/ 쥐에게 물로 달인 액을 투여하면 해열, 진통 및 요산을 녹이는 작용이 있고, 이뇨억제 작용이 있다.
사용법/ 뿌리 10g에 물 700mL를 넣고 달인 액을 반으로 나누어서 아침 저녁으로 복용한다.
참고/ 중국에서는 *C. chinensis* Osbeck 등의 뿌리를 위령선으로 사용한다.

148. 검종덩굴(무궁화종덩굴)[미나리아재비과]

Clematis fusca Turcz. var. *mandshurica* Kitagawa

갈잎 덩굴나무. 꽃은 암자색으로 6~8월에 피며 종 모양이다. 열매는 수과로 타원형이며 잔털이 있고 끝에 깃털 모양의 암술대가 있다.
분포/ 지리산 이북의 숲 속에서 자라며, 일본, 만주, 아무르, 우수리에 분포한다.
약효/ 뿌리를 갈자철선련(褐紫鐵線蓮)이라고 하며, 거풍습, 통락결(通絡結)의 효능이 있고, 풍습성관절염을 치료한다.
사용법/ 뿌리 10g에 물 700mL를 넣고 달인 액을 반으로 나누어 아침 저녁으로 복용한다.

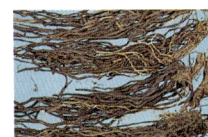

갈자철선련(褐紫鐵線蓮)

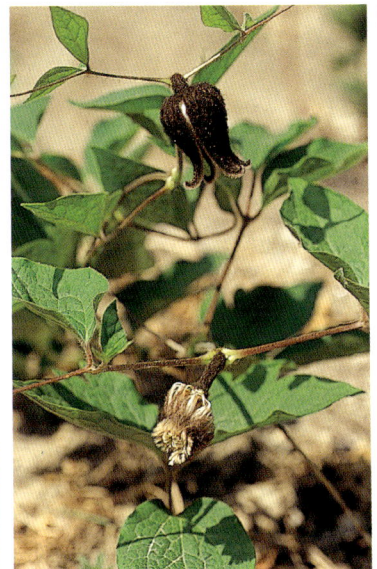

1995.7.15. 한택식물원   검종덩굴

149. 종덩굴   [미나리아재비과]

Clematis fusca Turcz. var. *violacea* Maxim.

갈잎 덩굴나무. 잎은 마주 나고 5~7개의 작은 잎으로 구성되어 있다. 꽃은 종 모양이고 길이 2~2.5cm로 밑으로 처지며 잎겨드랑이에 1개씩 달린다. 꽃대는 털이 있으며 윗부분에 2개의 포엽이 있다. 꽃덮이 조각은 4개이며 두껍고 적자색이다.
분포/ 중부 이북의 산야에서 자라며, 만주, 아무르, 우수리, 일본에 분포한다.
약효/ 전초를 자화철선련(紫花鐵線蓮)이라고 하며, 거풍습, 지통의 효능이 있고, 만성 풍습성관절염을 치료한다.
사용법/ 전초 10g에 물 300mL를 넣고 달인 액을 반으로 나누어 아침 저녁으로 복용한다.

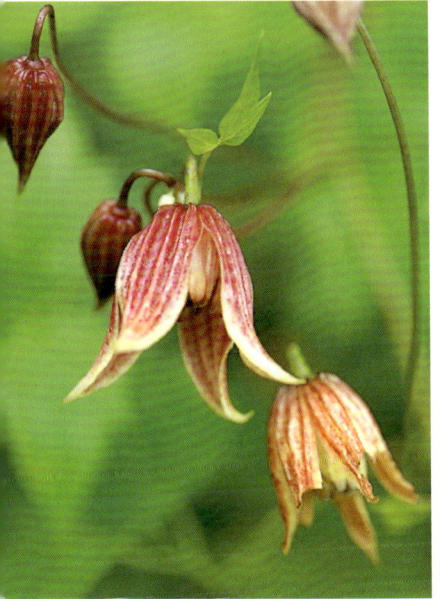

1996.7.1. 경기 광릉   종덩굴

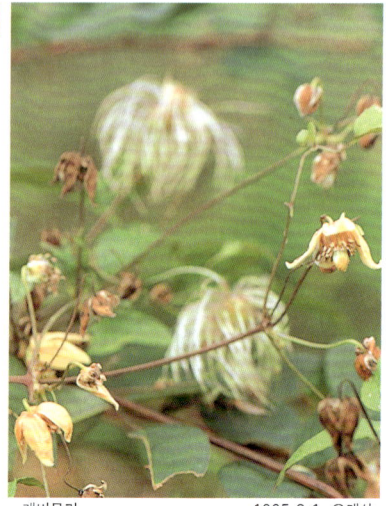

개버무리　　　　　　1995.8.1. 오대산

150. 개버무리　　　　　[미나리아재비과]

Clematis serratifolia Rehder

　갈잎 덩굴나무. 꽃은 연한 황색으로 8~9월에 가지 끝이나 잎겨드랑이에 3~6개씩 달린다. 열매는 수과로 길이 2.5mm 가량이고 끝에 암술대가 꼬리처럼 달린다.

분포/ 경북, 강원도 이북의 숲 가장자리에서 자라며, 일본, 만주, 중국, 아무르, 우수리에 분포한다.

약효/ 뿌리를 치엽철선련(齒葉鐵線蓮)이라 하며, 거풍습, 지통의 효능이 있고, 만성풍습성관절염을 치료한다.

사용법/ 뿌리 10g에 물 700mL를 넣고 달인 액을 반으로 나누어 아침 저녁으로 복용한다.

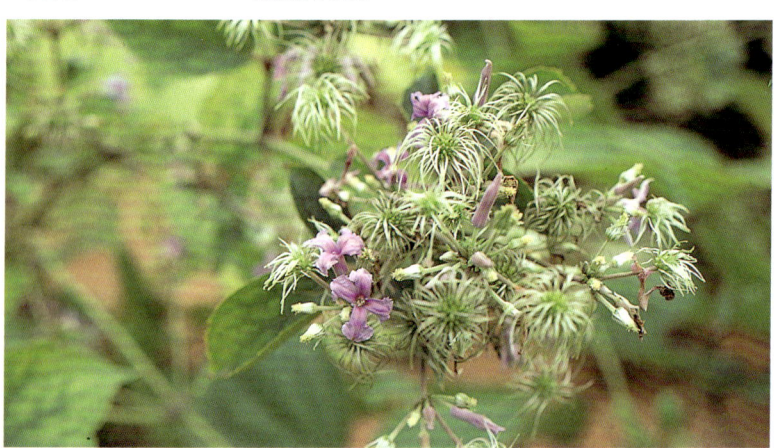

조희풀　　　　　　　　　　　　1989.9.1. 경기 광릉

151. 조희풀(병조희풀)　　[미나리아재비과]

Clematis heracleifolia DC.

　갈잎떨기나무. 높이 1m 가량. 꽃은 잡성으로 8~9월에 핀다. 꽃덮이는 4개로 통형이고 짙은 하늘색이며 겉에 털이 있고 뒤로 말린다. 열매는 수과로 편평한 타원형이며, 백색 깃털 모양의 긴 암술대가 붙어 있다.

분포/ 전국의 숲 가장자리에서 자라며, 일본, 만주, 중국에 분포한다.

약효/ 뿌리와 줄기를 목단등(牧丹藤)이라 하며, 수족관절통풍을 치료한다.

사용법/ 뿌리와 줄기 1.8kg, 우슬 40g 및 오가피 80g에 물을 넣고 달여서 수시로 복용한다.

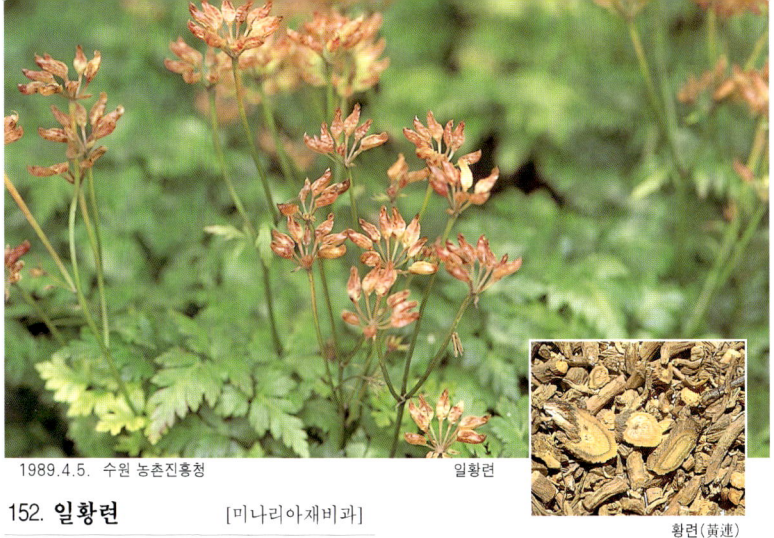

1989.4.5. 수원 농촌진흥청

일황련

황련(黃連)

152. 일황련　　　[미나리아재비과]

Coptis japonica (Thunb.) Makino

늘푸른여러해살이풀. 높이 50cm 가량. 꽃은 암수딴그루 또는 암수한그루로 꽃대에 1~3개가 달린다. 꽃은 백색으로 3~4월에 핀다. 꽃받침잎은 5~7개로 바늘 모양, 꽃잎은 5~6개로 주걱 모양이다. 수술은 많다. 열매는 대과로 1개의 종선이 있고, 종자는 긴 타원형이고 갈색이며 길이 2mm 가량이다.

분포/ 일본 원산으로, 전국에서 재배한다. 재배하던 것이 산으로 퍼져 나간 것도 있다.

채취/ 뿌리줄기를 11월에 채취하여 말린다. 수염뿌리를 제거하고 코르크층을 약간 긁어버린 다음 불로 볶는다. 강황련(薑黃連)은 생강을 짓찧어 즙을 내어 끓는 물에 조금 타서 이것을 황련에 부어 골고루 섞어 황련이 생강즙을 충분히 흡수하면 약한 불로 볶은 것이며(황련 50kg에 생강 6.5kg), 유황련(萸黃連)은 오수유에 맑은 물을 넣어 오수유 탕액을 만들고, 여기에 황련편을 넣어 황련이 탕액을 흡수하면 볶아서 말린 것(황련 50kg에 오수유 6.5kg)이고, 주황련(酒黃連)은 황련편에 막걸리를 고루 혼합하여 볶은 것을 말한다.

약효/ 뿌리줄기를 황련(黃連)이라고 하며, 청열사화(淸熱瀉火), 청심제번(淸心除煩), 조습, 해독, 살충의 효능이 있고, 유행성열병, 장티푸스, 비만구역(痞滿嘔逆), 세균성설사, 복통, 폐결핵, 구토, 비출혈, 하혈, 소갈, 눈충혈〔目充血〕, 구내염을 치료한다.

성분/ alkaloid 가 많이 함유되어 있고, 주성분인 berberine 7~10%, coptisine, palmatine, jateorrhizine, obacunone, obaculactone 등이 함유되어 있다.

약리 작용/ berberine 은 폐렴구균, 간초균, 콜레라균 등에 대하여 항균 작용이 있고, 쥐, 토끼에게 정맥 주사 하면 혈압이 강하된다. 쥐, 토끼의 심장 표본에 berberine을 소량 투어하면 acethylcholine의 작용을 강화시킨다.

사용법/ 뿌리줄기 5g에 물 200mL를 넣고 달인 액을 반으로 나누어 아침 저녁으로 복용하거나 환제나 산제로 하여 복용한다. 외용에는 가루를 내어 환부에 붙인다. 눈병에는 물로 달인 액으로 눈을 씻는다. 음허로 번열이 있고 오심(惡心), 비허하리(脾虛下痢)에는 주의를 요한다.

참고/ 중국산 황련은 *C. chinensis* Franch.의 뿌리줄기이다.

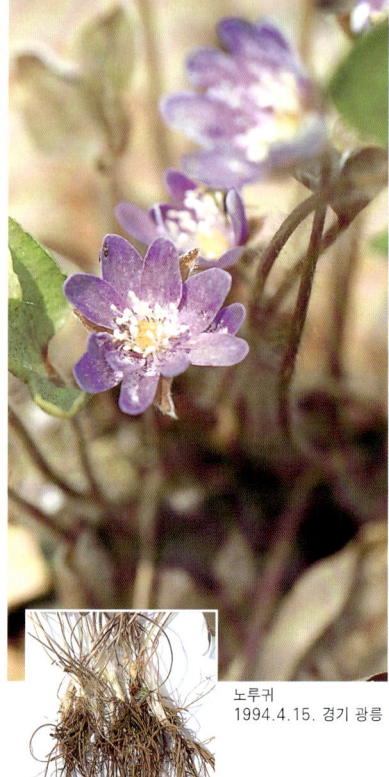

미나리아재비과 · Ranunculaceae

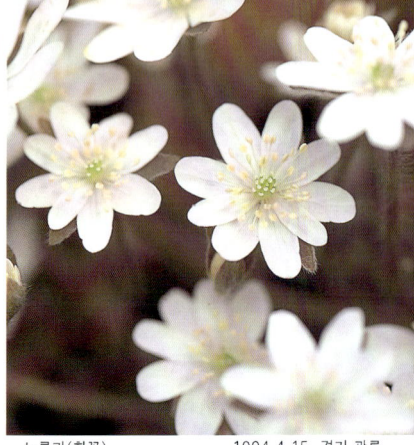

노루귀(흰꽃)　　　1994.4.15. 경기 광릉

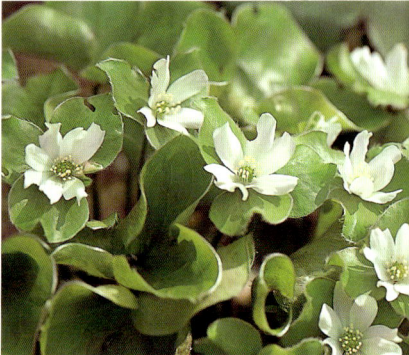

큰노루귀　　　1995.5.1. 울릉도

노루귀
1994.4.15. 경기 광릉

노루귀(뿌리)

153. 노루귀　　　[미나리아재비과]

Hepatica asiatica Nakai

여러해살이풀. 뿌리줄기는 비스듬히 자라고, 잎은 심장형으로 뿌리에서 모여 난다. 꽃은 백색 또는 연분홍색으로 4월에 잎이 나오기 전에 피며 1개가 위를 향한다. 꽃받침잎은 6~8개이고 꽃잎 모양이다. 꽃잎은 없고 수술과 암술은 많으며 황색이다. 자방에 털이 있다. 열매는 수과로 퍼진 털이 있고 밑에 총포가 있다.

분포/ 전국의 숲 속이나 산골짜기에서 자라며, 일본, 만주, 우수리에 분포한다.

채취/ 전초를 여름에 채취하여 말린다.

약효/ 전초를 장이세신(獐耳細辛)이라고 하며, 진통, 진해, 소종의 효능이 있고, 두통, 치통, 복통, 해수, 장염 및 하리를 치료한다.

사용법/ 전초 15g에 물 700mL를 넣고 달인 액을 반으로 나누어 아침 저녁으로 복용하고, 외용에는 짓찧어서 환부에 바른다.

참고/ 전체가 작고 잎 앞면에 흰 무늬가 있으며 꽃이 잎과 같이 되고 꽃받침 조각이 5개로 보다 짧은 새끼노루귀 *H. insularis* Nakai, 노루귀에 비해 크고 자방에 털이 없으며 꽃이 필 때 지난 해의 잎이 남아 있는 큰노루귀 *H. maxima* Nakai도 약효가 같다.

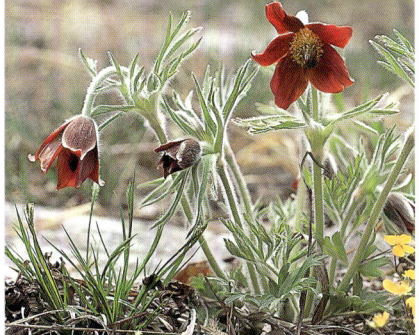

1991.5.1. 계룡산 〈송기엽〉　　　할미꽃

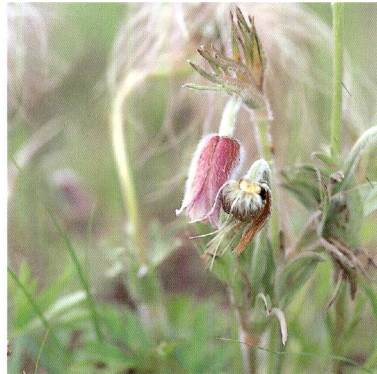

1997.6.4. 백두산　　　분홍할미꽃

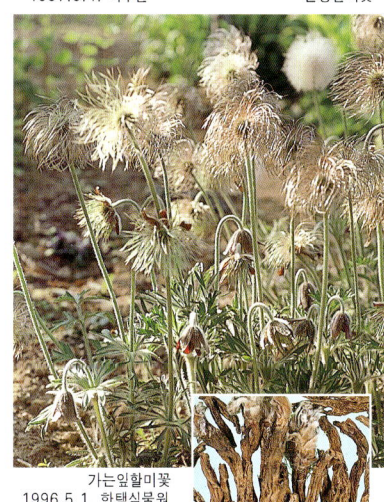

가는잎할미꽃
1996.5.1. 한택식물원

백두옹(白頭翁)

154. 할미꽃　　[미나리아재비과]

Pulsatilla koreana Nakai

여러해살이풀. 뿌리는 굵다. 꽃은 4~5월에 1개가 밑을 향해 달린다. 꽃받침 조각은 6개로 겉에 백색 털이 많고, 안쪽은 털이 없으며 적자색이다. 열매는 수과로 긴 달걀 모양, 길이 5mm 가량이며 겉에 백색 털이 있다. 암술대는 길이 4cm 가량으로 깃 모양의 퍼진 털이 달린다.

분포/ 전국의 산 양지에서 자라며, 만주, 우수리, 아무르에 분포한다.

채취/ 뿌리를 봄에 꽃이 피기 전에 채취하여 말린다.

약효/ 뿌리를 백두옹(白頭翁)이라고 하며, 청열양혈, 해독의 효능이 있고, 소염수렴, 지혈, 지사약으로서 열독성혈리, 말라리아, 비출혈, 치출혈, 인종(咽腫)을 치료한다. 꽃을 백두옹화(白頭翁花)라고 하며, 학질, 두창(頭瘡)을 치료한다. 잎을 백두옹엽(白頭翁葉)이라고 하며, 요슬풍통(腰膝風痛), 부종 및 심장통을 치료한다.

성분/ 뿌리에는 saponin 9%가 함유되어 있고, anemonin, hederagenin, oleanolic acid, acethyloleanolic acid 등이 알려져 있다.

약리 작용/ 달인 액은 아메바성 적리균에 대한 항균 작용이 있고, 트리코모나스를 살충하며, saponin 성분은 용혈 작용이 약하다. 항암 작용이 있는 것으로 보고되어 있다.

사용법/ 뿌리와 잎 각각 15g에 물 700mL를 넣고 달인 액을 반으로 나누어 아침 저녁으로 복용하고, 외용에는 짓찧어서 바른다. 꽃은 5g에 물 500mL를 넣고 달인 액을 반으로 나누어 아침 저녁으로 복용한다.

참고/ 전체가 작고 잎에 털이 적고 작은 잎이 3~5개인 산할미꽃 *P. nivalis* Nakai, 잎의 갈라진 조각이 좁고 꽃받침 조각이 약간 짧고 안쪽이 암적색인 가는잎할미꽃 *P. cernua* (Thunb.) Spreng.도 약효가 같다.

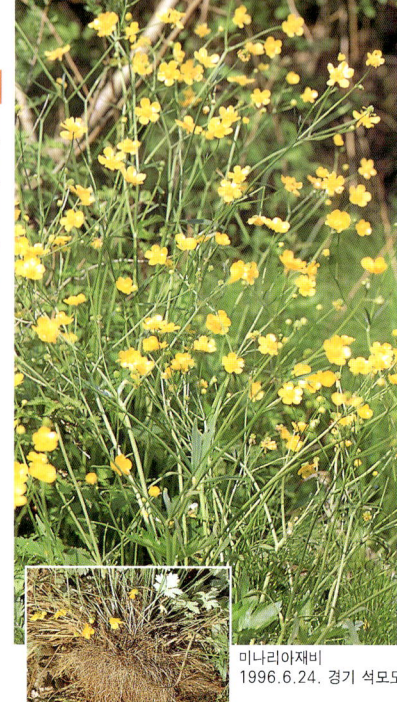

미나리아재비
1996.6.24. 경기 석모도

모간(毛茛)

156. **미나리아재비** [미나리아재비과]

Ranunculus japonicus Thunb.

여러해살이풀. 높이 40~50cm. 꽃은 황색으로 6월에 핀다. 열매는 수과로 달걀 모양이다.

분포/ 전국의 양지바른 산과 들, 산골짜기 습기가 있는 곳에서 흔히 자라며, 일본, 만주, 중국, 우수리에 분포한다.

약효/ 전초 및 뿌리를 모간(毛茛)이라고 하며, 말라리아, 황달, 편두통, 류머티스성 관절염, 관절결핵, 기관지염, 악창, 치통, 결막염 등을 치료한다.

성분/ ranunculin, anemonin, protoanemonin이 함유되어 있는데, protoanemonin은 유독하여 피부염이나 수포를 일으키나, 오래 두면 anemonin 으로 변하여 유독성이 줄어든다.

사용법/ 전초 10g에 물 700mL를 넣고 달인 액을 반으로 나누어 아침 저녁으로 복용하고, 외용에는 짓찧어서 환부에 붙이거나 달인 물로 씻는다.

155. **젓가락풀** [미나리아재비과]

Ranunculus chinensis Bunge

두해살이풀. 높이 40~80cm. 꽃은 황색으로 6월에 피며 지름 6~8mm이다. 취과는 길이 10~15mm, 긴 타원형, 수과는 길이 3~4mm, 타원형이며 양쪽 가장자리 근처에 희미한 능선이 있다. 암술대는 짧으며 곧다.

분포/ 전국의 습지에서 자라며, 일본, 만주, 중국, 아무르, 우수리에 분포한다.

약효/ 전초를 회회산(回回蒜)이라고 하며, 소염, 소종, 살충의 효능이 있고, 간염, 간경화증, 고혈압, 천식 및 피부병을 치료한다.

사용법/ 전초 10g에 물 700mL를 넣고 달인 액을 반으로 나누어 아침 저녁으로 복용하고, 외용에는 가루로 하여 환부에 바른다.

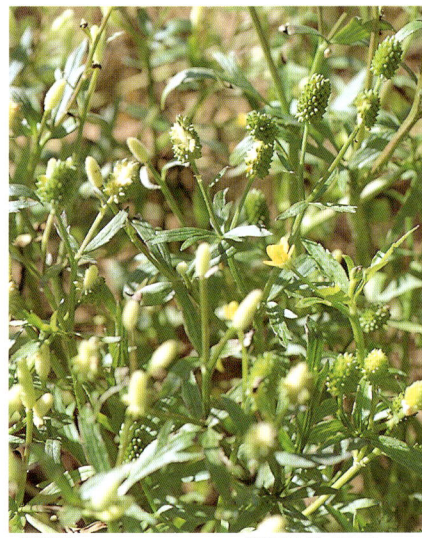

젓가락풀　　　　　　　1993.7.15. 계룡산

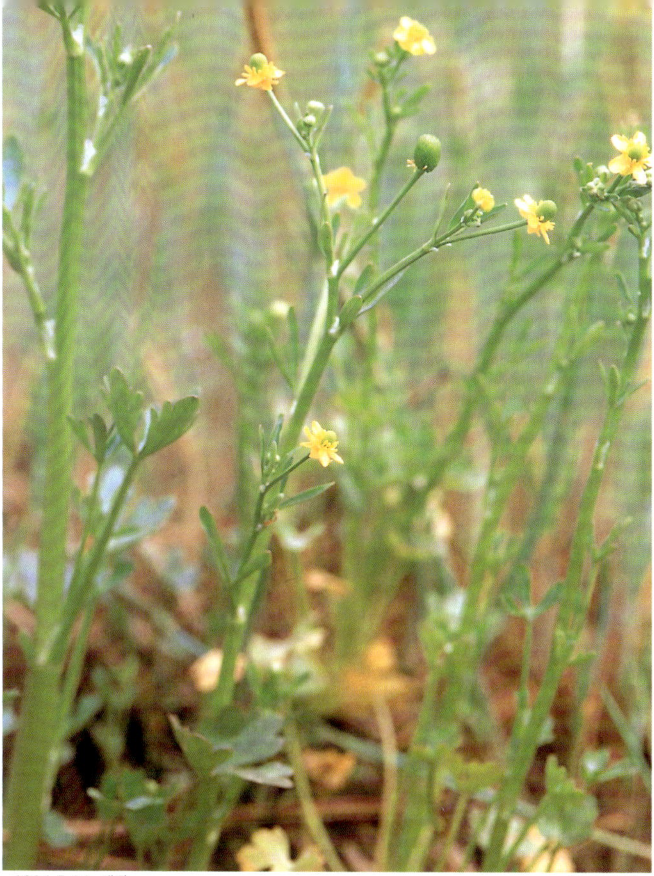

1994.5.24. 대전　　　　　　　　　　　　　　　　　　개구리자리

157. 개구리자리 [미나리아재비과]

Ranunculus sceleratus L.

두해살이풀. 높이 30~50cm. 비교적 털이 없고, 전체적으로 윤채가 있다. 꽃은 황색으로 4~5월에 피며, 꽃턱은 꽃이 진 다음 자라서 긴 타원형, 길이 8~10mm이다. 열매는 수과로 넓은 달걀 모양이며 길이 1mm 가량이다.

분포/ 전국의 논밭이나 습지에서 흔히 자라며, 일본, 만주, 중국 등 북반구에 분포한다.

약효/ 전초를 석룡예(石龍芮)라고 하며, 나력, 결핵, 말라리아, 하리궤양, 충치를 치료한다.

성분/ ranunculin, protoanemonin, anemonin이 함유되어 있다. 신선한 잎이나 줄기에는 protoanemonin 이 함유되어 있으므로 피부염, 수포를 일으키고, 가열하거나 오래 두면 anemonin으로 변화되어 매운맛과 자극성이 없어진다.

사용법/ 전초 10g에 물 700mL를 넣고 달인 액을 반으로 나누어 아침 저녁으로 복용하고, 외용에는 짓찧어서 환부에 붙이거나 고약을 만들어 붙인다.

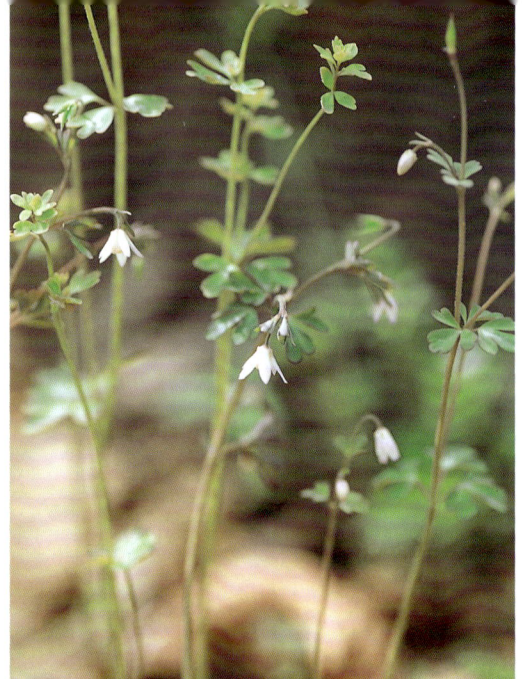

개구리발톱   1996.4.30. 내장산

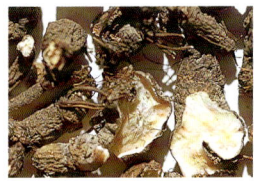

천규자(天葵子)

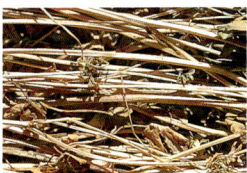

천규(天葵)

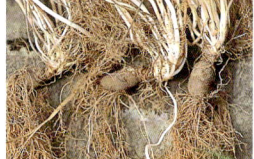

개구리발톱(뿌리)

158. 개구리발톱　　[미나리아재비과]

Semiaquilegia adoxoides (DC.) Makino

여러해살이풀. 높이 15～30cm. 꽃은 백색 바탕에 약간 붉은빛이 돌고 4～5월에 핀다. 꽃받침잎은 5개로 꽃잎 같으며 긴 타원형이고, 꽃잎은 5개이다. 열매는 골돌(蓇葖)로 바늘 모양이다.

분포/ 제주, 전남(장성), 남쪽 섬(완도·진도) 및 무등산, 내장산의 산기슭에서 자라며, 일본, 만주, 중국에 분포한다.

약효/ 전초를 천규(天葵)라 하며, 소종, 해독, 이수의 효능이 있고, 나력, 산기(疝氣), 종독, 소변불리, 독사교상, 요로결석을 치료한다. 땅 속의 덩이줄기를 천규자(天葵子)라 하며, 해열, 해독, 산결, 소종, 이뇨의 효능이 있고, 옹종, 나력, 종창, 임탁, 대하, 폐허해수, 산기, 치창, 요로결석을 치료한다.

성분/ 뿌리에는 알칼로이드류, coumarin류 및 phenol류가 함유되어 있다.

사용법/ 전초 20g에 물 800mL, 덩이줄기 10g에 물 700mL를 넣고 달인 액을 반으로 나누어 아침 저녁으로 복용한다.

159. 꿩의다리 [미나리아재비과]

Thalictrum aquilegiafolium L. var. *sibiricum* Regel et Tiling

여러해살이풀. 높이 60~90cm. 줄기는 곧추서고, 줄기잎은 1~4개로 잎자루가 없으며 3개로 완전히 갈라지고, 조각은 바늘 모양이고 끝이 둔하다. 꽃은 백색 또는 붉은빛을 약간 띠며 7~8월에 줄기 끝에 원추 꽃차례로 달린다. 꽃받침잎은 3~4개로 빨리 떨어지며 3맥이 있고 꽃잎이 없다. 수술은 많으며, 암술은 2~6개이다. 열매는 수과로 5~10개씩 달리며 3~4개의 날개 같은 돌출물이 있다.

분포/ 전국의 산이나 들에서 흔히 자라며, 일본, 만주, 중국, 유럽에 분포한다.

채취/ 뿌리 또는 뿌리줄기를 가을에 채취하여 말린다.

약효/ 뿌리와 뿌리줄기를 시과당송초(翅果唐松草)라고 하며, 청열, 해독의 효능이 있고, 폐열해수, 인후염, 각종 열병을 치료한다.

성분/ 뿌리에는 berberine, thalicmine, magnoflorine, thalicsmidine, thalictricine, hernadezine, coryparine, 잎에는 thalictrinine, thalcimine, 종자에는 thalicimine이 함유되어 있다.

약리 작용/ 에테르 추출물은 항균 작용, 항종양 작용, 혈압 강하 작용이 있다.

사용법/ 뿌리와 뿌리줄기 10g에 물 700mL를 넣고 달인 액을 반으로 나누어 아침 저녁으로 복용하는데, 시럽으로 만들어 복용해도 좋다. 황련(黃連) 대용으로도 사용한다.

참고/ 열매에 3~4개의 날개 같은 돌출물이 없고 분명한 자루가 있으며, 잎의 제1, 제2 마디에 작은 턱잎이 없는 참꿩의다리 *T. actaefolium* S. et Z. var. *brevistylum* Nakai 도 약효가 같다.

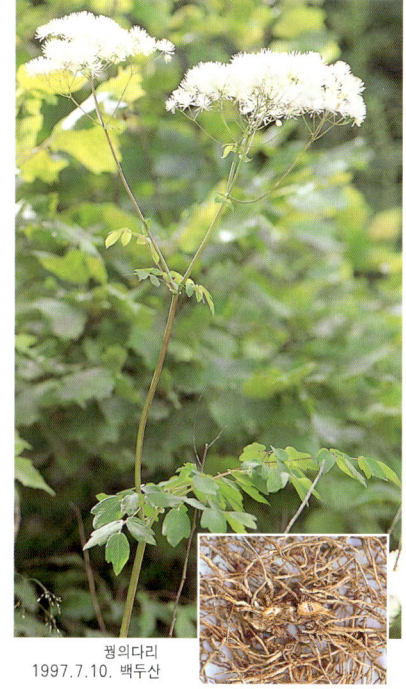

꿩의다리
1997.7.10. 백두산

시과당송초(翅果唐松草)

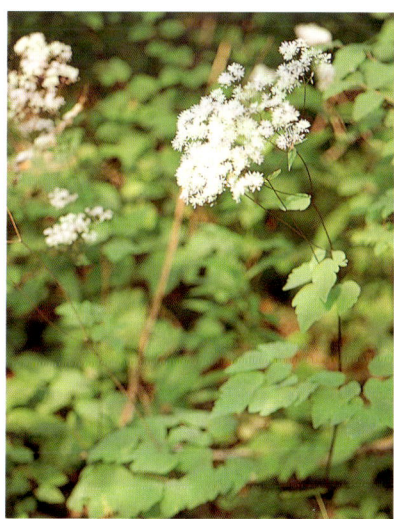

1997.7.10. 백두산   참꿩의다리

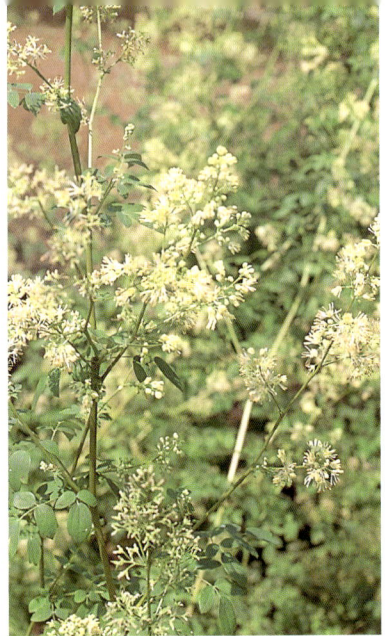

좀꿩의다리　　　　1985.7.29. 계룡산

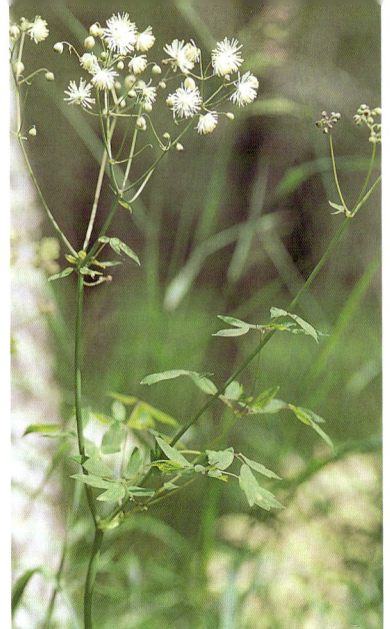

긴잎꿩의다리　　　　1996.7.10. 백두산

160. 좀꿩의다리　　[미나리아재비과]

Thalictrum kemense Fries var. *hypoleucum* (S. et Z.) Kitagawa

여러해살이풀. 높이 60~120cm. 꽃은 황록색으로 7~8월에 줄기 끝에 원추 꽃차례로 달린다. 꽃받침 조각은 3~4개로 빨리 떨어지며 꽃잎 같고 3맥이 있고 꽃잎은 없다. 수술은 많다. 열매는 수과로 달걀 모양이고 8개의 능선이 있다.

분포/ 울릉도를 제외한 전국 산과 들에 자라며, 일본, 만주, 중국, 사할린에 분포한다.

약효/ 뿌리를 연과초(煙鍋草)라 하며, 청열, 해독의 효능이 있고, 치통, 급성피부염, 습진, 폐렴, 복통하리, 비감(鼻疳), 목적홍종(目赤紅腫), 열창을 치료한다.

사용법/ 뿌리 10g에 물 700mL를 넣고 달인 액을 반으로 나누어 아침 저녁으로 복용한다.

참고/ 성분 및 약리 작용은 꿩의다리와 유사하다.

161. 긴잎꿩의다리　　[미나리아재비과]

Thalictrum simplex L. var. *brevipes* Hara

여러해살이풀. 높이 60~90cm. 전체에 털이 없고 뿌리줄기는 옆으로 뻗는다. 줄기는 곧추서고, 잎은 어긋 나며, 밑의 잎은 3회 3출 깃꼴겹잎이다. 꽃은 연한 황색으로 7~8월에 핀다. 열매는 수과로 3~5개이며 8~10개의 능선이 있다.

분포/ 제주와 중부 이북의 산과 들에서 자라며, 일본, 만주에 분포한다.

약효/ 뿌리를 경수황련(硬水黃連)이라고 하며, 청열제습, 해독의 효능이 있고, 황달, 이질, 천식, 마진, 폐렴, 복통하리, 비감(鼻疳), 목적홍종(目赤紅腫), 열창을 치료한다.

사용법/ 뿌리 10g에 물 700mL를 넣고 달인 액을 반으로 나누어서 아침 저녁으로 복용한다.

참고/ 성분 및 약리 작용은 꿩의다리와 유사하다.

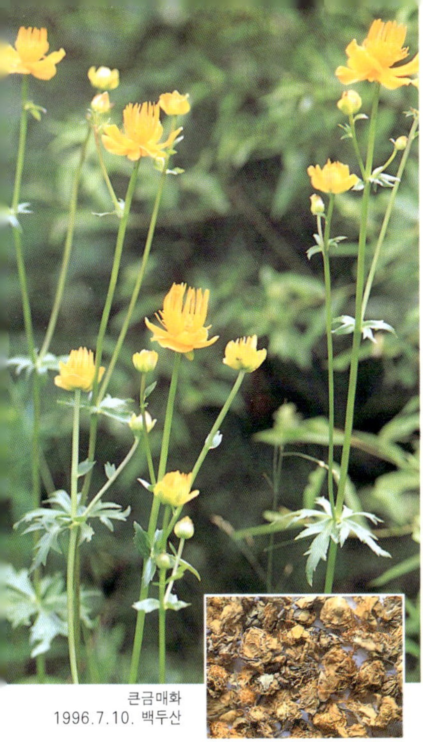

큰금매화
1996.7.10. 백두산

장판금련화(長瓣金蓮花)

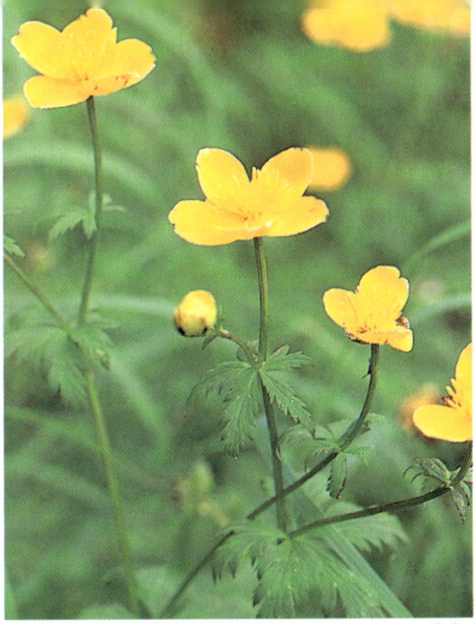

1996.7.10. 백두산 금매화

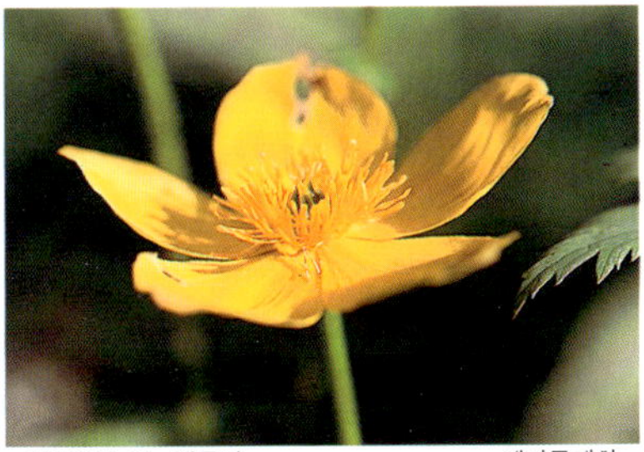

1996.7.10. 백두산 애기금매화

162. 금매화 [미나리아재비과]

Trollius hondoensis Nakai

여러해살이풀. 높이 60~80cm. 줄기는 곧추서고, 잎은 3개로 갈라지며, 갈라진 잎 조각은 다시 2~3개로 갈라지는데, 가운데 조각은 도란형이며 가장자리에 톱니가 있고, 앞면은 녹색, 뒷면은 분백색을 띤다. 꽃은 황색, 지름 3~4cm로 7~8월에 원줄기 또는 가지 끝에 1개씩 달린다. 꽃받침잎은 5~7개로 꽃잎 같고 타원형이며, 꽃잎은 5~10개로 꽃받침보다 짧고 바늘 모양이며 길이 2cm 가량으로 수술보다 길다. 열매는 골돌로 모여 달리고 점착성이 있으며 끝에 뾰족한 암술대가 있다. 종자는 원형이다.

분포/ 백두산, 평북 및 함경도의 높은 지대나 산에서 자라고, 만주에 분포한다.

채취/ 여름철 꽃이 필 때 채취하여 말린다.

약효/ 꽃을 장판금련화(長瓣金蓮花)라고 하며, 청열, 해독, 소염의 효능이 있고, 감모(感冒), 편도선염, 인후염, 구창(口瘡), 중이염, 결막염을 치료한다.

사용법/ 꽃 10g에 물 700mL를 넣고 달여서 반으로 나누어 아침 저녁으로 복용하고, 중이염과 결막염에는 금매화 12g, 국화 12g, 감초 4g에 물 1200mL를 넣고 달인 액을 반으로 나누어 아침 저녁으로 복용한다.

참고/ 바늘 모양의 꽃잎이 수술보다 짧거나 같으며 잎 조각이 약간 좁고 긴 애기금매화 *T. japonicus* Miq., 꽃잎이 꽃받침보다 긴 큰금매화 *T. macropetalus* Fr. Schm.도 약효가 같다.

매자나무과 / 小蘗科 / めぎ科 / Berberidaceae

풀 또는 떨기나무. 잎은 어긋 나고 3출 상이거나 손바닥 모양의 겹잎이다. 턱잎은 없다. 꽃은 양성화, 꽃받침과 꽃잎은 기와 모양으로 2줄로 배열되나 때로는 꿀샘으로 퇴화된다. 수술은 꽃잎과 같은 수이고 마주 나며, 꽃밥은 끝에 달린 2개의 덮개에 의해 열린다. 자방은 상위, 1실, 배주는 수개~다수, 암술대는 짧거나 없고, 암술머리는 대개 방패 모양이다. 열매는 장과 또는 삭과이며, 종자는 배유가 있다. 세계에 약 10속 250종이 분포하고, 우리 나라에는 5속 7종이 있다.

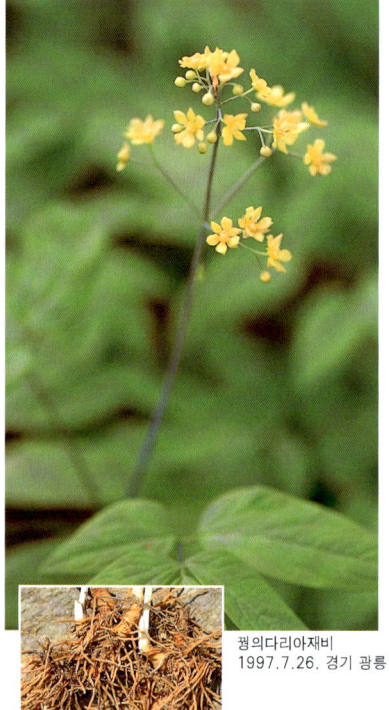

꿩의다리아재비
1997.7.26. 경기 광릉

홍모칠(紅毛漆)

163. 꿩의다리아재비   [매자나무과]

Caulophyllum robustum Maxim.

여러해살이풀. 높이 40~80cm. 꽃은 황록색으로 6~7월에 원줄기 끝에 많이 피며 지름 10~12mm이다. 열매는 장과(漿果) 같고 나출하며 길이 4~6mm, 지름 6~7mm로 하늘색이다.

분포/ 제주도를 제외한 전국의 깊은 산 속에서 자라며, 일본, 만주, 사할린, 우수리에 분포한다.

약효/ 뿌리줄기와 뿌리를 홍모칠(紅毛漆)이라고 하며, 거풍, 통락, 활혈, 조경(調經)의 효능이 있고, 풍습근골동통, 타박상, 월경불순, 관절염, 편도선염 및 고혈압을 치료한다.

성분/ 뿌리줄기에는 taspine, methylcytisine, lupanine, cauloside A, B, C, D, E 등이 함유되어 있다.

약리 작용/ 뿌리줄기의 물 추출물은 자궁 수축 또는 혈관 수축 작용이 있고, taspine은 강한 항균 작용과 쥐의 실험성 결핵 치료 작용이 있다.

사용법/ 뿌리와 뿌리줄기 15g에 물 700mL를 넣고 달인 액을 반으로 나누어 아침 저녁으로 복용하거나 술에 담가 복용한다.

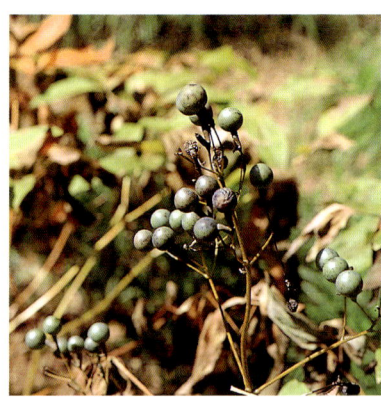

꿩의다리아재비(열매)

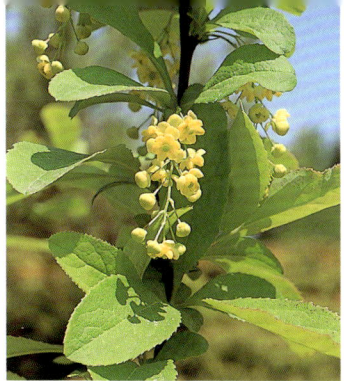

1995.5.10. 경기 광릉　　매발톱나무

1996.5.10. 서울 홍릉　　매자나무

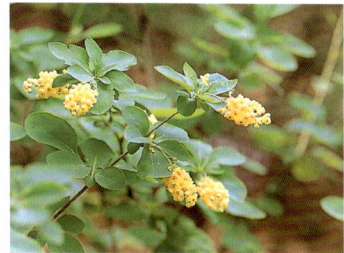

1995.5.10. 경기 광릉　　섬매자나무

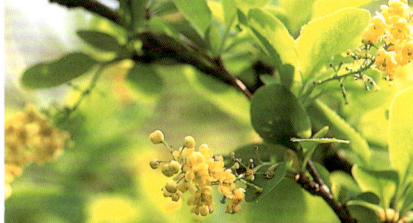

1995.5.10. 경기 광릉　　왕매발톱나무

164. 매발톱나무　　[매자나무과]

Berberis amurensis Rupr.

갈잎떨기나무. 높이 2m 가량. 잎은 새 가지에서는 어긋 나고, 짧은 가지에서는 모여난 것처럼 보이며 타원형이고 바늘 같은 톱니가 있다. 꽃은 황색으로 지름 1cm 가량이며, 총상 꽃차례는 길이 10cm 가량으로 반쯤 처지고 10～20개의 꽃이 달린다. 작은 꽃대는 길이 5～10mm, 꽃잎은 6개로 끝이 약간 들어간다. 열매는 장과로 긴 타원형이며 길이 1cm 가량이고 적색으로 익는다.

분포/ 중부 이북의 산에서 자라며, 만주, 중국, 아무르, 우수리에 분포한다.

채취/ 뿌리와 줄기를 가을부터 겨울까지 채취하여 말린다.

약효/ 뿌리 및 줄기를 소벽(小蘗)이라고 하며, 해열, 조습, 소염, 해독의 효능이 있고, 급성장염, 이질, 황달, 나력, 폐렴, 인후염, 결막염을 치료한다.

성분/ 다량의 알칼로이드가 함유되어 있으며, 주성분은 berberine이다. 그 밖에 palmatine, columbamine, jatrorrhizine, oxyacanthine 등이 함유되어 있다.

사용법/ 뿌리 및 줄기 10g에 물 700mL를 넣고 달인 액을 반으로 나누어 아침 저녁으로 복용하거나 돼지고기와 함께 삶아서 먹는다. 외용에는 달인 액으로 점안하거나 환부에 바른다.

참고/ 잎이 달걀 모양인 왕매발톱나무 var. *latifolia* Nakai, 가지가 많이 갈라지고 잎이 바늘 모양으로 작고 털 같은 톱니가 있으며 꽃차례가 짧아 매발톱나무와 매자나무의 중산형인 섬매자나무 var. *quelpaertensis* Nakai, 잎의 톱니가 불규칙하고 뒷면은 주름이 없고 열매는 둥글고 2년 된 가지에 붉은 빛이 도는 매자나무 *Berberis koreana* Palibin도 약효가 같다.

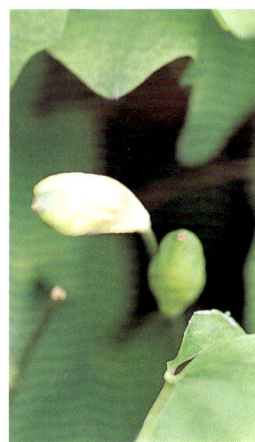

깽깽이풀(열매)

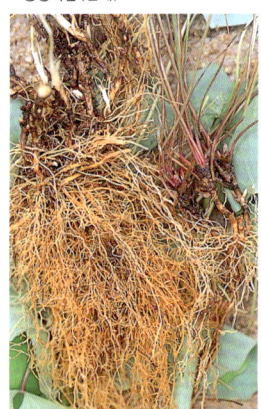

선황련(鮮黃連)

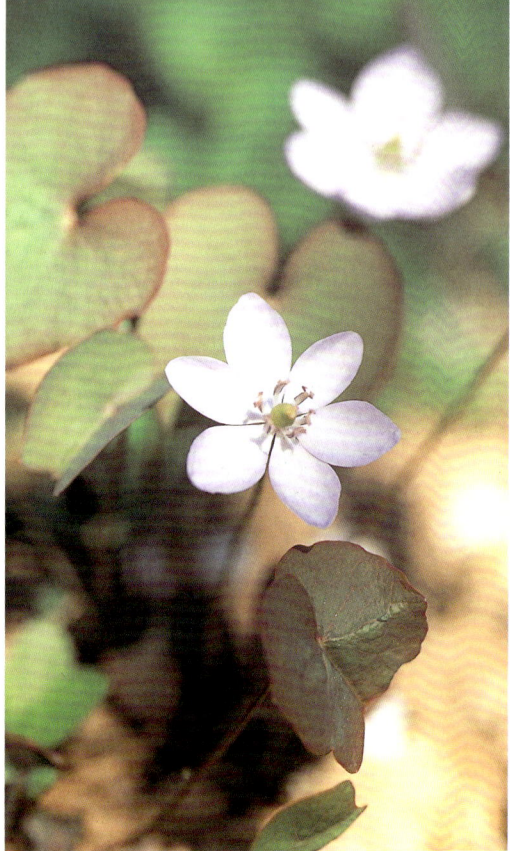

깽깽이풀

1995.4.15. 한택식물원

165. 깽깽이풀   [매자나무과]

Jeffersonia dubia (Maxim.) Bentham et Hooker

여러해살이풀. 꽃은 홍자색으로 4~5월에
1~2개의 꽃대 끝에 1개씩 핀다. 열매는 삭
과로 타원형이며 끝이 부리처럼 길다. 종자
는 타원형이며 흑색이다.

분포/ 전남 (순천 · 무등산), 지리산, 경기,
강원, 백두산을 비롯한 평남, 평북, 함남,
함북의 산골짜기 중턱 이하의 숲에서 자라
며, 만주, 아무르, 우수리에 분포한다.

약효/ 뿌리줄기를 선황련(鮮黃連)이라고 하
며, 청열, 해독, 건위의 효능이 있고, 하리,
발열번조(發熱煩燥), 구설생창(口舌生瘡),
결막염, 편도선염, 토혈을 치료한다.

성분/ 뿌리줄기에는 알칼로이드가 함유되
어 있으며, 주성분은 berberine이다.

사용법/ 뿌리줄기 10g에 물 700mL를 넣고 달
인 액을 반으로 나누어 아침 저녁으로 복용
하고, 눈병에는 달인 액으로 씻는다.

166. 삼지구엽초 [매자나무과]

Epimedium koreanum Nakai

여러해살이풀. 높이 30cm 가량. 꽃은 황백색으로 5월에 밑을 향해 달리며, 꽃받침잎은 8개로 바깥의 4개는 작고 안쪽 4개는 크다. 꽃잎은 4개이며 긴 뿔이 있고, 암술은 1개, 수술은 4개이다. 열매는 삭과로 방추형이며 2개로 갈라진다.

분포/ 경기도 이북의 산 숲 속에서 자라며, 만주, 우수리에 분포한다.

채취/ 전초를 여름부터 가을까지 채취하여 말린다. 양기름 1.5kg을 열을 가하여 녹인 뒤 음양곽 50kg을 넣어 볶아서 식힌 것이 자음양곽(炙淫羊藿)이다.

약효/ 지상부를 음양곽(淫羊藿)이라고 하고, 보신(補腎), 강양(强陽), 거풍, 제습의 효능이 있고, 불임, 음위, 발기불능, 권태감, 반신불수를 치료한다. 뿌리줄기를 음양곽근(淫羊藿根)이라 하고, 허림(虛淋), 백탁(白濁), 백대하, 월경불순, 소아야맹증, 천식발작을 치료한다.

성분/ 지상부에는 icariin, cerylalcohol, henitriacontane, phytosterol, palmitic acid, oleic acid, linoleic acid, 뿌리 및 뿌리줄기에는 *des*-O-methylicariin이 함유되어 있다.

약리 작용/ 동물 실험 결과 최음 작용이 있고, 정액 분비를 촉진시켜 정낭에 정액을 충만시킴으로써 감각 신경을 자극한다. 지속성 있는 혈압 강하 작용이 있는데, 이는 주로 말초 혈관을 확장시키는 것에 의한다.

사용법/ 지상부 또는 뿌리 15g에 물 700mL를 넣고 달인 액을 반으로 나누어 아침 저녁으로 복용하거나 술에 담가 복용한다. 외용에는 짓찧어서 환부에 바른다.

참고/ 일본산에 비하여 꽃이 황백색이므로 아종(亞種)으로 취급하기도 한다.

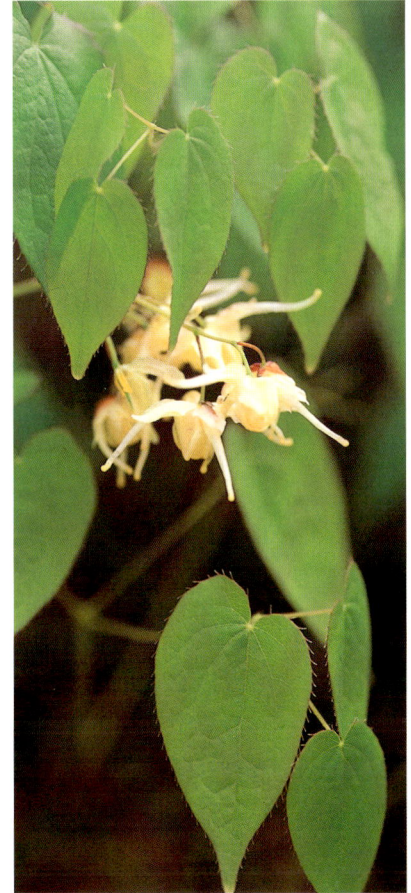

1997.5.2. 서울 홍릉   삼지구엽초

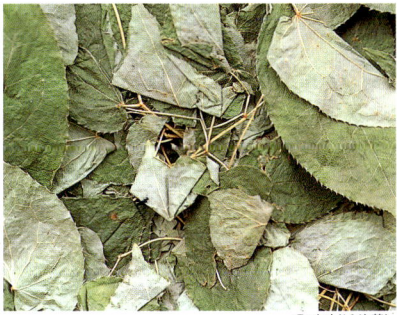

음양곽(淫羊藿)

167. 남천 [매자나무과]

Nandina domestica Thunb.

늘푸른떨기나무. 높이 3m 가량. 꽃은 양성화로 6~7월에 가지 끝에 원추 꽃차례로 달린다. 꽃받침잎은 3개, 꽃통은 백색, 수술은 6개, 꽃밥은 황색이다. 자방은 1개, 암술대는 짧고, 암술머리는 손바닥 모양이다. 열매는 장과로 둥글고 10월에 적색으로 익는다. 종자는 2개이다.

분포/ 중국 원산으로, 우리 나라 남부 지방에서 재식한다.

채취/ 열매는 가을부터 겨울까지, 잎, 줄기, 뿌리는 가을에 채취하여 말린다.

약효/ 열매를 남천실(南天實) 또는 남천(南天), 남천죽자(南天竹子)라고도 하며, 지해, 청간, 명목의 효능이 있고, 진해약으로 염폐(斂肺), 해수, 천식, 백일해를 치료한다. 잎을 남천죽엽(南天竹葉)이라 하며, 감모, 백일해, 혈뇨, 타박상을 치료한다. 줄기와 가지는 남천죽경(南天竹梗)이라 하며, 지해정천, 강장 흥분의 효능이 있고, 뿌리를 남천죽근(南天竹根)이라 하며, 거풍, 청열, 제습, 화담의 효능이 있고, 풍열두통, 폐열해수, 습열황달, 결막염, 좌골신경통을 치료한다.

성분/ 열매에는 methyldomesticine, protopine, isocorydine, nandinine, domesticine, 줄기에는 magnoflorine, berberine, jatorrhizine, menisperine, domesticine, nandazurine, isoboldine 등이 함유되어 있다.

약리 작용/ domesticine, nandinine은 동물 실험 결과 morphine과 같은 마취 작용이 있고, 또 심장을 억제하는 작용이 있다. nandinine을 토끼에게 주사하면 혈압을 강하시킨다.

사용법/ 열매, 잎, 줄기, 가지 각각 15g에 물 700mL를 넣고 달인 액을 반으로 나누어 아침 저녁으로 복용한다. 뿌리는 40g에 물 1200mL를 넣고 달인 액을 반으로 나누어 아침 저녁으로 복용한다.

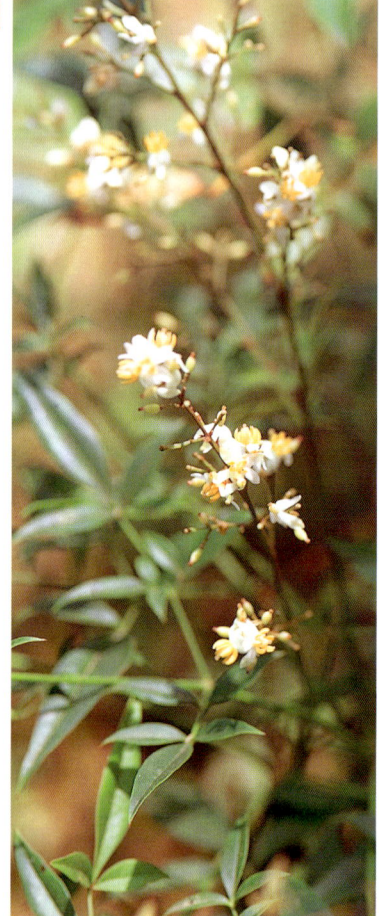

남천　　　　　　1997.6.24. 강원 인제

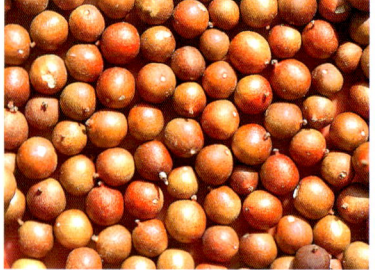

남천실(南天實)

으름덩굴과 / 木通科 / あけび科 / Lardizabalaceae

덩굴나무. 잎은 어긋 나고 손바닥 모양이거나 3출성 겹잎이며, 턱잎은 없다. 꽃은 잡성화이거나 단성화로 방사상으로 배열되고 총상 꽃차례이다. 꽃받침은 6개로 드물게 3개이며, 꽃잎은 없거나 작다. 수술은 6개. 자방은 상위, 심피는 3~다수. 열매는 장과, 종자는 배유가 많다. 세계에 9속 20여 종, 우리 나라에는 2속 2종이 자란다.

168. 멀꿀　　　　[으름덩굴과]

Stauntonia hexaphylla (Thunb.) Decaisne

늘푸른 덩굴나무. 꽃은 황백색으로 암수한그루이며, 잎겨드랑이에 총상 꽃차례로 2~4개씩 달린다. 꽃받침잎은 6개로 바깥쪽 3개는 긴 타원형, 안쪽 3개는 바늘 모양이다. 수술은 6개, 암술은 3개이다. 열매는 장과로 달걀 모양이며 길이 5~10cm로 10월에 적갈색으로 익는다. 종자는 타원형으로 편평하고 길이 6~10mm이며 흑색이다.

분포 / 제주도 및 남쪽 해안의 산기슭에서 자라며, 일본, 대만에 분포한다.

채취 / 뿌리 및 줄기를 가을부터 겨울까지 채취하여 말린다.

약효 / 뿌리 및 줄기를 야모과(野木瓜)라고 하며, 강심의 효능이 있다. 줄기는 지통에, 뿌리는 이뇨 목적으로 사용한다.

성분 / 줄기와 잎에는 saponin류와 phenol류, 종자에는 triterpenoid계 saponin인 mubenin A, B, C가 함유되어 있다.

약리 작용 / 열매는 회충과 편충에 대하여 구충 작용이 있고, 임상적으로 진통 작용이 인정되어 수술 후의 복통이나 산통(疝痛)에 잘 쓰인다.

사용법 / 뿌리와 줄기 20g에 물 800mL를 넣고 달인 액을 반으로 나누어 아침 저녁으로 복용한다.

참고 / 으름덩굴에 비하여 잎이 늘푸르고, 꽃받침 조각은 6개, 수술은 6개로 서로 붙는다. 열매는 갈라지지 않는다.

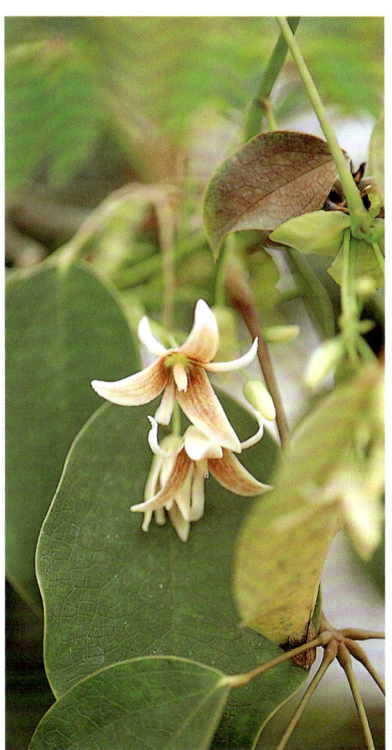

1995.7.1. 전남 남평　　　　　　멀꿀

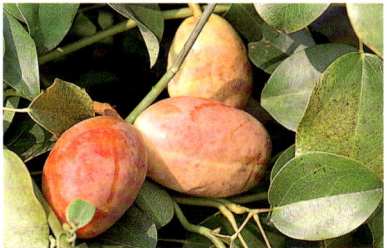

멀꿀(열매)

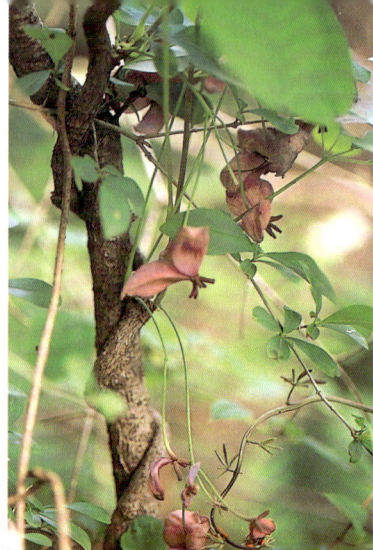

으름덩굴   1997.5.26. 계룡산

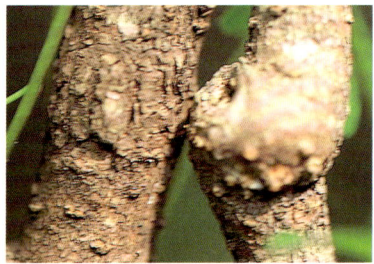

목통(木通) 생것

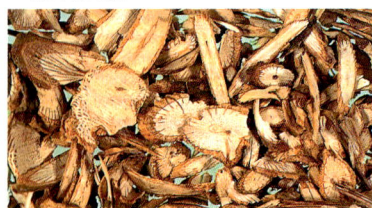

목통(木通) 자른 것

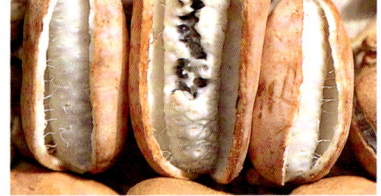

팔월찰(八月札)

169. 으름덩굴   [으름덩굴과]

Akebia quinata (Thunb.) Decaisne

갈잎 덩굴나무. 꽃은 암수한그루로 5~6월에 잎겨드랑이에 총상 꽃차례로 달린다. 수꽃은 작고 많이 피며, 수술은 6개. 암꽃은 크고 적게 달리며, 꽃잎은 없고 3개의 꽃받침잎이 있다. 열매는 장과(漿果)로 길이 6~10cm이며 10월에 자갈색으로 익는다.

분포/ 황해도 이남의 산기슭 숲 속에서 자라며, 일본, 중국에 분포한다.

채취/ 열매, 줄기는 가을에 채취하여 말린다.

약효/ 줄기를 목통(木通)이라고 하며, 사화(瀉火), 혈맥통리(血脈通利)의 효능이 있고, 적소변, 소변혼탁, 수종, 부종, 빈뇨, 배뇨곤란, 흉중번열(胸中煩熱), 부녀경폐(婦女經閉), 유즙불통 등을 치료한다. 열매를 팔월찰(八月札)이라 하며, 이기(理氣), 서간(舒肝), 활혈, 지통, 제번(除煩), 이뇨의 효능이 있고, 번갈, 적백하리, 요통, 늑막염, 월경통, 혈뇨를 치료한다.

성분/ 줄기에는 hederagenin, oleanolic acid를 genin으로 하는 akeboside St$_{b-k}$, betulin, myoinositol 등이 함유되어 있다.

약리 작용/ 줄기의 메탄올 엑스 및 사포닌의 경구 투여는 스트레스성 위궤양 예방 효과, 부종 억제 및 이뇨 작용이 있고, 30% 에탄올 엑스는 혈청 콜레스테롤, 인지질 및 트리글리세리드의 함량을 저하시킨다.

사용법/ 줄기 6g에 물 700mL를 넣고 달인 액을 반으로 나누어 아침 저녁으로 복용하거나 환제, 산제로 하여 복용한다. 열매는 25g에 물 900mL를 넣고 달인 액을 반으로 나누어 아침 저녁으로 복용한다.

참고/ 멀꿀에 비하여 갈잎이며 꽃받침 조각은 3개, 수술은 서로 떨어지고 열매는 벌어진다. 작은 잎이 6~9개인 여덟잎으름 *Akebia quinata* (Thunb.) Decaisne for. *polyphylla* Nakai 도 약효가 같다.

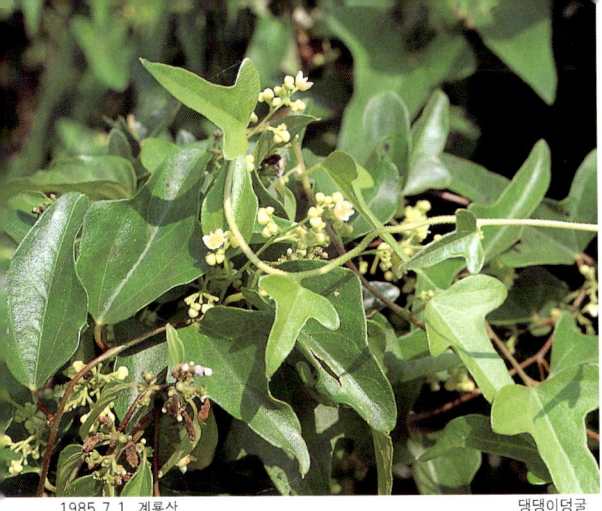

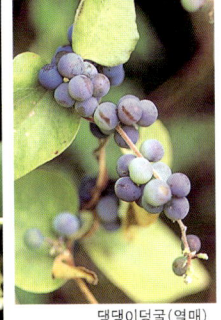
댕댕이덩굴(열매)

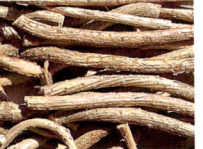

1985.7.1. 계룡산　　　　　　댕댕이덩굴　　　목방기(木防己)

새모래덩굴과 /防己科 /つづらふじ科 /Menispermaceae

　풀이거나 덩굴나무. 암수딴그루. 잎은 어긋 나고 방패 모양이며, 가장자리는 밋밋하거 나 손바닥 모양으로 갈라진다. 턱잎은 없다. 꽃은 원추 꽃차례 또는 취산 꽃차례 모양이 다. 꽃받침은 분리되고, 수술은 다수 또는 소수로 분리되거나 합쳐진다. 심피는 3~6개, 배주는 2개로 1개의 배주는 발육이 잘 안 되고, 암술머리는 밋밋하거나 갈라진다. 열매는 핵과이다. 열대에 70속 400여 종, 우리 나라에는 4속 4종이 자란다.

170. 댕댕이덩굴　　　[새모래덩굴과]

Cocculus trilobus (Thunb.) DC.

　갈잎 덩굴나무. 길이 3m 가량. 잎은 어긋 나고 두껍고 손바닥 모양의 겹잎이다. 꽃은 황백색, 암수딴그루로 5~6월에 잎겨드랑 이에 총상 꽃차례로 2~4개씩 달린다. 꽃받 침은 6개, 꽃잎 6개, 수술 6개이며, 암꽃은 3개의 심피가 있고, 암술머리는 원주형이다. 열매는 핵과로 둥글고 10월에 분백색을 띤 흑색으로 익는다. 종자는 구부러지고 주름 이 있다.

분포/ 전국의 산기슭이나 밭둑에서 흔히 자 라며, 일본, 중국, 동남아에 분포한다.

채취/ 뿌리를 가을부터 겨울까지, 줄기와 잎 은 가을에 채취하여 말린다.

약효/ 뿌리를 목방기(木防己)라 하며, 소염, 이뇨, 진통, 소종의 효능이 있고, 류머티스

성관절염, 반신불수, 신염부종, 요로감염, 습진, 신경통을 치료한다. 줄기와 잎을 청 단향(靑檀香)이라고 하며, 거습, 이뇨, 소 종의 효능이 있고, 제풍마비(諸風痲痹), 각 슬소양(脚膝瘙痒), 위통을 치료한다.

성 분/ 뿌리에는 trilobine, isotrilobine, homotrilobine, trilobamine, normenisarine, magnoflorine, 줄기와 잎에는 cocculolidine, isoboldine이 함유되어 있다.

사용법/ 뿌리 15g에 물 800mL를 넣고 달인 액을 반으로 나누어 아침 저녁으로 복용하 거나 술에 담가 복용한다. 줄기와 잎 10g에 물 700mL를 넣고 달인 액을 반으로 나누어 아침 저녁으로 복용하거나 술에 담가 복용 한다.

참고/ 방기에 비하여 수술은 6~9개이고 암술머리는 갈라지지 않는다.

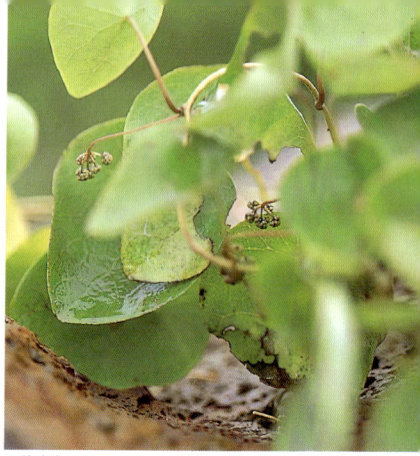

새모래덩굴과 · Menispermaceae

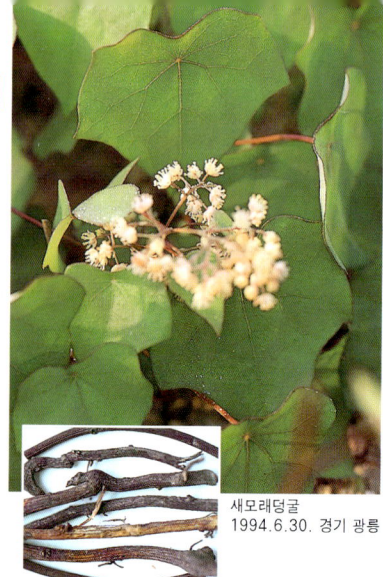

새모래덩굴
1994.6.30. 경기 광릉

편복갈(蝙蝠葛)

171. 새모래덩굴 [새모래덩굴과]

Menispermum dauricum DC.

갈잎 덩굴나무. 길이 2~3m. 잎은 어긋 난다. 꽃은 연한 황색으로 6월에 피며, 수꽃은 꽃받침 조각이 4~6개, 꽃잎은 6~10개, 수술은 12~24개이다. 암꽃은 암술이 1개, 심피가 3개이고, 암술머리는 2개로 갈라진다.
분포/ 전국의 산기슭 양지에서 자라며, 일본, 만주, 중국, 아무르에 분포한다.
약효/ 줄기를 편복갈(蝙蝠葛)이라고 하며, 요통과 나력을 치료한다.
성분/ 줄기와 잎에는 dauricine, tetrandine, menispermine, sinomenine, acutumine, disinomenine, stepharine, acutumine, 뿌리줄기에는 dauricine, daurinoline, dauricinoline, dauricoline 등의 알칼로이드가 함유되어 있다.
약리 작용/ daucurine은 마취시킨 동물의 혈압을 강하시키고, 임상적으로는 경증의 고혈압 환자 치료에 적용할 수 있다.
사용법/ 줄기 10g에 물 700mL를 넣고 달인 액을 반으로 나누어 아침 저녁으로 복용한다.

함박이   1997.7.30. 제주

172. 함박이 [새모래덩굴과]

Stephania japonica (Thunb.) Miers

갈잎 덩굴나무. 꽃은 암수한그루로 연한 녹색이고 6~7월에 많이 핀다.
분포/ 제주 및 남쪽 섬의 바닷가 산기슭에서 자라며, 일본, 대만, 중국, 인도, 말레이시아에 분포한다.
약효/ 줄기, 잎, 뿌리 모두를 천금등(千金藤)이라 하며, 청열, 해독, 거풍의 효능이 있고, 수렴지혈, 이질, 수종, 발진, 복통을 치료한다.
성분/ hypoepistephanine, stephanoline, stepholine, homostephanoline, stephonine, cyclanoline, metaphanine, prostephanine, epistephanine, insularine, hasubanonine 등이 함유되어 있고, cyclanoline은 근육을 이완시키는 작용이 있는데, 그 강도는 menisperine의 20분의 1이고 neostigmine에 의하여 길항된다.
사용법/ 줄기, 잎, 뿌리 10g에 물 700mL를 넣고 달인 액을 반으로 나누어 아침 저녁으로 복용한다.
참고/ 중국에서는 *S. tetrandra* S. Moore의 뿌리를 분방기(紛防己)라고 하여 사용하고 있다.

173. 방기   [새모래덩굴과]

Sinomenium acutum (Thunb.) Rehder et Wilson

갈잎 덩굴나무. 꽃은 연녹색으로 암수 딴그루이며 6월에 잎겨드랑이에 원추꽃 차례로 달린다. 꽃받침잎과 꽃잎은 각각 6개, 수꽃은 9~12개의 수술이 있고, 암 꽃은 3개의 심피가 있으며, 암술머리는 2개로 갈라진다. 열매는 핵과로 둥글며 10월에 흑색으로 익는다.

분포/ 남쪽 섬의 산기슭 양지에서 자라 며, 일본, 중국에 분포한다.

채취/ 전초를 가을부터 겨울까지 채취하 여 말린다.

약효/ 줄기를 청풍등(靑風藤), 방기(防 己) 또는 한방기(漢防己)라 하며, 진통, 소염, 이뇨약으로서 거풍습의 효능이 있 고, 관절염, 수종, 각기, 방광수종, 하초 의 혈분습열, 안면신경마비를 치료한다.

성분/ 줄기와 뿌리에 sinomenine, disi-nomenine, magnoflorine, acutumine, sinactine, isosinomenine, tuduranine, sinoacutine, stepharine 등이 함유되어 있 다.

약리 작용/ sinomenine은 쥐, 토끼에 대한 실험에서 진정·진통 작용이 있고, 혈압 에 대한 실험에서 강하 작용이 있으며, 적출 장관에 대한 억제 작용이 있다.

사용법/ 줄기 15g에 물 700mL를 넣고 달 인 액을 반으로 나누어 아침 저녁으로 복 용하고, 외용에는 고약으로 만들어 붙이 거나 달인 액으로 환부를 씻는다.

참고/ 댕댕이덩굴에 비하여 털이 거의 없 고 줄기에 서이 있으며 수술은 9~12개 이고 암술머리는 갈라진다.

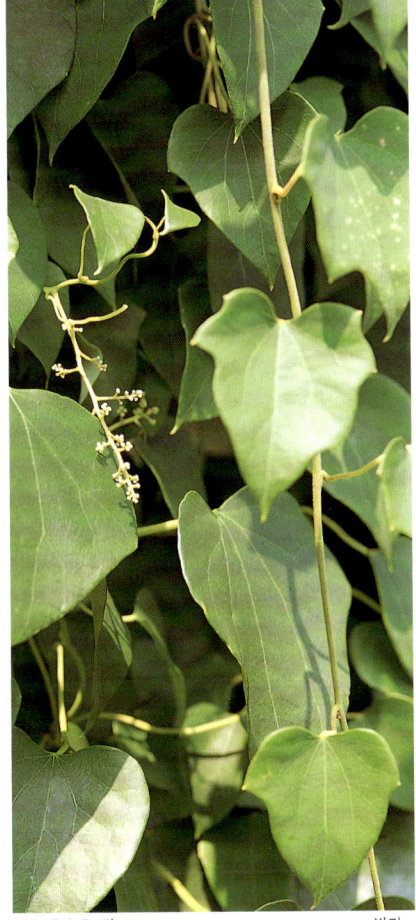

1997.8.5. 진도   방기

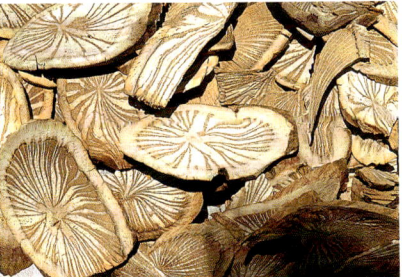

방기(防己)

수련과 / 睡蓮科 / すいれん科 / Nymphaeaceae

수초. 뿌리줄기는 땅 속에서 옆으로 뻗는다. 잎은 어릴 때는 방패 모양이고, 잎자루가 길다. 꽃은 뿌리잎의 잎자루 밑동에서 나오는 꽃자루에 1개씩 달리고, 꽃받침은 3~5개, 꽃잎은 3~다수, 수술은 6~다수이며 떨어져 있고, 심피는 3~8개로 때로는 꽃턱의 앞면 속에 묻혀 있다. 암술머리는 뚜렷하고, 배주는 각 실에 1개, 떡잎은 다육질이다. 세계에 8속 60여 종, 우리 나라에 5속 5종이 분포한다.

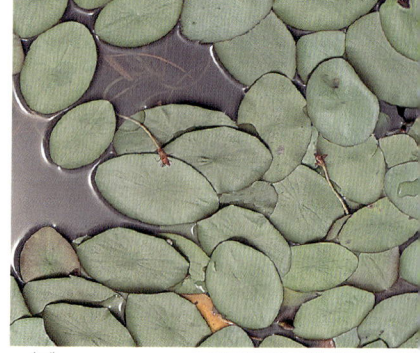

순채   2003.7.20. 제주 서귀포

174. 순채   [수련과]

Brasenia schreberi J. F. Gmel.

여러해살이풀. 뿌리줄기는 굵고 옆으로 가지를 치면서 자라고, 줄기는 원기둥 모양이다. 잎은 마주 나고 타원형이며 중앙부에 가늘고 긴 잎자루가 달린다. 꽃은 홍자색으로 8~9월에 잎겨드랑이에서 나오는 꽃자루 끝에 1개씩 달린다. 열매는 달걀 모양이다.

분포/ 전국의 연못이나 늪에서 드물게 자라고, 일본, 중국 등 동아시아, 인도, 오스트레일리아, 북아메리카, 서아프리카에 분포한다.

약효/ 줄기와 잎을 순채(蓴菜)라고 하며, 청열, 이뇨, 소종, 해독의 효능이 있고, 열리(熱痢), 해열, 황달, 소갈을 치료한다.

성분/ 소량의 vitamin B$_{12}$가 함유되어 있고, 잎의 뒷면에서는 점액이 분비되는데, 어린 잎에 더 많다.

사용법/ 줄기와 잎 10g에 물 700mL를 넣고 달인 액을 반으로 나누어 아침 저녁으로 복용하거나 국을 끓여 먹고, 외용에는 짓찧어서 환부에 바른다.

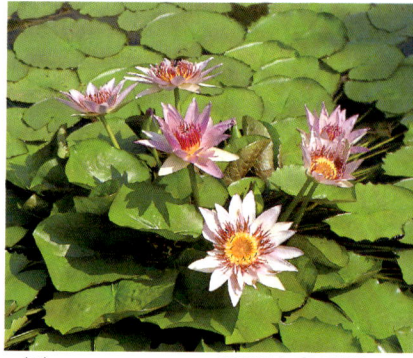

수련   1985.8.1. 충남대학교

175. 수련   [수련과]

Nymphaea tetragona Georgi

여러해살이풀. 땅속줄기는 굵고 짧으며 수염뿌리가 많다. 잎은 긴 잎자루가 있고 둥근 말발굽 모양이다. 꽃은 백색 또는 적색으로 6~7월에 피고 지름 5cm 가량이다. 꽃은 3일 동안 피었다 오므라들었다 한다.

분포/ 중부 이남의 연못이나 늪에서 흔히 자라며, 일본, 만주, 중국, 대만, 아무르, 시베리아, 유럽, 북아메리카에 분포한다.

약효/ 꽃을 수련(睡蓮)이라고 하며, 청서(淸暑), 해성(解醒), 지경(止痙)의 효능이 있고, 소아의 급성 또는 만성경풍, 서체(暑滯), 야제증(夜啼症)을 치료한다.

사용법/ 꽃 20g에 물 800mL를 넣고 달인 액을 반으로 나누어 아침 저녁으로 복용한다.

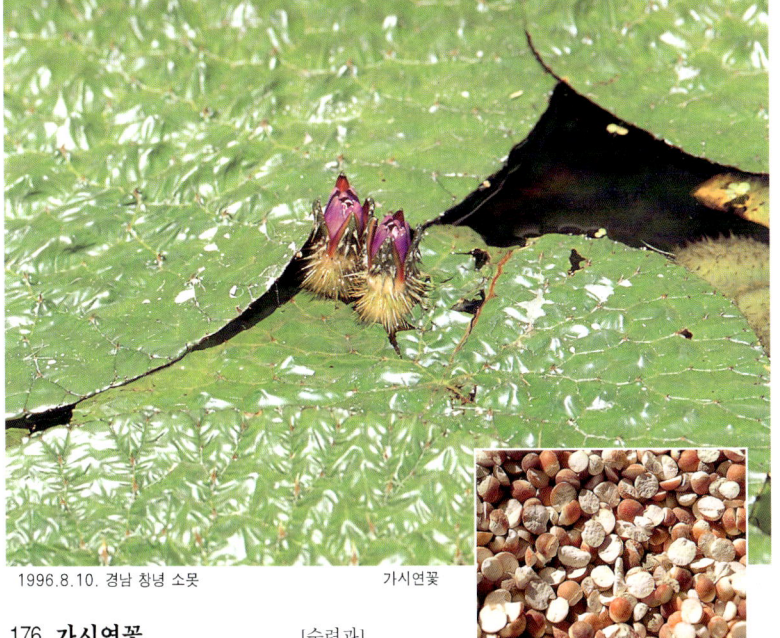

1996.8.10. 경남 창녕 소못

가시연꽃

검실(芡實)

176. 가시연꽃 [수련과]

Euryale ferox Salisbury

한해살이풀. 뿌리줄기는 짧다. 잎은 뿌리줄기에서 나와 물 위에 뜨고 앞면이 주름지고 가시가 있으며, 뒷면은 흑자색으로 맥이 두드러지며, 긴 잎자루는 방패처럼 달린다. 꽃은 자줏빛으로 7~8월에 핀다. 꽃받침 조각은 4개로 녹색이고, 꽃잎은 많고 꽃받침잎보다 작다. 수술은 많고, 자방은 하위이다. 열매는 액과로 둥글다. 종자는 둥근 모양으로 육질의 가종피에 싸여 있다.

분포/ 중부 이남(전주·대구·광주·홍성·서해안·강릉)의 늪이나 연못에서 자라며, 일본, 만주, 중국, 대만, 인도에 분포한다.

채취/ 열매를 9~10월에 따서 껍질을 벗겨 종자를 빼내고, 종자의 딱딱한 껍질을 제거한 뒤에 말린다. 조검실(炒芡實)은 부피(麩皮)를 냄비에 넣고 연기가 날 정도로 볶은 다음 가시연꽃의 종자를 넣어 노랗게 볶아 체로 쳐서 부피(麩皮)를 제거하고 종자만 골라내어 쪄서 말린다. 뿌리는 7월에 채취하고,

줄기와 잎은 수시로 채취하여 말린다.

약효/ 속씨를 검실(芡實)이라 하며, 고신삽정(固腎澁精), 보비지설(補脾止泄)의 효능이 있고, 유정, 대하, 소변실금(小便失禁), 설사를 치료한다. 뿌리를 검실근(芡實根)이라 하며, 산기(疝氣), 백탁, 종독, 소복결기통을 치료하고, 꽃대를 검실경(芡實莖)이라 하며, 번갈을 치료한다. 잎을 검실엽(芡實葉)이라 하며, 포의불하(胞衣不下), 토혈을 치료한다.

성분/ 종자에는 다량의 전분이 들어 있는데, 이것의 분석값은 단백질 4.4%, 지방 0.2%, 탄수화물 32% 등이다.

사용법/ 속씨 15g에 물 700mL를 넣고 달인 액을 반으로 나누어 아침 저녁으로 복용한다.

참고/ 치질이나 복부 팽만감이 있는 사람, 혈뇨 및 변비가 있는 사람, 산후에는 복용을 피한다.

수련과 · Nymphaeaceae

157

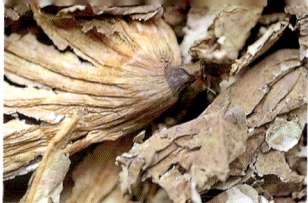

하엽(荷葉)

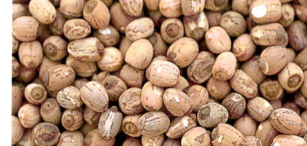

연자(蓮子)

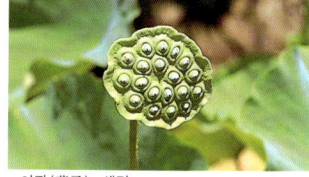

연자(蓮子) 생것

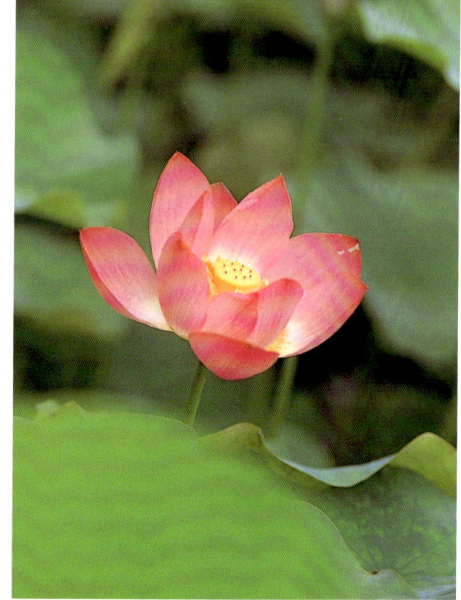

연꽃　　　　　　　1989.7.1. 전북 전주

177. 연꽃　　　　　　[수련과]

Nelumbo nucifera Gaertner

　여러해살이풀. 뿌리줄기는 굵고 옆으로 길게 뻗는다. 꽃은 연한 홍색 또는 백색으로 7~8월에 꽃대에 1개가 달린다. 꽃받침 조각은 4~5개로 녹색이며 일찍 떨어진다. 꽃잎은 많고 달걀 모양이다. 수술은 많고, 꽃턱은 원추형이다. 열매는 견과이다. 종자는 타원형으로 길이 2cm 가량이며 검고 꽃턱의 구멍 속에 들어 있다.

분포/ 전국의 연못에서 자라며, 일본, 중국, 인도, 오스트레일리아에 분포한다.

채취/ 열매와 종자는 늦가을에, 뿌리줄기와 뿌리줄기 마디는 일년 내내, 잎은 여름에 채취하여 말린다. 종자는 껍질과 배아(胚芽)를 제거하여 말리고, 줄기의 마디는 볶아서 사용한다. 잎은 잎자루와 가장자리를 제거하여 사용한다.

약효/ 열매 및 종자를 연자(蓮子)라 하며, 익심(益心), 익신(益腎), 보비(補脾), 삽장의

효능이 있고, 다몽, 유정, 임탁, 구리, 허사, 대하를 치료한다. 뿌리줄기를 우(藕)라고 하며, 청열, 양혈, 해독, 산어의 효능이 있고, 열병번갈, 주독, 토혈, 열림을 치료한다. 뿌리줄기의 마디를 우절(藕節)이라고 하며, 지혈, 산어의 효능이 있고, 해혈, 토혈, 혈뇨, 혈변을 치료한다. 잎을 하엽(荷葉)이라고 하며, 수렴 및 지혈제로 사용하거나 민간에서 야뇨증을 치료한다.

성분/ 종자에는 nuciferine, nornuciferine, liriodenine, norarmepavine, 잎에는 roemerine, nuciferine, nornuciferine, armepavine, pronuciferine, liriodenine, anonaine, quercetin, isoquercitrin, nelumboside 등이 함유되어 있다.

약리 작용/ liriodenine은 코와 후두부의 암을 억제하는 작용이 있다.

사용법/ 열매, 종자, 뿌리줄기 또는 잎 10g에 물 700mL를 넣고 달인 액을 반으로 나누어 아침 저녁으로 복용한다.

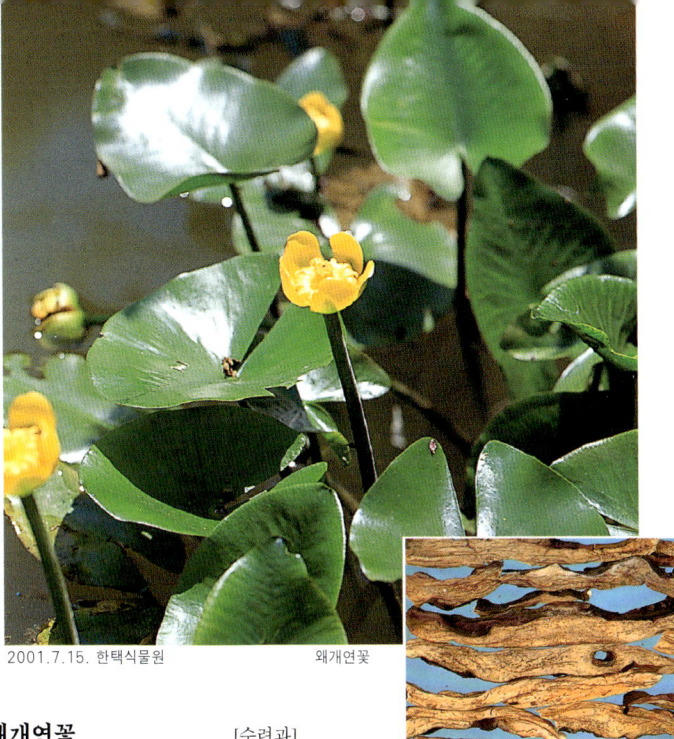

2001.7.15. 한택식물원   왜개연꽃

천골(川骨)

178. 왜개연꽃   [수련과]

Nuphar pumilum (Timm.) DC.

여러해살이풀. 뿌리줄기는 굵고 옆으로 뻗는다. 꽃은 황색으로 8~9월에 긴 꽃대가 나와 물 위에서 피고 지름 2.5cm 가량이다. 꽃받침은 5개로 꽃잎 같으며, 꽃잎은 주걱 모양이다. 꽃밥은 길이 3mm 가량이고, 수술대는 이보다 훨씬 길며, 암술대는 10~20개이다. 암술머리는 쟁반 같고 황색이거나 붉은빛이 돌며 중앙부에 돌기가 있다. 열매는 장과 모양이고, 종자는 긴 달걀 모양이다.

분포/ 전남(해남), 백두산을 비롯한 북부 지방의 연못이나 늪에서 자라며, 일본, 만주, 중국, 대만, 아무르, 시베리아, 유럽, 북아메리카에 분포한다.

채취/ 종자를 가을에 채취하여 말린다.

약효/ 종자를 평봉초자(萍蓬草子)라 하며, 자양강장, 건위, 조경의 효능이 있고, 소화불량, 산후출혈을 치료한다. 뿌리줄기를 평봉초근(萍蓬草根) 또는 천골(川骨)이라 하며, 보허, 건위, 조경의 효능이 있고, 병후쇠약, 소화불량, 월경불순을 치료한다.

성분/ 뿌리줄기에는 desoxynupharidine, nupharidine, nupharamine 등이 함유되어 있다.

약리 작용/ desoxynupharidine, nupharidine, nupharamine 등은 호흡 중추를 마비시키는 작용이 있고, 이뇨 작용도 있다.

사용법/ 종자 또는 뿌리줄기 15g에 물 700mL를 넣고 달인 액을 반으로 나누어 아침 저녁으로 복용한다.

참고/ 잎이 물 위로 나오고 긴 달걀 모양이며 암술머리가 쟁반 같고 톱니가 있는 개연꽃 *N. japonicum* DC.도 약효가 같다.

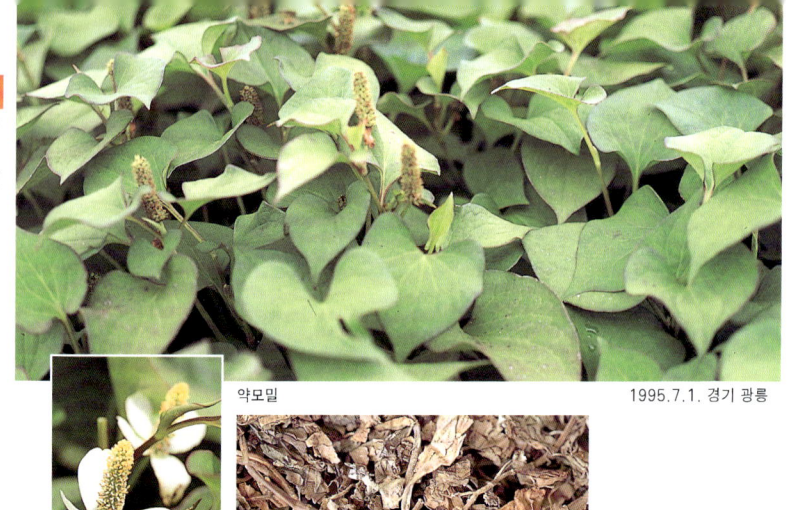

약모밀

1995.7.1. 경기 광릉

약모밀(꽃)

어성초(魚腥草)

삼백초과 / 三白草科 / どくだみ科 / Saururaceae

여러해살이풀. 양성의 나화(裸花)는 6~8개의 수술 및 3~4개의 이생 또는 합생하는 심피로 된다. 3속 4종으로 구성되며, 대부분이 습지에서 자란다. 우리 나라에는 삼백초와 약모밀이 있다.

179. 약모밀　　　　　　　　[삼백초과]

Houttuynia cordata Thunb.

여러해살이풀. 높이 50cm 가량. 꽃은 5~6월에 줄기 끝에서 나온 짧은 꽃대 끝에 형성된 길이 1~3cm의 수상 꽃차례에 꽃덮이가 없는 많은 나화(裸花)가 달린다. 꽃차례 밑에 꽃잎 같은 백색의 총포가 4개 있다. 수술은 3개로 황색, 자방은 상위이며 3실이다. 열매는 삭과이며, 종자는 연한 갈색이다.

분포/ 제주도와 울릉도의 숲 속에서 자라지만, 요즘은 전국에서 볼 수 있다. 일본, 중국, 대만, 히말라야, 자바에 분포한다.

채취/ 뿌리가 달린 전초를 여름과 가을에 채취하여 말린다.

약효/ 뿌리가 달린 전초를 어성초(魚腥草)라고 하며, 해열, 해독, 소종의 효능이 있고, 폐렴, 말라리아, 수종, 백대하, 치질, 피부병을 치료한다.

성분/ 전초에는 정유가 함유되어 있으며, 항균성 성분으로 decanoyl acetaldehyde가 함유되어 있다. 꽃, 잎에는 quercitrin, quercetin 등의 flavonoid가 함유되어 있다.

약리 작용/ decanoyl acetaldehyde는 인플루엔자 간균, 폐렴구균, 황색포도상구균에 대하여 항균력이 있고, 전초를 두꺼비의 신장 또는 개구리의 발에 관류시키면 모세 혈관이 확장되어 혈류량과 요분이 증가한다.

사용법/ 전초 15g에 물 700mL를 넣고 달인 액을 반으로 나누어 아침 저녁으로 복용하거나 짓찧어서 즙을 내어 마신다.

참고/ 생선 썩는 냄새가 나므로 전초를 어성초(魚腥草)라고 하며, 삼백초에 비하여 꽃차례에 4개의 총포가 있고, 상부의 잎이 백색을 띠지 않는다.

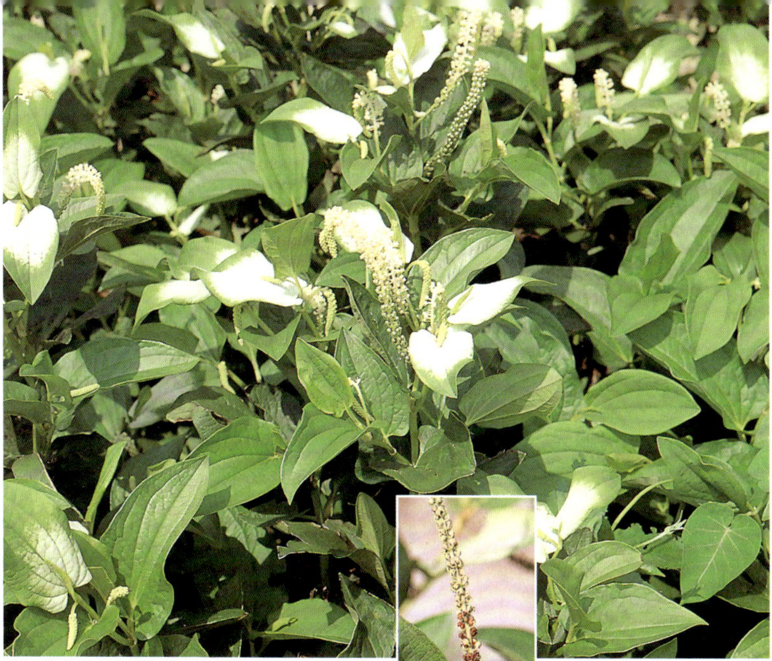

1989.7.1. 서울 홍릉

삼백초

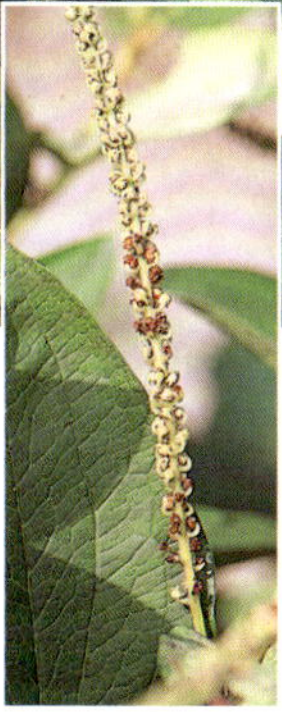

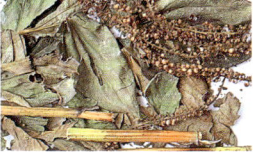

삼백초(열매)　　　　삼백초(三白草)

180. 삼백초　　　　[삼백초과]

Saururus chinensis (Lour.) Baill.

　여러해살이풀. 높이 1m 가량. 잎은 어긋
나고 5~7맥이 있으며, 뒷면은 연한 백색이
고, 윗부분의 2~3개의 잎은 앞면이 백색이
다. 잎자루는 밑부분이 약간 넓어져 줄기를
감싼다. 꽃은 양성으로 6~8월에 이삭 꽃차
례를 이루는데, 처음에는 처져 있으나 꽃이
피면 곧게 서고 백색이며 꽃잎이 없다. 수술
은 6~7개, 심피는 3~5개이다. 열매는 둥글
고, 종자는 각 실에 1개씩 있다.

분포/ 제주도(협재)의 습지에서 자라며, 일
본, 중국, 필리핀에 분포한다.

채취/ 지상부와 뿌리를 여름철에 채취하여
말린다.

약효/ 지상부를 삼백초(三白草)라고 하며,
습열, 해독의 효능이 있고, 부종, 각기, 황
달, 대하를 치료한다. 뿌리를 삼백초근(三白
草根)이라 하며, 이수, 제습, 청열, 해독의

효능이 있고, 각기, 임탁, 대하, 옹종, 개선
을 치료한다.

성분/ 전초에 정유가 함유되어 있으며, 주성
분은 methyl-*n*-nonylketone이다. 잎에는
quercetin, quercitrin, hyperin 등이 함유되어
있다.

사용법/ 지상부와 뿌리 15g에 각각 물 700mL
를 넣고 달인 액을 반으로 나누어 아침 저녁
으로 복용하거나 짓찧어서 즙을 내어 마신
다.

참고/ 잎, 꽃 및 뿌리가 백색이기 때문에 삼
백초라고 하며, 약모밀에 비하여 꽃차례에
총포가 없고 상부의 잎이 백색을 띤다.

후추과 / 胡椒科 / こしょう科 /
Piperaceae

단자엽 식물처럼 유관속이 산재하며, 마디는 환절처럼 커지고, 나화(裸花)는 양성 또는 단성이다. 수술은 2~10개이고, 심피는 2~5개가 합생한다. 열매는 장과이다. 세계에는 주로 열대에 5속 1000종이 자라고, 우리 나라에는 1속 1종이 자란다.

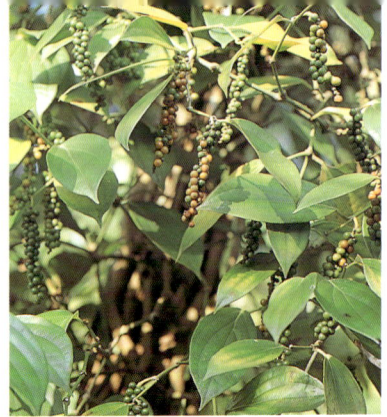

후추나무　　　　　　　　1994.6.20. 말레이시아

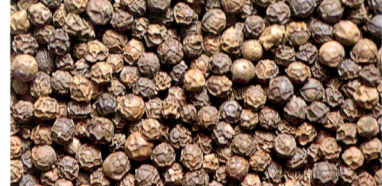

후추(胡椒)

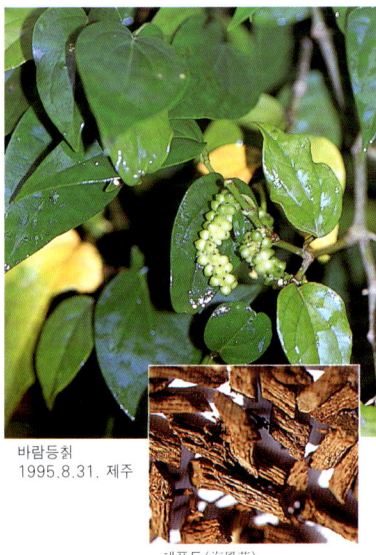

바람등칡
1995.8.31. 제주

해풍등(海風藤)

181. **바람등칡**(후추등)　　　　　[후추과]

Piper kadzura (Choisy) Ohwi

늘푸른 덩굴나무. 가지의 마디가 관절(關節) 같고 세로로 난 홈이 있다. 잎은 어긋 나고 넓은 달걀 모양 또는 심장형이며 2쌍의 맥이 있다. 꽃은 암수딴그루로 6~7월에 핀다. 수꽃 이삭은 잎과 마주 나며 길이 5~10cm로 방패 모양의 포가 있다. 꽃덮이는 없고, 수술은 2~3개로 황색이다. 열매는 장과로 구형이고 지름 4~5mm로 가을에서 겨울에 걸쳐 적색으로 익는다.

분포/ 제주도 및 남쪽 섬 바닷가의 나무나 바위에 붙어 자라며, 일본, 대만에 분포한다.

채취/ 줄기를 8~10월에 채취하여 말린다.

약효/ 줄기를 해풍등(海風藤)이라고 하며, 거풍습, 통경, 이기의 효능이 있고, 풍한습비, 관절동통, 천식, 만성해수를 치료한다.

성분/ 줄기와 잎에는 보통 성분으로 futoxide, futoenone, futoquinol, futoamide, 정유 성분으로 pinene, limonene, sabiene, camphene, isoasarone 등이 함유되어 있다.

약리 작용/ futoxide는 종양의 성장을 억제하는 작용이 있다.

사용법/ 줄기 15g에 물 700mL를 넣고 달인 액을 반으로 나누어 아침 저녁으로 복용하거나 술에 담가서 마신다.

참고/ 인도 남부 원산의 후추나무 *P. nigrum* L.의 열매를 후추(胡椒)라고 부르며, 방향성 건위제로 널리 사용하고 있다.

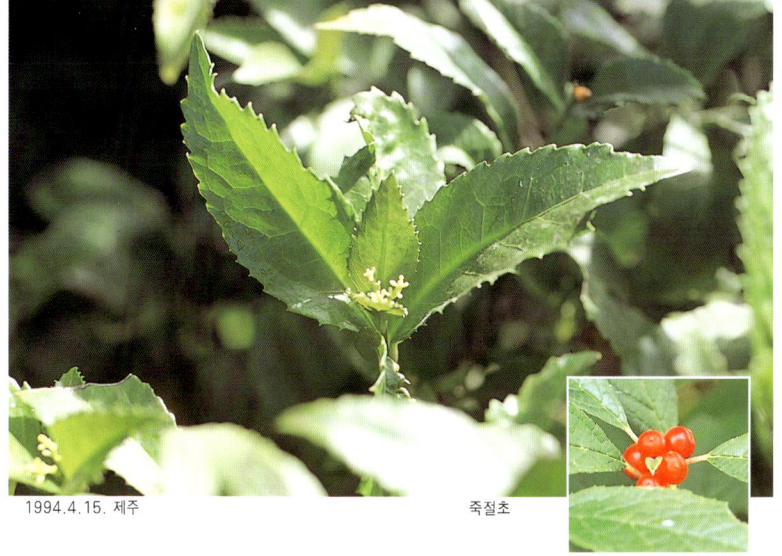

1994.4.15. 제주　　　　　　　죽절초

죽절초(열매)

홀아비꽃대과 / 金栗蘭科 / せんりょう科 / Chloranthaceae

열대 및 아열대에서 자라는 풀 또는 떨기나무. 잎은 마주 나고, 작은 꽃은 양성 또는 단성으로 때로는 꽃받침 같은 꽃덮이가 있다. 수술은 1~3개가 합생하며, 심피는 1개이고 자방 상위이다. 세계에 3속 73종, 우리 나라에는 1속 3종이 자란다.

182. 죽절초　　　　　　[홀아비꽃대과]

Chloranthus glaber (Thunb.) Makino

늘푸른떨기나무. 높이 1m 가량. 줄기는 녹색이며 마디가 두드러지고, 잎은 마주 나고 길이 10~15cm, 너비 4~6cm로 긴 타원형이며 끝은 뾰족하고 톱니가 있다. 앞면은 광택이 있고 뒷면은 황록색이며, 잎자루는 길이 1~2cm이다. 꽃은 6~7월에 가지 끝에서 이삭 꽃차례로 달리며, 포는 끝까지 남아 있고, 꽃덮이는 없다. 수술은 자방 윗부분에서 수평으로 퍼지고 황색이며, 양쪽에 꽃밥이 있다. 열매는 핵과로 둥글며 10월에 적색으로 익는다.

분포 / 제주도의 산기슭 숲 속에서 자라고, 일본, 대만, 중국, 인도, 말레이시아에 분포한다.

채취 / 줄기와 잎을 여름에 채취하여 말린다.

약효 / 줄기와 잎을 구절다(九節茶)라고 하며, 해열, 해독, 거풍, 활혈의 효능이 있고, 폐렴, 급만성충수염, 류머티스성통통, 타박상을 치료한다.

성분 / 잎에는 coumarin, flavonoid 배당체와 청산 배당체가 함유되어 있다. 열매에는 pelargonidin-3-rhamnosylglucoside가 함유되어 있다.

약리 작용 / 물 추출물은 포도상구균, 녹농균, 대장균, 적리균에 대하여 항균 작용이 있다.

사용법 / 줄기와 잎 15g에 물 700mL를 넣고 달인 액을 반으로 나누어 아침 저녁으로 복용하거나 술에 담가서 마신다. 외용에는 짓찧어 붙이거나 달인 액으로 상처 부위를 씻는다. 임산부는 복용을 금한다.

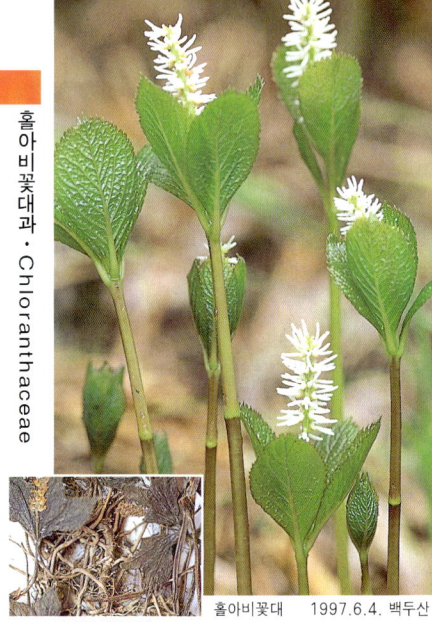

홀아비꽃대과 · Chloranthaceae

은선초(銀線草)

홀아비꽃대　1997.6.4. 백두산

183. 꽃대　　　[홀아비꽃대과]

Chloranthus serratus Roem. et Schult.

여러해살이풀. 높이 30~50cm. 뿌리줄기
는 옆으로 뻗고 잔뿌리가 많이 나며, 줄기의
마디가 뚜렷하다. 잎은 줄기의 윗부분에서 4
개가 모여 나고, 줄기 끝에서 이삭 꽃차례가
나와 1개 또는 2개로 갈라진다. 꽃덮이와 꽃
자루가 없고, 수술대는 3개이다.

분포/ 중부 이북의 숲 속에서 자라며, 일본,
중국에 분포한다.

약효/ 뿌리를 급기(及己)라고 하며, 활혈,
산어(散瘀)의 효능이 있고, 타박상, 창개(瘡
疥), 무월경을 치료한다.

성 분/ (-)-dihydropyrocurzerenone,
curzenone 이 함유되어 있다.

사용법/ 뿌리 1g에 물 300mL를 넣고 달인 액
을 반으로 나누어 아침 저녁으로 복용하고,
외용에는 즙을 내어 환부를 씻는다.

참고/ 홀아비꽃대에 비하여 수술대가 3개이
고 길며 밑부분이 붙는다.

184. 홀아비꽃대　　　[홀아비꽃대과]

Chloranthus japonicus Sieb.

여러해살이풀. 높이 20~30cm. 잎은 4개
가 줄기 끝에서 모여 난다. 꽃은 백색으로 4
월에 핀다. 이삭 꽃차례는 길이 2~3cm이며
꽃잎이 없다. 수술대는 3개. 열매는 삭과로
달걀 모양이고 길이 2.5~3mm이다.

분포/ 전국의 산 숲 속에서 드물게 자라고,
일본, 만주, 사할린, 아무르에 분포한다.

약효/ 지상부와 뿌리를 봄과 여름에 채취하
여 말린 것을 은선초(銀線草)라고 하며, 산
한, 거풍, 행어(行瘀), 해독의 효능이 있고,
풍한해수, 월경폐지, 풍양을 치료한다.

성분/ 전초에 chloranthalactone A, chloran-
thalactone B, chloranthalactone C, chloran-
thalactone D, chloranthalactone C epoxide,
atractylenolide I, II, III, helenalin, sofraxi-
din, shijuknolide 등이 함유되어 있다.
sesquilactone 화합물들은 쥐의 백혈병 암세
포인 L-5178Y cell의 성장을 억제한다.

사용법/ 지상부와 뿌리 5g에 각각 물 500mL
를 넣고 달인 액을 반으로 나누어 아침 저녁
으로 복용한다.

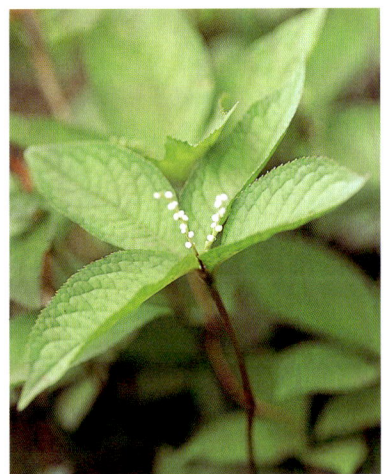

꽃대　　　　　1995.8.10. 동경식물원

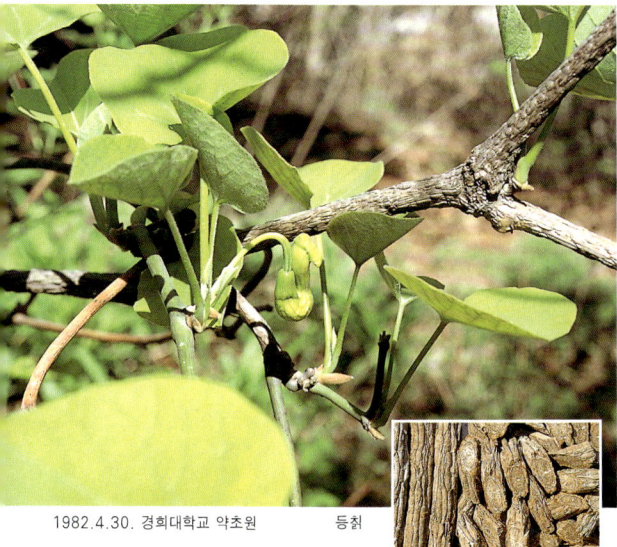

1982.4.30. 경희대학교 약초원　　등칡

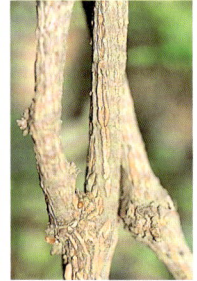

관목통(關木通)

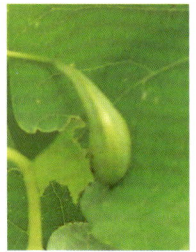

관목통(關木通) 자른 것　　등칡(열매)

쥐방울덩굴과 / 馬兜鈴科 / うまのすずくさ科 / Aristolochiaceae

풀, 떨기나무 또는 덩굴 식물. 잎은 어긋 나고, 턱잎은 없다. 꽃은 양성화로 1개씩 달리거나 이삭 꽃차례, 총상 꽃차례를 이룬다. 꽃덮이는 나팔 모양, 초롱꽃 모양으로 윗부분이 고깔 모양으로 벌어지고, 밑부분은 둥글게 부푼다. 세계에 5속 500여 종, 우리 나라에는 2속 4종이 분포한다.

185. 등칡(큰쥐방울)　　　[쥐방울덩굴과]

Aristolochia manshuriensis Kom.

덩굴성 갈잎떨기나무. 높이 10m 가량. 잎은 어긋 나고 둥근 심장형이다. 꽃은 암수딴그루로 잎겨드랑이에 1개씩 달린다. 꽃통의 넓은 부분은 연한 녹색이다. 열매는 삭과로 긴 타원형이다.

분포 / 경남, 경북, 지리산, 강원도(오대산 설악산)의 깊은 산골짜기에서 자라며, 만주, 우수리에 분포한다.

약효 / 줄기를 관목통(關木通)이라고 하며, 강화(降火), 강심, 이뇨 및 소종의 효능이 있고, 심장쇠약, 소변불리, 소변적삽, 요로감염, 요독증, 구내염, 악성종양, 유즙불통을 치료한다.

성분 / aristolochic acid, oleanolic acid, hederagenin, aristolochialactone이 함유되어 있다.

약리 작용 / 달인 액은 digitalis와 유사한 작용이 있으며, 쥐의 적출 소장에 대하여 흥분 작용이 있다. 이뇨 작용도 있다.

사용법 / 줄기 5g에 물 500mL를 넣고 달인 액을 반으로 나누어 아침 저녁으로 복용한다.

참고 / 쥐방울덩굴에 비하여 나무이고 잎이 둥근 심상형이다.

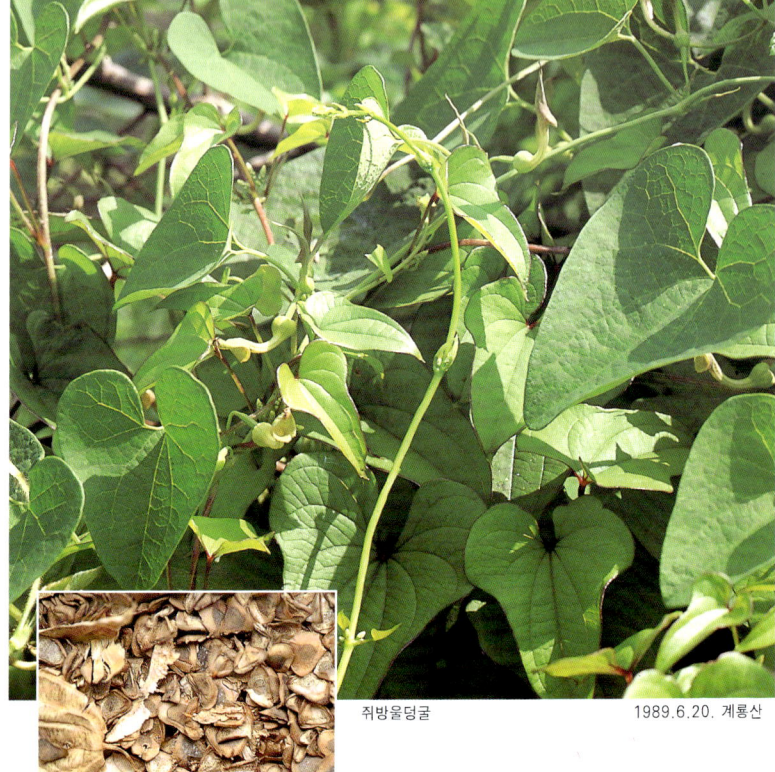

쥐방울덩굴 1989.6.20. 계룡산

마두령(馬兜鈴)

186. 쥐방울덩굴 [쥐방울덩굴과]

Aristolochia contorta Bunge

여러해살이 덩굴 식물. 꽃은 녹자색으로 7~8월에 핀다. 꽃받침은 통 모양으로 밑부분이 둥글게 부풀고, 윗부분은 좁아졌다가 나팔처럼 벌어진다. 열매는 삭과로 둥글다. 종자는 여러 개이고 날개가 있다.

분포/ 전국의 산과 들에서 자라고, 일본, 만주, 중국, 우수리에 분포한다.

약효/ 열매 말린 것을 마두령(馬兜鈴)이라고 하며, 청폐, 강기(降氣), 평천, 지해의 효능이 있고, 폐열천해, 객혈, 실음(失音), 치루종통을 치료한다. 뿌리를 청목향(靑木香)이

라고 하며, 행기(行氣), 화습(化濕), 지통의 효능이 있다. 위통, 산기통(疝氣痛), 임신수종, 산후혈기복통, 류머티스성동통을 치료한다. 줄기와 잎을 천선등(天仙藤)이라 하며, 행기, 화습, 활혈, 지통의 효능이 있다. 위통, 산기통, 임신수종, 산후복통, 류머티스성동통을 치료한다.

성분/ 종자에 aristolochic acid, magnoflorine이 함유되어 있고, 뿌리에는 aristolochic acid, 7-methoxy aristolochic acid, aristolene, alantoin, debilic acid 등이 함유되어 있다.

사용법/ 열매 10g에 물 700mL를 넣고 달인 액을 반으로 나누어 아침 저녁으로 복용한다.

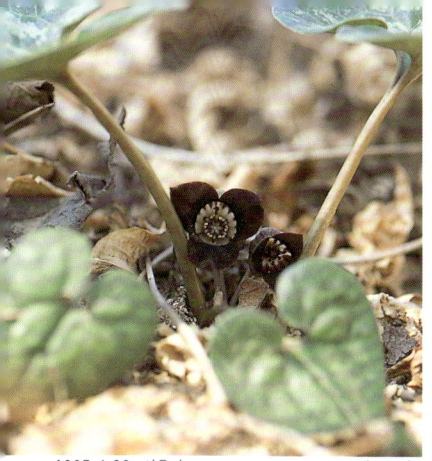

1995.4.22. 선운사　　　　　　　　　　개족도리

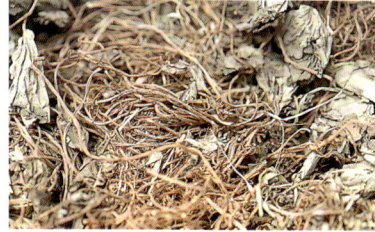

세신(細辛)

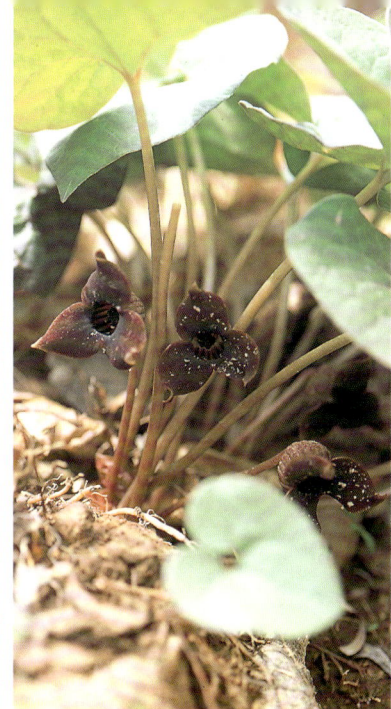

1995.5.1. 백양산　　　　　　　　　　족도리풀

187. 족도리풀 (민족도리풀) [쥐방울덩굴과]

Asarum sieboldii Miq.

여러해살이풀. 뿌리줄기는 마디가 많고 육질이며 매운맛이 있다. 꽃은 검은 홍자색으로 4~5월에 잎이 나오려고 할 때 잎 사이에서 1개씩 나오며 지름 10~15mm이다. 꽃받침은 반구형이며 안쪽에 줄이 있고, 윗부분이 3개로 갈라진다. 열매는 장과 모양이고 끝에 꽃덮이 조각이 달려 있으며, 종자가 20개 가량 들어 있다.

분포/ 전국의 산 숲 속에서 자라며, 일본, 만주에 분포한다.

채취/ 뿌리기 달린 진초를 봄에 채취하여 말린다.

약효/ 뿌리가 달린 전초를 세신(細辛)이라 하며, 거풍, 산한, 온폐, 화담, 개규(開竅)의 효능이 있고, 외감풍한, 풍냉누통, 축농증,

치통, 음담해역, 류머티즘에 의한 비통을 치료한다.

성분/ 주성분으로 methyleugenol, asarylketone, safrole, 1,8-cineol, asarinin, eucavone 등이 함유되어 있다.

약리 작용/ 해열, 진정, 진해 작용이 있고, 적리균, 티푸스균, 결핵균에 대하여 항균 작용이 있으며, 국소 마취 작용도 있다.

사용법/ 전초 5g에 물 500mL를 넣고 달인 액을 반으로 나누어 아침 저녁으로 복용하고, 외용에는 가루로 만들어 뿌리거나 코 안에 불어넣거나 달인 액을 입 안에 머금었다가 뱉는다.

참고/ 족도리풀과 비슷하지만 잎이 보다 두껍고 무늬가 있는 개족도리 *A. maculatum* Nakai도 약효가 같다.

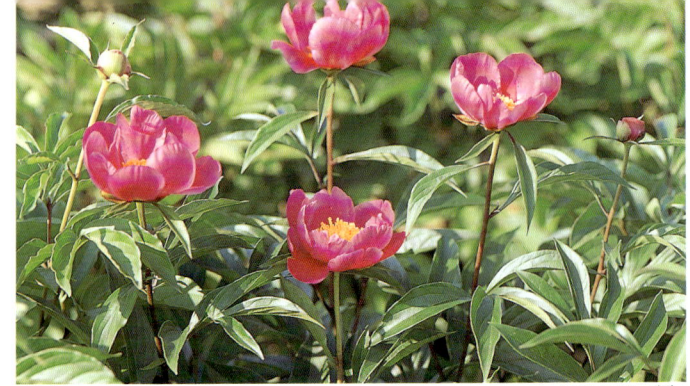

작약   1996.5.20. 대전

작약과 / 芍藥科 / ぼたん科 / Paeoniaceae

여러해살이풀 또는 떨기나무. 잎은 겹잎으로 어긋난다. 꽃은 크고, 꽃받침은 3~5개로 떨어지지 않고, 수술과 암술은 많다. 열매는 골돌이다. 세계에 약 30종, 우리 나라에는 4종이 자라는데, 모두 약용이다.

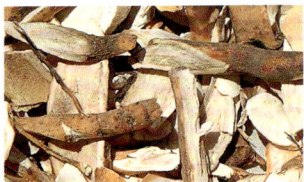

적작약(赤芍藥)

188. 작약(적작약)   [작약과]

Paeonia lactiflora Pallas [*P. albiflora* Pallas]

여러해살이풀. 높이 50~80cm. 뿌리는 굵고 방추형이며, 자르면 붉은빛이 돈다. 뿌리잎은 1~2회 깃 모양으로 3출하며, 작은 잎은 보통 3개로 갈라진다. 꽃은 백색 또는 적색으로 5~6월에 줄기 끝에 1개씩 달린다. 꽃받침잎은 5개, 꽃잎은 10개 정도이나 종종 겹꽃이다. 수술은 많고 황색이며, 자방은 3~5개이다. 열매는 골돌로 내봉선(內縫線)으로 터진다.

분포 / 전국의 깊은 산에서 자라며, 일본, 만주, 중국, 아무르에 분포한다.

채취 / 뿌리를 여름과 가을에 채취하여 말린다. 주작약(酒芍藥)은 작약 50kg에 막걸리 500mL를 고루 뿌려 볶은 것이며, 초작약(焦芍藥)은 강한 불로 황색이 되도록 볶은 다음 찬물을 뿌려 꺼낸 뒤 햇볕에 말린 것이다.

약효 / 뿌리를 적작약(赤芍藥)이라고 하며, 유간지통(柔肝止痛), 양혈렴음(養血斂陰), 평간억양(平肝抑陽)의 효능이 있다. 월경불순, 복중경결(腹中硬結), 흉복동통(胸腹疼痛), 협통(脇痛), 표허자한(表虛自汗), 혈리, 현훈을 치료한다.

성분 / paeoniflorin, oxypaeoniflorin, benzoylpaeoniflorin, benzoyloxypaeoniflorin, albiflorin, paeonol, paeonin, ′astragalin, kaempferol-3,7-diglucoside, paeoniflorigenone, gallotannin 등이 함유되어 있다.

약리 작용 / 물로 달인 액은 장 내용물의 수송을 촉진시키고 위의 운동을 항진시킨다. paeoniflorin에는 진경 작용, 진정 작용, 스트레스 궤양 억제 작용, 혈압 강하, 혈관 확장, 평활근 이완, 항염증 작용이 있다. paeoniflorigenone에는 신경근 접합부 차단 작용이 있고, gallotannin은 blood, urine, nitrogen 감소 작용이 있다.

사용법 / 뿌리 10g에 물 700mL를 넣고 달인 액을 반으로 나누어 아침 저녁으로 복용하거나 환제나 산제로 복용한다.

참고 / 자방에 털이 많은 참작약 var. *trichocarpa* (Bunge) Stem도 약효가 같다.

189. 백작약　　　　　　　　[작약과]

Paeonia japonica (Makino) Miyabe et Takeda

　여러해살이풀. 높이 50cm 가량. 밑부분이 비늘잎으로 싸이고, 뿌리는 굵다. 꽃은 백색으로 5~6월에 원줄기 끝에 1개씩 달리고 지름 4~5cm이다. 꽃받침잎은 3장, 달걀 모양이고 크기가 서로 다르다. 꽃잎은 5~7개, 자방은 3~4개, 수술은 많다. 열매는 골돌로 젖혀지고, 익어서 벌어지면 안쪽이 붉고 가장자리에 자라지 못한 적색 종자와 익은 흑색 종자가 달린다.

분포/ 전국의 깊은 산 속에서 드물게 자라며, 일본에 분포한다.

채취/ 뿌리를 가을에 채취하여 수염뿌리를 제거하여 말린다.

약효/ 뿌리를 백작약(白芍藥)이라 하며, 유간지통(柔肝止痛), 양혈렴음(養血斂陰), 평간억양(平肝抑陽)의 효능이 있고 월경불순, 복중경결(腹中硬結), 흉복동통, 협통, 표허자한, 혈리, 현훈을 치료한다.

사용법/ 뿌리 10g에 물 700mL를 넣고 달인 액을 반으로 나누어 아침 저녁으로 복용하거나 환제나 산제로 하여 복용한다.

참고/ 성분과 약리 작용은 작약과 같다. 꽃이 적색이고 암술머리가 약간 길며 현저히 말리고 잎 뒷면에 털이 있고 열매가 뒤로 젖혀지는 산작약 *P. obovata* Maxim.도 약효가 같다.

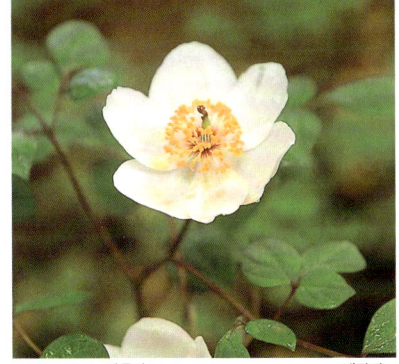
1997.6.5. 백두산　　　　　　　　백작약

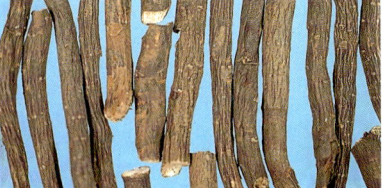
백작약(白芍藥)

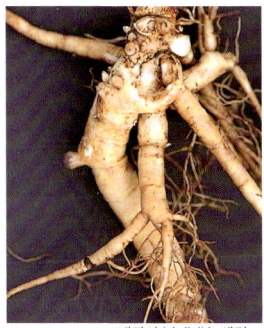
백작약(白芍藥) 생것

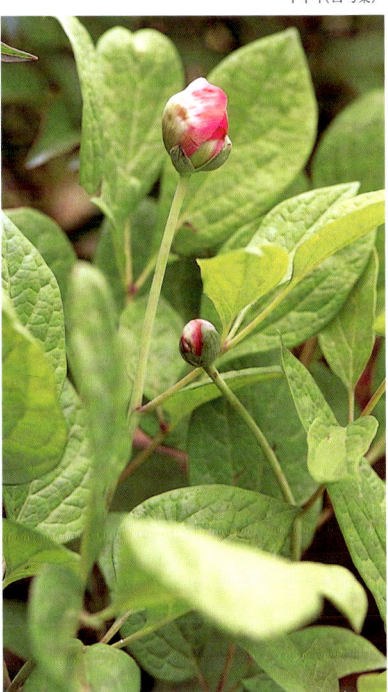
1997.6.11. 백두산　　　　　　　　산작약

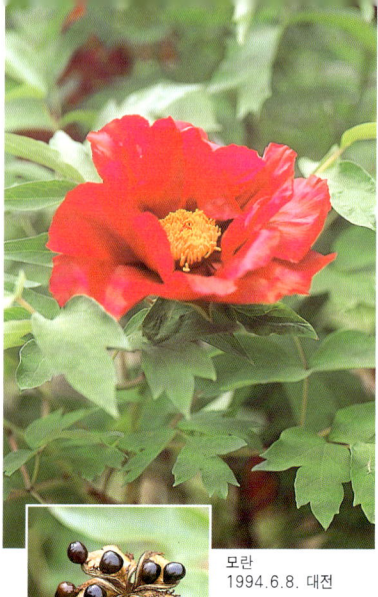

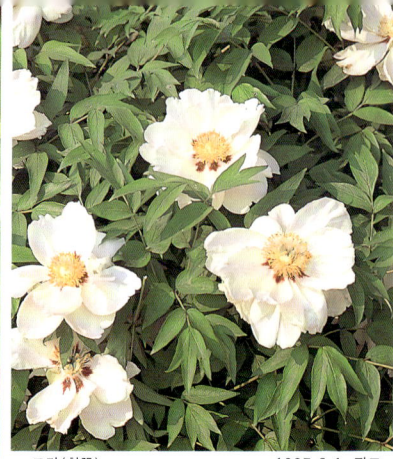

모란(흰꽃)   1995.6.1. 진도

모란
1994.6.8. 대전

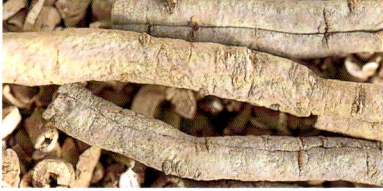

모란(열매)

목단피(牧丹皮)

190. 모란 [작약과]

Paeonia suffruticosa Andr. [*P. moutan* Sims.]

갈잎떨기나무. 높이 1~1.5m. 꽃은 양성, 여러 가지 색깔로 5월에 피며 지름 15cm이고, 꽃턱이 주머니처럼 되어 자방을 둘러싼다. 꽃받침잎은 5개, 꽃잎은 8개 이상으로 크기와 모양이 같지 않고 가장자리에 불규칙한 결각이 있다. 수술은 많고 암술은 2~6개로 털이 있다. 열매는 골돌로 짧은 털이 많고 9월에 익으며 내봉선(內縫線)이 터진다. 종자는 둥글며 검다.

분포/ 중국 원산으로, 전국에서 재배한다.

채취/ 뿌리 껍질을 가을부터 겨울까지 채취하여 말린다. 초단피(炒丹皮)는 뿌리 껍질을 썰어서 냄비에 넣고 센 불로 볶은 것, 단피탄(丹皮炭)은 목단피를 검게 되도록 볶은 것이다.

약효/ 뿌리 껍질을 목단피(牧丹皮)라고 하며, 해열, 양혈, 화혈, 소어의 효능이 있고, 열입혈(熱入血), 분증(分證), 발반(發斑), 경간(驚癎), 토혈, 비혈, 혈변, 복중경결(腹中硬結)을 치료한다.

성분/ paeonol, paeonoside, paeonolide, paeoniflorin 등이 함유되어 있다.

약리 작용/ 쥐에게 paeonol을 주사하면 진정, 최면, 진통 작용이 나타난다. 물로 달인 액을 개, 고양이, 쥐에게 주사하면 혈압이 강하된다. 또 포도상구균, 대장균, 고초균에 대하여 항균 작용이 있고, paeonol은 쥐의 다리에 일으킨 부종을 억제하는 작용이 있다.

사용법/ 뿌리 껍질 10g에 물 700mL를 넣고 달인 액을 반으로 나누어 아침 저녁으로 복용하거나 환제나 산제로 하여 복용한다.

참고/ 작약, 백작약에 비하여 나무이고, 꽃턱이 주머니처럼 되어 자방을 싸고 있다.

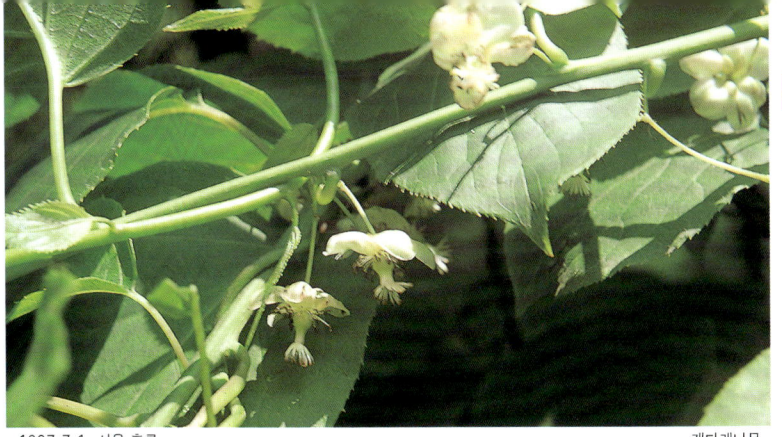

1997.7.1. 서울 홍릉 개다래나무

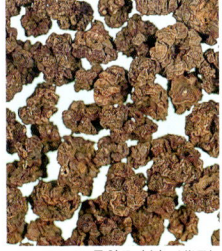

목천료자(木天蓼子)

다래나무과 / 獼猴桃科 / さるなし科 / Actinidiaceae

큰키나무 또는 떨기나무. 흔히 땅 위를 긴다. 잎은 어긋 나고 홑잎이고 흔히 막질로 톱니가 있으며, 턱잎은 없다. 꽃은 잎겨 드랑이에 취산 꽃차례로 달린다. 꽃받침은 5개로 기와 모양으로 배열, 수술은 다수, 꽃밥은 중앙 부근이 수술대에 붙고, 자방은 상위, 암술대는 5~다수이다. 열매는 장과 또는 삭과이다. 세계에 4속 280종, 우리 나라에 1속 4종이 자란다.

191. 개다래나무 (말다래)   [다래나무과]

Actinidia polygama (S. et Z.) Planchon

갈잎 덩굴나무. 꽃은 백색으로 지름 1.5cm 가량이며, 6월에 어린가지의 중간 잎겨드랑이에 1~3개가 달린다. 꽃받침잎은 달걀 모양, 자방에는 털이 없다. 열매는 장과로 긴 원통형이고 끝이 뾰족하고 길이 2~3cm이며 9~10월에 황색으로 익는다.

분포 / 전국의 산골짜기에서 흔히 자라며, 일본, 만주, 중국, 우수리, 사할린에 분포한다.

채취 / 가지와 잎, 뿌리, 벌레집이 붙어 있는 열매를 가을에 채취하여 말린다.

약효 / 가지와 잎을 목천료(木天蓼)라고 하며, 대풍나질(大風癩疾), 이구불지(痢久不止)를 치료한다. 뿌리를 목천료근(木天蓼根)이라고 하며, 치통을 치료한다. 벌레집이 있

는 열매를 목천료자(木天蓼子)라고 한다.

성분 / actinidine, matatabilactone, matatabiol, iridomymecin, isoiridomymecin, dihydronepetalactol, neonepetalactone 등이 함유되어 있다.

약리 작용 / 열매를 고양이과 동물에게 먹이면 중추 신경 흥분 작용이 일어나며, 다량 사용시 최면 작용을 일으킨다. 또, actinidine, matatabilactone의 냄새를 맡은 고양이는 타액 분비 증가 현상이 있다.

사용법 / 가지, 잎, 벌레집 각각 10g에 물 700mL를 넣고 달인 액을 반으로 나누어 아침 저녁으로 복용하거나 술에 담가 복용한다. 뿌리를 치통에 사용할 때에는 가루를 환으로 만들어서 환부에 집어넣고, 요통에는 30g에 물 900mL를 넣고 달인 액을 반으로 나누어 아침 저녁으로 복용한다.

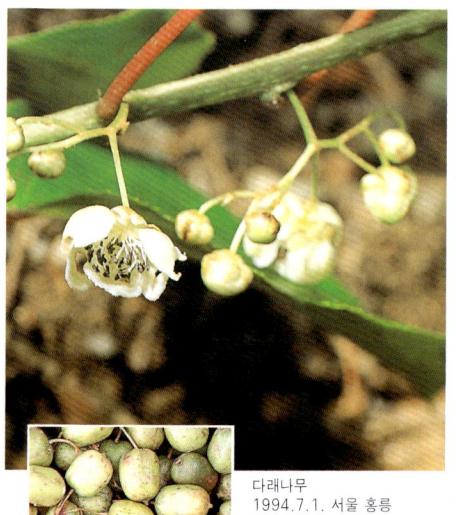

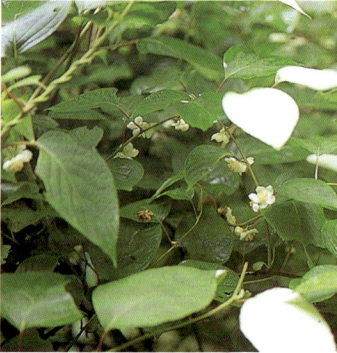

쥐다래나무 1996.7.15. 경기 파주

다래나무
1994.7.1. 서울 홍릉

미후리(獼猴梨)

192. 다래나무 [다래나무과]

Actinidia arguta (S. et Z.) Planchon

갈잎 덩굴나무. 꽃은 암수딴그루로 백색, 지름 2cm 가량이다. 5월에 잎겨드랑이에 3~10개가 취산 꽃차례로 달리고, 꽃차례에는 갈색 털이 있다. 꽃받침잎은 긴 타원형이고 가장자리에 털이 있으며, 꽃잎 기부에 갈색이 돈다. 자방에는 털이 없다. 열매는 장과로 넓은 원통형이고, 길이 2.5cm 가량으로 10월에 황록색으로 익는다.

분포/ 전국의 산골짜기에서 흔히 자라며, 일본, 만주, 우수리, 사할린에 분포한다.

채취/ 뿌리, 잎, 열매를 초가을에 채취하여 말린다.

약효/ 열매를 미후리(獼猴梨)라 하며, 건위, 청열, 최유, 이습의 효능이 있고, 소화불량, 구토, 복사, 황달, 류머티즘에 의한 관절통을 치료한다.

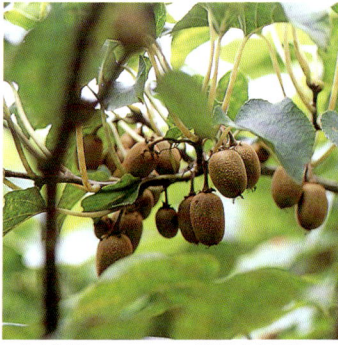

섬다래나무 1997.8.8. 제주

성분/ actinidine이란 알칼로이드가 함유되어 있다.

약리 작용/ actinidine을 고양이나 호랑이에게 먹이면 중추 신경 흥분 작용이 있다.

사용법/ 뿌리, 잎 30g에 물 900mL를 넣고 달인 액을 반으로 나누어 아침 저녁으로 복용하고, 열매 5g에 물 500mL를 넣고 달인 액을 아침 저녁으로 복용한다.

참고/ 잎이 백색 또는 연한 홍색으로 변하고 양면 맥 위에 갈색 털이 있는 쥐다래나무 *A. kolomikta* (Maxim. et Rupr.) Maxim., 꽃차례와 꽃받침에 녹갈색 솜털이 많고 자방에 긴 갈색 털이 있는 섬다래나무 *A. rufa* (S. et Z.) Planchon도 약효가 같다.

차나무과 / 山茶科 / つばき科 / Theaceae

큰키나무 또는 떨기나무. 잎은 어긋 나고 홑잎이며, 턱잎은 없다. 꽃은 대개 1개씩 달리 고 방사 상칭이다. 또는 대개 꽃받침 바로 밑에 쌍으로 있다. 꽃받침과 꽃잎은 5개씩, 수 술은 다수, 자방은 상위, 배주는 각 실에 2개 또는 그 이상이다. 세계에 약 30속 500종, 우 리 나라에는 5속 5종이 자란다.

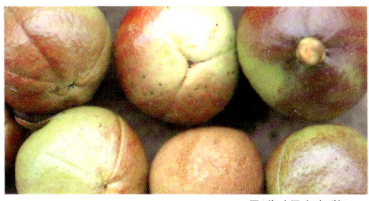

동백나무(열매)

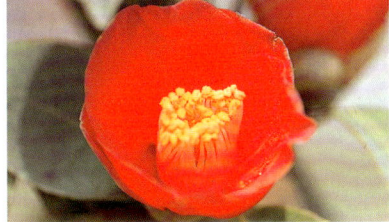

산다화(山茶花)

193. 동백나무 [차나무과]

Camellia japonica L.

늘푸른작은큰키나무. 높이 7~15m. 꽃 은 적색으로 2~4월에 피고 잎겨드랑이 에 1개씩 달린다. 꽃자루가 없고, 꽃받침 잎은 5개이다. 열매는 삭과로 둥글며 저 절로 벌어진다. 종자는 암갈색이다.

분포/ 제주도, 남부 지방의 바닷가나 촌 락에서 흔히 자라며, 일본, 중국에 분포 한다.

약효/ 꽃을 산다화(山茶花)라고 하며, 양 혈, 지혈, 산어, 소종의 효능이 있고, 토 혈, 혈붕, 장풍하혈, 혈리, 화상(和尙)을 치료한다.

성분/ 꽃에는 leucoanthocyanin, antho- cyanin, camellin, tsubakisaponin, camel- liagenin A, B, C 등이 함유되어 있고, camellin을 쥐에게 1~3개월 경구 투여하 면 이식한 종양의 성장을 억제하고, 또 9,10-dimethyl-1,2-bezanthracene이 일으 키는 횡문근세포종의 형성을 익세한다.

사용법/ 꽃 10g에 물 700mL를 넣고 달인 액을 반으로 나누어 아침 저녁으로 복용 하고, 외용에는 식용유와 섞어 환부에 바 른다.

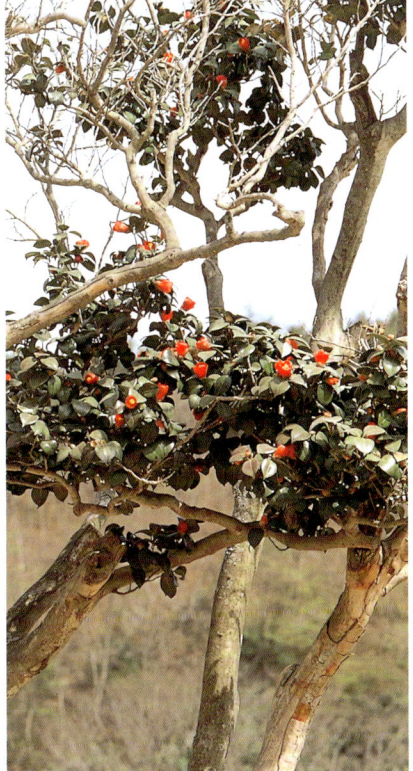

1997.3.1. 제주　　　　　　　　동백나무

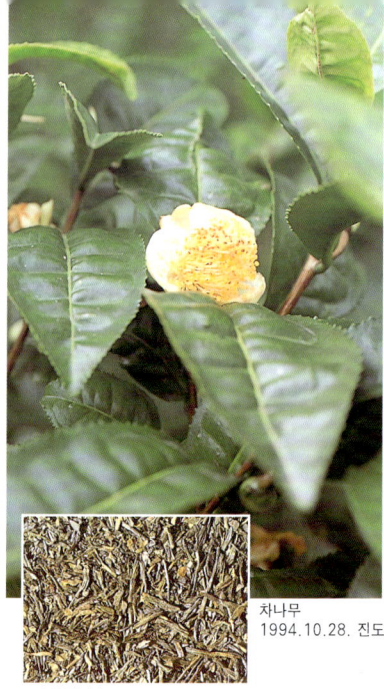

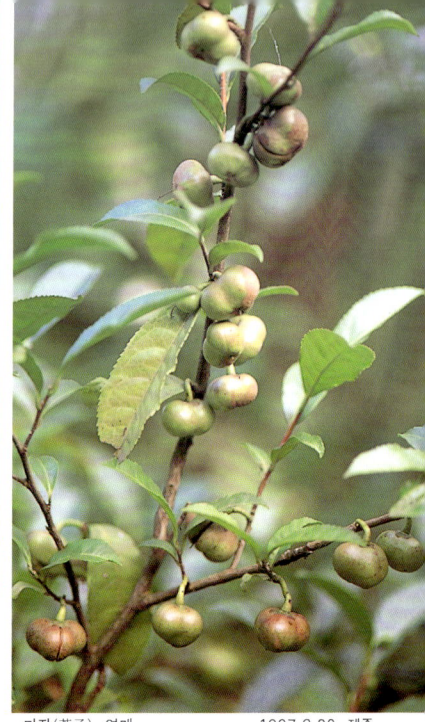

차나무과 · Theaceae

다엽(茶葉)

차나무
1994.10.28. 진도

다자(茶子) 열매　　　　　　1997.8.20. 제주

194. 차나무　　　　　　[차나무과]

Thea sinensis L.

늘푸른떨기나무. 높이 1~2m. 꽃은 백색으로 10~11월에 1~3개씩 핀다. 꽃대는 밑으로 꼬부라지고 위끝이 비대해진다. 꽃받침잎은 5개, 꽃잎은 6~8개이다. 수술은 많고 밑부분이 합쳐지며, 꽃밥은 황색, 3개의 암술대가 있고, 열매는 삭과로 편구형이다.

분포/ 전남, 전북, 경남의 산기슭에서 자라며, 일본, 중국에 분포한다.

채취/ 잎은 봄에, 뿌리는 수시로, 열매는 가을에 채취하여 말린다.

약효/ 잎을 다엽(茶葉)이라고 하며, 양혈, 제번열(除煩熱), 화담(化痰), 소식(消食), 해독의 효능이 있고, 두통, 목현(目眩), 다면증, 심번구갈을 치료한다. 열매를 다자(茶子)라고 하며, 거담의 효능이 있고, 천식, 해수를 치료한다.

성분/ 잎에는 caffeine, theobromine, theophylline, xanthine, epicatechin, 열매에는 theosapogenol A, B(barringtogenol C), C(camellagenin C), D(camellagenin A), E(camellagenin E), camellagenin B, camellagenin D 등이 함유되어 있다.

약리 작용/ 잎의 약리 작용은 주로 xanthine 유도체에 의하여 생긴다. caffeine은 중추 신경을 흥분시키고 사고력을 높이며 피로를 없앤다. theophylline은 평활근을 이완시키므로 기관지 천식이나 담산통(膽疝痛)에 이용하고, 또 요세관의 재흡수를 억제하므로 이뇨 작용이 있다. tannin 성분들은 수렴 작용 및 모세 혈관의 저항력 증가 작용이 있다.

사용법/ 잎 5g에 물 500mL를 넣고 달인 액을 반으로 나누어 아침 저녁으로 복용하거나 차로 마신다.

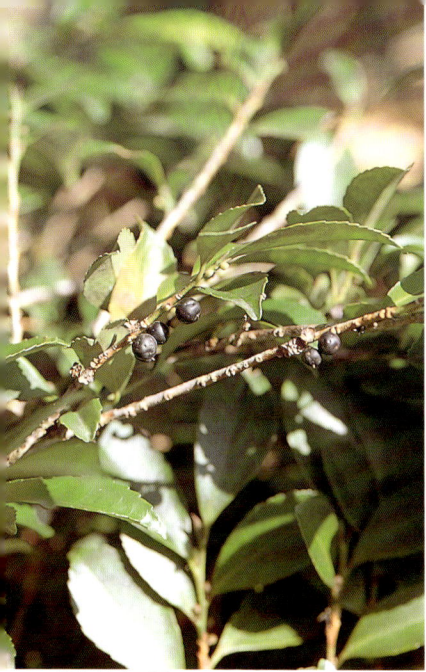

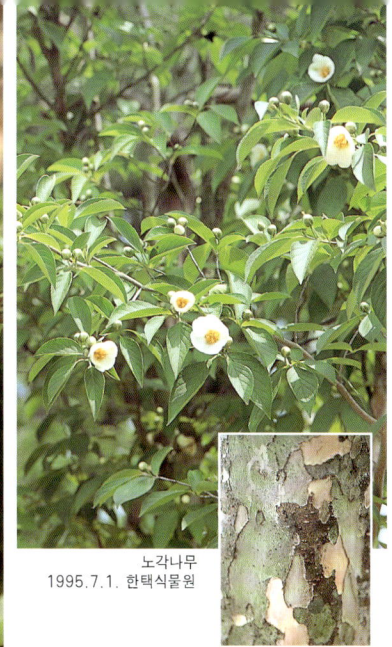

노각나무
1995.7.1. 한택식물원

노각나무(줄기 껍질)

1996.10.1. 제주   사스레피나무

195. 사스레피나무　　　[차나무과]

Eurya japonica Thunb.

　늘푸른떨기나무. 높이 1~3m. 꽃은 암수 딴그루로 4월에 피며 연한 황록색이다. 열매는 장과로 지름 5~6mm이며 10월에 자흑색으로 익는다.

분포/ 제주, 경남, 전남, 전북의 바닷가 산기슭에서 자라며, 일본, 대만, 중국, 인도 등 아시아에 분포한다.

약효/ 잎, 줄기, 열매를 영목(柃木)이라고 하며, 거풍, 제습, 소종, 지혈의 효능이 있고, 류머티스성관절통, 복부팽만, 외상출혈을 치료한다.

성분/ 잎에 3-hexen-1-ol, 열매에는 chrysanthemin이 함유되어 있다.

사용법/ 잎, 줄기, 열매 10g에 물 700mL를 넣고 달인 액을 반으로 나누어 아침 저녁으로 복용하고, 외용에는 짓찧어서 바른다.

196. 노각나무　　　　[차나무과]

Sewartia pseudo-camellia Maxim.[*S. koreana* Nakai]

　갈잎큰키나무. 높이 10m 가량. 줄기 껍질은 얇은 조각으로 떨어져 적갈색, 회백색, 회갈색의 무늬가 생겨 얼룩얼룩하다. 잎은 어긋 나고 타원형이며 가장자리에 물결 모양의 톱니가 있다. 꽃은 5~6월에 새 가지의 기부 잎겨드랑이에 달리고, 꽃받침잎은 둥글며, 꽃잎은 백색, 수술은 5개이다. 열매는 남아 있는 암술대와 더불어 길이 2~2.2cm로 10월에 익는다.

분포/ 전남북, 경남북, 평양의 산지 중턱에서 자라며, 일본에 분포한다.

약효/ 가을부터 겨울까지 채취하여 말린 줄기 껍질 또는 뿌리 껍질은 서근활혈(舒筋活血)의 효능이 있고, 타박상, 풍습마목(風濕痲木)을 치료한다.

사용법/ 술에 담가 조금씩 복용한다.

물레나물과 / 藤黃科 / おとぎりそう科 / Guttiferae(Hypericaceae)

큰키나무, 떨기나무 또는 풀. 잎은 마주 나거나 돌려 나고 드물게 어긋 나며 홑잎이다. 턱잎은 없다. 꽃은 1송이 또는 취산 꽃차례로 달리고 방사 상칭이다. 꽃받침과 꽃잎은 4~5개씩이다. 수술은 다수, 모여서 붙는다. 자방은 상위, 3~5실 또는 1실, 암술대는 심피와 같은 수, 종자는 배유가 없다. 세계에 45속 650종, 우리 나라에는 2속 8종이 자란다.

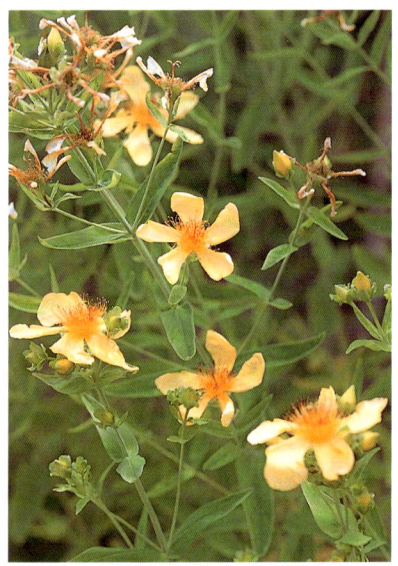

물레나물　　　　　　　1996.7.1. 한택식물원

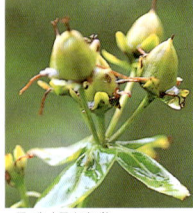

물레나물(열매)

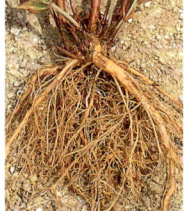

물레나물(뿌리)

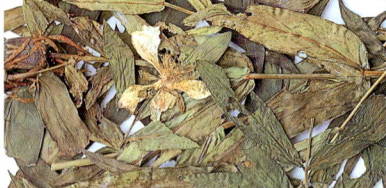

홍한련(紅旱蓮)

197. 물레나물　　　　[물레나물과]

Hypericum ascyron L.

여러해살이풀. 높이 70~100cm. 꽃은 지름 4~6cm로 황색 바탕에 붉은빛이 돌며 6~8월에 가지 끝에 1개씩 달린다. 꽃받침잎은 5개로 길이 1cm 가량이고 달걀 모양이다. 꽃잎은 낫같이 굽어서 물레방아처럼 보이고, 암술대는 5개, 길이 6~8mm이고 중앙까지 5개로 갈라지며, 수술은 많고 5뭉치로 된다. 열매는 삭과로 달걀 모양이며, 종자에 작은 그물맥이 있다.

분포/ 전국의 산과 들의 양지바른 곳에서 자라며, 일본, 만주, 중국, 시베리아에 분포한다.

채취/ 전초를 가을에 채취하여 말린다.

약효/ 전초를 홍한련(紅旱蓮)이라고 하며, 평간, 지혈, 패독, 소종의 효능이 있고, 두통, 토혈, 타박상을 치료한다.

성분/ 전초에 quercetin, kaempferol, hyperin, rutin, isoquercitrin 등이 함유되어 있다.

약리 작용/ 물 추출물을 동물에게 투여하면 진정 작용이 있고, hypericin이 많이 함유되어 있어서 빛에 대하여 민감한 작용을 보인다. 사람이 이 식물을 많이 먹으면 피부염을 일으킬 염려가 있다.

사용법/ 전초 10g에 물 700mL를 넣고 달인 액을 반으로 나누어 아침 저녁으로 복용하고, 외용에는 짓찧어서 환부에 바른다.

참고/ 서구에서는 우울증 환자 치료에 널리 이용된다.

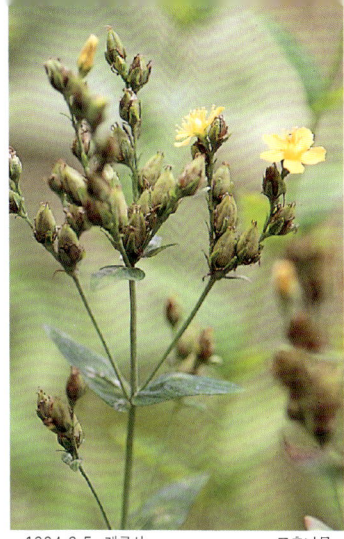

1994.9.5. 계룡산　　　　고추나물

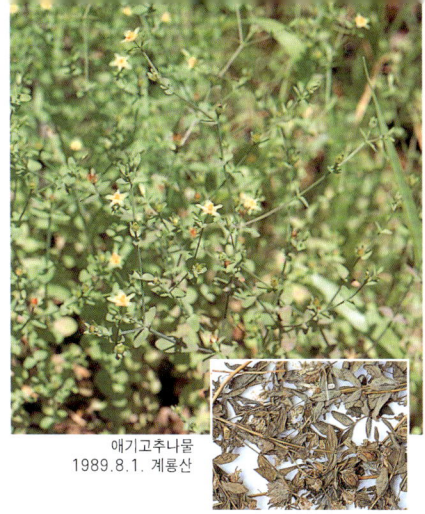

애기고추나물
1989.8.1. 계룡산

지이초(地耳草)

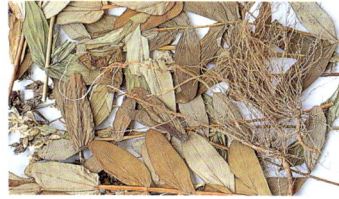

소연교(小連翹)

198. 고추나물　　　[물레나물과]

Hypericum erectum Thunb.

여러해살이풀. 높이 20~60cm. 꽃은 황색으로 7~8월에 핀다. 열매는 삭과로 길이 5 ~11mm이며 작은 종자가 많이 들어 있다.

분포/ 전국의 산과 들의 습기가 있는 곳에서 자라며, 일본, 사할린에 분포한다.

약효/ 전초를 여름에 채취하여 말린 것을 소연교(小連翹)라고 하며, 활혈, 지혈, 조경, 통유, 소종, 지통의 효능이 있고, 토혈, 자궁출혈, 월경불순, 유즙불통을 치료한다.

성분/ 선조에 hypericin이 함유되어 있다.

사용법/ 전초 20g에 물 800mL를 넣고 달인 액을 반으로 나누어 아침 저녁으로 복용하거나 즙을 내어 복용한다.

199. 애기고추나물　　　[물레나물과]

Hypericum japonicum Thunb.

한해살이풀 또는 여러해살이풀. 높이 15 ~50cm. 꽃은 황색으로 7~8월에 피며 지름 6 ~8mm. 꽃받침잎과 꽃잎은 각각 5개. 열매는 삭과로 달걀 모양, 종자는 긴 타원형이다.

분포/ 제주, 전남, 전북, 경남의 들판 습지에서 자라며, 일본, 중국, 대만, 인도, 오스트레일리아에 분포한다.

약효/ 전초를 여름과 가을에 채취하여 말린 것을 지이초(地耳草)라고 하며, 청열, 이습, 소종, 해독의 효능이 있고, 전염성간염, 사리(瀉痢), 소아경풍, 독사교상을 치료한다.

성분/ quercetin, quercetin-3-rhamnoside 등이 함유되어 있다.

약리 작용/ 유동 엑스는 결핵균, 폐렴구균, 황색포도상구균, 적리균에 대한 항균력이 있고, 토끼의 적출 장관에 대하여 수축력을 증가시키며, 개에게 징맥 주사 하면 혈압이 강하된다.

사용법/ 전초 20g에 물 800mL를 넣고 달인 액을 반으로 나누어 아침 저녁으로 복용하고, 외용에는 짓찧어서 환부에 바른다.

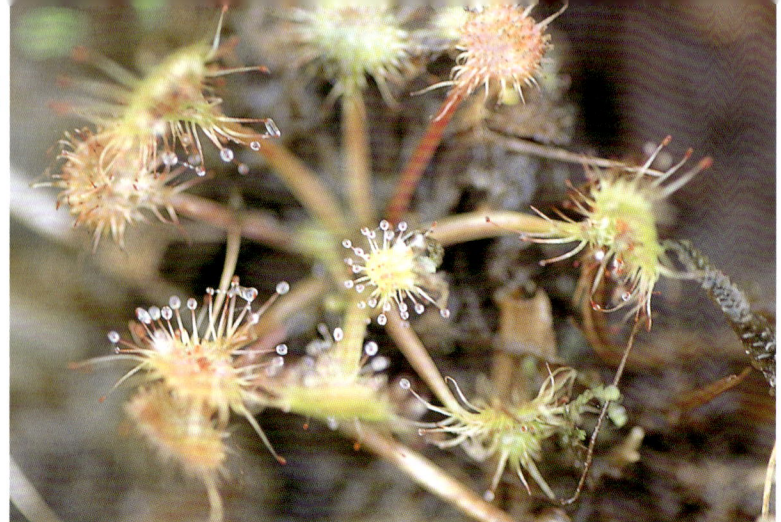

끈끈이주걱   1997.9.30. 울산 무제치늪

끈끈이주걱과 /茅膏菜科 /もうせんごけ科 /Droseraceae

꽃은 1개씩 달리거나 총상 꽃차례, 양성화, 방사 상칭이다. 꽃받침은 4∼5개, 꽃잎도 꽃받침과 같은 수로 서로 떨어져 있다. 수술 4∼5개, 자방은 1실, 암술머리는 단순하거나 갈라진다. 열매는 삭과로 배유가 많다. 세계에 6속 100종, 우리 나라에는 2속 4종이 자라며, 모두 약용이다.

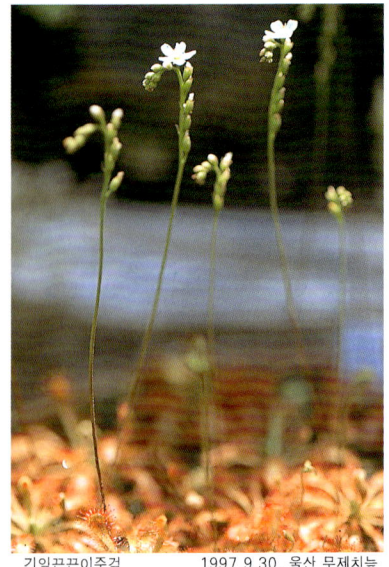

긴잎끈끈이주걱   1997.9.30. 울산 무제치늪

200. 끈끈이주걱   [끈끈이주걱과]

Drosera rotundifolia L.

여러해살이풀. 꽃은 백색으로 7∼8월에 핀다. 열매는 삭과, 종자는 작고 양 끝에 꼬리가 있어 바늘 모양이다.

분포 / 전남, 경남, 경기 이북의 양지바른 산의 습지에서 자라며, 일본, 만주, 아무르, 사할린, 시베리아, 북아메리카에 분포한다.

약효 / 전초를 가을에 채취하여 말려서 사용한다. 오래 된 적백리를 치료하는 데 사용하며, 진해, 거담, 소염, 평천, 백일해도 치료한다.

사용법 / 전초 10g에 물 700mL를 넣고 달인 액을 반으로 나누어 아침 저녁으로 복용한다.

참고 / 잎의 밑부분이 서서히 좁아지는 긴잎끈끈이주걱 *D. anglica* Hudson도 약효가 같다.

양귀비과 / 罌粟科 / けし科 / Papaveraceae

주로 풀. 분백색을 띠며, 유백색의 유액이 나온다. 잎은 어긋 나고 홑잎이거나 깃꼴겹잎 이며, 턱잎은 없다. 꽃은 1개씩 달리거나 산형 꽃차례, 방사 상칭 또는 좌우 상칭. 꽃받침은 2 (간혹 4)개, 꽃잎은 4~12개, 수술은 다수. 자방은 상위, 1~8실. 암술머리는 대개 판 모양. 열매는 삭과, 종자는 때로는 가종피가 있다.

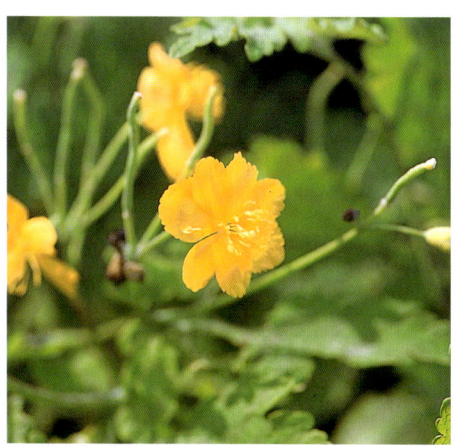

1995.5.5. 계룡산   애기똥풀

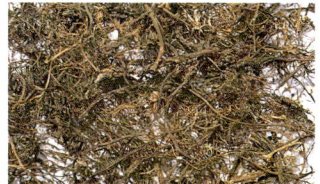

백굴채근(白屈菜根)

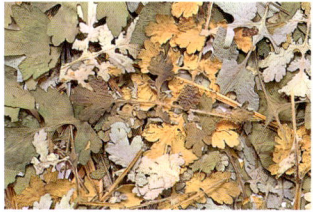

백굴채(白屈菜)

201. 애기똥풀   [양귀비과]

Chelidonium majus L. var. *asiaticum* (Hara) Ohwi

두해살이풀. 높이 30~80cm. 꽃은 황색으로 5~8월에 원줄기와 가지 끝에 산형 꽃차례로 달린다. 꽃받침잎은 2개, 꽃잎은 4개이며, 많은 수술과 1개의 암술이 있다. 열매는 삭과, 좁은 원통형으로 길이 3~4cm이다.

분포 / 전국의 산과 들에서 흔히 자라며, 일본, 만주, 중국, 몽고, 우수리, 사할린, 시베리아에 분포한다.

채취 / 전초는 6~7월에 꽃이 필 때, 뿌리는 여름에 채취하여 말린다.

약효 / 전초를 백굴채(白屈菜)라고 하며, 진통, 지해, 이뇨, 해독의 효능이 있고, 위장의 동통, 황달, 수종, 개선창종, 독사교상을 치료한다. 뿌리를 백굴채근(白屈菜根)이라고 하며, 파어(破瘀), 소종, 지혈, 진통의 효

능이 있고, 노상어혈, 월경불순, 월경통, 소화성궤양, 독사교상 등을 치료한다.

성분 / 유액에는 alkaloid 성분인 chelidonine 41%, protopine 22%, stylopine 17%, allocryptopine 9%, berberine 5%, chelerythrine 3%, sanguinarine 1.5%, sparteine 0.1%가 함유되어 있다.

약리 작용 / chelidonine은 평활근을 억제하며 진경 작용이 있는데, 독성은 비교적 적다. chelidonine은 protopine과 같이 중추 억제 작용이 있고, morphine에 비해 말초에 대한 작용이 보다 강하고 중추에 대한 작용은 약하며 신통 작용과 최면 작용이 조금 있다.

사용법 / 전초 5g, 뿌리 10g에 물 700mL를 넣고 달인 액을 반으로 나누어 아침 저녁으로 복용하고, 외용에는 짓찧어서 환부에 바른다.

참고 / 피나물에 비해 자방이 바늘 모양이다.

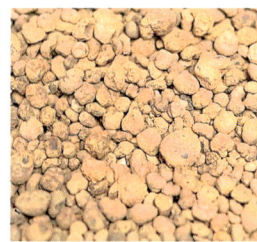

현호색(玄胡索)

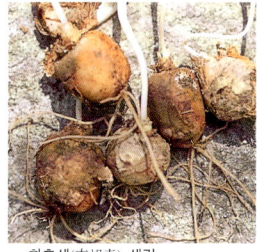

현호색(玄胡索) 생것

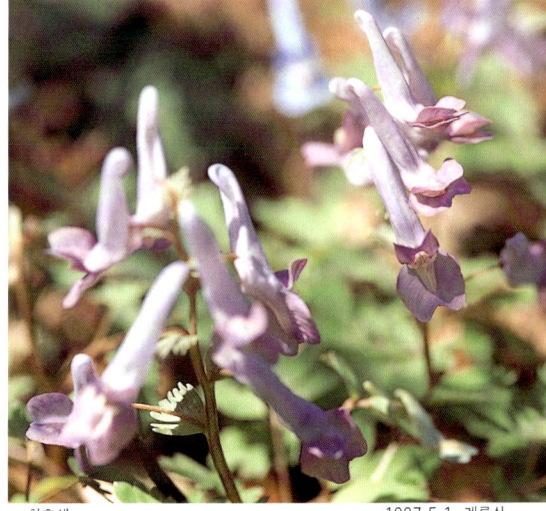

현호색

1997.5.1. 계룡산

202. 현호색　　　　　　　　[양귀비과]

Corydalis turtschaninovii Besser

여러해살이풀. 높이 20cm 가량. 땅 속의 덩이줄기는 지름 1cm 가량. 꽃은 연한 홍자색으로 4월에 5～10개가 원줄기 끝에 총상 꽃차례로 달리며, 포는 길이 1cm 가량, 타원형으로 끝이 빗살처럼 깊게 갈라지며, 꽃통은 한쪽에 뿔이 있고, 수술은 6개이다. 열매는 삭과로 편평하고 긴 타원형이다.

분포/ 전국의 산과 들에서 자라며, 일본, 만주, 아무르, 우수리에 분포한다.

채취/ 덩이줄기를 가을부터 겨울까지 채취하여 말린다. 덩이줄기의 외피를 벗긴 다음 끓는 물 속에 넣고 속의 흰색이 없어지고 노랗게 될 때까지 삶아 말린다.

약효/ 덩이줄기를 현호색(玄胡索)이라 하며, 활혈, 산어, 이기, 진통의 효능이 있고, 심복통, 요슬통, 월경불순, 산후혈훈을 치료한다.

성분/ corydaline, *dl*-tetrahydropalmatine, corybulmine, coptisine, *l*-coryclamine,

conadine, protopine, *l*-tetrahydrocoptisine, *dl*-tetrahydrocoptisine, *l*-isocorypalmine, dehydrocorydalmine 등이 함유되어 있다.

약리 작용/ 진통 효과가 있으며, 아편의 약 100분의 1이다. 최면·진정 작용이 있다. tetrahydropalmatine은 strychnine의 경련 발생을 억제하지 못하나 pentyleneterazol의 경련 작용은 억제한다. 그러나 전기 쇼크의 발생은 억제하지 못한다. tetrahydropalmatine은 쥐의 뇌하수체의 ACTH 분비를 촉진시키며, 그 작용 부위는 시상 하부라고 생각된다. tetrahydropalmatine을 쥐에 경구 투여하면 빠르고 완전하게 흡수된다.

사용법/ 덩이줄기 10g에 물 700mL를 넣고 달인 액을 반으로 나누어 아침 저녁으로 복용하거나 산제나 환제로 하여 복용한다.

참고/ 들현호색 *C. ternata* Nakai, 애기현호색 *C. fumariaefolia* Maxim., 댓잎현호색 *C. turtschaninovii* Besser var. *linearis* (Regel) Nakai, 갈퀴현호색 *C. grandicalyx* B. oh Y. Kim도 약효가 같다.

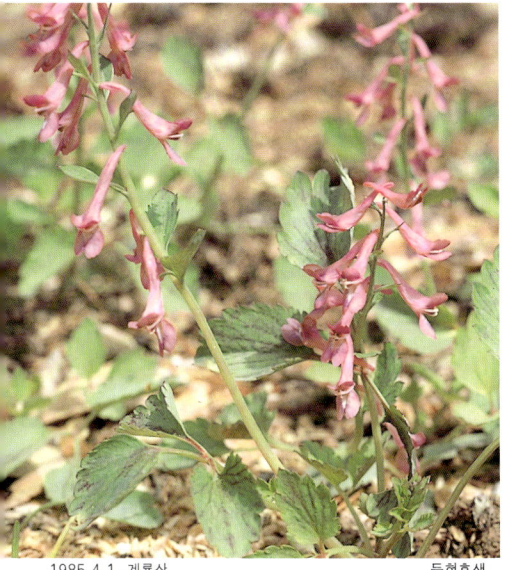

1985.4.1. 계룡산 　　　　　　 들현호색

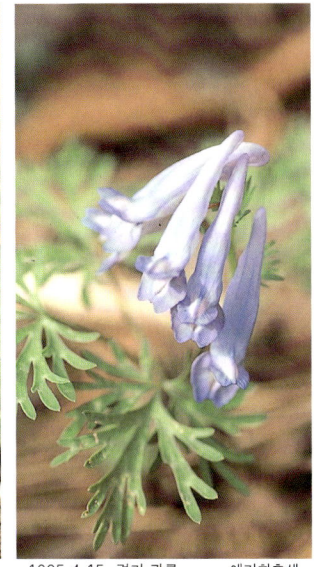

1995.4.15. 경기 광릉 　　　　 애기현호색

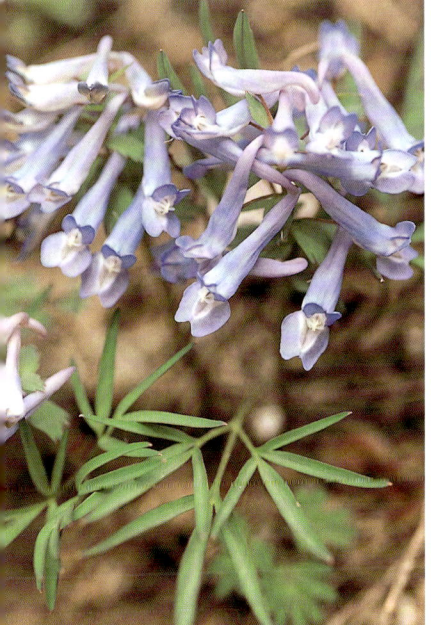

1990.4.10. 경기 광릉 　　　　 댓잎현호색

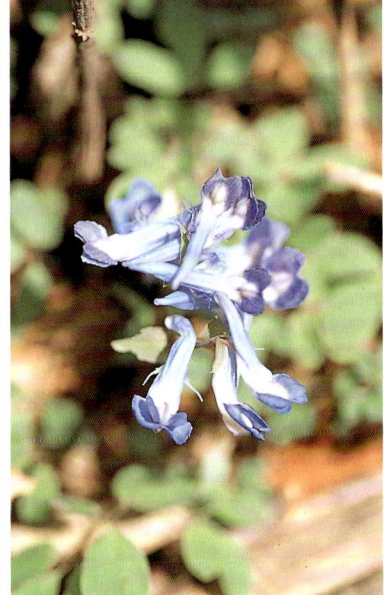

1999.4.11. 치악산 　　　　　 갈퀴현호색

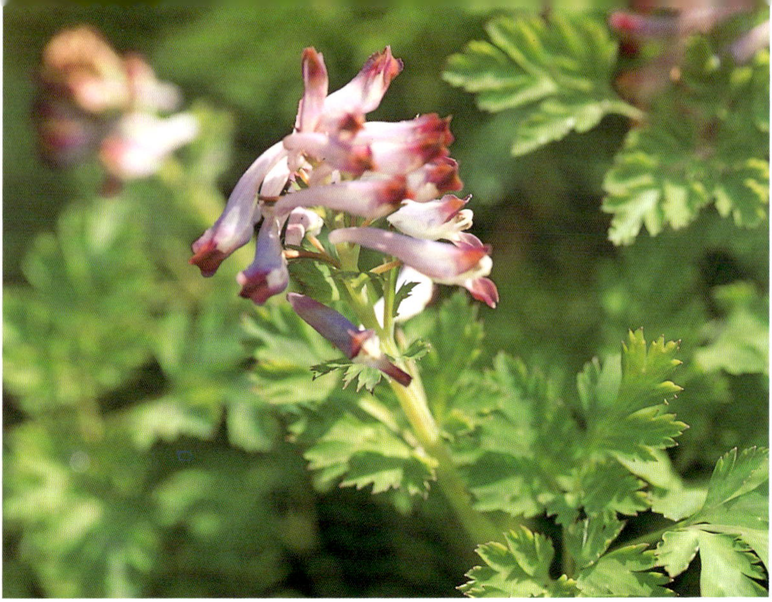

자주괴불주머니   1994.4.20. 계룡산

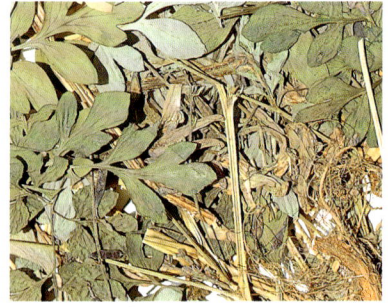

자화어등초(紫花魚燈草)

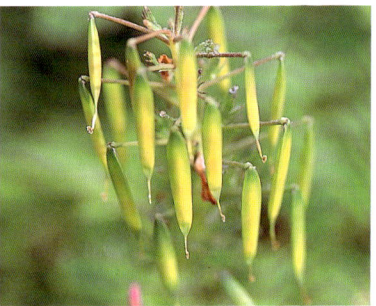

자주괴불주머니(열매)

203. 자주괴불주머니   [양귀비과]

Corydalis incisa (Thunb.) Persoon

　두해살이풀. 꽃은 홍자색 또는 백색으로 5월에 핀다. 열매는 삭과로 긴 타원형이고 밑으로 처지며, 흑색의 종자가 들어 있다.

분포/ 제주도, 전라도 및 함북의 산기슭 그늘진 곳에서 자라며, 일본, 만주, 중국에 분포한다.

약효/ 전초 또는 뿌리를 자화어등초(紫花魚燈草)라 하며, 살충, 해독의 효능이 있고, 개선, 선창, 탈항증을 치료한다. 외용으로만 사용하는데, 짓찧어서 환부에 붙인다.

성분/ 전초에 protopine, sanguinarine, coptisine, corysamine, corynoloxine, corynoline, isocorynoline, pallidine 등의 alkaloid가 함유되어 있고, pallidine은 저농도에서 그람양성 및 음성균에 대하여 항균 작용이 있는데, 그 작용은 술파제보다 강하다.

양귀비과 · Papaveraceae

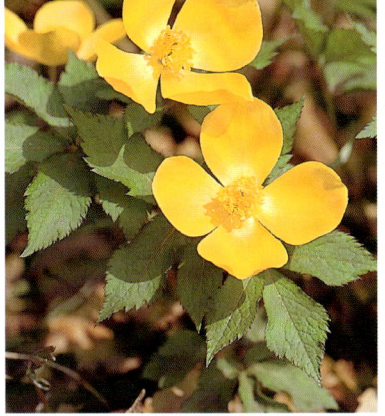
1994.4.15. 경기 광릉   피나물

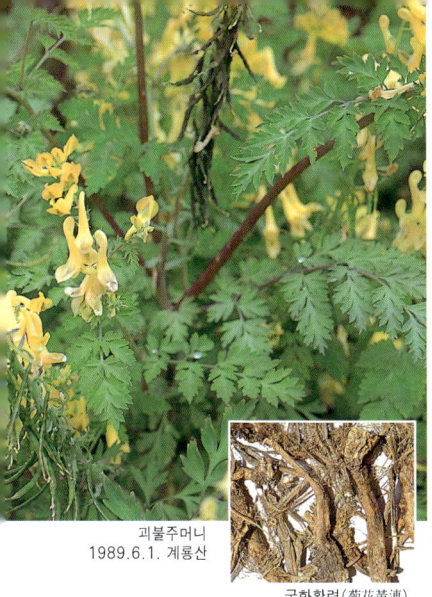
괴불주머니
1989.6.1. 계룡산

국화황련(菊花黃連)

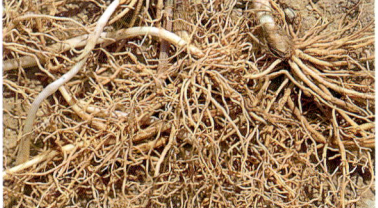
하청화근(荷靑花根)

204. 괴불주머니   [양귀비과]

Corydalis pallida (Thunb.) Persoon

두해살이풀. 높이 30~50cm. 꽃은 황색으로 4~5월에 핀다. 열매는 삭과로 바늘 모양이고, 약간 구부러지며 염주 모양이다.

분포/ 제주도, 지리산, 전라도, 강원, 경기 및 함남의 산기슭에서 자라며, 중국, 일본에 분포한다.

약효/ 뿌리를 봄에 채취하여 말린 것을 국화황련(菊花黃連)이라 하며, 청열, 소종, 해독의 효능이 있다. 개선, 선창, 종독, 풍화안통(風火眼痛)을 치료한다.

성분/ 전초 또는 뿌리에 pallidine, kikemanine, protopine, capaurimine, capaurine, sinoacutine, corydaline, isoboldine, tetrahydropalmatine, cryptopine 등의 alkaloid가 함유되어 있다.

사용법/ 외용으로만 사용하며, 환부에 짓찧어 붙이거나 즙을 내어 바른다.

참고/ 산괴불주머니에 비하여 종자 앞면에 원추상의 돌기가 많다.

205. 피나물(노랑매미꽃)   [양귀비과]

Hylomecon vernale Maxim. [*Chelidonium vernale* (Maxim.) Ohwi]

여러해살이풀. 꽃은 윤채가 있는 황색으로 4~5월에 핀다. 열매는 삭과로 길이 3~5cm, 지름 3mm 가량이며 원주형이다.

분포/ 경기도 이북의 산 숲 속에서 자라며, 일본, 만주, 아무르, 우수리에 분포한다.

약효/ 뿌리 말린 것을 하청화근(荷靑花根)이라 하며, 거풍습, 서근(舒筋), 활락, 산어, 소종, 지통, 지혈의 효능이 있고, 류머티스성관절염, 노상(勞傷), 타박상을 치료한다.

성분/ 뿌리에 alkaloid 0.1%, 지상부에 alkaloid 0.6%와 cryptopine, allocryptopine, protopine, coptisine, berberine, sanguinarine, chelerythrine, chelirubine 등이 함유되어 있다.

사용법/ 뿌리 10g에 물 700mL를 넣고 달인 액을 반으로 나누어 아침 저녁으로 복용한다.

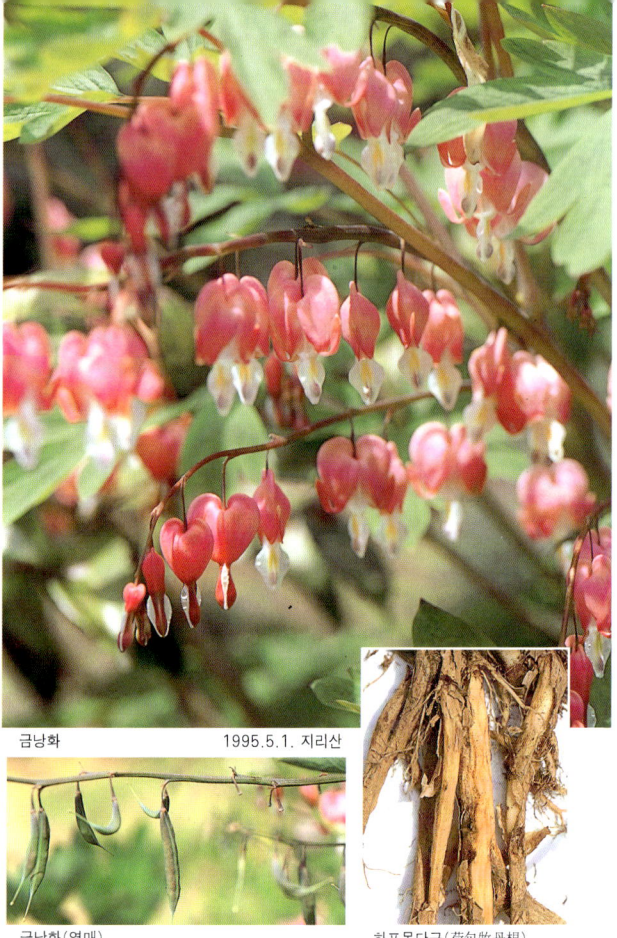

금낭화   1995.5.1. 지리산

금낭화(열매)   하포목단근(荷包牧丹根)

206. 금낭화   [양귀비과]

Dicentra spectabilis (L.) Lemaire

여러해살이풀. 높이 50~70cm. 꽃은 엷은 홍색으로 5~6월에 핀다. 열매는 삭과로 긴 타원형이다.

분포/ 전남, 경남(지리산), 경기, 강원, 함북 의 산기슭에 자라며, 만주, 중국에 분포한다.

약효/ 뿌리줄기를 가을에 채취하여 밀린 깃 을 하포목단근(荷包牧丹根)이라고 하며, 거 풍, 화혈산혈, 소창독, 해독의 효능이 있고, 여러 가지 종창을 치료한다. 뿌리줄기를 짓 찧어 즙을 내어 술에 타서 복용하고, 외용에 는 짓찧어 환부에 붙이거나 즙을 내어 바른다.

성분/ 전초에는 cryptopine, protopine, san-guinarine, coptisine, chelerythrine, cheliru-bine, chelilutine, scoulerine, reticuline, che-lianthifoline 등의 alkaloid가 함유되어 있다. cryptopine은 이편 중에 들어 있는 미량 성분 이나 의약품의 papaverine에 함유된 양은 4% 에 달하고, 작용은 papaverine과 비슷하다.

207. 양귀비 [양귀비과]

Papaver somniferum L.

두해살이풀. 높이 1~1.5m. 전체에 털이 없다. 잎은 어긋 나고, 가장자리에 결각상의 톱니가 있다. 꽃은 홍색, 백색 또는 여러 색으로 5~6월에 원줄기 끝에 1개씩 위를 향해 달린다. 꽃받침잎은 2개, 꽃잎은 4개로 둥글 고 밑의 것이 가장 크다. 열매는 삭과로 달걀 모양이고, 길이 4~6cm, 지름 3.5~4cm이며, 윗부분의 구멍에서 종자가 나온다.

분포/ 지중해 연안 원산으로, 전국에서 약용 으로 재배한다.

채취/ 열매가 완전히 성숙하기 전에 칼로 상 처를 내어 유액을 채취하고, 열매와 종자는 가을에 채취하여 말린다.

약효/ 익지 않은 열매에 상처를 내어 나오는 유액을 건조시킨 것을 아편(阿片)이라 한다. 염폐(斂肺), 지해(止咳), 삽장(澁腸), 지통의 효능이 있고, 해수, 하리, 탈항, 혈변, 다뇨, 심복근골의 통증을 치료한다. 종자를 제거 한 열매를 앵속각(罌粟殼)이라고 하며, 염 폐, 지해, 삽장, 지통의 효능이 있고, 해수, 하리, 탈항, 혈변, 다뇨, 심복근골의 통증을 치료한다. 종자를 앵속(罌粟)이라고 하며, 번위, 복통, 하리, 탈항을 치료한다.

성분/ 열매, 종자, 지상부에 morphine, papa- verine, codeine, narcotine 등의 alkaloid가 다량 함유되어 있다.

약리 작용/ morphine은 진통 작용, papaver- ine은 항경련 작용이 있으며, codeine은 진해 거담 작용이 있으므로 임상에 응용된다.

사용법/ 아편 0.2~0.4g을 환제나 산제로 하 여 복용하고, 열매와 종자는 5g에 물 500mL 를 넣고 달인 액을 반으로 나누어 아침 저녁 으로 복용하거나 환제로 하여 복용한다.

참고/ 높이 50~70cm로 전체에 털이 있고 꽃 이 백색인 흰양귀비 *P. amurense* (N. Busch) N. Busch도 약효가 같다.

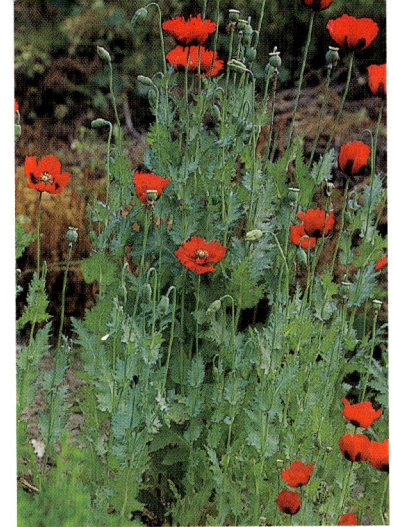

1996.8.5. 중국 옌볜 　　　　　양귀비

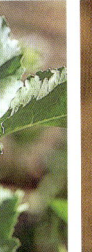

꽃이 피기 전의 양귀비

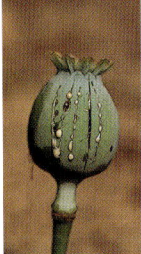

양귀비(열매)

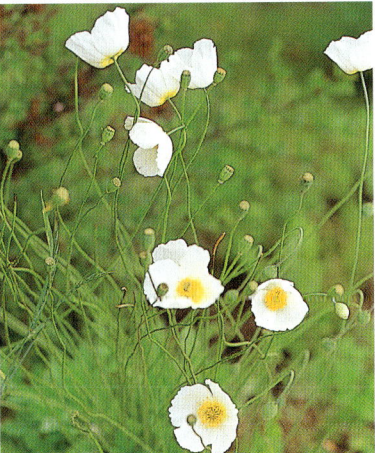

1994.8.5. 두만강 　　　　　흰양귀비

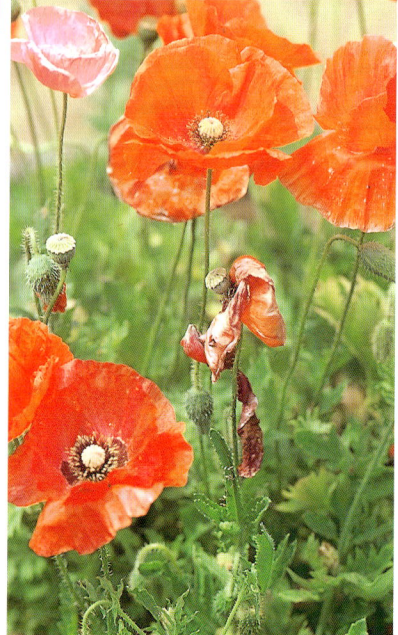

개양귀비　　　　　　　1994.8.7. 중국 옌볜

208. 두메양귀비　　　　　　[양귀비과]

Papaver radicatum Rott. var. *pseudo-radicatum* (Kitagawa) Kitagawa

두해살이풀. 높이 5∼10cm. 잎은 꽃대와 더불어 30개 정도가 모여 난다. 꽃은 녹황색으로 7∼8월에 줄기 끝에 1개씩 달린다. 꽃받침잎은 2개, 꽃잎은 4개이다.

분포/ 백두산을 비롯하여 북부 지방의 높은 산에서 자라며, 만주에 분포한다.

약효/ 전초를 말린 것을 산앵속(山罌粟)이라고 하며, 진통, 진경의 효능이 있다. 복통, 복사(腹瀉), 해수를 치료한다.

성분/ 열매에는 morphine, narcotine, thebaine 등의 alkaloid가 함유되어 있다.

사용법/ 진초 10g에 물 700mL를 넣고 달인 액을 반으로 나누어 아침 저녁으로 복용한다.

209. 개양귀비　　　　　　[양귀비과]

Papaver rhoeas L.

두해살이풀. 높이 50∼80cm. 꽃은 적색, 백색 등으로 5∼6월에 원줄기 끝에 1개씩 달린다. 꽃받침잎은 2개, 꽃잎은 4개이다. 열매는 삭과로 넓은 도란형, 길이 1cm 정도이며 털이 없다.

분포/ 전국에서 약용 또는 관상용으로 재배한다.

약효/ 꽃 또는 전초를 여춘화(麗春花)라고 하며, 진해, 진통, 지사약으로 사용한다. 열매를 여춘화과(麗春花果)라고 하며, 진해, 진통, 지사약으로 사용한다. 열매의 유액은 마취약과 가벼운 진통제가 된다.

성분/ 지상부에는 rhoeadine, rhoeageine, protopine, isorhoeadine, thebaine, coptisine, sanguinarine 등, 열매에는 morphine, narcotine, thebaine 등의 alkaloid가 함유되어 있다.

사용법/ 꽃은 3g, 열매는 5g에 물 700mL를 넣고 달인 액을 반으로 나누어 아침 저녁으로 복용한다.

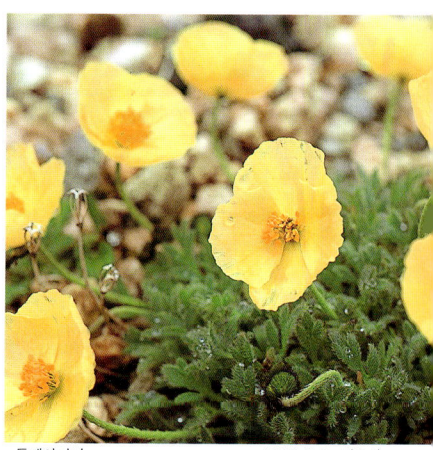

두메양귀비　　　　　　1993.8.2. 백두산

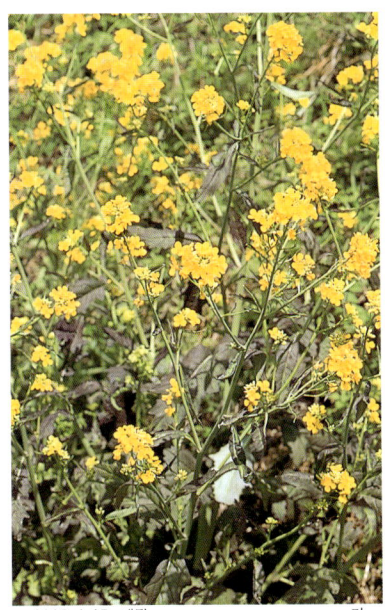

1989.4.15. 대전　　　　　　　갓

십자화과 / 十字花科 / あぶらな科
Cruciferae

꽃받침과 꽃잎은 4개씩이며 십자로 배열되고, 수술은 4강 웅예이다. 자방은 외관상 2실로 되어 있으며 측막 태좌이다. 열매는 각과(角果)이며, 어린뿌리에 대하여 떡잎은 3방향으로 달려 있다. 세계에 350속 2500종이 있으며, 우리 나라에는 18속 51종이 자란다.

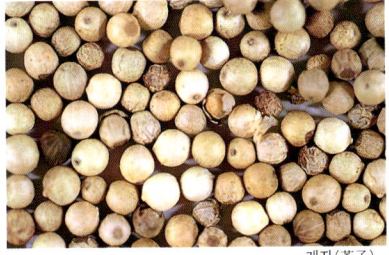

개자(芥子)

210. 갓　　　　　　　　　[십자화과]

Brassica juncea Czern et Coss. var. *integrifolia* Sinsk.

두해살이풀. 높이 1~2m. 꽃은 봄부터 여름까지 황색 꽃이 총상 꽃차례로 많이 달린다. 꽃받침잎은 4개로 연녹색이고, 꽃잎은 4개로 밝은 황색이다. 수술은 6개로 4개는 길고 2개는 짧다. 자방은 타원형이다. 종자는 긴 각과로 윤기가 있고 길고 털이 없으며 비스듬히 선다.

분포/ 중국 원산으로, 전국에서 재배한다.

채취/ 지상부는 여름에, 종자는 가을에 채취하여 말린다.

약효/ 종자를 냄비에 넣고 노랗게 될 때까지 볶은 것을 초개자(炒芥子)라고 한다. 종자를 개자(芥子)라고 하며, 온중산한(溫中散寒), 이기(理氣), 통경락, 소종해독의 효능이 있고, 위한토식(胃寒吐食), 심복동통(心腹疼痛), 폐한해수(肺寒咳嗽), 통비(痛痺), 후비(喉痺), 타박상을 치료한다.

성분/ 종자에는 sinigrin, myrosin, sinapinic acid, sinapine 등이 함유되어 있다.

약리 작용/ sinigrin은 물과 혼합하면 myrosin이란 효소에 의해 분해되어 allylisothiocynate라는 물질이 생성되는데, 아주 매운맛과 자극 작용이 있다. 이것을 피부에 바르면 온열감이 나면서 붉게 되는데, 심한 경우에는 수포가 생긴다.

사용법/ 종자 10g에 물 700mL를 넣고 달인 액을 반으로 나누어 아침 저녁으로 복용하고, 외용에는 짓찧어서 환부에 붙인다.

참고/ 개자유 또는 개자 연고를 피부에 오래 붙여 두면 수포가 생기는 경우가 있으므로 주의해야 하며, 폐허해수(肺虛咳嗽) 증상이 있는 사람은 복용을 금한다. 유채와 비슷하나, 잎의 밑부분이 줄기를 감싸지 않고 전체적으로 혹자색을 띠는 푸른색이다.

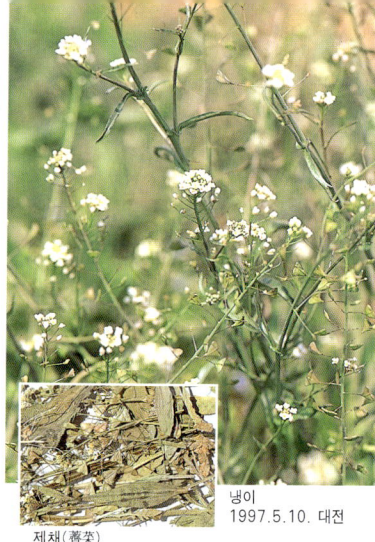

냉이
1997.5.10. 대전

제채(薺菜)

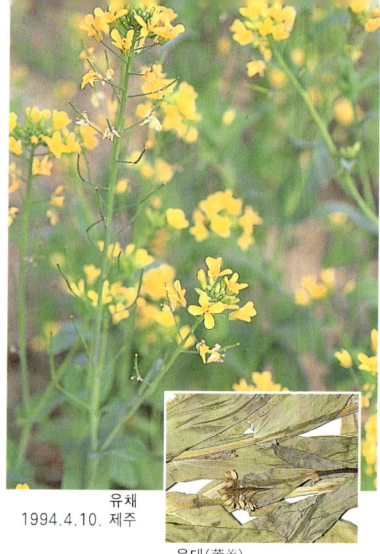

유채
1994.4.10. 제주

운대(蕓薹)

211. 냉이 [십자화과]

Capsella bursa-pastoris (L.) Medicus

두해살이풀. 높이 30~50cm. 꽃은 백색으로 5~6월에 줄기 끝에 많이 달린다. 꽃받침잎은 4개, 꽃잎도 4개이다. 열매는 각과로 편평한 삼각형이며, 20~25개의 종자가 들어 있다.

분포/ 전국의 산과 들에서 자라며, 전세계에 분포한다.

약효/ 뿌리가 달린 전초를 제채(薺菜)라고 하며, 화비(和脾), 이뇨, 지혈, 명목의 효능이 있다. 이질, 임질, 수종, 토혈, 혈변, 월경과다를 치료한다.

성분/ 전초에는 bursic acid, pyruvic acid, sufanilic acid, fumaric acid, nicotinic acid, 열매에는 diosmin이 함유되어 있다.

약리 작용/ 물 추출물은 자궁 수축 작용이 있고, bursic acid는 지혈 작용이 있으며, diosmin은 vitamin P와 같은 모세 혈관 강화 작용이 있다.

사용법/ 전초 10g에 물 700mL를 넣고 달인 액을 반으로 나누어 아침 저녁으로 복용하고, 외용에는 짓찧어서 환부에 바른다.

212. 유채(왜배추) [십자화과]

Brassica campestris L. ssp. *napus* var. *nippo-oleifera* Makino

두해살이풀. 높이 1m 가량. 꽃은 황색으로 5월에 가지와 줄기 끝에 총상 꽃차례로 달린다. 꽃받침잎은 4개, 꽃잎도 4개이고 십자 모양으로 배열된다. 갓과 비슷하나 잎의 밑부분이 줄기를 감싸고 전체적으로 흰색을 띠는 푸른색이다.

분포/ 제주도 및 남부 지방에서 재배한다.

약효/ 지상부를 운대(蕓薹)라고 하며, 산혈, 소종의 효능이 있다. 산후혈풍, 어혈, 토혈, 노상(勞傷), 혈리, 단독, 열독창을 치료한다. 종자를 운대자(蕓薹子)라고 하며, 행혈, 파기, 소종, 산결의 효능이 있고, 산후복통, 산후혈체, 하혈, 혈리, 종독, 치루, 몽정을 치료한다.

성분/ 지상부에는 quercitrin, vitamin K, 종자에는 campesterol, brassicasterol, cholesterol, tocopherol, rutin 등이 함유되어 있다.

사용법/ 지상부는 짓찧어 즙을 내어 한 컵씩 마시고, 종자는 10g에 물 700mL를 넣고 달인 액을 반으로 나누어 아침 저녁으로 복용한다.

213. 미나리냉이 [십자화과]

Cardamine leucantha (Tausch) O. E. Schulz

여러해살이풀. 높이 50cm 가량. 꽃은 백색으로 6~7월에 가지와 줄기 끝에 총상 꽃차례로 달린다. 꽃받침잎은 타원형, 꽃잎은 꽃받침잎보다 2배 이상 길고, 6개의 수술 중 2개는 짧으며, 암술은 1개이다. 열매는 장각, 길이 2cm로 옆으로 약간 기운다.

분포/ 전국의 산 속 음지에서 흔히 자라며, 일본, 만주, 중국, 아무르, 우수리, 사할린에 분포한다.

약효/ 뿌리를 채자칠(菜子七)이라고 하며, 백일해를 치료한다.

사용법/ 뿌리 30g에 물 1200mL를 넣고 달인 액을 반으로 나누어 아침 저녁으로 복용한다.

참고/ 잎이 보다 크고 자방에 털이 있는 통영미나리냉이 var. *toensis* (Nakai) T. Lee도 약효가 같다.

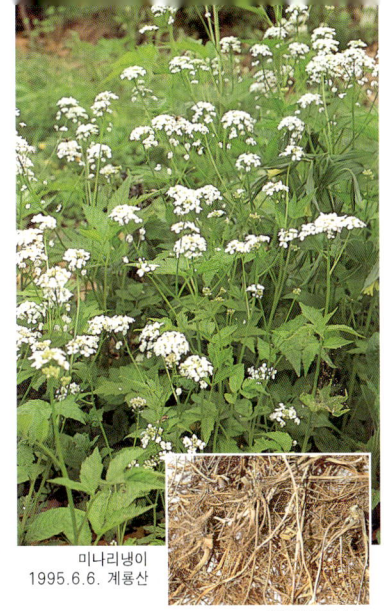
미나리냉이
1995.6.6. 계룡산

채자칠(菜子七)

214. 부지깽이나물 [십자화과]

Erysimum amurense Kitagawa var. *bunjeri* (Kitagawa) Kitagawa [E. *aurantiacum* (Bunge) Maxim.]

두해살이풀. 높이 60cm 가량. 잎은 어긋나고 바늘 모양이다. 꽃은 황색으로 5~7월에 핀다. 열매는 각과로 쐐기 같은 바늘 모양으로 끝이 뾰족하며 밑으로 처지고, 종자는 1개이고 흑색이다.

분포/ 지리산, 경기, 황해, 함남, 함북, 백두산에서 자라며, 만주, 중국, 몽고에 분포한다.

약효/ 전초를 당개(糖芥)라 하며, 강심이뇨, 건비화위, 소식의 효능이 있고, 심계, 부종, 소화불량을 치료한다.

성분/ 전초에는 erysimoside, corchroside A, erychroside, erychrozol, erycordine, 종자에는 β-strophanthin, erysimotoxin, erysimin, helvesticosol, erysimosol 이 함유되어 있다.

사용법/ 전초 10g에 물 700mL를 넣고 달인 액을 반으로 나누어 아침 저녁으로 복용한다.

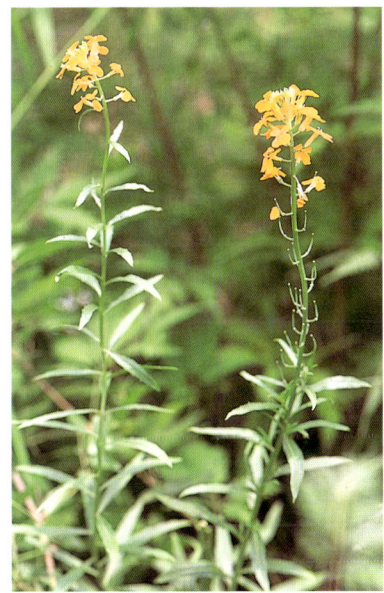
1996.7.7. 백두산   부지깽이나물

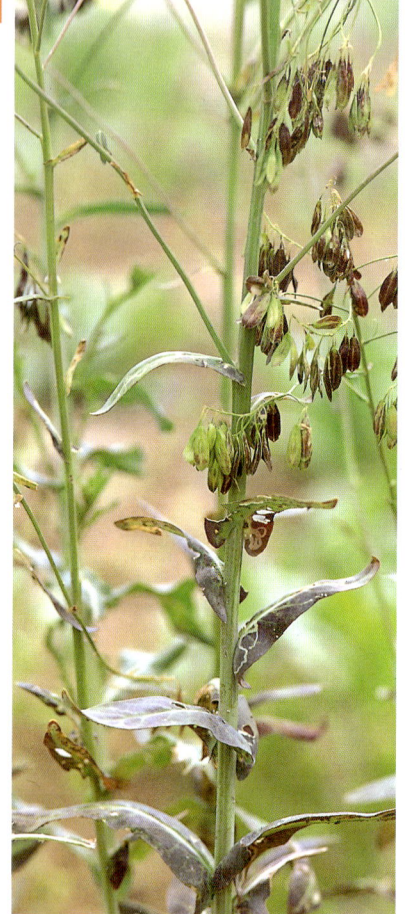

대청　　　　　　1997.6.8. 중국 베이징약초원

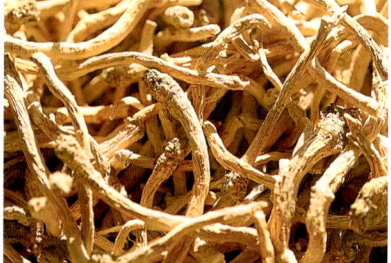

판람근(板藍根)

215. 대청(갯갓)　　　[십자화과]

Isatis tinctoria L. var. *yezoensis* (Ohwi) Ohwi

　두해살이풀. 높이 50~70cm. 꽃은 황색으로 5~6월에 가지와 줄기 끝에 총상 꽃차례로 달린다. 작은 꽃대는 가늘고 다소 밑으로 처진다. 꽃받침은 4개이며 넓은 주걱 모양이다. 꽃잎은 4개이며, 수술은 6개 중 4개는 길고 2개는 짧다. 열매는 각과로 쐐기 같은 바늘 모양으로 끝이 뾰족하며 밑으로 처진다. 종자는 1개이고 흑색이다.

분포/ 전국에서 재배하며, 함남(원산), 함북의 바닷가에서 자란다. 일본, 우수리에 분포한다.

채취/ 전초를 가을부터 겨울까지 채취하여 말린다.

약효/ 뿌리를 판람근(板藍根)이라고 하며, 해열, 해독, 양혈의 효능이 있고, 유행성 감기, 유행성뇌막염, 간염, 하리, 위장염, 급성폐렴, 토혈, 구창을 치료한다. 잎을 대청엽(大靑葉)이라 하며, 온병(溫病)에 의한 고열, 구갈, 유행성감기, 급성전염성 간염, 급성폐렴, 토혈, 황달, 이질을 치료한다.

성분/ 뿌리에는 indoxyl-β-glucoside, isatin 등이 함유되어 있다.

약리 작용/ 뿌리의 물 추출물은 고초균, 황색포도상구균, 대장균, 티푸스균, 적리균에 대하여 항균 작용이 있고, 개에게 뿌리와 황련(黃連), 여로(藜蘆)를 같이 복용시켰더니 여로의 독성이 줄어들어 사망률이 낮아졌다.

사용법/ 뿌리 또는 잎 15g에 물 700mL를 넣고 달인 액을 반으로 나누어 아침 저녁으로 복용하고, 외용에는 짓찧어 환부에 붙인다.

참고/ 무아재비에 비하여 각과는 편평하고 종자는 1개, 꽃은 황색이다.

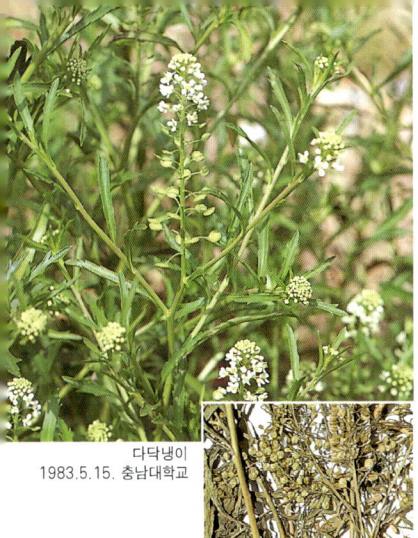

다닥냉이
1983.5.15. 충남대학교

정력자(葶藶子)

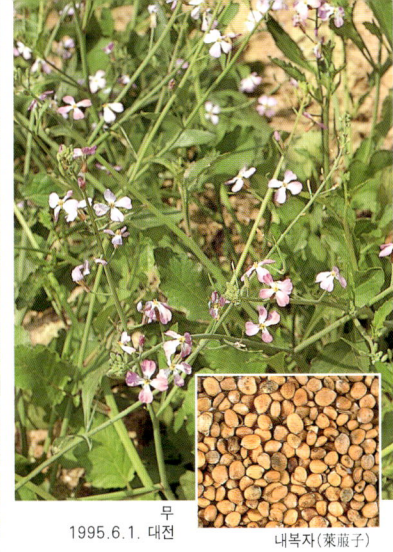

무
1995.6.1. 대전

내복자(萊菔子)

216. 다닥냉이 [십자화과]

Lepidium apetalum Willd.

두해살이풀. 높이 30~60cm. 꽃은 백색으로 5~7월에 핀다. 1개의 암술은 자라서 지름 3mm 정도로 되고, 열매는 끝이 오목한 원반형의 각과이다.

분포/ 전국의 산과 들에 흔히 자라며, 일본, 만주, 중국, 몽고, 시베리아에 분포한다.

약효/ 종자를 정력자(葶藶子)라고 하며, 하기(下氣), 행수(行水)의 효능이 있다. 폐폐색(肺閉塞), 담음해수, 수종을 치료한다.

성분/ 종자에 들어 있는 정유에는 sinalbin, benzylisothiocynate, allylisothiocynate, dialyldisulfide 등이 함유되어 있고, 배당체 helviticoside (erysimin)가 함유되어 있다.

약리 작용/ 종자의 알코올 추출물은 토끼와 고양이의 심장에 대한 실험 결과 강심 작용이 있었는데, 강심 성분의 하나로 helviticoside (erysimin)라는 물질이 밝혀졌다.

사용법/ 종자 10g에 물 700mL를 넣고 달인 액을 반으로 나누어 아침 저녁으로 복용한다.

217. 무 [십자화과]

Raphanus sativus L. var. *acanthiformis* Makino

한해살이풀 또는 두해살이풀. 높이 1m 가량. 꽃은 4~5월에 피며, 꽃잎은 연한 자주색 또는 백색이다. 수술은 6개, 암술은 1개이다. 열매는 각과로 길이 4~6cm이다.

약효/ 종자를 내복자(萊菔子)라고 하며, 하기(下氣), 정천(定喘), 소식(消食), 화담의 효능이 있다. 해수담천, 식적기체, 흉민복장(胸悶腹腸), 하리후중(下痢後重)을 치료한다.

성분/ 지방에는 erucic acid, linoleic acid, linolenic acid, glycerin-sinapic acid의 ester와 항균성 물질인 raphanin이 함유되어 있고, 정유에는 methylthiol이 함유되어 있다.

약리 작용/ 종자를 물로 달인 액은 1%의 농도에서 연쇄구균, 화농균, 폐렴쌍구균, 대장균에 대한 항균력이 있다. 유효 성분은 raphanin이고, 또 6종의 피부 진균에 대하여 항진균 작용이 있다.

사용법/ 종자 10g에 물 700mL를 넣고 달인 액을 반으로 나누어서 아침 저녁으로 복용하고, 외용에는 짓찧어서 환부에 붙인다.

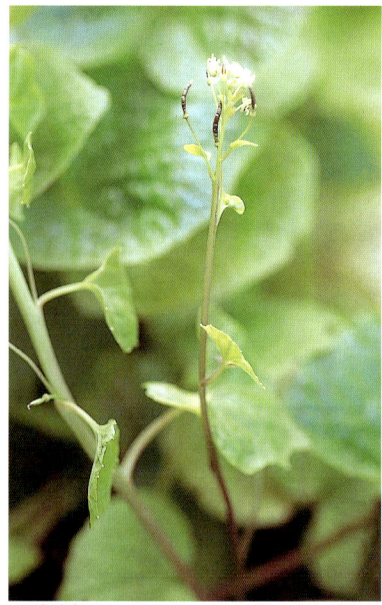

218. 말냉이 [십자화과]

Thlaspi arvense L.

　두해살이풀. 높이 20~60cm. 꽃은 백색으로 5월에 핀다. 수술은 6개 중 4개가 길고, 암술은 1개이다. 열매는 원반형의 각과로 넓은 날개가 있고, 끝이 오목하게 들어가 있다.

분포/ 전국의 밭이나 논 등 낮은 지대에서 흔히 자라며, 아시아, 유럽, 북아메리카에 분포한다.

약효/ 전초를 석명(菥蓂)이라고 하며, 익기(益氣), 보간(補肝), 명목(明目)의 효능이 있고, 신장염 및 자궁내막염을 치료한다. 종자를 석명자(菥蓂子)라고 하며, 명목, 제비(除痹), 보오장(補五腸)의 효능이 있고, 목적종통, 유루(流淚), 심복요통을 치료한다.

성분/ 전초와 종자에는 sinigrin이 함유되어 있는데, 이 물질은 효소 작용에 의해 allylthiocynate가 생성된다.

사용법/ 전초 또는 종자 20g에 물 800mL를 넣고 달인 액을 반으로 나누어 아침 저녁으로 복용한다.

말냉이　　　　　　　1991.5.20. 오대산

219. 고추냉이 [십자화과]

Wasabia japonica (Miq.) Matsumura [*W. koreana* Nakai]

　여러해살이풀. 높이 20~40cm. 뿌리줄기는 굵고 원주형이며, 잎은 심장형이다. 꽃은 백색으로 5~6월에 핀다. 열매는 각과로 안으로 약간 굽었고 염주 모양이다.

분포/ 울릉도의 습기가 많은 곳에서 자라며, 일본에 분포한다.

약효/ 뿌리를 산유채(山柚菜)라고 하며, 식욕 증진제로 사용한다. 방부, 살균 및 신경통에는 짓찧어서 환부에 붙이거나 바른다.

성분/ sinigrin이 다량 함유되어 있고, methyl, isopropyl, phenylethylisothiocynate가 함유되어 있다.

고추냉이　　　　　　1994.5.8. 울릉도

조록나무과 / 金縷梅科 / まんさく科 / Hamamelidaceae

떨기나무 또는 큰키나무. 잎은 어긋 나며, 턱잎은 2개이다. 꽃잎은 수꽃에서 퇴화되기도 하고, 꽃받침통은 자방에 약간 붙는다. 꽃받침 조각은 물결 모양이거나 5갈래, 꽃잎은 4~5개, 수술은 4~다수이다. 심피는 2개, 암술대는 송곳 모양이다. 삭과는 딱딱하고 2개로 갈라진다. 세계에 23속 150종이 분포하고, 우리 나라에는 2속 3종이 자라며, 모두 약용 식물이다.

220. 조록나무   [조록나무과]

Distylium racemosum S. et Z.

늘푸른큰키나무. 잎은 어긋 나며 달걀 모양으로 두껍고 가장자리는 밋밋하나 가끔 끝 부분에 둔한 톱니가 있다. 턱잎은 일찍 떨어지고, 꽃차례는 잎겨드랑이에서 나온다. 꽃은 잡성, 꽃통이 없고, 꽃받침은 홍색으로 5~6개로 갈라지며 갈색의 털이 있다. 자방은 2실로 겉에 털이 있고, 암술대는 1개로서 2개로 갈라진다. 열매는 삭과로 딱딱하고 겉에 털이 있으며 2개로 갈라져서 종자가 나온다.

분포/ 완도 및 제주도의 산기슭 낮은 곳에서 자라며, 일본과 중국에 분포한다.

채취/ 여름에 잎을 채취하여 말린다.

약효/ 잎을 문모수(蚊母樹)라고 하며, 해독, 소종, 거어, 이습의 효능이 있다. 주로 나력(瘰癧)을 치료한다.

사용법/ 잎 30g에 물 1000mL를 넣고 달인 액을 반으로 나누어서 아침 저녁으로 복용하고, 외용에는 짓찧어서 환부에 붙인다.

참고/ 이 식물과 비슷한 소합향나무 *Liquidambar orientalis* Mill.의 줄기 껍질에서 뽑은 수지를 소합향(蘇合香)이라고 하여 널리 약용한다.

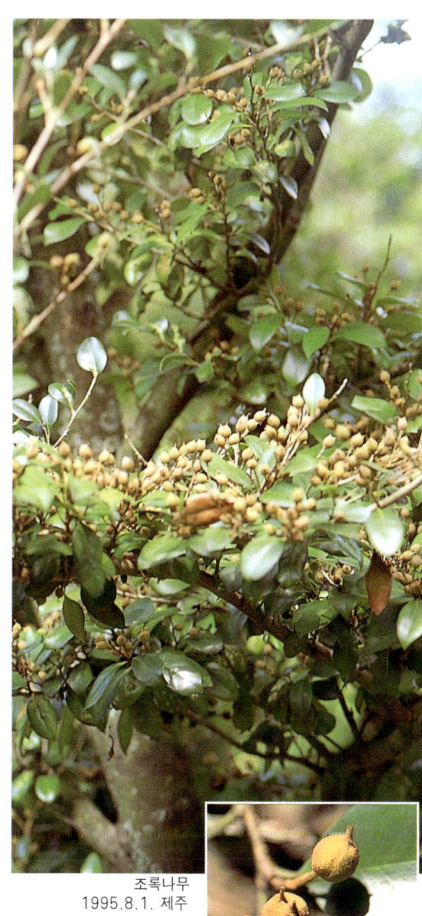

조록나무
1995.8.1. 제주

조록나무(열매)

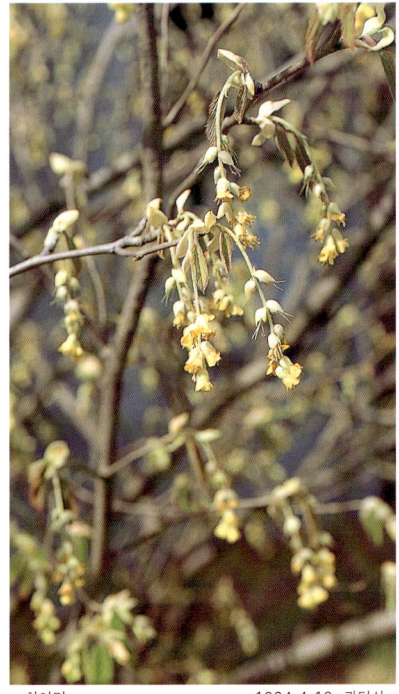

히어리   1994.4.19. 광덕산

풍년화   1997.4.30. 서울 홍릉

221. 히어리   [조록나무과]

Corylopsis coreana Uyeki

갈잎떨기나무. 높이 1~2m. 잎은 어긋 나며, 꽃은 황색으로 4월에 핀다. 수술은 5개, 암술대는 2개이다. 열매는 삭과로 2실이며 9월에 익고 2개로 갈라져서 흑색 종자가 나온다.

분포/ 백운산, 지리산, 광덕산 등의 산기슭에서 자라며, 일본에 분포한다.

약효/ 뿌리 껍질은 오한발열, 구역, 번란혼미를 치료한다.

사용법/ 말린 뿌리 껍질 120g에 선학초(仙鶴草) 15~20g, 등심초 12~15g, 죽엽 12~15g, 생강 3쪽을 물 2000mL에 넣고 달인 액을 반으로 나누어 아침 저녁으로 복용한다.

222. 풍년화   [조록나무과]

Hamamelis japonica S. et Z.

갈잎떨기나무. 꽃은 황색으로 4월에 잎보다 먼저 핀다. 꽃받침잎은 4개로 안쪽은 암자색이고 겉에 융모가 밀생한다. 꽃잎은 4개, 수술 4개이다. 열매는 삭과로 달걀 모양이며, 윤채가 있는 흑색 종자가 나온다.

분포/ 일본 원산으로 중부 이남에서 재식한다.

약효/ 꽃은 청서해열(清暑解熱), 지해, 지혈의 효능이 있고, 해수, 유정, 객혈, 비뉵(鼻衄), 혈리, 설사를 치료한다.

사용법/ 꽃 15g에 물 800mL를 넣고 달인 액을 반으로 나누어 아침 저녁으로 복용한다.

두충나무과 / 杜沖科 / とちゅう科 / Eucommiaceae

잎은 어긋나고, 깃맥이 있으며, 턱잎은 없다. 꽃은 암수딴그루이고, 수꽃은 포(苞)의 겨드랑이에 1개가 달리며 꽃덮이가 없다. 수꽃은 6~10개의 수술이 있고, 암꽃은 새 가지 밑에서 짧은 꽃대에 달린다. 자방은 2개의 심피가 합쳐지고, 1개의 방은 퇴화되어 1실로 되며, 끝이 2개로 갈라져 암술머리로 된다. 세계에 1속 1종이 있으며, 중국 특산이다.

223. 두충나무 [두충나무과]

Eucommia ulmoides Oliver

갈잎큰키나무. 높이 20m 가량. 잎은 어긋나며, 줄기 껍질, 잎, 열매를 자르면 고무 같은 실이 나온다. 꽃은 암수딴그루로 잎과 동시에 또는 잎보다 먼저 피고, 새 가지의 밑부분 포편의 겨드랑이에 달리며 꽃덮이는 없다. 자방은 2개의 심피가 합쳐지고, 1개의 방은 퇴화되어 1실로 되며 끝이 2개로 갈라져 암술머리로 된다. 열매는 납작한 긴 타원형으로 날개가 있다.

분포 / 중국 원산으로, 전국에서 약용 식물로 재식한다.

채취 / 줄기 껍질은 수시로, 어린잎은 봄에 채취하여 말린다.

약효 / 줄기 껍질을 두충(杜沖)이라 하며, 보간, 보신, 강근골, 안태(安胎)의 효능이 있고, 요배산통(腰背酸痛), 슬마비(膝麻痺), 잔뇨감, 음하습양, 조유산, 고혈압을 치료한다. 어린잎을 면아(檰芽)라 하며, 풍독각기와 구적풍냉(久積風冷), 장치하혈(腸痔下血)을 치료한다.

성분 / gutta-percha, caffeic acid, aucubin, fumaric acid 등이 함유되어 있다.

약리 작용 / 줄기 껍질 달인 액을 개에게 정맥 주사하면 혈압이 현저하게 강하되는데, 볶은 껍질이 생껍질보다 효력이 강하다. 또 개에게 투여하면 이뇨 작용이 나타난다.

사용법 / 줄기 껍질 15g에 물 700mL를 넣고 달인 액을 반으로 나누어 아침 저녁으로 복용한다. 어린잎은 가루를 내어 먹거나 간혹 달여서 복용하기도 한다.

참고 / 중국에서는 고혈압 치료에 이용한다.

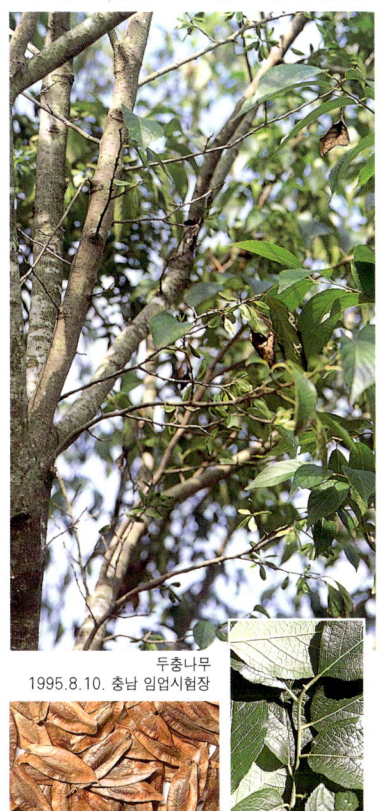

두충나무
1995.8.10. 충남 임업시험장

두충나무(열매)

면아(檰芽)

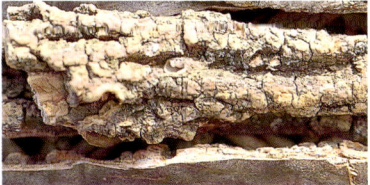

두충(杜沖)

돌나물과 / 景天科 / べんけいそう科 / Crassulaceae

대부분 육질. 풀 또는 떨기나무. 턱잎은 없다. 꽃은 줄기 끝에 취산 꽃차례로 발달하며, 꽃받침과 꽃잎은 각각 3~5개, 꽃잎은 떨어지거나 밑에서 합쳐지고, 꽃눈 속에서 기왓장처럼 겹쳐져 있다. 수술은 꽃잎과 같은 수이거나 또는 2배, 꿀샘은 심피와 마주 난다. 열매는 골돌, 종자는 작고 긴 타원형, 배유는 육질이다.

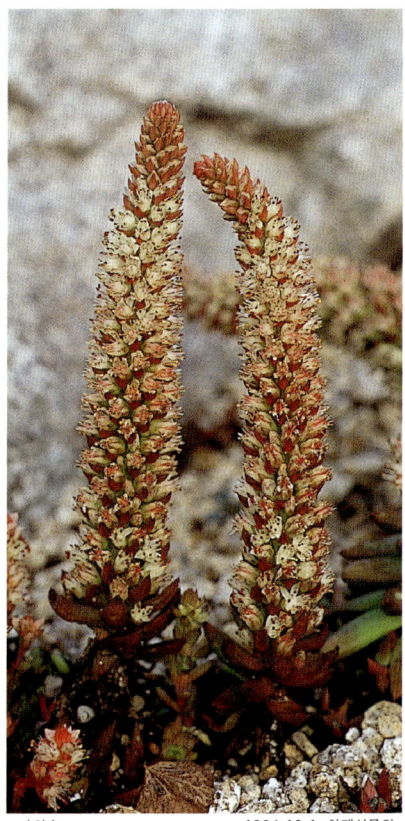

바위솔   1994.10.1. 한택식물원

224. 바위솔(지붕지기)   [돌나물과]

Orostachys japonica (Maxim.) A. Berger

여러해살이풀. 높이 30cm 이상. 육질이고, 잎은 다닥다닥 달리며 잎자루가 없다. 꽃은 백색으로 9월에 핀다. 꽃받침은 5개로 연녹색이며, 꽃잎도 5개이다. 수술은 10개, 자방은 5개, 꽃밥은 적자색이다.

분포/ 제주, 경남, 경북, 강원, 함북의 산, 바닷가의 바위, 지붕 위에서 자라며, 일본, 만주, 중국, 몽고, 시베리아에 분포한다.

채취/ 전초를 가을에 채취하여 말린다.

약효/ 전초를 와송(瓦松)이라 하며 청열, 해독, 지혈, 이습, 소종의 효능이 있고, 토혈, 혈리, 간염, 치질, 습진, 화상을 치료한다.

성분/ kaempferol, quercetin, afzelin, quercitrin, isoquercitrin 등이 함유되어 있다.

약리 작용/ 마취한 개와 토끼에게 유동 엑스를 정맥 주사하면 처음에는 혈압이 올라가지만 곧 회복된다. 두꺼비의 적출 심장에 투여하자 수축이 강해지고 심박 수는 감소하며, 토끼의 적출 장관에서는 흥분 작용이 나타난다. 실험적으로 고열을 일으킨 토끼에게 유동 엑스를 주사하면 해열 작용이 나타난다.

사용법/ 전초 10g에 물 700mL를 넣고 달인 액을 반으로 나누어 아침 저녁으로 복용하거나 생즙을 내어 복용한다. 외용에는 짓찧어서 환부에 붙인다.

참고/ 민간에서 항암 치료에 널리 사용된다. 잎이 타원형 또는 주걱형인 둥근바위솔 O. *malacophyllus* (Pallas) Fisch., 잎이 아주 가늘고 끝이 가시 모양이며 꽃이 취산 꽃차례를 이루는 난장이바위솔 O. *sikokianus* (Makino) Ohwi도 약효가 같다.

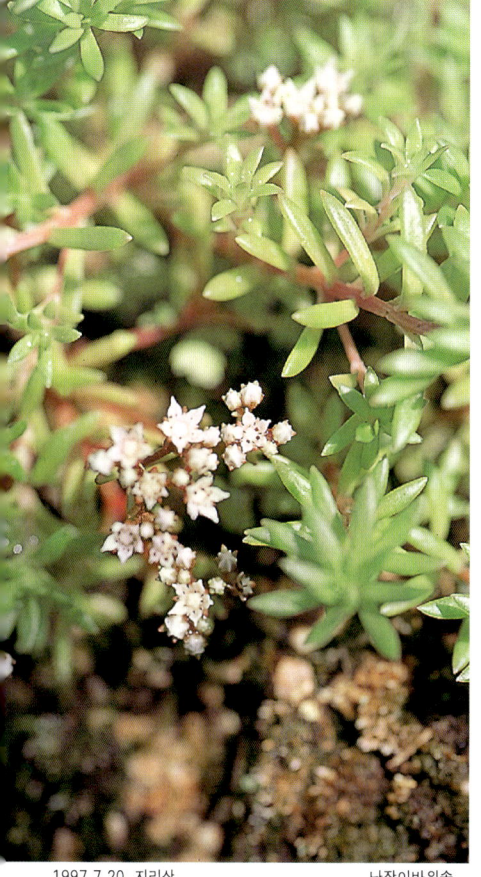

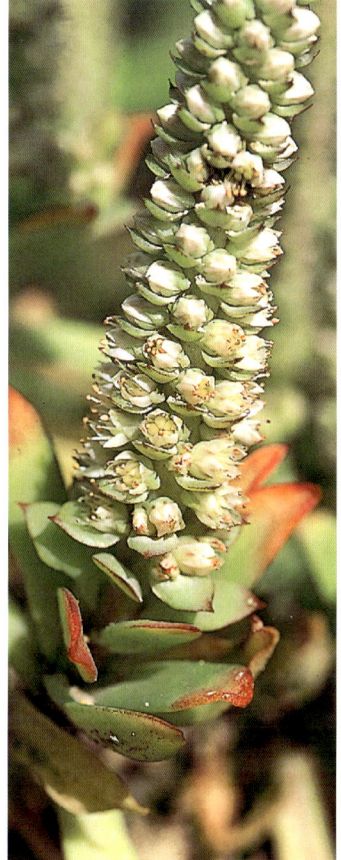

1997.7.20. 지리산　　　　　　　　난장이바위솔　　1994.10.1. 한택식물원　　　　둥근바위솔

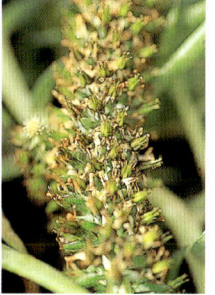

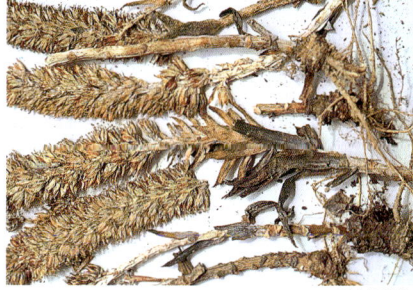

바위솔(열매)　　　　　　　　　　　　　　와송(瓦松)

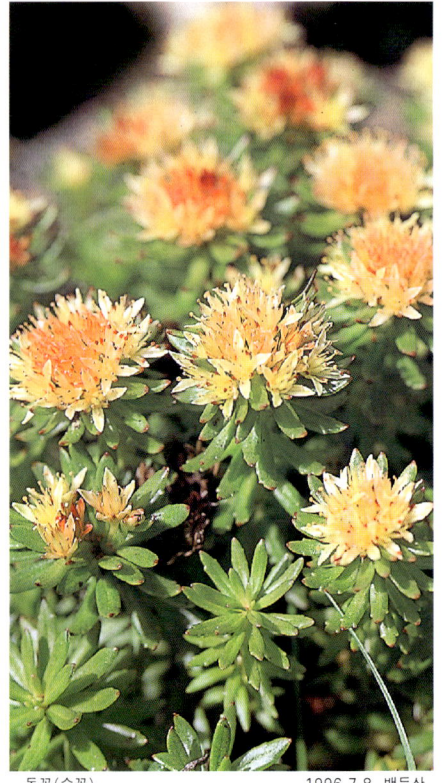

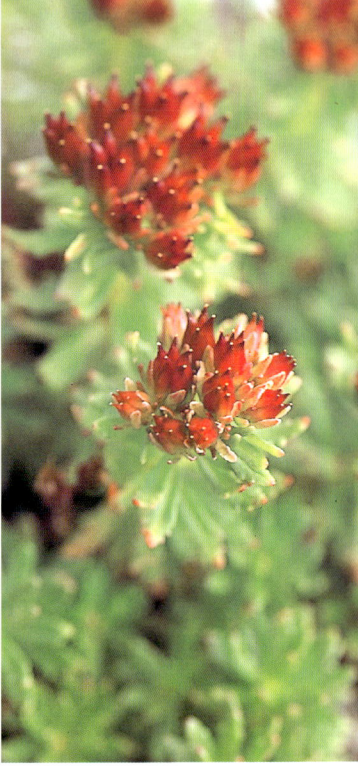

돌꽃(수꽃)　　　　1996.7.8. 백두산　　돌꽃(암꽃)　　　　1996.7.8. 백두산

225. 돌꽃　　　　　　　　[돌나물과]

Rhodiola elongata (Ledeb.) Fischer et Meyer

여러해살이풀. 높이 10~30cm. 뿌리에서 여러 줄기가 나온다. 뿌리는 굵고, 잎은 육질이며 바늘 모양, 길이 0.7~1cm이며 가장자리가 투명하고 둔한 톱니가 있다. 꽃은 황색으로 암수딴그루, 꽃받침잎은 4개로 자주색 반점이 있다. 꽃잎은 4개, 수술은 8개이고 꽃잎과 길이가 비슷하다.

분포/ 백두산을 비롯하여 함남(노봉 · 관모산 · 북수백산), 평북(낭림산)의 높은 산에서 자라며, 만주, 일본, 시베리아에 분포한다.

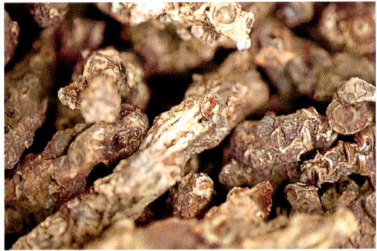

장백홍경천(長白紅景天)

약효/ 전초를 장백홍경천(長白紅景天)이라고 하며, 자보강장(滋補强壯)의 효능이 있고, 양위(陽萎), 당뇨병, 피부병을 치료한다.

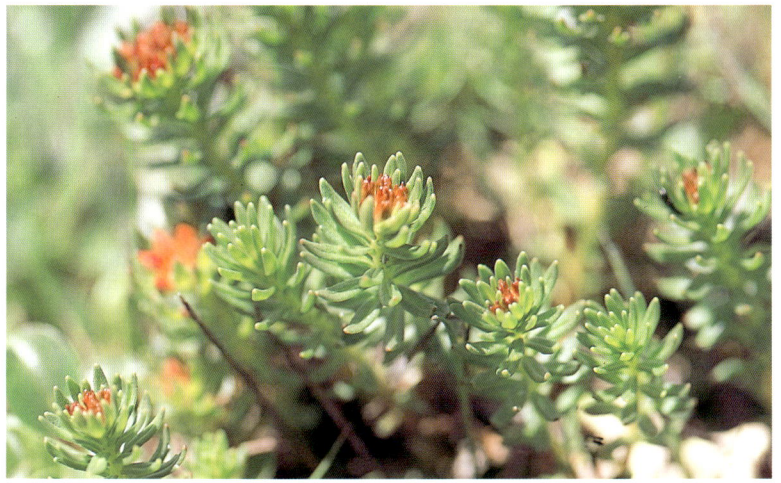

1994.7.7. 백두산   좁은잎돌꽃(암꽃)

226. 좁은잎돌꽃   [돌나물과]

Rhodiola angusta Nakai

여러해살이풀. 높이 5~10cm. 육질이며, 뿌리는 굵다. 잎은 바늘 모양이며, 가장자리는 밋밋하거나 둔한 톱니가 있고, 잎자루는 없다. 꽃은 황색으로 암수딴그루이며 7~8월에 줄기 끝에 취산 꽃차례로 달린다. 꽃받침잎은 4개로 바늘 모양이고 길이 2~2.5mm이며 자주색 반점이 있다. 꽃잎은 4개가 서로 마주 닿아 있고 길이 4.5~5mm이다. 수술은 8개이고 꽃잎과 길이가 비슷하며, 꽃밥은 신장형 비슷하다.

분포/ 백두산, 함남(노봉 · 관모산 · 북수백산), 평북(낭림산) 등지의 높은 산에서 자라며, 일본, 만주에 분포한다.

채취/ 전초를 늦여름과 가을에 채취하여 말린다.

약효/ 전초를 장백홍경천(長白紅景天)이라고 하며, 자보강장(滋補强壯)의 효능이 있고, 양위(陽萎), 당뇨병, 피부병을 치료한다.

사용법/ 전초 10g에 물 700mL를 넣고 달인액을 반으로 나누어 아침 저녁으로 복용한

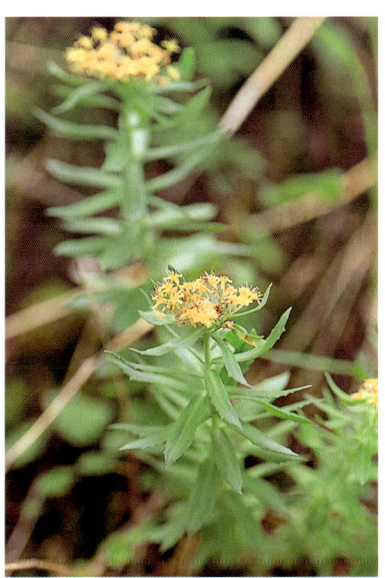

1994.7.7. 백두산   좁은잎돌꽃(수꽃)

다. 외용에는 짓찧어서 즙을 내어 바른다.

참고/ 이 식물의 추출물을 원료로 한 강장제가 시판되고 있다.

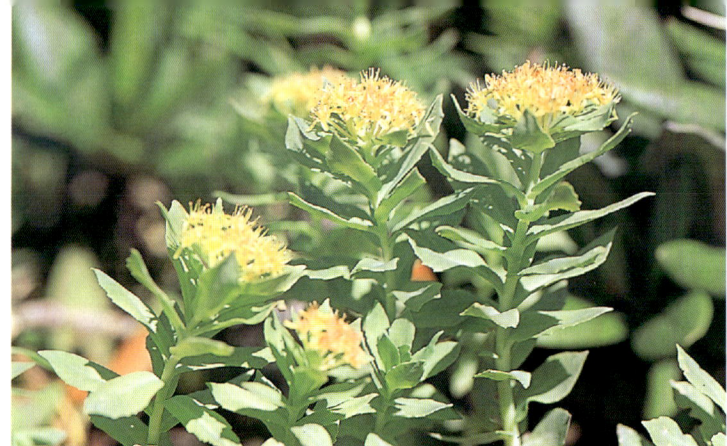

바위돌꽃(수꽃)　　　　　　　　　　　1996.7.8. 백두산

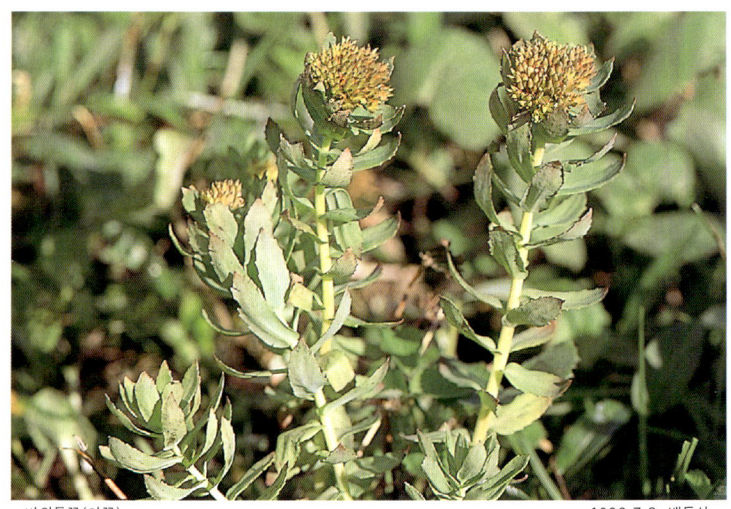

바위돌꽃(암꽃)　　　　　　　　　　　1996.7.8. 백두산

227. **바위돌꽃**　　　　　　[돌나물과]

Rhodiola rosea L.

　여러해살이풀. 높이 7~30cm. 꽃은 전체
가 분백색을 띠며, 뿌리에서 여러 줄기가 나
온다. 뿌리는 굵고, 잎은 육질이며 달걀 모
양으로 둔한 톱니가 있다. 꽃은 황색으로 암
수딴그루이며, 수꽃은 퇴화한 암술이고, 수
술은 8~10개이다. 암꽃은 자줏빛이 돌고,

암술은 4~5개이다.

분포/ 백두산, 함남, 함북의 높은 산에서 자
라며, 일본, 만주, 캄차카에 분포한다.
약효/ 전초를 장백홍경천(長白紅景天)이라
하며, 자보강장(滋補强壯)의 효능이 있고,
양위(陽萎), 당뇨병, 피부병을 치료한다.

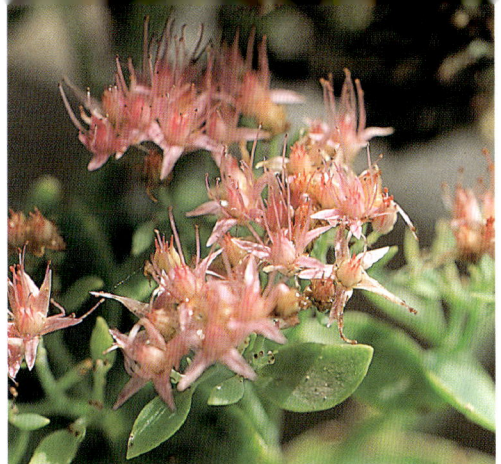

2002.10.1. 충남대학교   꿩의비름   경천(景天)

꿩의비름[열매]

228. 꿩의비름 [돌나물과]

Sedum erythrostichum Miq.

여러해살이풀. 높이 30∼90cm. 꽃은 8∼9월에 피며, 백색 바탕에 붉은빛이 돈다. 암술은 5개이며 붉은빛이 돈다.

분포/ 전국의 산에서 드물게 자라며, 일본에 분포한다.

약효/ 전초를 경천(景天)이라고 하며, 청열, 해독, 지혈의 효능이 있고, 단독, 유풍(遊風), 번열양광(煩熱涼狂), 토혈, 풍진, 목적삽통(目赤澁痛), 외상출혈을 치료한다.

사용법/ 전초 30g에 물 1200mL를 넣고 달인 액을 반으로 나누어 아침 저녁으로 복용하고, 외용에는 달인 액으로 환부를 씻는다.

229. 말똥비름 [돌나물과]

Sedum bulbiferum Makino

두해살이풀. 높이 10∼20cm. 꽃은 황색으로 6∼8월에 핀다. 꽃잎은 바늘 모양, 수술은 10개, 심피는 5개로 열매를 맺지 않는다.

분포/ 제주, 전남, 경남, 지리산, 충남, 충북의 논밭이나 돌담 사이에서 흔히 자라며, 일본, 중국에 분포한다.

약효/ 전초를 소전초(小箭草)라고 하며, 산한(散寒), 이기(利氣)의 효능이 있고, 한열, 식적복통, 풍습, 빌진을 치료한다.

사용법/ 전초 30g에 물 1000mL를 넣고 달인 액을 반으로 나누어서 아침 저녁으로 복용하고, 외용에는 짓찧어서 환부에 바른다.

참고/ 열매를 맺지 않으므로 잎겨드랑이에 있는 주아(珠芽)로 번식한다.

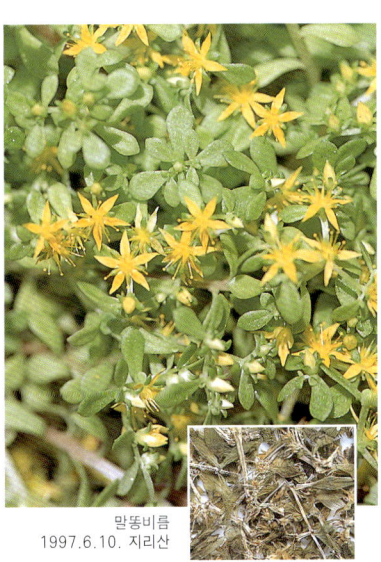

말똥비름
1997.6.10. 지리산

소전초(小箭草)

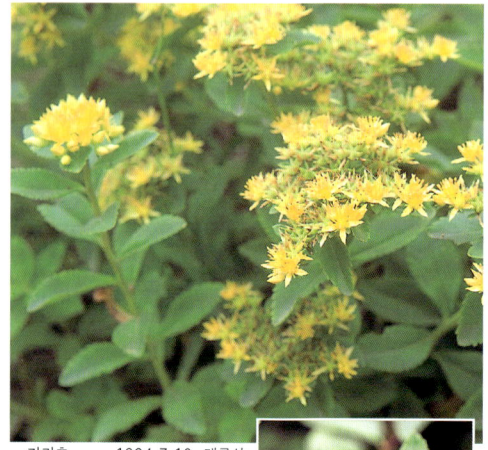

기린초　1994.7.10. 계룡산

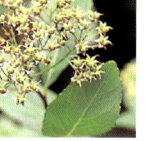

기린초(열매)

비채(費菜)

230. 기린초　　　　[돌나물과]

Sedum kamtschaticum Fischer

　여러해살이풀. 꽃은 황색으로 6~7월에 핀다. 열매는 골돌로 별 모양으로 배열된다.

분포/ 전국의 산 바위 곁에서 자라며, 일본, 만주, 중국, 아무르, 사할린에 분포한다.

약효/ 전초 또는 뿌리를 비채(費菜)라고 하며, 활혈, 지혈, 이습, 소종, 해독의 효능이 있고, 타박상, 토혈, 변혈, 심계, 창종을 치료한다.

성분/ 전초에는 aesculin, myricitrin, hyperin, isomyricitrin, gossypetin, gossypin, quercetin, kaempferol 등이 함유되어 있다.

사용법/ 전초 10g에 물 700mL를 넣고 달인 액을 반으로 나누어 아침 저녁으로 복용하고, 외용에는 짓찧어서 환부에 바른다.

가는기린초　1994.7.9. 계룡산

231. 가는기린초　　　　[돌나물과]

Sedum aizoon L.

　여러해살이풀. 높이 20~50cm. 꽃은 황색으로 6~7월에 핀다. 기린초에 비해 뿌리줄기에서 줄기가 1~2개 나오며 잎이 좁다.

분포/ 전국의 산에서 자라며, 일본, 만주, 중국, 몽고, 사할린, 시베리아에 분포한다.

약효/ 전초를 경천삼칠(景天三七)이라 하며, 지혈, 화담(化痰)의 효능이 있고, 토혈, 변혈, 붕루(崩漏), 타박상을 치료한다.

성분/ 전초에는 알칼로이드(1.4mg/kg), oleanolic acid, β-sitosterol, flavonoid류가 함유되어 있다.

약리 작용/ 물로 추출하고, 알코올을 가하여 침전을 제거한 여액을 농축시킨 것을 쥐나 토끼에게 주사하면 혈액 응고가 촉진된다.

사용법/ 전초 15g에 물 700mL를 넣고 달인 액을 반으로 나누어 아침 저녁으로 복용하고, 외용에는 짓찧어서 환부에 바른다.

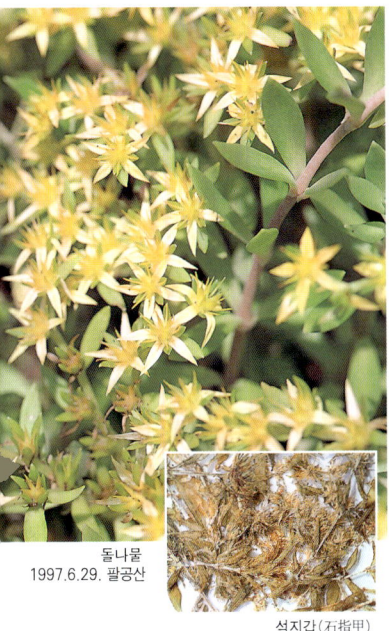

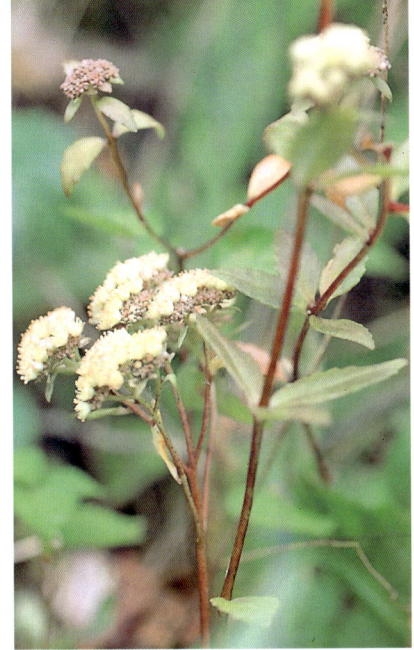

돌나물
1997.6.29. 팔공산

석지갑(石指甲)

1994.7.10. 오대산

세잎꿩의비름

232. 돌나물 [돌나물과]

Sedum sarmentosum Bunge

여러해살이풀. 꽃은 황색으로 5~6월에 핀다. 꽃받침 조각은 5개, 잎은 바늘 모양으로 꽃받침보다 길다. 수술은 10개, 열매는 골돌로 비스듬히 벌어진다.

분포/ 전국의 들에서 흔히 자라며, 일본, 만주, 중국에 분포한다.

약효/ 전초를 석지갑(石指甲) 또는 석지초(石指草)라 하며, 청열, 소종, 해독의 효능이 있고, 인후종통, 간염, 열림(熱痳), 창종, 독사교상을 치료한다.

성분/ 전초에는 sarmentosin, N-methylisopelletierine ketone 등의 알칼로이드가 함유되어 있으며, 약효의 주성분은 sarmentosin이다.

사용법/ 전초 30g에 물 1200mL를 넣고 달인 액을 반으로 나누어 이침 저녁으로 복용하고, 외용에는 짓찧어서 환부에 바른다.

233. 세잎꿩의비름 [돌나물과]

Sedum verticillatum L.

여러해살이풀. 높이 30~50cm. 잎은 3개가 돌려 난다. 꽃은 누른빛이 도는 녹백색으로 8~9월에 핀다. 꽃받침잎과 꽃잎은 각각 5개, 수술은 10개, 꽃밥은 흑갈색이다. 열매는 골돌로 5개이다.

분포/ 전국의 산에서 드물게 자라며, 일본, 만주, 중국, 사할린에 분포한다.

약효/ 전초를 환혼초(還魂草)라고 하며, 해독, 소종, 지혈의 효능이 있다. 찰상, 종독, 독사교상을 치료한다.

사용법/ 외용에만 사용하는데, 짓찧어서 낸 즙을 환부에 바른다.

참고/ 잎 3개가 돌려 나므로 다른 종과 구분된다.

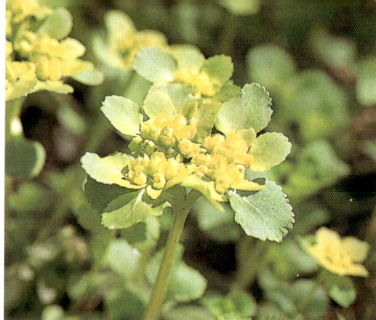

괭이눈　　　　　1995.4.15. 내장산

범의귀과 / 虎耳草科 / ゆきのした科 / Saxifragaceae

풀 또는 떨기나무, 드물게 큰키나무. 흔히 턱잎이 있다. 꽃은 양성화, 때로는 단성화. 꽃받침은 통 모양, 5갈래, 꽃잎은 5개, 수술은 10개, 수술대는 선형, 심피는 2~5개이다. 열매는 삭과, 때로는 장과이다. 세계에 약 111속 1200종, 우리 나라에는 15속 53종이 자란다.

노루오줌
1993.7.7. 오대산

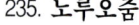

적소마(赤小麻)

234. 괭이눈　　　　　[범의귀과]

Chrysosplenium grayanum Maxim.

여러해살이풀. 꽃은 연한 황록색으로 4~5월에 핀다. 꽃 곁에 있는 잎은 누른빛이 돈다. 꽃받침잎은 4개로 곧추서고, 수술은 4개이다. 열매는 삭과로 깊게 2개로 갈라지고, 종자는 다갈색으로 윤채가 있다.

분포 / 제주, 함북의 산이나 들의 습지에서 자라며, 일본, 만주, 중국에 분포한다.

약효 / 전초를 금전고엽초(金錢苦葉草)라고 하며, 정창(疔瘡)을 치료한다.

성분 / 지상부에는 chrysosplenol-C, chrysosplenoside-A,-B,-C, β-peltoboykinolic acid가 함유되어 있고, β-peltoboykinolic acid는 ST-KM을 비롯한 몇 가지의 암세포에 대한 세포 독성 작용이 있으며, B16-BL6 및 C57BL을 이식한 쥐에서 항암 작용이 나타난다.

사용법 / 전초에 소금물을 넣고 짓찧어서 환부에 붙인다.

235. 노루오줌　　　　　[범의귀과]

Astilbe rubra Hook f. et Thomas [*Astilbe chinensis* var. *davidii* Fr.]

여러해살이풀. 높이 30~70cm. 꽃은 홍자색으로 7~8월에 핀다. 꽃잎은 5개, 수술은 10개이다. 열매는 삭과로 길이 3~4mm이다.

분포 / 전국의 산에서 흔히 자라며, 일본, 만주, 중국, 아무르, 우수리에 분포한다.

약효 / 뿌리줄기를 적소마(赤小麻) 또는 적승마(赤升麻)라고 하며, 활혈, 거어(祛瘀), 청열, 해독, 진경, 지통의 효능이 있다. 과도의 노상(勞傷), 근골산통, 타박상, 관절통, 위통, 수술 후 동통, 독사교상을 치료한다.

성분 / astilbin, bergenin, distylin이 함유되어 있고, bergenin은 위액 및 위산 분비를 억제하는 작용이 있다.

사용법 / 뿌리줄기 15g에 물 700mL를 넣고 달인 액을 반으로 나누어 아침 저녁으로 복용한다.

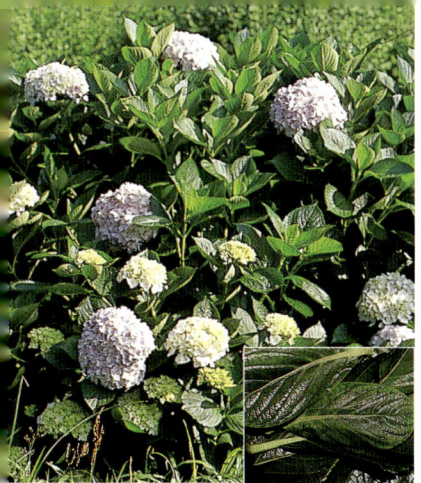

수국
1993.7.15. 공주 갑사

팔선화(八仙花)

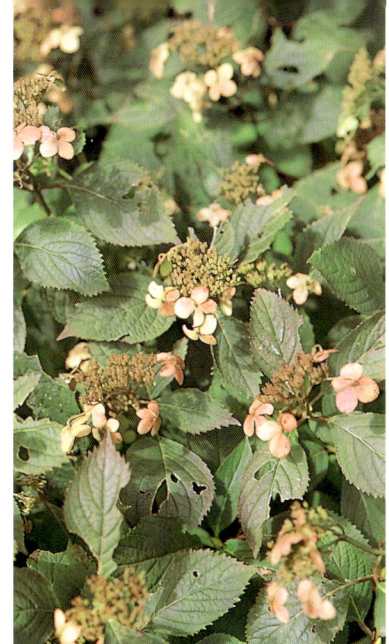

1993.7.1. 수원 농촌진흥청

감차

236. 수국   [범의귀과]

Hydrangea macrophylla (Thunb.) Seringe
var. *otaksa* (S. et Z.) Makino

갈잎떨기나무. 높이 1m 가량. 꽃은 무성화
로 6~7월에 핀다. 꽃받침잎은 4~5개로 꽃
잎 모양이며, 꽃잎은 극히 작고 4~5개이다.
암술은 퇴화되어 열매를 맺지 못한다.

분포/ 전국에서 관상용으로 널리 재식한다.

약효/ 전초를 팔선화(八仙花)라고 하며, 학
질, 심열량계(心熱惊悸), 신낭풍(腎囊風), 번
조(煩燥)를 치료한다.

성분/ 꽃에는 rutin, 뿌리에는 daphnetin-
methylether, umbelliferone, hydrangenol,
hydrangenic acid, lunularic acid, 잎에는
skimmin 등이 함유되어 있다.

약리 작용/ 전초의 알코올 추출물은 항말라
리아 작용이 있고, 약효의 강도는 quinine의
13배 정도이다. 마취한 고양이에게 정맥 주
사를 하면 혈압 강하 및 심근 수축 작용이 나
타난다.

사용법/ 전초 10g에 물 700mL를 넣고 달인
액을 반으로 나누어 아침 저녁으로 복용한다.

237. 감차   [범의귀과]

Hydrangea serrata (Thunb. ex Murray) Ser.
var. *thunbergii* (Sieb.) H. Ohba

갈잎떨기나무. 높이 0.7~1m. 꽃은 7~8월
에 가지 끝에 중성화와 양성화가 핀다. 꽃받
침잎은 백색이지만 시간이 지나면 약간 붉은
빛과 푸른빛이 돌기도 한다. 열매는 달걀 모
양이다.

분포/ 일본 원산으로, 약용으로 식재한다.

약효/ 잎을 감차(甘茶)라고 하며, 당뇨병 환
자의 감미제로 사용한다.

성분/ phyllodulcin, isophyllodulcin, thun-
berginol A, B, C, E, F 등이 함유되어 있고,
신선한 잎에는 배당체가 함유되어 있으므로
달지 않으나, 효소에 의해 분해되면 감미를
나타내는 phyllodulcin, isophyllodulcin 등이
생성된다.

사용법/ 잎 10g에 물 700mL를 넣고 달인 액
을 반으로 나누어 아침 저녁으로 복용한다.

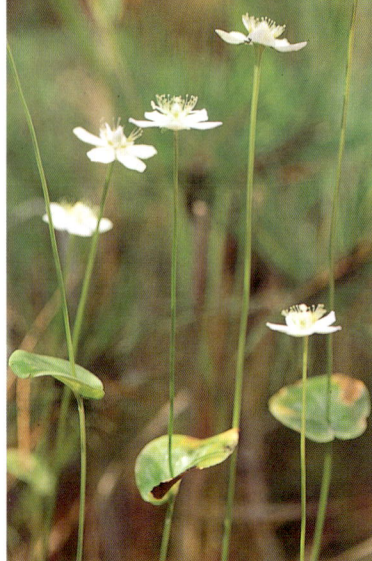

물매화풀　　　　　　　1996.9.1. 지리산

238. 물매화풀(물매화)　　　　[범의귀과]

Parnassia palustris L.

여러해살이풀. 높이 20~40cm. 꽃은 백색으로 7~9월에 핀다. 헛수술은 5개로 끝이 12~20개로 갈라진다. 열매는 삭과로 넓은 달걀 모양이다.

분포/ 전국의 산기슭 습지에서 자라며, 일본, 만주, 중국, 대만, 시베리아, 히말라야에 분포한다.

약효/ 전초를 매화초(梅花草)라고 하며, 청열, 소종, 해독의 효능이 있다. 황달형 간염, 동맥염, 창옹종을 치료한다.

성분/ kaempferol, rutin, hyperin, quercetin 배당체가 함유되어 있다.

사용법/ 전초 10g에 물 700mL를 넣고 달인 액을 반으로 나누어 아침 저녁으로 복용한다.

참고/ 애기물매화풀에 비하여 전체가 크고, 헛수술 끝이 실 모양으로 갈라지며, 그 끝에 둥근 선체가 있다. 꽃밥은 회백색, 꽃가루는 연한 황색이다.

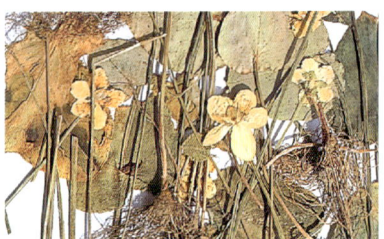

매화초(梅花草)

239. 바늘까치밥나무　　　　[범의귀과]

Ribes burejense Fr. Schmidt

갈잎떨기나무. 높이 1m 가량. 꽃은 연한 갈색으로 잎겨드랑이에 1개씩 달린다. 열매는 장과로 달걀 모양이며 털과 가시가 있고 흑색으로 익는다.

분포/ 강원, 함남, 함북, 백두산에서 자라며, 만주, 중국, 우수리에 분포한다.

채취/ 열매는 늦여름에, 뿌리는 수시로 채취한다.

약효/ 열매를 자리(刺梨)라 하며, 뿌리는 풍습증(風濕症)을 치료한다.

사용법/ 열매 또는 뿌리를 술에 담가 아침 저녁으로 복용한다.

참고/ 가막바늘까치밥나무에 비하여 꽃이 잎겨드랑이에 1개씩 달린다.

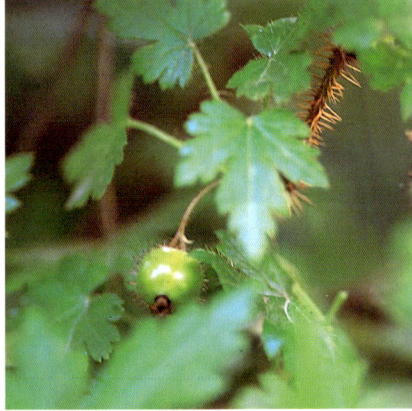

바늘까치밥나무　　　　1994.7.7. 백두산

240. 도깨비부채 [범의귀과]

Rodgersia podophylla A. Gray

여러해살이풀. 높이 1m 가량. 꽃은 황백색으로 6~7월에 핀다. 꽃받침잎은 4~8개, 꽃잎은 없다. 수술은 8~15개, 암술대는 2개이다. 열매는 삭과로 달걀 모양이다.

분포/ 경북, 강원, 평북, 함남, 함북의 높은 산에서 자라며, 일본, 만주에 분포한다.

약효/ 뿌리줄기는 활혈조경(活血調經), 거풍습의 효능이 있고, 타박상, 골절, 관절염, 월경부조를 치료한다.

성분/ β-peltoboykinolic acid가 함유되어 있는데, 이 물질은 암세포의 성장을 억제한다.

사용법/ 뿌리줄기 30g에 물 1200mL를 넣고 달인 액을 반으로 나누어 아침 저녁으로 복용하고, 외용에는 짓찧어서 환부에 바른다.

참고/ 개병풍에 비하여 잎이 손바닥 모양의 겹잎이다.

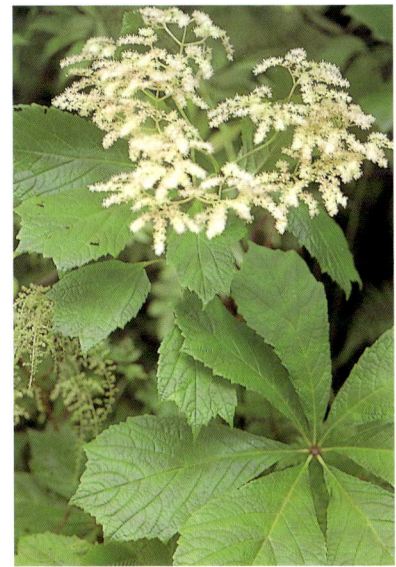

1997.6.5. 백두산 　　　　　도깨비부채

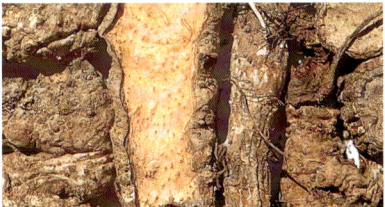

도깨비부채의 뿌리줄기

241. 헐떡이풀 [범의귀과]

Tiarella polyphylla D. Don

여러해살이풀. 꽃은 백색으로 5~6월에 핀다. 꽃받침은 종 모양이다. 열매는 삭과로 길이 7~10mm이고, 상하 2개의 심피로 되어 있다. 종자는 흑색이며 윤채가 있다.

분포/ 울릉도의 성인봉 나무 그늘이나 숲 속에서 자라며, 일본, 중국, 대만에 분포한다.

약효/ 전초를 말린 것을 황수지(黃水枝)라고 하며, 산한(散寒), 한표(汗表), 활혈, 거어의 효능이 있다. 타박상, 청력장애, 천식을 치료한다.

사용법/ 전초 20g에 물 800mL를 넣고 달인 액을 반으로 나누어 아침 저녁으로 복용하거나 술에 담가 복용한다.

참고/ 헐떡헐떡 숨이 가쁜 증상을 치료한다는 뜻에서 '헐떡이풀'이란 이름이 생겼다.

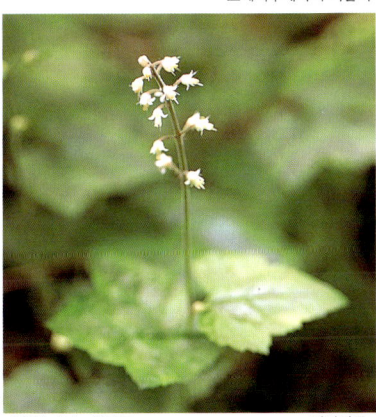

1994.6.1. 울릉도 　　　　　헐떡이풀

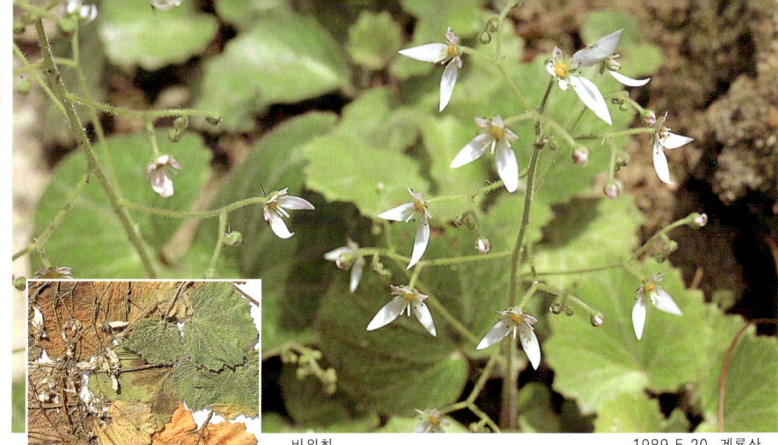

호이초(虎耳草)

바위취

1989.5.20. 계룡산

242. 바위취　　　　　　　　[범의귀과]

Saxifraga stolonifera Meerb.

　여러해살이풀. 높이 40cm 가량. 꽃은 백색으로 5월에 핀다. 열매는 삭과로 달걀 모양이다.

분포/ 전국의 산 바위 곁이나 습지에서 흔히 자라며, 일본, 만주, 중국에 분포한다.

약효/ 전초를 호이초(虎耳草)라 하며, 거풍, 청열, 양혈해독의 효능이 있다. 풍진, 습진,

중이염, 단독, 해수토혈, 폐종, 치질을 치료한다.

성분/ 전초에는 arbutin, aesculin이 함유되어 있다.

사용법/ 전초 15g에 물 700mL를 넣고 달인 액을 반으로 나누어 아침 저녁으로 복용하고, 외용에는 짓찧어서 환부에 바른다.

참고/ 뿌리줄기가 비후하지 않고 잎에 거친 톱니가 없는 점이 톱바위취와 다르다.

243. 바위떡풀　　　　　　　[범의귀과]

Saxifraga fortunei Hooker f. var. *incisolo-bata* Nakai

　여러해살이풀. 높이 30cm 가량. 꽃은 백색으로 8~9월에 핀다. 열매는 삭과로 달걀 모양이며, 종자는 긴 방추형이다.

분포/ 전국의 산지 습한 바위 곁에 붙어서 자라며, 일본, 만주, 중국에 분포한다.

약효/ 전초를 화중호이초(華中虎耳草)라고 하며, 바위취와 약효가 같다.

참고/ 꽃은 좌우 상칭으로, 아래쪽 2개의 꽃잎이 특히 길다. 잎자루와 꽃대에 긴 털이 많은 털바위떡풀 var. *pilosissima* Nakai도 약효가 같다.

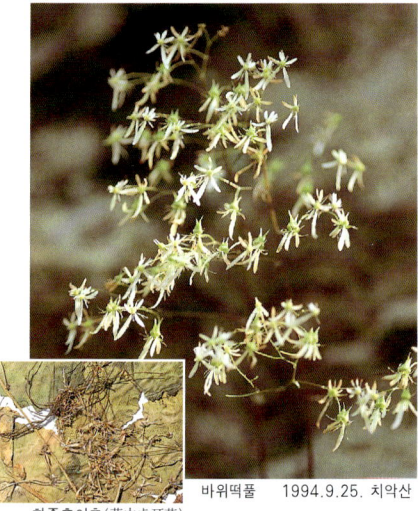

바위떡풀　　1994.9.25. 치악산

화중호이초(華中虎耳草)

244. 구름범의귀   [범의귀과]

Saxifraga laciniata Nakai et Takeda

여러해살이풀. 높이 25cm 가량. 꽃은 백색으로 7~8월에 피며 지름 1cm 가량이다. 열매는 삭과, 종자는 방추상 타원형으로 돌기가 있는 능선이 있다.

분포/ 백두산 및 북부 지방의 높은 산에서 자라며, 일본, 만주, 우수리, 사할린에 분포한다.

약효/ 전초를 장백호이초(長白虎耳草)라고 하며, 거풍, 청열, 해독의 효능이 있고, 풍진, 습진, 중이염을 치료한다.

사용법/ 전초 15g에 물 700mL를 넣고 달인 액을 반으로 나누어 아침 저녁으로 복용하고, 외용에는 짓찧어서 환부에 바른다.

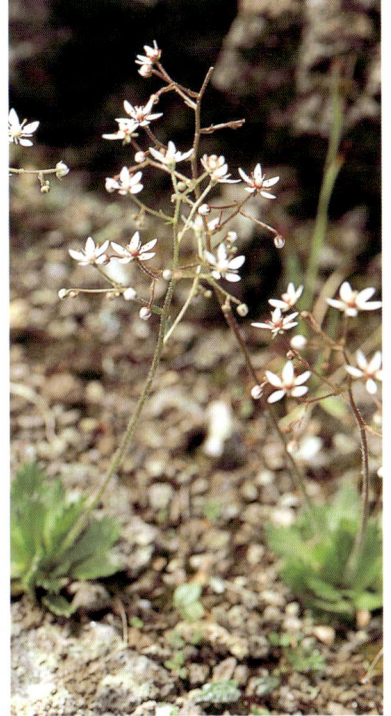

1996.7.10. 백두산   구름범의귀

245. 톱바위취   [범의귀과]

Saxifraga punctata L.

여러해살이풀. 높이 25~50cm. 꽃은 백색으로 7~8월에 핀다. 열매는 삭과로 달걀 모양이며 2개로 갈라진다. 종자는 방추형이다.

분포/ 강원도, 백두산 및 북부 지방의 높은 산 습지에서 자라며, 만주, 몽고, 아무르, 우수리, 유럽에 분포한다.

약효/ 전초를 반점호이초(斑點虎耳草)라고 하며, 청열, 해독의 효능이 있고, 정창(疔瘡), 종독(腫毒)을 치료한다.

사용법/ 외용에는 짓찧어서 환부에 바른다.

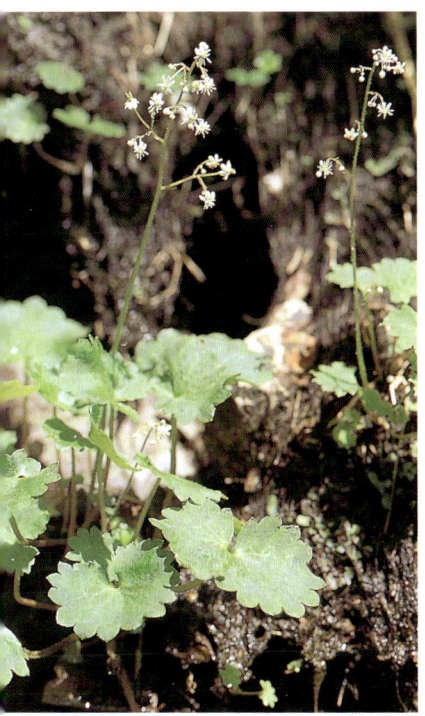

1993.8.8. 백두산   톱바위취

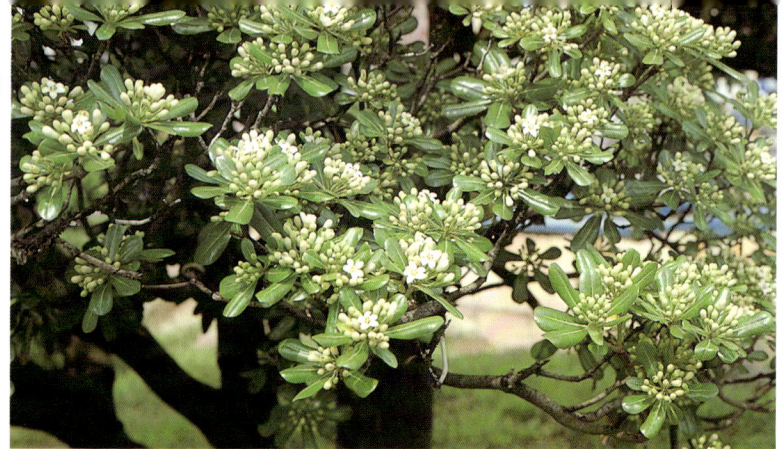

돈나무　　　　　　　　　　　　　　　　　　　　1994.5.10. 제주

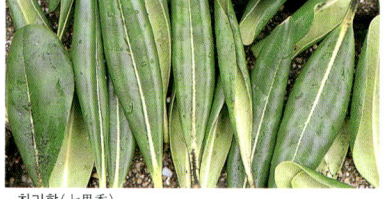

칠리향(七里香)

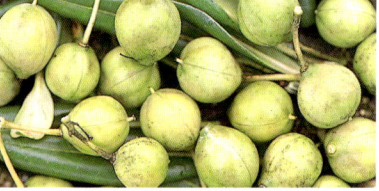

돈나무(열매)

돈나무과 / 海桐花科 / とべら科 / Pittosporaceae

떨기나무 또는 큰키나무, 때로는 덩굴나무. 잎은 어긋 나고, 턱잎이 있다. 꽃은 양성화로 줄기 끝에 여러 송이가 달린다. 열매는 삭과, 드물게 장과. 세계에 약 10속 200종, 우리나라에는 1속 1종이 자란다.

246. **돈나무**　　　　　　　　　[돈나무과]

Pittosporum tobira (Thunb.) Ait.

늘푸른떨기나무. 높이 2~3m. 가지가 많이 갈라져서 전체가 둥근 모양이다. 잎은 가지 끝에 모여 달리고 두꺼우며 긴 타원형, 길이 5~10cm, 너비 2~3cm로 밑은 쐐기 모양이며, 앞면은 윤채가 있고 뒷면은 엷은 흰색을 띤다. 꽃은 양성화로 5~6월에 가지 끝에 취산 꽃차례로 달린다. 꽃받침잎은 달걀 모양으로 수술과 더불어 각각 5개이며, 꽃잎은 주걱 모양, 백색에서 황색으로 된다. 열매는 삭과로 원형, 길이 1.2cm, 연녹색이며, 10월에 3개로 갈라져서 적색 종자가 나온다.

분포/ 제주, 남쪽 섬, 경남, 전남, 전북의 바닷가 산기슭에서 흔히 자라며, 중국, 대만, 일본에 분포한다.

채취/ 줄기, 잎, 껍질을 가을부터 겨울까지 채취하여 말린다.

약효/ 줄기, 잎을 칠리향(七里香)이라 하며, 강압, 활혈, 소종의 효능이 있고, 고혈압, 동맥경화, 골절통, 습진, 종독을 치료한다.

사용법/ 줄기, 잎 15g에 물 700mL를 넣고 달인 액을 반으로 나누어 아침 저녁으로 복용하고, 외용에는 짓찧어서 환부에 바른다.

참고/ 전국에서 관상용으로 많이 식재한다.

장미과 / 薔薇科 / ばら科 / Rosaceae

풀, 떨기나무 또는 큰키나무. 잎은 어긋 나고, 턱잎이 있다. 꽃은 방사 상칭, 꽃받 침은 5개, 꽃잎은 꽃받침의 수와 같고, 꽃 턱은 꽃받침통에 붙는다. 심피는 1~다수 이며, 분리되거나 합해지고, 때로 꽃받침 통이나 자방 중위성의 꽃턱에 붙는다. 배 주는 1개이거나 각 실에 나란히 쌍으로 있 고, 도생(倒生)한다. 세계에 100속 3000종, 우리 나라에는 33속 120종이 자란다.

247. 짚신나물 [장미과]

Agrimonia pilosa Ledeb.

여러해살이풀. 높이 30~100cm. 전체에 털이 있다. 잎은 어긋 나고 깃꼴겹잎이다. 작은 잎은 5~7개로 밑으로 갈수록 작아지 고 가장자리에 톱니가 있다. 턱잎은 반달 모 양으로 한쪽 가장자리에 큰 톱니가 있다. 꽃 은 황색으로 6~8월에 줄기와 가지 끝에 총 상 꽃차례로 달리고, 꽃받침 조각은 5개로 갈라지며, 꽃잎은 5개로 달걀 모양이고, 수 술은 5~10개이다. 열매는 수과로 꽃받침에 싸여 있으며, 갈고리 모양의 털이 있어서 다 른 물체에 잘 붙는다.

분포/ 전국의 산과 들에 흔히 자라며, 일본, 만주, 중국, 몽고, 시베리아, 유럽에 분포한 다.

채취/ 전초 또는 뿌리를 여름부터 가을까지 채취하여 말린다.

약효/ 전초를 선학초(仙鶴草)라고 하며, 지 혈, 건위의 효능이 있다. 폐결핵의 객혈, 토 혈, 혈뇨, 혈변, 위궤양출혈, 옹종을 치료한 다. 뿌리를 용아초근(龍芽草根)이라고 하며, 세균성하리, 무월경, 종독을 치료한다.

성분/ 전초에는 agrimonin, agrimonolide, luteolin-7-glucoside, apigenin-7-glucoside, 뿌리에는 agrimonolide, taxifolin, vanillic acid, agrimonol 등이 함유되어 있다.

약리 작용/ agrimonin은 혈소판의 형성을 촉

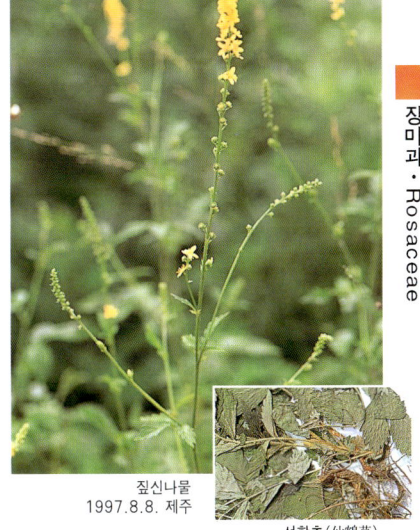

짚신나물
1997.8.8. 제주

선학초(仙鶴草)

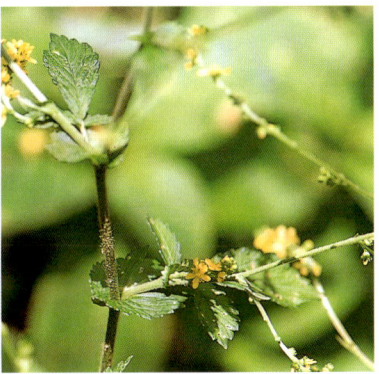

1996.7.1. 백두산 　　　　산짚신나물

진시켜 지혈 작용이 있고, 심박 수를 조정하 고, 강심 작용을 하며, 여러 가지 세균에 대 한 항균 작용이 있다.

사용법/ 전초와 뿌리 15g에 각각 물 700mL를 넣고 달인 액을 반으로 나누어 아침 저녁으 로 복용하거나 생즙을 내어 복용한다. 외용 에는 짓찧어서 환부에 바른다.

참고/ 민간에서는 전초를 항암제로 사용한 다. 산짚신나물 *A. coreana* Nakai도 약효가 같다.

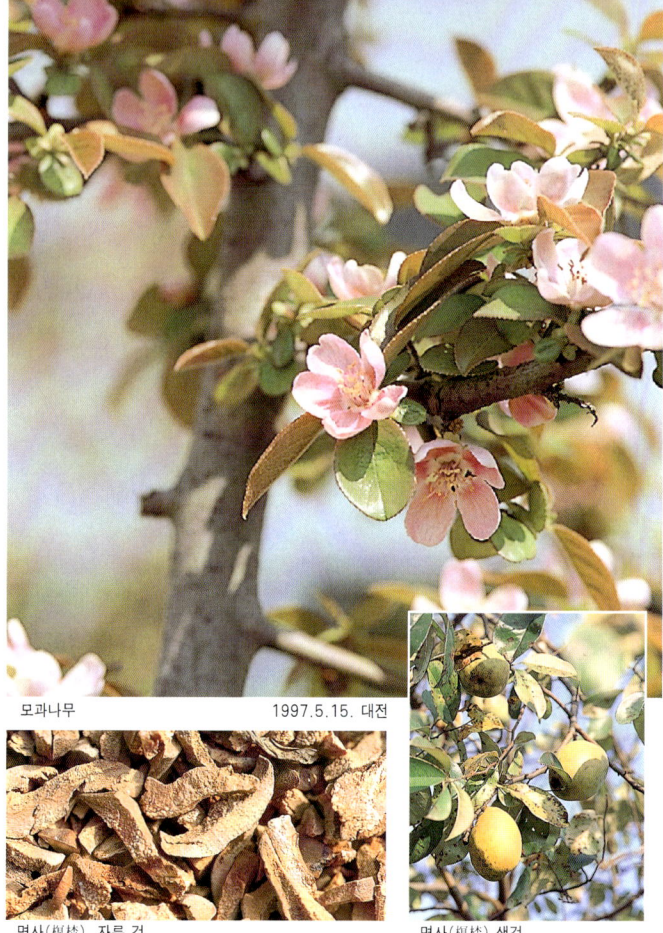

모과나무　　　　　　　　　1997.5.15. 대전

명사(榠樝) 자른 것　　　　　　명사(榠樝) 생것

248. 모과나무　　　　　　　　　[장미과]

Chaenomeles sinensis Koehne

　갈잎작은큰키나무. 높이 7~10m. 잎은 어긋 나고, 턱잎은 바늘 모양이다. 꽃은 연한 홍색으로 5월에 핀다. 열매는 이과로 원형이고, 지름 8~15cm로 딱딱하며, 9월에 황색으로 익고 향기가 좋다.

분포/ 중국 원산으로, 중부 이남에서 재식한다.

약효/ 열매를 명사(榠樝) 또는 목이(木李)라고 하며, 소담, 거풍습의 효능이 있고, 오심, 토사, 이질, 근육통을 치료한다.

성분/ 열매에 oleanolic acid가 함유되어 있다.

사용법/ 열매 10g에 물 700mL를 넣고 달인 액을 반으로 나누어서 아침 저녁으로 복용한다.

참고/ 우리 나라에서는 산당화 열매 대신 모과나무의 열매를 모과(木瓜)라 하여 사용하고 있다.

249. 산당화(풀명자)　　　　[장미과]

Chaenomeles speciosa (Sweet) Nakai

갈잎떨기나무. 높이 1~2m 가량. 꽃은 홍색으로 4월에 핀다. 수술은 30~50개, 암술대는 5개이다. 열매는 이과로 타원형이다.

분포/ 중국 원산으로 중부 이남에서 재식한다.

효능/ 열매를 모과(木瓜)라고 하며, 평간, 화위, 거습의 효능이 있고, 구토, 하리, 근육경련, 류머티스성 마비, 각기, 수종을 치료한다.

성분/ saponin, vitamin C, flavonoid, tannin이 함유되어 있다.

사용법/ 열매 10g에 물 700mL를 넣고 달인 액을 반으로 나누어 아침 저녁으로 복용한다.

참고/ 산당화에 비하여 키가 작고, 옆의 가지는 늪고 작은 가지에 작은 돌기가 있으며, 잎에 둔한 톱니가 있는 명자나무 *C. japonica* (Thunb.) Lindley도 약효가 같다.

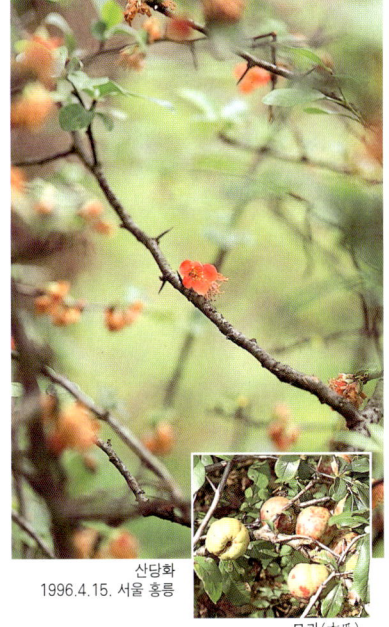

산당화
1996.4.15. 서울 홍릉

모과(木瓜)

250. 뱀딸기　　　　[장미과]

Duchesnea chrysantha (Zoll. et Morr.) Miq.

여러해살이풀. 잎은 어긋 나고 3출엽이다. 꽃은 황색으로 4~5월에 핀다. 열매는 지름 10mm 가량으로 연한 홍백색 바탕에 붉은빛이 도는 수과가 점처럼 흩어져 있다.

분포/ 전국의 산과 들에 흔히 자라며, 일본, 만주, 중국, 말레이시아, 인도에 분포한다.

약효/ 전초를 사매(蛇莓)라고 하며, 청열, 양혈, 소종, 해독의 효능이 있고, 열병, 발작, 해수, 인후종통, 이질, 사교상(蛇蛟傷) 등을 치료한다.

성분/ gomisin A, N 등이 함유되어 있고, Sarcoma 180을 쥐에 이식한 뒤 물 분획물을 투여한 군에서 생명 연장 효과가 있고, 자궁수축 작용이 있다.

사용법/ 전초 10g에 물 700mL를 넣고 달인 액을 반으로 나누어 아침 저녁으로 복용하거나 생즙을 내어 복용한다. 외용에는 짓찧어서 환부에 바른다.

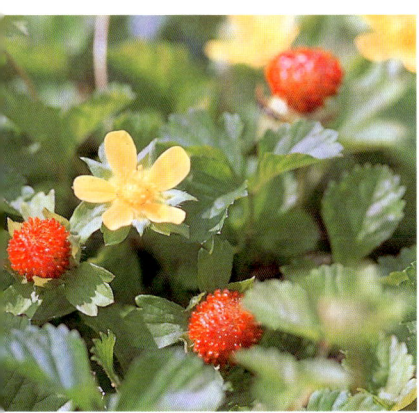

1996 5 1 계룡산　　　　뱀딸기

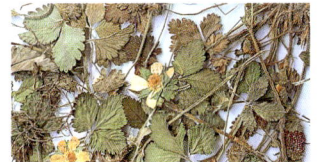

사매(蛇莓)

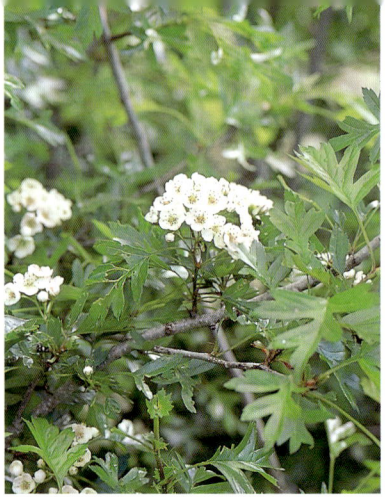
산사나무　　　　　1997.6.4. 두만강 부근

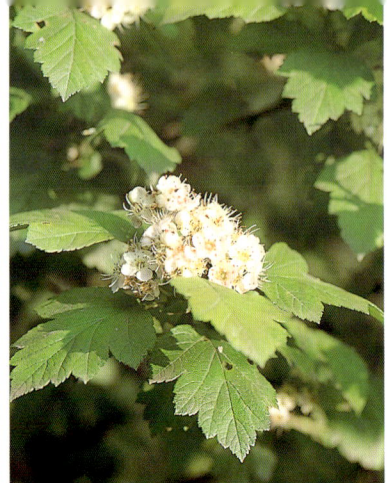
아광나무　　　　　1997.6.4. 백두산

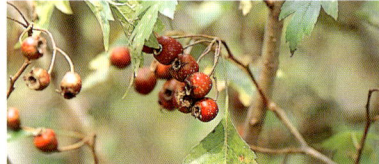
산사자(山査子) 생것

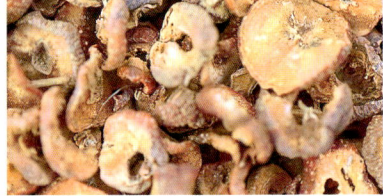
산사자(山査子) 자른 것

251. 산사나무　　　　　　　　[장미과]

Crataegus pinnatifida Bunge

　갈잎큰키나무. 높이 5m 가량. 꽃은 백색으로 5월에 산방 꽃차례로 달리고 지름 1.8cm 가량이다. 꽃잎은 둥글고, 꽃받침잎과 더불어 각각 5개이다. 수술은 20개, 꽃밥은 홍색이다. 암술대는 3~5개이다. 열매는 이과로 둥글고 지름 1.5cm 가량이며 백색 반점이 있고 9~10월에 붉게 익는다.

분포/ 전국의 산기슭이나 마을 근처에서 자라며, 일본, 만주, 중국, 아무르에 분포한다.

채취/ 전초를 가을부터 겨울까지 채취하여 말린다.

약효/ 열매를 산사자(山査子)라 하며, 식적(食積)을 없애고 어혈을 풀어 주며 촌충 구제의 효능이 있고, 육적(肉積), 담음(痰飮), 하리, 장풍(腸風), 요통, 산후어혈을 치료한다.

성분/ 열매에는 hyperoside, quercetin, oleanolic acid, hyperin 등이 함유되어 있다.

약리 작용/ 마취시킨 토끼에게 열매 알코올 추출물을 정맥 주사하면 혈압을 강하시켜 3시간 지속되며, 두꺼비의 전신 혈관에 주사하면 혈관이 확장된다. 달인 액은 적리균, 녹농균에 대하여 항균 작용이 있고, 유동 엑스는 혈중 콜레스테롤을 저하시킨다.

사용법/ 열매 10g에 물 700mL를 넣고 달인 액을 반으로 나누어 아침 저녁으로 복용한다.

참고/ 비위가 약한 사람은 복용에 주의하여야 하며, 생것을 많이 먹으면 치아를 상하게 한다. 열매의 지름이 2.5cm 가량인 넓은잎산사 var. *major* (N. E. Brown) W. Lee, 산사나무에 비하여 잎의 가장자리가 얕게 갈라진 아광나무 *C. maximowiczii* Schneid.도 약효가 같다.

252. 비파나무 [장미과]

Eriobotrya japonica Lindl.

늘푸른작은큰키나무. 높이 6~8m. 꽃은 백색으로 10~11월에 피고 지름 1cm 가량이다. 열매는 이과로 지름 3~4cm, 다음 해 6월에 황색으로 익는다.

분포/ 일본 원산으로, 남부 지방에서 재식한다.

약효/ 열매를 비파(枇杷)라 하며, 윤폐, 지갈, 하기(下氣)의 효능이 있고, 폐병에 의한 해수, 토혈, 구토를 치료한다. 잎을 비파엽(枇杷葉)이라 하며, 청폐, 화위, 강기(降氣), 화담의 효능이 있고, 폐열해수, 해혈비출혈(咳血鼻出血), 위열에 의한 구토를 치료한다.

성분/ 종자에는 amygdalin이 함유되어 있고, 잎의 물 추출물은 황색포도상구균의 성장을 억제한다.

사용법/ 열매, 잎 각각 10g에 물 700mL를 넣고 달인 액을 반으로 나누어 아침 저녁으로 복용한다.

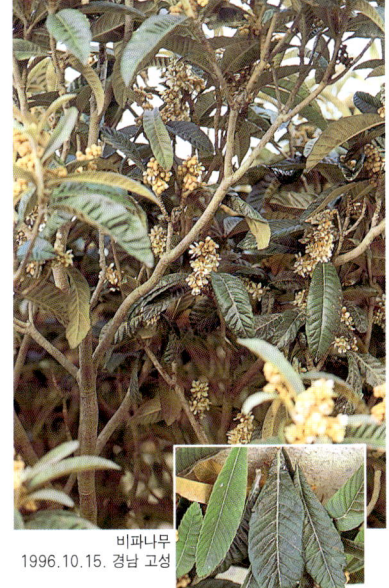

비파나무
1996.10.15. 경남 고성

비파엽(枇杷葉)

253. 황매화 [장미과]

Kerria japonica (L.) DC.

갈잎떨기나무. 높이 2m 가량. 꽃은 황색으로 지름 3~4cm이고 4~5월에 핀다. 열매는 작은 견과로 9월경에 꽃받침 안에서 흑갈색으로 익는다.

분포/ 중부 이남의 산기슭에서 자라며, 일본, 중국에 분포한다.

약효/ 꽃, 줄기, 잎을 체당화(棣棠花)라고 하며, 거풍, 윤폐, 지해, 거담의 효능이 있고, 구해(久咳), 소화불량, 수종, 류머티즘, 창독, 소아의 마진을 치료한다.

성분/ 꽃에는 helenine, lutein, plamitic acid, ester, pecolinaroside 등이 함유되어 있다.

사용법/ 꽃, 줄기, 잎 15g에 물 700mL를 넣고 달인 액을 반으로 나누어 아침 저녁으로 복용한다.

참고/ 꽃잎이 아주 많은 겹황매화(죽단화) *K. japonica* (L.) DC. for. *plena* Schneid.도 약효가 같다.

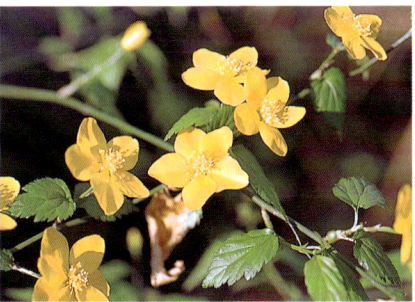

1994.4.15. 서울 홍릉   황매화

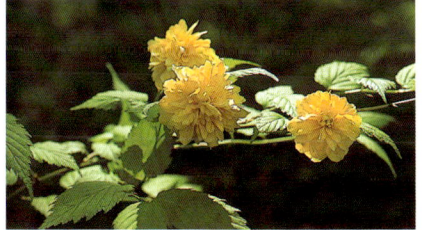

1994.4.15. 대전   겹황매화

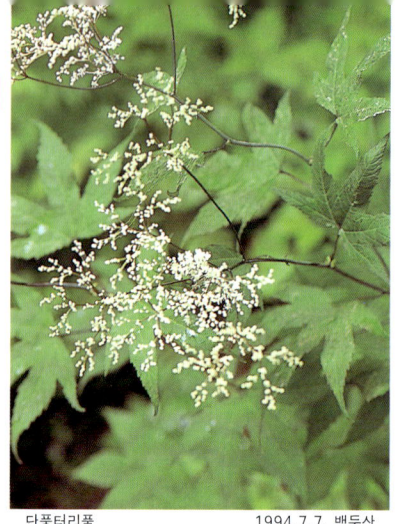

단풍터리풀   1994.7.7. 백두산

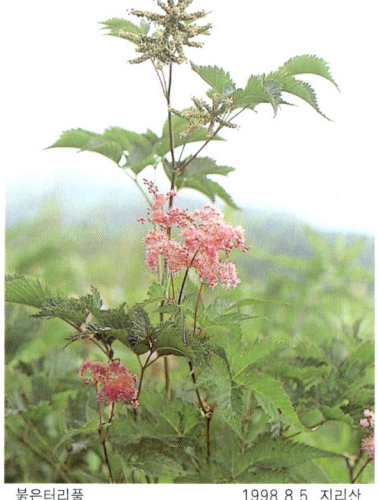

붉은터리풀   1998.8.5. 지리산

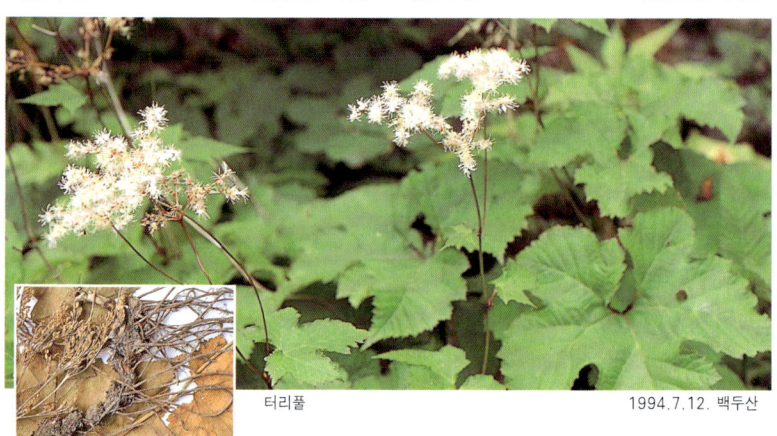

문자초(蚊子草)

터리풀   1994.7.12. 백두산

254. 단풍터리풀   [장미과]

Filipendula multijuga Maxim.

여러해살이풀. 높이 1~1.2m. 잎은 어긋
나고, 1회 깃꼴겹잎이다. 꽃은 백색으로 6~
7월에 핀다. 열매는 수과로 바늘 모양이며
휘어져 있다.

분포/ 백두산을 비롯한 전국의 산 숲 속에서
자라며, 만주, 중국, 몽고, 아무르, 동시베
리아에 분포한다.

약효/ 전초와 뿌리를 문자초(蚊子草)라고
하며, 거풍습, 지경(止痙)의 효능이 있고, 풍
습관절염, 전간(癲癎)을 치료한다.

사용법/ 전초와 뿌리 10g에 물 700mL를 넣고
달인 액을 반으로 나누어 아침 저녁으로 복
용하고, 화상과 동상에는 짓찧어서 바른다.

참고/ 이 식물에 비하여 잎이 심하게 갈라지
지 않는 터리풀 *F. palmata* (Pallas) Maxim.
var. *glabra* Ledeb., 꽃이 홍자색인 붉은터리
풀 *F. purpurea* Maxim.도 약효가 같다.

255. 큰뱀무 [장미과]

Geum aleppicum Jacq.

여러해살이풀. 높이 50~90cm. 꽃은 황색으로 6~7월에 핀다. 열매는 수과이며 털이 있다.

분포/ 전국의 산골짜기에서 자라며, 일본, 만주, 몽고, 시베리아, 유럽에 분포한다.

약효/ 전초 말린 것을 오기조양초(五氣朝陽草)라고 하며, 거풍제습, 활혈소종의 효능이 있고, 요퇴비통, 이질, 붕루백대(崩漏白帶), 질타손상, 인통, 나력을 치료한다.

사용법/ 전초 15g에 물 700mL를 넣고 달인 액을 반으로 나누어 아침 저녁으로 복용하고, 외용에는 짓찧어서 환부에 바른다.

참고/ 뱀무에 비해 작은 꽃자루에 퍼진 털이 있고 과탁의 털이 짧다.

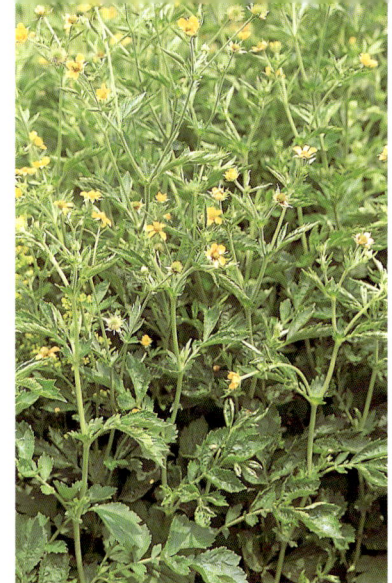

1992.6.6. 계룡산 큰뱀무

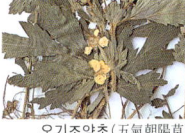

오기조양초(五氣朝陽草)

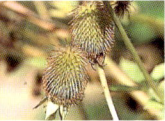

큰뱀무(열매)

256. 뱀무 [장미과]

Geum japonicum Thunb.

여러해살이풀. 높이 35~100cm. 전체에 털이 있다.

분포/ 제주, 울릉도, 경남, 경북, 전남, 전북의 산과 들에서 자라며, 일본, 만주에 분포한다.

약효/ 전초를 수양매(水楊梅)라고 하며, 보허(補虛), 익신(益腎), 활혈, 해독의 효능이 있다. 두운목현(頭暈目眩), 사지무력, 해수도혈, 일경불순, 창종을 치료한다.

성분/ gein(geoside), tannin 등이 함유되어 있다.

사용법/ 전초 15g에 물 700mL를 넣고 달인 액을 반으로 나누어 아침 저녁으로 복용하고, 외용에는 짓찧어서 환부에 바른다.

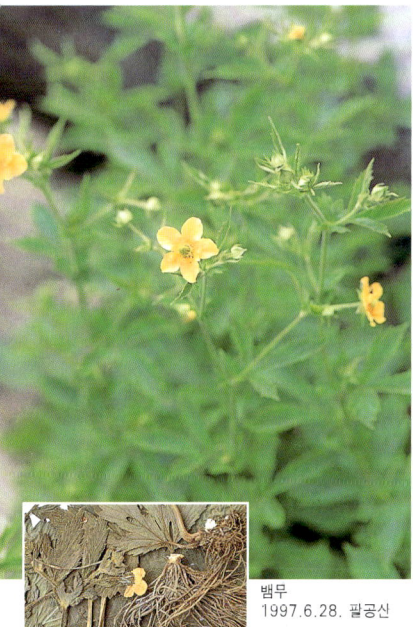

뱀무
1997.6.28. 팔공산

수양매(水楊梅)

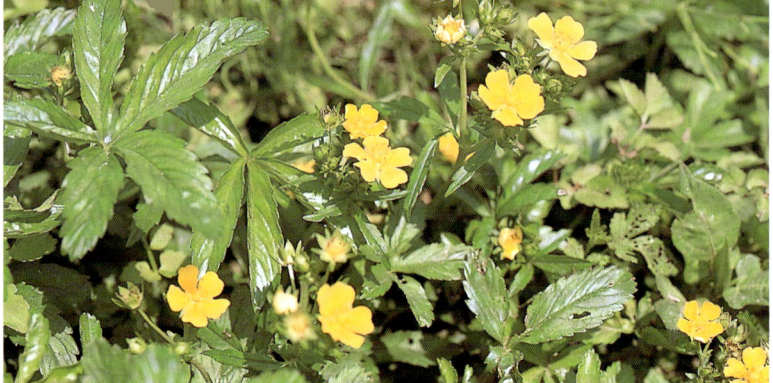

장미과 · Rosaceae

가락지나물

1994.5.20. 계룡산

257. 가락지나물　　　　[장미과]

Potentilla anemonefolia Lehman [*P. kleiniana* Wight et Arnott]

　여러해살이풀. 높이 20~60cm. 꽃은 황색으로 5~7월에 피며 지름 8mm 가량이다. 꽃받침과 꽃잎은 각각 5개이고, 열매는 수과로 털이 없고 세로로 약간 주름이 진다.

분포/ 전국의 산과 들이나 논 가에서 흔히 자라며, 일본, 만주, 중국에 분포한다.

약효/ 전초 말린 것을 사함(蛇含)이라 하며, 청열, 해독의 효능이 있다. 말라리아, 해수, 인후통, 단독, 사교상(蛇蛟傷)을 치료한다.

사용법/ 전초 10g에 물 700mL를 넣고 달인 액을 반으로 나누어 아침 저녁으로 복용하고, 외용에는 짓찧어서 환부에 바른다.

참고/ 잎이 5개의 작은 잎으로 구성된 손바닥 모양이므로 다른 종과 구분된다.

258. 딱지꽃　　　　[장미과]

Potentilla chinensis Ser.

　여러해살이풀. 높이 30~60cm. 꽃은 황색으로 5~6월에 핀다. 열매는 수과로 넓은 달걀 모양이고 세로로 주름이 지며 길이 1.3mm 가량이다.

분포/ 전국의 산과 들에서 흔히 자라며, 일본, 만주, 중국, 몽고에 분포한다.

약효/ 뿌리가 달린 전초를 봄, 여름에 채취하여 말린 것을 위릉채(萎陵菜)라고 하며, 거풍, 해독의 효능이 있고, 이질, 골격통, 근육통, 옴을 치료한다.

사용법/ 전초 30g에 물 900mL를 넣고 달인 액을 반으로 나누어서 아침 저녁으로 복용하고, 외용에는 짓찧어서 환부에 바른다.

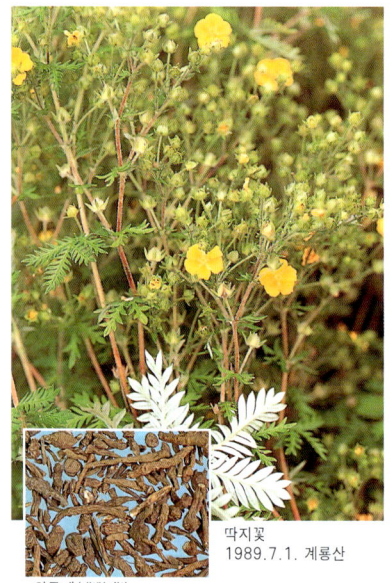

딱지꽃
1989.7.1. 계룡산

위릉채(萎陵菜)

218

259. 물양지꽃 [장미과]

Potentilla cryptotaeniae Maxim.

여러해살이풀. 높이 30~100cm. 전체에 털이 있다. 뿌리잎은 꽃이 필 때 시들고, 줄기잎은 3출엽으로 어긋 난다. 꽃은 황색, 지름 1cm 정도로 7~8월에 핀다. 꽃잎은 꽃받침과 길이가 거의 같고, 꽃턱에 짧은 털이 있다. 열매는 수과로 길이 1mm 가량이며 털이 없고 잔주름이 있다.

분포/ 전국의 심산 지역의 냇가에서 자라며, 일본, 만주, 중국, 아무르에 분포한다.

약효/ 전초 말린 것을 낭아위릉채(狼牙萎陵菜)라고 하며, 해독, 항균, 지혈, 구충의 효능이 있고, 창독, 구내염을 치료한다.

사용법/ 전초 10g에 물 700mL를 넣고 달인 액을 반으로 나누어 아침 저녁으로 복용한다.

참고/ 딱지꽃에 비하여 잎이 3개의 작은 잎으로 되고 잎 뒷면에 백색의 털이 없으며 꽃이 필 때 뿌리잎이 시든다.

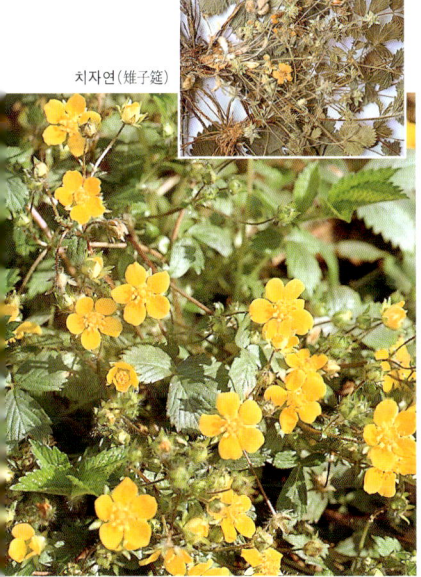

치자연(梔子筵)

1994.5.20. 계룡산   양지꽃

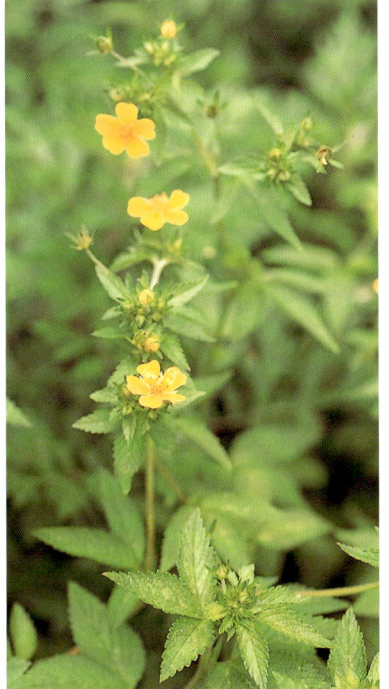

1994.7.7. 중국 옌볜   물양지꽃

260. 양지꽃 [장미과]

Potentilla fragarioides L. var. *major* Maxim.

여러해살이풀. 높이 30~50cm. 꽃은 황색으로 4~6월에 핀다. 꽃잎은 꽃받침보다 2배 정도 길며, 끝이 오목하게 들어간다.

분포/ 전국의 산과 들 양지에서 흔히 자라며, 일본, 만주, 중국, 사할린, 우수리에 분포한다.

약효/ 전초 말린 것을 치자연(梔子筵)이라 하며, 중기(中氣)를 보익하고 음허를 보하는 효능이 있다. 혈액 순환 불량에 의한 만성 영양장애를 치료한다.

성분/ *d*-catechol 등이 함유되어 있다.

사용법/ 전초 15g에 물 700mL를 넣고 달인 액을 반으로 나누어 아침 저녁으로 복용한다.

장미과 · Rosaceae

261. 살구나무 [장미과]

Prunus armeniaca L. var. *ansu* Maxim.

갈잎큰키나무. 높이 5~10m. 꽃은 연한 홍색으로 4월에 잎보다 먼저 피며, 꽃대는 없다. 꽃받침잎은 5개로 홍자색이고 젖혀지며, 꽃잎은 둥글다. 수술은 많고 암술은 1개이다. 열매는 둥글고 털이 많으며, 지름 3cm가량으로 7월에 황적색으로 익는다. 핵은 거칠고 예두이며, 측면에 날개 같은 돌기가 없다.

분포/ 중국 원산으로, 마을 근처에서 자란다.

채취/ 가을에 열매를 따서 과육과 단단한 가종피를 벗긴 속씨를 말린다.

약효/ 종자를 행인(杏仁)이라 하며, 진해, 거담, 윤장(潤腸)의 효능이 있다. 외감해수, 천만(喘滿), 변비를 치료한다.

성분/ amygdalin이 함유되어 있는데, 이것은 emusin에 의하여 benzaldehyde, HCN, glucose로 분해된다.

약리 작용/ benzaldehyde는 개의 적출 부신에서 catecholamine을 유리시키는 작용이 있으며, HCN은 저농도에서 경동맥과 대동맥의 화학수용기에 작용하고 호흡 흥분을 일으킨다. 물로 달인 액은 적출 회장의 자동 운동을 촉진하고, histamine에 의한 기관지 수축을 억제하며, ephedrine에 의한 이완 반응을 증강시킨다.

사용법/ 종자 10g에 물 700mL를 넣고 달인 액을 반으로 나누어 아침 저녁으로 복용한다.

참고/ 종자에 날개가 있는 시베리아살구나무 *P. sibirica* L., 잎의 톱니가 겹톱니인 개살구나무 *P. mandshurica* (Maxim.) Koehne도 약효가 같다.

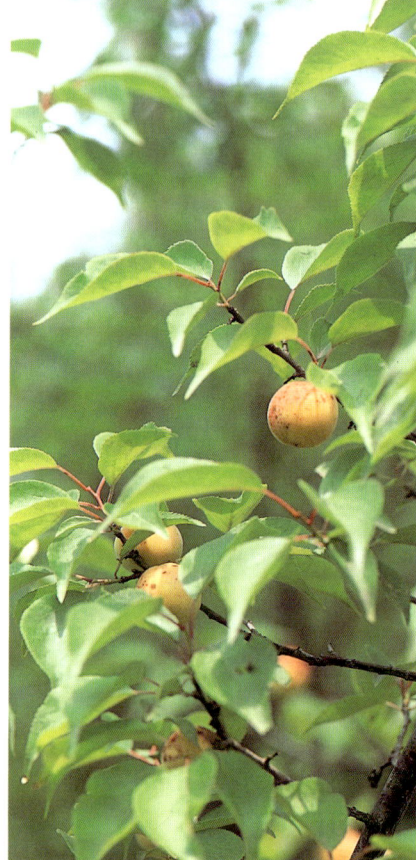

살구나무   1997.7.24. 치악산

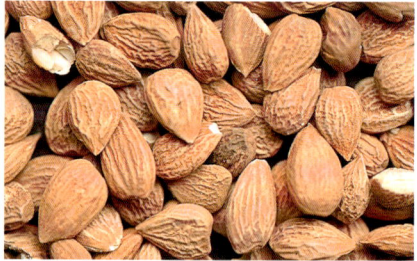

행인(杏仁)

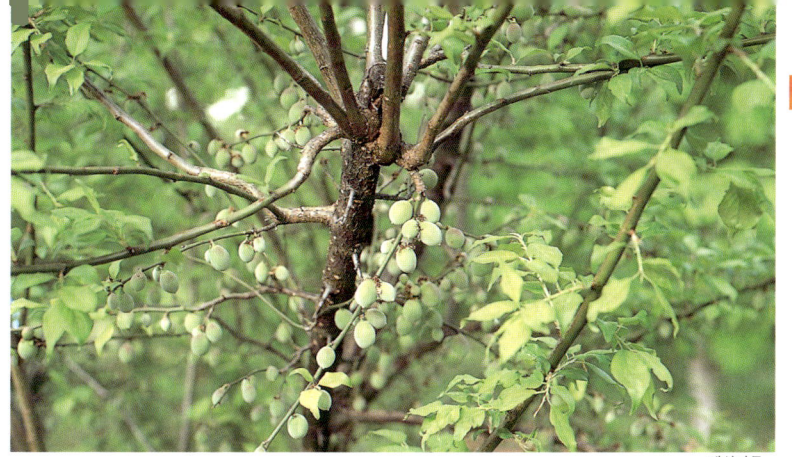

매실나무

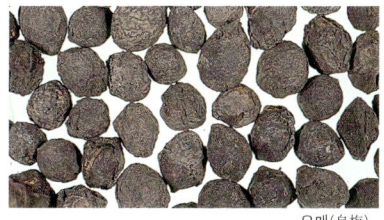

오매(烏梅)

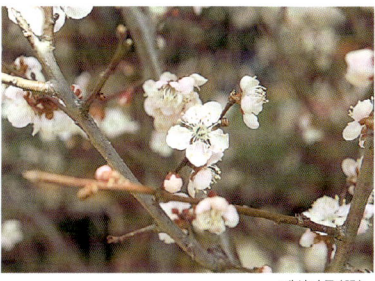

매실나무(꽃)

262. 매실나무 [장미과]

Prunus mume S. et Z.

갈잎큰키나무. 높이 5~7m. 꽃은 연한 홍색으로 잎보다 먼저 피며, 1~2개씩 한 군데에 달린다. 꽃자루는 거의 없고, 꽃받침 조각은 둥글며, 꽃잎은 달걀 모양으로 털이 없다. 수술은 많으며 꽃잎보다 짧고, 자방에 밀모가 있다. 열매는 핵과로 둥글고, 지름 2~3cm이며 융모로 덮여 있고, 녹색이지만 7월에 황색으로 익으며 매우 시다.

분포/ 중국 원산으로, 마을 근처에 자란다.

채취/ 익지 않은 열매는 5월에, 뿌리는 수시로, 잎과 줄기는 봄에 채취하여 말린다. 널 익은 열매를 항아리에 넣고 뚜껑을 덮은 다음 진흙으로 봉합하여 검게 될 때까지 가열한 것을 오매(烏梅)라고 한다.

약효/ 오매는 수렴, 생진(生津), 구충의 효능이 있고, 만성해수, 허혈에 의한 심흉(心

胸)의 인건(咽乾), 하리, 기생충에 의한 복통 등을 치료한다. 뿌리를 매근(梅根)이라고 하며, 풍비, 담낭염, 나력을 치료한다.

성분/ 오매에는 5-hydroxymethyl furfural이 많이 함유되어 있는데, 이 물질은 당이 열분해되어 생성된 것이다.

약리 작용/ 달인 액은 탄저균, 디프테리아균, 포도상구균, 간초균 등에 대하여 항균 작용이 있고, 백선균에 대한 항진균 작용이 있다. 5-hydroxymethyl furfural은 간디스토마 살충 작용이 있디.

사용법/ 오매 5g에 물 500mL, 뿌리 10g에 물 700mL를 넣고 달인 액을 반으로 나누어 아침 저녁으로 복용한다.

참고/ 5-hydroxymethyl furfural은 천연 물질이 아니고 열매를 볶을 때 생긴 것이다.

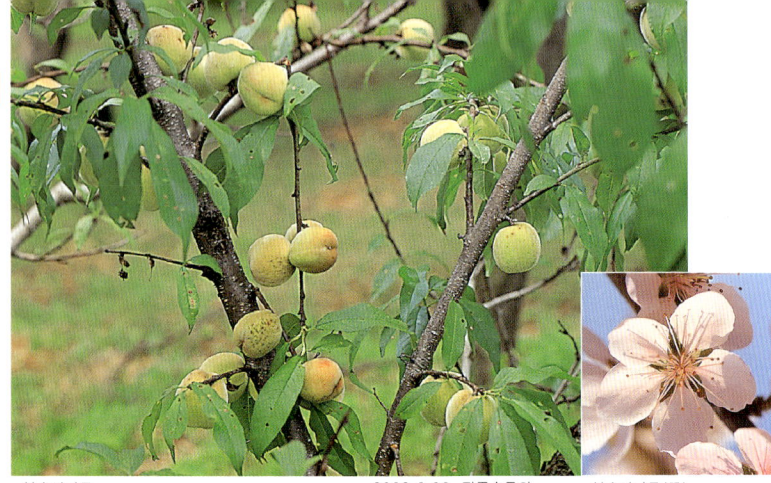

복숭아나무   2003.6.26. 전주수목원   복숭아나무(꽃)

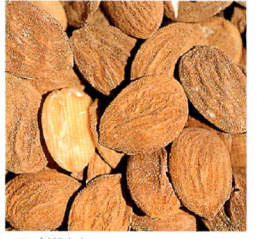

도인(桃仁)

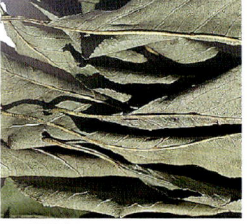

도엽(桃葉)

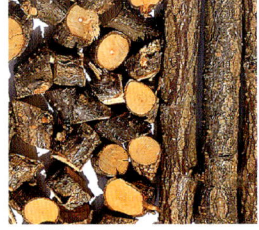

도지(桃枝)

263. 복숭아나무 [장미과]

Prunus persica (L.) Batsch

갈잎작은큰키나무. 높이 6m가량. 꽃은 연한 홍색으로 4~5월에 잎보다 먼저 피며 1~2개씩 달린다. 꽃자루는 짧다. 꽃받침잎은 털이 많으며, 꽃잎은 5개로 수평으로 퍼진다. 수술은 많고, 자방은 털이 밀생한다. 열매는 핵과로 털이 많고 지름 5cm이며 8~9월에 익고 심장형의 종자가 1개 들어 있다.

분포/ 중국 원산으로, 전국의 마을 근처에 자란다.

채취/ 6~7월에 성숙한 열매를 따서 과육과 핵각(核殼)을 제거하고 속씨를 취하여 말린다.

약효/ 속씨를 도인(桃仁)이라 하며, 파혈, 행어(行瘀)의 효능이 있고, 무월경, 관절성 류머티즘, 해수, 변비를 치료한다.

성분/ amygdalin이 함유되어 있으며, 이것은 emusin에 의하여 benzaldehyde, HCN, glucose로 분해된다.

약리 작용/ benzaldehyde는 개의 적출 부신에서 catecholamine을 유리시키는 작용이 있고, HCN은 저농도에서 경동맥과 대동맥의 화학수용기에 작용하고 호흡 흥분을 일으킨다. 물로 달인 액은 적출 회장의 자동 운동을 촉진하고, histamine에 의한 기관지 수축을 억제하며, ephedrine에 의한 이완 반응을 증강시킨다.

사용법/ 속씨 10g에 물 700mL를 넣고 달인 액을 반으로 나누어 아침 저녁으로 복용하고, 외용에는 짓찧어서 환부에 바른다.

참고/ amygdalin은 항암제로 이용된다.

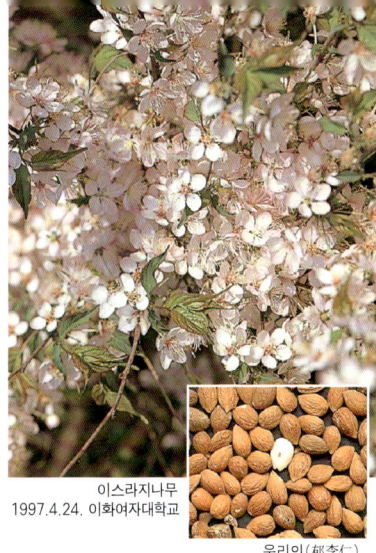

이스라지나무
1997.4.24. 이화여자대학교

욱리인(郁李仁)

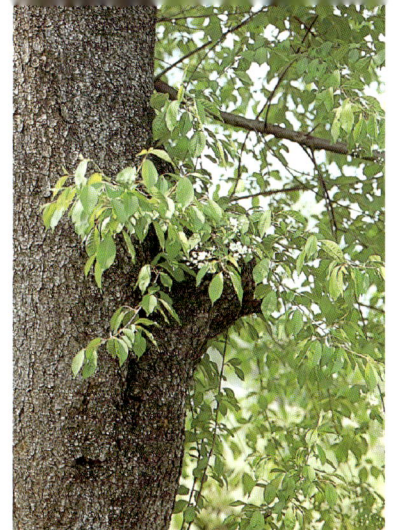

1997.6.1. 백두산　　　　　　　　귀룽나무

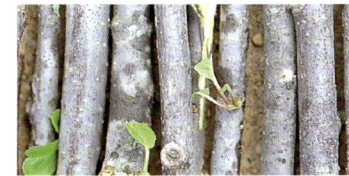

구룡목(九龍木)

264. 이스라지나무 　　　　　　[장미과]

Prunus japonica Thunb. var. *nakaii* (Lév.) Rehder

갈잎떨기나무. 높이 1m 가량. 꽃은 연한 홍색으로 5월에 잎보다 먼저 핀다. 열매는 핵과로 둥글며 털이 없고 7~8월에 적색으로 익는데, 맛이 약간 떫다. 종자는 둥글며 끝이 뾰족하고 길이 12mm 가량이다.

분포/ 전국 산기슭의 숲 속에서 자라며, 만주에 분포한다.

약효/ 종자를 욱리인(郁李仁)이라 하며, 사하약으로서 윤조(潤燥), 활장(滑腸), 하기(下氣), 이수의 효능이 있고, 대장기체(大腸氣滯), 소변불리, 복수종(腹水腫), 각기 등을 치료한다.

성분/ amygdalin, phytosterol, vitamin B₁ 이 함유되어 있다.

사용법/ 종자 10g에 물 700mL를 넣고 달인 액을 반으로 나누어 아침 저녁으로 복용한다.

참고/ 작은 꽃자루에 털이 없고 꽃받침잎에 바늘 같은 톱니가 있으며 암술대의 밑부분에 갈색 털이 많은 산이스라지나무 *P. ishidoyana* Nakai도 약효가 같다.

265. 귀룽나무 　　　　　　　[장미과]

Prunus padus L.

갈잎큰키나무. 높이 10~15m. 꽃은 백색으로 5월에 핀다. 열매는 핵과로 둥글며, 6~7월에 흑색으로 익는다.

분포/ 지리산 이북 깊은 산골짜기나 물가에서 자라며, 일본, 만주, 중국, 몽고, 동시베리아에 분포한다.

약효/ 열매를 앵액(櫻額)이라고 하며, 비(脾)를 보하는 효능이 있고, 하리를 치료한다. 가지를 구룡목(九龍木)이라고 하며, 거풍진통, 지사의 효능이 있고, 풍습동통, 요통, 관절통, 척추 질환, 설사를 치료한다.

사용법/ 열매 20g에 물 800mL를 넣고 달인 액을 반으로 나누어 아침 저녁으로 복용한다.

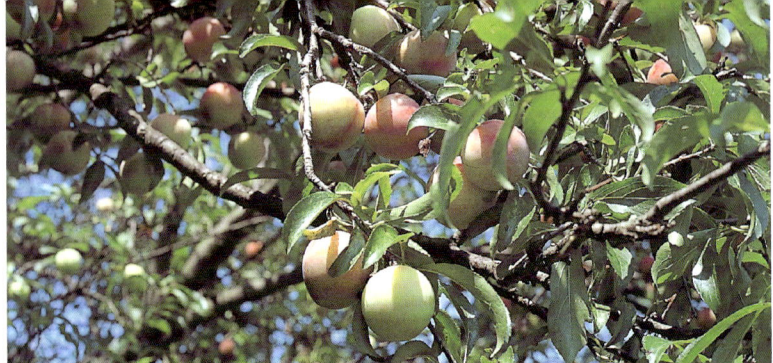

자두나무 1989.7.15. 대전

266. 자두나무 [장미과]

Prunus salicina Lindl.

갈잎작은큰키나무. 높이 5~10m. 꽃은 백색으로 4월에 잎보다 먼저 피는데, 보통 3개씩 달린다. 열매는 핵과로 타원형이며 7월에 황색 또는 적자색으로 익는다.

분포/ 중국 원산으로, 전국에서 과수로 재식한다.

약효/ 열매를 이자(李子)라 하며, 청간, 생진, 이수의 효능이 있고, 허로골증(虛勞骨蒸), 소갈(消渴), 복수(腹水)를 치료한다. 속씨를 이핵인(李核仁)이라 하며, 산어(散瘀), 이수, 윤장(潤腸)의 효능이 있고, 타박상, 해수, 수기종만(水氣腫滿), 변비를 치료한다.

성분/ 종자에는 amygdalin이 함유되어 있다.

사용법/ 열매 10g에 물 700mL를 넣고 달인액을 반으로 나누어 아침 저녁으로 복용한다.

267. 앵두나무 [장미과]

Prunus tomentosa Thunb.

갈잎큰키나무. 높이 3m 가량. 꽃은 백색또는 연한 홍색으로 4월에 잎보다 먼저 피며 지름 1.5~2cm이다. 열매는 핵과로 어렸을 때에는 잔털이 있고 둥글며 지름 1cm 가량이고 6월에 적색으로 익는다.

분포/ 전국에서 자라며, 만주, 중국, 몽고에 분포한다.

약효/ 열매를 산앵도(山櫻桃)라고 하며, 익기고정(益氣固精)의 효능이 있고, 하리, 유정을 치료한다.

성분/ 종자에는 amygdalin이 함유되어 있다.

사용법/ 열매 10g에 물 700mL를 넣고 달인액을 반으로 나누어서 아침 저녁으로 복용한다.

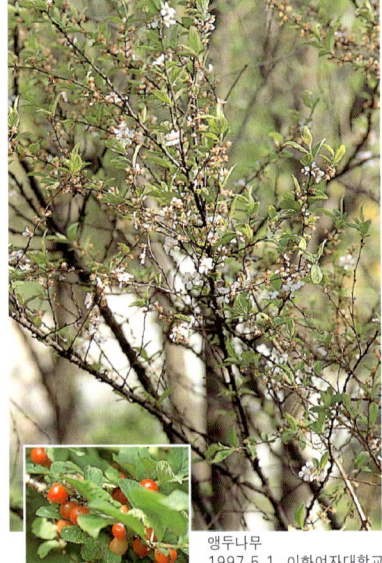

앵두나무
1997.5.1. 이화여자대학교

산앵도(山櫻桃)

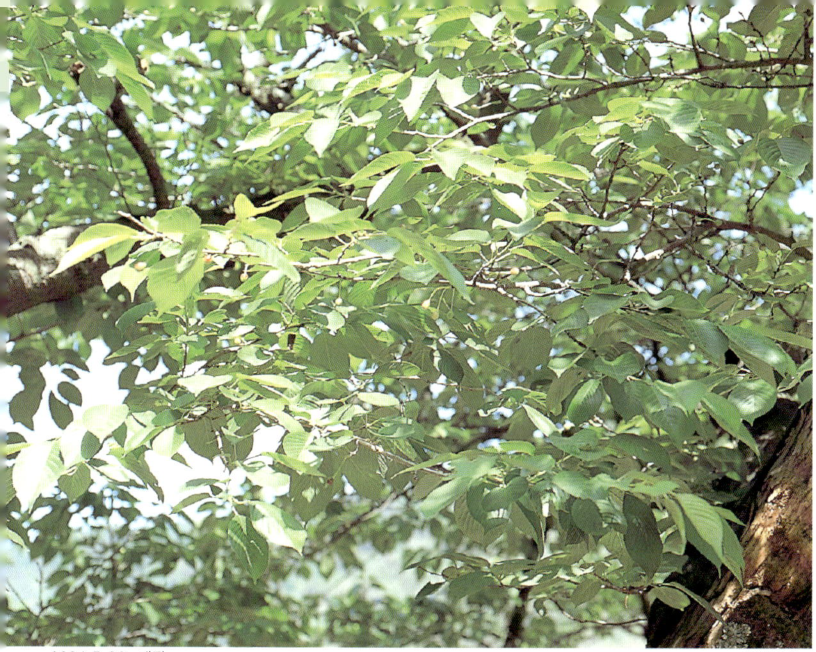

1994.5.20. 대전

왕벗나무

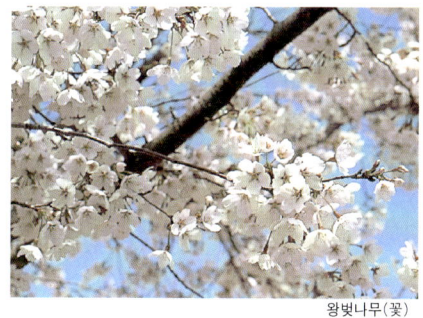

왕벗나무(꽃)

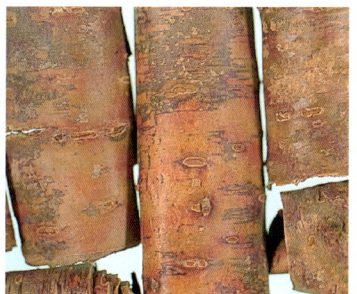

화피(樺皮)

268. 왕벗나무 [장미과]

Prunus yedoensis Matsumura

갈잎큰키나무. 높이 15m 가량. 꽃은 백색 또는 연한 홍색으로 4월에 잎보다 먼저 핀다. 열매는 핵과로 둥글며 지름 7~8mm로 6~7월에 흑색으로 익는다.

분포/ 제주도나 마을 근처에서 자라며, 한국 특산종이다.

약효/ 줄기 껍질을 화피(樺皮)라 하며, 해수, 육식에 체했을 때 삶아 먹는다. 잎은 혈압을 강하시키고 혈중 당의 농도를 저하시킨다.

성분/ sakuranin, glucosakuranin이 함유되어 있다.

참고/ 암술대에 털이 있는 것이 특징이며, 일본에서 개발된 민간약 중의 하나이다.

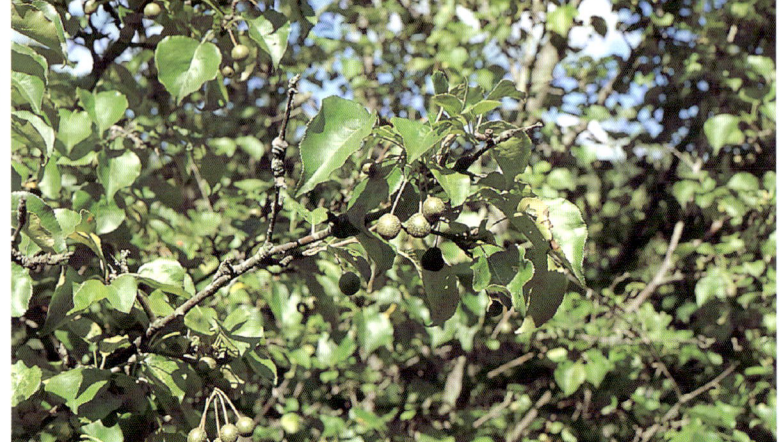

돌배나무 　　　　　　　　　　　　　　　1994.5.20. 대전

269. 돌배나무　　　　　　　[장미과]

Pyrus pyrifolia (Burm.) Nakai

갈잎작은큰키나무. 높이 3~5m. 잎은 어긋 난다. 꽃은 백색으로 4~5월에 잎과 같이 피고, 꽃잎은 달걀 모양이며, 암술대 기부에 털이 있다. 열매는 이과(梨果)로 둥글며 지름 3cm 가량으로 10월에 다갈색으로 익는다.

분포/ 중부 이남의 산지에서 자란다.

약효/ 열매를 이(梨)라고 하며, 생진(生津), 윤조(潤燥), 청열의 효능이 있고, 열병상진 (熱病傷津), 소갈, 열해(熱咳), 변비를 치료 한다. 생과실을 먹거나 열매 껍질과 핵을 제 거하고 즙을 내어 마신다.

270. 다정큼나무　　　　　　[장미과]

Rhaphiolepis indica (L.) Lindley var. *umbellata* (Thunb.) Ohashi

늘푸른떨기나무. 높이 2~4m. 꽃은 백색 으로 4~6월에 원추 꽃차례로 달린다. 열매 는 이과(梨果)로 둥글며 검게 익는다.

분포/ 제주, 전남, 경남 등지의 산에서 자라 며, 일본, 대만에 분포한다.

약효/ 잎, 가지, 뿌리를 춘화목(春花木)이라 고 하며, 소염거통(消炎祛痛)의 효능이 있 고, 궤양성홍종, 질타손상을 치료한다.

사용법/ 잎, 가지, 뿌리 10g에 물 700mL를 넣고 달인 액을 반으로 나누어 아침 저녁으 로 복용하고, 외용에는 짓찧어서 환부에 바 른다.

참고/ 줄기 껍질은 그물의 염색 원료로 쓰인 다. 긴잎다정큼나무 *R. umbellata* (Thunb.) Makino var. *liukiuensis* Koidz.도 약효가 같 다.

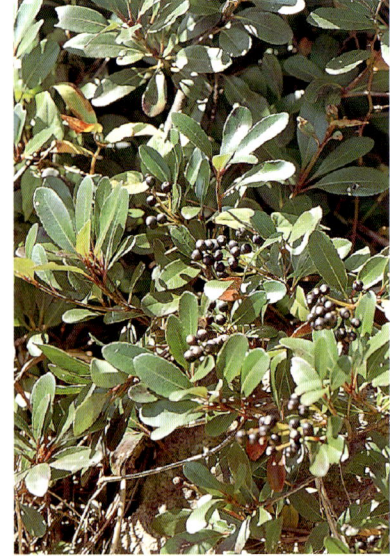

다정큼나무　　　　　　1997.10.20. 진도

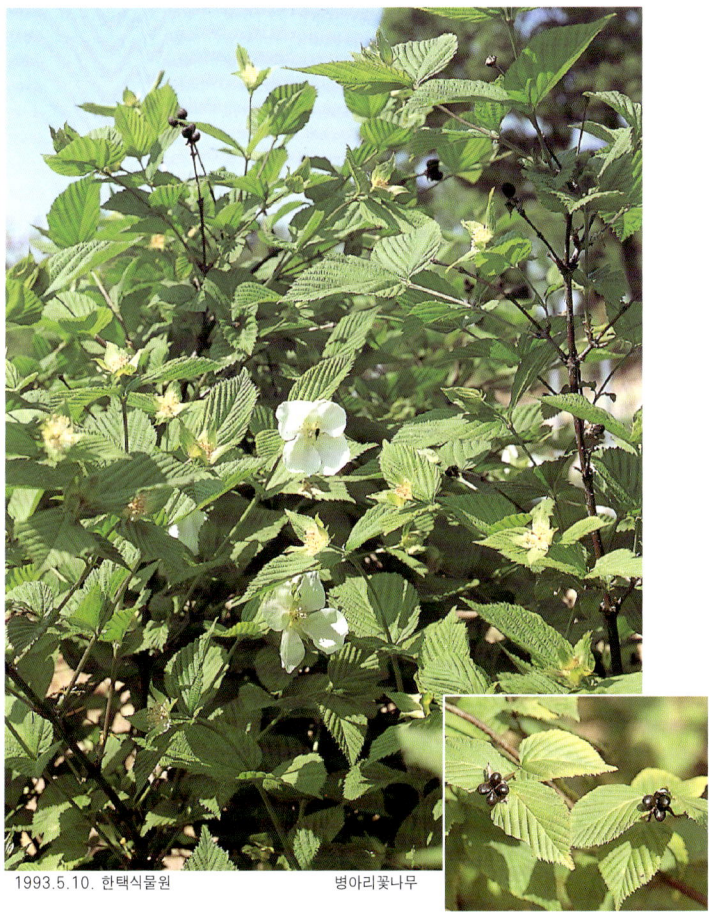

1993.5.10. 한택식물원　　　　병아리꽃나무

마(麻)

271. **병아리꽃나무**　　　[장미과]

Rhodotypos scandens (Thunb.) Makino

　갈잎떨기나무 높이 2m 가량. 꽃은 백색으로 5월에 피고, 꽃잎은 4개이다. 열매는 견과이며 길이 8mm 가량, 흑색 윤채가 있는 원통형으로 9월에 익는다.

분포/ 중부 이남 산기슭에서 자라며, 일본, 중국에 분포한다.

약효/ 열매와 뿌리를 마(麻)라고 하며, 혈허(血虛), 보신(補腎)의 효능이 있다.

사용법/ 열매는 20g에 물 800mL, 뿌리 30g에 물 1200mL를 넣고 달인 액을 반으로 나누어 아침 저녁으로 복용한다.

참고/ 황매화에 비하여 잎이 마주 나고 꽃은 백색이며 꽃잎과 꽃받침은 4개씩이다.

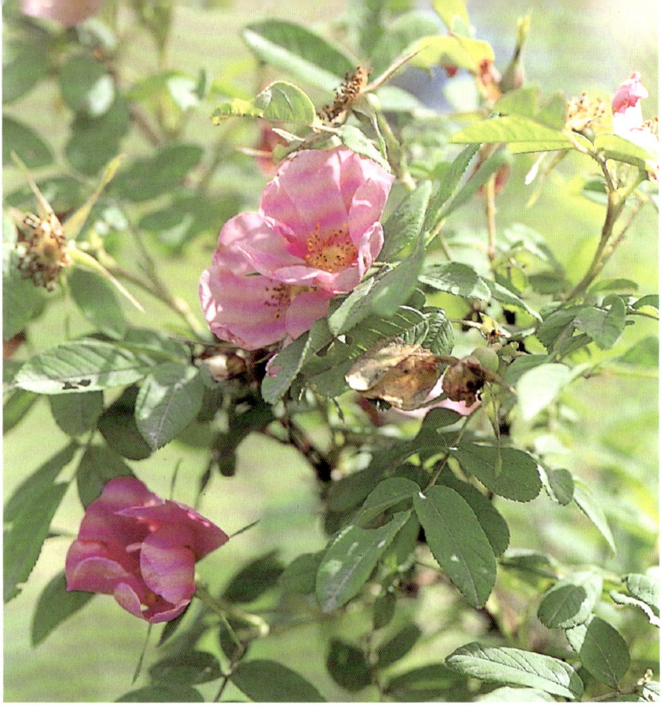

생열귀나무   1994.6.1. 백두산

272. 생열귀나무   [장미과]

Rosa davurica Pallas

갈잎떨기나무. 높이 1~1.5m. 꽃은 홍자색
으로 5~6월에 핀다. 열매는 6월에 적색으
로 익고, 지름 1~1.2cm이며, 꽃받침잎이 달
려 있다.

분포/ 중부 이북 산골짜기의 물가에서 자라
며, 일본, 만주, 중국, 몽고, 아무르, 시베리
아에 분포한다.

약효/ 열매를 자매과(刺莓果)라고 하며, 소
화를 돕는 효능이 있다. 소화불량, 소적(消
積), 기체복사(氣滯腹瀉), 위통, 월경부조를
치료한다.

사용법/ 열매 10g에 물 700mL를 넣고 달인
액을 반으로 나누어서 아침 저녁으로 복용
한다.

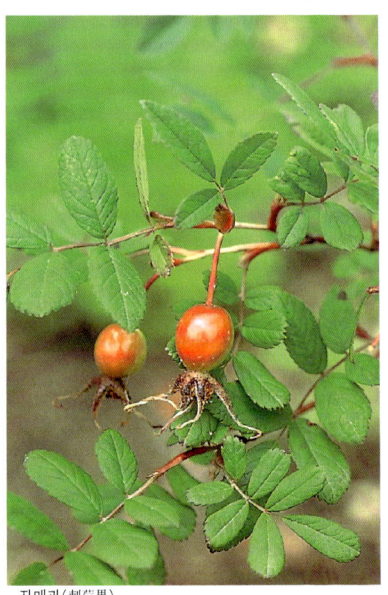

자매과(刺莓果)

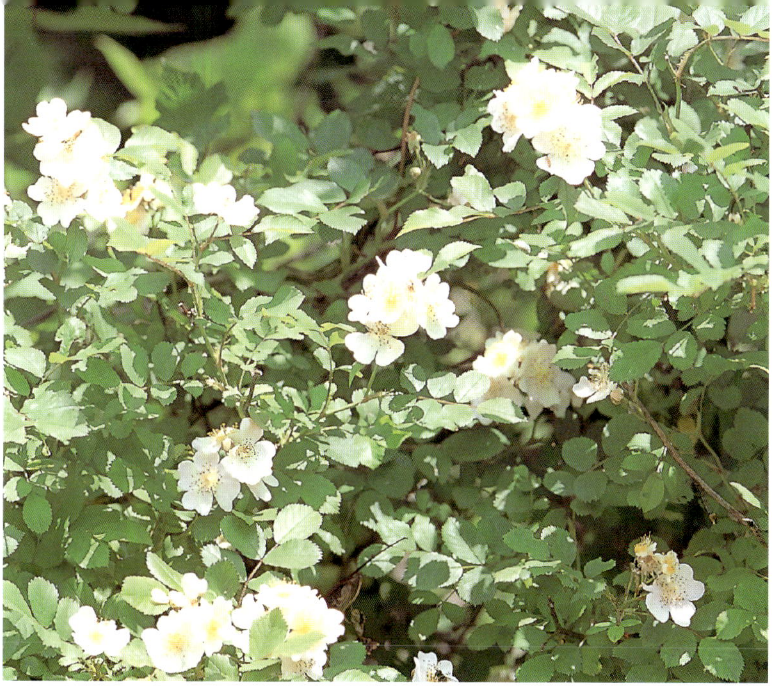

1994.5.15. 계룡산

찔레나무

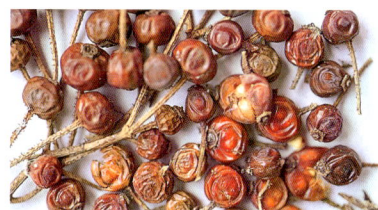

영실(營實)

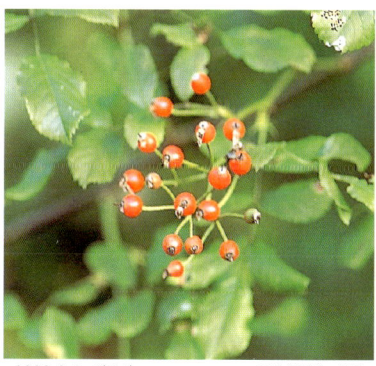

1998.9.1. 계룡산 영실(營實) 생것

273. 찔레나무 [장미과]

Rosa multiflora Thunb.

갈잎떨기나무. 높이 2m 가량. 가지 끝이 밑으로 처지므로 덩굴처럼 보인다. 꽃은 백색으로 5월에 핀다. 열매는 둥글며 9월경에 적색으로 익고 지름 8mm 가량이다.

분포/ 전국의 산기슭에서 흔히 자라며, 일본에 분포한다.

약효/ 열매를 영실(營實)이라 하며, 이뇨, 해독, 사하, 활혈의 효능이 있고, 신장염, 부종, 소변불리, 각기, 창종, 월경복통을 치료한다.

성분/ 꽃에는 astragalin, 뿌리에는 tormentic acid, 열매에는 rutin, multiflorin 등이 함유되어 있다.

사용법/ 열매 10g에 물 700mL를 넣고 달인 액을 반으로 나누어서 아침 저녁으로 복용한다.

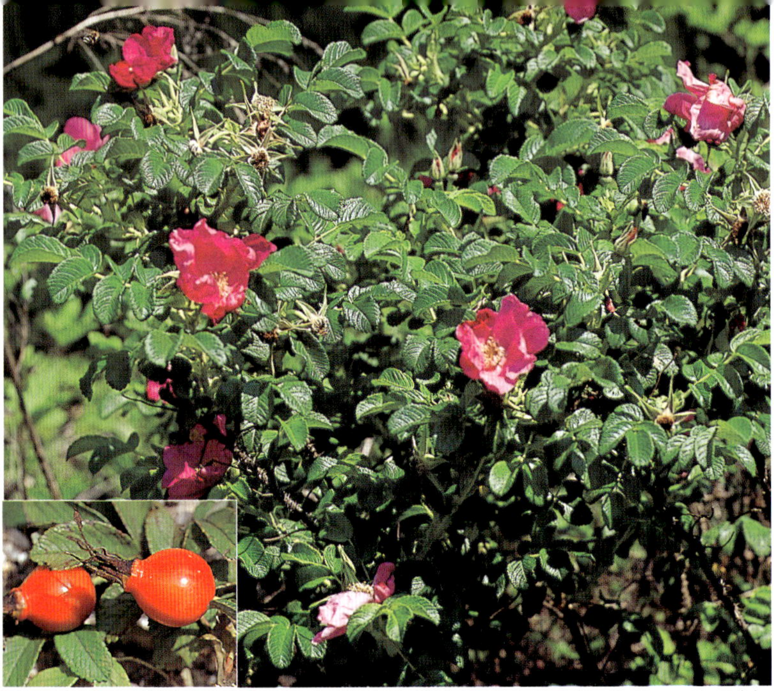

해당화(열매)　　　　해당화　　　　　　　　　1989.5.9. 대전

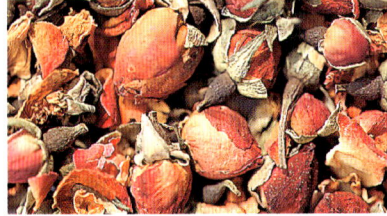

매괴화(玫瑰花)

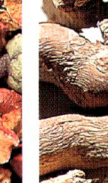

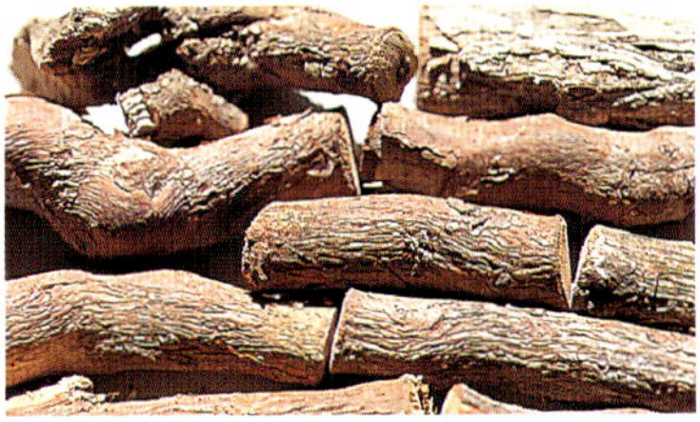

매괴화근(玫瑰花根)

274. 해당화 　　　　　　　[장미과]

Rosa rugosa Thunb.

갈잎떨기나무. 높이 1.5m 가량. 꽃은 홍자색으로 5~7월에 핀다. 열매는 수과로 편구형이고 적색으로 익으며 지름 2~2.5cm, 길이 4mm 가량이고 털이 없다.

분포/ 주로 전국의 바닷가 모래땅에서 자라며, 일본, 만주, 중국, 사할린, 북아메리카에 분포한다.

약효/ 꽃을 매괴화(玫瑰花)라 하며, 이기(理氣), 해울(解鬱), 화혈산어(和血散瘀)의 효능이 있고, 간위기통(肝胃氣痛), 만성관절염, 토혈, 객혈, 유옹을 치료한다. 뿌리를 매괴화근(玫瑰花根)이라고 하며, 당뇨병을 치료한다.

약리 작용/ 물로 달인 액을 안티몬에 중독된 쥐에게 투여하면 중독 증상이 없어진다.

사용법/ 꽃 또는 뿌리 6g에 물 500mL를 넣고 달인 액을 반으로 나누어 아침 저녁으로 복용한다.

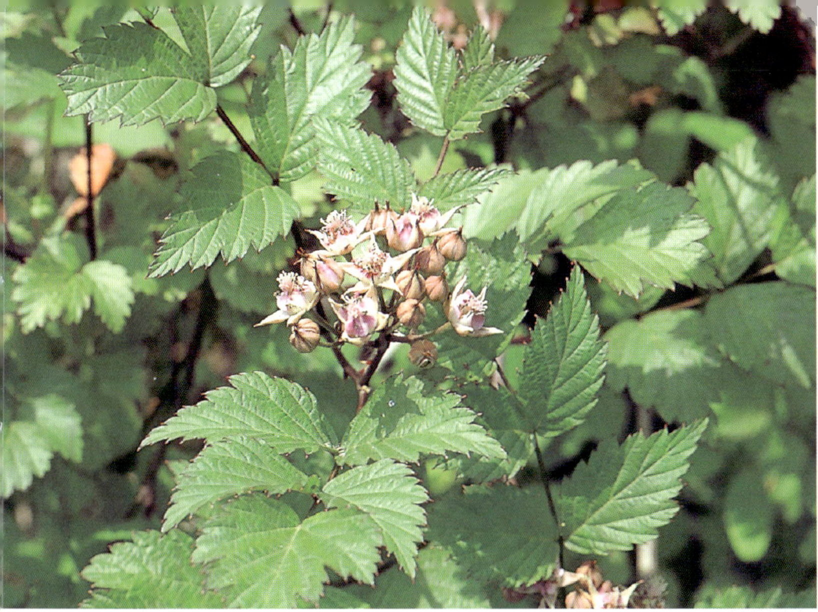

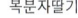

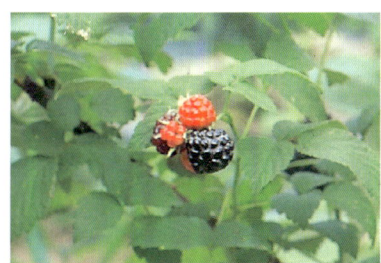

1991.6.5. 전북 고창 　　　　　　　　　　　　　　　복분자딸기

복분자(覆盆子) 생것

275. 복분자딸기　　　　　　　[장미과]

Rubus coreanus Miq.

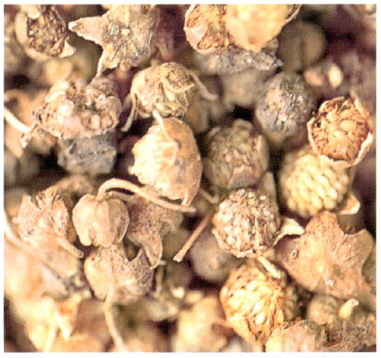

복분자(覆盆子)

　갈잎떨기나무. 높이 2~3m. 끝이 휘어져 땅에 닿으면 뿌리를 내리고, 줄기는 자줏빛이 돌며 갈고리 같은 가시가 있다. 잎은 깃꼴겹잎이다. 꽃은 연한 홍색으로 5~6월에 핀다. 열매는 둥글고 7~8월에 적색으로 익지만 나중에는 흑색으로 된다.

분포/ 황해도 이남 산기슭의 양지에서 자라며, 중국에 분포한다.

약효/ 덜 익은 열매를 복분자(覆盆子)라고 하며, 보간신(補肝腎), 축뇨(縮尿), 명목(明目)의 효능이 있고, 정력감퇴, 유정, 빈뇨를 치료한다.

사용법/ 덜 익은 열매 10g에 물 700mL를 넣고 달인 액을 반으로 나누어 아침 저녁으로 복용하거나 술에 담가 복용한다. 외용에는 짓찧어서 환부에 바른다.

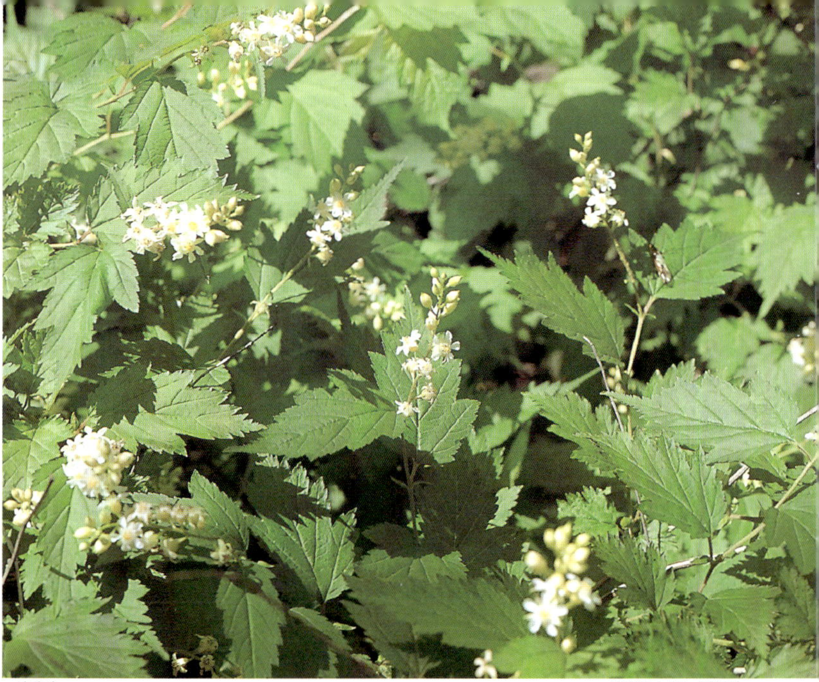

산딸기   1985.4.25. 계룡산

276. 산딸기   [장미과]

Rubus crataegifolius Bunge

  갈잎떨기나무. 높이 2m 가량. 뿌리가 길
게 옆으로 벋으며 여기저기에 싹이 나와 모
여 자라고, 줄기는 적갈색으로 갈퀴 같은 가
시가 드문드문 있다. 꽃은 백색으로 6월에
핀다. 열매는 둥글고 7~8월에 황홍색으로
익는다.

분포/ 황해도 이남 산기슭의 양지에서 흔히
자라며, 중국에 분포한다.

약효/ 덜 익은 열매를 복분자(覆盆子)라고
하며, 보간신(補肝腎), 축뇨(縮尿), 명목(明
目)의 효능이 있고, 정력감퇴, 유정, 빈뇨를
치료한다.

참고/ 우리 나라의 복분자는 대부분 산딸기
의 열매이고, 간혹 복분자딸기의 열매를 쓰
고 있다. 중국산은 *R. chingii* 의 열매를 약용
한다.

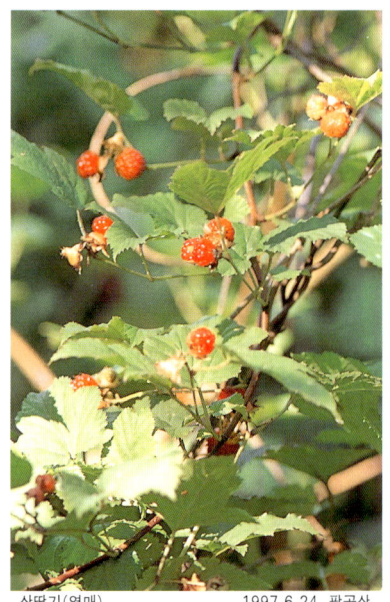

산딸기(열매)   1997.6.24. 팔공산

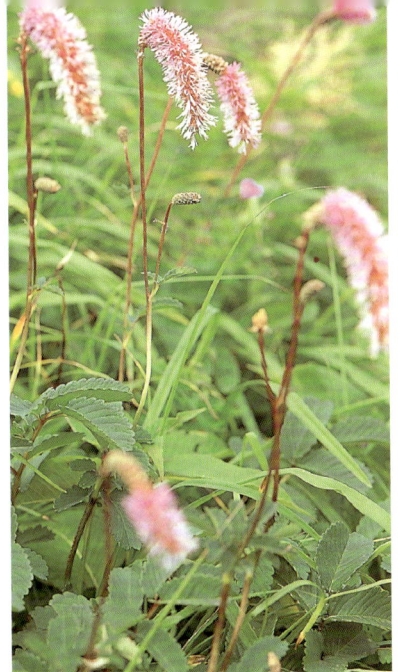

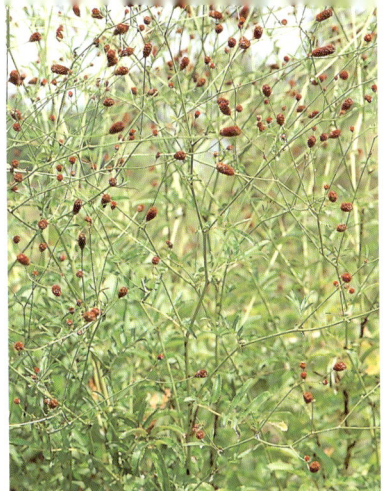

1997.8.1. 인삼연초연구소　　　　오이풀

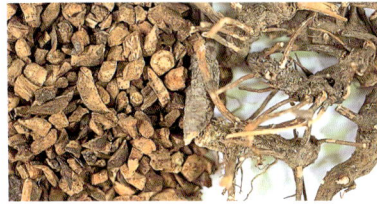

지유(地楡)

1993.8.1. 백두산　　　　산오이풀

277. 오이풀 [장미과]

Sanguisorba officinalis L.

여러해살이풀. 높이 1~1.5m. 꽃은 어두운 홍자색으로 7~9월에 핀다. 열매는 수과로 달걀 모양이며 날개가 있다.

분포/ 전국의 산과 들 낮은 지대에서 자라며, 중국, 만주, 몽고, 일본, 시베리아, 유럽에 분포한다.

약효/ 뿌리줄기를 지유(地楡)라 하며, 양혈, 지혈, 청열, 해독의 효능이 있고, 토혈, 비출혈, 혈리, 치루, 습진, 화상을 치료한다.

성분/ ziyusaponil, sanguisorbin(genin sanguisorbigenin=tomentosolic acid) 등이 함유되어 있다.

사용법/ 뿌리줄기 10g에 물 700mL를 넣고 달인 액을 반으로 나누어 아침 저녁으로 복용한다.

278. 산오이풀 [장미과]

Sanguisorba hakusanensis Makino var. *coreana* Hara

여러해살이풀. 높이 40~80cm. 뿌리줄기는 옆으로 뻗으며 굵다. 뿌리잎은 4~6쌍의 작은 잎으로 구성된 홀수 1회 깃꼴겹잎으로 뒷면은 분백색이며 가장자리에 톱니가 있다. 꽃은 홍자색으로 8~9월에 가지 끝에 원주형의 꽃차례가 밑으로 처진다. 꽃받침통은 타원형으로 네모지고, 4개의 갈라진 조각은 뒤로 젖혀지며 꽃잎은 없다.

분포/ 백두산, 무등산, 지리산, 가야산, 설악산, 금강산 및 함남, 함북의 고산 지대에서 자란다.

약효/ 뿌리줄기를 지유(地楡)라 하며, 양혈, 지혈, 청열, 해독의 효능이 있고, 토혈, 비출혈, 혈리, 치루, 습진, 화상을 치료한다.

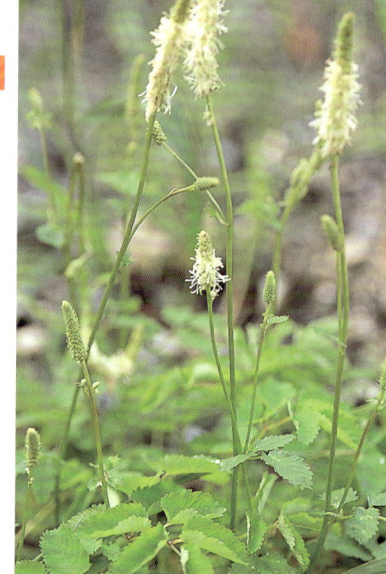

큰오이풀　　　　　1993.8.1. 백두산

279. 큰오이풀　　　　　[장미과]

Sanguisorba stipulata Rafinesque var. *riishiriensis* (Makino) Hara

　여러해살이풀. 높이 40~80cm. 털이 거의 없다. 뿌리줄기는 옆으로 뻗으며 굵다. 뿌리 잎은 모여 나고, 줄기잎은 홀수 깃꼴겹잎이며, 작은 잎은 11~13개이다. 꽃은 8~9월에 가지 끝에서 핀다. 수술은 4개로 길게 밖으로 나오고, 꽃밥은 마르면 황갈색이다.

분포/ 백두산을 비롯하여 함남, 함북에서 자라며, 일본, 만주, 사할린, 북아메리카에 분포한다.

약효/ 뿌리줄기를 지유(地楡)라 하며, 양혈, 지혈, 청열, 해독의 효능이 있고, 토혈, 비출혈, 혈리, 치루, 습진, 화상을 치료한다.

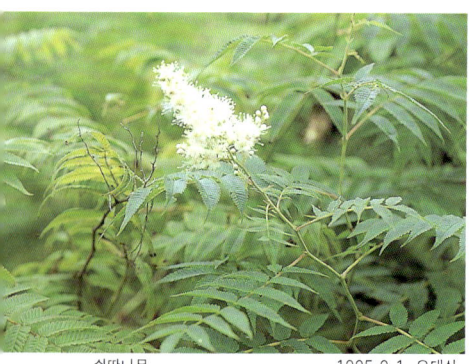

쉬땅나무　　　　　1995.9.1. 오대산

280. 쉬땅나무　　　　　[장미과]

Sorbaria sorbifolia (L.) A. Braun var. *stellipila* Maxim.

　갈잎떨기나무. 높이 2m 가량. 꽃은 백색으로 6~7월에 핀다. 열매는 5개의 골돌로 되며 원통형이고 9월에 성숙하며 길이 6mm 가량이다.

분포/ 오대산, 설악산 등 중부 이북의 산골짜기의 습한 곳에 자라며, 일본, 만주, 중국에 분포한다.

약효/ 줄기 껍질을 진주매(珍珠梅)라고 하며, 활혈, 거어, 소종, 지통의 효능이 있고, 골절, 타박상을 치료한다.

성분/ 잎에는 sorbifolin (scutellarein-7-O-xylorhamnoside), 꽃에는 astragalin, scutellarein, quercetin-3-glucuronide, kaempferol-3-arabofuranoside, scutellarein-7-O-rhamnoside, arbutin, chlorogenic acid 등이 함유되어 있다.

사용법/ 줄기 껍질 1g을 가루로 만들어 반으로 나누어서 아침 저녁으로 복용한다.

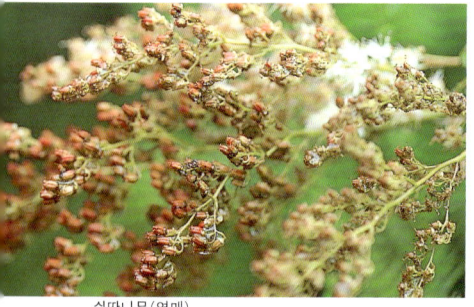

쉬땅나무(열매)

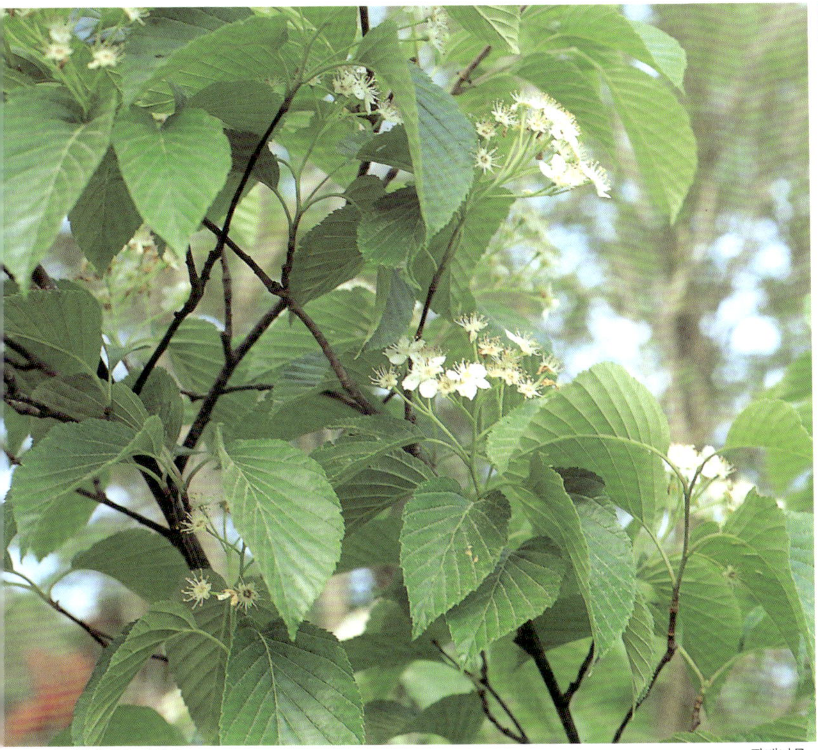

1989.5.20. 계룡산

팥배나무

281. 팥배나무   [장미과]

Sorbus alnifolia (S. et Z.) K. Koch

갈잎큰키나무. 높이 10~15m. 꽃은 백색
으로 4~5월에 핀다. 열매는 이과(梨果)로
타원형이고 9~10월에 황홍색으로 익으며
지름 1cm 가량이다.

분포/ 전국의 산에서 자라며, 일본, 만주,
중국, 우수리, 사할린에 분포한다.

약효/ 열매를 수유과(水楡果)라고 하며, 혈
허로 인한 과로를 치료한다.

성분/ 열매에는 prunasin과 amygdalin이 함
유되어 있으며, 이들 성분은 진해 및 거담 작
용이 있다.

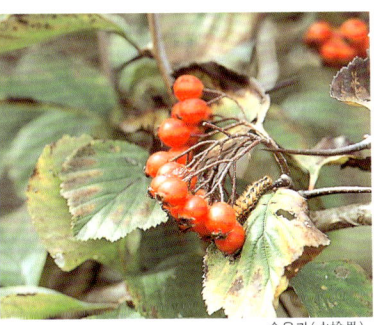

수유과(水楡果)

사용법/ 열매 120~150g에 막걸리 2000mL
를 넣어서 아침 저녁으로 조금씩 마신다.

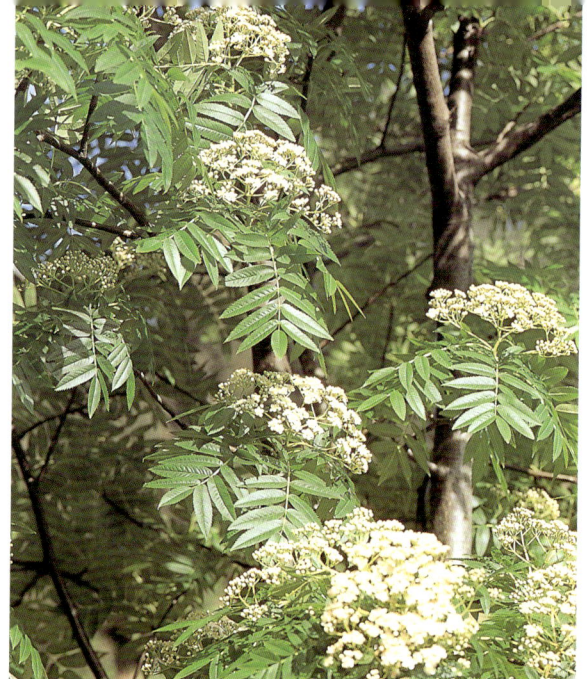

마가목   1995.5.10. 울릉도

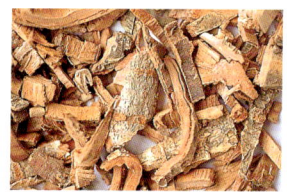

징공피(丁公皮)

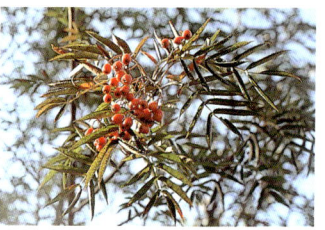

마가목(열매)

•282. 마가목   [장미과]

Sorbus commixta Hedl.

갈잎작은큰키나무. 높이 6~8m. 꽃은 백색으로 5~6월에 핀다. 열매는 이과, 지름 5~8mm로 둥글고 적색으로 익는다.

분포/ 남부 지방 및 강원도 깊은 산 숲 속에서 자라며, 일본에 분포한다.

약효/ 줄기 껍질을 정공피(丁公皮)라고 하며, 강장, 거풍, 진해의 효능이 있고, 신체 허약, 요슬통, 해수, 백발을 치료한다.

성분/ 열매에는 prunasin과 amygdalin이 함유되어 있다.

사용법/ 줄기 껍질 20g에 물 800mL를 넣고 달인 액을 반으로 나누어 아침 저녁으로 복용한다.

참고/ 작은 잎이 13~15개이고 밑부분을 제외하고 톱니가 있는 당마가목 *S. amurensis* Koehne, 작은 잎이 7~9개이고 암술대가 5개인 산마가목 *S. sambucifolia* (Cham. et Schltdl.) Roemer var. *prufa pseudo-gracilis* Schneider도 약효가 같다.

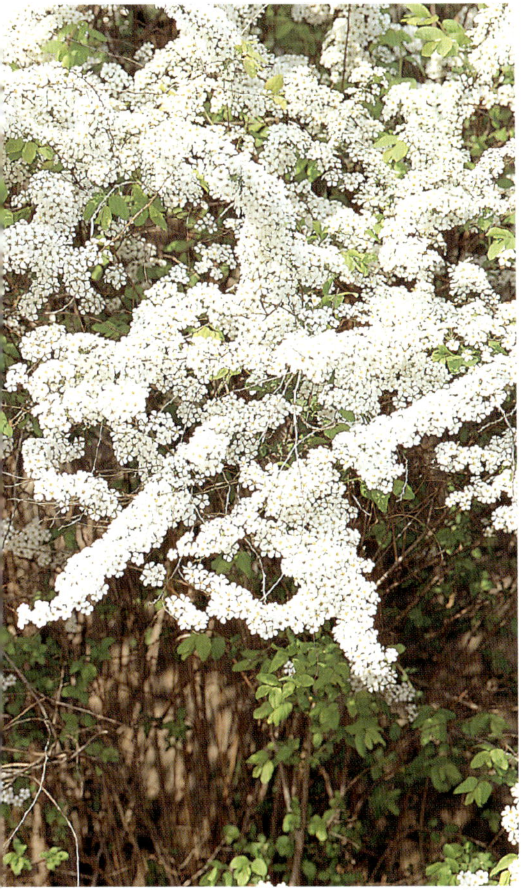

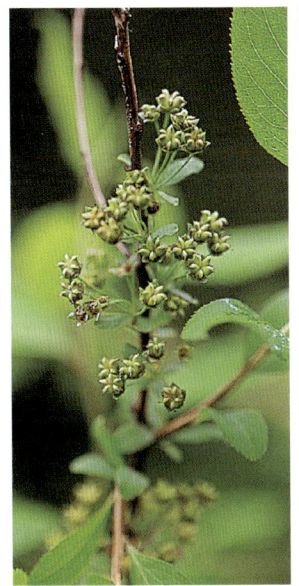

조팝나무(열매)

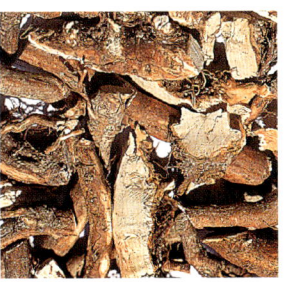

1997.4.25. 대구   조팝나무   목상산(木常山)

283. 조팝나무　　　　　　　[장미과]

Spiraea prunifolia S. et Z. for. *simpliciflora* Nakai

갈잎떨기나무. 높이 1.5~2m. 꽃은 백색으로 4~5월에 핀다. 자방은 4·5개이다. 열매는 골돌로 9월에 익는다.

분포/ 전국 산기슭의 양지바른 곳에서 자라며, 중국, 대만에 분포한다.

약효/ 뿌리를 목상산(木常山)이라고 하며, 해열, 수렴의 효능이 있고, 인후종통, 학질, 감모발열, 신경통, 설사, 대하를 치료한다.

성분/ 잎에 β, γ-dihydroxy-α-methylenebutyric methylester가 함유되어 있다.

사용법/ 뿌리 30g에 만변련(半邊蓮), 금은화(金銀花) 각각 15~18g과 물 1000mL를 넣고 달인 액에 설탕을 적당량 넣어 아침 저녁 식전에 복용한다.

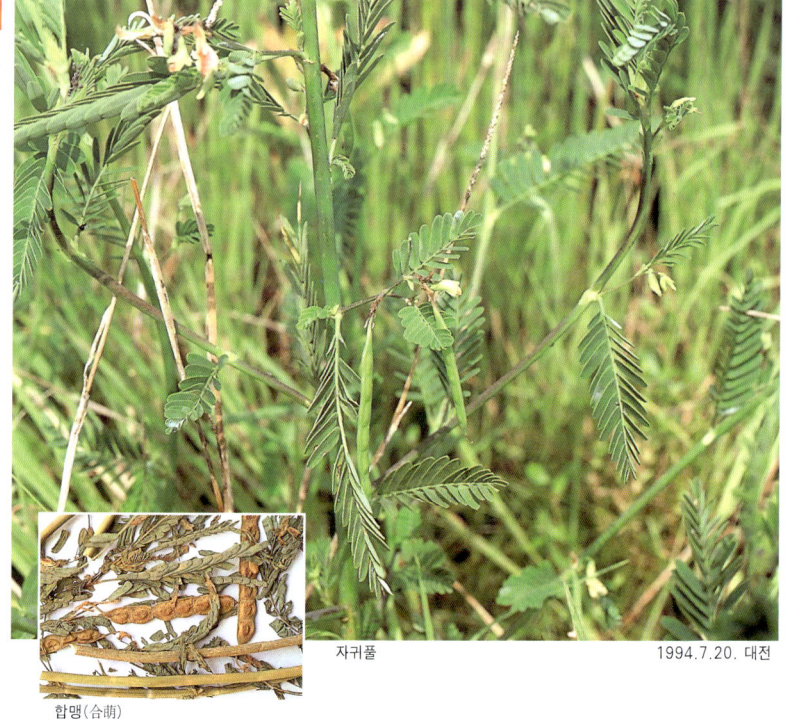

합맹(合萌)

자귀풀　　　　　　　　　　　　1994.7.20. 대전

콩과 / 豆科 / まめ科 / Leguminosae

풀. 떨기나무, 큰키나무 또는 덩굴나무. 잎은 어긋 나며, 대개 겹잎이고 턱잎이 있다. 꽃은 대개 양성화, 꽃받침은 5개로 밑이 붙어 꽃받침통이 되고, 꽃잎은 5개로 나비 모양이거나 방사 상칭이다. 수술은 10개, 자방은 1실, 연변 태좌. 열매는 협과(莢果), 종자에는 배유가 없다. 세계에 550속 13,000종, 우리 나라에는 36속 92종이 자란다.

284. 자귀풀　　　　　　[콩과]

Aeschynomene indica L.

한해살이풀. 높이 50~80cm. 꽃은 황색으로 7월에 피며, 길이 1cm 가량이다. 열매는 협과로 털이 없고 편평한 선형이다.

분포/ 전국의 논이나 습지에서 흔히 자라며, 일본, 만주, 중국을 비롯하여 아시아, 아프리카, 오스트레일리아에 분포한다.

약효/ 전초를 합맹(合萌)이라고 하며, 해열, 거풍, 이습, 소종, 해독의 효능이 있고, 감모, 황달, 이질, 위염, 복부팽만, 습진을 치료한다.

성분/ 열매에는 alkaloid, saponin, tannin 등이 함유되어 있다.

사용법/ 전초 15g에 물 700mL를 넣고 달인 액을 반으로 나누어서 아침 저녁으로 복용한다.

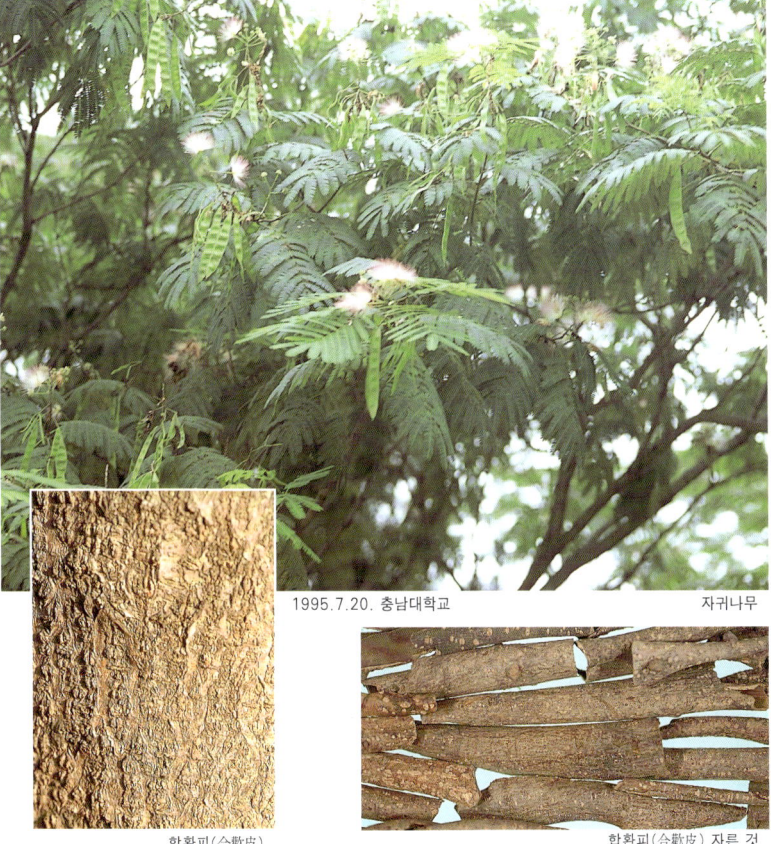

1995.7.20. 충남대학교

자귀나무

합환피(合歡皮)

합환피(合歡皮) 자른 것

285. 자귀나무 [콩과]

Albizzia julibrissin Duraz.

갈잎작은큰키나무. 높이 3~5m. 꽃은 6~7월에 핀다. 열매는 협과로 9~10월에 익으며, 길이 15cm 가량으로 5~6개의 종자가 들어 있다.

분포/ 중부 이남의 산이나 마을 근처에서 흔히 자라며, 일본, 중국, 동남 아시아에 분포한다.

약효/ 줄기 껍실을 합환피(合歡皮)라 하며, 해울(解鬱), 화혈(和血), 소종(消腫)의 효능이 있고, 심신불안, 우울불면, 옹종(癰腫), 나력, 근골절상을 치료한다.

성분/ 줄기 껍질에는 julibroside A1, A2, A3, A4, B1, C1, julibrogenin B, julibrin I, II, icariside E5, 종자에는 albizzin이 함유되어 있으며, julibrin I, II는 부정맥 치료 효능이 있다.

사용법/ 줄기 껍질 10g에 물 700mL를 넣고 달인 액을 반으로 나누어 아침 저녁으로 복용한다.

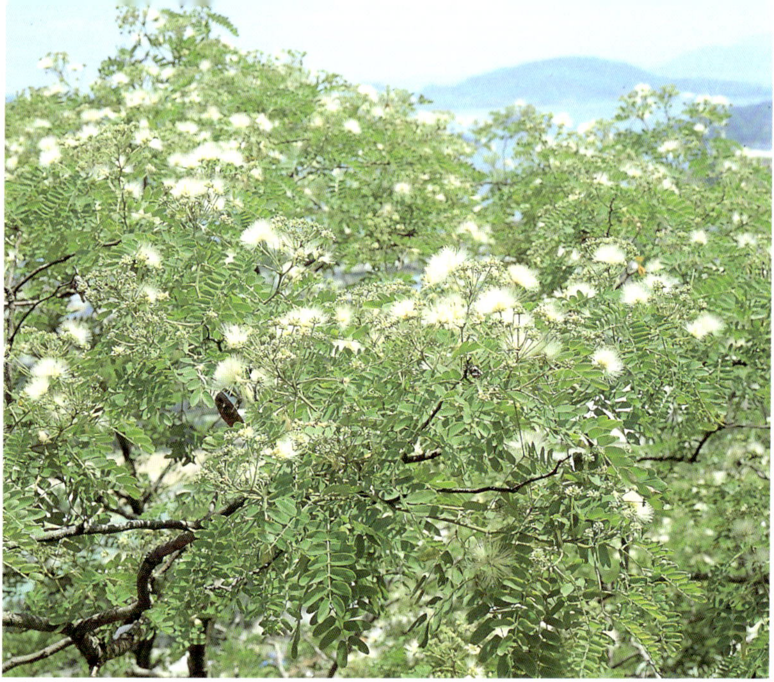

왕자귀나무   1994.7.15. 유달산

286. 왕자귀나무 [콩과]

Albizzia kalkora (Roxb.) Prain

　갈잎떨기나무. 높이 3~5m. 꽃은 연한 적색으로 6~7월에 핀다. 꽃받침통은 연녹색, 끝이 5개로 갈라지며, 꽃통은 종 모양이고 5개로 갈라진다. 수술은 30개 정도이고, 꼬투리는 9~10월에 익으며, 길이 10~15cm이고 5~6개의 종자가 들어 있다.

분포/ 제주, 흑산도, 유달산, 어청도(전북)의 바닷가나 산기슭에서 자라며, 일본, 중국, 인도에 분포한다.

약효/ 줄기 껍질을 합환피(合歡皮)라고 하며, 해울(解鬱), 화혈(和血), 소종(消腫)의 효능이 있고, 심신불안, 우울불면, 옹종(癰腫), 나력, 근골절상을 치료한다.

참고/ 자귀나무에 비하여 잎이 크고 수술이 많으며 꽃이 보다 백색이다.

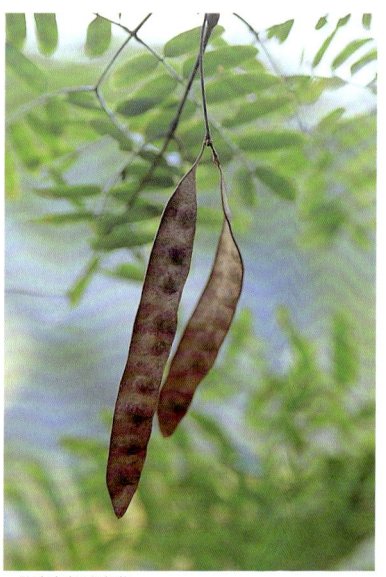

왕자귀나무(일매)

287. 땅콩 [콩과]

Arachis hypogaea L.

한해살이풀. 높이 50~60cm. 꽃은 황색으로 7~9월에 핀다. 꽃받침통 안에 1개의 자방이 있으며, 실 같은 암술대가 밖으로 나오고, 수정되면 자방 밑부분이 길게 자라서 자방이 땅 속으로 들어간다.

분포/ 남아메리카 원산으로, 중남부 지방에서 재배한다.

약효/ 종자를 낙화생(落花生)이라고 하며, 윤폐(潤肺), 화위(和胃)의 효능이 있고, 조해(燥咳), 번위(反胃), 각기를 치료한다.

성분/ 종자에 지방유 40~50%, 질소 화합물 20~25%, 녹말 10~20%가 함유되어 있다.

사용법/ 종자 20g에 물 800mL를 넣고 달인 액을 반으로 나누어서 아침 저녁으로 복용하거나 삶아서 먹는다.

참고/ 낙화생을 내복하면 혈우병 환자의 출혈 증상을 억제한다.

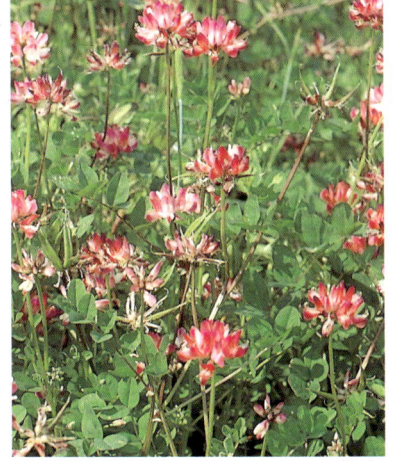

1994.5.5. 충남 공주 　　　　　　자운영

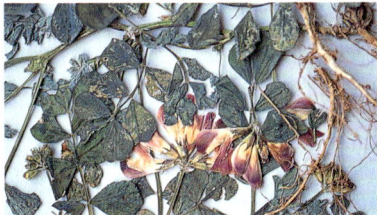

홍화채(紅花菜)

288. 자운영 [콩과]

Astragalus sinicus L.

두해살이풀. 높이 10~25cm. 꽃은 홍자색으로 4~5월에 핀다. 열매는 협과로 긴 타원형이며, 길이 2~2.5cm이고 흑색으로 익는다. 종자는 누른빛이 돈다.

분포/ 중국 원산으로, 남부 지방에서 재배한다.

약효/ 전초를 홍화채(紅花菜)라고 하며, 청열, 해독의 효능이 있고, 풍담해수, 인후통, 외상출혈, 대상포진을 치료한다.

성분/ 전초에는 trigonelline, canavanine, 종자에는 canaline, canavanine, homoserin 등이 함유되어 있다.

사용법/ 전초 10g에 물 1200mL를 넣고 달인 액을 반으로 나누어 아침 저녁으로 복용하거나 생즙을 내어 마신다.

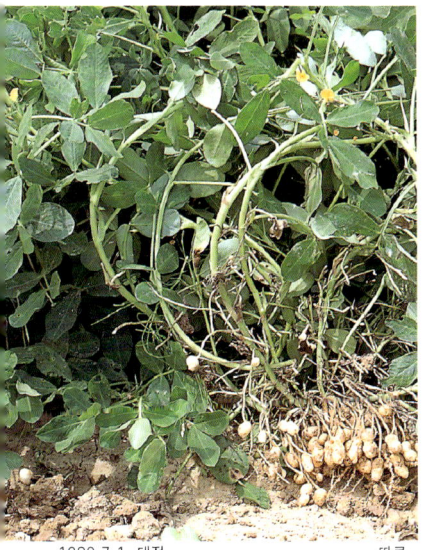

1989.7.1. 대전 　　　　　　땅콩

콩과 · Leguminosae

241

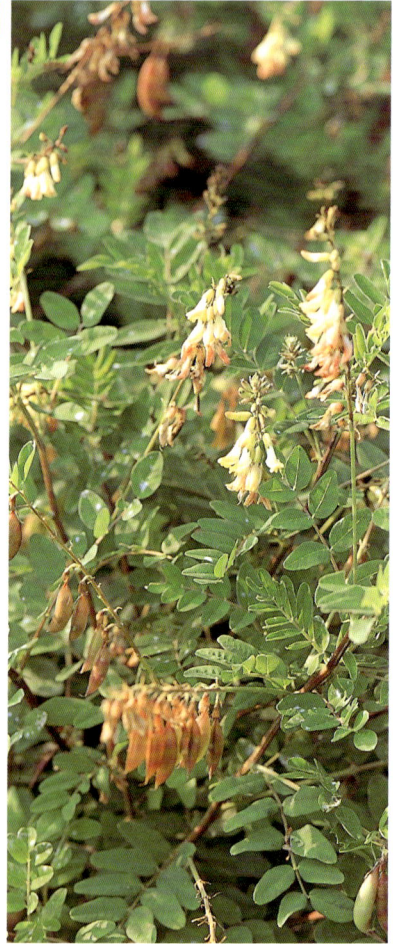

황기   1997.9.30. 경북 영주

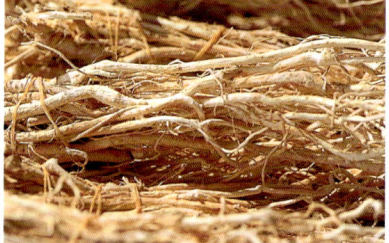

황기(黃耆)

289. 황기　　　　　　　　　　[콩과]

Astragalus membranaceus (Fischer) Bunge

　여러해살이풀. 높이 1m 가량. 꽃은 연한 황색으로 7~8월에 잎겨드랑이에 총상 꽃차례로 달린다. 꽃받침은 종 모양이고 끝이 5개로 갈라지며, 꽃잎은 나비 모양으로 길고 가늘며 길이 1.5~1.8cm이고, 수술은 10개이다. 열매는 협과로 달걀 모양이며 길이 2~3cm이다.

분포/ 경북, 강원, 함남, 함북 등지의 산에서 자라며, 만주, 몽고, 일본, 시베리아, 중앙 아시아에 분포한다.

채취/ 가을에 뿌리를 채취하여 코르크층을 제거한 다음 썰어서 말려 꿀을 넣고 약한 불에 볶아서 사용한다.

약효/ 뿌리를 황기(黃耆)라 하며, 신선한 것은 익기고표(益氣固表), 이수소종(利水消腫)의 효능이 있고, 자한(自汗), 도한(盜汗), 혈비(血祕), 유종을 치료하고, 밀자(蜜炙)한 것은 보중익기(補中益氣)의 효능이 있다. 그 밖에 내상노권(內傷勞倦), 비허설사(脾虛泄瀉), 기허혈탈(氣虛血脫)을 치료한다. 잎은 지갈(止渴)의 효능이 있고, 근육경련, 옹종을 치료한다.

성분/ 주성분은 flavonoid로 formonetin, 3-hydroxyformonetin 등이 함유되어 있다.

약리 작용/ 물 또는 알코올 추출물은 혈압 강하 작용, 혈관 확장 작용이 있고, 심장 수축력을 크게 하며 박동 수를 감소시키는 등 histamine과는 반대 작용이 있다. 흰쥐의 실험에서 발정을 일으키고 또 신장염의 발생을 억제하며 단백뇨와 콜레스테롤 혈증의 발생을 지연시킨다.

사용법/ 뿌리 10g에 물 700mL를 넣고 달인 액을 반으로 나누어서 아침 저녁으로 복용한다.

참고/ 열매가 염주처럼 생긴 염주황기 var. *mandshuricus* Nakai도 약효가 같다.

290. 실거리나무 [콩과]

Caesalpinia decapetala (Roth) Alst. var.
japonica (S. et Z.) Ohashi

덩굴성 갈잎떨기나무. 높이 2m 가량. 꽃은 황색으로 6월에 핀다. 열매는 협과로 길이 9cm, 너비 2.5~3cm로 긴 타원형이며 9월에 성숙한다. 6~8개의 종자가 들어 있다.

분포/ 제주, 남부 해안, 남쪽 섬의 산기슭 양지에서 자라며, 일본, 중국에 분포한다.

약효/ 뿌리 또는 줄기를 도계우(倒桂牛)라고 하며, 해표(解表), 발한의 효능이 있고, 감기에 의한 두통, 근육통을 치료한다. 열매를 운실(雲實)이라 하며, 해열, 제습, 살충 효능이 있고, 학질, 이질, 설사를 치료한다.

사용법/ 뿌리 또는 줄기 15g에 물 700mL를 넣고 달인 액을 반으로 나누어서 아침 저녁으로 복용한다.

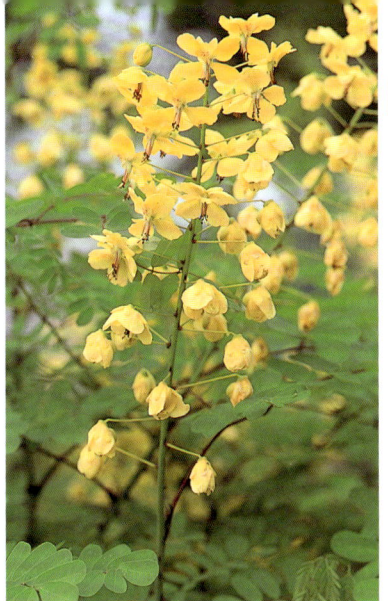

1994.6.15. 진도　　　　　실거리나무

291. 골담초 [콩과]

Caragana sinica (Buchoz) Rehder [*C. cham-lagu* Lamarck]

갈잎떨기나무. 높이 2m 가량. 꽃은 황적색으로 5월에 핀다. 열매는 협과로 길이 3~3.5cm이고 털이 없으며 9월에 익는다.

분포/ 중국 원산으로, 전국에서 재식한다.

약효/ 뿌리를 금작근(金雀根) 또는 골담근(骨擔根)이라고 하며, 청폐(淸肺), 익비(益脾), 활혈, 통맥(通脈)의 효능이 있고, 허손노열(虛損勞熱), 해수, 고혈압, 백대하, 관절통을 치료한다.

성분/ 뿌리에는 maackiain, formonetin, ononin, pseudobaptigenin, (+)-α-viniferin 등이 함유되어 있으며, (+)-α-viniferin은 항염증 작용이 있다.

사용법/ 뿌리 20g에 물 800mL를 넣고 달인 액을 반으로 나누어 아침 저녁으로 복용한다.

참고/ 작은 잎이 12~18개인 좀골담초 *C. microphylla* Lam., 작은 잎이 8~10개인 참골담초도 약효가 같다.

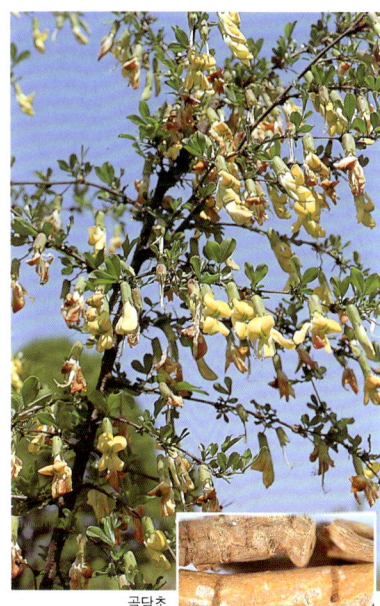

골담초
1995.5.15. 충남 임업시험장

금작근(金雀根)

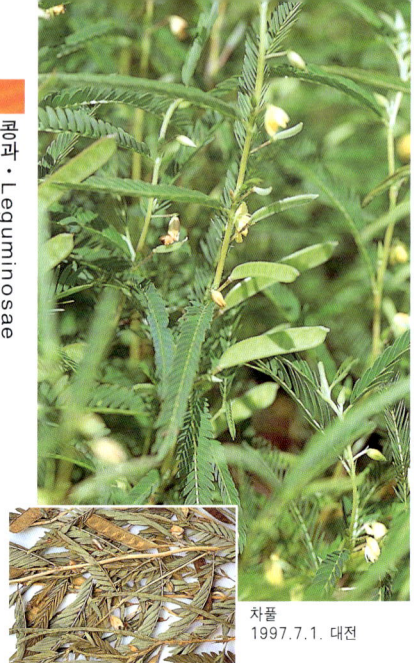

차풀
1997.7.1. 대전

산편두(山扁豆)

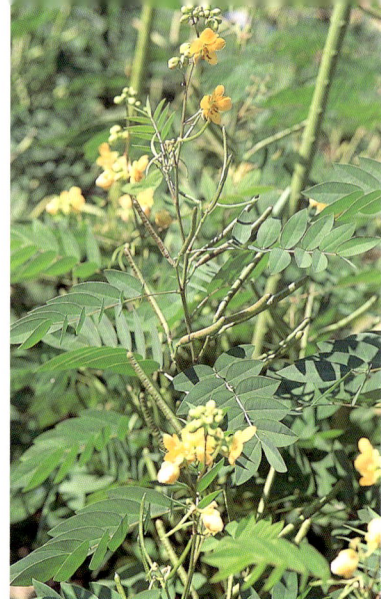

석결명　　　　1993.7.20. 수원 농촌진흥청

292. 차풀　　　　　　　　　　[콩과]

Cassia nomame (Sieb.) Honda

　한해살이풀. 높이 30~60cm. 꽃은 황색으로 7~8월에 핀다. 열매는 협과로 편평한 타원형이고 겉에 털이 있다. 종자는 흑색이며 윤채가 있다.

분포/ 전국의 냇가 근처 양지에서 흔히 자라며, 일본, 만주, 중국에 분포한다.

약효/ 전초를 산편두(山扁豆)라고 하며, 청간(淸肝), 이습(利濕), 산어(散瘀)의 효능이 있고, 습열에 의한 황달, 토사, 수종, 옹종을 치료한다.

성분/ 전초 및 종자에 aloe-emodin이 함유되어 있다.

약리 작용/ 달인 액은 대장의 운동을 원활하게 하여 배변이 잘 되도록 한다.

사용법/ 전초 15g에 물 700mL를 넣고 달인 액을 반으로 나누어 아침 저녁으로 복용한다.

293. 석결명(망강남)　　　　　[콩과]

Cassia occidentalis L.

　한해살이풀. 높이 50~150cm. 꽃은 황색으로 6~8월에 잎겨드랑이에서 나온 꽃대에 5~6개씩 달린다. 수술은 10개이나 위쪽 3개는 퇴화한다. 열매는 협과로 길이 10cm이고, 종자는 달걀 모양으로 가운데가 오목하다.

분포/ 멕시코 원산으로, 전국에서 재배한다.

약효/ 종자를 망강남자(望江南子)라고 하며, 청간(淸肝), 명목(明目), 건위, 통변, 해독의 효능이 있고, 목적종통(目赤腫痛), 소화불량, 복통, 변비를 치료한다.

성분/ 뿌리에는 emodin, physcion, chrysophanol 등, 종자에 emodin, rhein, chrysophanol, aloe-emodin이 함유되어 있다.

약리 작용/ 알코올 추출물은 대장의 운동을 촉진시켜 배변 작용을 용이하게 한다.

사용법/ 종자 10g에 물 700mL를 넣고 달인 액을 반으로 나누어서 아침 저녁으로 복용한다.

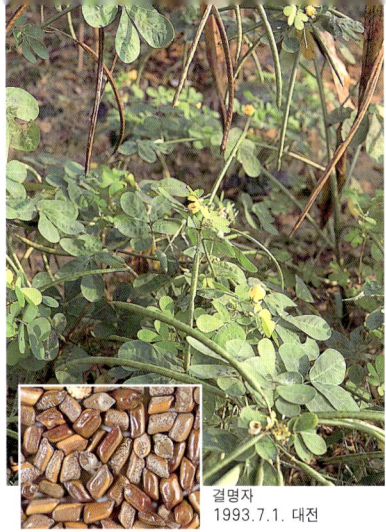

결명자
1993.7.1. 대전

결명자(決明子)

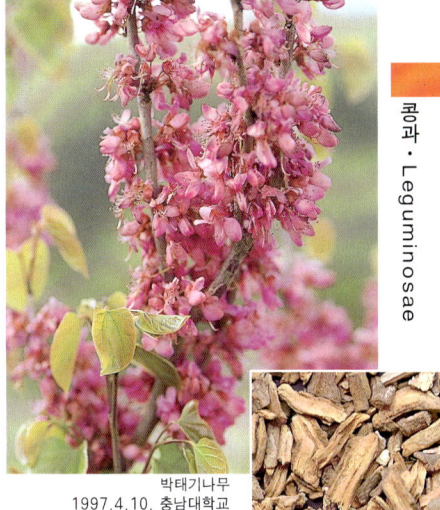

박태기나무
1997.4.10. 충남대학교

자형피(紫荊皮)

콩과 · Leguminosae

294. 결명자(결명차, 긴강남차) [콩과]

Cassia tora L.

한해살이풀. 높이 1m 가량. 꽃은 황색으로 6~8월에 핀다. 열매는 협과로 길이 15cm가량이며 활처럼 구부러져 있다. 네모진 종자가 한 줄로 늘어서 있다.

분포/ 북아메리카 원산으로, 전국에서 재배한다.

약효/ 종자를 결명자(決明子)라고 하며, 청간, 명목, 건위, 통변, 해독의 효능이 있고, 목적종통(目赤腫痛), 소화불량, 복통, 변비를 치료한다.

성분/ sennoside A, B, chrysophanol, emodin, aloe-emodin, rhein, emodin-anthrone, physcion, obtusin 등이 함유되어 있다.

약리 작용/ 알코올 추출물을 개, 고양이, 토끼에 정맥 주사 하면 혈압이 강하하고, 포도상구균, 디프테리아균, 대장균, 티푸스균에 대해 항균 작용이 있다. anthraquinone 물질을 쥐나 토끼에 투여하면 배변 작용이 좋아진다.

사용법/ 종자 10g에 물 700mL를 넣고 달인 액을 반으로 나누어 아침 저녁으로 복용한다.

295. 박태기나무 [콩과]

Cercis chinensis Bunge

갈잎떨기나무. 높이 5m 가량. 꽃은 자홍색으로 4월 하순에 잎보다 먼저 핀다. 열매는 협과로 길이 7~12cm이며 8~9월에 익는다. 종자는 편평하고 타원형이며 길이 7~8mm로 황록색이다.

분포/ 중국 원산으로, 전국의 마을 근처에서 재식한다.

약효/ 줄기 껍질을 자형피(紫荊皮)라 하며, 활혈, 소종, 통경, 해독의 효능이 있고, 풍한습비, 월경폐지, 월경통, 인후통을 치료한다. 목질부를 자형목(紫荊木)이라 하며, 행혈(行血), 파어(破瘀), 소종, 지통의 효능이 있고, 부인의 혈기에 의한 심복통, 산후어혈에 의한 천식, 월경폐지를 치료한다.

성분/ 줄기 껍질에 tannin, lysine, asparagine이 함유되어 있다.

약리 작용/ ECHO virus에 대하여 항바이러스 작용이 있으며, 포도상구균에 대하여 항균 작용이 있다.

사용법/ 줄기 껍질 10g에 물 700mL를 넣고 달인 액을 반으로 나누어 아침 저녁으로 복용한다.

245

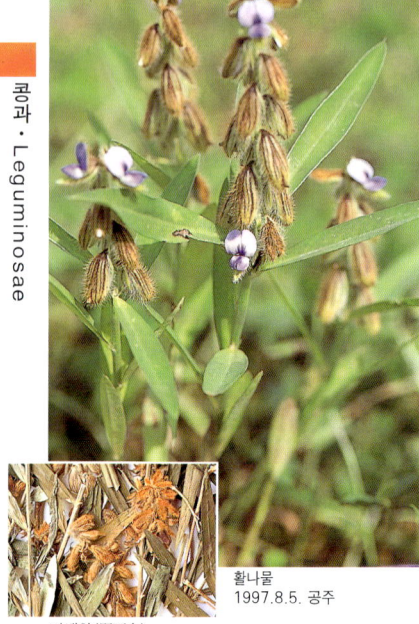

활나물
1997.8.5. 공주

야백합(野百合)

296. 활나물 [콩과]

Crotalaria sessiliflora L.

한해살이풀. 높이 20~70cm. 꽃은 청자색으로 7~9월에 피며, 길이 10mm, 타원형이고, 밋밋하며 2개로 갈라진다.

분포/ 전국의 풀밭에서 자라고, 일본, 만주, 중국, 대만, 인도, 필리핀에 분포한다.

약효/ 전초를 야백합(野百合)이라 하며, 청열, 이습, 소종, 해독의 효능이 있고, 이질, 염증성발열, 소변불리, 복수, 수종, 이명(耳鳴)을 치료한다.

약리 작용/ monocrotaline은 쥐의 sarcoma 180, 백혈병 L60, 쥐의 carcinosarcoma 256 Walker 등의 암에 대하여 치료 효과가 있고, 마취한 개에게 monocrotaline을 정맥 주사 하면 혈압이 강하되고, 토끼의 적출한 심장의 운동을 억제한다.

사용법/ 전초 30g에 물 1200mL를 넣고 달인 액을 반으로 나누어 아침 저녁으로 복용한다.

297. 된장풀 [콩과]

Desmodium caudatum DC.

갈잎떨기나무. 높이 1.5m 가량. 꽃은 누른 빛이 도는 백색으로 6~7월에 핀다. 열매는 협과, 길이 5~7cm로 선형이고 4~6개의 마디가 있으며 겉에 갈고리와 같은 털이 있다.

분포/ 제주도, 거문도의 산과 들에서 자라며, 일본, 중국, 대만, 말레이시아에 분포한다.

약효/ 전초를 청주항(淸酒缸)이라고 하며, 청열, 거풍습, 산어, 소적(消積)의 효능이 있고, 해수토혈, 류머티즘, 수종, 타박상을 치료한다.

성분/ swertisin, canavanine 등이 함유되어 있다.

사용법/ 전초 15g에 물 700mL를 넣고 달인 액을 반으로 나누어 아침 저녁으로 복용하고, 외용에는 달인 액으로 환부를 씻는다.

참고/ 제주도에서는 잎과 줄기를 된장에 넣어 둠으로써 구더기가 생기는 것을 방지하고 있다.

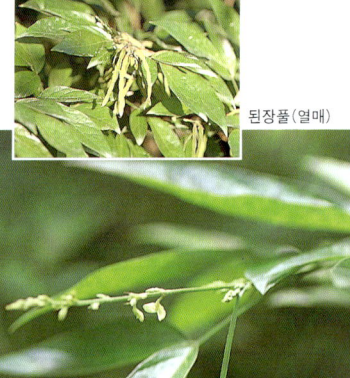

된장풀(열매)

된장풀   1995.8.25. 제주

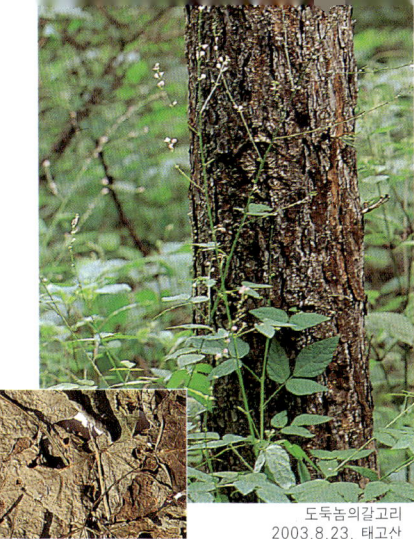

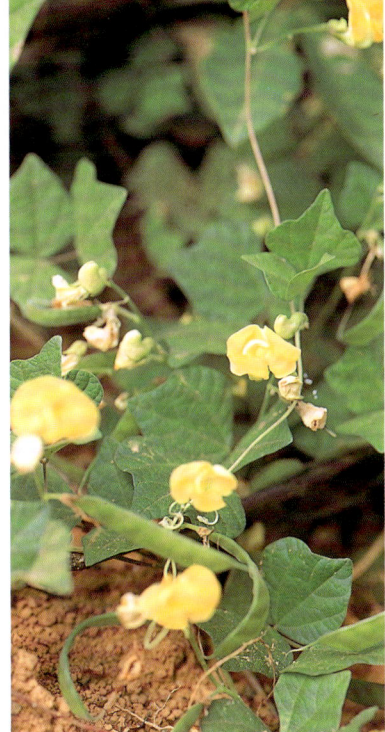

도둑놈의갈고리
2003. 8. 23. 태고산

산마황(山螞蟥)

1995. 8. 25. 전남 광양   여우팥

298. 도둑놈의갈고리 [콩과]

Desmodium podocarpum DC. ssp. *oxyphyllum* (DC.) Ohashi

여러해살이풀. 높이 60~90cm. 꽃은 연한 홍색으로 7~8월에 핀다. 열매는 협과로 길이 2~8mm, 2개의 마디가 있다. 종자가 1개씩 들어 있으며, 겉에는 갈고리 같은 잔털이 있다.

분포/ 평남과 함남 이하의 산과 들에서 자라며, 일본, 중국, 대만, 인도에 분포한다.

약효/ 전초를 산마황(山螞蟥)이라고 하며, 거풍습, 산어, 소종의 효능이 있고, 류머티즘, 화농성유선염, 타박상을 치료한다.

성분/ 잎에 kaempferitrin이 함유되어 있다.

사용법/ 전초 10g에 물 700mL를 넣고 달인 액을 반으로 나누어 아침 저녁으로 복용한다.

참고/ 작은 잎이 5~7개인 큰도둑놈의갈고리 *D. oldhami*, 작은 잎이 달걀 모양인 개도둑놈의갈고리 *D. podocarpum*, 잎이 얇고 줄기의 아래쪽에 모여 달리며, 열매 자루가 긴 애기도둑놈의갈고리 *D. podocarpum* ssp. *fallax*도 약효가 같다.

299. 여우팥 [콩과]

Dunbaria villosa (Thunb.) Makino

덩굴성 여러해살이풀. 꽃은 7~8월에 잎겨드랑이에 달린다. 꽃잎은 황색으로 나비 모양이며, 기판(旗瓣) 양쪽에 둔한 돌기가 1개씩 있다. 열매는 협과로 편평한 선형이며 3~8개의 종자가 들어 있다.

분포/ 제주, 전남, 전북, 경남 등지의 산과 들에서 자라며, 일본, 중국에 분포한다.

약효/ 전초 또는 종자를 야편두(野扁豆)라고 하며, 종독, 배대히를 치료한다.

사용법/ 전초 60g에 물 2000mL를 넣고 달인 액을 반으로 나누어 아침 저녁으로 복용한다.

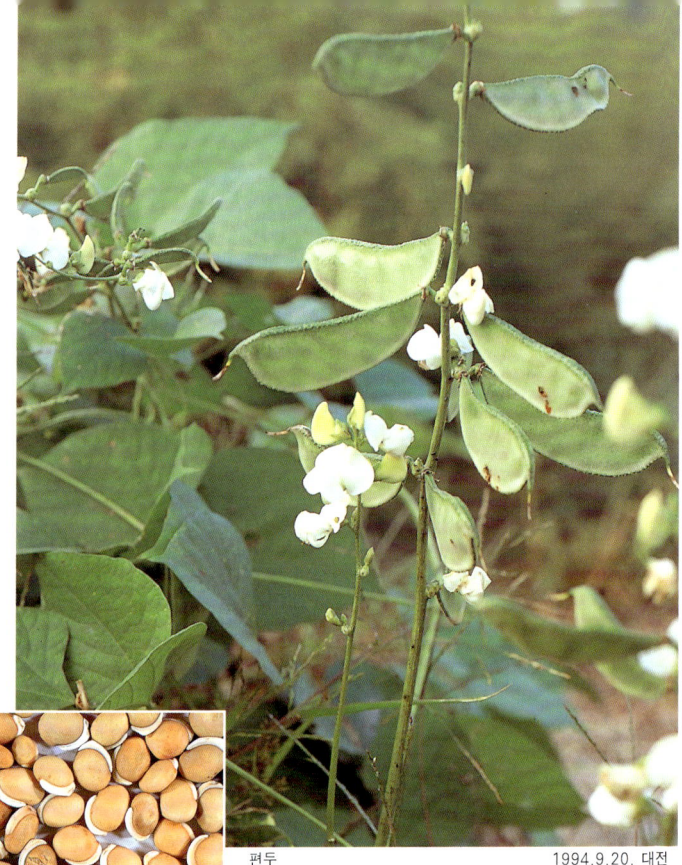

편두

1994.9.20. 대전

편두(扁豆)

300. 편두 (까치콩, 제비콩) [콩과]

Dolichos lablab L.

덩굴성 한해살이풀. 길이 6m가량. 잎은 어긋 나고 3출엽이며, 꽃은 자주색으로 잎겨드랑이에 달린다. 열매는 협과로 넓고 납작하며, 종자는 둥글고 5개가 들어 있다.

분포/ 중국 원산으로, 전국에서 재배한다.

약효/ 종자의 껍질을 벗겨서 말린 것을 편두(扁豆)라 하며, 건비(健脾), 화중(和中), 소서(消暑), 화습(化濕)의 효능이 있고, 서습(暑濕)에 의한 구토와 하리, 비허(脾虛)로 인한 구역, 식욕감소, 장기하리, 수정소갈(水停消渴), 적백대하를 치료한다.

성분/ 뿌리에는 asparagin이 함유되어 있다.

약리 작용/ 편두(扁豆)에는 사람의 적혈구에 대한 비특이성 응집소가 함유되어 있고, 여러 가지 globulin 특성이 있으며, 소나 양의 적혈구에 대해서는 응집 작용이 없다.

사용법/ 종자 10g에 물 700mL를 넣고 달인 액을 반으로 나누어서 아침 저녁으로 복용한다.

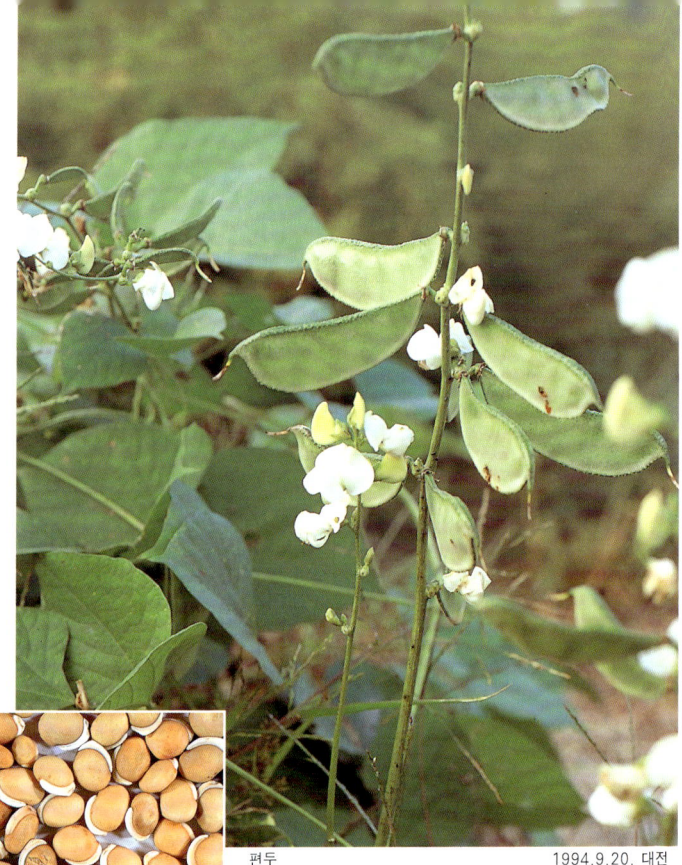

301. 조각자나무 [콩과]

Gleditsia sinensis Lamarck

갈잎큰키나무. 높이 15~20m. 꽃은 연녹색으로 지름 6mm 가량이며 6월에 핀다. 꽃받침잎과 꽃잎은 각각 5개이고, 수술은 9~10개이다. 열매는 협과로 뒤틀리지 않고 편평하며 길이 20~30cm, 너비 3cm로 9~10월에 익는다.

분포/ 중국 원산으로, 경주시 안강읍 옥산리의 옥산서원에서 자란다.

채취/ 열매는 가을에, 전초는 가을부터 겨울까지 채취하여 말린다.

약효/ 열매를 조협(皂莢)이라고 하며, 거풍, 거습독, 살충의 효능이 있고, 중풍와사, 해수천식, 장풍혈변, 옹종을 치료한다. 종자를 조협자(皂莢子)라고 하며, 윤조(潤燥), 변통, 거풍, 소종의 효능이 있다. 변비, 장풍하혈, 하리복통, 종독을 치료한다. 굵은 가시를 조각자(皂角刺)라고 하며, 소종, 배농의 효능이 있고, 옹종, 창독, 태의불하(胎衣不下)를 치료한다.

성분/ 열매에는 saponin 성분으로 gledinin이 있고, 비당부는 gledigenin이고, 또 gleditsia saponin, nonacosane, stigmasterol 등이 함유되어 있다.

약리 작용/ 물로 달인 액은 거담 작용이 있다.

사용법/ 열매 2g을 산제나 환제로 만들어 복용한다. 종자, 가시는 각각 10g에 물 700mL를 넣고 달인 액을 반으로 나누어 아침 저녁으로 복용하거나, 1~1.5g을 산제나 환제로 만들어 복용한다. 외용에는 달인 액으로 씻거나 짓찧어서 붙인다.

참고/ 이 식물에 비하여 열매가 뒤틀리고 가시가 작고 편평하지 않은 주엽나무 *G. japonica* Miquel var. *koraiensis* Nakai도 약효가 같다.

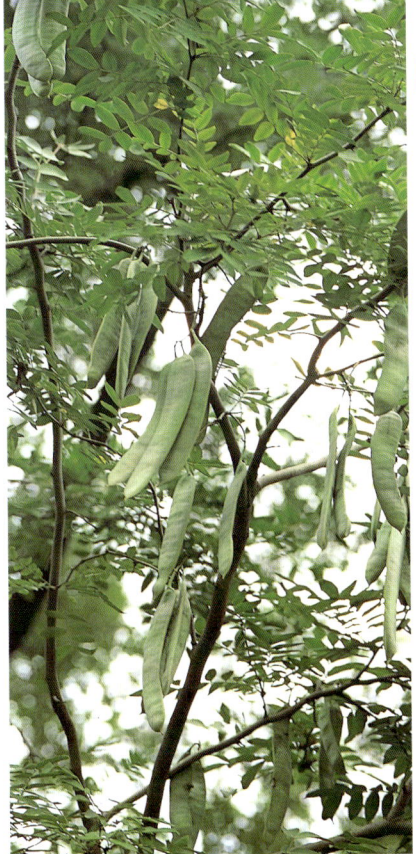

1997.5.31. 옥산서원   조각자나무

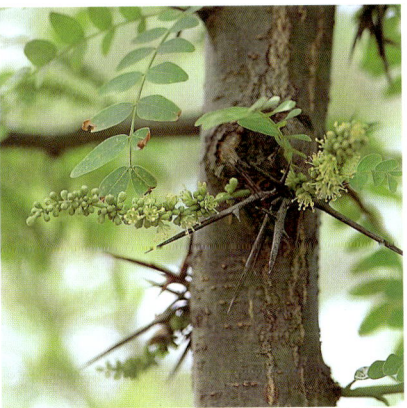

조각자(皂角刺)

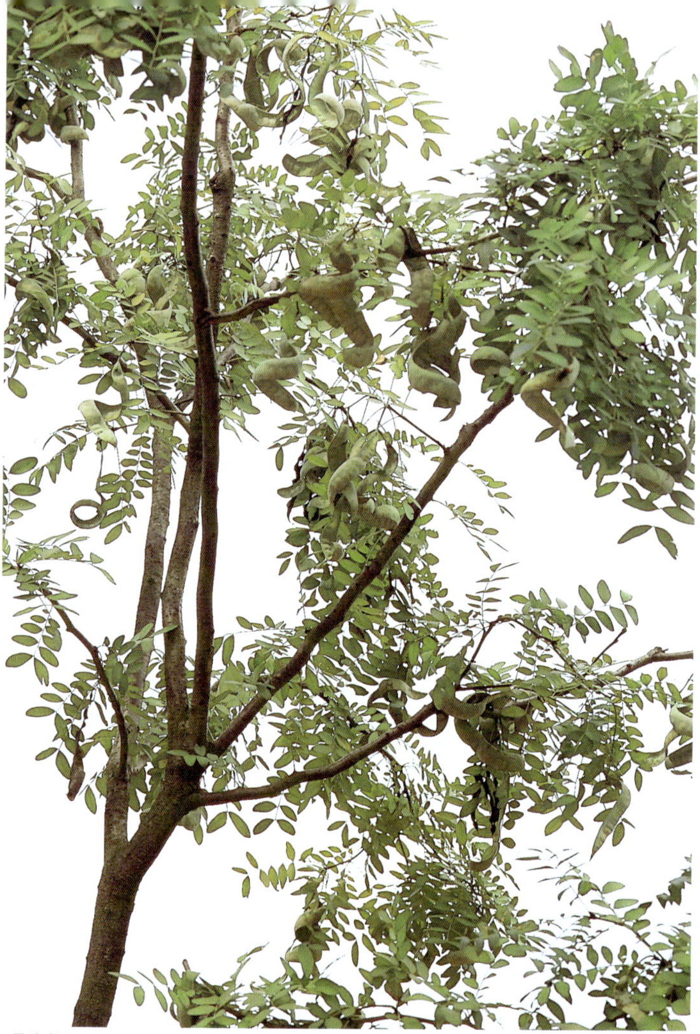

주엽나무

1996.9.1. 진주

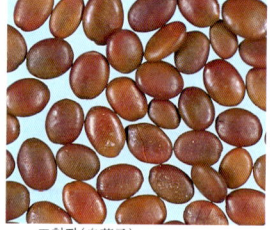

조협자(皁莢子)

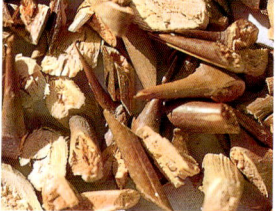

조각자(皁角刺)

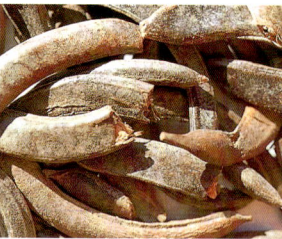

조협(皁莢)

302. 콩(대두) [콩과]

Glycine max. (L.) Merr.

한해살이풀. 높이 50~60cm. 꽃은 연한 자주색으로 7월에 잎겨드랑이에서 핀다. 열매는 협과로 선상 타원형이며 편평하고, 5~6개의 종자가 들어 있다.

분포/ 중국 원산으로, 전국에서 재배한다.

약효/ 종자를 대두(大豆)라 하며, 활혈, 이수, 거풍, 해독의 효능이 있고, 수종창만, 풍독각기, 황달부종, 풍비에 의한 근육경련, 구금(口噤)을 치료한다.

성분/ daidzin, genistin, soyaspogenol A, B, C, D, E 등이 함유되어 있다.

약리 작용/ daidzin, genistin은 estrogen 효과가 있고, 또 쥐의 적출 소장에 투여하면 이완 작용이 있으며, papaverine의 30% 정도의 강도로 나타난다.

사용법/ 종자 15g에 물 700mL를 넣고 달인 액을 반으로 나누어 아침 저녁으로 복용한다.

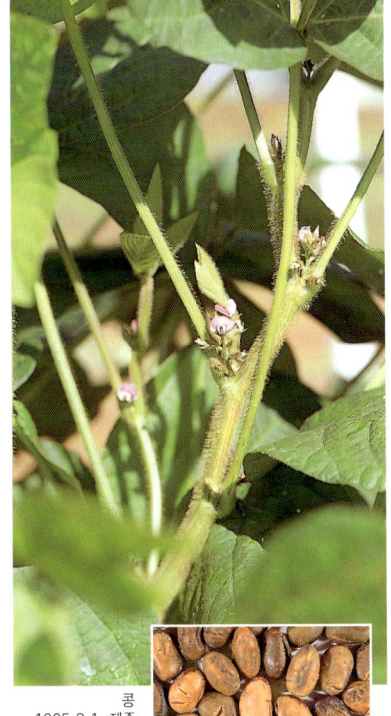
콩
1995.8.1. 제주

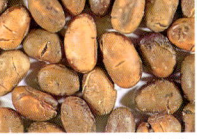
대두(大豆)

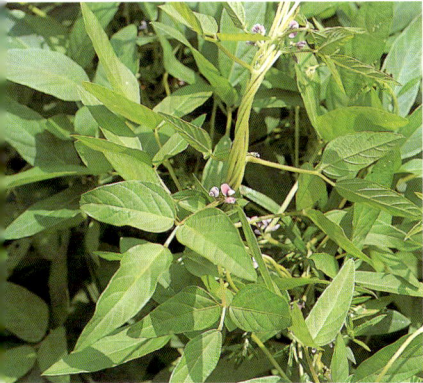
1991.7.15. 대전　　　돌콩

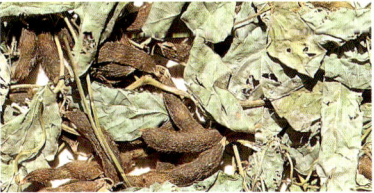
야대두등(野大豆藤)

303. 돌콩 [콩과]

Glycine soja S. et Z.

덩굴성 한해살이풀. 꽃은 연한 홍자색으로 7~8월에 핀다. 열매는 협과로 길이 2~3cm이며 약간 구부러지고 털이 많다.

분포/ 전국의 들에서 흔히 자라며, 일본, 만주, 중국, 아무르, 우수리에 분포한다.

약효/ 전초를 야대두등(野大豆藤)이라고 하며, 건비(健脾)의 효능이 있고, 상근(傷筋)을 치료한다.

약리 작용/ 쥐에게 종자를 가루를 내어 먹이자 혈당과 콜레스테롤의 저하가 나타났다.

사용법/ 전초 60g에 물 1500mL를 넣고 달인 액을 반으로 나누어 아침 저녁으로 복용한다.

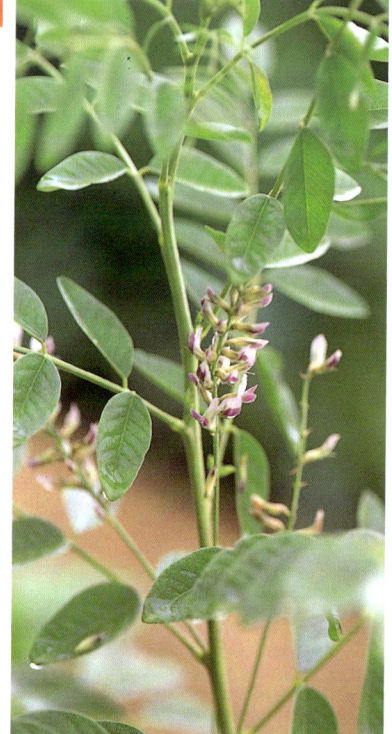

감초　　　　　　　1997.6.25. 부산대학교 약초원

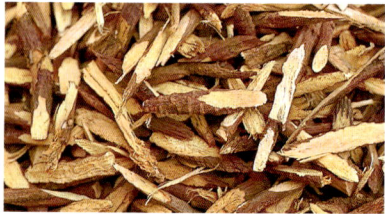

감초(甘草) 자른 것

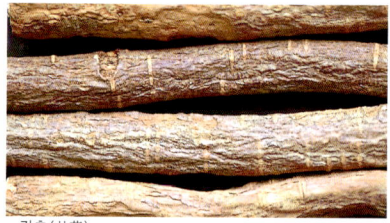

감초(甘草)

304. 감초　　　　　　[콩과]

Glycyrrhiza glabra Fisch.

여러해살이풀. 높이 1m 가량. 꽃은 연한 자주색으로 7~8월에 잎겨드랑이에 총상 꽃차례로 달린다. 꽃받침은 종 모양이고 끝이 5개로 갈라진다. 열매는 협과로 납작한 선형이며 길이 3~4cm, 너비 8mm 가량이고 겉에 털이 별로 없다.

분포/ 국내에서 약용으로 재식하며, 시베리아, 몽고 및 중국 북부에 분포한다.

채취/ 뿌리를 가을에 채취하여 말린다. 벌꿀을 물에 풀어 감초에 적셔서 불에 볶은 것을 자감초(炙甘草)라 한다.

약효/ 뿌리를 감초(甘草)라고 하며, 화중완급(和中緩急), 윤폐지해(潤肺止咳), 청열해독의 효능이 있고, 포제한 것을 사용하면 비위허약, 노권(勞倦)에 의한 발열, 폐위해수(肺萎咳嗽), 동계(動悸), 경간(驚癎)을 치료한다. 생것은 인후종통, 위궤양, 약물 중독, 식물 중독을 치료한다.

성분/ glycyrrhizin, liquiritigenin, isoliquiritigenin, liquiritin, neoisoliquiritin 등이 함유되어 있다.

약리 작용/ glycyrrhizin은 약물 중독, 음식물 중독, 파상풍, 디프테리아균 독소를 해독시킨다. glycyrrhizin은 고혈압 환자의 혈중 콜레스테롤 함량을 강하시키고 혈압을 떨어뜨린다. 장기간 사용하면 deoxycortisone을 쓰는 경우와 같이 혈중 Na^+을 저류시켜서 K^+을 배출하므로 하지 부종과 혈압 상승의 부작용을 일으킨다.

사용법/ 뿌리 15g에 물 700mL를 넣고 달인 액을 반으로 나누어 아침 저녁으로 복용한다.

참고/ 우리 나라에서 간혹 재배하는 것은 개감초 *G. pallidiflora*로 감미가 적고 약용하지 않으며 가지에 털이 적다. 열매는 타원형이고 끝이 뾰족하다.

콩과 · Leguminosae

252

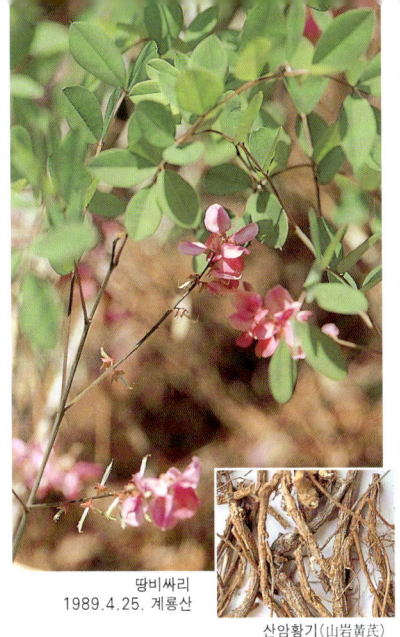

땅비싸리
1989.4.25. 계룡산

산암황기(山岩黄芪)

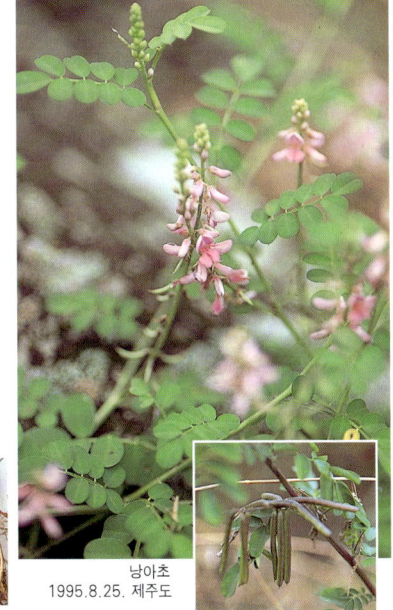

낭아초
1995.8.25. 제주도

낭아초(열매)

콩과 · Leguminosae

305. 땅비싸리 [콩과]

Indigofera kirilowii Maxim.

갈잎떨기나무. 높이 1m 가량. 꽃은 홍자색으로 5~6월에 핀다. 열매는 협과로 9~10월에 익고, 종자는 긴 원주형이며 흑자색이다.

분포/ 백두산을 비롯한 전국의 산기슭 양지에서 자라며, 일본과 중국에 분포한다.

약효/ 뿌리를 산암황기(山岩黄芪)라고 하며, 지한(止汗)의 효능이 있고, 내몽고 지방의 민간 약초로서 표허(表虚)로 인한 자한(自汗)을 치료하며, 강장제로도 이용한다.

사용법/ 뿌리 10g에 물 700mL를 넣고 달인 액을 반으로 나누어 아침 저녁으로 복용한다.

참고/ 중국에서 산두근(山豆根)의 대부분은 *Sophora subprotrata* Chun et T.의 뿌리를 사용하는데, 이것을 광두근(廣豆根)이라고 한다. 인후염, 기침, 폐렴, 황달, 뱀독 치료에 사용한다.

306. 낭아초 [콩과]

Indigofera pseudo-tinctoria Matsumura

갈잎떨기나무. 높이 1.5m 가량. 꽃은 연한 홍색으로 7~8월에 핀다. 열매는 협과로 원주형이며 9월에 익고, 종자는 5~6개가 들어 있으며 녹황색이다.

분포/ 제주, 경남, 전북 등지의 바닷가의 들이나 산기슭에서 자라며, 일본, 중국에 분포한다.

약효/ 전초를 일미약(一味藥)이라고 하며, 이수(利水), 소창(消脹)의 효능이 있고, 나력, 치창, 해수를 치료한다.

성분/ indican, indigotin 등이 함유되어 있다.

사용법/ 전초 20g에 물 800mL를 넣고 달인 액을 반으로 나누어서 아침 저녁으로 복용한다.

참고/ 동속 식물인 *I. tinctoria* L.의 줄기와 잎에서 추출한 물질(木藍)인 청대(青黛)는 종독, B형뇌염, 이하선염, 눈의 충혈, 토혈, 인후통을 치료한다.

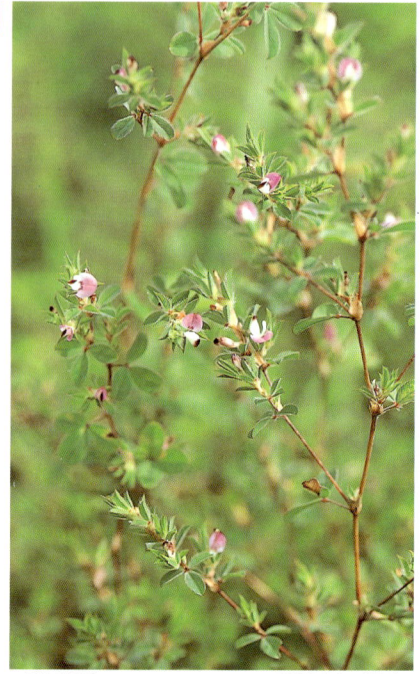

둥근매듭풀   1993.8.1. 계룡산

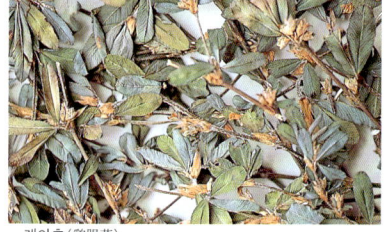

계안초(鷄眼草)

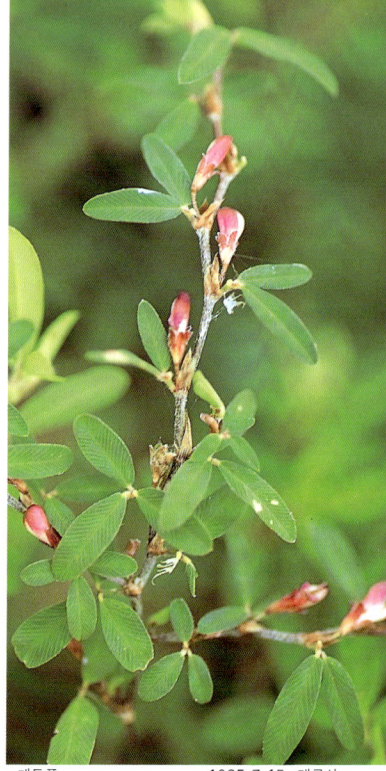

매듭풀   1985.7.15. 계룡산

307. 둥근매듭풀 [콩과]

Kummerowia stipulacea (Maxim.) Makino

한해살이풀. 높이 10~20cm. 꽃은 연한 홍자색으로 8~9월에 핀다. 열매는 협과로 끝이 둥글며, 1개의 종자가 들어 있다.

분포/ 전국의 들이나 길가에서 자라며, 일본, 만주, 중국, 사할린에 분포한다.

약효/ 전초를 계안초(鷄眼草)라고 하며, 해열, 해독, 건비, 이습의 효능이 있고, 감모발열(感冒發熱), 서습발열(暑濕發熱), 이질, 전염성간염을 치료한다.

성분/ 잎에는 flavonoid와 배당체가 함유되어 있고, 물로 달인 액은 적리균과 대장균에 대한 항균 작용이 있다.

사용법/ 전초 15g에 물 700mL를 넣고 달인 액을 반으로 나누어 아침 저녁으로 복용하고, 외용에는 짓찧어서 환부에 바른다.

콩과 · Leguminosae

308. 비수리 [콩과]

Lespedeza cuneata (Dumont d. Cours.) G. Don

여러해살이풀. 높이 1m 가량. 꽃은 황백색으로 8~9월에 핀다. 열매는 둥근 협과로 10월에 암갈색으로 익고 잔털이 있으며, 종자는 신장형으로 황록색 바탕에 흑색 반점이 있다.

분포/ 전국의 산야에서 자라며, 일본, 중국, 대만, 인도, 오스트레일리아에 분포한다.

약효/ 뿌리가 달린 전초를 야관문(夜關門)이라 하며, 보간신(補肝腎), 폐음(肺陰)을 보하고, 산어, 소종의 효능이 있고, 유정, 유뇨, 위통, 시력감퇴를 치료한다.

성분/ flavonoid류로 quercetin, kaempferol, vitexin, orientin 등이 함유되어 있다.

사용법/ 전초 20g에 물 800mL를 넣고 달인 액을 반으로 나누어 아침 저녁으로 복용한다.

참고/ 호비수리에 비하여 잎이 짧고 총상 꽃차례를 이루며 꽃대가 거의 없다.

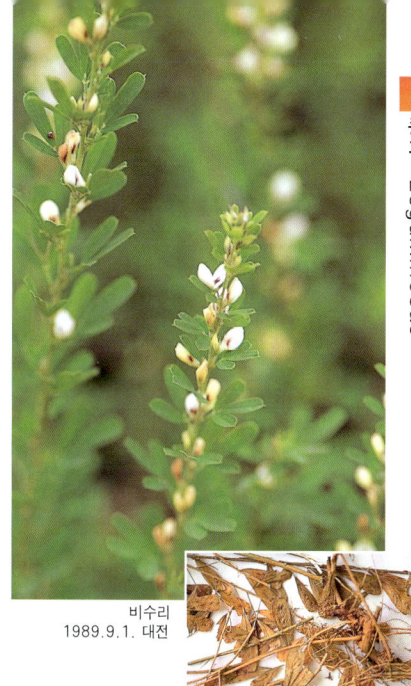

비수리
1989.9.1. 대전

야관문(夜關門)

309. 호비수리 [콩과]

Lespedeza daurica (Laxm.) Schindler

여러해살이풀. 높이 50~80cm. 꽃은 백색으로 8~9월에 핀다. 열매는 둥근 협과로 넓은 달걀 모양이며 털이 있다. 큰비수리, 큰땅비수리라고도 한다.

분포/ 중부 이북의 들에서 자라며, 일본, 만주, 중국, 몽고, 아무르, 다후리카에 분포한다.

약효/ 전초를 지아조(枝兒條)라고 하며, 해표산한(解表散寒)의 효능이 있고, 감모(感冒), 해수를 치료한다

성분/ flavonoid류로 quercetin, kaempferol, vitexin, orientin 등이 함유되어 있다.

사용법/ 전초 15g에 물 700mL를 넣고 달인 액을 반으로 나누어서 아침 저녁으로 복용한다.

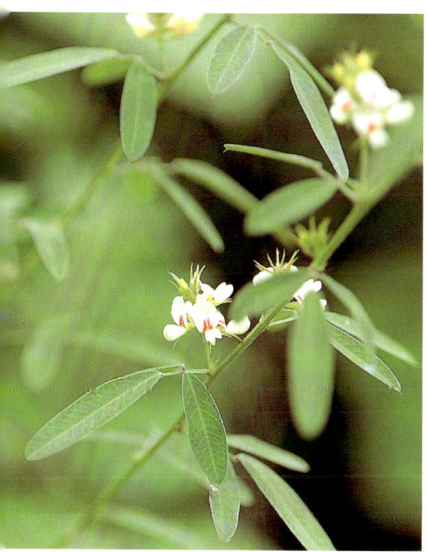

1994.8.20. 제주도

호비수리

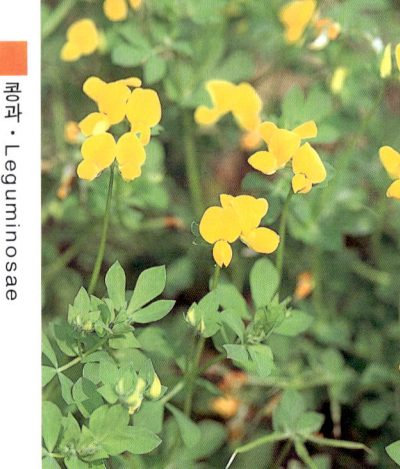

벌노랑이   1995.6.20. 한라산

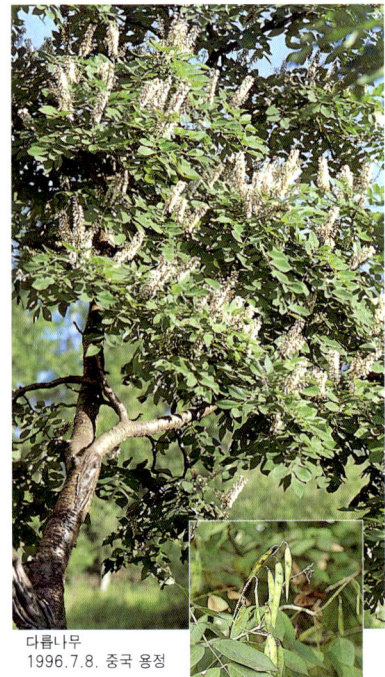

다릅나무
1996.7.8. 중국 용정

다릅나무(열매)

310. 벌노랑이 　　　　　　　　　[콩과]

Lotus corniculatus L. var. *japonicus* Regel

　여러해살이풀. 높이 30cm 가량. 꽃은 황색으로 6~8월에 핀다. 열매는 협과로 길이 3cm 가량이며 곧고 바늘 모양이다.
분포/ 함남 이남 산기슭에서 자라며, 일본, 중국, 대만, 히말라야에 분포한다.
약효/ 뿌리를 백맥근(百脈根)이라고 하며, 하기(下氣), 지갈(止渴), 열과 허로(虛勞)를 제거하고 보하는 효능이 있고, 감기, 인후염, 대장염, 혈변, 이질을 치료한다.
사용법/ 뿌리 15g에 물 700mL를 넣고 달인 액을 반으로 나누어 아침 저녁으로 복용하거나 술에 담가 복용한다.
참고/ 싸리나무에 비하여 꽃받침 조각이 뾰족하고 1맥이 있으며, 맨 아래의 것은 통부보다 길다.

311. 다릅나무 　　　　　　　　　[콩과]

Maackia amurensis Rupr. et Maxim.

　갈잎큰키나무. 높이 10~15m. 꽃은 황백색으로 7~8월에 핀다. 열매는 협과로 편평한 긴 타원형이며, 열매 자루는 길이 5~10mm이다.
분포/ 전국의 산에서 자라며, 만주, 아무르, 우수리에 분포한다.
약효/ 꽃을 조선괴(朝鮮槐)라고 하며, 장풍혈변(腸風血便), 치질, 혈뇨, 적백리(赤白痢)를 치료한다.
성분/ 줄기의 목질부에 sophorol, maackiain이 함유되어 있다.
사용법/ 꽃 10g에 물 700mL를 넣고 달인 액을 반으로 나누어 아침 저녁으로 복용한다.
참고/ 솔비나무에 비하여 꽃이 크고, 작은 잎은 7~9개, 길이 4~6cm이다.

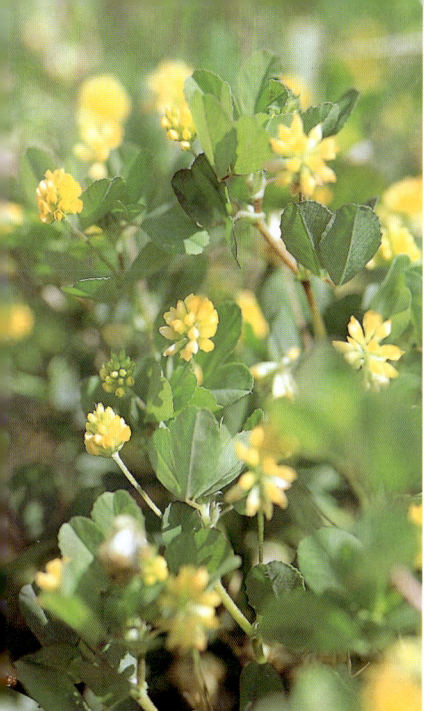

1995.4.20. 제주　　　　　　　　　　　　　　　　개자리

312. 개자리　　　　　　　　　　[콩과]

Medicago hispida Gaertner

　두해살이풀. 꽃은 황색으로 5월에 핀다. 열매는 협과로 2~3회 말리고, 지름 5~6mm로 맥이 있으며, 가장자리에 갈고리 같은 털이 있다.

분포/ 유럽 원산으로, 목초로 심던 것이 들에 퍼져 자라 전국에서 볼 수 있다.

약효/ 전초를 남목숙(南苜蓿)이라 하며, 비위를 다스리고 장을 튼튼하게 하고 요산성 방광결석을 치료한다.

성분/ lucernol, sativol, fromonetin, daidzein 등이 함유되어 있다.

사용법/ 전초 15g을 즙을 내어 복용하거나 가루를 내어 복용한다.

참고/ 잔개자리에 비하여 열매가 2~3회 말리고 가시가 있으며 종자는 여러 개이다.

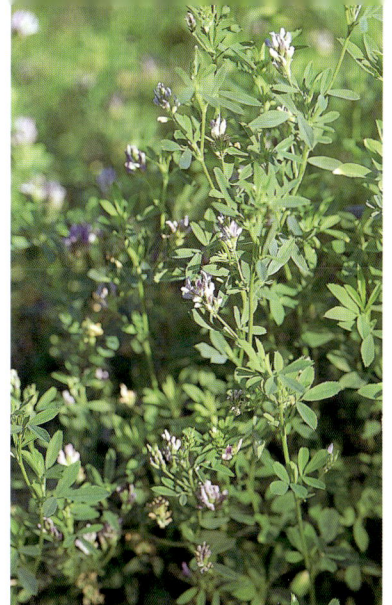

1996.7.10. 제주　　　　　　　　　　　　　　자주개자리

313. 자주개자리　　　　　　　　[콩과]

Medicago sativa L.

　여러해살이풀. 높이 30~90cm. 꽃은 연한 자줏빛으로 7월에 핀다. 열매는 협과로 나선상으로 2~3회 말리고, 종자가 여러 개 들어 있다.

분포/ 지중해 연안 원산으로, 전국의 들에서 자란다.

약효/ 전초를 목숙(苜蓿)이라고 하며, 비위를 다스리고 장을 튼튼하게 하고 요산성 방광결석을 치료한다.

성분/ 전초에는 saponin 성분으로 lucernol, sativol, coumesterol, flavonoid 성분으로 fromonetin, daidzein이 함유되어 있으며, 그 밖에 tricin, citrulline, canaline 등이 함유되어 있다.

약리 작용/ tricin은 기니 피그의 적출 장관에 대하여 이완 작용이 있다.

사용법/ 전초 10g에 물 800mL를 넣고 달인 액을 반으로 나누어 아침 저녁으로 복용한다.

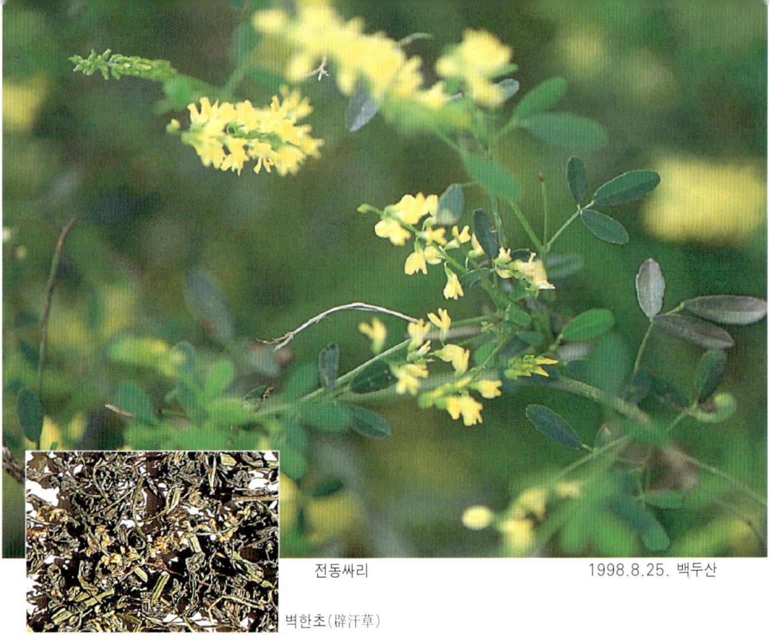

전동싸리

1998.8.25. 백두산

벽한초(薜汗草)

314. 전동싸리   [콩과]

Melilotus suaveolens Ledeb.

두해살이풀. 높이 60~90cm. 꽃은 황색으로 7 ~8월에 핀다. 열매는 협과로 달걀 모양이며 흑 색으로 익는다.

분포/ 전국의 들이나 바닷가에서 자라며, 일본, 만주, 중국, 아무르, 몽고, 시베리아에 분포한 다.

약효/ 전초를 벽한초(薜汗草)라고 하며, 청열, 해독, 살충의 효능이 있고, 서열흉민(暑熱胸悶), 말라리아, 이질, 임질, 피부창상을 치료한다.

성분/ coumaric acid, umbelliferone, scopoletine, melitoic acid, melitoside 등이 함유되어 있다.

약리 작용/ 항말라리아 작용이 있는데, 말라리아 원충을 소멸시킨다.

사용법/ 전초 15g에 물 700mL를 넣고 달인 액을 반으로 나누어 아침 저녁으로 복용한다.

참고/ 꽃이 백색이고 꽃잎의 길이가 2mm 정도 인 흰전동싸리 *M. alba* Desr.도 약효가 같다.

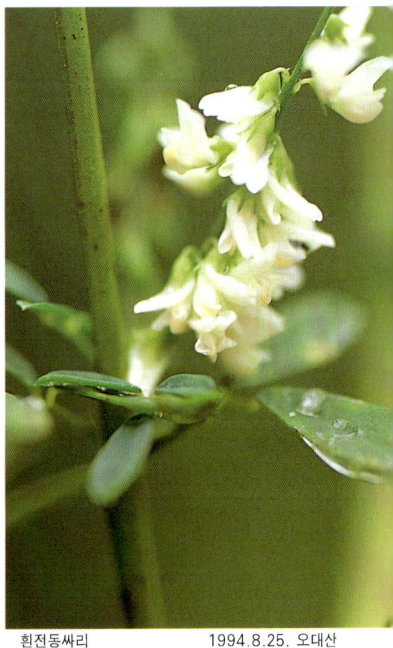

흰전동싸리   1994.8.25. 오대산

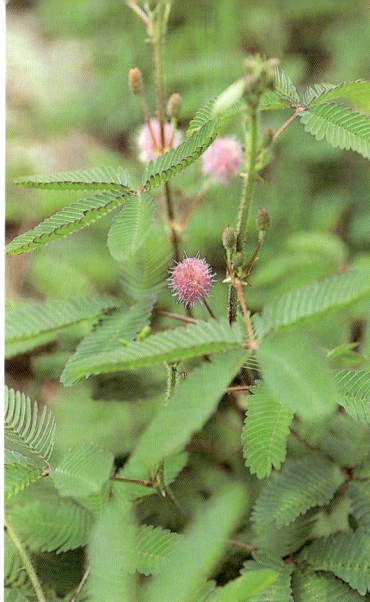

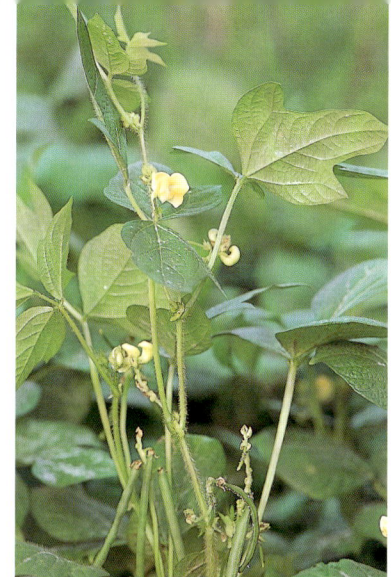

1996.7.7. 제주 　　　　　　잠풀

1995.8.25. 경남 사천 　　　　　팔

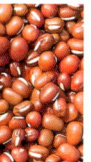

적소두(赤小豆)

315. 잠풀(미모사) [콩과]

Mimosa pudica L.

한해살이풀. 높이 30cm 가량. 꽃은 연한
홍색으로 7~8월에 꽃대 끝에 모여 달린다.
열매는 협과로 마디가 있으며, 종자가 3개
들어 있다.

분포/ 브라질 원산으로, 전국에서 관상용으
로 재배한다.

약효/ 전초를 함수초(含羞草)라고 하며, 청
열, 안신(安神), 소적(消積), 해독의 효능이
있고, 장염, 불면, 목적동통(目赤疼痛), 대
상포진을 치료한다.

성분/ 전초에는 flavonoid, phenol, mimo-
sine, mimosineglucoside 등이 함유되어 있
다.

약리 작용/ mimosine이 함유된 사료를 말 등
의 동물에게 먹이면 탈모가 된다. 뿌리는 포
도상구균과 대장균에 대하여 항균력이 있다.

사용법/ 진초 30g에 물 1200mL를 넣고 달인
액을 반으로 나누어 아침 저녁으로 복용한다.

316. 팔 [콩과]

Phaseolus angularis W. F. Wight [*Vigna
angularis* (Willd.) Ohwi et Ohashi]

한해살이풀. 높이 30~50cm. 꽃은 황색으
로 8월에 핀다. 열매는 협과로 원주형이고
길이 6~10cm이며 6~10개의 종자가 들어
있다.

분포/ 중국 원산으로, 전국에서 재배한다.

약효/ 종자를 적소두(赤小豆)라 하며, 이수,
거습, 배농, 소종, 해독의 효능이 있고, 수
종, 각기, 황달, 하리, 혈변을 치료한다.

사용법/ 종자 30g에 물 1200mL를 넣고 달인
액을 반으로 나누어 아침 저녁으로 복용한다.

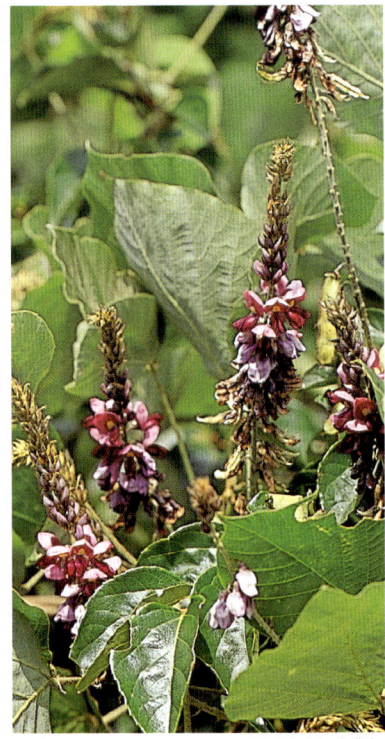

침   1994.8.20. 오대산

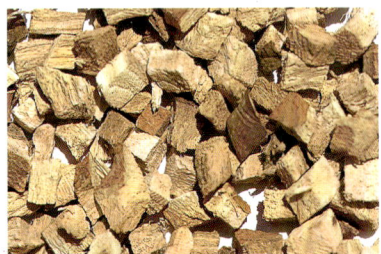

갈근(葛根)

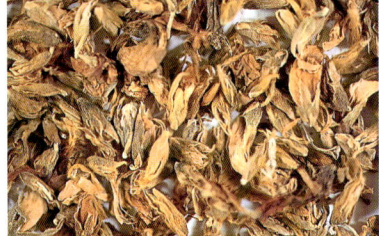

갈화(葛花)

317. 칡 [콩과]

Pueraria lobata (Willd.) Ohwi [*P. thunbergiana* Benth.]

갈잎 덩굴나무. 꽃은 홍자색으로 8월에 잎겨드랑이에 총상 꽃차례로 달린다. 꽃받침은 갈라지고, 꽃잎은 나비 모양이다. 열매는 협과로 긴 타원형이며 편평하고, 길이 4~9cm, 너비 8~10mm, 갈색의 강모가 있으며 9~10월에 익는다.

분포/ 전국의 산기슭 양지에서 자라며, 일본, 만주, 중국, 우수리에 분포한다.

채취/ 뿌리는 수시로, 꽃은 8월에 채취하여 말린다.

약효/ 뿌리를 갈근(葛根)이라고 하며, 발한,

해열, 진경, 지갈의 효능이 있고, 상한(傷寒)에 의한 온열두통으로 목덜미가 굳는 증상, 소갈, 설사, 고혈압을 치료한다. 꽃을 갈화(葛花)라고 하며, 해주독(解酒毒)의 효능이 있고, 상한 술을 마시고 생긴 발열, 오심, 식욕부진, 구토, 장풍하혈을 치료한다.

성분/ 뿌리에는 isoflavone 화합물로 puerarin, puerarin-7-xyloside, daidzein, daidzin, genistein, formonetin 등이 함유되어 있다.

약리 작용/ isoflavone 화합물은 뇌 및 관상동맥의 혈류량을 증가시키는 기능과 진경 작용이 있으며, 물로 추출한 것은 해열 작용이 있고, 근육 경련을 이완시킨다.

사용법/ 뿌리 또는 꽃 10g에 물 700mL를 넣고 달인 액을 반으로 나누어 아침 저녁으로 복용한다.

참고/ 대표적인 구황(救荒) 식물의 하나이며, 뿌리 또는 꽃을 원료로 한 많은 생약 제제들이 시판되고 있다.

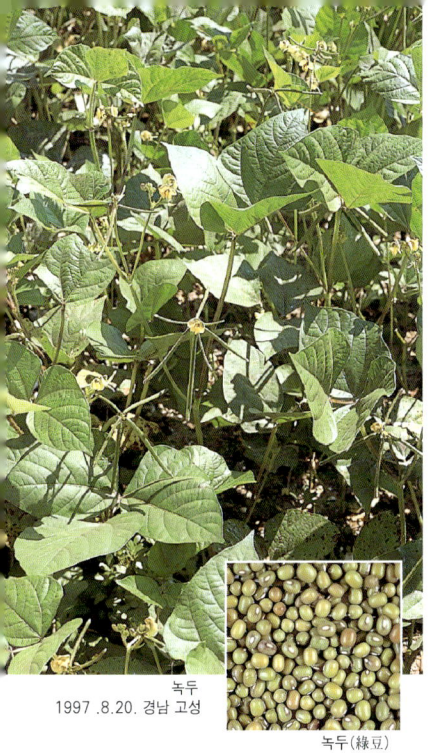

녹두
1997 .8.20. 경남 고성

녹두(綠豆)

318. 녹두 [콩과]

Phaseolus radiatus L.

한해살이풀. 꽃은 황색으로 8월에 잎겨드랑이에서 나오는 꽃대 끝에 모여 달린다. 열매는 협과로 겉에 털이 있고, 종자는 타원형으로 갈색의 그물 같은 무늬가 있다.

분포/ 인도 원산으로, 전국에서 재배한다.

약효/ 종자를 녹두(綠豆)라고 하며, 청열, 해독, 이수의 효능이 있고, 하리, 수종, 단독, 옹종을 치료한다.

성분/ 녹두 100g 중에 단백질 22.1g, 지방 0.8g, 탄수화물 59g, Ca 49mg, P 286mg, Fe 3.2mg, carotenoid 0.22mg, vitamin B_1 0.53mg, vitamin B_2 0.12mg, nicotinic acid 1.8mg이 함유되어 있다.

사용법/ 종자 30g에 물 1200mL를 넣고 달인 액을 반으로 나누어 아침 저녁으로 복용한다.

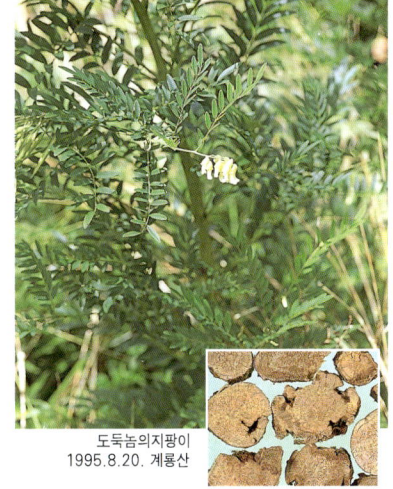

도둑놈의지팡이
1995.8.20. 계룡산

고삼(苦蔘)

319. 도둑놈의지팡이(고삼, 너삼) [콩과]

Sophora flavescens Solander ex Aiton

여러해살이풀. 높이 1~1.2m. 꽃은 연한 황색으로 6~8월에 원줄기 끝과 가지 끝에 총상 꽃차례로 많은 꽃이 달린다. 꽃받침은 5개로 얕게 갈라지고, 꽃잎은 기판(旗瓣)의 끝이 위로 구부러진다. 열매는 협과로 좁은 원주형이고 길이 7~8cm이며 잘록잘록하다.

분포/ 전국의 산과 들에서 자라며, 일본, 만주, 중국, 대만, 시베리아에 분포한다.

채취/ 뿌리를 수시로 채취하여 말린다.

약효/ 뿌리를 고삼(苦蔘)이라 하며, 청열, 조습, 살충의 효능이 있고, 열독혈리, 장풍하혈, 황달, 대하, 편도선염, 화상을 치료한다.

성분/ alkaloid인 matrine, oxymatrine, sophoranol, anagyrine 등이 함유되어 있다.

약리 작용/ matrine, oxymatrine은 스트레스성 위궤양에 대한 방어 작용이 있고, 위장 운동에 의한 선위 삭용이 있다.

사용법/ 뿌리 10g에 물 700mL를 넣고 달인 액을 반으로 나누어 아침 저녁으로 복용하고, 외용에는 달인 액으로 환부를 씻는다.

참고/ 회화나무에 비해 밑부분이 다소 나무 같은 풀이며, 꽃은 총상 꽃차례로 달린다.

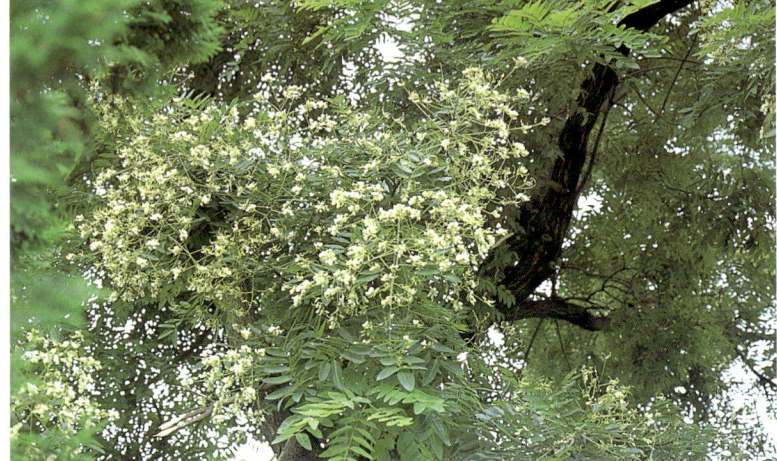

회화나무　　　　　　　　　　　　　　　　　　1989. 7. 25. 계룡산

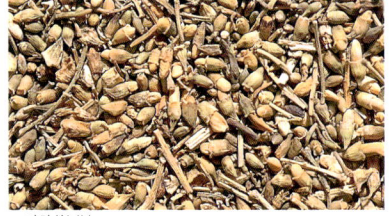

괴화(槐花)

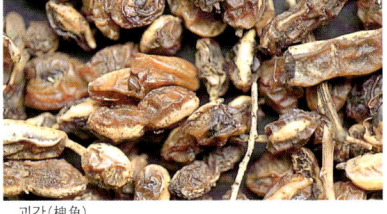

괴각(槐角)

320. 회화나무　　　　　　[콩과]

Sophora japonica L.

갈잎큰키나무. 높이 15~20m. 꽃은 황백색으로 8월에 가지 끝에 원추 꽃차례로 달린다. 꽃받침은 길이 3~4mm로 둔한 5개의 톱니가 있다. 열매는 협과로 염주 모양이고 길이 5~8cm이며 약간 육질이고 10월에 익는다.

분포/ 중국 원산으로, 전국에서 재식한다.

채취/ 봄에 꽃봉오리와 꽃을, 가을에 열매를 채취하여 말린다.

약효/ 꽃봉오리를 괴미(槐米), 꽃을 괴화(槐花)라 하며, 청열, 양혈, 지혈의 효능이 있고, 장풍(腸風)에 의한 혈변, 혈뇨, 충혈을 치료하며, 혈압 강하제로 널리 쓰인다. 뿌리를 괴근(槐根)이라고 하며, 치질, 인후염, 회충을 구제한다. 열매를 괴각(槐角)이라고

하며, 청열, 윤간(潤肝), 양혈, 지혈의 효능이 있고, 장풍사혈(腸風瀉血), 치질에 의한 출혈, 심흉번민(心胸煩悶)을 치료한다.

성분/ 꽃에는 rutin, quercetin, sophoradiol, sophoranol, sophorol, sophoricoside, maakinin, betulin, betulinic acid 등, 열매에는 genistein, sophoricoside, kaempferol 등이 함유되어 있다.

약리 작용/ rutin은 모세 혈관의 정상적인 저항력을 유지시켜 지혈 작용을 나타내며, quercetin은 평활근의 장력을 저하시켜 진경 작용을 나타낸다.

사용법/ 꽃 또는 열매 10g에 물 700mL, 뿌리 30g에 물 1200mL를 넣고 달인 액을 반으로 나누어 아침 저녁으로 복용한다.

참고/ 비위가 허약한 사람은 주의를 요한다.

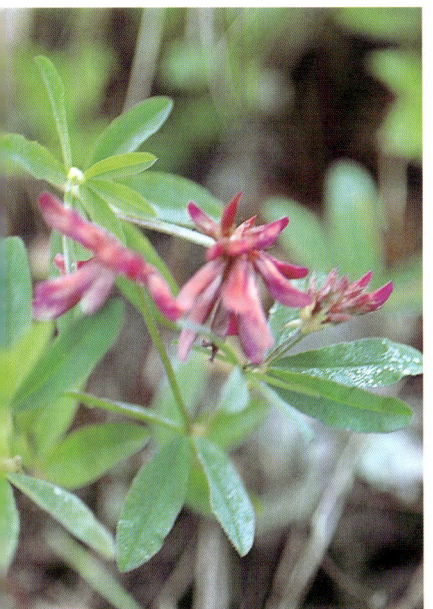

1996.7.10. 백두산 　　　　　　달구지풀

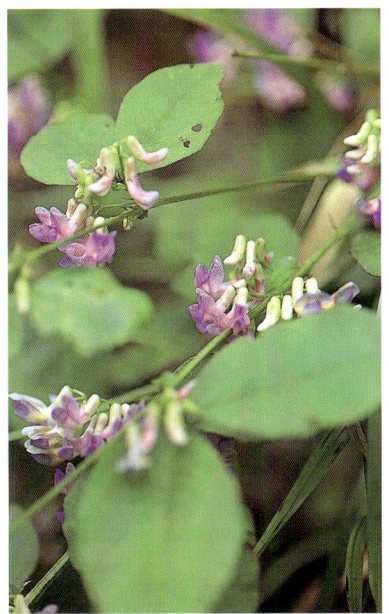

1997.7.1. 계룡산 　　　　　　나비나물

321. 달구지풀　　　　　[콩과]

Trifolium lupinaster L.

　여러해살이풀. 높이 30cm 가량. 꽃은 진홍색으로 6~9월에 핀다. 열매는 협과로 난원형이며 4~6개의 종자가 들어 있다.

분포/ 백두산을 비롯하여 북부 지방 산기슭이나 숲에서 자라며, 일본, 만주, 몽고, 사할린, 시베리아, 유럽에 분포한다.

약효/ 전초를 야화구(野火球)라고 하며, 청열, 해독, 진통, 소종의 효능이 있고, 림프절결핵, 치질을 치료한다.

사용법/ 전초 30g에 물 1200mL를 넣고 달인액을 반으로 나누어서 아침 저녁으로 복용한다.

참고/ 전체가 소형인 제주달구지풀 var. *alpinum* Nakai도 약효가 같다.

322. 나비나물　　　　　[콩과]

Vicia unijuga A. Braun

　여러해살이풀. 높이 30~100cm. 꽃은 홍자색으로 6~8월에 핀다. 꽃받침은 통형으로 끝이 5개로 갈라진다. 열매는 넓은 바늘모양으로 길이 3cm 가량이며 털이 없다.

분포/ 전국의 산과 들에 자라며, 일본, 만주, 몽고, 아무르, 사할린에 분포한다.

약효/ 전초를 왜두채(歪頭菜)라고 하며, 보허(補虛)하는 효능이 있고, 노상(勞傷), 두운(頭暈)을 치료한다.

성분/ 잎에는 cosmosiin과 luteolin-7-glucoside가 함유되어 있다.

사용법/ 전초 10g에 물 700mL를 넣고 달인액을 반으로 나누어 아침 저녁으로 복용한다. 노상에는 전초 15g에 술을 넣고 쪄서 1일 3회 나누어 복용하며, 두운에는 햇잎 9g과 달걀을 함께 쪄서 먹는다.

콩과 · Leguminosae

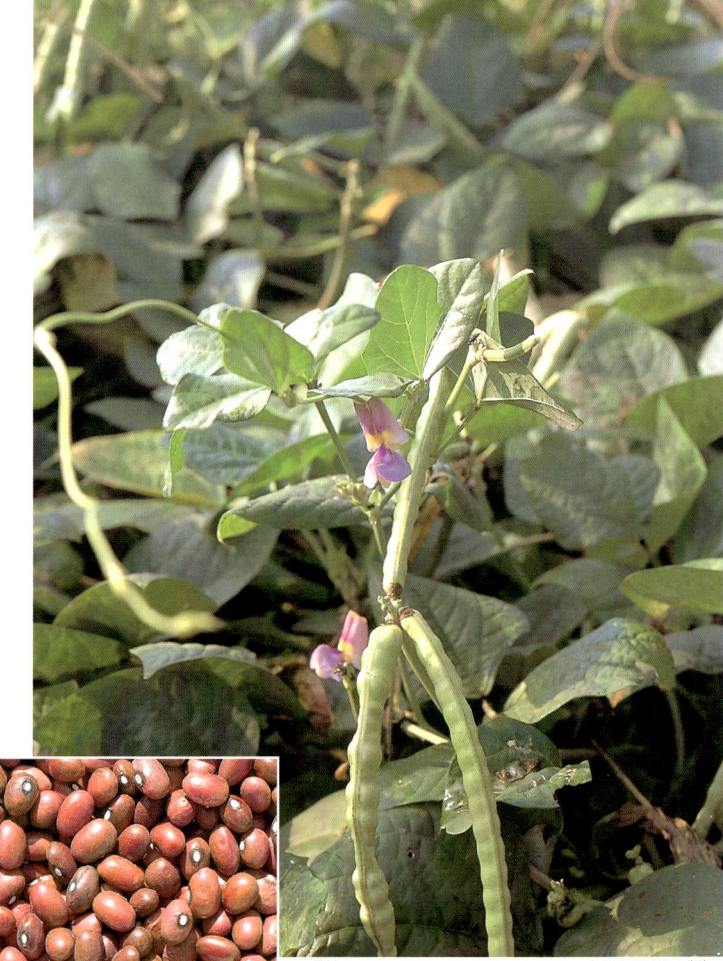

동부   1995.8.30. 대전

동부(종자)

323. 동부   [콩과]

Vigna sinensis King

덩굴성 한해살이풀. 꽃은 연한 황색으로 8월에 핀다. 열매는 협과로 원주 모양이며, 약간 구부러져 있다. 종자는 신장형이다.

분포/ 동남아 원산으로, 전국에서 재배한다.

약효/ 열매를 강두(豇豆)라고 하며, 건비보신(健脾補身)의 효능이 있고, 비위허약, 사리(瀉痢), 토역, 소갈, 유정, 백대하, 백탁, 빈뇨를 치료한다.

성분/ 종자에는 nicotinic acid, vitamin B_1, B_2 등이 함유되어 있다.

사용법/ 열매 30g에 물 1200mL를 넣고 달인 액을 반으로 나누어 아침 저녁으로 복용한다.

괭이밥과 / 酢漿草科 / かたばみ科 / Oxalidaceae

풀, 드물게 떨기나무. 수액은 신맛이 난다. 잎은 3출 겹잎. 턱잎은 잎자루의 밑부분이 약간 부풀어 있다. 꽃은 양성화, 꽃받침은 5개. 수술은 10~15개, 자방은 5실, 5개로 갈라지고, 배주는 각 실에 1~수개, 삭과는 둥글거나 원기둥 모양이다. 세계에 5속 300종, 우리 나라에는 1속 4종이 자란다.

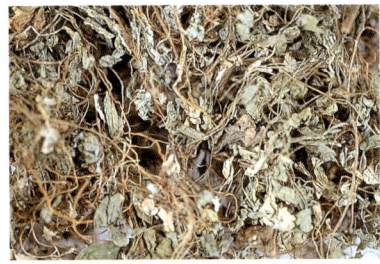

초장초(酢漿草)

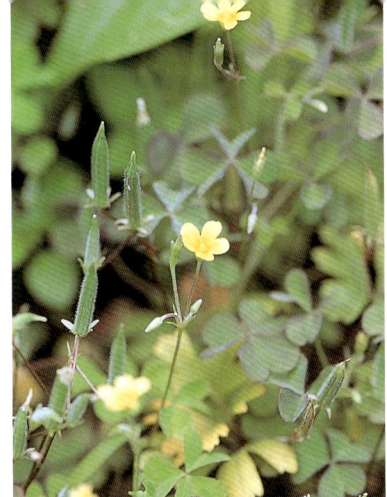

1996.5.10. 충남대학교　　　　괭이밥

324. 괭이밥(시금초)　　　　[괭이밥과]

Oxalis corniculata L.

여러해살이풀. 높이 10~30cm. 잎은 어긋나고, 긴 잎자루 끝에 3개의 심장형의 작은 잎이 있으나 그늘이 지면 오므라든다. 길이와 너비가 각각 1~2.5cm이고, 가장자리, 잎 뒷면, 줄기에 털이 약간 있다. 꽃은 황색, 지름 8mm 정도로 잎겨드랑이에서 나온 긴 꽃줄기 끝에 1~8개가 산형 꽃차례로 달린다. 열매는 삭과로 원주형이며, 길이 15~25mm로 익으면 많은 종자가 쏟아져 나온다.

분포/ 전국의 밭이나 길가에서 자라며, 일본, 대만, 아시아, 유럽, 북아메리카, 오스트레일리아에 분포한다.

채취/ 전초를 7~8월에 채취하여 말린다.

약효/ 전초를 초장초(酢漿草)라고 하며, 청열이습, 양혈산어(凉血散瘀), 소종해독의

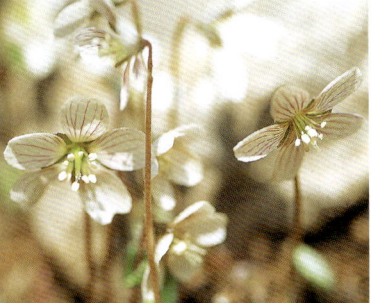

1997.6.4. 백두산　　　　큰괭이밥

효능이 있고, 설사, 이질, 황달, 토혈, 인후종통, 탈항, 치질, 옴을 치료한다.

성분/ 줄기와 잎에는 다량의 숙신산염(succinic salt)이 함유되어 있고, 시트르산, 타르타르산, 말산(malic acid)이 함유되어 있다.

약리 작용/ 황색포도상구균에 대하여 항균작용이 있다.

사용법/ 진초 10g에 물 700mL를 넣고 달인 액을 반으로 나누어 아침 저녁으로 복용하고, 외용에는 즙을 내어 바른다.

참고/ 애기괭이밥 *O. acetosella* L., 선괭이밥 *O. stricta* L., 큰괭이밥 *O. obtriangulata* Maxim., 자주괭이밥도 약효가 같다.

265

쥐손이풀과 / 牻牛兒科 / ふうろそう科 / Geraniaceae

대부분이 풀. 턱잎이 있고, 가장자리에 이 모양의 톱니가 있거나 갈라진다. 꽃은 잎겨드랑이에 1~수개가 달리고, 양성화이다. 꽃받침은 4~5개가 기와 모양으로 배열되고, 수술은 꽃받침의 2~3배이다. 배주는 1개이며 거꾸로 달린다. 열매는 3~5갈래이며, 각 갈래에 1~2개의 종자가 들어 있다. 세계에 11속 650종, 우리 나라에는 2속 14종이 자란다.

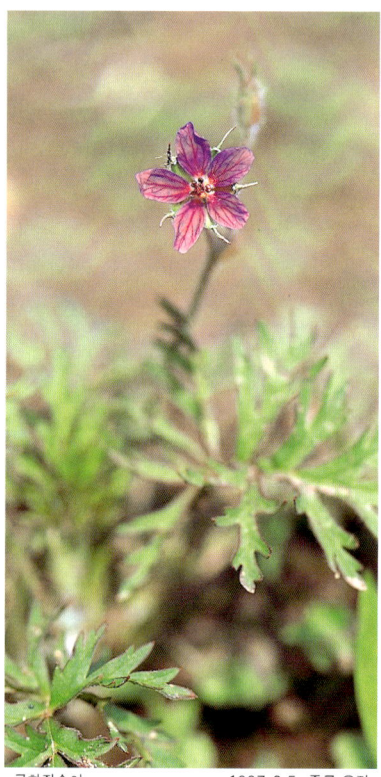

국화쥐손이   1997.6.5. 중국 용정

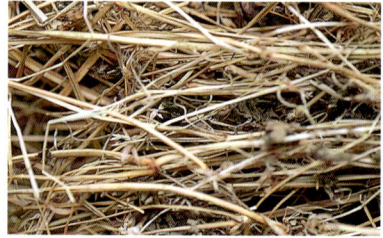

노관초(老鸛草)

325. 국화쥐손이 [쥐손이풀과]

Erodium stephanianum Willd.

여러해살이풀. 높이 30~60cm. 전체에 흰색 털이 퍼져 나고, 뿌리는 땅 속으로 깊이 들어간다. 잎은 2~3회 깃 모양으로 갈라진다. 꽃은 홍자색으로 7~8월에 핀다. 잎겨드랑이에서 나온 긴 꽃줄기 끝에 3개의 작은 꽃줄기가 나와 그 끝에 1개씩 달리며, 꽃받침 조각은 5개로 5맥이 있고, 끝에 침 같은 돌기가 있으며, 꽃잎은 5개, 수술은 10개, 열매는 5개로 갈라진다.

분포/ 평북(낭림산), 함남(천불산), 함북(청진, 무산) 등지의 깊은 산 습기가 있는 곳에서 자라며, 만주, 중국, 몽고, 아무르, 시베리아에 분포한다.

채취/ 전초를 가을에 채취하여 말린다.

약효/ 전초를 노관초(老鸛草)라고 하며, 거풍, 활혈, 청열해독의 효능이 있고, 풍습동통, 구련마목(拘攣麻木), 질타(跌打), 장염, 이질을 치료한다.

성분/ geraniin, quercetin, kaempferitin 등이 함유되어 있다.

약리 작용/ 물로 달인 액은 카타르성구균, 황색포도상구균, 적리균에 대해 항균 작용이 있다.

사용법/ 전초 20g에 물 800mL를 넣고 달인 액을 반으로 나누어서 아침 저녁으로 복용한다.

참고/ 쥐손이풀속(*Geranium*)에 비하여 바깥쪽에 있는 수술 5개는 꽃밥이 없고 열매의 벽 안쪽에 털이 있다.

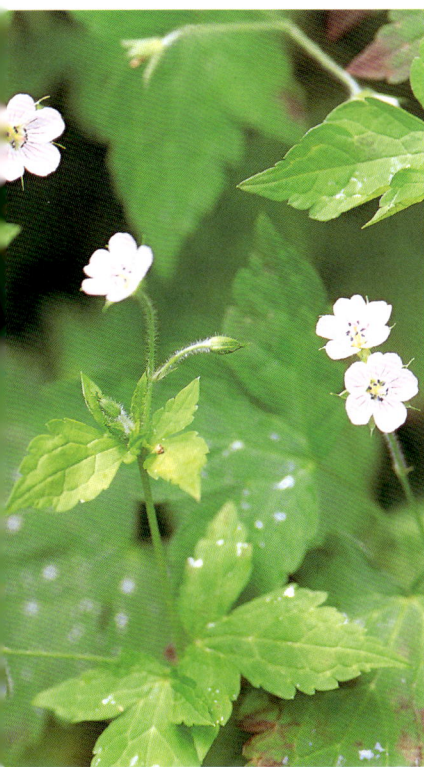

1995.6.1. 계룡산   이질풀

326. 이질풀   [쥐손이풀과]

Geranium thunbergii S. et Z.

　여러해살이풀. 잎은 마주 나고 3~5개로 깊이 갈라지며, 갈라진 조각은 달걀 모양으로 끝이 뾰족하며, 가장자리에는 깃 조각 같은 결각이 있고, 양면에 흔히 흑색 무늬가 있다. 턱잎은 서로 떨어지며 송곳 같은 바늘 모양이다. 꽃은 지름 1~1.5cm, 연한 홍색, 홍자색 또는 백색으로, 8~9월에 꽃대에서 갈라져 나온 2개의 작은 꽃대에 각각 1개씩 달린다.

분포/ 전국의 들이나 산기슭에서 자라며, 일본, 만주, 아무르, 우수리에 분포한다.

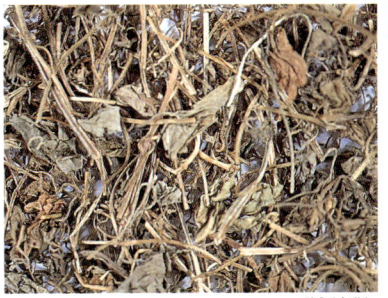

현초(玄草)

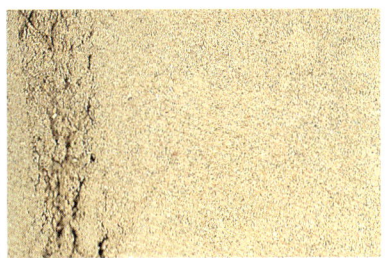

현초 가루

채취/ 전초를 가을에 채취하여 말린다.

약효/ 전초를 현초(玄草)라고 하며, 거풍, 활혈, 청열해독의 효능이 있고, 풍습동통, 구련마목(拘攣麻木), 질타(跌打), 장염, 이질을 치료한다.

성분/ tannin이 50~70%로 주성분은 geraniin이다. dehydrogeraniin, furosin이 소량 함유되어 있으며, flavonoid 성분으로 quercetin, kaempferol-7-rhamnoside, kaempferin 등이 함유되어 있다.

약리 작용/ 물로 달인 액은 위 내 투여에서 분변량을 감소시키지만 피하 주사로는 효력이 없고, 다량 투여시 사하 작용이 일어난다.

사용법/ 선초 20g에 물 800mL를 넣고 달인 액을 반으로 나누어 아침 저녁으로 복용한다.

참고/ 쥐손이풀에 비하여 뿌리가 여러 개로 갈라지고 꽃대에 2개의 꽃이 달리며, 작은 꽃대와 꽃받침에 선모(腺毛)가 있다.

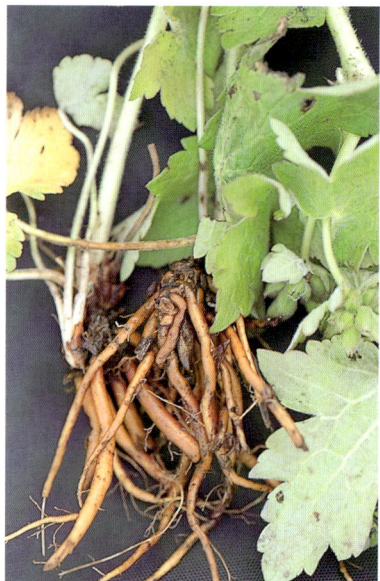

모예노관초(毛蕊老鸛草)

327. 털쥐손이 [쥐손이풀과]

Geranium eriostemon Fischer

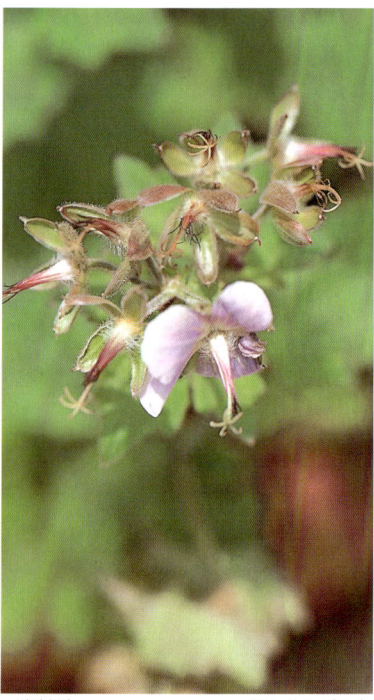

털쥐손이   1997.6.4. 백두산

여러해살이풀. 높이 50~60cm. 꽃은 홍자색으로 지름 2.5~3cm이며, 7~8월에 줄기와 가지 끝에 3~8개가 산형으로 달린다. 꽃받침잎은 5개로 긴 달걀 모양이다. 꽃잎은 5개로 홍자색, 달걀 모양이며, 수술은 10개이다. 열매는 삭과로 바늘 모양이며, 5개로 갈라져서 위로 말린다.

분포/ 백두산 및 북부 지방의 높은 산에서 자란다.

채취/ 전초를 가을에 채취하여 말린다.

약효/ 전초를 모예노관초(毛蕊老鸛草)라 하며, 소풍통락(消風通絡), 강근건골(强筋健骨)의 효능이 있고, 풍한습비, 관절통, 기부마목(肌膚麻木), 장염, 이질을 치료한다.

성분/ tannin이 50~70%로 주성분은 geraniin이다. dehydrogeraniin, furosin이 소량 함유되어 있으며, flavonoid 성분으로 quercetin, kaempferol-7-rhamnoside, kaempferin 등이 함유되어 있다.

약리 작용/ 물로 달인 액은 위 내 투여에서 분변량을 감소시키지만 피하 주사로는 효력이 없고, 다량 투여시 사하 작용이 일어난다.

사용법/ 전초 20g에 물 800mL를 넣고 달인 액을 반으로 나누어서 아침 저녁으로 복용한다.

참고/ 털쥐손이에 비하여 잎이 깊이 갈라지고, 갈라진 조각은 끝이 뾰족하며, 줄기, 잎자루, 잎 뒤에 털이 적고 꽃대, 꽃받침에 선모(腺毛)가 드문드문 있는 부전쥐손이 var. *glabrescens* Nakai도 약효가 같다.

남가새과 / 蒺藜科 / はまびし科 / Zygophyllaceae

떨기나무 또는 큰키나무. 가지에 흔히 마디가 있고, 잎은 마주 나거나 어긋 나고 1~2회 깃꼴겹잎이다. 턱잎은 늘 붙어 있다. 꽃은 양성화, 꽃받침은 5개, 드물게 4개이며, 기와 모양으로 배열되고, 꽃잎은 4~5개로 기와 모양으로 배열되거나 뒤틀리며 꽃턱이 있다. 수술은 꽃잎과 같은 수이거나 2~3배, 자방은 상위, 암술대는 1개. 열대와 온대에 21속 160종이 분포하고, 우리 나라에는 1속 1종이 자란다.

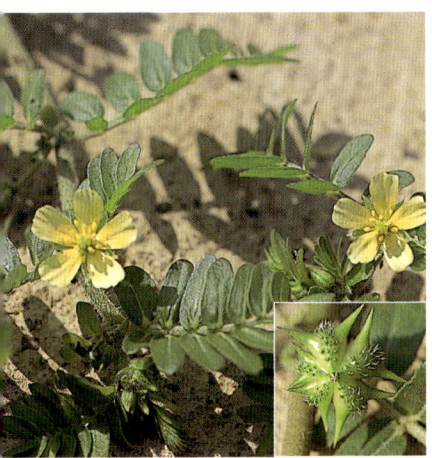

남가새 1996.8.8. 수원 농촌진흥청　　　열매

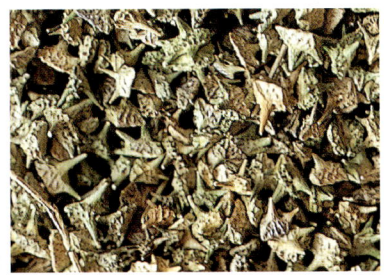

백질려(白蒺藜)

328. 남가새 [남가새과]

Tribulus terrestris L.

한해살이풀. 잎은 마주 나고 4~8쌍의 작은 잎으로 구성된 짝수 깃꼴겹잎이며, 작은 잎은 긴 타원형으로 좌우의 모양이 다르고, 길이 10~15mm, 너비 3~4mm로 가장자리는 밋밋하고, 턱잎은 서로 떨어지고 바늘 모양의 삼각형이다. 꽃은 황색으로 7월에 잎 겨드랑이에 1개씩 달리며, 꽃잎은 꽃받침보다 길며 5개이다. 수술은 10개이며, 사방은 1개이고 털이 많다. 열매는 삭과로 5개로 갈라지며, 갈라진 각 조각에는 2개의 뾰족한 돌기가 있다.

분포 / 제주, 거제도, 함북의 바닷가 모래땅에서 자라며, 일본, 만주, 중국, 시베리아,

유럽에 분포한다.

채취 / 열매와 뿌리를 가을에 채취하여 말린다.

약효 / 열매를 백질려(白蒺藜)라 하며, 산풍, 명목, 하기(下氣), 행혈의 효능이 있고, 두통, 소양증, 목적(目赤), 유난(乳難), 나력을 치료한다. 뿌리를 질려근(蒺藜根)이라고 하며, 치통을 치료한다. 줄기와 잎을 질려묘(蒺藜苗) 또는 자질려(刺蒺藜)라고 하며, 옹종, 개선, 풍양(風痒)을 치료한다.

성분 / 뿌리, 잎, 줄기에는 saponin이 함유되어 있으며, sapogenin은 diosgenin, gitogenin, chlorogenin, ruscogenin이며, 그 밖에 harman, harmarol이 함유되어 있다.

약리 작용 / 열매의 알코올 추출물은 마취된 동물의 혈압을 강하시킨다.

사용법 / 열매 10g에 물 700mL를 넣고 달인 액을 반으로 나누어 아침 저녁으로 복용한다. 뿌리는 가루를 내어 아픈 곳을 문지르고, 줄기와 잎은 짓찧어서 환부에 붙인다.

참고 / 인도에서는 이뇨제로 사용한다.

아마과 / 亞麻科 / あま科 / Linaceae

풀 또는 떨기나무. 잎은 홑잎. 턱잎은 없거나 선(腺) 같다. 꽃은 양성화, 방사 상칭이며, 꽃받침은 4~5개로 떨어지거나 부분적으로 붙고, 기와 모양으로 배열한다. 꽃잎은 뒤틀리고, 수술은 꽃잎과 같은 수이며, 수술대는 밑이 붙고, 자방은 상위, 3~5실, 암술대는 3~4개이다. 주로 온대에 6속 150종이 분포하고, 우리 나라에는 1속 2종이 자란다.

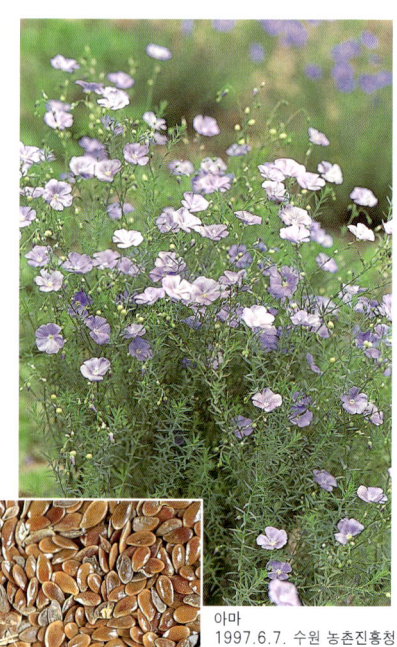

아마
1997.6.7. 수원 농촌진흥청

아마인(亞麻仁)

329. 아마 [아마과]

Linum usitatissimum L.

한해살이풀. 높이 70~100cm. 잎은 어긋나고, 바늘 모양, 길이 2~3.5cm로 가장자리는 밋밋하고, 잎맥은 보통 3개로 분백색을 띠며, 잎자루는 거의 없다. 꽃은 청자색 또는 백색으로 6~7월에 핀다. 꽃잎은 길이 10mm로 끝이 다소 팬다. 수술과 헛수술은 각각 5개이며, 자방에 5개의 암술대가 있고, 암술머리가 안쪽으로 굽는다. 열매는 삭과

로 둥글며 지름 7mm 가량이고, 종자는 편평한 긴 타원형이며 황갈색이다.

분포/ 중앙 아시아 원산으로, 전국에서 재배한다.

채취/ 전초와 종자를 가을에 채취하여 말린다.

약효/ 뿌리, 줄기, 잎을 아마(亞麻)라고 하며, 평간, 보허, 활혈의 효능이 있고, 만성 간염, 고환염, 타박상을 치료한다. 잎은 간풍(肝風)에 의한 두통과 일반적인 출혈을 치료한다. 종자를 아마인(亞麻仁)이라고 하며, 마풍(痲瘋, 나병), 피부양진(皮膚瘁疹), 탈모, 변비를 치료한다.

성분/ 줄기와 잎에는 orientin, isoorientin, vitexin, isovitexin, linamarin 등이 함유되어 있다.

약리 작용/ 종자에는 지방 30~48%와 점액성 물질 5~12%가 함유되어 있고, 윤활 작용과 자극 완화 작용이 있어서 국부 염증 치료에 쓰인다. 종자 기름에는 완화 작용이 있고, 불포화지방산이 많이 함유되어 있어서 고지혈증 또는 동맥경화 예방에 사용된다.

사용법/ 뿌리, 줄기, 잎 또는 종자 15g에 물 700mL를 넣고 달인 액을 반으로 나누어 아침 저녁으로 복용한다. 단, 위가 약한 사람이나 임산부는 복용을 금한다.

참고/ 높이 40~60cm로 꽃이 작고 연한 홍색이며, 꽃받침 조각의 가장자리에 돌출한 흑색 선점이 있는 개아마 *L. stelleroides* Planch.도 약효가 같다.

대극과 / 大戟科 / とうだいぐさ科 / Euphorbiaceae

풀 또는 떨기나무, 때로 큰키나무. 대개 흰 유액이 나오고, 턱잎이 있다. 꽃은 단성화, 꽃받침은 기와 모양으로 배열되고, 꽃잎은 없는 것도 있다. 수술은 1~다수, 꽃밥은 2~4실, 자방은 3실, 암술대는 갈라지거나 밑이 붙고, 배주는 각 실에 1~2개로 거꾸로 달린다. 열매는 삭과 또는 핵과, 종자에는 뚜렷한 배꼽〔臍點〕이 있다. 세계에 280속 8000종, 우리나라에는 10속 20종이 자란다. 대부분 약용하지만 독성이 강하므로 주의해서 사용하여야 한다.

330. 깨풀   [대극과]

Acalypha australis L.

한해살이풀. 높이 30~50cm. 꽃은 갈색으로 7~8월에 핀다. 열매는 삭과로 지름 3mm 가량이다. 종자는 달걀 모양으로 흑갈색이며 길이 1.5mm 가량이고 밋밋하다.

분포/ 전국의 밭이나 길가에서 자라며, 일본, 중국, 만주, 대만, 필리핀, 아무르에 분포한다.

약효/ 전초를 5~6월에 채취하여 말린 것을 철현(鐵莧)이라고 하며, 청열, 이수, 살충, 지혈의 효능이 있고, 세균성하리, 해수토혈, 혈변, 자궁출혈, 복창(腹脹), 피부염, 창상출혈을 치료한다.

성분/ 전초에는 알칼로이드 배당체, 갈산, 타닌 등이 함유되어 있다.

약리 작용/ 물로 달인 액은 적리균, 황색포도상구균, 콜레라균, 탄저균에 대하여 항균 작용이 있다.

사용법/ 전초 15g에 물 700mL를 넣고 달인 액을 반으로 나누어 아침 저녁으로 복용하고, 외용에는 짓찧어 붙인다.

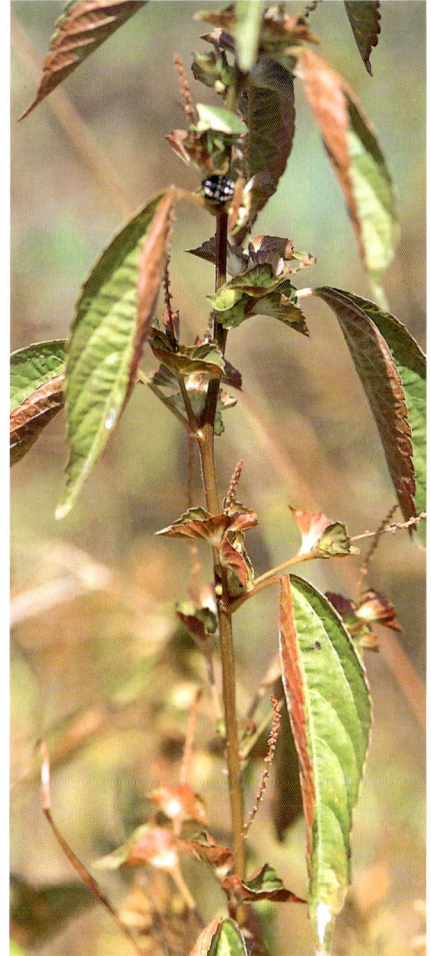

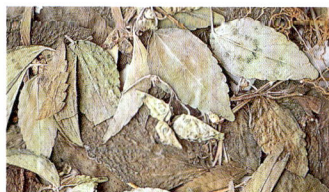

철현(鐵莧)   1997.9.30. 경북 영주   깨풀

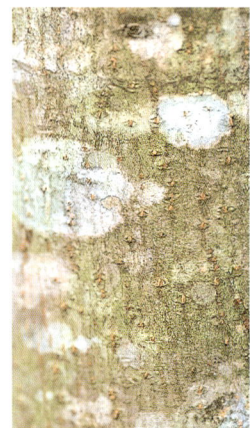

유동(줄기 껍질)

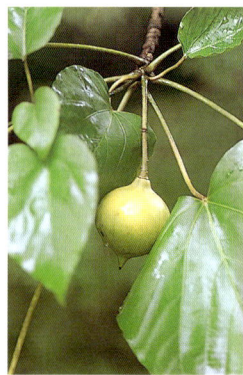

유동(열매)

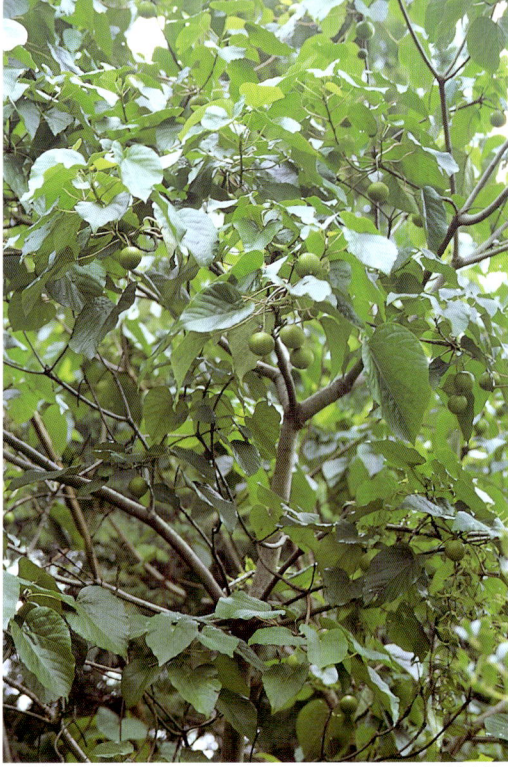

유동

1994.6.1. 전남 순천

331. 유동 [대극과]

Aleurites fordii Hemsl.

갈잎큰키나무. 높이 10m 가량. 꽃은 백색으로 5월에 잎보다 먼저 핀다. 열매는 삭과로 지름 3~4cm이며 둥글고, 4~5개의 달걀 모양의 종자가 들어 있다.

분포/ 중국 양쯔강 주변 원산으로, 우리 나라의 남부 지방에서 재식한다.

약효/ 종자를 유동자(油桐子)라고 하며, 용토풍담(涌吐風痰), 소종, 이대소변(利大小便)의 효능이 있고, 풍담후비, 나력, 개선, 화상, 단독, 대소변불통을 치료한다.

성분/ 열매와 종자에는 12-O-palmityl-13-O-acetyl-16-hydroxyphorbol, 잎에는 aleurinin A, B, C, coriglagin, geraniin, chebulagic acid 등이 함유되어 있다.

사용법/ 종자 15g에 물 700mL를 넣고 달인 액을 반으로 나누어 아침 저녁으로 복용하고, 외용에는 짓찧어서 붙인다.

272

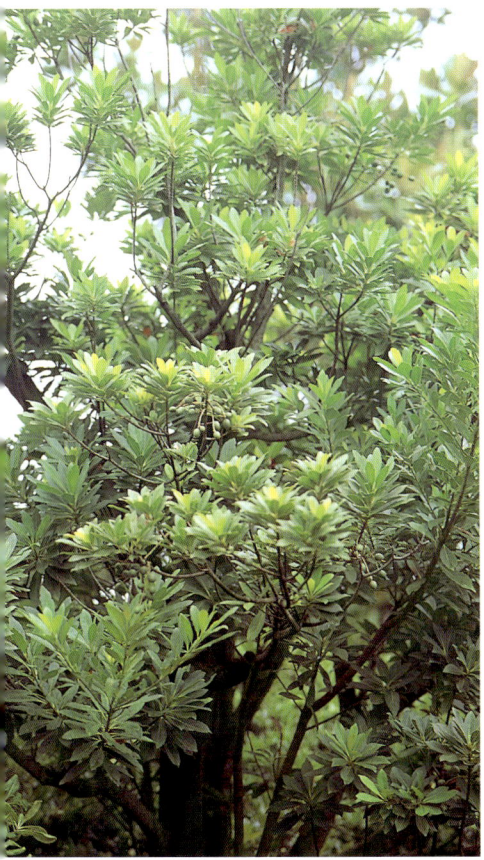

1993.8.1. 제주

굴거리나무

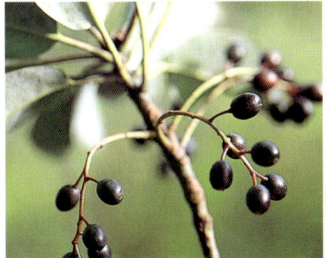

굴거리나무(꽃)

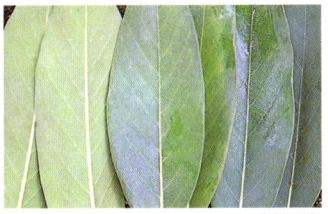

교양목(交讓木) 열매

교양목(交讓木) 잎

332. 굴거리나무   [대극과]

Daphniphyllum macropodum Miq.

늘푸른큰키나무. 꽃은 녹색으로 암수딴그루이며, 잎겨드랑이에 총상 꽃차례로 달린다. 수꽃은 8~10개의 수술이 있고, 암꽃은 약간 둥근 자방에 2개의 암술대가 있다. 열매는 핵과로 긴 타원형이며 10월에 암벽색으로 익는다.

분포/ 제주, 거제도, 남해, 해남, 진도, 내장산, 안면도 바닷가의 숲 속에서 자라며, 일본, 중국에 분포한다.

약효/ 잎 또는 열매를 교양목(交讓木)이라고 하며, 소종발독, 살충의 효능이 있고, 종독을 치료한다. 구충제로도 사용한다.

사용법/ 잎 또는 열매 10g에 물 700mL를 넣고 달인 액을 반으로 나누어 아침 저녁으로 복용하고, 외용에는 짓찧어서 바른다.

참고/ 잎이 작고, 꽃받침 조각은 있으나 작으며, 암꽃의 헛수술이 거의 없는 좀굴거리나무 *D. glaucescens* Blume도 약효가 같다.

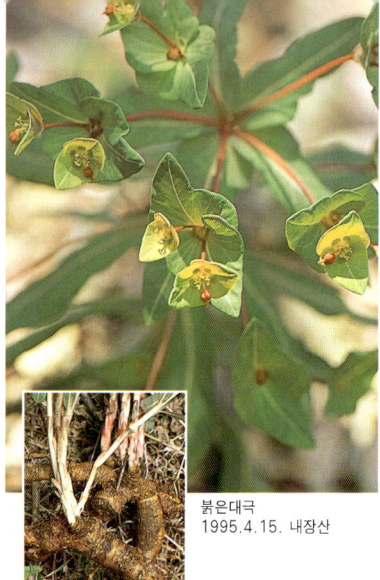

붉은대극
1995.4.15. 내장산

붉은대극(뿌리)

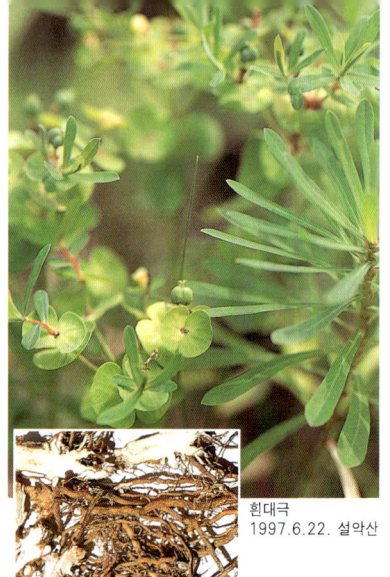

흰대극
1997.6.22. 설악산

계장낭독(鷄腸狼毒)

333. 붉은대극 　　　　　　　[대극과]

Euphorbia ebracteolata Hayata

여러해살이풀. 높이 50~60cm. 꽃은 4월에 핀다. 열매는 삭과로 윤채가 있으며 돌기가 없다.

분포/ 경기(풍도), 충북(옥천), 전북(내장산·만덕산), 강원도(가리왕산·청옥산) 등지의 햇볕이 잘 드는 산골짜기에서 자라며, 일본에 분포한다.

약효/ 뿌리를 낭독(狼毒)과 같은 용도로 사용하며, 수종으로 인한 복창(腹脹), 담(痰), 식체, 심복동통, 만성기관지염, 해수, 천식, 결핵, 개선, 치창을 치료한다.

성분/ norbergenin, bergenin, isoquercitrin, quercitrin, rutin, glucogallin, casuriin, corilagin, carpinusin, geraniin, helioscopinin A, B, pedunculagin, euphorbin A, B, D, E, excoecarianin, furosin 등이 함유되어 있다.

사용법/ 뿌리 3g에 물 500mL를 넣고 달인 액을 반으로 나누어 아침 저녁으로 복용한다.

334. 흰대극 　　　　　　　[대극과]

Euphorbia esula L.

여러해살이풀. 높이 20~40cm. 꽃은 황색으로 5~6월에 핀다. 열매는 삭과로 구형이며 3개로 갈라져서 종자가 튀어나온다.

분포/ 전국의 바닷가나 물가에서 드물게 자라며, 일본, 중국, 만주, 몽고, 시베리아, 유럽에 분포한다.

약효/ 뿌리를 계장낭독(鷄腸狼毒)이라고 하며, 사수축음(瀉水逐飮), 소종산결(消腫散結), 살충의 효능이 있고, 수종, 담음, 나력, 화농성종양, 복만급통(腹滿急痛), 중풍으로 인한 피부동통, 구토를 치료한다.

성분/ 지상부에는 24-methylenecycloartanol, cerylalcohol, nonacosane, hentriacontane 등이 함유되어 있다.

사용법/ 뿌리 3g에 물 500mL를 넣고 달인 액을 반으로 나누어 아침 저녁으로 복용한다.

참고/ 개감수에 비하여 잎이 많고 배상 꽃차례의 선체(腺體)는 양쪽 가장자리가 둔하며 짧게 돌출한다.

335. 등대풀 [대극과]

Euphorbia helioscopia L.

두해살이풀. 높이 25~30cm. 꽃은 황록색으로 4~5월에 핀다. 열매는 삭과로 밋밋하고 길이 3mm로서 3개로 갈라진다. 종자는 거꿀달걀 모양이고 갈색이다.

분포/ 중부 이남의 들이나 산기슭 낮은 곳에서 자라며, 일본, 중국, 대만, 인도, 시베리아, 유럽에 분포한다.

약효/ 전초를 택칠(澤漆)이라 하며, 행수(行水), 소염, 살충, 소독(消毒)의 효능이 있고, 수기종만(水氣腫滿), 담음천해(痰飮喘咳), 말라리아, 하리, 골수염, 결핵성치루를 치료한다.

성분/ quercetin, quercetin-3-galactoside 등이 함유되어 있다.

약리 작용/ 물 추출물은 결핵균의 성장을 억제하나 streptomycin, isoniazid 등과의 상승 작용은 없다.

사용법/ 전초 10g에 물 700mL를 넣고 달인 액을 반으로 나누어 아침 저녁으로 복용한다.

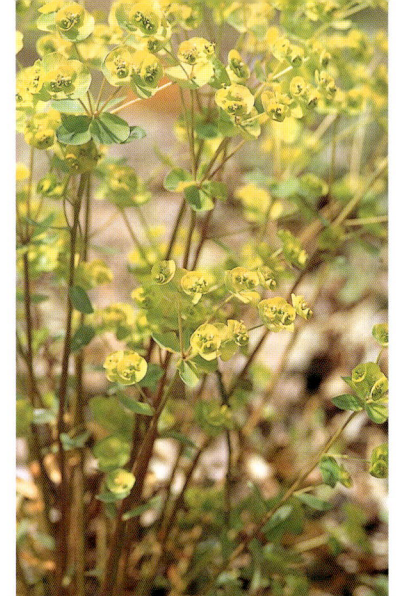

1997.4.25. 경북 경산   등대풀

336. 속수자 [대극과]

Euphorbia lathyris L.

두해살이풀. 높이 1m 가량. 꽃은 5~6월에 핀다. 열매는 삭과로 둥글며, 앞면에는 얼룩 무늬가 있고 7~8월에 익는다.

분포/ 중국 원산으로, 국내에서 약용으로 재배한다.

약효/ 종자를 천금자(千金子)라고 하며, 사하, 축수(逐水), 소종, 살충의 효능이 있고, 수종창만, 담음, 무월경, 독사교상을 치료한다.

성분/ 유독 성분은 euphorbiasteroid이고, 그 밖에 daphnetin, euphorbetin, esculin 등이 함유되어 있다.

사용법/ 종자 3g에 물 500mL를 넣고 달인 액을 반으로 나누어 아침 저녁으로 복용한다.

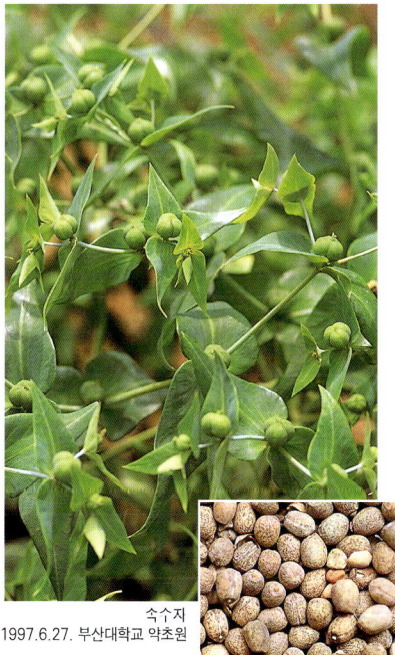

속수자
1997.6.27. 부산대학교 약초원

천금자(千金子)

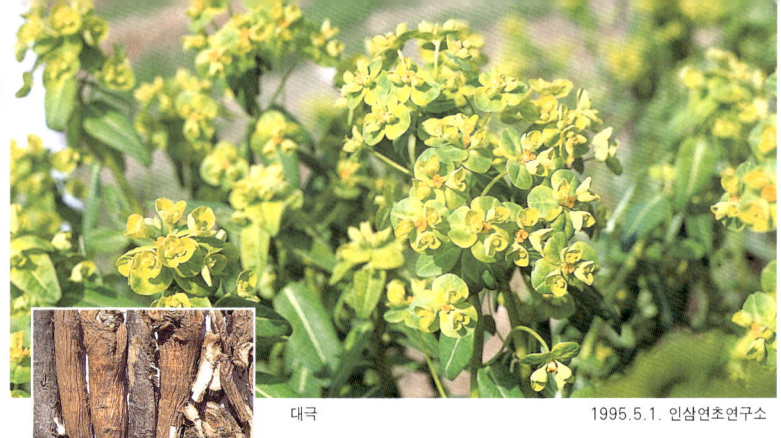

대극   1995.5.1. 인삼연초연구소

대극(大戟)

337. 대극   [대극과]

Euphorbia pekinensis Rupr.

여러해살이풀. 높이 80cm 가량. 꽃은 녹황색으로 4~6월에 핀다. 열매는 삭과로 사마귀 같은 돌기가 있다. 종자는 넓은 타원형이다.

분포/ 전국의 산과 들에서 자라며, 일본, 만주, 중국에 분포한다.

338. 낭독   [대극과]

Euphorbia pallasii Turcz.

여러해살이풀. 높이 60cm 가량. 뿌리는 굵고, 꽃은 녹황색으로 5~6월에 핀다. 열매는 삭과로 둥글며 지름 5mm 가량이다.

분포/ 경북, 충북, 평북, 함남 등지의 낮은 산기슭이나 들에서 자라며, 만주, 몽고, 다후리아에 분포한다.

약효/ 뿌리를 낭독(狼毒)이라고 하며, 축수(逐水), 거담, 파적(破積), 살충의 효능이 있고, 수종으로 인한 복창, 담, 식체, 심복동통, 만성기관지염, 해수, 천식, 결핵, 개선, 치창(痔瘡)을 치료한다.

사용법/ 뿌리 3g에 물 500mL를 넣고 달인 액을 반으로 나누어 아침 저녁으로 복용하고, 외용에는 짓찧어서 환부에 붙인다.

약효/ 뿌리를 대극(大戟)이라고 하며, 사수축음(瀉水逐飮), 소종산결의 효능이 있고, 수종, 담음, 나력, 화농성종양, 복만급통, 중풍으로 인한 피부동통, 구토를 치료한다.

성분/ triterpenoid류로 euphorbon과 euphorbia A, B, C 등이 함유되어 있다.

약리 작용/ ether 추출물은 사하 작용이 있고, 물로 달인 액은 고양이의 혈압을 강하시킨다.

사용법/ 뿌리 3g에 물 500mL를 넣고 달인 액을 반으로 나누어 아침 저녁으로 복용한다.

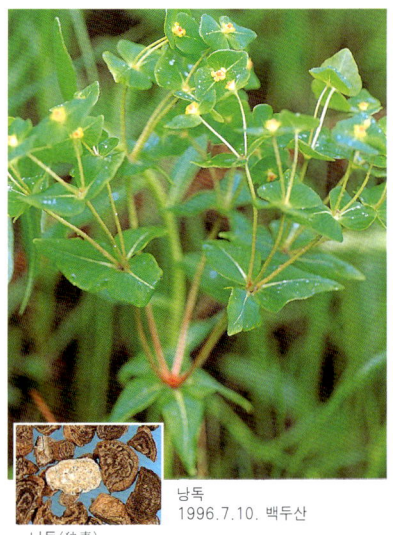

낭독
1996.7.10. 백두산

낭독(狼毒)

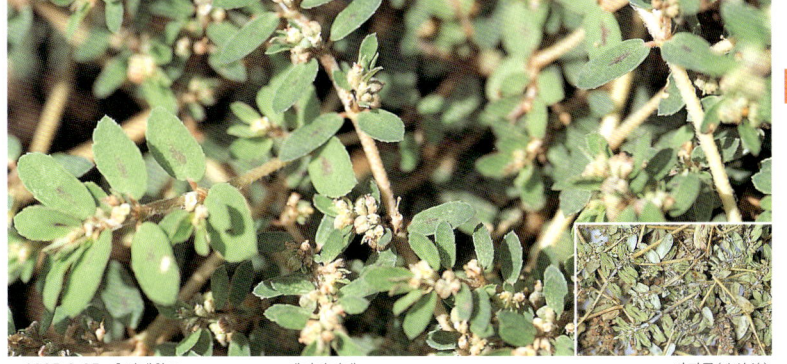

1995.8.25. 충남대학교 　　애기땅빈대　　　　반지금(斑地錦)

339. 애기땅빈대　　　　　[대극과]

Euphorbia supina Rafin.

한해살이풀. 꽃은 6~8월에 핀다. 열매는 삭과로 지름 1.8mm 가량이며 꽃차례 밖으로 길게 나와서 처지고 3개의 둔한 능선이 있다.

분포/ 북아메리카 원산인 귀화 식물로, 제주도, 경기도의 들이나 밭에 난다.

약효/ 전초를 반지금(斑地錦)이라고 하며, 지혈, 청습열, 통유의 효능이 있고, 황달, 설사, 감적, 혈리, 유즙부족을 치료한다.

사용법/ 전초 5g에 물 500mL를 넣고 달인 액을 반으로 나누어 아침 저녁으로 복용하고, 외용에는 짓찧어서 환부에 붙인다.

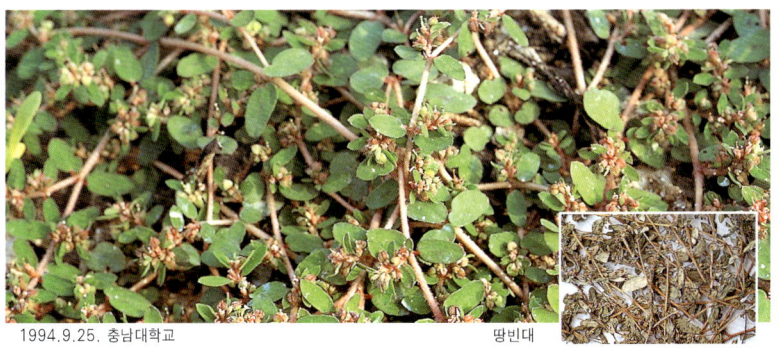

1994.9.25. 충남대학교 　　땅빈대　　　　지금초(地錦草)

340. 땅빈대　　　　　[대극과]

Euphorbia pseudo-chamaesyce Fischer [*E. humifusa* Willd.]

한해살이풀. 꽃은 연한 적자색으로 8~9월에 핀다. 열매는 삭과로 편평한 달걀 모양이다.

분포/ 전국의 들이나 밭에 흔히 자라며, 일본, 만주, 중국, 시베리아에 분포한다.

약효/ 전초를 지금초(地錦草)라 하며, 청열해독, 활혈지혈, 이습, 통유의 효능이 있고,

세균성하리, 장염, 해수출혈, 혈변, 습열에 의한 황달, 유즙불통을 치료한다.

성분/ quercetin이 함유되어 있다.

약리 작용/ 신선한 즙액, 물로 달인 액, ethyl-lacetate 분획물은 간균, 구균, 대장균, 적리균, 백일해균 등에 대하여 항균 작용이 있다.

사용법/ 전초 5g에 물 500mL를 넣고 달인 액을 반으로 나누어 아침 저녁으로 복용하고, 외용에는 짓찧어서 환부에 붙인다.

277

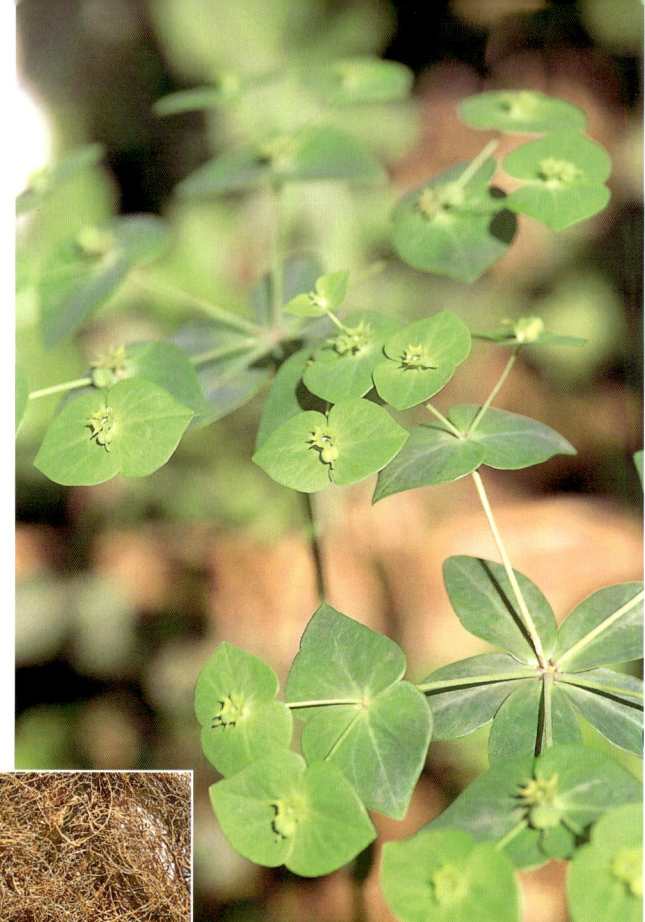

개감수   1997.5.26. 계룡산

개감수(뿌리)

341. 개감수   [대극과]

Euphorbia sieboldiana Morren et Decaisne

여러해살이풀. 높이 20~40cm. 작은 꽃차례는 1개의 꽃처럼 보이며, 1개의 암술로 된 1개의 암꽃과 1개의 수술로 된 몇 개의 수꽃이 있다. 열매는 삭과로 둥글다.

분포/ 전국의 산과 들에서 흔히 자라며, 일본, 중국, 사할린에 분포한다.

약효/ 전초는 사수음(瀉水飮), 파적취(破積聚), 통이변(通二便)의 효능이 있고, 수종복만(水腫腹滿), 유음(溜飮), 결흉(結胸), 이변불통(二便不通)을 치료한다.

성분/ ellagic tannin, euphorbon, α-euphorbol, tirucallol이 함유되어 있다.

사용법/ 전초 6g에 물 700mL를 넣고 달인 액을 반으로 나누어 아침 저녁으로 복용하거나 환제로 하여 복용한다.

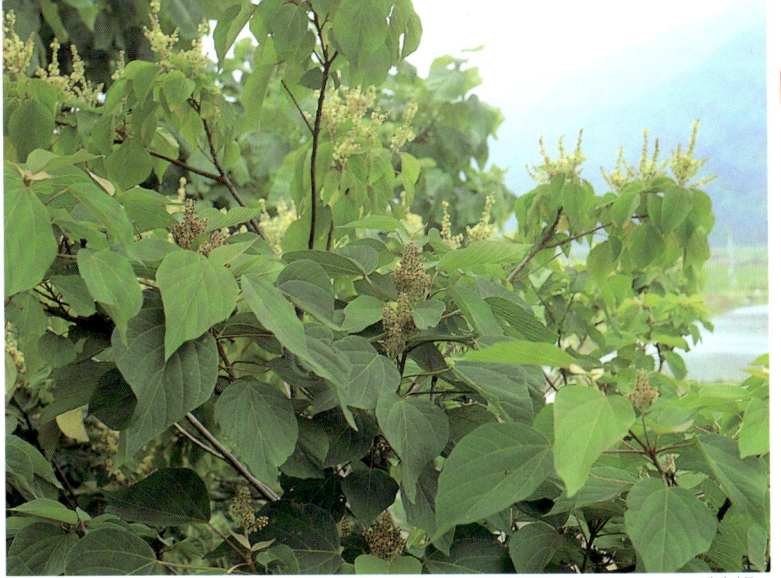

1993.7.1. 전북 고창　　　　　　　　예덕나무

342. 예덕나무　　　[대극과]

Mallotus japonicus (Thunberg) Muell. -Arg.

　갈잎작은큰키나무. 높이 5~7m. 꽃은 녹황색, 암수딴그루로 6월에 핀다. 열매는 삭과로 삼각상 원형이며, 황갈색의 선점(腺點)과 성모(星毛)가 있고, 종자는 암갈색이다.

분포/ 제주도, 경남, 전남, 전북, 충남 등지의 바닷가 산골짜기에서 자라고, 일본, 중국, 대만에 분포한다.

약효/ 줄기 껍질을 야오동(野梧桐)이라고 하며, 화위(和胃)의 효능이 있고, 위·십이지궤양을 치료한다.

성분/ 줄기 껍질에는 bergenin, 잎에는 rutin, malloprenol, malloprenol과 linoleic acid의 ester 화합물이 함유되어 있다.

사용법/ 줄기 껍질 10g에 물 700mL를 넣고 달인 액을 반으로 나누어 아침 저녁으로 복용하거나, 가루로 만들어 산제로 복용한다.

참고/ 정제, 환제 또는 산제로 제조되어 우리 나라를 비롯하여 일본, 중국 등지에서 시판되고 있다.

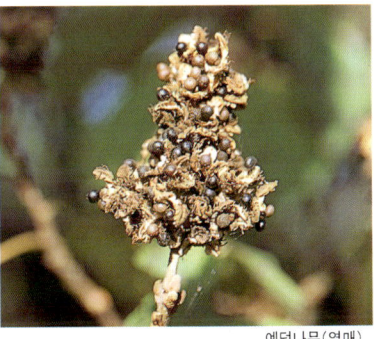

예덕나무(열매)

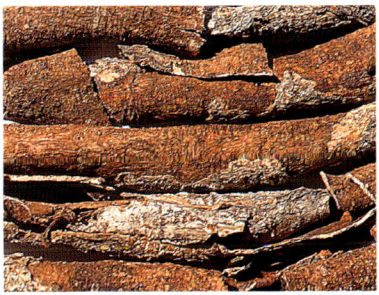

아오동(野梧桐)

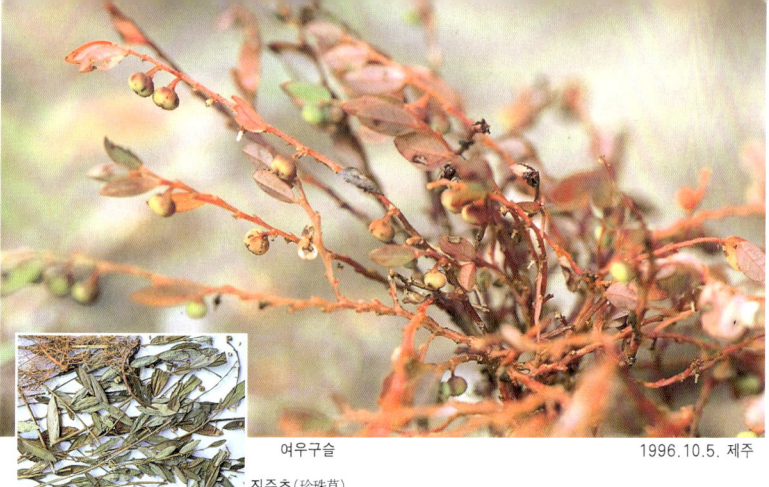

여우구슬   1996.10.5. 제주

진주초(珍珠草)

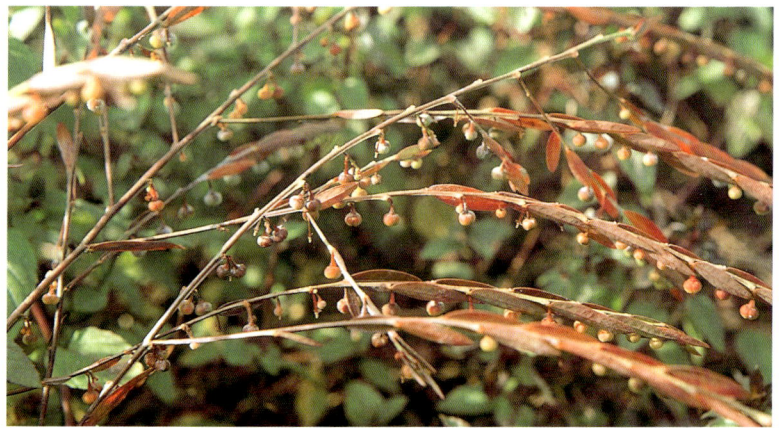

여우주머니   1989.9.1. 계룡산

343. 여우구슬　　　　　　[대극과]

Phyllanthus urinaria L.

　한해살이풀. 높이 15~40cm. 꽃은 적갈색으로 7~8월에 잎겨드랑이에서 핀다. 열매는 삭과로 편구형, 지름 2.5mm 가량이며 적갈색으로 익으면 3개로 갈라진다. 열매 자루는 짧다.

분포/ 제주도, 지리산, 완주의 산기슭과 들에 자라며, 일본, 중국, 우수리에 분포한다.

약효/ 전초를 진주초(珍珠草)라 하며, 소간(疎肝), 청열, 이수, 해독의 효능이 있고, 장염, 이질, 전염성간염, 신염으로 인한 수종, 요로감염을 치료한다.

성분/ phenol류와 triterpenoid류가 함유되어 있고, ellagic acid가 분리, 보고되어 있다.

사용법/ 전초 20g에 물 800mL를 넣고 달인 액을 반으로 나누어서 아침 저녁으로 복용한다.

참고/ 여우주머니도 *P. ussuriensis* Rupr. et Maxim.약효가 같다.

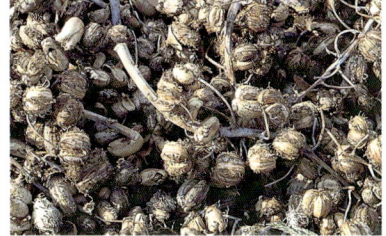

피마자(열매)

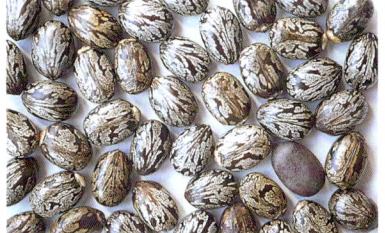

피마자(萆麻子)

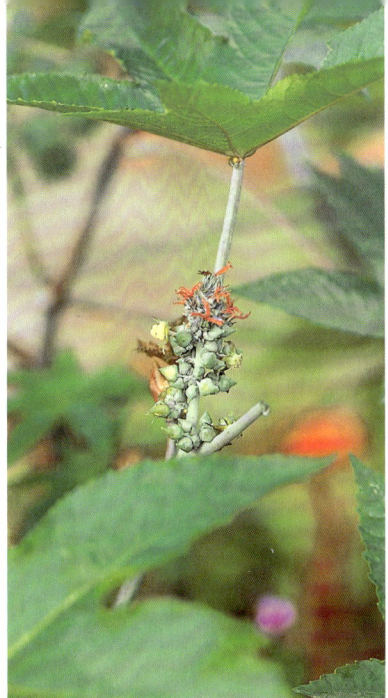

1996.6.15. 대전　　　　　　　　　피마자

344. 피마자　　　　　　　　[대극과]

Ricinus communis L.

　한해살이풀. 높이 2~2.5m. 꽃은 8~9월에 원줄기 끝에 길이 20cm 가량의 총상 꽃차례로 달린다. 수꽃은 밑부분에, 암꽃은 윗부분에 달리고, 1개의 자방이 있고 3실이며, 3개의 암술대가 끝에서 다시 2개로 갈라진다. 열매는 삭과로 3실이며, 각 실에 종자가 1개씩 들어 있다. 종자에는 반점이 있다.

분포 / 인도, 소아시아 원산으로, 전국에서 재배한다.

채취 / 종자와 잎을 가을에 채취하여 말린다.

약효 / 콩사글 피마자(萆麻子)라고 하며, 소종, 발독, 사하, 통대(通帶)의 효능이 있고, 옹저종독(癰疽腫毒), 나력, 후비(喉痺), 진선나창(疹癬癩瘡), 수종복만, 대변조결을 치료한다. 뿌리를 피마근(萆麻根)이라고 하며, 진정해경(鎭靜解痙), 거풍산어(祛風散瘀)의 효능이 있고, 파상풍, 류머티즘, 나력을 치료한다. 잎을 피마엽(萆麻葉)이라 하며, 각기, 음낭종통, 해수담천을 치료한다. 종자에서 짜낸 기름을 피마유(萆麻油)라 하며, 대변조결, 창개(瘡疥), 화상을 치료한다.

성분 / 종자에는 ricin, ricinin, 잎에는 rutin, kaempferol-3-rutinoside, isoquercitrin, astragalin, reynoutrin, ricinine 등이 함유되어 있다.

약리 작용 / 기니 피그의 실험에서 피마유는 소장에서 lipase의 작용에 의하여 가수 분해되어 sodium ricinolate를 생성하여 소장 및 맹장을 수축시켜 사하 작용을 나타낸다.

사용법 / 종자는 가루로 만들어 환제로, 또는 날것을 갈아서 복용하거나 볶아서 복용하고, 외용에는 짓찧어서 환부에 붙인다. 뿌리는 고기와 함께 삶아서 복용하고, 외용에는 짓찧어서 환부에 붙인다. 잎은 물로 달인 액으로 씻거나 뜨겁게 하여 찜질하고, 종자 기름은 1회 10mL를 복용한다.

참고 / 원산지에서는 떨기나무로 자란다.

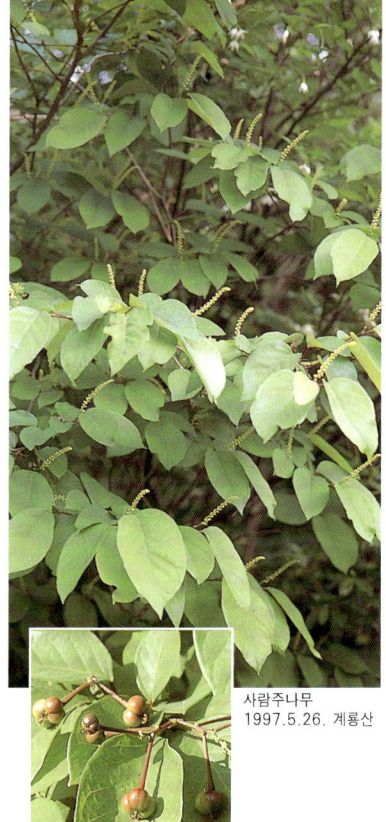

사람주나무
1997.5.26. 계룡산

사람주나무(열매)

345. 사람주나무 [대극과]

Sapium japonicum Pax et Hoffm.

갈잎작은큰키나무. 높이 5~6m. 잎은 어긋 나고 타원형이다. 꽃은 암수한그루로 윗부분에 많은 수꽃이 달리고, 밑부분에는 몇개의 암꽃이 달린다. 열매는 삭과로 둥글며 3개로 갈라진다. 3개의 종자가 들어 있다.

분포/ 전국의 산골짜기와 산 중턱에서 흔히 자라며, 일본, 중국에 분포한다.

약효/ 종자로 기름을 짜서 완하제로 복용하고, 뿌리는 주혈흡충증(住血吸血蟲症)을 치료한다.

참고/ 열매는 식용한다.

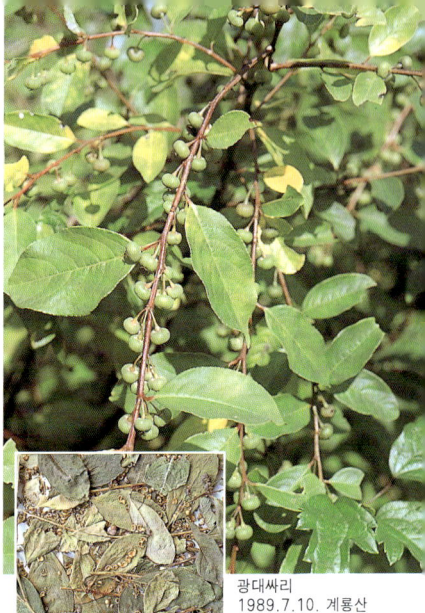

광대싸리
1989.7.10. 계룡산

일엽추(一葉萩)

346. 광대싸리 [대극과]

Securinega suffruticosa Rehder

갈잎떨기나무. 높이 3~5m. 꽃은 연한 황색으로 암수딴그루이다. 열매는 삭과로 편구형이며 3줄의 홈이 있고 3조각으로 갈라져서 6개의 종자가 나온다.

분포/ 전국의 산기슭과 산 중턱에서 자라며, 만주, 중국, 몽고, 히말라야, 아무르에 분포한다.

약효/ 지상부를 일엽추(一葉萩)라고 하며, 활혈, 서근(舒筋), 건비, 익신(益腎)의 효능이 있고, 류머티즘에 의한 요통, 사지마비, 반신불수, 음위, 안면신경마비를 치료한다.

성분/ 잎에는 securinine, rutin, 뿌리에는 allosecurinine, securinine, securitinine 등이 함유되어 있으며, securinine에는 strychnine 과 같은 작용이 있으나 cholinesterase 및 monoamine oxidase를 억제하지 못한다.

사용법/ 전초 15g에 물 700mL를 넣고 달인 액을 반으로 나누어 아침 저녁으로 복용한다.

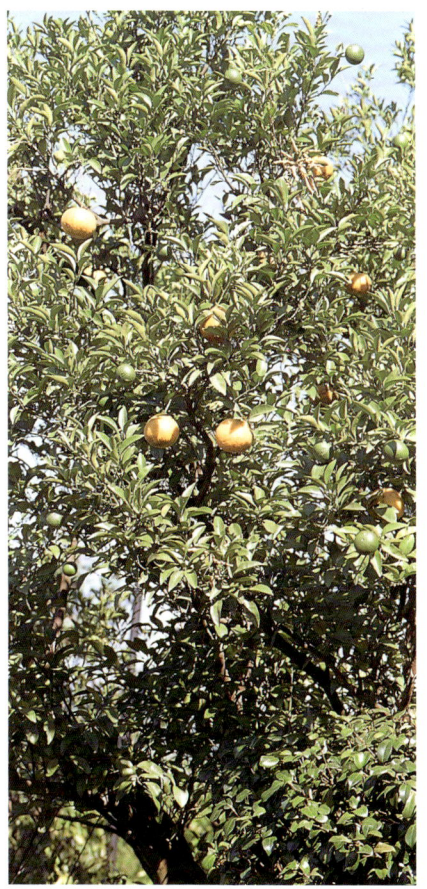

1997.11.14. 제주 감귤연구소　　　　　　광귤나무

운항과 / 芸香科 / みかん科 / Rutaceae

　대부분 방향성 큰키나무 또는 떨기나무이지만 때로는 풀도 있다. 잎은 어긋 나거나 돌려 나며 깃꼴겹잎 또는 3출엽이고, 가끔 홑잎이며 앞면에 선점이 생긴다. 턱잎은 없다. 꽃은 양성화, 때로는 단성화로 총상 꽃차례 또는 취산 꽃차례로 달리고 방사 상칭이다. 5개의 꽃받침과 꽃잎은 떨어지거나 밑에서 붙는다. 수술의 크기는 꽃덮이의 2~4배이고, 자방은 중축 태좌이다. 열매는 삭과 또는 장과이다. 세계에 150속 1500종, 우리 나라에는 6속 13종이 자란다.

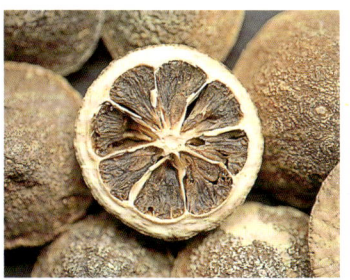

지각(枳殼)

積)의 효능이 있고, 흉복창만, 흉비, 비통(痺痛), 수종, 변비, 위하수, 자궁하수, 탈항을 치료한다.

성분/ neohesperidin, naringin, rhoifolin, lonicerin 등이 함유되어 있다.

약리 작용/ 에탄올 추출물을 쥐에게 투여하면 진통 작용이 나타난다.

사용법/ 열매 10g에 물 700mL를 넣고 달인 액을 반으로 나누어 아침 저녁으로 복용한다.

347. 광귤나무　　　　　　　　[운항과]

Citrus aurantium L.

　늘푸른작은큰키나무. 높이 7m 가량. 꽃은 백색으로 5월에 핀다. 열매는 장과로 둥글지만 끝이 약간 편평하고 지름 6~8cm로 10월에 황적색으로 익는다.

분포/ 중국 원산으로, 제주도에서 재식한다.

약효/ 중국에서는 열매를 지각(枳殼)이라고 하며, 파기(破氣), 산비(散痺), 사담(瀉痰), 소적(消

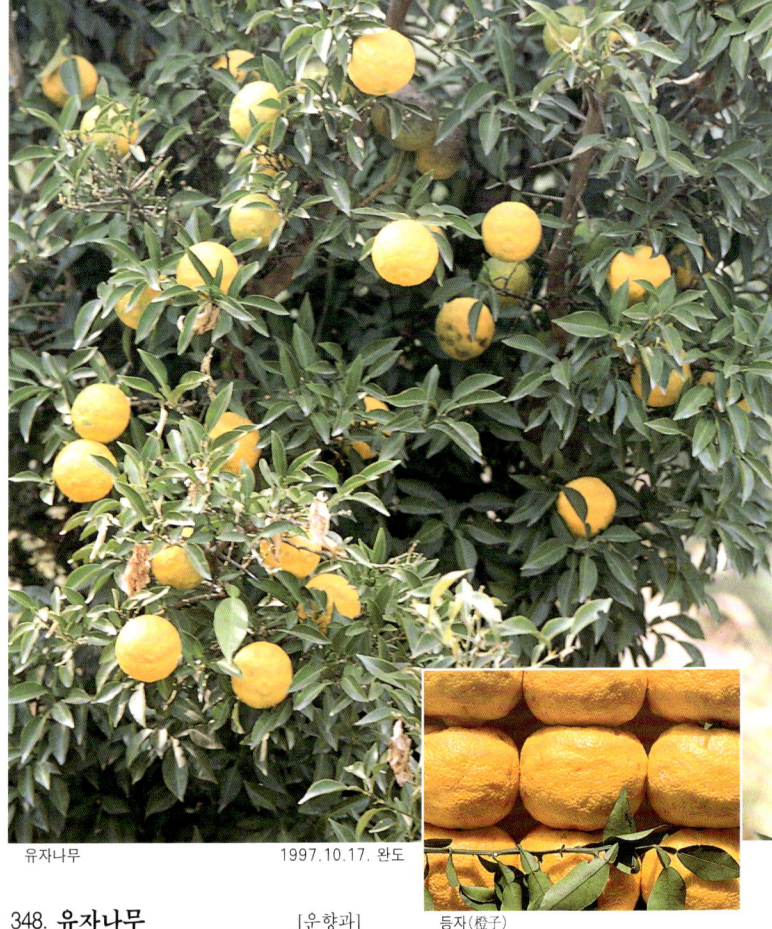

유자나무　　　　　　　1997.10.17. 완도

등자(橙子)

348. 유자나무　　　　[운향과]

Citrus junos Sieb.

　늘푸른떨기나무. 높이 4m 가량. 꽃은 백색으로 5월에 잎겨드랑이에 1~2개씩 달리고, 꽃받침잎과 꽃잎은 각각 5개, 수술은 20개 정도이다. 열매는 장과, 편구형으로 지름 7cm 가량이다.

분포/ 중국 원산으로, 남부 지방(진도 · 해남 · 고흥) 및 제주도에서 재식한다.

약효/ 열매를 등자(橙子)라고 하며, 구토, 숙취 및 육류를 먹고 체한 데 사용한다. 열매 껍질은 등자피(橙子皮)라고 하며 열매와 같은 용도로 사용한다. 과핵(果核)은 등자핵(橙子核)이라고 하며, 산기(疝氣), 임병, 요통을 치료한다.

성분/ 열매에는 hesperidin, citric acid, tartaric acid, germacrene B, D, bicyclogermacrene 등과 정유 0.1~0.3%가 함유되어 있으며, 주성분은 geranial, limonene 등이다.

사용법/ 줄기 껍질 10g에 물 700mL를 넣고 달여서 마신다.

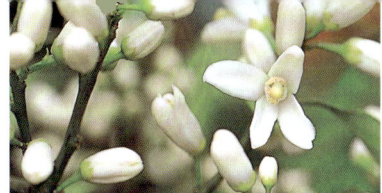

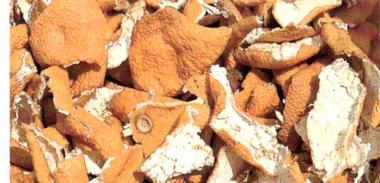

귤나무(꽃)

귤피(橘皮)

349. 귤나무   [운향과]

Citrus unshiu Markovich

늘푸른작은큰키나무. 높이 5m 가량. 꽃은 백색으로 6월에 잎겨드랑이에 1송이씩 달린다. 열매는 장과, 편구형으로 지름 3～4cm이며 10월에 등황색으로 익는다. 열매 껍질은 과육과 잘 떨어지고 밋밋하며 윤채가 있다.

분포/ 일본 원산으로, 제주도 인가 부근에서 재식한다.

채취/ 익은 열매 껍질은 가을에, 덜 익은 열매 껍질은 첫여름에 채취하여 말린다. 덜 익은 열매 껍질 500g에 식초 65g을 혼합하여 황색이 될 정도로 볶은 것을 초청피(醋靑皮)라고 한다.

약효/ 열매를 첨등(甛橙)이라고 하며, 행기(行氣), 해울, 지통, 불유즙의 효능이 있고, 유결불출(乳結不出), 적종(赤腫), 경결통(硬結痛), 발한발열을 치료한다. 덜 익은 열매 껍질을 청피(靑皮)라고 하며, 소간파기(疎肝破氣), 소담산결(消痰散結)의 효능이 있고, 흉협위통, 산기, 식적, 유종을 치료한다. 성숙한 열매 껍질을 귤피(橘皮)라고 하며, 이기, 건비, 조습, 화담, 조중(調中)의 효능이 있고, 흉복창만, 식욕부진을 치료한다.

성분/ 열매 껍질에서 정유의 주성분은 *d-*

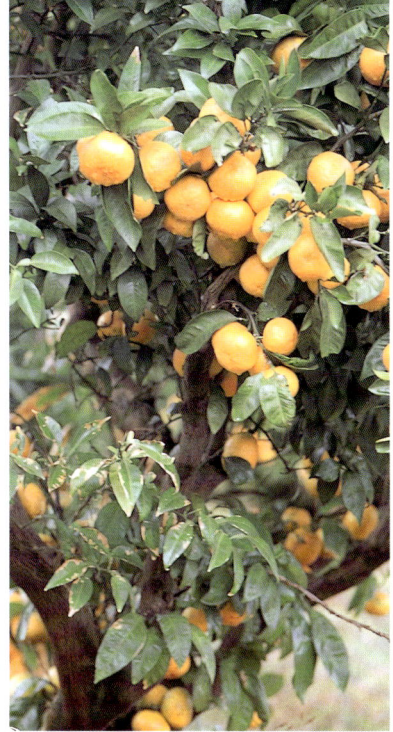

1997.11.14. 제주   귤나무

limonene이고, flavonoid 성분으로 hesperidin, naringin, neohesperidin, poncirin, nobiletin 등, alkaloid 성분으로 synephrine이 함유되어 있다.

약리 작용/ 열매의 물 추출물은 두꺼비의 심장에 대하여 수축력을 증가시키고, 쥐의 적출 장관에 대하여 억제 작용이 있으며, 또 항염증 작용이 있다.

사용법/ 열매 6g을 가루를 내어 물로 복용하며, 덜 익은 열매 껍질과 성숙한 열매 껍질 10g에 물 700mL를 넣고 달인 액을 반으로 나누어 아침 저녁으로 복용하거나, 산제나 환제로 하여 복용한다.

참고/ 귤피(橘皮) 또는 진피(陳皮)의 기원 식물로, 중국에서는 *C. reticulata*가 기원 식물로 쓰인다.

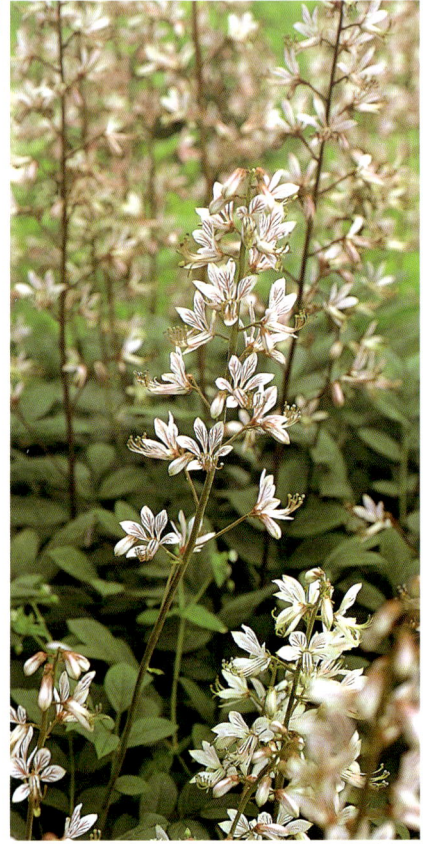

백선   1997.6.21. 설악산

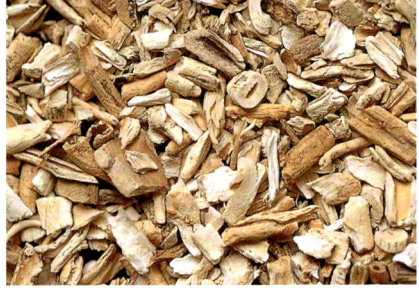

백선피(百鮮皮)

350. 백선   [운향과]

Dictamnus dasycarpus Turcz.

여러해살이풀. 높이 90cm 가량. 줄기는 튼튼하고 크며 곧추서고, 뿌리는 굵다. 잎은 어긋 나고 줄기의 중앙부에 모여 나며 2~4쌍의 작은 잎으로 구성된 홀수 깃꼴겹잎이다. 작은 잎은 타원형으로 길이 3~5cm, 너비 1~2cm이며, 양 끝이 좁고 가장자리에 잔톱니가 있으며, 주맥에 좁은 날개가 있다. 꽃은 엷은 홍색, 지름 2.5cm 가량으로 5~6월에 원줄기 끝에 총상 꽃차례로 달린다. 꽃잎은 5개, 수술은 10개이며, 암술대와 더불어 처지지만 끝이 위로 향한다. 자방은 5실이다. 열매는 삭과로 익으면 5개로 갈라지며 털이 있다.

분포/ 제주를 제외한 전국의 산기슭에서 자라며, 만주, 몽고, 아무르, 우수리에 분포한다.

채취/ 뿌리 껍질을 봄과 가을에 채취하여 말린다.

약효/ 뿌리 껍질을 백선피(百鮮皮)라고 하며, 거풍, 제습, 해열, 해독의 효능이 있고, 옴, 피부습진, 류머티즘에 의한 통증, 황달에 사용한다.

성분/ furoquinolone alkaloid로 dic-tamine, skimmianine, γ-fagarine, robustine, halopine, maculosidine, 그 밖에 limonin, trigonellin, fraxinellone, obakunone 등이 함유되어 있다.

약리 작용/ obakunone을 기존의 항암제와 병용 투여시 L1210 암세포에 대하여 증식 억제 작용이 나타난다.

사용법/ 뿌리 껍질 15g에 물 700mL를 넣고 달인 액을 반으로 나누어 아침 저녁으로 복용하고, 외용에는 달인 액으로 환부를 세척한다.

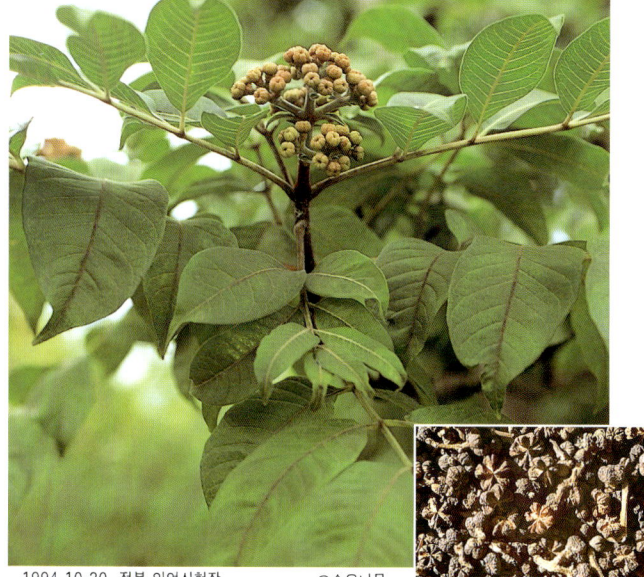

1994.10.20. 전북 임업시험장   오수유나무

오수유(吳茱萸)

351. 오수유나무   [운향과]

Evodia officinalis Dode

갈잎작은큰키나무. 높이 5m 가량. 잎은 마주 나고 깃꼴겹잎이다. 작은 잎은 7~15개, 달걀 모양, 길이 7~8cm로 가장자리는 밋밋하고 끝은 뾰족하며 뒷면에 털이 있다. 꽃은 녹황색으로 5~6월에 가지 끝 또는 옆에서 산방 꽃차례로 달린다. 꽃덮이는 털이 있고 지름 6~11cm이다. 열매는 삭과로 끝이 둥글며 길이 5~6mm로 붉은빛이 돈다. 종자는 길이 4mm 정도로 거의 둥글고 윤채가 있으며 하늘색이 돈다.

분포/ 중국 원산으로, 전국의 마을 근처에서 재식한다.

채취/ 덜 익은 열매를 가을에, 잎을 여름에 채취하여 말린다.

약효/ 덜 익은 열매를 오수유(吳茱萸)라고 하며, 온중(溫中), 산한, 이기, 지구(止嘔)의 효능이 있고, 구역, 결음두통, 토사, 각기, 산기(疝氣), 치통, 습진을 치료한다. 잎을 오수유엽(吳茱萸葉)이라고 하며, 하기(下氣)의 효능이 있고, 곽란, 심복냉기를 치료한다.

성분/ 열매에 함유된 정유 성분은 evodene, evodine, ocimene, evodol 등이고, 알칼로이드로는 evodiamine, rutaecarpine, evocarpine, rhetisine, synephrine, higenamine 등이 함유되어 있다.

약리 작용/ evodiamine, rutaecarpine은 항무산소 작용(antianoxic action)이 있으며, rutaecarpine, dehydroevodine은 쥐의 자궁을 수축시킨다. evodiamine은 열에 의하여 iso-evodiamine이 되는데, 이 물질을 토끼의 정맥에 주사하면 진통 효과가 나타난다.

사용법/ 열매 25g에 물 900mL를 넣고 달인 액을 반으로 나누어 아침 저녁으로 복용하고, 환제 또는 산제로 하여 복용한다.

참고/ 열매 끝이 뾰족하고 잎이 둥근 쉬나무 *E. daniellii* (Bennet) Hemsl.도 약효가 같다.

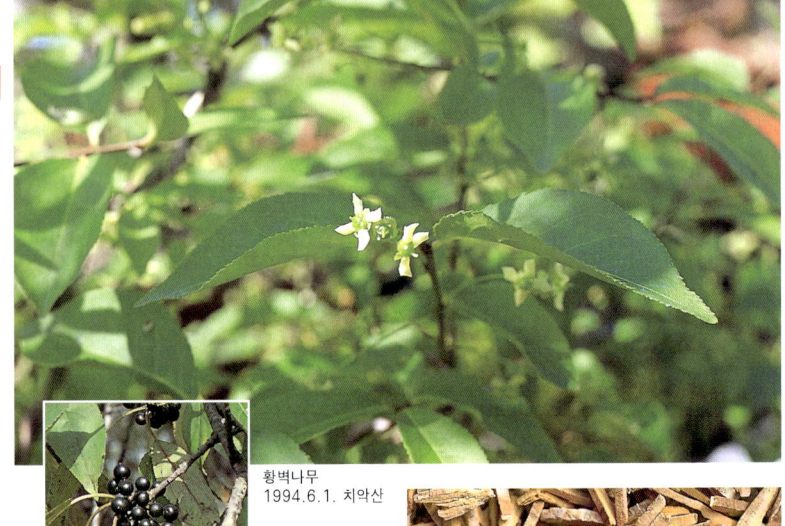

운향과 · Rutaceae

황벽나무
1994.6.1. 치악산

황벽나무(열매)

황백(黃柏)

352. 황벽나무 [운향과]

Phellodendron amurense Rupr.

갈잎큰키나무. 높이 7~10m. 줄기 껍질은
연한 회색으로 코르크층이 발달하여 깊이 갈
라지며, 코르크층을 벗긴 내피는 황색이다.
잎은 마주 나고 홀수 1회 깃꼴겹잎이며, 작
은 잎은 5~13개이다. 꽃은 황색이고 길이
6mm로 5~6월에 원추 꽃차례로 달린다. 꽃
덮이는 5~8개이다. 열매는 핵과로 둥글며,
9~10월에 흑색으로 익는다.

분포/ 제주, 전남을 제외한 전국의 깊은 산
숲 속에서 자라며, 일본, 만주, 중국, 우수
리에 분포한다.

채취/ 줄기 껍질을 봄에 채취하여 말린다.

약효/ 줄기 껍질을 황백(黃柏)이라 하며, 청
열, 조습, 퇴허열(退虛熱), 사화(瀉火), 해독
의 효능이 있고, 서열(暑熱)로 인한 하리, 당
뇨병, 황달, 하반신마비, 몽정, 혈변, 창독
을 치료한다.

성분/ 줄기 껍질에는, alkaloid류인 berber-
ine, jatrorrhizine, magnoflorine, phelloden-
drine, candicine, palmatine, menisperine 등
과, 그 밖에 obacunone, obakulactone, dic-
tamnolide, limonine 등이 함유되어 있다.

약리 작용/ 에탄올 추출물은 콜레라균, 티푸
스균, 연쇄구균 등에 대한 항균 작용이 있고,
종양 세포의 성장을 억제한다. limonine은
혈당 강하 작용이 있으며, berberine은 여러
세균에 대한 항균 작용이 있고, 경구 투여에
의하여 위액 분비, 식욕 항진 작용이 있으며,
obacunone은 췌장액의 분비를 증진시킨다.

사용법/ 줄기 껍질 10g에 물 700mL를 넣고
달인 액을 반으로 나누어 아침 저녁으로 복
용하거나 환제로 하여 복용하고, 외용에는
가루로 만들어 붙이거나 달인 액에 환부를
담근다.

참고/ 잎 뒤에 털이 많은 털황벽나무 for.
molle (Nakai) W. Lee도 약효가 같다.

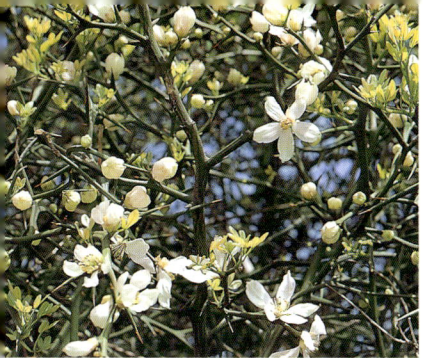

탱자나무(꽃)

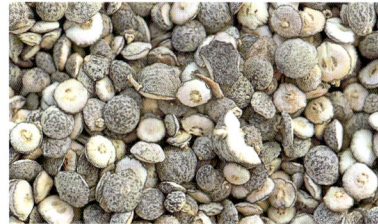

지실(枳實)

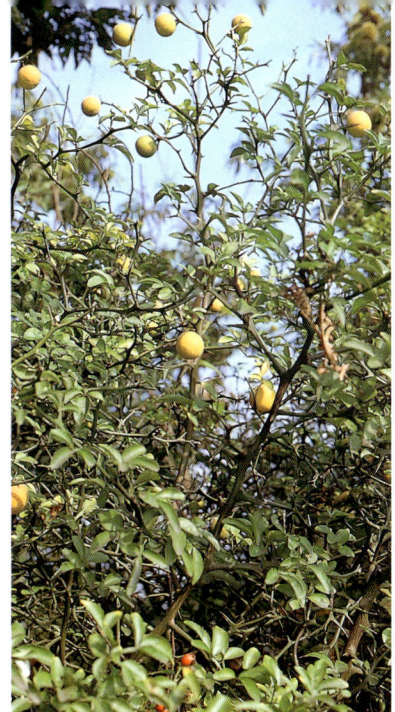

1989.5.10. 경남 사천　　　　탱자나무

353. 탱자나무 　　　　[운향과]

Poncirus trifoliata Rafin.

　갈잎작은큰키나무. 높이 3m 가량. 잎은 어긋 나며, 3개의 작은 잎으로 된 겹잎이다. 꽃은 백색으로 5월에 잎보다 먼저 1~2개씩 핀다. 꽃받침잎과 꽃잎은 5개이다. 수술은 8~10개, 간혹 20개이고, 자방은 상위이다. 열매는 장과로 둥글고 지름 3~4cm이고 향기가 좋으며 먹을 수 있다. 종자는 긴 타원형으로 9월에 익고 길이 1~1.3cm이다.

분포/ 중국 원산으로, 중부 이남에서 재식한다.

채취/ 덜 익은 열매를 가을에, 잎은 여름에 채취하여 말린다.

약효/ 널 익은 열매를 지실(枳實)이라고 하며, 파기(破氣), 행담(行痰), 산결(散結), 소적(消積)의 효능이 있고, 흉격담체(胸隔痰滯), 식적, 구토, 하리후중(下痢後重), 탈항, 자궁탈수를 치료한다. 잎을 구귤엽(枸橘葉)

이라 하며, 이기, 거풍, 소독, 산결의 효능이 있다.

성분/ 열매에는 poncirin, naringin, hesperidin, rhoifolin, neohesperidin 등, 잎에는 poncirin, neoponcirin, naringin, rhoifolin 등이 함유되어 있다.

약리 작용/ 에탄올 추출물은 여러 암세포의 성장을 억제한다.

사용법/ 덜 익은 열매 10g에 물 700mL를 넣고 달인 액을 반으로 나누어서 아침 저녁으로 복용하거나, 산제 또는 환제로 하여 복용하고, 외용에는 달인 액으로 씻거나 볶아서 환부를 찜질한다.

참고/ 아주 덜 익은 열매를 구귤(枸橘)이라 하며, 소간(疎肝), 화위(和胃), 이기, 지통의 목적으로 사용한다.

운향과 · Rutaceae

289

운향풀 2003.6.10.
충남대학교 약초원

운향풀(열매)

354. 운향풀 [운향과]

Ruta graveolens L.

여러해살이풀. 높이 1m 가량. 꽃은 황색으로 5~6월에 핀다. 열매는 삭과로 7~8월에 익고 4~5실이며 성숙하면 열개된다. 종자는 신장형이며 흑색이다.

분포/ 중국 원산으로, 전국에서 재배한다.

약효/ 전초를 취초(臭草)라 하며, 거풍, 퇴열, 이뇨, 활혈, 해독, 소종의 효능이 있다. 감모발열, 류머티즘에 의한 골통, 소아경계, 소변불리, 하리, 탈장, 습진을 치료한다.

성분/ methyl-*n*-nonylketone, methylhepthylketone, nonan-2-ol, cineole, graveoline, kokusagine, skimmianine, edulinine, arborinine 등이 함유되어 있다.

사용법/ 전초 10g에 물 700mL를 넣고 달인 액을 반으로 나누어서 아침 저녁으로 복용한다.

355. 상산 [운향과]

Orixa japonica Thunb.

갈잎떨기나무. 높이 2m 가량. 꽃은 황록색으로 4~5월에 잎겨드랑이에 달린다. 열매는 작은 견과로 4개로 갈라지며 흑색 종자가 들어 있다.

분포/ 남부 및 경기도 덕적도의 산기슭과 해안에서 자라며, 일본, 중국에 분포한다.

약효/ 뿌리를 취상산(臭常山)이라고 하며, 청열해표, 행기지통, 거풍이습의 효능이 있고, 풍한감모, 해수, 인후통, 관절염, 종독을 치료한다.

성분/ 뿌리에는 kokusagine, kokusaginine, kokusaginoline, orixine, skinmianine, nororixine 등의 alkaloid가 함유되어 있고, 열매에는 kokusagine, skinmianine, 잎에는 skinmianine, kokusagine, japonine, bergapten, xanthotoxin, fridelin, isoarborinol, spathulenol, carbomenthol 등이 함유되어 있다.

사용법/ 뿌리 15g에 물 700mL를 넣고 달인 액을 반으로 나누어 아침 저녁으로 복용한다.

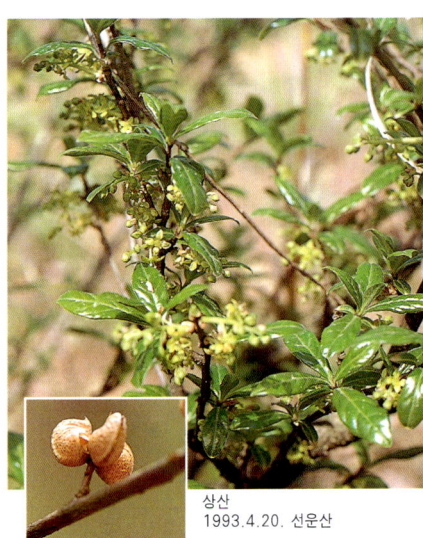

상산
1993.4.20. 선운산

상산(열매)

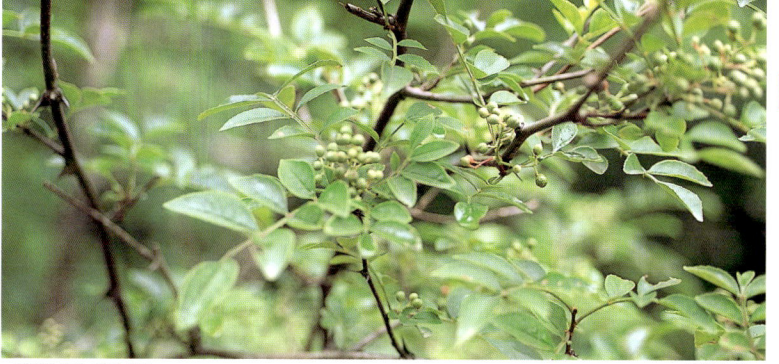

1989.6.5. 경기 광릉   왕초피나무

356. 왕초피나무 [운향과]

Zanthoxylum coreanum Nakai

갈잎떨기나무. 높이 5~7m. 꽃은 암수딴
그루로 5월에 핀다. 열매는 삭과로 붉은빛
이 돌고 선점이 있으며 길이 5mm, 지름
4mm 내외로 9월에 익는다.

분포/ 제주도 산에서 자라며, 중국 산둥 반
도에 분포한다.

약효/ 열매를 죽엽초(竹葉椒)라고 하며, 온
중(溫中), 산한(散寒), 살충의 효능이 있고,
회충으로 인한 복통, 치통, 습창, 흉복냉통을
치료한다.

사용법/ 열매 10g에 물 700mL를 넣고 달인 액
을 반으로 나누어 아침 저녁으로 복용하거나
2~3g을 가루를 내어 복용하고, 외용에는 달
인 액으로 환부를 씻는다.

참고/ 초피나무에 비하여 작은 잎의 수는 적
지만 크기가 2~3배이고 향기는 없다.

357. 머귀나무 [운향과]

Zanthoxylum ailanthoides S. et Z.

갈잎작은큰키나무. 높이 15m 가량. 꽃은
황백색으로 8월에 핀다. 열매는 11월에 익고
매운맛이 있으며 향기가 적고 돌기가 많다.

분포/ 제주도, 울릉도와 남쪽 섬, 전남 산기
슭에서 자라며, 일본, 중국, 대만, 필리핀에
분포한다.

약효/ 열매를 식수유(食茱萸)라고 하며, 온
중조습, 살충, 지통의 효능이 있고, 심복냉
통, 한음(寒飮), 하리, 치통을 치료한다.

성분/ 줄기 껍질에는 skimmianine, mag-
noflorine, laurifoline, 뿌리에는 dictamine,
xanthyletin, skimmianine, laurifoline, niti-
dine 등이 함유되어 있다.

사용법/ 열매 5g에 물 500mL를 넣고 달인 액
을 반으로 나누어서 아침 저녁으로 복용한다.

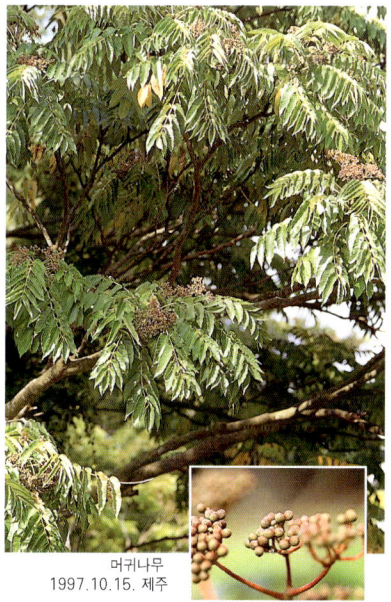

머귀나무
1997.10.15. 제주

식수유(食茱萸)

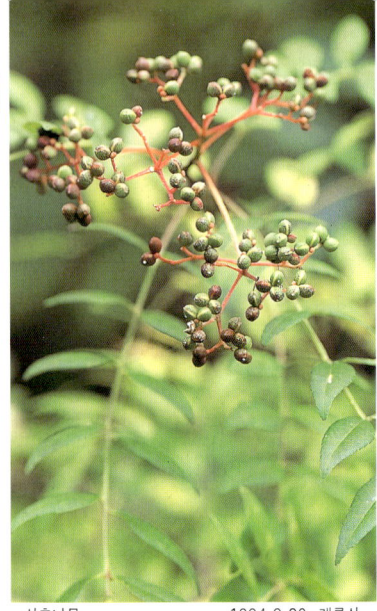

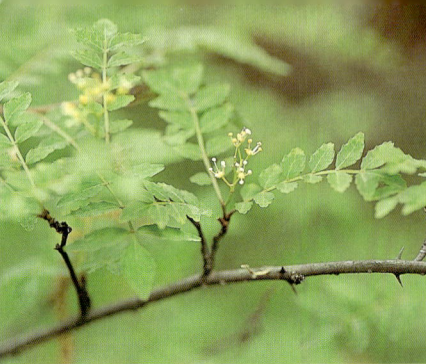

초피나무　　　　　　　　　1996.5.10. 내장산

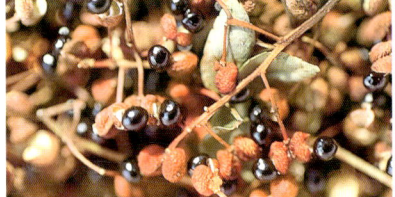

산초나무　　　　1994.9.20. 계룡산

화초(花椒)

358. 산초나무　　　　　　[운향과]

Zanthoxylum schinifolium S. et Z.

갈잎떨기나무. 높이 2.5~3m. 꽃은 연한 황록색으로 9월에 핀다. 열매는 삭과로 녹갈색이고 흑색 종자가 들어 있다.

분포/ 전국의 산기슭 양지에서 흔히 자라며, 일본, 중국, 만주, 대만에 분포한다.

약효/ 열매 껍질을 산초(山椒)라고 하며, 온중, 산한, 제습, 지통, 살충, 해어성독(解魚腥毒)의 효능이 있고, 소화불량, 위내정수(胃內停水), 심복냉통, 구토, 하리, 음부소양증을 치료한다.

성분/ bergapten이 함유되어 있다.

사용법/ 열매 껍질 5g에 물 500mL를 넣고 달인 액을 반으로 나누어 아침 저녁으로 복용하거나 환제 또는 산제로 하여 복용한다.

참고/ 초피나무에 비하여 꽃잎이 있고 가시가 어긋 나며, 작은 잎은 긴 타원형이고 둔한 톱니가 있다.

359. 초피나무　　　　　　[운향과]

Zanthoxylum piperitum A. P. DC.

갈잎떨기나무. 높이 2~3m. 꽃은 연한 황록색으로 암수딴그루이며 5~6월에 잎겨드랑이에서 핀다. 열매는 삭과로 적갈색이며 9월에 익고 흑색 종자가 들어 있다.

분포/ 황해 이남 산기슭 양지에서 자라며, 일본에 분포한다.

약효/ 열매 껍질을 화초(花椒) 또는 천초(川椒)라 하며, 온중, 산한, 제습, 지통, 살충, 해어성독(解魚腥毒)의 효능이 있고, 소화불량, 위내정수(胃內停水), 심복냉통, 구토, 하리, 음부소양증을 치료한다.

성분/ 열매에는 정유 성분으로 geraniol, limonene, cumic alcohol 등과 그 밖에 avicenol, avicennin, bergapten, toddaline, mitidine 등이 함유되어 있다.

사용법/ 열매 껍질 5g에 물 500mL를 넣고 달인 액을 반으로 나누어서 아침 저녁으로 복용하거나 환제나 산제로 하여 복용한다.

360. 가죽나무(가중나무) [소태나무과]

Ailanthus altissima (Mill.) Swingle

갈잎큰키나무. 높이 20m 가량. 꽃은 암수딴그루로 지름 7~8mm이며 녹색을 띠는 백색이다. 꽃받침은 5개로 갈라지며, 5개의 꽃잎은 끝이 안으로 꼬부라진다. 수술은 10개이며 5심피로 된 자방의 암술대가 5개로 갈라진다. 열매는 시과로 연한 적갈색이고 얇은 바늘 모양이며 길이 3~4cm, 너비 1cm로 1개의 종자가 들어 있다.

분포/ 중국 원산으로, 전국에서 흔히 재식한다.

채취/ 뿌리 껍질, 잎, 열매를 여름부터 가을까지 채취하여 말린다.

약효/ 뿌리 껍질 또는 줄기 껍질을 저근백피(樗根白皮)라고 하며, 청열, 조습, 지혈, 살충의 효능이 있고, 만성하리, 혈변, 대하, 유정을 치료한다. 잎을 저엽(樗葉)이라고 하며, 창개(瘡疥), 수포진을 치료한다. 열매를 봉안초(鳳眼草)라고 하며, 이질, 장풍에 의한 혈변, 혈뇨, 백대하를 치료한다.

성분/ 줄기 껍질에는 acetylamarolide, ailanthone, amarolide, quassin, neoquassin 등이 함유되어 있다.

약리 작용/ 봉안초의 물 추출물은 적리균, 티푸스균, 질트리코모나스균에 대하여 살균 작용이 있다.

사용법/ 뿌리 껍질 또는 줄기 껍질 10g에 물 700mL를 넣고 달인 액을 반으로 나누어 아침 저녁으로 복용하고, 외용에는 달인 액으로 환부를 씻는다.

참고/ 소태나무에 비하여 열매는 시과(翅果)이며, 작은 잎 밑부분에 2~4개의 큰 톱니가 있다.

소태나무과 / 苦楝樹科 / にがき科 / Simaroubaceae

큰키나무. 잎은 어긋 나고 깃꼴겹잎. 꽃은 양성화 또는 단성화로 이삭 꽃차례를 이루며, 꽃잎과 꽃받침은 3~5개, 수술은 꽃받침의 2배수, 자방은 상위, 뚜렷한 화탁에 의하여 둘러싸인다. 심피는 2~5개로 밑이 떨어져 있으며, 수술과 암술머리 밑으로 다양하게 붙는다. 열매는 핵과이다. 세계에 28속 150종, 우리 나라에는 1속 2종이 자란다.

소태나무과 · Simaroubaceae

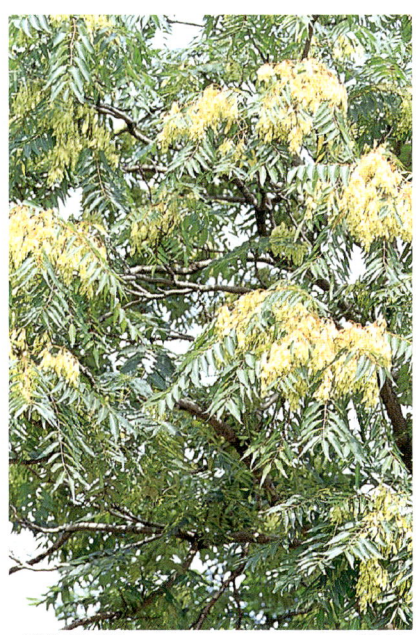

2000.7.8. 대전　　　　　　　　　가죽나무

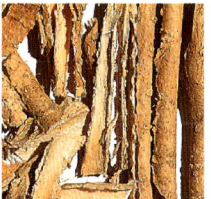

저근백피(樗根白皮)

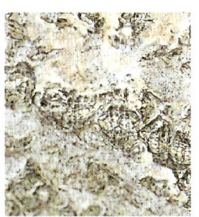

가죽나무(줄기 껍질)

361. 소태나무 [소태나무과]

Picrasma quassioides (D. Don) Benn.

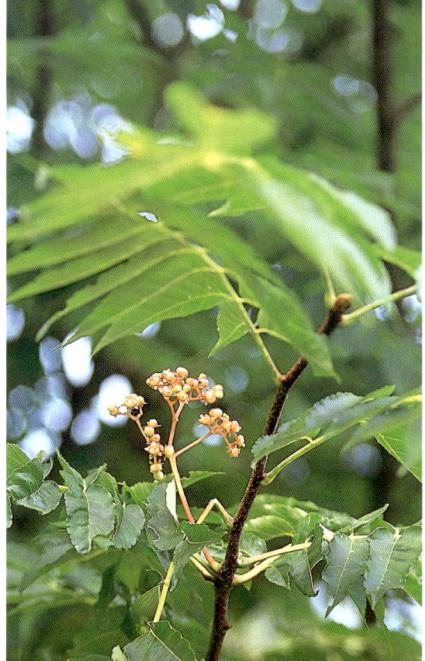

갈잎작은큰키나무. 꽃은 황록색으로 6월에 잎겨드랑이에서 총상 꽃차례로 피며 암수딴그루이다. 꽃받침과 꽃잎은 각각 4~5개이고, 수술의 밑부분에 털이 있으며, 암술머리는 4개로 갈라진다. 열매는 핵과로 타원형이며 길이 6~7mm이고 9월에 적색으로 익는다.

분포/ 전국의 산기슭에서 자라며, 일본, 중국, 대만, 인도에 분포한다.

채취/ 목질부를 수시로 채취하여 말린다.

약효/ 목질부를 고목(苦木)이라고 하며, 청열조습, 건위, 살충, 해독의 효능이 있고, 소화불량, 하리, 위장염, 담도감염, 편도선염, 인후염, 습진을 치료한다.

성분/ quassin, picrasin A, nigakilactone A, B, C, H, I, J, K, M, N, nigakihemiacetal E, F, nigakinone, methylnigakinone, harmane 등이 함유되어 있다.

약리 작용/ quassin의 맛은 매우 쓰며, 건위제가 되어 식욕을 증가시킨다. 그러나 다량 사용하면 구토를 일으키므로 emetine 대용으로 사용할 수 있다.

사용법/ 목질부 10g에 물 700mL를 넣고 달인 액을 반으로 나누어서 아침 저녁으로 복용하고, 외용에는 달인 액으로 환부를 씻거나 가루로 만들어서 환부에 바른다.

참고/ 중국에서는 줄기 껍질 또는 뿌리 껍질을 고수피(苦樹皮)라 하여 고목과 같은 목적으로 사용한다.

소태나무　　　　1995.8.25. 계룡산

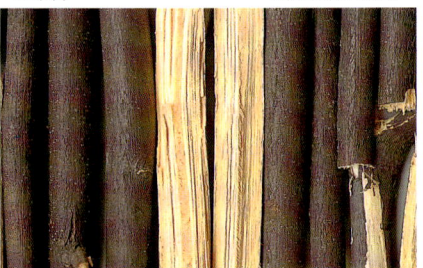

고목(苦木)

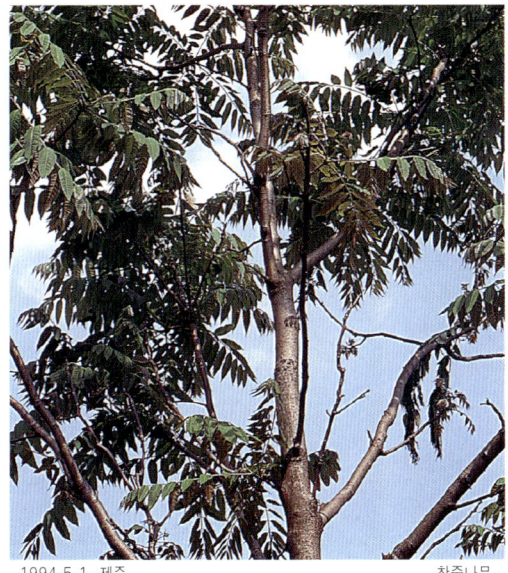

1994.5.1. 제주 참죽나무

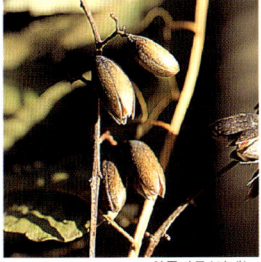

참죽나무(열매)

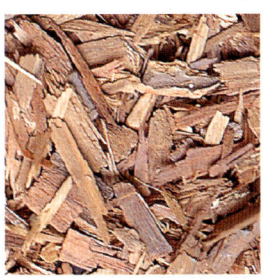

춘백피(椿白皮)

멀구슬나무과 / 棟科 / せんだん科 / Meliaceae

큰키나무 또는 떨기나무. 잎은 대개 어긋 나고 깃꼴겹잎이며 턱잎은 없다. 꽃은 잎겨드 랑이에서 원추 꽃차례로 달리고, 꽃받침은 4~6개로 보통 밑이 붙어서 통이 되며 밑에 꽃 턱이 있다. 자방은 상위, 2~5실로 각 실에 1~2개의 배주가 있다. 세계에 50속 800종, 우 리 나라에는 2속 2종이 있으며, 모두 약용으로 이용된다.

362. 참죽나무(참중나무) [멀구슬나무과]
Cedrela sinensis A. Juss.

갈잎큰키나무. 높이 15m 가량. 잎은 어긋 나고 깃꼴겹잎이며, 작은 잎은 10~22개로 구성되고 긴 타원형, 길이 10~15cm로 끝이 점차 뾰족해지고 가장자리에 톱니가 약간 있 거나 없다. 꽃은 양성화, 백색으로 6월에 가 지 끝에 원추 꽃차례로 달린다. 꽃차례의 끝 이 밑으로 처진다. 꽃받침잎과 꽃잎은 각각 5개, 수술은 5개이다. 열매는 삭과로 달걀 모양이며 10월에 익고 5개로 갈라진다.

분포/ 중국 원산으로, 중부 이남에서 재식한 다.

채취/ 줄기 껍질 또는 뿌리 껍질을 수시로 채 취하여 말린다.

약효/ 줄기 껍질 또는 뿌리 껍질을 춘백피 (椿白皮)라고 하며, 청열, 조습, 살충의 효능 이 있고, 구충, 풍진, 개선을 치료한다.

사용법/ 줄기 껍질 또는 뿌리 껍질 10g에 물 700mL를 넣고 달인 액을 반으로 나누어 아 침 저녁으로 복용하거나 환세나 산세로 복용 하고, 외용에는 달인 액으로 환부를 씻는다.

참고/ 멀구슬나무에 비하여 짝수 깃꼴겹잎 이고, 수술 밑이 떨어져 있으며, 종자에 세 로로 날개가 있다.

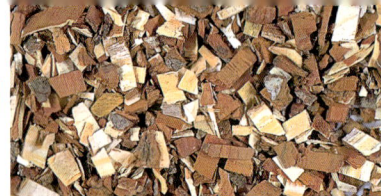

고련피(苦楝皮)

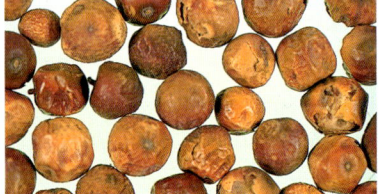

고련자(苦楝子)

363. 멀구슬나무　　　[멀구슬나무과]

Melia azedarach L.

갈잎큰키나무. 높이 15m 가량. 꽃은 연한 자줏빛으로 5월에 잎겨드랑이에서 원추 꽃차례로 달리며, 꽃받침잎과 꽃잎은 5개이다. 수술은 10개로 합쳐져서 통 모양으로 되고, 자줏빛이 돈다. 열매는 핵과로 타원형이며 지름 1.5cm 가량으로 9월에 황색으로 익으는다. 종자에는 날개가 없다.

분포/ 제주, 전남, 전북의 마을 근처에 자라며, 일본, 중국, 대만, 히말라야에 분포한다.
채취/ 열매를 가을에, 잎은 여름에, 줄기 껍질 또는 뿌리 껍질은 수시로 채취하여 말린다.
약효/ 열매를 고련자(苦楝子)라고 하며, 거습열(祛濕熱), 청간화(淸肝火), 지통, 살충의 효능이 있고, 열궐심통(熱厥心痛), 협통(脇痛), 산통(疝痛), 회충에 의한 복통을 치료한다. 잎을 연엽(楝葉)이라고 하며, 지통, 살충의 효능이 있고, 산기, 회충병, 타박종통, 피부습진을 치료한다. 줄기 껍질 또는 뿌리 껍질을 고련피(苦楝皮)라 하며, 청열, 조습, 살충의 효능이 있고, 구충, 풍진, 개선을 치료한다.
성분/ 열매에는 merosin (toosendan), frax-

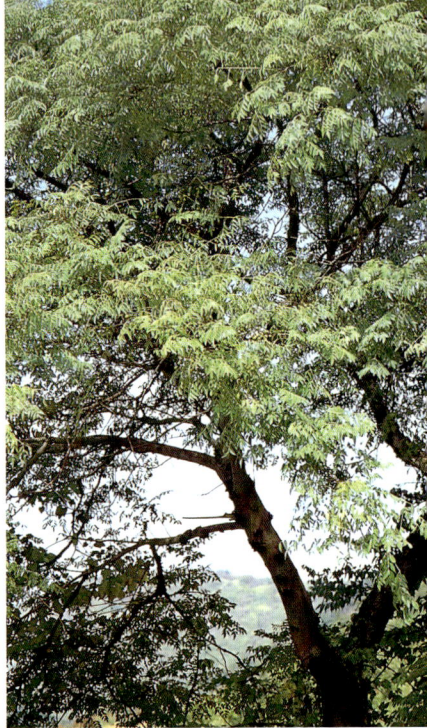

멀구슬나무　　　　　　　　1997.10.17. 제주

inelone, kulinone, kulactone, meliantriol, sandolactone, sandanol 등, 잎에는 quercetin, rutin 등, 줄기 껍질에는 merosin (toosendan) 등이 함유되어 있다.

약리 작용/ merosin (toosendan)은 회충을 구제하는 성분이며, 열매를 날로 먹으면 구토, 설사 등이 일어난다. 열매의 물 추출물은 포도상구균에 대하여 항균 작용이 있다.

사용법/ 열매, 잎, 뿌리 껍질 10g에 물 700mL를 넣고 달인 액을 반으로 나누어 아침 저녁으로 복용하거나 환제나 산제로 하여 복용하고, 외용에는 달인 액으로 환부를 씻는다.

참고/ 참죽나무에 비하여 잎이 2~3회 홀수 깃꼴겹잎이고 수술의 밑이 통 모양으로 되며 종자에 날개가 없다.

원지과 / 遠志科 / ひめはぎ科 / Polygalaceae

꽃은 양성화, 좌우 상칭이며, 꽃받침은 5개로 떨어져 있고, 수술은 4~8개로 단체 웅예
이며, 상부가 붙는데, 흔히 꽃잎에 붙고, 꽃밥은 끝의 구멍에 의하여 열린다. 자방은 상위,
대개 2실이다. 열매는 삭과 또는 핵과, 종자는 흔히 털이 있고 부수체가 있으며, 배유가 있
고, 배(胚)는 곧다. 세계에 10속 700종, 우리 나라에는 2속 5종이 자란다.

364. 애기풀   [원지과]

Polygala japonica Houtt.

여러해살이풀. 높이 15~20cm. 꽃은
연한 홍색, 나비 모양이며, 4~5월에 총
상 꽃차례로 달린다. 꽃받침은 5개로 꽃
잎처럼 생긴 양쪽 2개가 날개 같고, 꽃
잎은 나비 모양이다. 수술은 8개로 밑
부분이 붙었다. 열매는 삭과로 편평하
고 2조각으로 갈라지며 9월에 익는다.

분포/ 전국의 산과 들에서 자라며, 일
본, 중국, 만주, 대만, 인도차이나, 필
리핀에 분포한다.

채취/ 전초를 여름과 가을에 채취하여
말린다.

약효/ 전초를 영신초(靈神草)라고 하며,
지해, 화담, 활혈, 지혈, 안신, 해독의
효능이 있고, 해수다담, 토혈, 혈변, 불
면, 인후종통, 사교상(蛇咬傷), 타박상
을 치료한다.

성분/ 뿌리의 주성분은 triterpenoid계
saponin이고, 그 밖에 polygalitol이 함유
되어 있다.

사용법/ 전초 15g에 물 700mL를 넣고 달
인 액을 반으로 나누어 아침 저녁으로
복용하거나 생즙을 내어 복용한다.

참고/ 두메애기풀 *P. sibirica* L. 도 약효
가 같다.

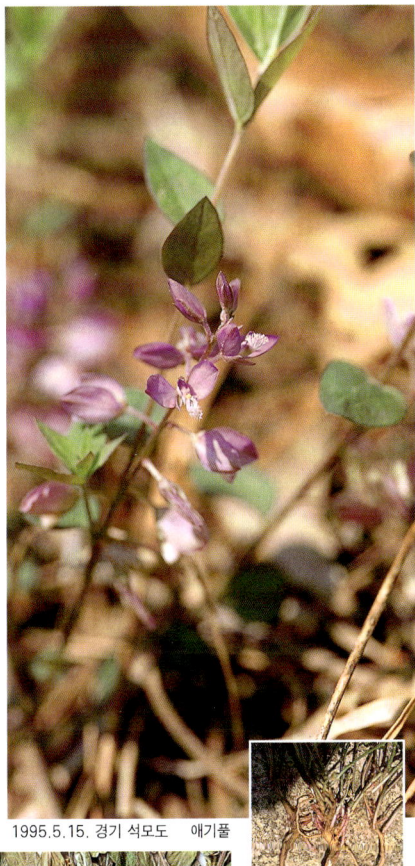

1995.5.15. 경기 석모도   애기풀

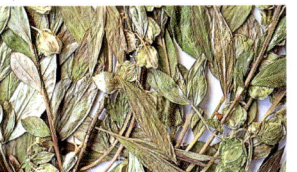

영신초(靈神草)   애기풀(뿌리)

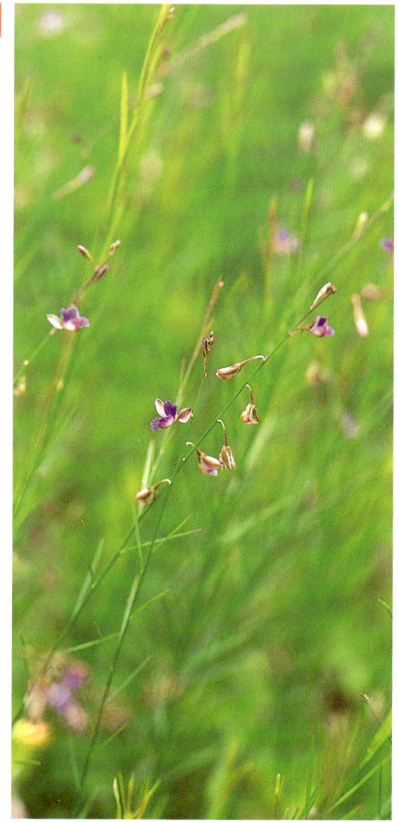

원지   1997.6.4. 중국 용정 〈김영호〉

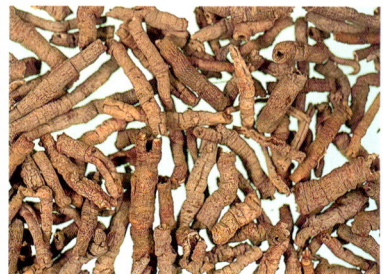

원지(遠志)

365. 원지   [원지과]

Polygala tenuifolia Willd.

여러해살이풀. 높이 30cm 가량. 잎은 어긋나고 바늘 모양이다. 꽃은 자줏빛으로 7∼8월에 줄기와 가지 끝에서 총상 꽃차례로 드문드문 달린다. 꽃잎은 나비 모양이고, 윗부분이 벌어지며 밑이 붙고, 밑의 것은 끝이 갈라진다. 수술은 8개로 밑부분이 합해진다. 꽃받침잎은 5개로 양쪽 2개는 꽃잎 같고 다른 3개는 바늘 모양이다. 열매는 삭과로 편평하고 2개로 갈라지며 종자에 털이 많다.

분포/ 중부 이북 산에서 드물게 자라며, 만주, 몽고, 아무르, 우수리, 시베리아에 분포한다.

채취/ 뿌리를 가을에, 줄기와 잎은 여름에 채취하여 말린다. 뿌리의 목질부를 제거한 것을 육원지(肉遠志) 또는 원지육(遠志肉)이라고 한다.

약효/ 뿌리를 원지(遠志)라고 하며, 안신, 익지(益智), 거담 및 해울(解鬱)의 효능이 있고, 경계(驚悸), 건망, 몽정, 불면, 해수다담에 사용한다. 줄기와 잎을 소초(小草)라고 하며, 익정(益精), 보음(補陰)의 효능이 있고, 몽설(夢泄), 혈중울열, 두열불기(痘熱不起)를 치료한다.

성분/ onjisaponin A-G, tenuifolin, 2, 6, 7, 8-tetramethoxyxanthone, polygalitol 등이 함유되어 있다.

약리 작용/ c-AMP phosphodiesterase 억제 작용이 있고, 울혈성 부종에 대한 이뇨 작용이 있으며, 기도 분비물의 분비 촉진 작용이 알려져 있다.

사용법/ 뿌리 10g에 물 700mL를 넣고 달인 액을 반으로 나누어 아침 저녁으로 복용하거나 술에 담가 조금씩 복용한다.

참고/ 유럽에서 거담제로 사용하는 세네가(Senegae Redix)의 뿌리와 비슷한 성분과 약효를 가진다.

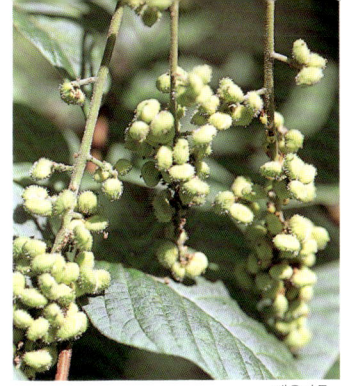
개옻나무

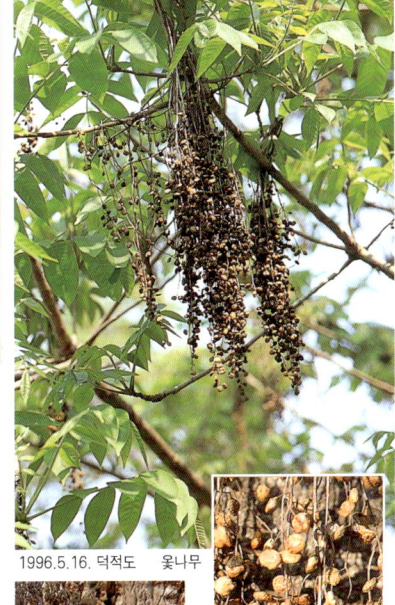
1996.5.16. 덕적도　옻나무

옻나무과 / 漆樹科 / うるし科 / Anacardiaceae

큰키나무 또는 떨기나무. 홀수 깃꼴겹잎. 꽃은 양성화 또는 단성화, 방사 상칭. 꽃잎은 3~7개, 꽃턱이 있다. 수술은 꽃잎의 2배수, 꽃밥은 2실, 세로로 갈라지고, 자방은 1실. 암술대는 1~3개, 배주는 거꾸로 달린다. 열매는 대개 핵과, 떡잎은 다육질. 세계에 70속 600종, 우리 나라에 1속 5종이 자라며, 모두 약용으로 이용된다.

366. 옻나무　[옻나무과]

Rhus verniciflua Stokes

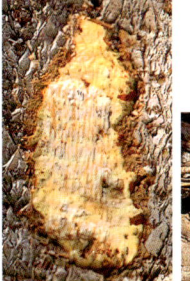
옻나무(열매)

갈잎큰키나무. 높이 20m 가량. 꽃은 황록색으로 6월에 핀다. 꽃받침잎과 꽃잎은 각각 5개, 수꽃은 5개의 수술이 있고, 암꽃은 5개의 작은 수술과 암술대가 3개로 갈라진 1개의 암술이 있다. 열매는 납작한 구형, 지름 6~8mm, 연한 황색, 털이 없고 윤채가 있다.

분포/ 중국과 인도 원산으로, 전국 마을 근처 산에서 자란다.

채취/ 수지는 4~5월경, 잎은 여름에, 껍질은 수시로 채취하여 말린다.

약효/ 수지를 건칠(乾漆)이라고 하며, 파어(破瘀), 소적(消積)의 효능이 있고, 월경폐지, 어혈을 치료한다. 줄기 껍질 또는 뿌리 껍질을 칠수피(漆樹皮)라고 하며, 접골의 효

칠수피(漆樹皮) 줄기 껍질　칠수피(漆樹皮) 뿌리 껍질

능이 있다. 잎을 칠엽(漆葉)이라 하며, 외상 출혈, 창상을 치료한다.

성분/ 수지에는 urushiol, 잎에는 robinin이 함유되어 있다.

사용법/ 수지 5g에 물 500mL를 넣고 반으로 나누어 아침 저녁으로 복용하거나 환제로 하여 복용한다. 뿌리 껍질과 잎은 외용으로 사용하며, 짓찧어서 환부에 붙인다.

참고/ 열매가 편구형, 지름 6mm 가량으로 자모(刺毛)로 덮여 있고 황갈색으로 익는 개옻나무 *R. trichocarpa* Miq.도 약효가 같다.

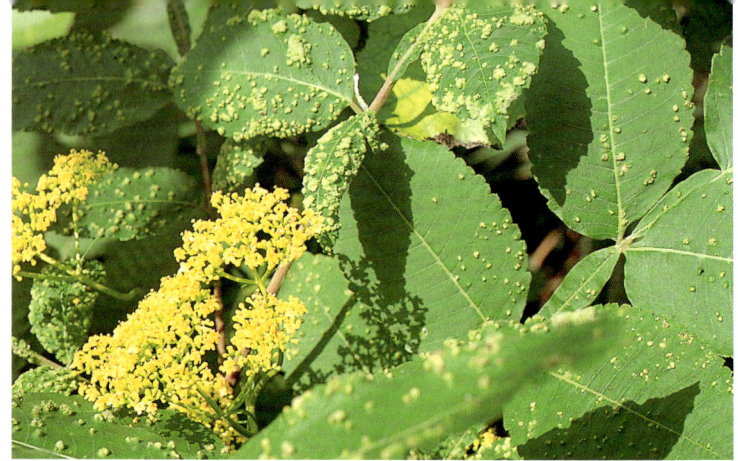

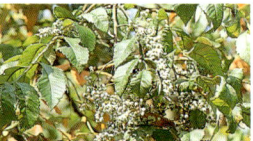

붉나무   1994.10.1. 계룡산

붉나무에 붙어 있는 오배자   오배자(五倍子)   염부자(鹽膚子)

367. 붉나무(오배자나무)   [옻나무과]

Rhus javanica L. [*R. chinensis* Mill.]

갈잎작은큰키나무. 높이 7m 가량. 꽃은 황백색으로 암수딴그루이며 8～9월에 핀다. 꽃받침잎, 꽃잎 및 수술은 각각 5개이며, 암꽃은 퇴화된 5개의 수술과 3개의 암술대가 달린 1실의 자방이 있다. 열매는 대개 핵과로 지름 4mm 가량, 편구형이며 황적색으로 10월에 익고 황갈색 잔털과 백색 껍질로 덮여 있다.

분포/ 전국의 산과 들에서 흔히 자라며, 일본, 중국, 만주, 대만, 히말라야, 인도차이나에 분포한다.

채취/ 열매를 가을에, 잎은 여름에, 줄기 껍질은 수시로 채취하여 말린다.

약효/ 열매를 염부자(鹽膚子)라고 하며, 생진액, 윤폐, 강화, 화담, 지사의 효능이 있고, 담수, 후비, 황달, 도한(盜汗), 이질을 치료한다. 잎을 염부엽(鹽膚葉)이라고 하며, 화담, 지해, 수렴, 해독의 효능이 있고, 줄기 껍질을 염부수백피(鹽膚樹白皮)라고 하며, 혈리, 종독, 창개, 악창을 치료한다.

성분/ 열매의 주성분은 penta-*m*-digalloyl-β-glucose이고, 뿌리에는 scopoletin, fisten, 3, 7, 4′-trihydroxyflavone 등이 함유되어 있다.

약리 작용/ 지사 작용이 강하다.

사용법/ 열매, 잎 또는 줄기 껍질 15g에 물 500mL를 넣고 달인 액을 반으로 나누어서 아침 저녁으로 복용하거나 가루로 하여 복용한다.

참고/ 이 나무에 오배자진딧물 *Melaphis chinensis* Bell이 알을 까서 생긴 벌레집을 오배자(五倍子)라고 하며, 수렴 지사제로 널리 사용하고 있다. 공업적으로는 잉크, 물감, 색소 제조의 원료로 이용된다.

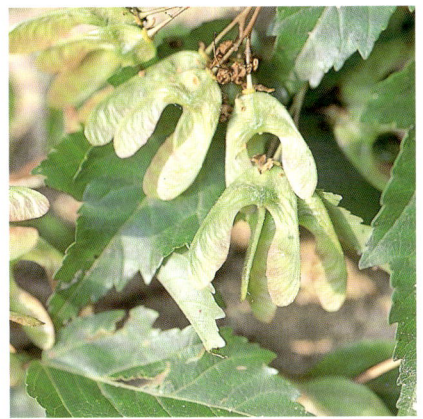

신나무(열매)

단풍나무과 / 槭樹科 / かえで科 /
Aceraceae

큰키나무 또는 떨기나무. 잎은 홑잎 또는 겹잎이며, 턱잎은 없다. 꽃은 양성화 또는 단성화로 방사 상칭이다. 꽃받침과 꽃잎은 4~5장으로 기와 모양으로 배열되고, 꽃턱은 납작하다. 수술은 4~10개, 자방은 상위, 2실, 2 갈래, 암술대는 단일, 암술머리는 2 갈래이다. 배주는 각 실에 2개. 열매는 넓은 날개가 있는 시과. 종자는 배유가 없다. 세계에 2속 100종, 우리 나라에는 1속 13종이 자란다.

368. 신나무 [단풍나무과]

Acer ginnala Maxim.

갈잎큰키나무. 꽃은 황백색으로 5월에 핀다. 열매는 시과로 9월에 익으며, 날개는 거의 평행하거나 서로 합쳐진다.

분포/ 전국의 산골짜기나 들의 습한 곳에서 자라며, 일본, 만주, 몽고, 아무르에 분포한다.

약효/ 잎과 새싹을 차조아(茶條芽)라 하며, 청열, 명목의 효능이 있고, 간열목적(肝熱目赤), 감모두통(感冒頭痛)을 치료한다.

성분/ 잎에는 acertannin (2,6-di-O-galloyl-1,5-anhydro-D-glucitol), polygallin, gallic acid, polygalitol (1,5-anhydro-D-sorbitol)이 함유되어 있고, 껍질과 잎의 메탄올 추출물은 수정란법에 의한 실험에서 소염 작용이 나타난다.

사용법/ 잎 10g에 물 700mL를 넣고 달인 액을 반으로 나누어서 아침 저녁으로 복용한다.

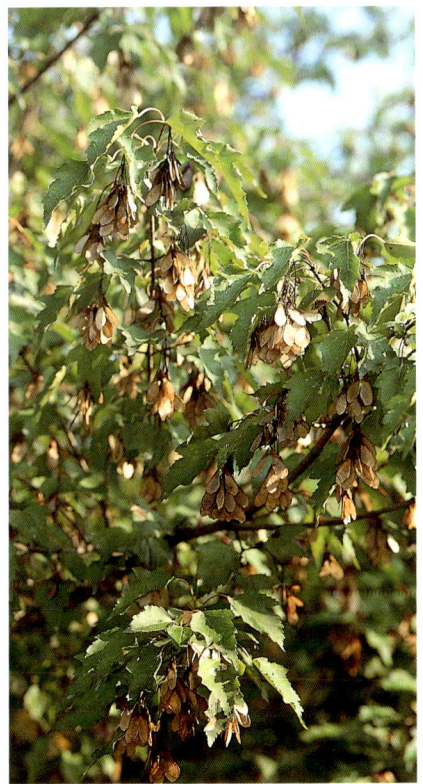

1994.10.1. 계룡산   신나무

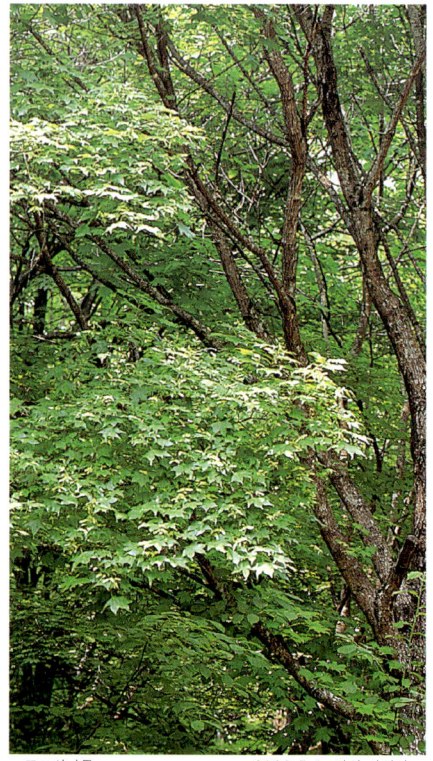

고로쇠나무　　　　　2003.5.1. 강원 사명산

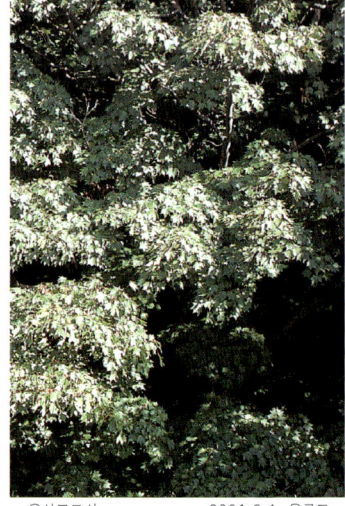

우산고로쇠　　　2001.9.1. 울릉도

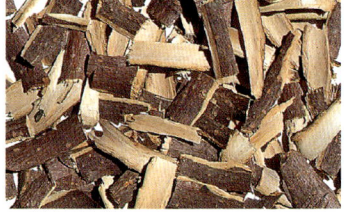

지금축(地錦槭)

369. 고로쇠나무　　[단풍나무과]

Acer mono Maxim.

갈잎큰키나무. 잎은 5~7개로 얕게 갈라지고 가장자리는 밋밋하다. 꽃은 연한 황록색으로 암수한그루이며 5월에 핀다. 열매는 삭과, 길이 2~3cm로 예각으로 벌어지며 10월에 익는다.

분포/ 전국의 산에서 자라며, 일본, 만주, 중국, 아무르, 우수리에 분포한다.

약효/ 줄기 껍질을 지금축(地錦槭)이라고 하며, 거풍제습, 활혈거어의 효능이 있고, 풍습골통, 골절, 타박상을 치료한다.

성분/ 잎에는 acertannin (2,6-di-O-galloyl-1,5-anhydro-D-glucitol), polygallin, gallic acid, polygalitol (1,5-anhydro-D-sorbitol)이 함유되어 있고, 껍질과 잎의 메탄올 추출물은 수정란법에 의한 실험에서 소염 작용이 나타난다.

사용법/ 줄기 껍질 10g에 물 700mL를 넣고 달인 액을 반으로 나누어 아침 저녁으로 복용하고, 외용에는 짓찧어서 환부에 바른다.

참고/ 민간에서는 봄에 수액(樹液)을 채취하여 위장병 치료에 이용한다. 잎이 7~9개로 갈라지고 열매의 날개 길이가 1.5~1.8cm로 서로 겹치지 않는 우산고로쇠 *A. okamotoanum*도 약효가 같다.

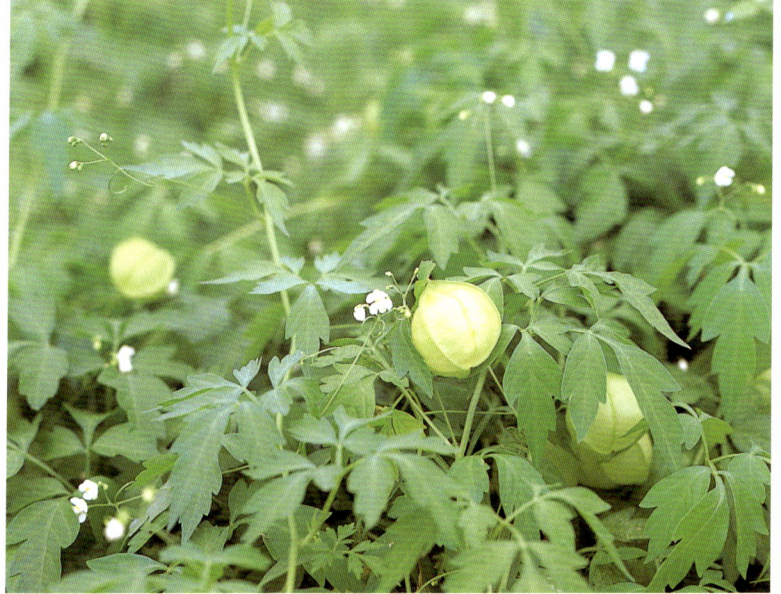

1989.10.20. 인삼연초연구소   풍선덩굴

무환자나무과 / 無患子科 / むくろじ科 / Sapinadaceae

큰키나무. 잎은 홀수 깃꼴겹잎, 턱잎은 없다. 꽃은 단성화 또는 잡성화, 좌우 상칭으로 원추 꽃차례를 이룬다. 꽃받침과 꽃잎은 4~5개, 꽃턱은 대형으로 수술의 바깥쪽에 있고, 자방은 상위, 3실, 배주는 각 실에 대개 1개이다. 세계에 120속 1000종, 우리 나라에는 2속 2종이 자라며, 모두 약용으로 이용된다.

370. 풍선덩굴   [무환자나무과]

Cardiospermum halicacabum L.

덩굴성 한해살이풀. 꽃은 백색으로 8~9월에 핀다. 열매는 꽈리 모양으로 각 실에 흑색 종자가 들어 있으며, 한쪽에 심장 모양의 백색 점이 있다.

분포/ 북아메리카 원산으로, 전국에서 재배한다.

약효/ 전초를 가고과(假苦瓜)라 하며, 청열, 이수, 양혈, 해독의 효능이 있고, 황달, 임병, 개선, 독사교상을 치료한다.

성분/ 종자에 함유되어 있는 정유는 1-cyano-2-hydroxymethlylprop-2-ene-1-ol의 diglyceride가 주성분이다.

약리 작용/ 개에게 종자에 함유된 정유를 투여하면 혈압 강하가 일어나며, 에탄올 추출물을 투여하면 3~4시간 동안 혈압 강하가 일어난다.

사용법/ 전초 15g에 물 700mL를 넣고 달인 액을 반으로 나누어서 아침 저녁으로 복용한다.

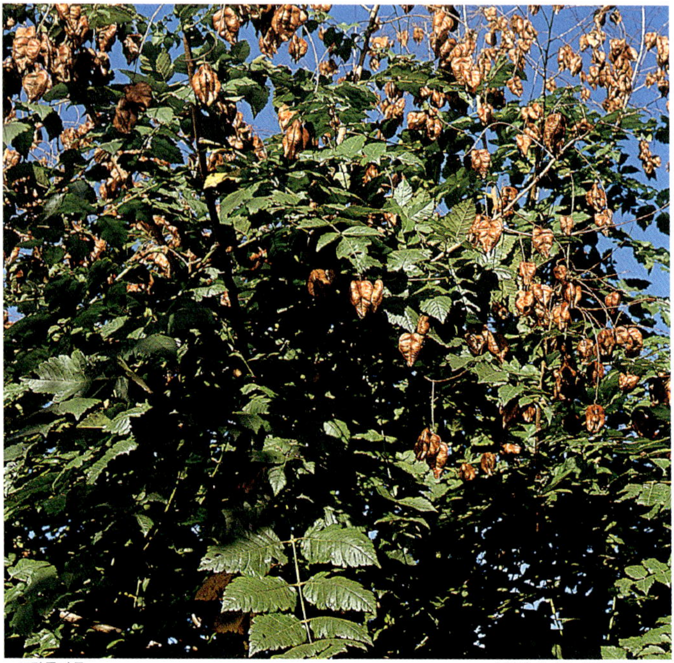

모감주나무

1988.9.20. 충남대학교

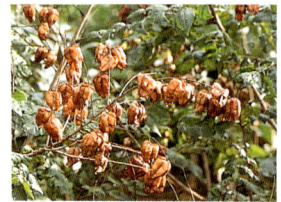

모감주나무(열매)

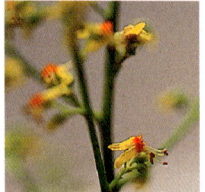

모감주나무(꽃)

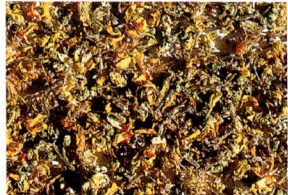

난화(欒華)

371. 모감주나무 [무환자나무과]

Koelreuteria paniculata Laxm.

갈잎큰키나무. 잎은 홀수 1회 깃꼴겹잎. 꽃은 지름 1cm 가량으로 황색이지만 중심부는 적색이며 7월에 핀다. 열매는 삭과로 꽈리 모양, 길이 4~5cm로 3개로 갈라지며, 3개의 종자가 들어 있다.

분포/ 황해도와 강원도 이남 바닷가의 산기슭에서 자라며, 만주, 중국에 분포한다.

약효/ 꽃을 말린 것을 난화(欒華)라고 하며, 목통유루(目痛流漏), 간염, 안적(眼赤), 요도염, 장염을 치료한다.

성분/ 열매에는 stroid, saponin, flavonoid 등이 함유되어 있다.

사용법/ 꽃 10g에 물 700mL를 넣고 달인 액을 반으로 나누어 아침 저녁으로 복용한다. 황련(黃連)과 같이 달여서 눈의 적란(赤爛)을 치료한다.

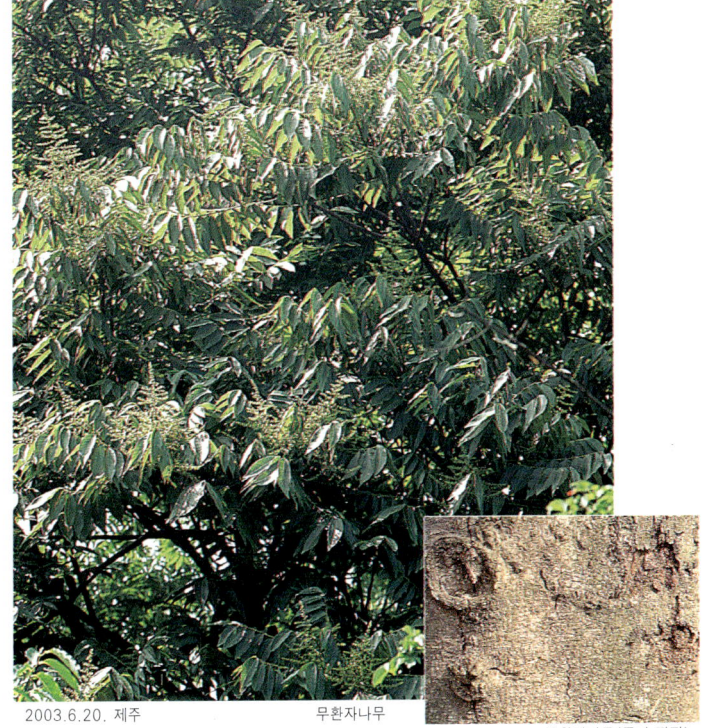

2003.6.20. 제주 　　　　무환자나무

무환자나무(줄기 껍질)

372. 무환자나무　　　[무환자나무과]

Sapindus mukorossi Gaertner

갈잎큰키나무. 높이 20m 가량. 꽃은 적갈색으로 단성 또는 잡성이고 지름 4~5mm이며 5월에 핀다. 꽃받침잎과 꽃잎은 각각 4~5개이며, 수꽃에 8~10개의 수술이 있고, 암꽃에 1개의 암술이 있다. 열매는 둥글고 지름 2cm 가량으로 황갈색이 도는 흑색이며 10월에 익는다. 종자가 1개 들어 있다.

분포/ 남부 지방 및 제주도 마을 부근에서 자라며, 일본, 중국, 대만, 인도에 분포한다.

채취/ 잎은 초여름, 종자와 과육은 가을에 채취하여 말린다.

약효/ 종자를 무환자(無患子)라고 하며, 청열, 거담, 소적, 살충의 효능이 있고, 인후마비, 종통, 해천, 식체, 백대하, 감모발열을 치료한다. 잎을 무환자엽(無患子葉)이라고 하며, 독사교상을 치료한다. 과육을 무환자피(無患子皮)라고 하며, 청열, 화담, 지통, 소적의 효능이 있고, 후두의 마비종통, 위통, 류머티즘을 치료한다.

성분/ 잎에는 sapindoside A, apigenin, kaempferol, rutin, 열매에는 sapindoside A, B, C, D, E, rutin 등이 함유되어 있다.

약리 작용/ sapindoside A, B, C, D, E 를 쥐에게 피하 주사하면 혈압이 강하하고, 혈중 콜레스테롤의 팀량이 낮아진다

사용법/ 종자, 잎, 과육 10g에 물 700mL를 넣고 달인 액을 반으로 나누어 아침 저녁으로 복용한다.

참고/ 열매 껍질에는 saponin 성분이 많아 비누 대용으로 사용할 수 있다.

칠엽수과 / 七葉樹科 / とちのき科 / Hippocastanaceae

큰키나무 또는 떨기나무. 잎은 손바닥 모양이거나 깃꼴겹잎, 턱잎은 없다. 꽃은 잡성화로 가지 끝에 원추꽃차례로 달린다. 꽃받침은 4~5개로 눈〔芽〕 속에서는 기와 모양으로 배열된다. 수술은 5~9개, 자방은 상위, 3실, 암술대와 암술머리는 단일하다. 열매는 대개 1실로 종자와 연결된 부분이 있다. 세계에 2속 25종, 우리 나라에는 1속 2종이 자라며, 모두 약용으로 이용된다.

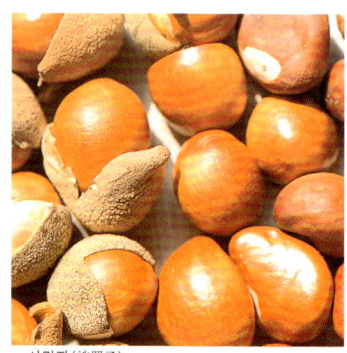

사라자(娑羅子)

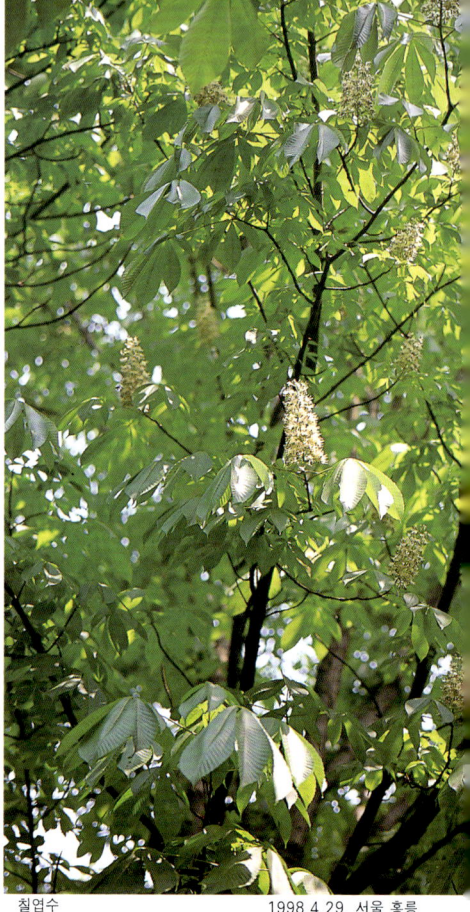

칠엽수   1998.4.29. 서울 홍릉

373. 칠엽수 [칠엽수과]

Aesculus turbinata Blume

갈잎큰키나무. 높이 30m 가량. 꽃은 잡성으로 4~5월에 핀다. 열매는 삭과로 원추형, 지름 5cm 가량으로 3개로 갈라진다. 종자는 적갈색으로 10월에 익는다.

분포/ 일본 원산으로, 가로수나 관상용으로 재식하는 귀화 식물이다.

약효/ 열매와 종자를 사라자(娑羅子)라고 하며, 관중, 이기, 살충의 효능이 있고, 위한통증(胃寒痛症), 완복창만(脘腹脹滿), 감적충통(疳積蟲痛)을 치료한다.

성분/ aesculin (aesculetin-6-glucoside), aescin 등이 함유되어 있다.

사용법/ 열매 10g에 물 700mL를 넣고 달인 액을 반으로 나누어 아침 저녁으로 복용한다.

참고/ 서양칠엽수에 비하여 작은 잎이 보다 크고 열매에 길고 거친 가시가 없다.

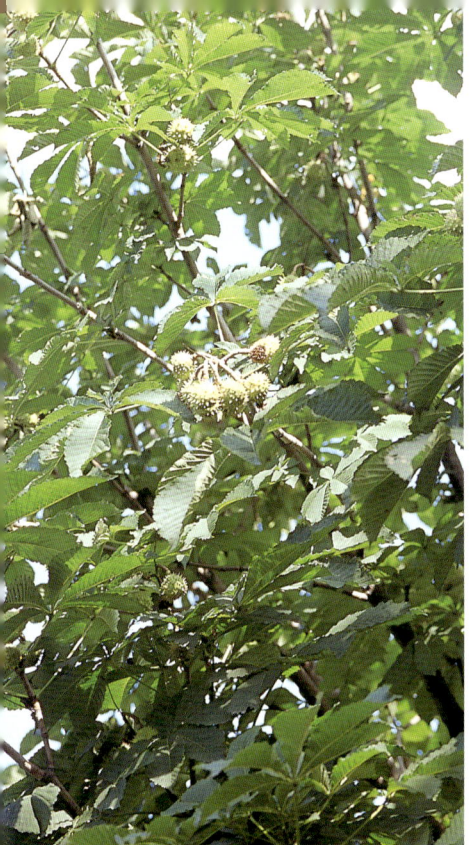

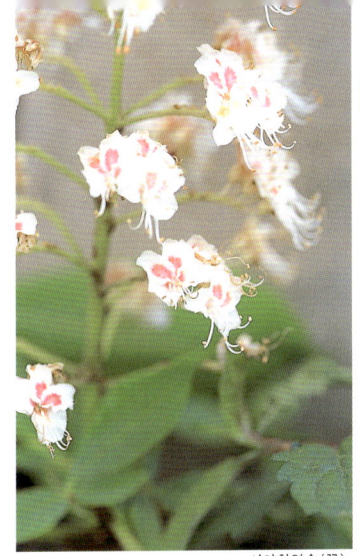

서양칠엽수(꽃)

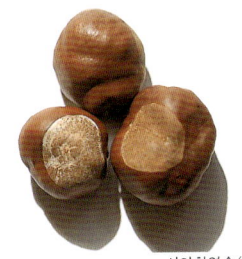

서양칠엽수(종자)

서양칠엽수

374. 서양칠엽수　　　[칠엽수과]

Aesculus hippocastanum L.

갈잎큰키나무. 꽃은 4~5월에 핀다. 양성화는 7개의 수술과 1개의 암술이 있다. 칠엽수에 비하여 열매에 길고 거친 가시가 많이 있으며, 흔히 마로니에라고 부른다

분포/ 유럽 원산으로, 가로수나 관상용으로 재식하는 귀화 식물이다.

채취/ 열매와 종자를 채취한다.

약효/ 열매의 에탄올 엑스에는 saponin이 다량 함유되어 있으며, 소염제로 환제나 캡슐제로 제제화되어 시판되고 있다.

성분/ aesculin, aescin, aescigenin, barringtogenol 등이 함유되어 있다.

약리 작용/ aescin은 aescigenin과 barringtogenol에 당이 결합한 배당체로, 소염 작용이 있다.

사용법/ 열매 10g에 물 700mL를 넣고 달인 액을 반으로 나누어서 아침 저녁으로 복용한다.

봉선화과 · Balsaminaceae

봉선화과 / 鳳仙花科 / つりふねそう科 /
Balsaminaceae

풀. 잎은 홑잎, 깃꼴맥, 턱잎이 있다. 꽃은 좌우 상칭, 양성화이다. 꽃받침은 3개로 기와 모양으로 배열되고 서로 크기가 다르며, 가장 밑의 것은 거(距)가 된다. 수술은 5개, 수술대는 짧고 끝이 붙고, 자방은 상위, 5실이며, 암술머리는 1~5개이다. 열매는 5개로 갈라지고 성숙하면 갑자기 터진다. 세계에 2속 400종, 우리 나라에는 1속 3종이 자라며, 약용으로 이용된다.

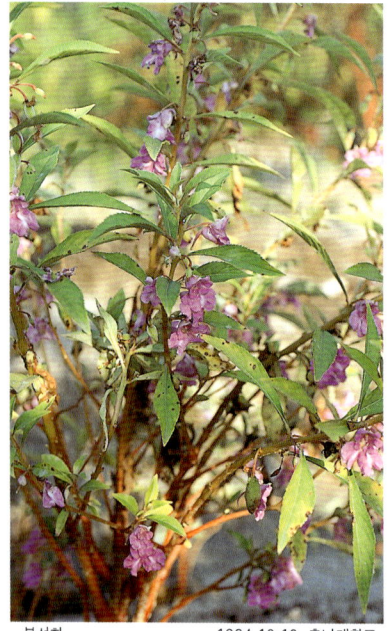

봉선화   1994.10.10. 충남대학교

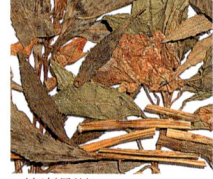

봉선(鳳仙)   봉선화(열매)

375. 봉선화   [봉선화과]

Impatiens balsamina L.

한해살이풀. 높이 60cm 가량. 꽃은 각양 각색이며 7~8월에 2~3개씩 잎겨드랑이에 달리고, 꽃자루는 밑으로 처진다. 꽃은 좌우 상칭으로 넓은 꽃잎이 퍼져 있고, 밑의 꽃잎은 거(距)로 된다. 수술은 5개이며 꽃밥이 서로 연결되어 있다. 열매는 삭과로 타원형이며, 익으면 탄력적으로 터지면서 황갈색 종자가 튀어나온다.

분포/ 인도, 말레이시아 및 중국 원산으로, 전국에서 재배하는 귀화 식물이다.

채취/ 전초와 종자를 가을에, 꽃은 꽃이 필 때 채취하여 말린다.

약효/ 전초를 봉선(鳳仙)이라고 하며, 거풍, 활혈, 소종, 지통의 효능이 있고, 류머티스성관절염, 타박상, 종창을 치료한다. 종자를 급성자(急性子)라고 하며, 파혈, 소적, 청간(淸肝), 연견(軟堅)의 효능이 있고, 산후복통, 월경폐지, 간염, 어독(魚毒)을 치료한다.

성분/ 꽃에는 delphinidin, pelargonidin, cyanidin, malvidin, kaempferol, quercetin, 종자에는 balsaminasterol, parinarinic acid, quercetin과 kaempferol 유도체, 뿌리에는 scopoletin이 함유되어 있다.

약리 작용/ 종자의 에탄올 엑스는 토끼, 쥐의 자궁에 대해 흥분 작용이 있다. 2-methoxy-naphthoquinone 은 그람 양성 및 음성균에 대하여 항균 작용이 있으며, 진균의 하나인 *Epidermophyton floccusom*에 대하여 항진균 작용이 있다.

사용법/ 전초 10g 또는 종자 5g에 물 700mL를 넣고 달인 액을 반으로 나누어 아침 저녁으로 복용하고, 외용에는 짓찧어서 환부에 바른다.

참고/ 열매가 성숙하면 5개로 갈라지며 종자가 튀어나온다 하여 급성자(急性子)라고 한다.

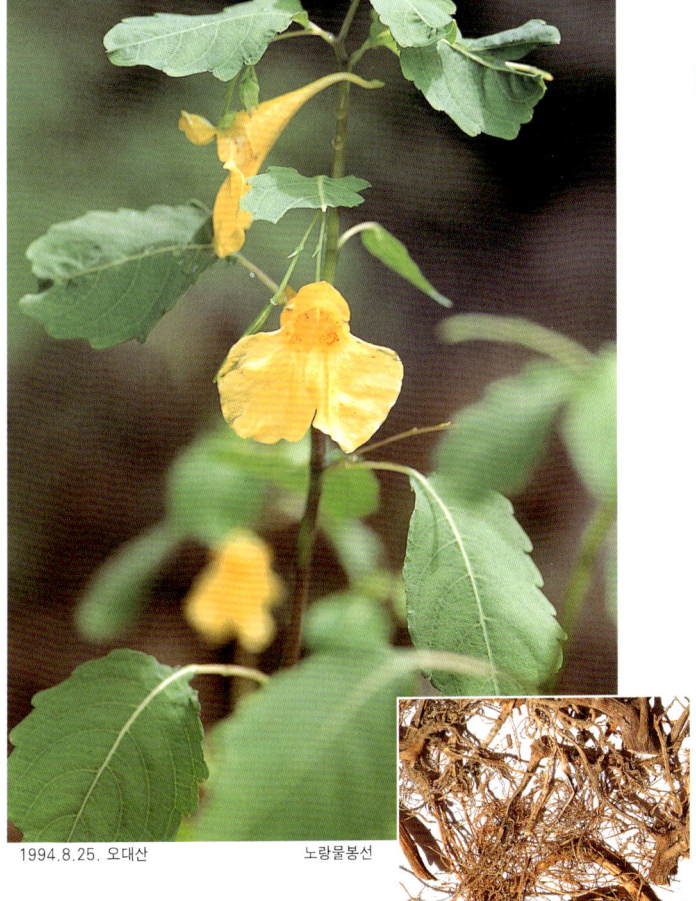

1994.8.25. 오대산 　　　　　 노랑물봉선

이엽봉선화(耳葉鳳仙花)

376. 노랑물봉선　　　[봉선화과]

Impatiens noli-tangere L.

　한해살이풀. 높이 50~80cm. 잎은 어긋
나고 타원형이다. 꽃은 연한 황색, 지름
2cm 가량으로 8~9월에 피며 안쪽에 석길
색 반점이 있고 거(距)가 밑으로 굽는다. 열
매는 삭과로 바늘 모양이며 탄력적으로 터
지면서 종자가 튀어나온다.

분포/ 전국의 산골짜기에서 자라며, 일본,
중국, 동아시아, 시베리아, 유럽에 분포한
다.

약효/ 뿌리를 이엽봉선화(耳葉鳳仙花)라고
하며, 지혈의 효능이 있고, 외상출혈을 치
료한다.

사용법/ 뿌리 적당량을 짓찧어서 환부에 붙
인다.

참고/ 물봉선에 비하여 전체가 연약하며 털
이 없고 꽃이 황색이다.

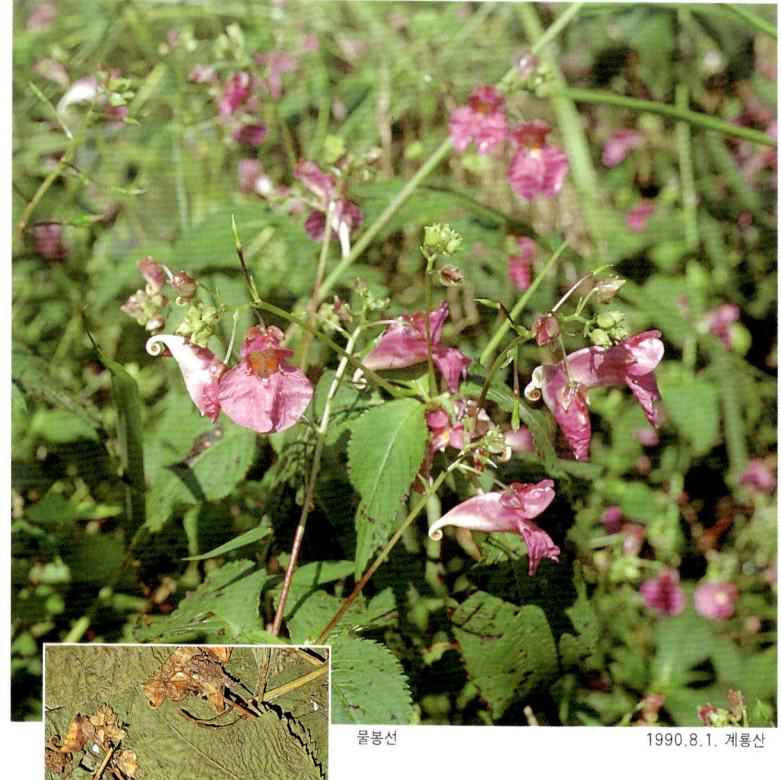

물봉선

1990.8.1. 계룡산

아봉선화(野鳳仙花)

377. 물봉선 [봉선화과]

Impatiens textori Miq.

한해살이풀. 높이 60~80cm. 잎은 어긋나고 타원형이다. 꽃은 홍자색으로 8~9월에 핀다. 수술은 5개, 꽃밥이 서로 합쳐지고, 암술은 1개이다. 열매는 바늘 모양이다.

분포/ 전국의 산골짜기에서 자라며, 일본, 만주, 우수리, 동아시아에 분포한다.

약효/ 전초 말린 것을 야봉선화(野鳳仙花)라고 하며, 청량, 해독, 거부(去腐)의 효능이 있고, 악창궤양을 치료한다.

사용법/ 전초를 짓찧어서 환부에 바르거나 달인 액으로 씻는다.

참고/ 줄기가 붉은색을 띠고 꽃이 홍자색, 백색을 띠며 거(距)가 말리지 않는 산물봉선 *I. furcillata* Hemsley, 꽃대가 잎 밑에 나고 거가 앞으로 꼬부라지며 털이 없는 처진물봉선 *I. hypophylla* Makino var. *koreana* Nakai 도 약효가 같다.

378. 호랑가시나무 [감탕나무과]

Ilex cornuta Lindl.

늘푸른떨기나무. 높이 2~3m. 가지가 많이 갈라지고 전체에 털이 없다. 잎은 어긋나고 가죽질, 타원상 육각형으로 모서리가 가시로 되고 길이 7~10cm이다. 잎 표면은 짙은 녹색으로 윤채가 있고, 뒷면은 황록색이다. 잎자루는 길이 5~8mm이다. 꽃은 백색으로 4~5월에 잎겨드랑이에 산형 꽃차례로 달린다. 암술은 암술대가 없으며, 암술머리가 약간 높아져서 4개로 갈라지고 흑색으로 된다. 열매는 핵과로 둥글고 지름 8~10mm로 적색이며, 종자는 황록색으로 4개씩 들어 있다.

분포/ 남부 지방 산기슭의 양지에서 자라며, 일본, 중국에 분포한다.

채취/ 잎을 여름에, 종자를 가을에 채취하여 말린다.

약효/ 잎을 구골엽(枸骨葉)이라고 하며, 보간, 보신, 양기혈, 거풍습의 효능이 있고, 폐로해수, 고혈압, 노상출혈(勞傷出血), 류머티즘을 치료한다. 종자를 구골자(枸骨子)라고 하며, 자음(慈陰), 익정(益精), 활락(活絡)의 효능이 있고, 음허신열, 임탁(淋濁), 붕대(崩帶), 근골동통을 치료한다. 여정자(女貞子)와 약효가 같다.

성분/ 잎에는 caffeine, saponin, tannin 등이 함유되어 있다.

약리 작용/ 기니 피그 심장에 에탄올 엑스를 투여하면 혈류량이 증가하고 심근이 수축된다. 또 쥐에게 에탄올 엑스를 투여하면 임신이 감소된다.

사용법/ 잎 15g에 물 700mL를 넣고 달인 액을 반으로 나누어 아침 저녁으로 복용한다.

참고/ 잎이 타원상 육각형이며 모서리가 가시로 된 것이 특징이다.

감탕나무과 / 冬靑科 / もちのき科 / Aquifoliaceae

큰키나무 또는 떨기나무. 잎은 홑잎, 턱잎은 없다. 꽃은 방사 상칭, 꽃받침 갈래는 기와 모양으로 배열. 꽃잎은 4~5개로 기와 모양으로 배열된다. 수술은 꽃잎과 같은 수이거나 적고, 꽃밥은 2실로 세로로 갈라지고, 꽃턱은 없다. 암술대는 1개. 열매는 핵과이고, 종자는 배유가 많다. 세계에 3속 300종, 우리 나라에 1속 5종이 자란다.

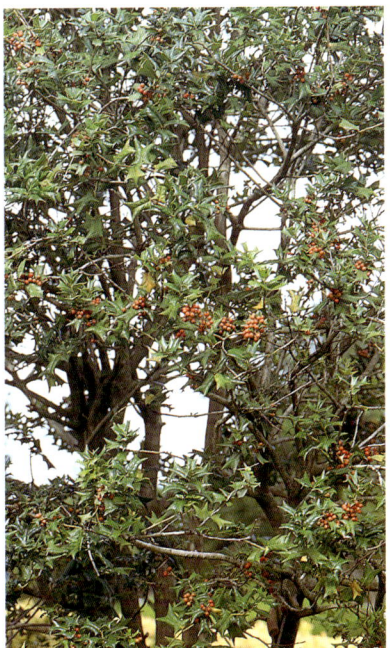

1995.10.3. 제주   호랑가시나무

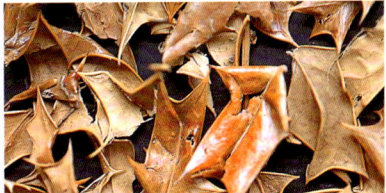

구골엽(枸骨葉)

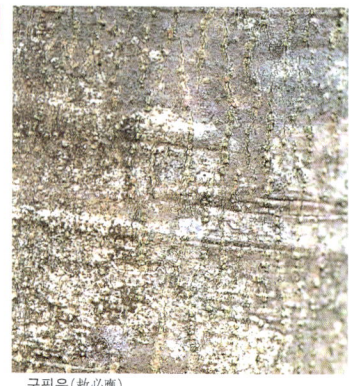

구필응(救必應)

379. 먼나무 　　　　　[감탕나무과]

Ilex rotunda Thunb.

늘푸른큰키나무. 높이 10m 가량. 가지는 굵으며 털이 없고 암갈색이다. 잎은 어긋 나고 두껍고 타원형이며, 길이 5~11cm, 너비 3~4cm로 양 끝이 뾰족하다. 잎 양 면에는 털이 없고, 표면은 윤채가 있고, 뒷면은 황록색이고 맥이 두드러지며 가장자리는 밋밋하다. 잎자루는 길이 1.5~2.5cm이다. 꽃은 황록색, 암수딴그루로 5~6월에 햇가지의 잎겨드랑이에 취산 꽃차례로 달린다. 꽃받침과 꽃잎, 수술은 각각 4~5개이고, 꽃잎은 꽃받침보다 길며 뒤로 젖혀진다. 열매는 핵과로 달걀 모양이며 10월에 적색으로 익는다.

분포/ 제주도 및 보길도 산에서 자라며, 일본, 중국, 인도차이나에 분포한다.

채취/ 줄기 껍질 또는 뿌리 껍질을 수시로 채취하여 말린다.

약효/ 줄기 껍질 또는 뿌리 껍질을 구필응(救必應)이라 하며, 청열, 해독, 이습, 지통, 지혈의 효능이 있고, 감모발열, 편도선염, 만성간염, 위궤양, 류머티즘을 치료한다.

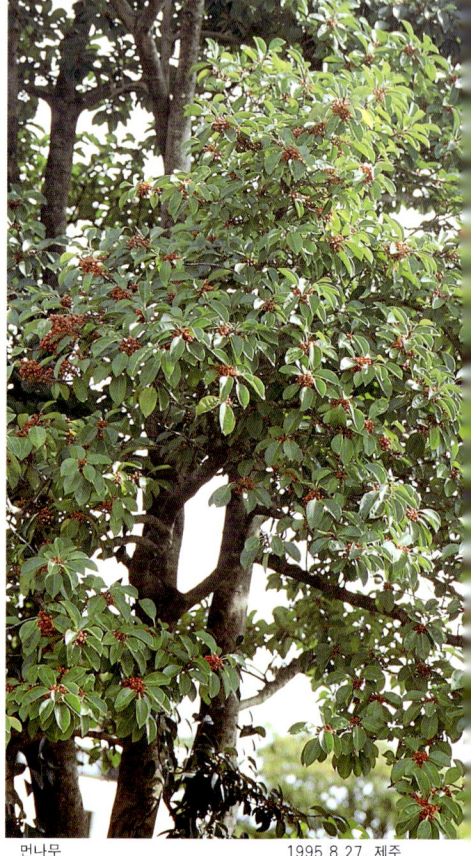

먼나무　　　　　　　　　1995.8.27. 제주

성분/ 줄기 껍질에는 ilexoside, ilexosapogenin, rotundioic acid, siaresinic acid, pomolic acid, pomolic acid 3-O-sulfate, syringin (ilexin A)이 함유되어 있다.

약리 작용/ syringin (ilexin A)은 지혈 작용이 있다.

사용법/ 줄기 껍질 15g에 물 700mL를 넣고 달인 액을 반으로 나누어 아침 저녁으로 복용하고, 외용에는 짓찧어서 환부에 바른다.

참고/ 감탕나무에 비하여 잎자루가 길고 잎에 톱니가 없으며 꽃대가 햇가지의 잎겨드랑이에 달린다.

노박덩굴과 / 衛矛科 / にしきぎ科 / Celastraceae

꽃은 대개 원추 꽃차례, 양성화, 방사 상칭. 꽃받침과 꽃잎은 각각 4~5개로 기와 모양으로 배열되고, 수술은 4~5개, 자방은 상위이다. 암술대는 짧게 3~5갈래이며, 종자는 배유가 많고, 떡잎은 납작하다. 세계에 45속 500종, 우리 나라에는 3속 16종이 자란다.

380. 노박덩굴   [노박덩굴과]

Celastrus orbiculatus Thunb.

갈잎 덩굴나무. 꽃은 암수딴그루 또는 잡성화로 황록색이며 5~6월에 잎겨드랑이에 1~10개가 달린다. 꽃받침잎과 꽃잎은 각각 5개이고, 수꽃에 5개의 긴 수술이 있으며, 암꽃에는 5개의 짧은 수술과 1개의 암술이 있다. 열매는 구형으로 10월에 황색으로 익고, 지름 8mm 가량이며 3개로 갈라진다. 종자는 황적색의 껍질로 싸여 있다.

분포/ 전국의 산과 들의 숲 속에서 자라며, 일본, 중국, 만주, 우수리에 분포한다.

채취/ 줄기와 뿌리를 가을에, 잎을 여름에 채취하여 말린다.

약효/ 줄기를 남사등(南蛇藤)이라고 하며, 거풍습, 활혈맥의 효능이 있고, 근골동통, 사지마비, 소아경기, 치통, 구토를 치료한다. 뿌리를 남사등근(南蛇藤根)이라고 하며, 거풍, 행기, 소종의 효능이 있고, 근골통, 타박상, 구토, 복통을 치료한다. 잎을 남사등엽(南蛇藤葉)이라고 하며, 독사교상을 치료한다.

성분/ 잎에는 kaempferol-7-rhamnoside, kaempferol-3,7-dirhamnoside, kaempferol-3-gluco-7-rhamnoside, quercetin-3-gluco-7-rhamnoside, quercetin-3,7-dirhamnoside 등이 함유되어 있다.

약리 작용/ 뿌리 껍질에서 분리된 적색 결정

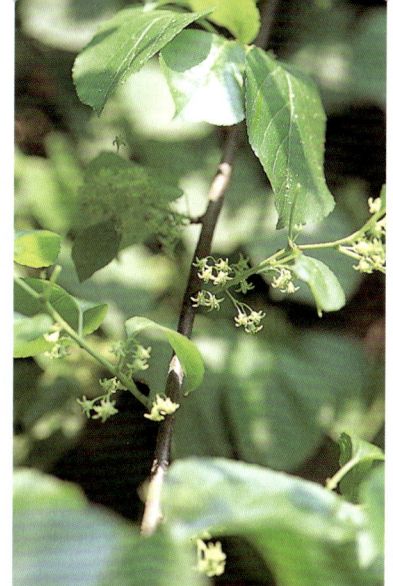

1997.6.21. 설악산   노박덩굴

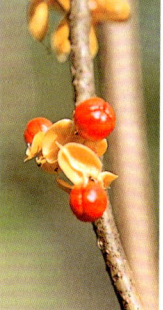
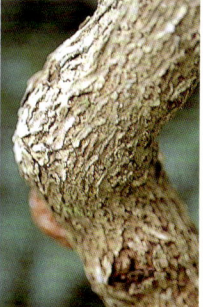

노박덩굴(열매)   남사등(南蛇藤)

은 고초균, 황색포도상구균, 대장균에 대한 항균 작용이 있다.

사용법/ 줄기와 뿌리 각각 20g에 물 900mL를 넣고 달인 액을 반으로 나누어 아침 저녁으로 복용한다. 잎은 생즙을 내어 상처에 붙이고 복용한다.

참고/ 잎 뒤 맥 위의 주상돌기(柱狀突起)가 짧은 개노박덩굴 var. *strigillosus* (Nakai) Makino, 잎이 둥글고 얇은 잎노박덩굴 var. *sylvestris* (Sieb.) Nakai도 약효가 같다.

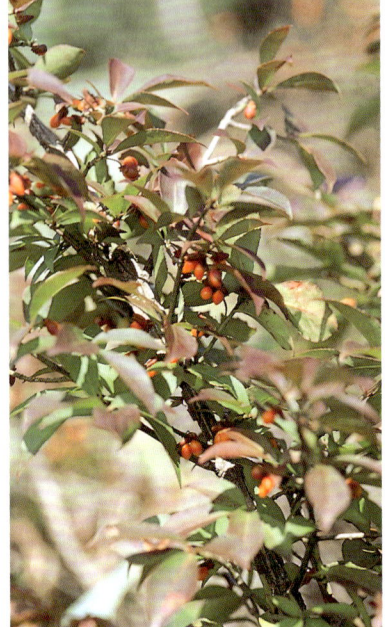

화살나무　　　　　　　1990.10.17. 한라산

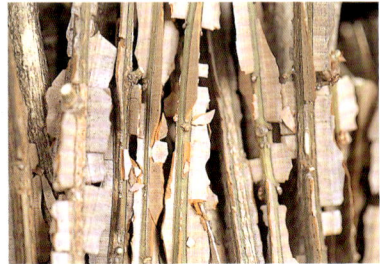

귀전우(鬼箭羽)

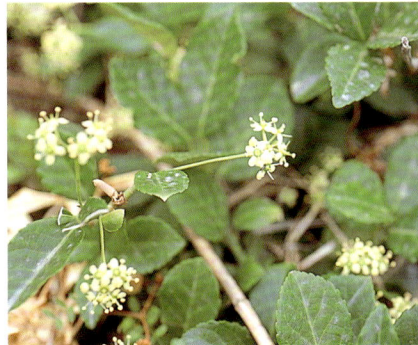

줄사철나무　　　　　　1994.7.1. 충남 농촌진흥원

381. 화살나무　　　　　[노박덩굴과]

Euonymus alatus (Thunb.) Sieb.

　갈잎떨기나무. 높이 3m 가량. 꽃은 황록색으로 5~6월에 핀다. 열매는 삭과로 10월에 적색으로 익는다. 종자는 백색으로 황적색 종자 껍질에 싸여 있다.

분포/ 전국 산기슭에서 자라며, 일본, 중국, 만주에 분포한다.

약효/ 가지에 달린 날개를 귀전우(鬼箭羽)라고 하며, 파혈, 통경, 구충의 효능이 있고, 폐경, 산후어혈, 정체복통을 치료한다.

성 분/ 잎 에는 epifriedelanol, friedelin, quercetin, dulcitol 등이 함유되어 있다.

약리 작용/ 가지에 달린 날개를 달인 액을 토끼에게 투여하면 혈당 강하, 체중 증가 작용이 있다.

사용법/ 가지에 달린 날개 10g에 물 700mL를 넣고 달인 액을 반으로 나누어 아침 저녁으로 복용한다.

382. 줄사철나무　　　　　[노박덩굴과]

Euonymus fortunei (Turcz.) Hand. - Mazze.

　늘푸른 덩굴나무. 기근(氣根)이 있고, 잎은 마주 나고, 꽃은 연녹색으로 양성화이며 5~6월에 핀다. 열매는 10월에 연한 황색으로 익는다.

분포/ 남부 지방 및 울릉도 산기슭의 숲 속에서 자라며, 일본, 중국, 대만에 분포한다.

약효/ 줄기와 잎을 말린 것을 부방등(扶芳藤)이라고 하며, 서근활락(舒筋活絡), 지혈소어(止血消瘀)의 효능이 있고, 풍습비통, 객혈, 월경불순, 질타골절, 창상출혈을 치료한다.

성분/ dulcitol, prolycopene이 함유되어 있다.

사용법/ 술에 담가 복용하고, 외용에는 짓찧어서 환부에 바른다.

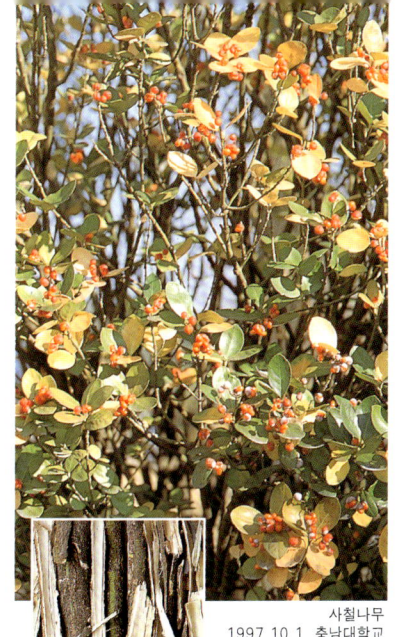

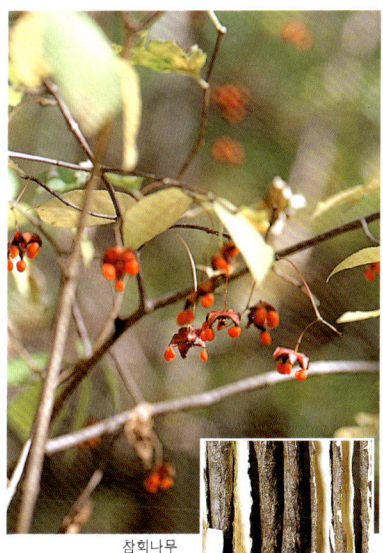

383. 사철나무　　　[노박덩굴과]

Euonymus japonicus Thunb.

늘푸른떨기나무. 잎은 마주 나고 가죽질이다. 꽃은 연한 황록색으로 6~7월에 핀다. 열매는 둥글고 적색으로 익으며 4개로 갈라진다.

분포/ 황해도 이남 바닷가의 산기슭이나 마을 근처에서 자라며, 일본, 중국, 만주에 분포한다.

약효/ 줄기 껍질을 화두충(和杜沖)이라고 하며, 두충(杜沖) 대용 보양약으로 사용한다.

성분/ 잎에는 friedelin, epifriedelanol, friedelanol, quercetin-3-gluco-7-rhamnoside 등이 함유되어 있다.

약리 작용/ 줄기 껍질의 에탄올 추출물을 토끼에게 정맥 주사하면 혈압이 강하된다.

사용법/ 조경초(調經草) 30g과 고기를 약한 불에 달여서 반으로 나누어 아침 저녁으로 복용한다.

사철나무
1997.10.1. 충남대학교

화두충(和杜沖)

384. 참회나무　　　[노박덩굴과]

Euonymus oxyphyllus Miq.

갈잎떨기나무. 잎은 마주 난다. 꽃은 연녹색 또는 자줏빛을 띤 연한 녹색이고 내부는 자갈색이며 5~6월에 핀다. 열매는 둥글고 암적색으로 익으며 지름 1cm 가량으로 나중에 5개로 갈라진다.

분포/ 전국의 산골짜기에서 자라며, 일본, 만주, 중국, 대만에 분포한다.

약효/ 뿌리 또는 줄기 껍질을 수사위모(垂絲衛矛)라 하며, 활혈, 행어체(行瘀滯), 통경, 축수(逐水)의 효능이 있고, 이질, 골절손상, 관절산통, 음낭습양(陰囊濕痒)을 치료한다.

사용법/ 뿌리 또는 줄기 껍질 25g에 물 900mL를 넣고 달인 액을 반으로 나누어 아침 저녁으로 복용한다.

참고/ 회나무에 비하여 열매는 구형이고 날개가 없으며 잎은 약간 작다.

참회나무
1997.10.9. 설악산

수사위모(垂絲衛矛)

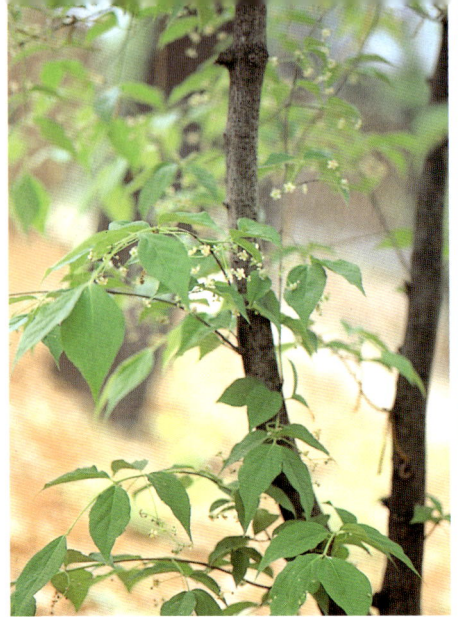

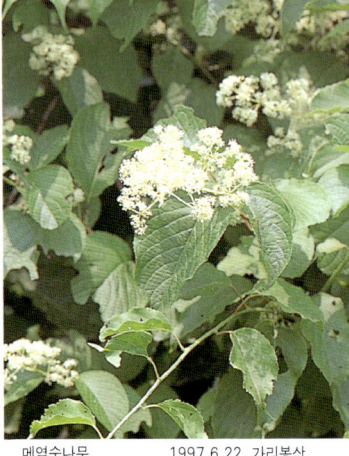

메역순나무　1997.6.22. 가리봉산

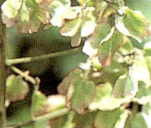

참빗살나무　1997.4.26. 서울 홍릉　메역순나무(열매)　뇌공등(雷公藤)

385. 참빗살나무　　[노박덩굴과]

Euonymus sieboldianus Blume

갈잎떨기나무. 꽃은 녹백색으로 5~6월에 핀다. 열매는 삭과로 10월에 적색으로 익으며 4개로 갈라진다. 종자는 황적색 종자 껍질에 싸여 있다.

분포/ 전국의 산기슭 이하의 냇가 근처에서 자라며, 일본, 만주, 중국, 사할린에 분포한다.

약효/ 줄기 껍질 및 열매 말린 것을 사면목 (絲綿木)이라고 하며, 거풍습, 활혈맥, 지통의 효능이 있고, 근골동통, 요통, 폐색성혈 전혈관염, 치창을 치료한다.

성분/ 줄기 껍질에 dulcitol이 함유되어 있다.

사용법/ 줄기 껍질 50g에 물 1500mL를 넣고 달인 액을 반으로 나누어 아침 저녁으로 복용한다.

참고/ 좀참빗살나무 *E. bungeanus* Maxim.에 비하여 꽃밥은 황색이고 꽃은 녹백색이다.

386. 메역순나무(미역줄나무-)[노박덩굴과]

Tripterygium regelii Sprague et Takeda

갈잎 덩굴나무. 꽃은 녹백색으로 6~7월에 핀다. 열매는 3개의 날개가 붙은 시과이며 붉은빛이 도는 연녹색이고 9~10월에 익는다.

분포/ 전국의 깊은 산에서 흔히 자라며, 일본, 만주에 분포한다.

약효/ 전초를 뇌공등(雷公藤)이라고 하며, 살충, 소염, 해독의 효능이 있고, 류머티스성관절염에는 짓찧어서 환부에 바른다.

성분/ 뿌리에는 triptolide, tripdiolide, triptonide, celacinnine, celabenzine, celafurine, wilfordine, wilforine, wilforgine, wilfortrine, wilforzine 등이 함유되어 있다.

약리 작용/ triptolide, tripdiolide, triptonide 는 항백혈구성 작용이 있고, 에탄올 엑스는 살충 작용이 있다.

사용법/ 전초 30g에 물 900mL를 넣고 달인 액을 반으로 나누어 아침 저녁으로 복용한다.

고추나무과 / 省沽油科 / みつば
うつぎ科 /Staphyleaceae

큰키나무 또는 떨기나무. 잎은
홀수 깃꼴겹잎. 턱잎은 쌍을 이
룬다. 꽃은 양성화 또는 단성화,
방사 상칭이며, 꽃받침은 기와
모양으로 배열, 꽃잎은 꽃턱 위
나 가장자리에 있고, 기와 모양
으로 배열한다. 수술은 5개로 떨
어져 있고, 심피는 2~3개이다.
열매는 팽대하고 부레 모양이다.
세계에 5속 30여 종, 우리 나라
에는 2속 2종이 자라는데, 모두
약용으로 이용된다.

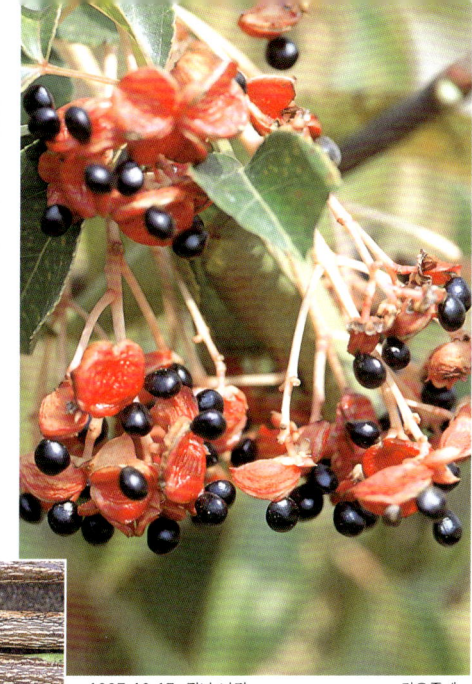

1997.10.17. 전남 남평　　　　　　말오줌때

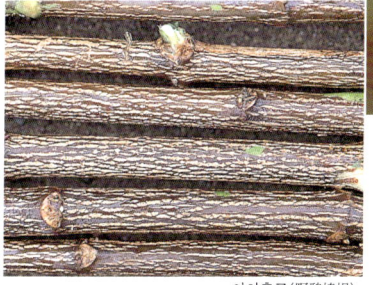

야아춘근(野鴉椿根)

387. 말오줌때　　　　　　[고추나무과]

Euscaphis japonica (Thunb.) Kanitz

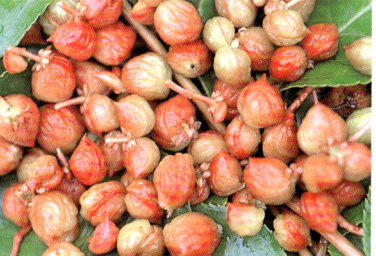

야아춘자(野鴉椿子)

갈잎떨기나무. 높이 3m 가량. 꽃은 황록색
으로 5월에 핀다. 열매는 골돌로 8~9월에
익으며, 세로맥이 있고 겉은 붉은빛이 돌고
안쪽은 밝은 홍색이다. 종자는 둥글며 흑색
이다.

분포/ 제주, 전남, 경남, 황해 등지의 산기
슭 물가에서 자라며, 일본, 중국, 대만에 분
포한다.

약효/ 열매를 야아춘자(野鴉椿子)라고 하며,
온중이기(溫中理氣), 소종, 지통의 효능이
있고, 위통, 한산(寒疝), 탈항, 월경불순을

치료한다. 뿌리와 줄기, 가지를 야아춘근(野
鴉椿根)이라고 하며, 거풍제습, 건비, 조영
(調營)의 효능이 있고, 이질, 산통, 붕루(崩
漏), 류머티즘, 타박상을 치료한다.

성분/ 열매에 isoquercitrin, cyanidin-3-xylo-
sylglucoside, astragalin이 함유되어 있다.

사용법/ 열매 또는 가지 10g에 물 700mL를
넣고 달인 액을 반으로 나누어 아침 저녁으
로 복용한다.

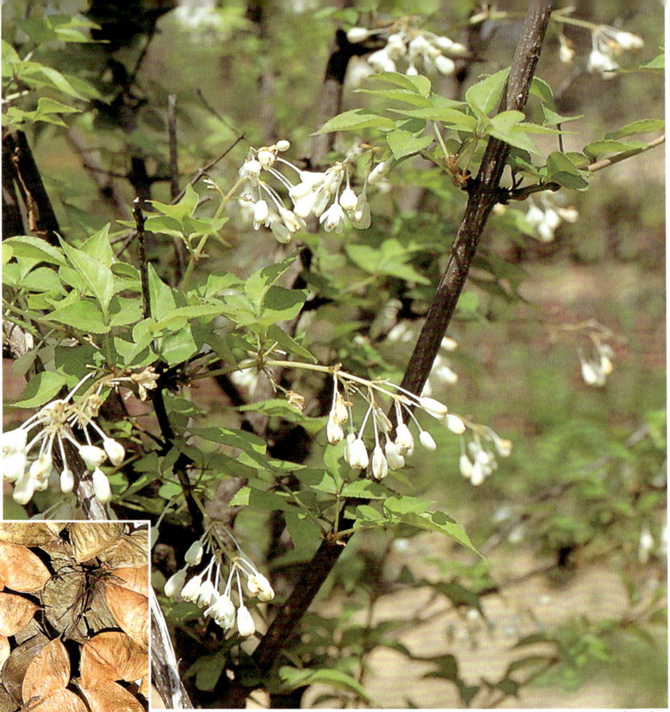

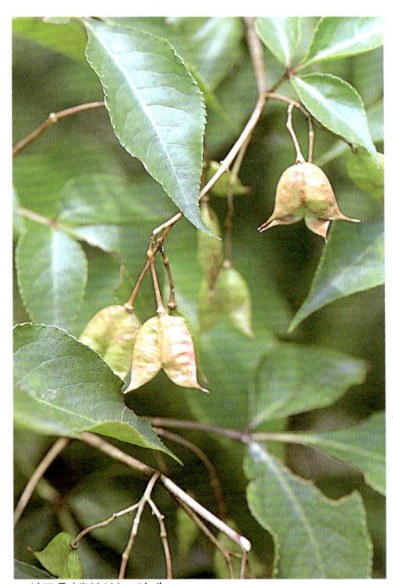

고추나무　　　　　　　　　　　1995.5.15. 계룡산

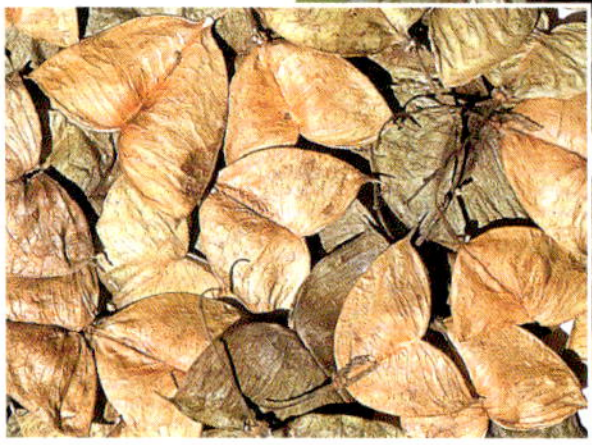

성고유(省沽油)

388. 고추나무　　　　[고추나무과]

Staphylea bumalda (Thunb.) DC.

갈잎떨기나무. 높이 3~5m. 꽃은 백색으로 5월에 핀다. 열매는 삭과로 반원형이며, 윗부분이 2개로 갈라지고 9~10월에 익는다.

분포/ 전국의 산골짜기에서 흔히 자라며, 일본, 중국, 만주에 분포한다.

약효/ 열매 또는 뿌리를 성고유(省沽油)라고 하며, 건해(乾咳), 산후어혈을 치료한다.

성분/ staphylin이 함유되어 있다.

사용법/ 열매 또는 뿌리 10g에 물 700mL를 넣고 달인 액을 반으로 나누어서 아침 저녁으로 복용한다. 부인의 산후어혈에는 뿌리 90g에 홍화(紅花) 15g, 고초(苦草) 30g에 물 2000mL를 넣고 달인 액을 반으로 나누어서 아침 저녁으로 복용한다.

성고유(省沽油)　열매

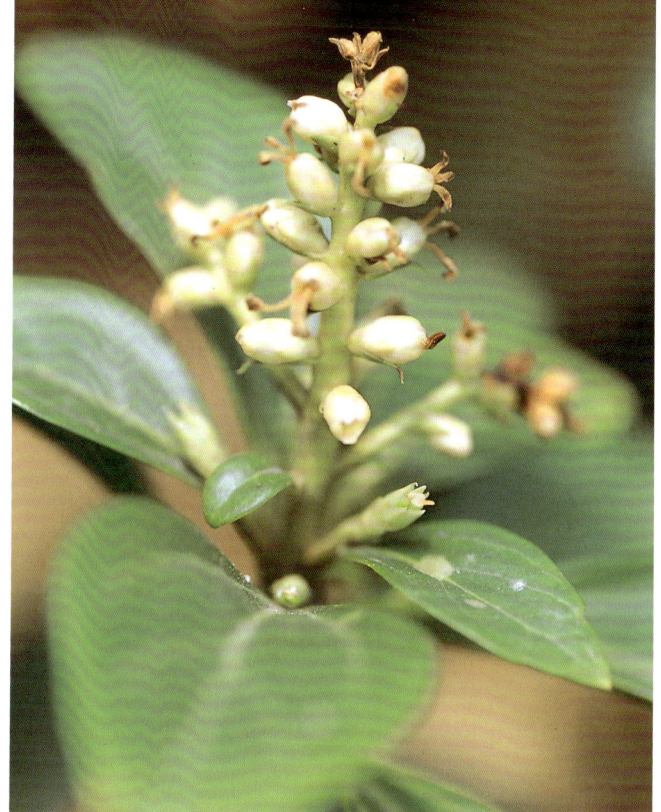

1995.5.1. 경기 광릉 　　　　　　　　　　　　　　　　수호초

회양목과 / 黃楊木科 / つげ科 / Buxaceae

늘푸른떨기나무. 꽃은 단성화, 꽃잎은 없고, 꽃턱이 없다. 수꽃의 수술은 4개, 꽃받침은 4갈래이고, 암꽃은 꽃받침이 6개, 자방은 3실이다. 열매는 삭과로 3개로 갈라지고 광택이 나는 검은 종자가 들어 있다. 세계에 60속 70종, 우리 나라에는 2속 3종이 자라며, 약용으로 이용된다.

389. 수호초　　　　　　　　[회양목과]

Pachysandra terminalis S. et Z.

　늘푸른 여러해살이풀. 꽃은 암수한그루로 단성화이며, 4~5월에 줄기 끝에 이삭 꽃차례로 달린다. 열매는 핵과로 달걀 모양이며, 백색으로 익는다.

분포/ 일본 원산으로, 전국에서 재배하거나 산 속 나무 그늘에서 자라는 귀화 식물이다.

약효/ 전초를 설산림(雪山林)이라고 하여, 거풍제습, 조경활혈의 효능이 있고, 풍습근골통, 월경부조, 번조불안을 치료한다.

사용법/ 전초 10g에 물 700mL를 넣고 달인 액을 반으로 나누어서 아침 저녁으로 복용한다.

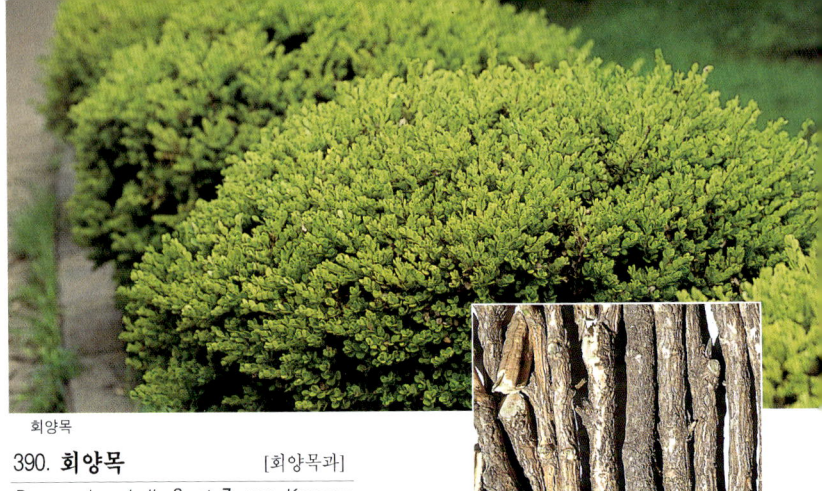

회양목

390. 회양목 [회양목과]

Buxus microphylla S. et Z. var. *Koreana* Nakai

황양목(黃楊木)

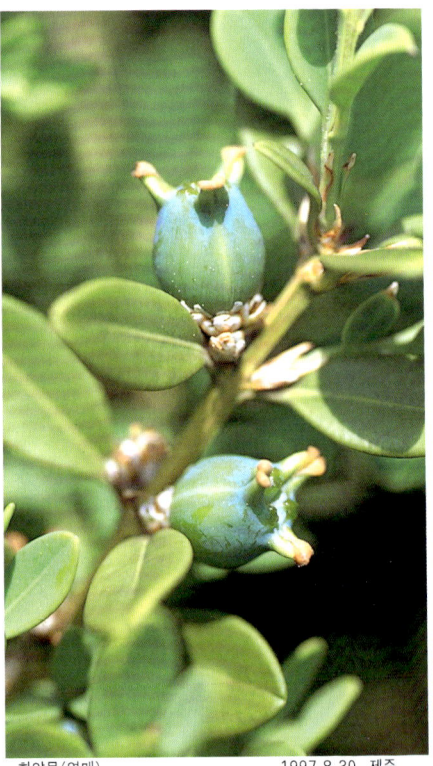

늘푸른떨기나무. 높이 7m 가량. 꽃은 황백색으로 4~5월에 핀다. 열매는 삭과로 달걀 모양이며 6~7월에 갈색으로 익는다.

분포/ 전북, 평북, 함북을 제외한 전국의 석회암 지대에서 자라며, 일본과 중국에 분포한다.

약효/ 줄기를 황양목(黃楊木)이라고 하며, 거풍습, 이기, 지통의 효능이 있고, 류머티즘동통, 흉복기창(胸腹氣脹), 치통, 산통, 풍습두통, 적백리를 치료한다.

성분/ cyclovirobuxine C, D, cycloprotobuxine A, C, cyclokoreanine B가 함유되어 있다.

약리 작용/ cyclovirobuxine D는 토끼의 심근경색을 방지하고 심전도의 변화를 개선하며, 토끼, 쥐의 심장에 대한 강심 작용이 있고, 또 항부정맥 작용이 있다.

사용법/ 줄기 25g에 물 900mL를 넣고 달인 액을 반으로 나누어 아침 저녁으로 복용하고, 외용에는 짓찧어서 바른다.

참고/ 좀회양목 *B. microphylla* Sieb. et Zucc.에 비하여 작은 가지와 잎자루에 털이 있고, 잎 가장자리는 뒤로 젖혀진다.

회양목(열매)   1997.8.30. 제주

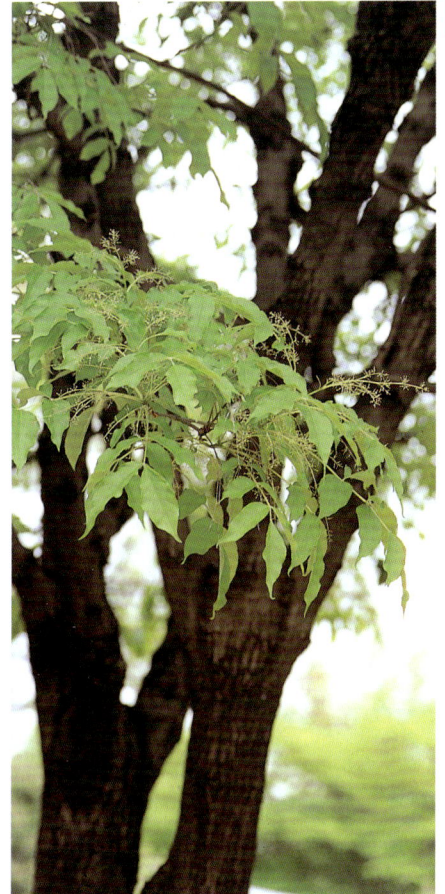

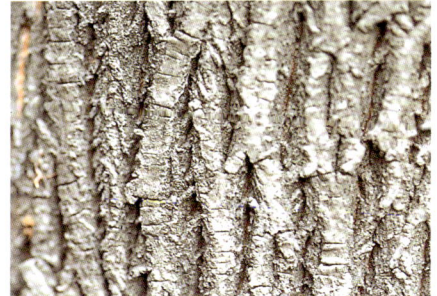

갈매나무과 / 鼠李科 / くろうめもどき科 /Rhamnaceae

큰키나무. 흔히 가시가 많고 때로는 덩굴성. 잎은 어긋 나고 홑잎이며, 턱잎이 있다. 꽃은 방사 상칭, 4~5수성이며, 꽃받침은 겹치지 않게 배열된다. 수술은 꽃잎과 마주 나고, 꽃턱은 잔 모양이며, 화반(花盤)이 발달한다. 자방은 2~3실이며, 각 실에 배주가 1개 있다. 암술대는 2~4개로 밑이 붙고, 열매는 핵과, 배유는 소량이거나 없다. 온대에 널리 45속 550여 종이 분포하며, 우리 나라에는 7속 14종이 자란다.

391. 망개나무 [갈매나무과]

Berchemia berchemiaefolia (Makino) Koidzumi

갈잎큰키나무. 꽃은 양성화로 연녹색이며 6월에 핀다. 열매는 핵과로 원통 모양의 긴 타원형이고 길이 7~8mm이며 황색에서 홍색으로 익는다.

분포/ 충북(속리산·군자산) 및 경북(주왕산)의 산골짜기에서 자라며, 일본과 중국에 분포한다.

약효/ 가지와 잎은 청열해독의 효능이 있고, 황달, 풍습요통, 경전복통(經前腹痛), 풍독유주(風毒流注), 상구홍종(傷口紅腫)을 치료한다.

사용법/ 가지와 잎 10g에 물 700mL를 넣고 달인 액을 반으로 나누어서 아침 저녁으로 복용한다.

참고/ 청사조 *B. racemosa* S. et Z.와 먹넌출 *B. racemosa* S. et Z. var. *magna* Makino도 약효가 같다.

1997.4.30. 서울 홍릉　　　　망개나무

망개나무(줄기)

ㅤ

ㅤ

ㅤ

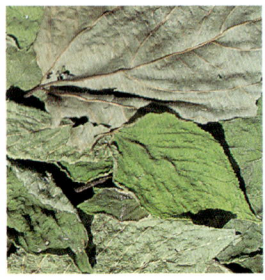

지구엽(枳椇葉)

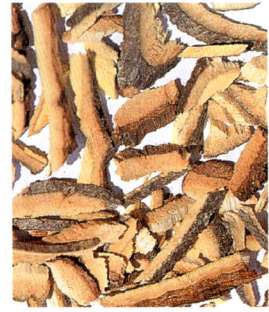

지구목피(枳椇木皮)

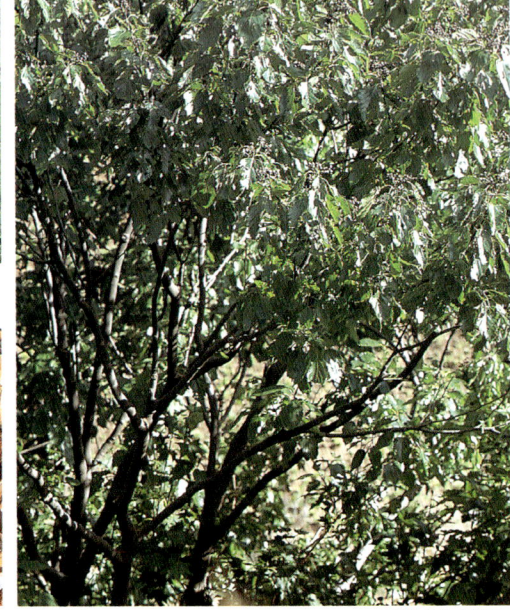

헛개나무ㅤㅤㅤㅤㅤㅤ2001.9.1. 울릉도

392. 헛개나무　　　　[갈매나무과]

Hovenia dulcis Thunb.

　갈잎큰키나무. 높이 10m 가량. 꽃은 녹색으로 잎겨드랑이 또는 가지 끝에 붙는다. 열매는 둥글고 갈색이 돌며 1개의 종자가 들어 있다.

분포/ 중부 지방 이남 산 속에서 자라며, 일본, 중국에 분포한다.

약효/ 열매를 지구자(枳椇子)라고 하며, 번열, 구갈, 구토, 이변불통, 사지마비, 류머티즘을 치료한다. 잎을 지구엽(枳椇葉)이라고 하며, 사산으로 태아가 나오지 않을 때에 사용한다. 줄기 껍질을 지구목피(枳椇木皮)라 하며, 혈액 순환을 돕고 근육을 풀어 주며, 소화불량을 치료한다.

성분/ 뿌리 껍질에는 peptide alkaloid인 frangulanine, hovenine, hovenoside가 함유되어

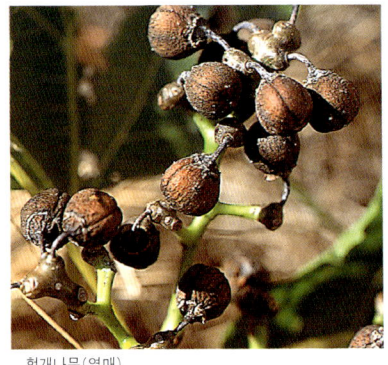

헛개나무(열매)

있다.

사용법/ 열매, 잎 또는 줄기 껍질 10g에 물 700mL를 넣고 달인 액을 반으로 나누어서 아침 저녁으로 복용하고, 잎 14개에 술과 물 1잔을 넣고 달여서 복용한다.

갈매나무과 · Rhamnaceae

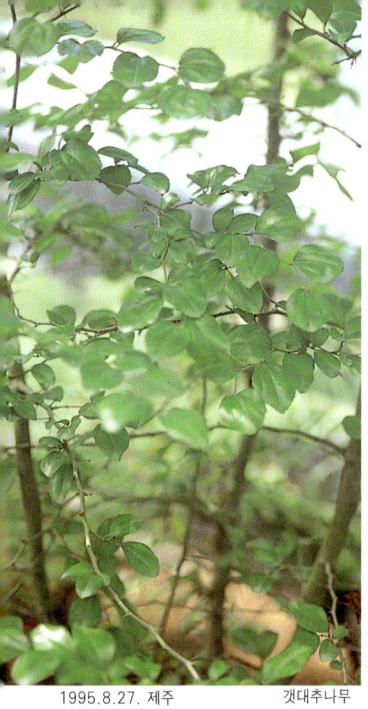

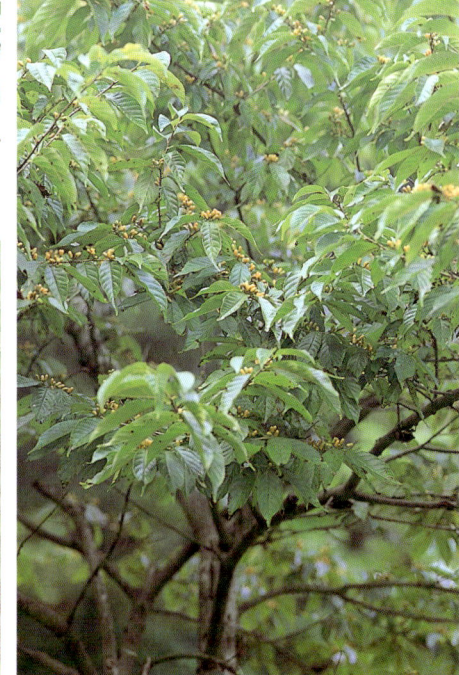

1995.8.27. 제주　　　　갯대추나무　　　　1995.8.27. 제주　　　　까마귀베개

393. 갯대추나무 [갈매나무과]

Paliurus ramosissimus (Lour.) Poiret

갈잎떨기나무. 높이 3m 가량. 잎은 가지에 어긋난다. 꽃은 황록색으로 6월에 핀다. 열매는 핵과로 반구형이며 끝이 3개로 갈라져 날개가 되고 9~10월에 익는다.

분포/ 제주 바닷가에서 자라며, 일본, 중국, 대만에 분포한다.

약효/ 잎을 마갑자엽(馬甲子葉)이라고 하며, 청열, 발독(拔毒)의 효능이 있다. 외용에는 바르면 안열통, 종창을 치료한다. 열매를 철리과(鐵籬笆果)라고 하며, 거어생신(祛瘀生新)의 효능이 있고, 토혈, 치창을 치료한다.

사용법/ 잎 10g에 물 700mL를 넣고 달인 액을 반으로 나누어 아침 저녁으로 복용한다.

참고/ 대추나무속에 비하여 열매가 건과(乾果)이며 날개가 있다.

394. 까마귀베개 [갈매나무과]

Rhamnella franguloides (Maxim.) Weberb.

갈잎큰키나무 또는 떨기나무. 높이 7m 가량. 꽃은 녹황색으로 5~6월에 핀다. 열매는 핵과로 원통 모양의 타원형이다. 종자는 백색으로 잔줄이 있다.

분포/ 충남 이남 산기슭에서 자라며, 일본에 분포한다.

약효/ 목질부를 서장묘유(西藏貓乳)라고 하며, 양혈, 조습, 소종지통의 효능이 있고, 혈열, 고산다혈증, 풍습, 관절통, 마풍을 치료한다.

사용법/ 목질부 10g에 물 700mL를 넣고 달인 액을 반으로 나누어 아침 저녁으로 복용한다.

참고/ 갈매나무속에 비하여 자방이 불완전한 2실이며, 열매는 1개의 핵이 있고, 꽃은 양성이다. 중국에서는 *R. gilgitica* Mansfeld et Melch.의 목질부를 사용한다.

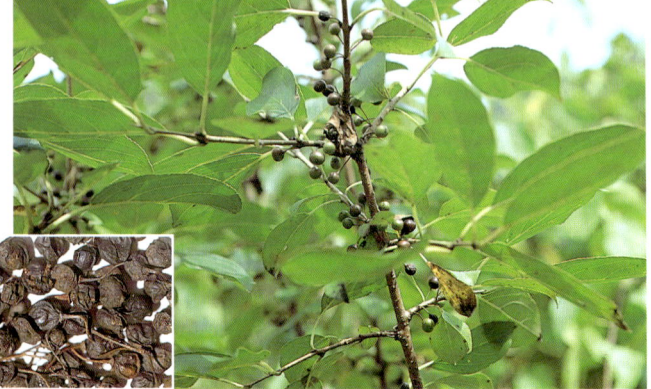

서리(鼠李) 　　　　　 갈매나무 　　　　　 1993.9.10. 지리산

395. 갈매나무 　　　　[갈매나무과]

Rhamnus davurica Pall.

갈잎떨기나무. 높이 5m 가량. 꽃은 황록색으로 암수딴그루이며 5~6월에 핀다. 열매는 둥글고 9~10월에 흑색으로 익으며 1~2개의 종자가 들어 있다.

분포/ 전국의 산골짜기에서 자라며, 일본, 만주, 몽고, 다후리아, 아무르에 분포한다.

약효/ 열매를 서리(鼠李)라고 하며, 청열, 이습, 소적, 살충의 효능이 있고, 수종복창,

나력, 개선, 치통을 치료한다. 줄기 껍질을 서리피(鼠李皮)라고 하며, 풍비, 열독과 제창(諸瘡)으로 인한 한열(寒熱), 독비(毒痹)를 치료한다.

성분/ 열매에는 anthraquinone류 화합물인 emodin, chrysophanol, anthranol, kaempferol, 줄기 껍질에는 emodin, aloeemodin, chrysophanol이 함유되어 있다.

사용법/ 열매 10g를 물 700mL를 넣고 달인 액을 반으로 나누어 아침 저녁으로 복용한다.

396. 상동나무 　　　　[갈매나무과]

Sageretia theezans (L.) Brongn.

반상록 떨기나무. 높이 2m 가량. 잎은 어긋 난다. 꽃은 황색으로 작은 꽃줄기가 거의 없고 10~11월에 이삭 꽃차례로 달린다. 열매는 다음 해 4~5월에 흑자색으로 익는다.

분포/ 제주 및 남쪽 섬의 해변 산기슭에서 자라며, 일본, 중국, 대만, 인도에 분포한다.

약효/ 줄기와 잎을 작매등(雀梅藤)이라고 하며, 개창(疥瘡), 칠창(漆瘡), 수종을 치료한다.

사용법/ 줄기와 잎 30g에 물 900mL를 넣고 달인 액을 반으로 나누어 아침 저녁으로 복용한다.

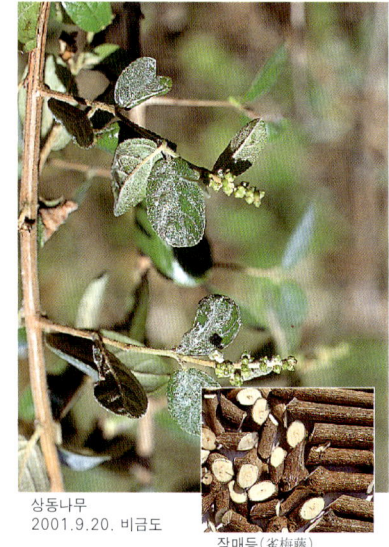

상동나무
2001.9.20. 비금도

작매등(雀梅藤)

397. 묏대추나무 [갈매나무과]

Zizyphus jujuba Miller

갈잎떨기나무. 잎은 어긋 나고 달걀 모양이며 윤채가 있고 가장자리에 둔한 톱니가 있다. 맥은 3개이다. 꽃은 양성, 연녹색으로 5~6월에 잎겨드랑이에서 취산 꽃차례로 2~3개씩 피며, 지름 5~6mm이다. 열매는 핵과로 구형이고 9~10월에 자갈색 또는 암갈색으로 익는다.

분포/ 전국의 산기슭이나 마을 근처에서 자라며, 만주, 중국에 분포한다.

채취/ 껍질을 벗긴 종자를 가을에, 가시는 수시로 채취하여 말린다.

약효/ 껍질을 벗긴 종자를 산조인(酸棗仁)이라고 하며, 양간(養肝), 영심(寧心), 안신(安神), 수렴의 효능이 있고, 허번불면(虛煩不眠), 경계정충(驚悸怔忡), 번갈, 허한, 심복한열, 사지 산통을 치료한다.

성분/ betulin, betulinic acid, jujubo-side, sanjoinine A-K, canaverine, methylasimilobine 등이 함유되어 있다.

약리 작용/ 달인 액을 쥐에게 투여하면 진정 및 최면 작용이 있고, 쥐의 복강에 5g/kg을 주사하면 진통 및 항경련 작용이 있으며 혈압을 강하시킨다.

사용법/ 껍질을 벗겨 건조시킨 종자 15g에 물 700mL를 넣고 달인 액을 반으로 나누어 아침 저녁으로 복용한다.

참고/ 종자에 알맹이가 없는 보은대추나무 var. *hoonensis* (Chung) T. Lee도 약효가 같다.

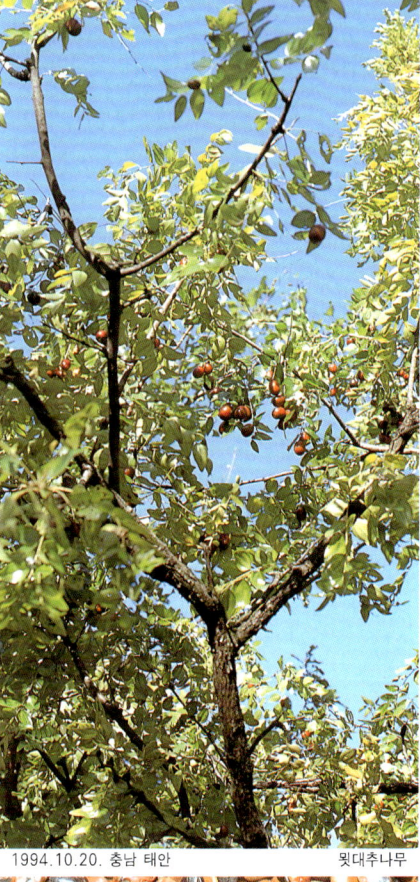

1994.10.20. 충남 태안　　　　묏대추나무

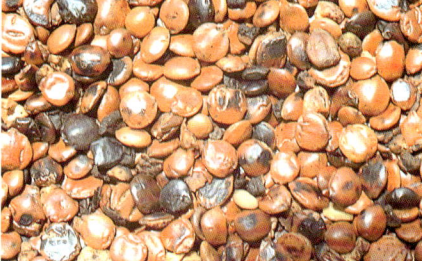

산조인(酸棗仁)

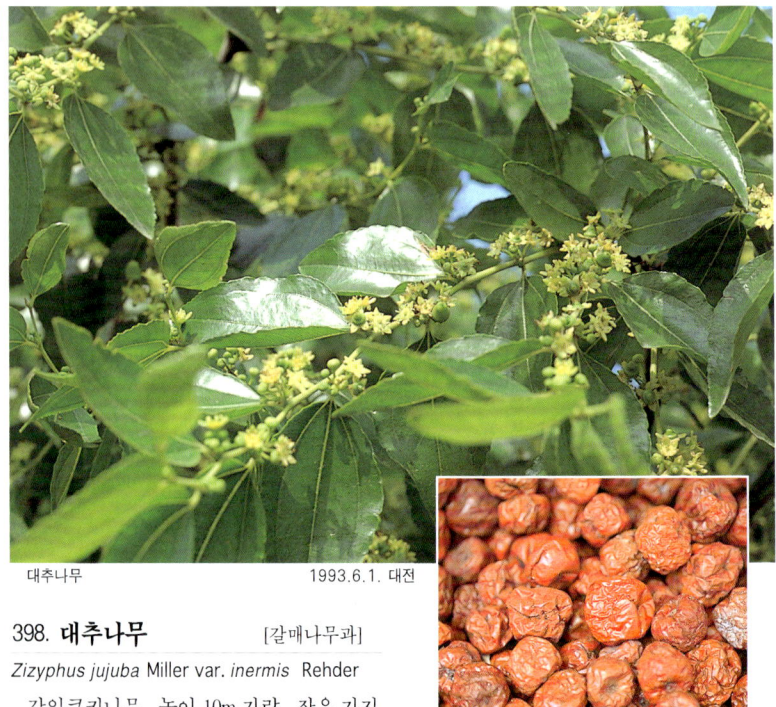

대추나무   1993.6.1. 대전

대조(大棗)

398. 대추나무 [갈매나무과]

Zizyphus jujuba Miller var. *inermis* Rehder

갈잎큰키나무. 높이 10m 가량. 작은 가지는 때로 모여 나며, 턱잎이 변한 가시가 있다. 잎은 어긋 나고 달걀 모양이며 길이 4~6cm, 너비 2~2.5cm로 끝이 둔하거나 뾰족하고, 앞면에 윤채가 있고, 밑은 일그러진 둥근 모양이며, 가장자리에 둔한 잔톱니가 있다. 턱잎은 흔히 길이 3cm 가량의 가시로 변하나 흔적뿐이다. 꽃은 엷은 황록색으로 5~6월에 취산 꽃차례로 잎겨드랑이에 2~3개씩 핀다. 열매는 핵과로 타원형이며 길이 3~4cm이고 9~10월에 적갈색 또는 암갈색으로 익는다.

분포/ 전국의 마을 근처에서 자라며, 일본, 중국, 동아시아에 분포한다.

채취/ 열매를 가을에 채취하여 말린다.

약효/ 열매를 대조(大棗)라고 하며, 완화, 강장, 진경, 보비, 생진의 효능이 있고, 위

허식욕부진(胃虛食慾不振), 비약연변(脾弱軟便), 타액부족, 심계정충을 치료한다.

성분/ betulic acid, alphitolic acid, zizyphus-saponin I-III, jujuboside B, vomifoliol, zizybeoside I, II, zizyvoside I, II 등이 함유되어 있다.

약리 작용/ 에탄올 엑스는 항알레르기 작용이 있고, 위궤양을 예방하며, 혈압을 강하시키고, 체중을 증가시킨다.

사용법/ 열매 15g에 물 700mL를 넣고 달인 액을 반으로 나누어서 아침 저녁으로 복용한다.

참고/ 묏대추나무에 비하여 키가 크고 가시는 흔적뿐이며, 열매는 크고 과육이 많다.

포도과 / 葡萄科 / ぶどう科 / Vitaceae

덩굴성. 턱잎이 있다. 꽃은 방사 상칭으로 잎과 마주 난다. 꽃받침은 4~5갈래, 꽃잎과 꽃받침은 같은 수이며, 수술은 꽃잎과 마주 나고, 자방은 상위이다. 배주는 각 실에 2개 또는 1개이며, 암술머리는 둥글거나 방패 모양이다. 열매는 장과이다. 열대와 아열대에 11속 600종이 있으며, 우리 나라에는 4속 9종이 자란다.

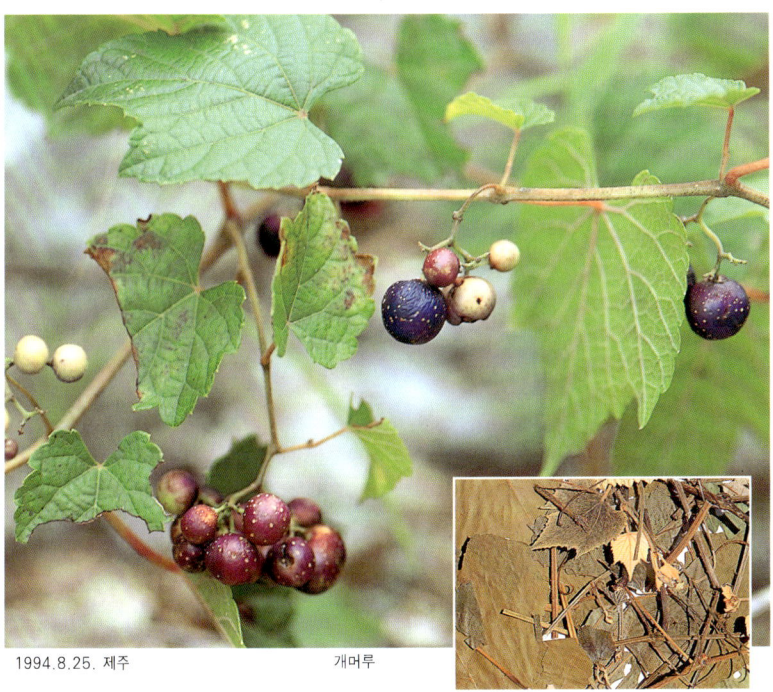

1994.8.25. 제주 　　　　　　개머루

사포도(蛇葡萄)

399. 개머루　　　　　[포도과]

Ampelopsis brevipendunculata (Maxim.) Trautv.

갈잎떨기나무. 꽃은 녹색으로 6~7월에 핀다. 열매는 장과로 둥글며 9월에 벽색으로 익는다.

분포/ 전국의 산골짜기에서 자라며, 일본, 중국, 만주, 대만, 우수리, 사할린에 분포한다.

약효/ 줄기와 잎 말린 것을 사포도(蛇葡萄)라고 하며, 이뇨, 소염, 지혈의 효능이 있고, 폐농양, 장농양, 류머티즘, 화상을 치료한다.

성분/ tannin, sterol, triterpene, 강심 배당체 등이 함유되어 있다.

사용법/ 줄기와 잎 말린 것 30g에 물 900mL를 넣고 달인 액을 반으로 나누어 아침 저녁으로 복용하고, 외용에는 짓찧어서 환부에 바른다.

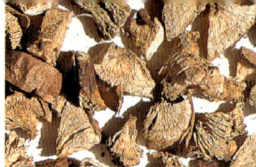

백렴(白蘞)

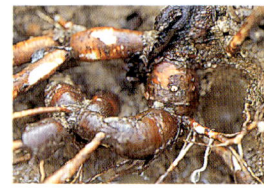

가회톱(뿌리)

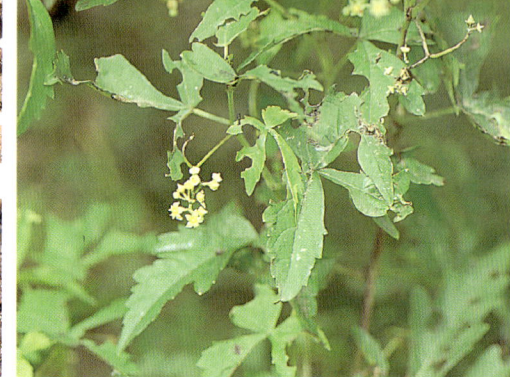

가회톱   1993.8.1. 충남대학교 약초원

400. 가회톱   [포도과]

Ampelopsis japonica (Thunb.) Makino

갈잎 덩굴나무. 꽃은 연한 황색으로 7월에 핀다. 열매는 둥글며 지름 5~7mm로 백색, 자주색 또는 청색으로 9~10월에 익는다.

분포/ 황해도 이북의 들이나 산기슭에서 자라며, 일본, 만주, 중국, 몽고에 분포한다.

약효/ 뿌리 말린 것을 백렴(白蘞)이라 하며, 청열, 해독, 산결, 생기(生肌), 지통의 효능이 있고, 옹종, 나력, 화상, 경간(驚癎), 혈리, 장풍을 치료한다. 열매를 백렴자(白蘞子)라 하며, 온학(溫瘧), 열종을 치료한다.

사용법/ 뿌리, 열매 각각 10g에 물 700mL를 넣고 달인 액을 반으로 나누어 아침 저녁으로 복용하고, 외용에는 가루를 내어 환부에 뿌리거나 바른다.

401. 담쟁이덩굴   [포도과]

Parthenocissus tricuspidata (S. et Z.) Planch.

갈잎 덩굴나무. 꽃은 황록색으로 6~7월에 핀다. 꽃잎과 수술은 각각 5개, 암술은 1개이다. 열매는 장과로 둥글며 8~10월에 흑색으로 익는다.

분포/ 전국의 산과 들에서 자라며, 일본, 만주, 중국, 우수리에 분포한다.

약효/ 뿌리 및 줄기 말린 것을 지금(地錦)이라고 하며, 활혈, 거풍, 지통의 효능이 있고, 산후혈어, 적백대하, 풍습근골동통, 편두통을 치료한다.

사용법/ 뿌리 및 줄기 20g에 물 900mL를 넣고 달인 액을 반으로 나누어 아침 저녁으로 복용한다.

참고/ 잎이 5개의 작은 잎으로 된 손바닥 모양의 겹잎인 미국담쟁이덩굴 *P. quinquefolia* (L.) Planch.도 약효가 같다.

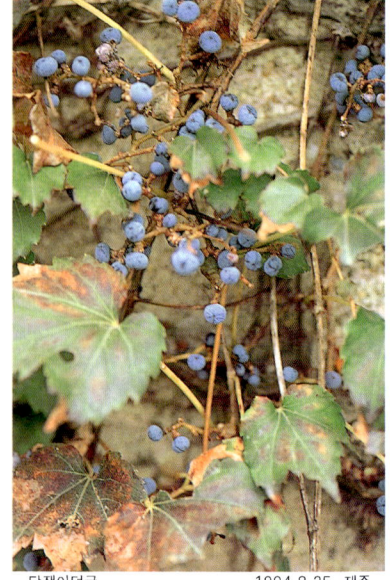

담쟁이덩굴   1994.8.25. 제주

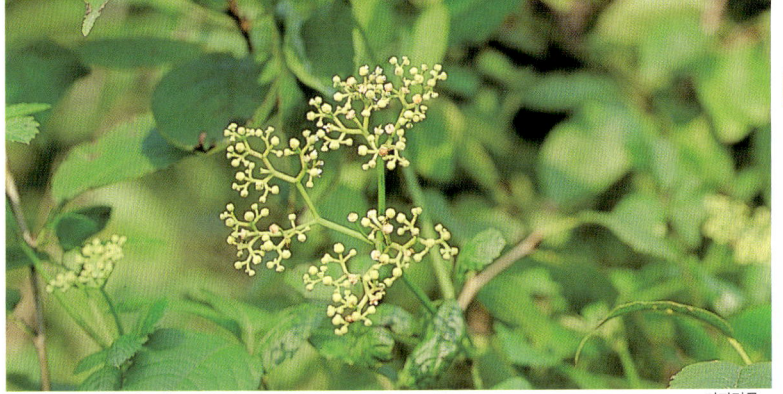
1996.8.3. 제주   거지덩굴

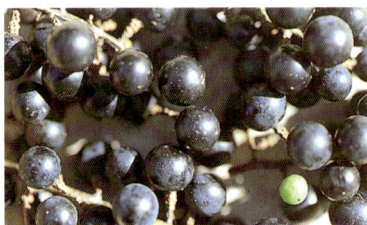
왕머루(열매)

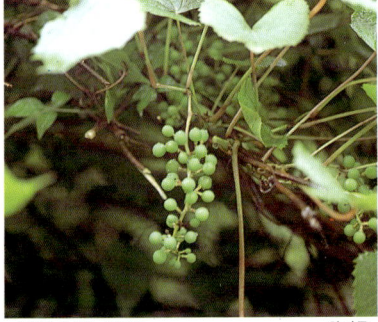
1996.6.28. 계룡산   왕머루

402. 거지덩굴 　　　　　　　　[포도과]

Cayratia japonica (Thunb.) Gagn.

덩굴성 여러해살이풀. 꽃은 연녹색으로 7
~8월에 핀다. 꽃잎과 수술은 각각 4개이고,
1개의 암술이 있다. 열매는 장과로 둥글고
흑색으로 익는다.

분포/ 제주, 울릉도, 남쪽 섬 산기슭이나 들
에서 자라며, 일본, 중국, 인도, 필리핀에
분포한다.

약효/ 뿌리 말린 것을 오렴매(烏蘞莓)라고
하며, 소염, 해독, 진통의 효능이 있고, 옹
종, 유행성이하선염, 류머티즘, 황달, 혈뇨,
백탁을 치료한다.

성분/ 뿌리에는 alkaloid, tannin, phenol, 열
매 껍질에는 cayratinin 등이 함유되어 있다.

약리 작용/ 물로 달인 액은 항균 작용이 있다.

사용법/ 뿌리 30g에 물 900mL를 넣고 달인
액을 반으로 나누어서 아침 저녁으로 복용
한다.

403. 왕머루 　　　　　　　　[포도과]

Vitis amurensis Rupr.

갈잎 덩굴나무. 잎은 어긋 난다. 꽃은 황록
색으로 6월에 핀다. 열매는 장과로 둥글며 9
월에 흑색으로 익는다.

분포/ 전국의 산야에서 자라며, 일본, 만주,
아무르, 우수리에 분포한다.

약효/ 뿌리 및 줄기 말린 것을 산등등앙(山
藤藤秧)이라고 하며, 지통의 효능이 있고,
외상통, 위장동통, 신경성두통을 치료한다.

사용법/ 뿌리 빛 줄기 10g에 물 700mL를 넣
고 달인 액을 반으로 나누어 아침 저녁으로
복용한다.

참고/ 머루에 비하여 잎이 작고 3~5각상 원
심형이며, 잎 뒤에 연갈색의 거미줄 같은 딜
이 있다.

329

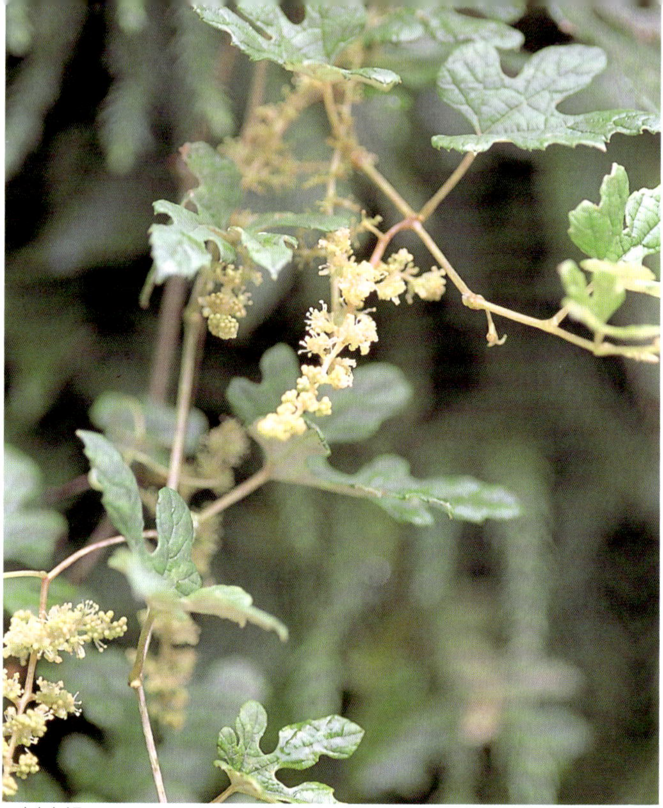

까마귀머루

1997.8.8. 제주

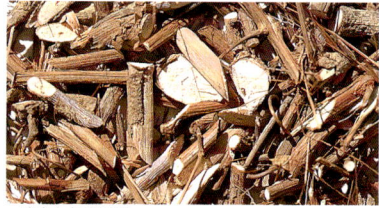

까마귀머루(줄기)

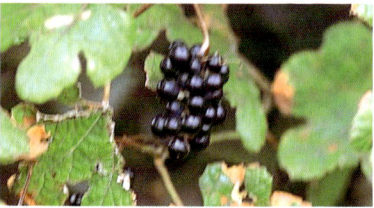

까마귀머루(열매)

404. 까마귀머루 [포도과]

Vitis ficifolia Bunge var. *sinuata* (Regel) Hara

갈잎 덩굴나무. 꽃은 연한 황록색으로 7월에 핀다. 열매는 장과로 구형이며 9~10월에 자흑색으로 익는다.

분포/ 제주, 전남의 산과 들에서 자라며, 일본, 중국, 대만에 분포한다.

약효/ 뿌리 및 줄기는 지통의 효능이 있고, 외상통, 위장동통, 류머티즘, 신경성두통, 수술 후 동통을 치료한다.

사용법/ 뿌리 및 줄기 10g에 물 700mL를 넣고 달인 액을 반으로 나누어 아침 저녁으로 복용한다.

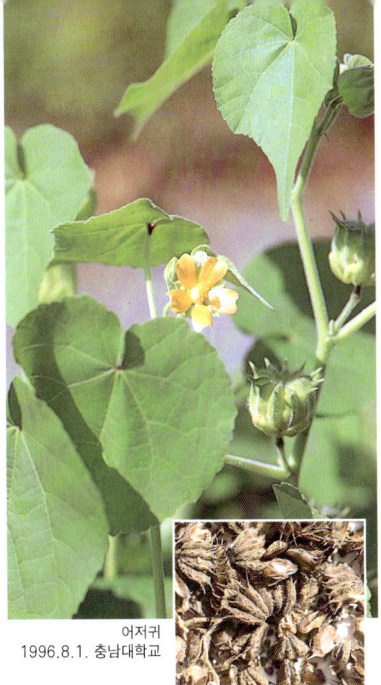

어저귀
1996.8.1. 충남대학교

경실(苘實)

405. 어저귀 [아욱과]

Abutilon theophrasti Medicus

한해살이풀. 높이 1.5m 가량. 꽃은 황색으로 8~9월에 핀다. 열매는 삭과로 뾰족한 끝이 밖으로 젖혀지고 익으면 흑색으로 된다. 종자는 겉에 털이 있다.

분포/ 인도 원산으로, 전국의 들판에서 자라는 귀화 식물이다.

약효/ 전초를 경마(苘麻)라고 하며, 해독, 거풍의 효능이 있고, 이질, 중이염, 이명, 관절통을 치료한다. 뿌리를 경마근(苘麻根)이라고 하며, 하리, 소변임력(小便淋瀝)을 치료하고, 열매를 경실(苘實)이라고 하며, 적백리, 나력을 치료한다.

성분/ 지상부에 rutin이 0.2% 함유되어 있다.

사용법/ 전초, 뿌리, 열매 각각 20g에 물 800mL를 넣고 달인 액을 반으로 나누어 아침 저녁으로 복용한다.

아욱과 / 錦葵科 / あおい科 / Malvaceae

풀 또는 나무. 턱잎이 있다. 꽃은 양성화, 방사 상칭. 꽃받침은 5개로 밑이 붙고 부꽃받침이 있고, 수술은 다수이다. 수술대는 꽃통에 붙고, 꽃밥은 1실, 암술대와 암술머리는 심피와 같은 수이다. 세계에 80속 1500종, 우리 나라에 4속 10종이 자란다.

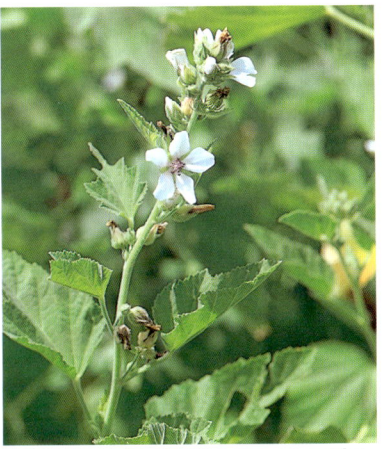

1997.7.20. 수원 농촌진흥청   약촉규

406. 약촉규 [아욱과]

Althaea officinalis L.

여러해살이풀. 높이 1m 가량. 잎은 어긋난다. 꽃은 백색으로 6~8월에 잎겨드랑이에 1개가 달리며, 꽃잎은 5개이다. 열매는 편구형이다.

분포/ 유럽, 지중해 연안, 서아시아 원산으로, 약초원에서 재배한다.

약효/ 뿌리를 약촉규근(藥蜀葵根)이라고 하며, 위장염을 치료한다.

사용법/ 뿌리 10g에 물 700mL를 넣고 달인 액을 반으로 나누어서 아침 저녁으로 복용한다.

참고/ 제약 공장에서는 정제(tablet) 등의 결합제로 이용한다.

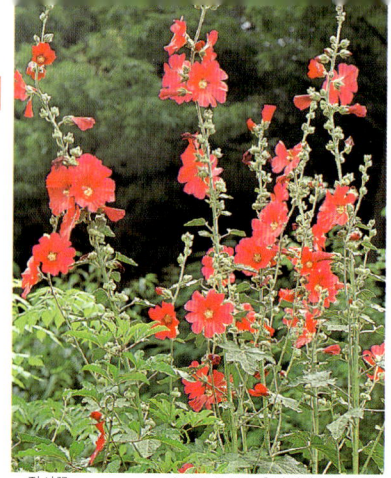

접시꽃 2003.6.19. 충남대학교 약초원

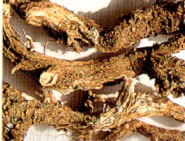

촉규근(蜀葵根)

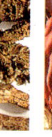

촉규화(蜀葵花)

407. 접시꽃 [아욱과]

Althaea rosea (L.) Cav.

두해살이풀. 높이 2.5m 가량. 꽃은 백색, 적색, 분홍색, 흑갈색 등으로 6월에 핀다. 접시 모양의 열매가 달린다.

분포/ 중국 원산으로, 전국의 집이나 마을 근처에서 볼 수 있는 귀화 식물이다.

약효/ 줄기와 잎을 촉규묘(蜀葵苗)라고 하며, 열독하리, 임병, 금창(金瘡)을 치료한다. 뿌리를 촉규근(蜀葵根)이라고 하며, 청열, 양혈, 이뇨, 배농의 효능이 있고, 임병, 백대하, 요혈, 토혈, 창종을 치료한다. 꽃을 촉규화(蜀葵花)라 하며, 혈액 순환을 좋게 하고 대소변을 잘 통하게 한다.

성분/ 꽃에는 dihydrokaempferol, herbacin, herbacetin이 함유되어 있다.

사용법/ 줄기와 잎 25g에 물 1200mL, 뿌리 50g에 물 1200mL를 넣고 달인 액을 반으로 나누어 아침 저녁으로 복용한다.

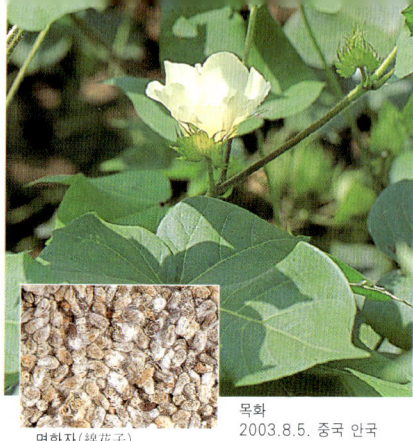

목화 2003.8.5. 중국 안국

면화자(綿花子)

408. 목화 [아욱과]

Gossypium indicum Lam.

한해살이풀. 높이 60cm 가량. 꽃은 연한 황색 바탕에 꽃 밑은 검붉은색이며 8~9월에 핀다. 열매는 사과로 포에 싸이고, 익으면 3개로 갈라진다.

분포/ 동아시아 원산으로, 전국에서 섬유 자원으로 재배한다.

약효/ 뿌리를 면화근(綿花根)이라고 하며, 보허(補虛), 평천(平喘), 조경(調經)의 효능이 있고, 체허해천(體虛咳喘), 산기(疝氣), 붕대(崩帶), 자궁탈수를 치료한다. 종자를 면화자(綿花子)라고 하며, 온보(溫補), 보허(補虛), 지혈의 효능이 있고, 양위(陽萎), 유뇨를 치료한다.

성분/ 종자에는 gossypol, 6-methoxygossypol, 6,6´-dimethoxygossypol, hemigossypol이 함유되어 있다.

약리 작용/ 쥐에게 뿌리의 물 추출액을 투여하면 지해, 거담 작용이 있고, 또 폐렴구균, 황색포도상구균, 적리균에 대한 항균력이 있다. gossypol은 Ehrlich 복수암에 대하여 항암 작용이 있다.

사용법/ 뿌리 40g에 물 800mL, 종자 10g에 물 700mL를 넣고 달인 액을 반으로 나누어 아침 저녁으로 복용한다.

409. 닥풀(황촉규) [아욱과]

Hibiscus manihot L.

한해살이풀. 높이 1.5m 가량. 꽃은 엷은 황색으로 8~9월에 핀다. 열매는 삭과로 긴 타원형이며 5개의 둔한 능선과 더불어 굳센 털이 있다.

분포/ 중국 원산으로, 전국의 마을 근처에서 재배하는 귀화 식물이다.

약효/ 뿌리를 황촉규근(黃蜀葵根)이라고 하며, 이수, 산어, 소종, 해독의 효능이 있고, 임병, 부종, 유즙분비장애, 이하선염을 치료한다. 종자를 황촉규자(黃蜀葵子)라고 하며, 이수, 소종, 유통(乳通)의 효능이 있고, 임병, 유즙불통, 타박상, 골절을 치료한다.

사용법/ 뿌리 10g에 물 700mL를 넣고 달인 액을 반으로 나누어서 아침 저녁으로 복용하고, 외용에는 짓찧어서 환부에 바른다.

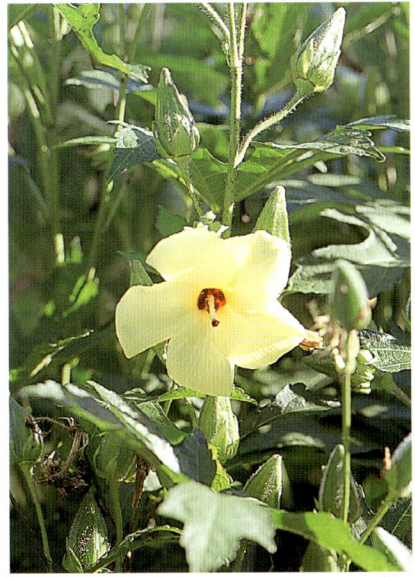

1994.9.20. 인삼연초연구소   닥풀

410. 부용 [아욱과]

Hibiscus mutabilis L.

갈잎떨기나무. 높이 1~3m. 꽃은 엷은 홍색으로 지름 10~13cm이며 8~10월에 핀다. 열매는 삭과, 구형, 지름 2.5cm 가량이다. 종자는 많고 신장형이다.

분포/ 중국 원산으로, 전국에서 재배하는 귀화 식물이다.

약효/ 꽃을 목부용화(木芙蓉花)라고 하며, 청열, 양혈, 소종, 해독의 효능이 있고, 옹종, 화상, 폐열에서 오는 해수, 토혈, 백대하를 치료한다. 뿌리를 목부용근(木芙蓉根)이라고 하며, 옹종, 해수기천, 백대하를 치료한다.

성분/ 꽃에는 isoquercitrin, hperin, rutin, spiraeoside, quercimetrin 등이 함유되어 있다.

사용법/ 꽃 10g에 물 700mL, 뿌리 30g에 물 900mL를 넣고 각각 달인 액을 반으로 나누어 아침 저녁으로 복용한다.

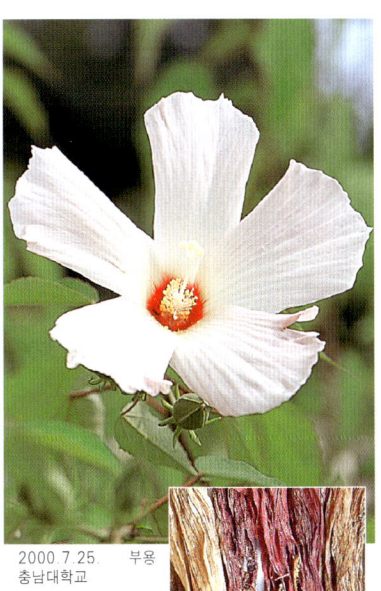

2000.7.25.   부용
충남대학교

목부용화(木芙蓉花)

333

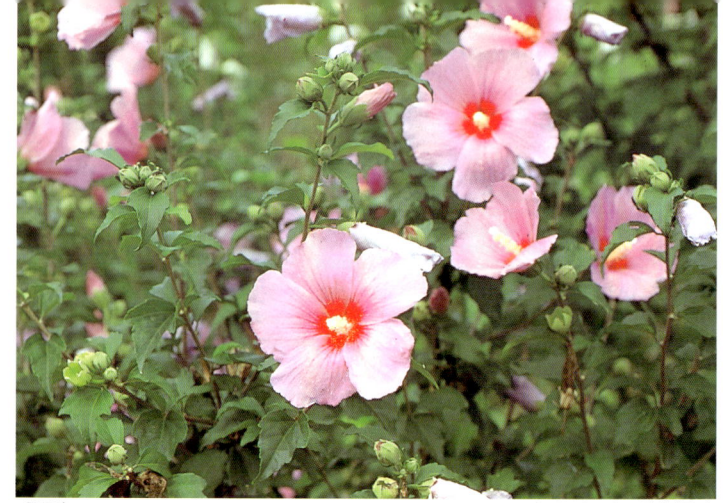

무궁화　　　　　　　　　　　　　1996.7.25. 한택식물원

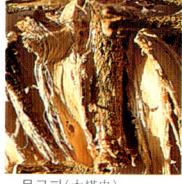
목근피(木槿皮)

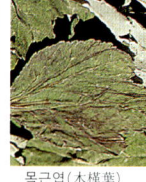
목근엽(木槿葉)

411. 무궁화　　　　　　　　　　[아욱과]

Hibiscus syriacus L.

갈잎떨기나무. 높이 3~4m. 꽃은 보통 분홍색으로 안쪽에 짙은 홍색 무늬가 있고 8~9월에 1개씩 핀다. 열매는 삭과로 타원형, 5실이며 5개로 갈라진다. 종자는 편평하며 긴 털이 있다.

분포/ 중국 원산으로, 평남 및 강원도 이남에서 재식하는 귀화 식물이다.

채취/ 줄기 껍질 또는 뿌리 껍질은 수시로, 잎은 여름에 채취하여 말린다.

약효/ 줄기 껍질 또는 뿌리 껍질을 목근피(木槿皮)라고 하며, 청열, 이습, 해독, 지양(止痒)의 효능이 있고, 장풍사혈(腸風瀉血), 탈항, 개선, 치질, 소갈, 심번불면을 치료한다. 잎을 목근엽(木槿葉)이라고 하며, 해열의 효능이 있고, 적체, 적백적리를 치료한다.

성분/ 줄기 껍질에는 malvalic acid, sterculic acid, saponarin, apigenin-7-glucoside, taxifolin-3-glucoside, betulin, canthin-6-one, lauric acid, myristic acid, palmitic acid 등, 뿌리 껍질에는 syringaresinol, *E*-N-feruloyltyramine, *Z*-N-feruloyltyramine 등이 함유되어 있다.

약리 작용/ 뿌리와 줄기의 에탄올 엑스는 적리균, 티푸스균 등에 대한 항균 작용이 있고, lauric acid, myristic acid, palmitic acid는 항진균 작용이 있으며, syringaresinol, *E*-N-feruloyltyramine, *Z*-N-feruloyltyramine은 세균인 *Bacillus subtilis*, *Escherichia coli*, *Salmonella typhimurium*, *Staphylococcus aureus*, 곰팡이 *Trichophyton mentagrophytes*, *Fusarium oxysporum* 효모인 *Candida albicans* 에 대한 항균 작용이 있다.

사용법/ 줄기 껍질 또는 뿌리 껍질 10g에 물 700mL, 잎 50g에 물 1200mL를 넣고 각각 달여서 달인 액을 반으로 나누어 아침 저녁으로 복용한다.

참고/ 에탄올 추출액과 benzoic acid를 합하여 무좀 치료약으로 널리 사용하고 있다.

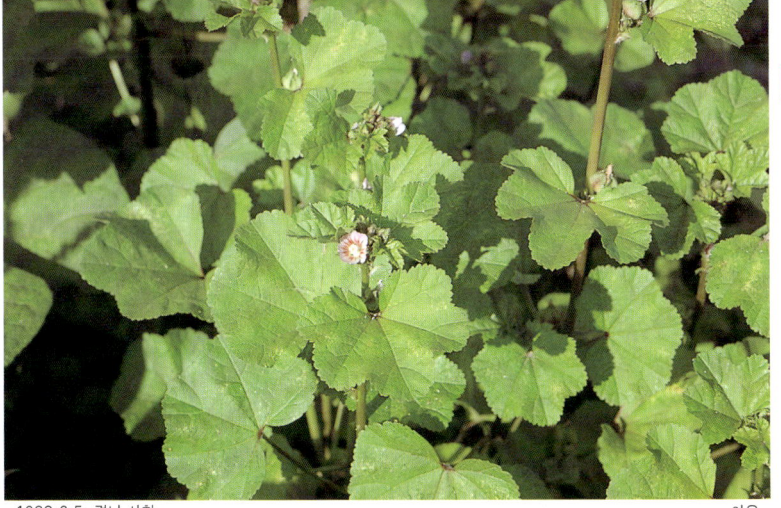

1988.6.5. 경남 사천

아욱

412. 아욱 [아욱과]

Malva verticillata L.

한해살이풀. 높이 90cm 가량. 잎은 어긋나고 둥글며 3~7개로 얕게 갈라진다. 꽃은 연한 분홍색으로 봄부터 가을까지 잎겨드랑이에 모여 달린다. 소포엽은 3개로 넓은 바늘 모양이고, 꽃받침은 5개로 갈라지며, 꽃잎은 5개로 끝이 팬다. 단체 웅예의 대는 짧고, 수술대는 백색으로 실같이 가늘며 10개이다. 열매는 삭과로 꽃받침에 싸여 있다.

분포/ 아열대 원산으로, 전국의 밭에서 흔히 재배한다.

채취/ 종자, 뿌리, 잎을 가을에 채취하여 말린다.

약효/ 종자를 동규자(冬葵子)라고 하며, 이수, 활장, 최유의 효능이 있고, 이변불통, 임병, 유즙불행, 유방종통을 치료한다. 뿌리를 동규근(冬葵根)이라고 하며, 청열, 해독(解痛), 이규(利竅)의 효능이 있고, 소갈, 대소변불리, 허해, 도한(盜汗), 독사교상을 치료한다. 잎을 동규엽(冬葵葉)이라고 하며, 청열, 행수, 활장의 효능이 있고, 폐열해수, 열녹하리, 폐로, 허해, 도한, 황달을 치료한

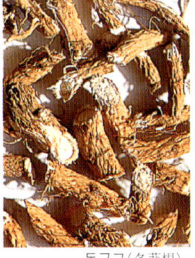
동규근(冬葵根)

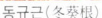

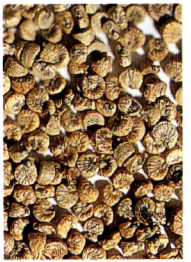
동규자(冬葵子)

다.

성분/ 종자에 중성 다당체인 MVS-I, MVS-IIA, MVS-IIIA, 산성 다당체인 MVS-IVA, MVS-V가 함유되어 있다.

약리 작용/ 중성 다당체인 MVS-I, MVS-IIA, MVS-IIIA, 산성 다당체인 MVS-IVA, MVS-V는 면역 기능을 증강시키고 식균 작용을 활성화한다.

사용법/ 종자 15g에 물 700mL, 뿌리 50g에 물 1500mL를 넣고 달인 액을 반으로 나누어 아침 저녁으로 복용한다.

참고/ 비허양활(脾虛陽滑)한 사람은 복용을 피하고, 임산부도 주의하여야 한다.

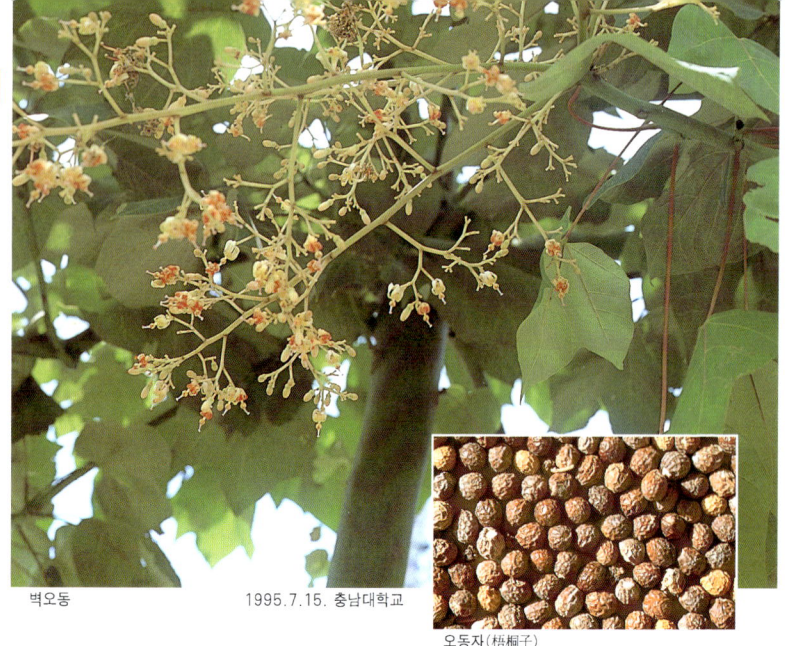

벽오동　　　　　　1995.7.15. 충남대학교

오동자(梧桐子)

벽오동과 /碧梧桐科 / あおぎり科 / Sterculiaceae

큰키나무, 드물게 풀. 흔히 별 모양의 털이 있다. 잎은 어긋 나고, 턱잎이 있다. 꽃은 양성화 또는 단성화, 방사상칭. 꽃받침은 3~5개로 약간 붙고, 꽃잎은 5개이거나 없고 흔히 수술통에 붙는다. 자방은 심피가 2~5개로 윗부분은 서로 붙고 밑부분은 서로 떨어진다. 세계에 50속 750종, 우리 나라에는 1속 2종이 자란다.

413. 벽오동 　　　　　　　　[벽오동과]

Firmiana simplex (L.) W. F. Wight

갈잎큰키나무. 높이 15m 가량. 줄기 껍질은 푸른색이고, 작은 가지는 굵고, 어릴 때는 부드러운 별 모양의 털이 있다. 잎은 어긋 나지만 가지 끝에서는 모여 난다. 꽃은 6~7월에 피며, 수꽃과 암꽃이 함께 달린다. 꽃받침잎은 긴 타원형으로 5개이고, 꽃잎은 없다. 수술은 수술대가 합쳐져서 만들어진 1개의 통 끝에 10~15개의 꽃밥이 붙어 있다. 암술은 수술통 끝에서 서고 암술머리가 넓다. 열매는 5개의 분과로 되어 익기 전에 벌어져서 완두콩 같은 종자가 보인다.

분포/ 중국 원산으로, 중부 이남에서 재식하는 귀화 식물이다.

채취/ 종자를 여름과 가을에, 잎은 여름에 채취하여 말린다.

약효/ 종자를 오동자(梧桐子)라고 하며, 순기(順氣), 화위, 소식(消食)의 효능이 있고, 상식(傷食), 산기(疝氣), 위통을 치료한다. 잎을 오동엽(梧桐葉)이라고 하며, 거풍, 제습, 청열, 해독의 효능이 있고, 류머티즘에 의한 동통, 마비, 고혈압을 치료한다.

사용법/ 종자 10g에 물 700mL, 잎 30g에 물 1200mL를 넣고 달인 액을 반으로 나누어 아침 저녁으로 복용한다.

팥꽃나무과 / 瑞香科 / じんちょうげ科 / Thymelaeaceae

나무, 드물게 풀. 꽃은 양성화 또는 단성화, 방사 상칭. 꽃받침은 통 모양으로 때로는 꽃잎 같고 4~5갈래이며 기와 모양으로 배열하고, 꽃잎은 없거나 4~12개의 비늘 조각 모양으로 꽃받침의 통 부분이나 입구에 있다. 수술은 2~다수, 암술대는 자방의 옆에 붙고, 암술머리는 머리 모양, 배주는 각 실에 1개로 거꾸로 달린다. 세계에 50속 800종, 우리 나라에는 4속 6종이 자란다.

414. 팥꽃나무 [팥꽃나무과]

Daphne genkwa S. et Z.

갈잎떨기나무. 높이 1m 가량. 잎은 마주난다. 꽃은 4월에 잎보다 먼저 피고, 지난 해가지 끝에 산형(傘形)으로 달린다. 꽃받침은 통형으로 겉에 털이 있다. 수술은 4~8개, 수술대가 짧고, 암술은 길이 3mm로 자방에 털이 있으며, 암술머리는 적색이다. 열매는 장과로 둥글며 7월에 백색으로 익는다.

분포/ 평남에서 전남에 이르는 바닷가 산기슭에서 자라며, 중국과 대만에 분포한다.

채취/ 꽃봉오리는 봄에 꽃이 피기 전에, 뿌리는 수시로 채취하여 말린다.

약효/ 꽃봉오리를 원화(芫花)라고 하며, 축수(逐水), 척담(斥痰)의 효능이 있고, 담음, 천해, 수종, 협통, 식중독을 치료한다. 뿌리를 원화근(芫花根)이라고 하며, 수종, 나력, 유선염, 치질을 치료한다.

성분/ 꽃에는 genkwanin, hydroxygenkwanin, apigenin, 뿌리 껍질에는 genkwanin 배당체인 yuankanin, 뿌리에는 yuanhuacine, yuanhuadine 등이 함유되어 있다.

약리 작용/ yuanhuacine은 진통(鎭痛) 작용이 있고, yuanhuadine은 피임 작용이 있다.

사용법/ 꽃봉오리 또는 뿌리 5g에 물 500mL

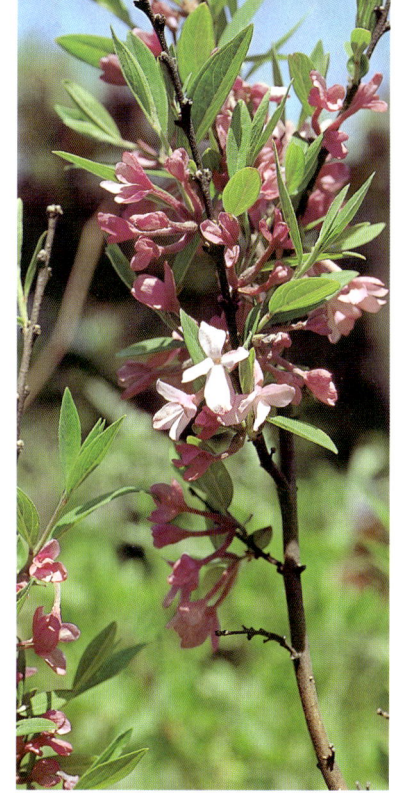

1995.5.10. 천리포수목원   팥꽃나무

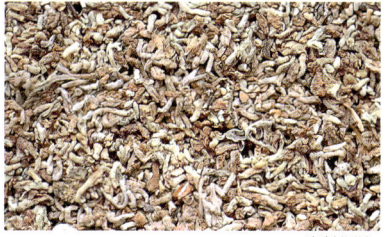

원화(芫花)

를 넣고 달인 액을 만으로 나누어 아침 저녁으로 복용하고, 외용에는 짓찧어서 환부에 바른다.

참고/ 두메닥나무에 비하여 잎이 마주 나며 털이 있다. 꽃은 잎보다 먼저 핀다. 열매는 장과로 백색이다.

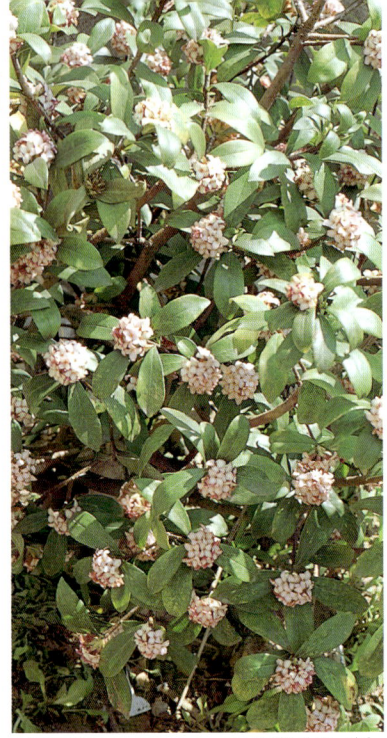

서향나무　　　　　　　　　　1996.4.25. 제주

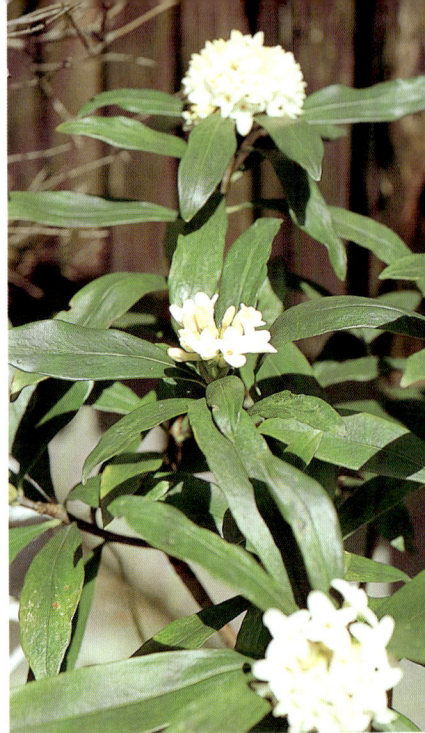

백서향　　　　　　　　　　　1996.4.25. 제주

415. 서향나무　　　　　　　[팥꽃나무과]

Daphne odora Thunb.

늘푸른떨기나무. 높이 1m 가량. 꽃은 암수 딴그루로 백색 또는 홍자색이며 3~4월에 핀다. 꽃받침은 통형이고 끝이 4개로 갈라 지며, 갈라진 조각의 겉은 홍자색으로 털이 없고, 안쪽은 백색이다. 수술은 2줄로 꽃받 침통에 붙어 있다. 우리 나라에서 자라는 것 은 대부분 수그루이므로 결실되는 것이 드 물다.

분포/ 중국 원산으로, 남부 지방에서 재식하 는 귀화 식물이다.

채취/ 꽃은 활짝 필 때, 잎은 여름에 채취하 여 말린다.

약효/ 꽃을 서향화(瑞香花)라 하며, 인후종 통, 치통(痔痛), 류머티즘을 치료한다. 뿌리

를 서향근(瑞香根)이라고 하며, 인후염을 치 료한다. 잎은 서향엽(瑞香葉)이라 하며, 창 양, 통풍을 치료하고, 외용에는 짓찧어서 환 부에 붙인다.

성분/ 전초에는 daphnin, daphnetin-8-gluco- side, umbelliferone, 뿌리에는 daphnelone이 함유되어 있다.

약리 작용/ daphnin 30~50mg/kg을 토끼에게 투여하면 혈액 응고를 저지시킨다.

사용법/ 건조시킨 꽃 5g에 물 300mL를 넣고 달인 액을 반으로 나누어 아침 저녁으로 복 용하고, 뿌리는 짓찧어서 즙을 내어 목 안에 흘려 넣는다.

참고/ 작은 가지가 암자갈색이며 꽃이 백색 인 백서향 *D. kiusiana* Miquel도 약효가 같다.

보리수나무과 / 胡頹子科 / ぐみ科 / Elaeagnaceae

나무. 잎은 어긋 난다. 꽃은 양성화 또는 단성화, 암수딴그루 또는 잡가성. 꽃받침은 통형. 수술은 꽃받침통에 있고, 4개. 꽃밥은 2실, 자방은 자루가 없고 1실. 암술대는 끝에 달리고 선형. 열매는 다육질이거나 수액질의 꽃받침통에 둘러싸이고 장과 모양. 종자는 곧게 선다. 세계에 3속, 우리 나라에는 1속 6종이 자란다.

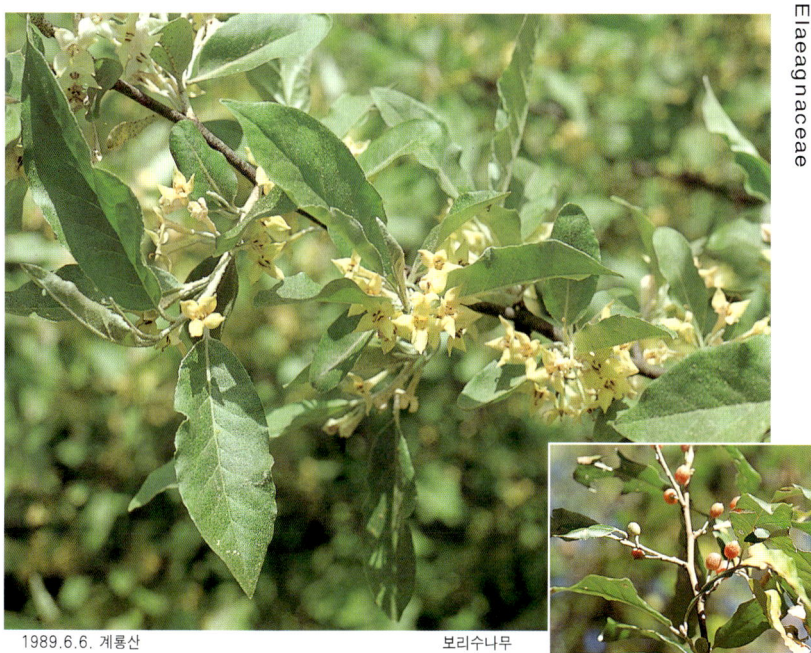

1989.6.6. 계룡산

보리수나무

우내자(牛奶子)

416. 보리수나무 [보리수나무과]

Elaeagnus umbellata Thunb.

갈잎떨기나무. 높이 3~4m. 꽃은 연한 황색으로 5~6월에 핀다. 열매는 둥글고 비늘 모양의 털로 덮여 있으며 10월에 적색으로 익는다.

분포/ 평남 이남 산기슭에서 자라며, 일본, 만주, 중국에 분포한다.

약효/ 뿌리, 잎 및 열매를 우내자(牛奶子)라고 하며, 청열이습, 지혈의 효능이 있고, 해수, 이질, 임병, 붕대(崩帶)를 치료한다.

성분/ 잎, 줄기에 serotonine이 함유되어 있다.

사용법/ 뿌리, 잎 15g에 물 700mL를 넣고 달인 액을 반으로 나누어 아침 저녁으로 복용한다.

참고/ 잎이 바늘 모양이고 어린 잎의 앞면에는 별 모양의 털이 있으며 대부분의 잎에 비늘 조각이 없는 왕보리수나무 var. *coreana* (Lév.) Lév.도 약효가 같다.

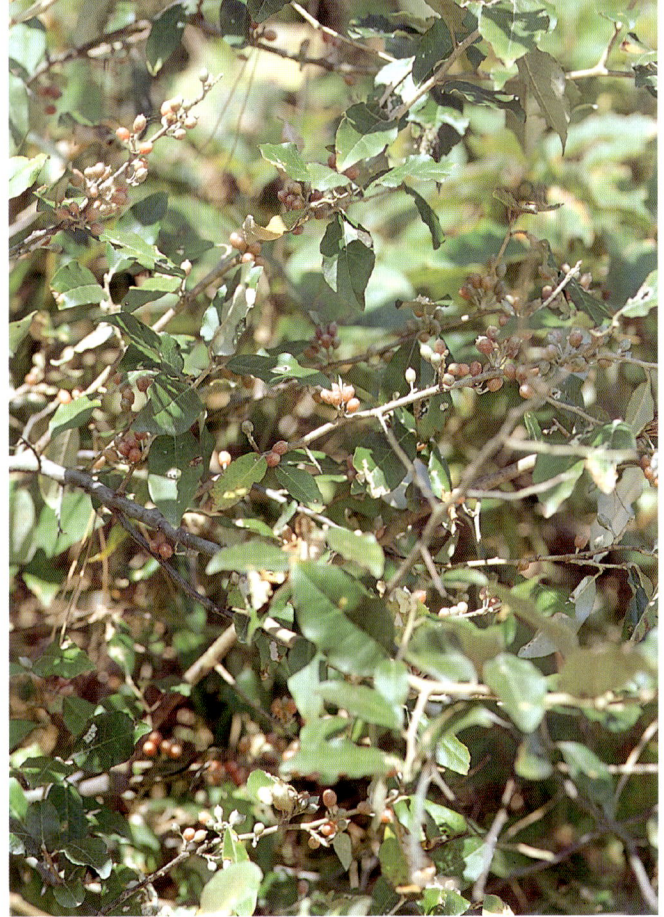

보리장나무   1995.5.10. 제주

417. 보리장나무 [보리수나무과]

Elaeagnus glabra Thunb.

늘푸른떨기나무. 꽃은 연한 황색으로 10~
12월에 잎겨드랑이에 2~3개씩 모여 핀다.
열매는 핵과로 둥글고 비늘털로 덮여 있으
며, 다음 해 4~5월에 적색으로 익는다.

분포/ 제주, 전남의 바닷가에서 자라며, 일
본, 만주, 중국에 분포한다.

약효/ 열매를 만호퇴자(蔓胡頹子)라고 하며,
수렴, 지사의 효능이 있고, 장염에 의한 하
리를 치료한다. 잎을 만호퇴자엽(蔓胡頹子
葉)이라 하며, 청열이습, 지혈의 효능이 있고,
해수, 이질, 임병, 붕대(崩帶)를 치료한다.

성분/ 잎에는 alkaloid, flavonoid, coumarin
이 함유되어 있다.

약리 작용/ 잎 달인 액을 기니 피그에 투여하
면 평천(平喘) 작용이 있다.

사용법/ 열매와 잎 각각 15g에 물 700mL를
넣고 달인 액을 반으로 나누어 아침 저녁으
로 복용한다.

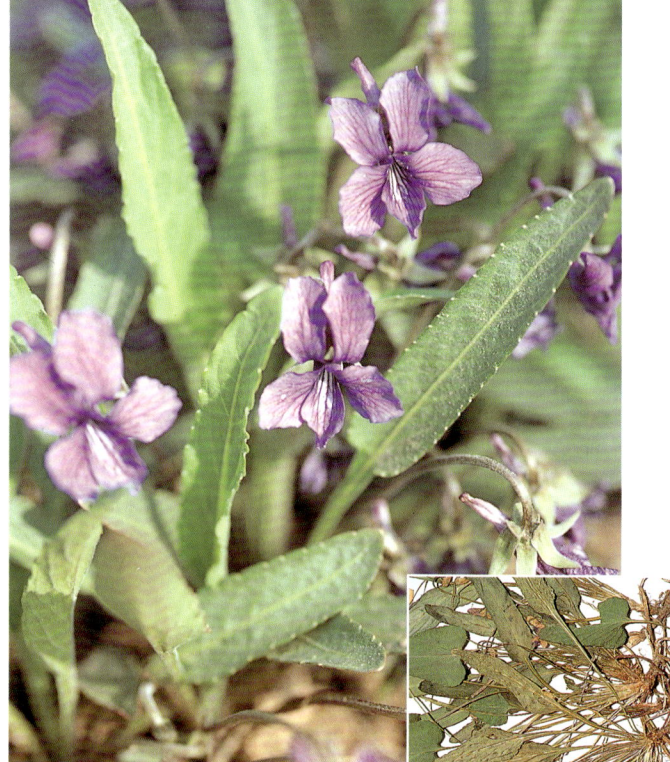

1989.7.15. 계룡산   제비꽃

동북근채(東北堇菜)

제비꽃과 / 堇菫菜科 / すみれ科 / Violaceae

풀, 드물게 떨기나무. 잎은 어긋 난다. 꽃은 양성화, 1개씩 또는 원추 꽃차례로 달린다. 꽃받침은 5개로 밑에 부속체가 있고, 꽃잎도 5개로 밑의 꽃잎은 거(距)로 된다. 수술 5개, 암술대는 붙고, 배주는 거꾸로 되고, 종자는 부속체가 있다. 세계에 16속 800여 종, 우리 나라에는 1속 37종, 10 변종이 자란다.

418. 제비꽃   [제비꽃과]

Viola mandshurica W. Becker

여러해살이풀. 줄기는 없다. 꽃은 보라색 또는 지주색으로 4~5월에 핀다. 열매는 삭과로 원통형이다.

분포/ 전국의 들이나 길가에서 자라며, 일본, 만주, 중국, 아무르에 분포한다.

약효/ 진초를 동북근채(東北堇菜)라고 하며, 청열해독, 양혈소종의 효능이 있고, 단독, 목적종통, 인후염, 황달성간염, 장염, 독사교상을 치료한다.

사용법/ 전초 15g에 물 700mL를 넣고 달인 액을 반으로 나누어 아침 저녁으로 복용한다. 외용에는 짓찧어서 환부에 바른다.

참고/ 호제비꽃에 비하여 잎자루 위쪽에 날개가 있다.

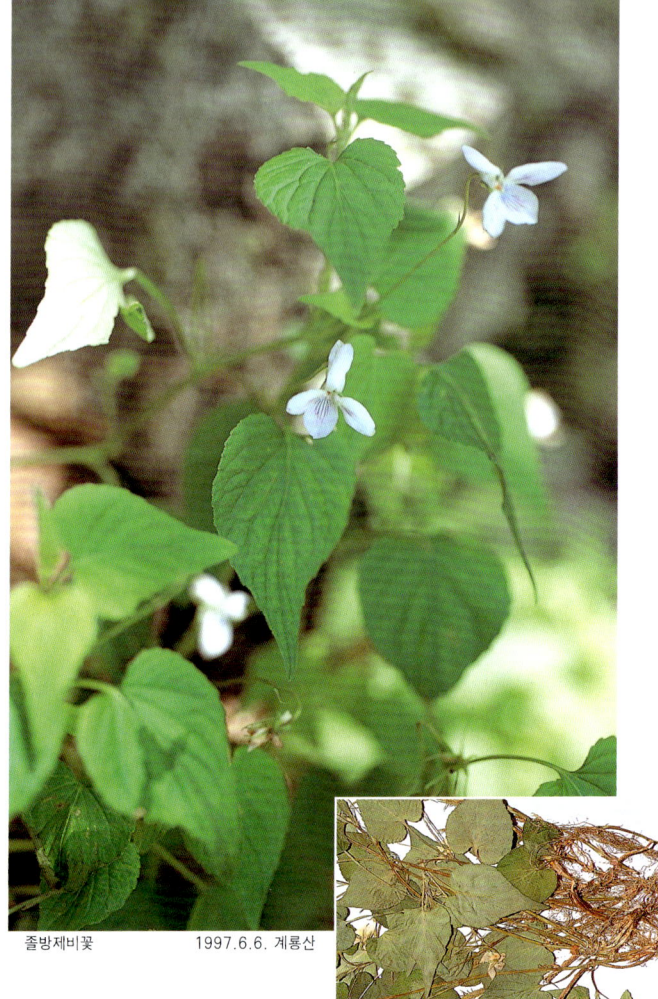

졸방제비꽃 　　　 1997.6.6. 계룡산

주변강(走邊疆)

419. 졸방제비꽃 　　　 [제비꽃과]

Viola acuminata Ledeb.

여러해살이풀. 높이 20~40cm. 줄기는 곧추서고 밀생한다. 꽃은 백색 또는 엷은 자줏빛으로 5~6월에 핀다. 열매는 삭과로, 익으면 3개로 갈라진다.

분포/ 전국의 산과 들에서 자라며, 일본, 만주, 아무르, 동부 시베리아에 분포한다.

약효/ 지상부를 주변강(走邊疆)이라고 하며, 청열, 해독, 소종, 지통의 효능이 있고, 폐열해수, 타박종통, 종독을 치료한다.

사용법/ 지상부 10g에 물 700mL를 넣고 달인 액을 반으로 나누어 아침 저녁으로 복용한다.

참고/ 선제비꽃 *V. raddeana* Regel에 비하여 잎이 달걀 모양의 심장형이며, 턱잎이 깃 모양으로 헌저하게 갈라진다.

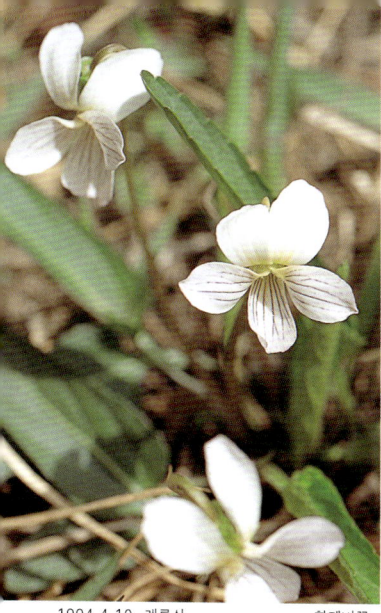

1994.4.10. 계룡산 　　　　흰제비꽃

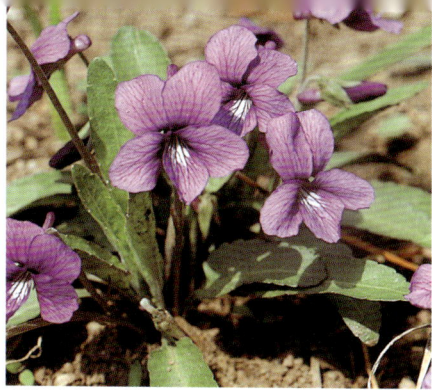

1994.4.10. 계룡산 　　　　호제비꽃

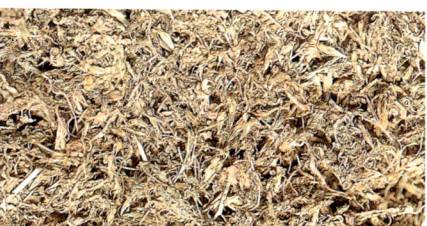

자화지정(紫花地丁)

420. 흰제비꽃　　　[제비꽃과]

Viola patrinii DC.

　여러해살이풀. 높이 10~15cm. 꽃은 백색 또는 자줏빛이 돌고 4~5월에 핀다. 꽃받침 잎은 바늘 모양, 꽃잎은 길이 10~13mm로 양측 조각에 털이 있고, 입술꽃잎에 자주색 줄이 있다.

분포/ 전국 각지 햇볕이 잘 쬐는 곳에서 자라 며, 일본, 만주, 중국, 아무르, 동시베리아 에 분포한다.

약효/ 전초를 화두초(鏵頭草) 또는 백화지정 (白花地丁)이라고 하며, 청열해독, 산어소 종의 효능이 있고, 창양, 홍종창독, 황달을 치료한다.

사용법/ 전초 15g에 물 700mL를 넣고 달인 액을 반으로 나누어 아침 저녁으로 복용하 고, 외용에는 짓찧어서 환부에 바르거나 달 인 액으로 씻는다.

참고/ 흰젖제비꽃 *V. lactiflora* Nakai에 비하 여 잎이 바늘 모양이다.

421. 호제비꽃　　　[제비꽃과]

Viola yedoensis Makino

　여러해살이풀. 꽃은 자주색으로 4~5월에 핀다. 열매는 삭과로 달걀 모양이며 털이 없 다.

분포/ 전남, 충북, 경기, 황해, 함남, 함북 의 들이나 밭에서 자라며, 일본, 중국에 분 포한다.

약효/ 전초를 지정(地丁) 또는 자화지정(紫 花地丁)이라고 하며, 청열이습, 해독소종의 효능이 있고, 창종, 나력, 황달, 이질, 복사 (腹瀉), 목적(目赤), 후비(喉痺), 독사교상을 치료한다.

약리 작용/ 에탄올 추출물은 결핵균의 성장 을 억제하고, Leptospira에 대하여는 에탄올 추출물 30mg/mL에서 성장을 억제한다.

사용법/ 전초 30g에 물 1200mL를 넣고 달인 액을 반으로 나누어서 아침 지녁으로 복용 한다.

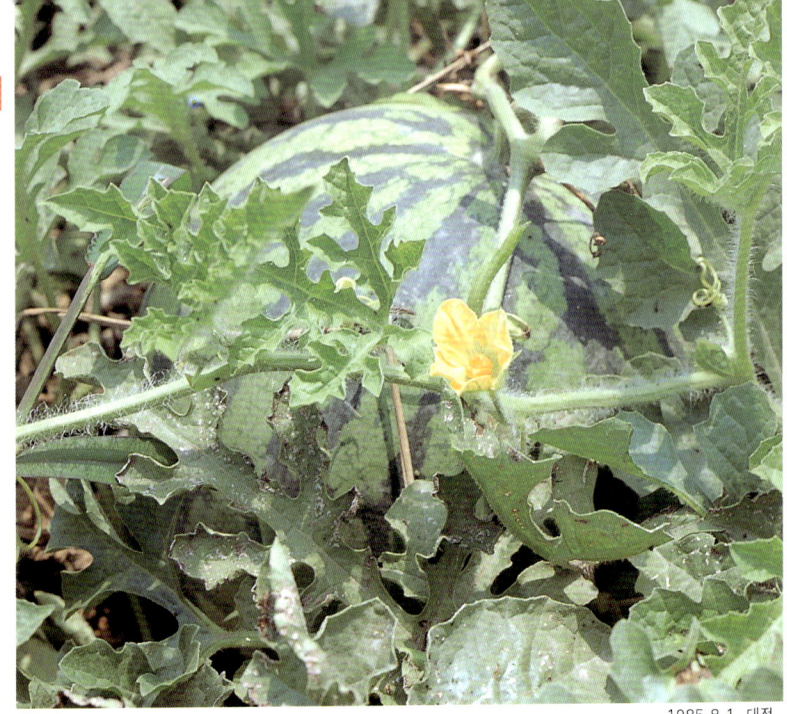

수박

1985.8.1. 대전

박과 / 葫蘆科 / うり科 / Cucurbitaceae

초본 또는 목본 식물. 줄기는 덩굴손이 있고 꺼칠꺼칠하다. 꽃은 단성화, 꽃잎은 붙거나 떨어지고, 수꽃의 수술은 3개이다. 꽃밥의 1개는 1실, 다른 1개는 2실이며, 암꽃의 꽃받침통은 자방에 붙고, 자방은 하위이다. 종자는 대개 납작하고, 배유는 없다. 세계에 100속 860종, 우리 나라에는 6속 6종이 자란다.

422. 수박 [박과]

Citrullus vulgaris Schrad.

덩굴성 한해살이풀. 꽃은 연한 황색으로 5~6월에 핀다. 열매는 장과로 원형 또는 타원형이고, 종자는 흑갈색이다.

분포/ 아프리카 원산으로, 전국에서 재배하는 귀화 식물이다.

약효/ 과육 및 과즙을 서과(西瓜)라고 하며, 해서제번(解暑除煩), 지갈이소변(止渴利小便)의 효능이 있고, 중서(中暑), 서습(暑濕) 및 온열병의 열성상진(熱盛傷津)에 의한 구갈심번(口渴心煩), 소변불리, 상주(傷酒) 등을 치료한다.

성분/ 과육에는 citrulline, arginine, carotene 등, 꽃에는 ricin이 함유되어 있다.

약리 작용/ citrulline, arginine은 쥐의 간장 중의 요소 형성을 증진시켜 이뇨 작용을 촉진한다.

사용법/ 과육(果肉)을 짓찧어서 즙을 내어 적당량 복용한다.

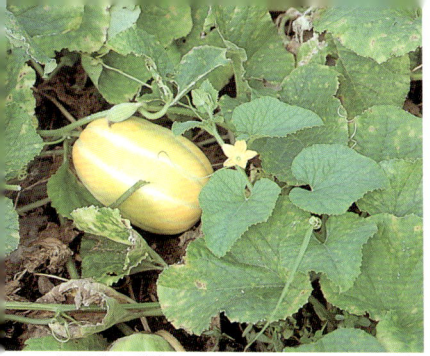

1985.8.1. 대전　　　　　　　　　참외

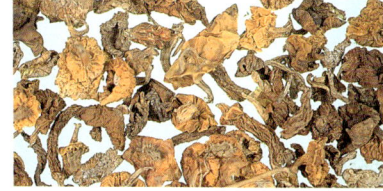

과체(瓜蒂)

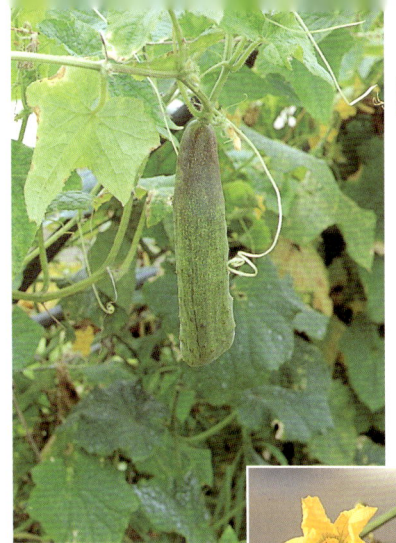

오이
1997.8.1. 충남 태안

오이(꽃)

423. 참외 　　　　　　　　　　[박과]

Cucumis melo L. var. *makuwa* Makino

　덩굴성 한해살이풀. 꽃은 황색으로 6～7월에 핀다. 열매는 장과로 원주상 타원형이고, 대개 황록색, 황색 및 그 밖의 여러 가지 색으로 익는다.

분포/ 인도 원산으로, 전국에서 재배하는 귀화 식물이다.

약효/ 열매의 꼭지를 과체(瓜蒂)라 하며, 풍담, 숙식(宿食)을 토하게 하는 효능이 있고, 상복부폐색, 풍담, 황달, 비색(鼻塞), 후비를 치료한다. 줄기를 첨과경(甜瓜莖)이라 하며, 비용(鼻茸), 비폐색(鼻閉塞)을 치료한다.

성분/ 열매 꼭지에는 elaterin, cucurbitacin B, D, isocucurbitacin B, melotoxin 등이 함유되어 있다.

약리 작용/ melotoxin을 동물에게 투여하면 구토와 하리를 일으킨다.

사용법/ 열매 꼭지 10g에 물 700mL를 넣고 달인 액을 반으로 나누어 아침 저녁으로 복용하거나 환제로 만들어서 복용한다.

424. 오이 　　　　　　　　　　[박과]

Cucumis sativus L.

　덩굴성 한해살이풀. 꽃은 황색으로 5～6월에 핀다. 열매는 장과로 원주형이며 길이 15～30cm, 짙은 녹색에서 황갈색으로 익는다. 종자는 황백색이고 편평한 달걀 모양이다.

분포/ 인도 원산으로, 전국에서 재배하는 귀화 식물이다.

약효/ 열매를 황과(黃瓜)라고 하며, 제열, 이수, 해독의 효능이 있고, 번갈, 인후종통, 목적동통을 치료한다. 줄기를 황과등(黃瓜藤)이라고 하며, 이수, 해독의 효능이 있고, 이질, 하리, 창종을 치료한다.

성분/ cucurbitacin A, B, C, D가 함유되어 있다. cucurbitacin C는 실험 동물에 대하여 항종양 작용이 있으며, cucurbitacin B는 간염에 유효하게 사용된다.

사용법/ 열매 10g에 물 700mL, 줄기 40g에 물 1200mL를 넣고 달인 액을 반으로 나누어서 아침 저녁으로 복용한다.

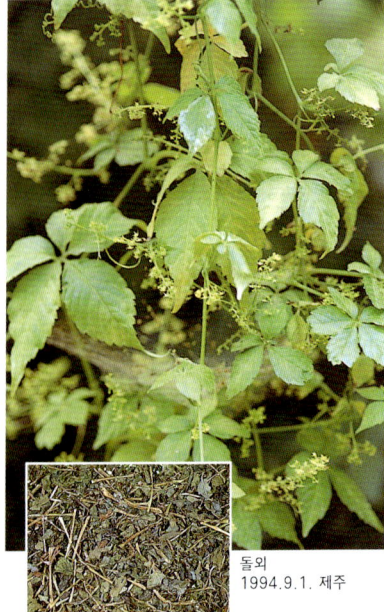

박과 · Cucurbitaceae

남과자(南瓜子)

호박
1997.9.1. 대전

돌외
1994.9.1. 제주

칠엽담(七葉膽)

425. 호박 [박과]

Cucurbita moschata Duchesne

덩굴성 한해살이풀. 꽃은 암수한그루, 단성화, 황색으로 잎겨드랑이에 1개씩 달린다. 열매는 장과로 크고, 황갈색으로 익으며, 많은 종자가 들어 있다.

분포/ 열대 아프리카 원산으로, 전국에서 재배하는 귀화 식물이다.

약효/ 뿌리를 남과근(南瓜根)이라 하며, 이습열, 통유즙의 효능이 있고, 황달, 이질, 유즙불통을 치료한다. 종자를 남과자(南瓜子)라 하며, 경풍, 감모, 풍습열을 치료한다.

성분/ 종자에 cucurbitine이 함유되어 있다.

약리 작용/ 종자의 에탄올 추출물은 지렁이에 대해 구충 작용이 있고, 주혈흡충에 대해 살충 작용이 있다.

사용법/ 뿌리 또는 종자 15g에 물 700mL를 넣고 달인 액을 반으로 나누어 아침 저녁으로 복용한다.

426. 돌외 [박과]

Gynostemma pentaphyllum (Thunb.) Makino

덩굴성 여러해살이풀. 꽃은 황록색으로 양성화이며 8~9월에 핀다. 열매는 장과로 둥글며 지름 6~8mm로 흑록색으로 익는다.

분포/ 제주도, 울릉도 및 남쪽 섬 숲 가장자리에서 자라며, 일본, 중국, 대만, 인도, 말레이시아에 분포한다.

약효/ 전초를 칠엽담(七葉膽)이라고 하며, 소종, 해독, 지해, 거담의 효능이 있고, 만성기관지염을 치료한다.

성분/ steroid, saponin, glycoside, tannin, flavonoid 등이 함유되어 있다.

사용법/ 전초를 가루로 만들어 1일 3회 2~3g씩 복용한다.

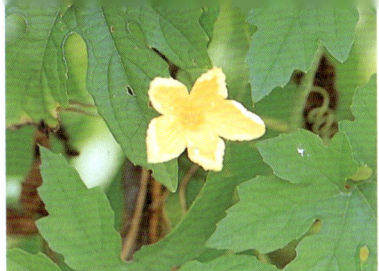

여주(꽃)

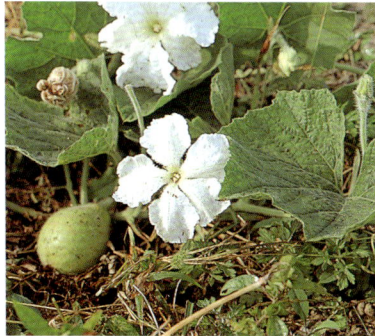

1989.9.1. 경남 사천　　　　　　　　　　박

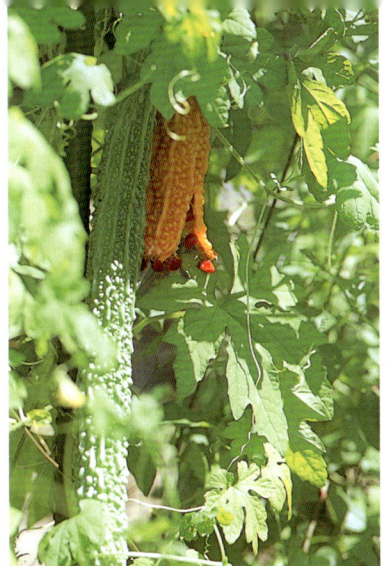

1996.8.1. 충남 임업시험장　　　　　　여주

427. 박 　　　　　　　　　　[박과]

Lagenaria leucantha Rusby

　덩굴성 한해살이풀. 꽃은 백색으로 암수한
그루이며 7~9월에 핀다. 열매는 장과로 지
름 30cm 가량, 다소 편평한 구형이며, 처음
에 털이 있으나 뒤에 없어진다.

분포/ 아프리카 원산으로, 전국에서 재배하
는 귀화 식물이다.

약효/ 열매를 호로(壺蘆)라고 하며, 이수,
통림의 효능이 있고, 수종, 복창, 황달을 치
료한다. 종자를 호로자(壺蘆子)라고 하고,
치간화농(齒齦化膿), 치아동통을 치료한다.

성분/ cucurbitacin A, B, C, D가 함유되어
있다.

사용법/ 종자 20g에 물 800mL를 넣고 달인
액을 반으로 나누어서 아침 저녁으로 복용
한다.

참고/ 중과피(中果皮)는 식용으로, 외과피
(外果皮)는 바가지를 만들어 사용하고 있다.

428. 여주 　　　　　　　　　　[박과]

Momordica charantia L.

　덩굴성 한해살이풀. 꽃은 황색으로 암수한
그루이며 잎겨드랑이에 1개씩 달린다. 열매
는 타원형이며 혹 모양의 돌기로 덮여 있다.

분포/ 열대 아시아 원산으로, 전국에서 재배
하는 귀화 식물이다.

약효/ 열매 말린 것을 고과(苦瓜)라고 하며,
청서척열(淸暑滌熱), 명목(明目), 해독의 효
능이 있고, 소갈, 열사병, 적안동통, 옹종,
단독, 악창을 치료한다. 잎을 고과엽(苦瓜
葉)이라 하며, 위병, 이질, 종독을 치료한다.

성분/ 열매에 citrulline, 5, 25-stigmastadien-
3-ol이 함유되어 있고, 잎에는 momordicine
이 함유되어 있다.

약리 작용/ 정상적인 토끼와 당뇨병을 일으
킨 토끼에게 열매를 즙을 내어 먹이면 혈당
이 강하된다.

사용법/ 말린 열매 10g에 물 700mL를 넣고
달인 액을 반으로 나누어서 아침 저녁으로
복용한다.

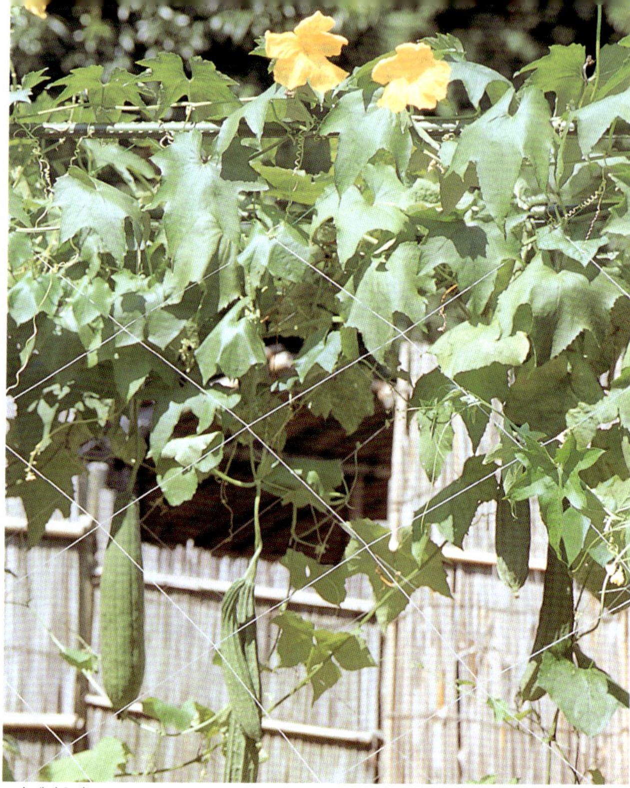

수세미오이

1989.7.15. 충남 농촌진흥원

429. 수세미오이 [박과]

Luffa cylindrica Roem.

덩굴성 한해살이풀. 꽃은 황색으로 암수한
그루이며 8~9월에 핀다. 열매는 녹색으로
원통형이며 섬유질이 발달해 있다.

분포/ 열대 아시아 원산으로, 전국에서 재배
하는 귀화 식물이다.

약효/ 열매를 사과(絲瓜)라고 하며, 청열,
화담, 양혈, 해독의 효능이 있고, 신열번갈
(身熱煩渴), 담천해수(痰喘咳嗽), 치루를 치
료한다. 줄기를 사과등(絲瓜藤)이라고 하며,
서근, 활혈의 효능이 있고, 사지마비, 수종,
월경불순을 치료한다.

성분/ 열매에는 citrulline, cucurbitacin 등이
함유되어 있다.

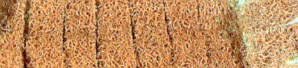
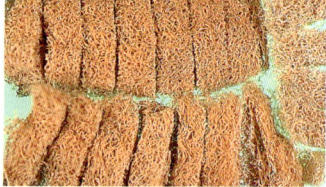

사과(絲瓜)

약리 작용/ 열매의 에탄올 엑스는 항균 작용
이 있다.

사용법/ 열매 15g에 물 700mL를 넣고 달인
액을 반으로 나누어서 아침 저녁으로 복용
한다.

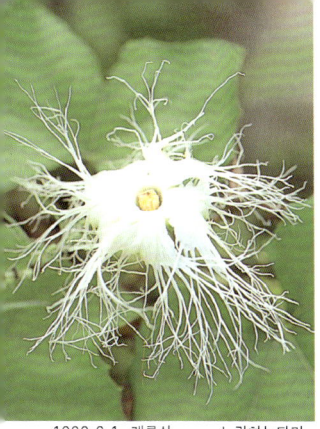
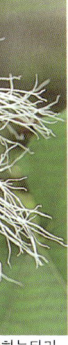
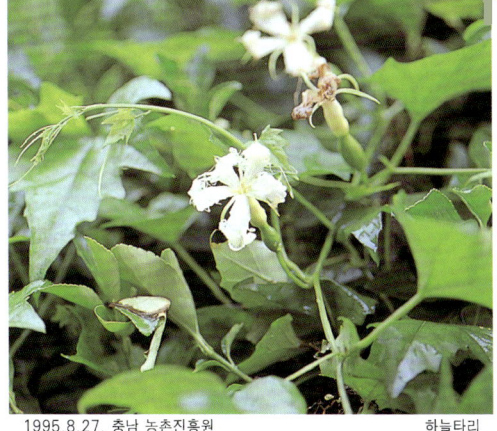

1992.6.1. 계룡산 　노랑하늘타리　1995.8.27. 충남 농촌진흥원 　　하늘타리

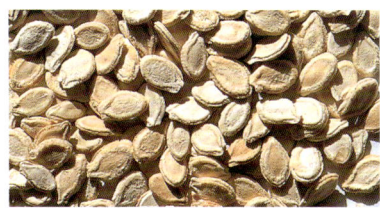

괄루인(栝樓仁)

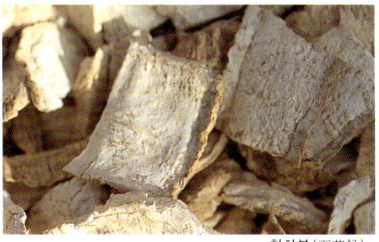

천화분(天花粉)

430. 하늘타리　　　　　[박과]

Trichosanthes kirilowii Maxim.

덩굴성 여러해살이풀. 잎은 어긋 나고 둥글며 손바닥처럼 5~7개로 갈라지고 거친 톱니가 있다. 밑은 심장형으로 양면에 털이 있다. 꽃은 암수딴그루로 7~8월에 핀다. 암꽃은 1개가 달리고, 꽃받침과 꽃잎은 각각 5개로 갈라지며, 수술은 3개이다. 열매는 장과로 지름 7cm 가량이며 오렌지색으로 익는다. 종자는 엷은 회색색으로 많이 들어 있다.

분포/ 황해 이남 산기슭이나 들에서 자라며, 만주, 중국, 몽고, 대만, 인도차이나에 분포한다.

채취/ 열매, 종자는 가을에, 뿌리는 수시로 채취하여 말린다.

약효/ 열매를 괄루(栝樓)라고 하며, 윤폐, 윤장, 화담, 산결의 효능이 있고, 담열해수, 흉비결흉, 폐위해혈(肺痿咳血), 소갈, 황달을 치료한다. 뿌리를 천화분(天花粉)이라고 하며, 생진, 지갈, 강화(降火), 배농, 소종의 효능이 있고, 열병으로 인한 구갈, 소갈, 황달, 치루를 치료한다. 종자를 괄루인(栝樓仁)이라고 하며, 윤폐, 윤장, 화담의 효능이 있고, 담열해수, 조결변비, 유소(乳少)를 치료한다.

성분/ 뿌리에는 trichosanthin, cucurbitacin B, D 등이 함유되어 있다.

약리 작용/ 물 추출물은 쥐의 스트레스 궤양을 억제하고, 에탄올 추출물은 토끼의 혈당을 강하시킨다.

사용법/ 열매, 뿌리 또는 종자 10g에 물 700mL를 넣고 달인 액을 반으로 나누어 아침 저녁으로 복용하고, 외용에는 짓찧어 즙을 내어 환부에 바른다.

참고/ 잎이 얕게 갈라지며 열매는 타원형이고 종자는 엷은 흑갈색인 노랑하늘타리 var. *japonica* Kitamura도 약효가 같다.

부처꽃과 / 千屈菜科 / みそはぎ科 / Lythraceae

풀 또는 나무. 턱잎은 없거나 아주 작다. 꽃은 방사 상칭, 양성화. 꽃받침은 통 모양, 꽃잎은 꽃받침통의 목 부분에 달린다. 수술은 4개 또는 8개, 꽃밥은 2실, 암술대는 단일하다. 열매는 삭과로 세로 또는 가로로 열개한다. 종자는 많다. 세계에 25속 550여 종, 우리나라에는 3속 6종이 자란다.

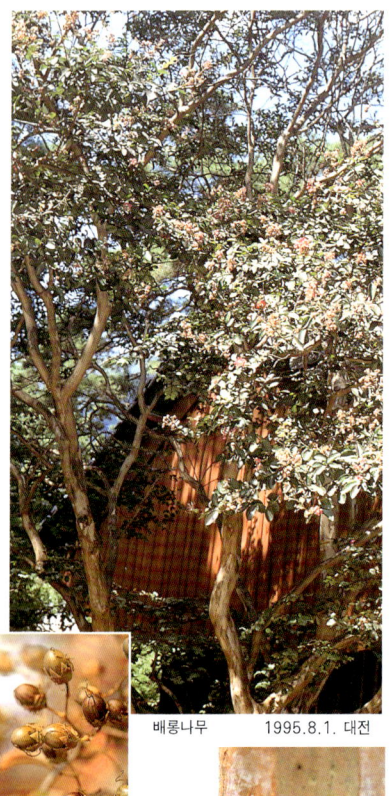

배롱나무   1995.8.1. 대전

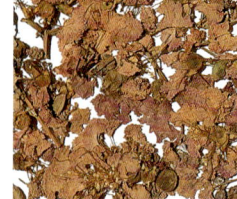

배롱나무(열매)

자미화(紫薇花)   배롱나무(줄기)

431. 배롱나무 [부처꽃과]

Lagerstroemia indica L.

갈잎큰키나무. 높이 5m 가량. 줄기는 연한 홍자색으로 매끄럽고 껍질이 벗겨진 자리가 백색이다. 잎은 마주 나고 타원형 또는 둥글다. 꽃은 홍색으로 양성이며 7~9월에 가지 끝에 원추 꽃차례로 달린다. 꽃받침이 많고, 꽃잎은 6개로 거의 원형이다. 수술은 30~40개로 가장자리의 6개는 길며, 암술은 1개이고, 암술대는 수술 밖으로 나온다. 열매는 삭과로 넓은 타원형이다.

분포/ 중국 원산으로, 중부 이남에서 재식하는 귀화 식물이다.

채취/ 꽃과 잎을 여름에, 뿌리는 수시로 채취하여 말린다.

약효/ 꽃을 자미화(紫薇花)라고 하며, 산후의 멎지 않는 혈붕(血崩), 개라선창(疥癩癬瘡), 태독을 치료한다. 뿌리를 자미근(紫薇根)이라고 하며, 치통, 이질을 치료한다. 잎을 자미엽(紫薇葉)이라고 하며, 이질, 습진, 창상출혈을 치료한다.

성분/ 잎에는 decinine, decamine, lagerstroemine, lagerine, dihydroverticillatine, decodine 등의 알칼로이드, 꽃에는 delphinidin-3-arabinoside, petunidin-3-arabinoside, malvidin-3-arabinoside가 함유되어 있다.

약리 작용/ decamine은 항진균 작용이 있고, Candida 및 diphtheria의 최소 저지 농도는 각각 8㎍/mL, 4㎍/mL 이다.

사용법/ 꽃, 뿌리, 잎 10g에 물 700mL를 넣고 달인 액을 반으로 나누어 아침 저녁으로 복용한다.

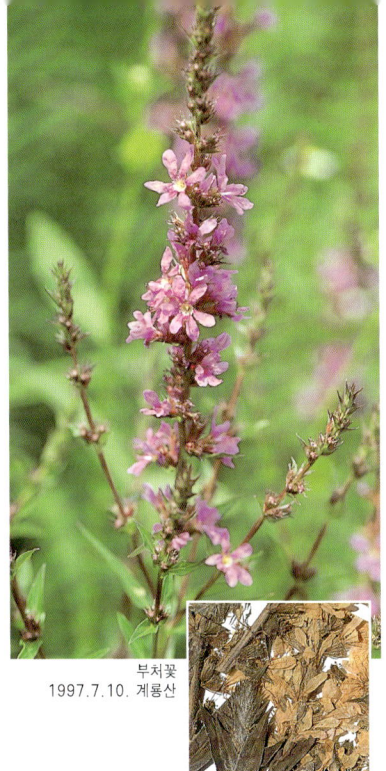

부처꽃
1997.7.10. 계룡산

천굴채(千屈菜)

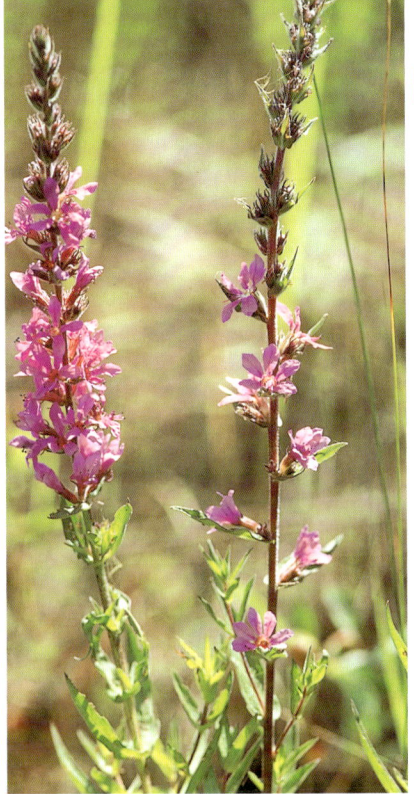

1996.7.10. 백두산

털부처꽃

부처꽃과 · Lythraceae

432. 부처꽃   [부처꽃과]

Lythrum anceps (Koehne) Makino

여러해살이풀. 높이 1m 가량. 전체에 털이 거의 없다. 잎은 마주 나고 잎자루는 없으며 바늘 모양이다. 꽃은 홍자색으로 7~8월에 잎겨드랑이에 3~5개가 취산상으로 달리는데, 마디에 돌려 난 것처럼 보인다. 포(苞)는 보통 옆으로 퍼지고 밑부분이 좁다. 꽃받침은 능선이 있는 원주형으로 윗부분이 6개로 얕게 갈라지며, 꽃잎은 6개로 꽃받침통 끝에 달린다. 열매는 삭과로 꽃받침통 안에 들어 있다.

분포 / 전국의 습지 및 냇가에서 흔히 자라며, 일본에 분포한다.

채취 / 전초를 가을부터 겨울까지 채취하여 말린다.

약효 / 전초를 천굴채(千屈菜)라고 하며, 청혈, 지혈, 양혈의 효능이 있고, 이질, 혈붕(血崩), 궤양, 세균성 하리를 치료한다.

성분 / 꽃에는 vitexin, orientin, malvin, cyanidin-3-monogalactoside, ellagic acid 등이 함유되어 있다.

약리 작용 / 물로 달인 액은 포도상구균, 대장균, 티푸스균에 대하여 항균 작용이 있다.

사용법 / 전초 20g에 물 800mL를 넣고 달인 액을 반으로 나누어 아침 저녁으로 복용하며, 외용에는 가루를 내어 환부에 바른다.

참고 / 전체에 털이 많고 잎이 원줄기를 감싸는 털부처꽃 *L. salicaria* L.도 약효가 같다.

351

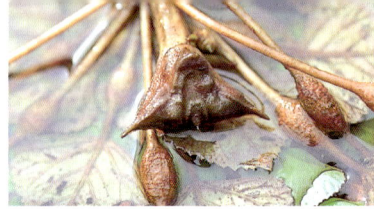

능각(菱殼) 생것

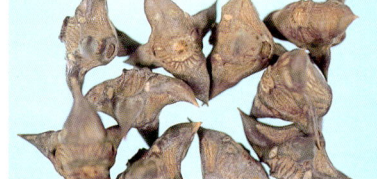

능각(菱殼)

마름과 / 菱科 / ひし科 / Trapaceae

물에서 자란다. 잎은 물 위에 뜨고, 마름 모꼴이며, 잎자루는 팽대하다. 꽃은 잎겨 드랑이에 1개씩 달리고, 꽃받침통은 짧고, 꽃잎은 4개, 수술 4개, 암술머리는 머리 모양, 배주는 1개이다. 열매는 골질(骨質) 이고 원추형이며 2~4개의 큰 가시가 있 다. 세계에 1속 30종, 우리 나라에는 2종 이 자라며, 약용으로 이용된다.

433. 마름(골뱅이)   [마름과]

Trapa bispinosa Roxburgh var. *inumai* Nakai

한해살이풀. 줄기는 진흙 속에 있는 뿌리 에서 길게 뻗어 수면까지 자라며, 끝에서 많 은 잎이 사방으로 퍼져 수면을 덮는다. 잎은 마름모꼴 삼각형, 길이 3~5cm, 너비 3~ 8cm이며, 앞면에 윤채가 있고, 뒷면 맥 위에 털이 많으며, 가장자리 윗부분에 톱니가 있 고 밑부분은 밋밋하다. 잎자루는 길이 10~ 20cm로 중앙부가 부풀어 있다. 꽃은 흰색으 로 7~8월에 피며 지름 1cm 가량이다. 열매 는 딱딱하고 원추형이며 윗부분의 중앙부가 두드러지고 양 끝은 가시처럼 되며, 가시 끝 부근에 밑을 향한 가시가 있다.

분포 / 전국의 연못에서 자라며, 일본, 중국,

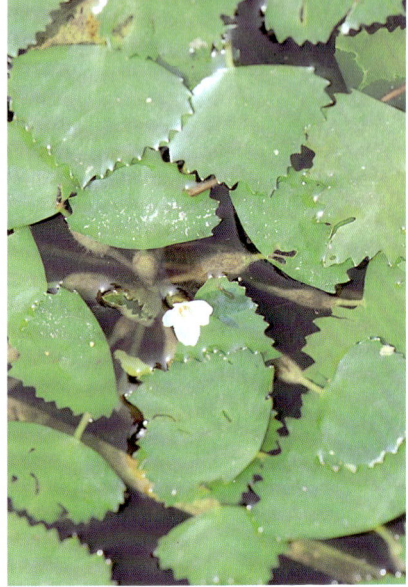

마름   1997.10.3. 충남 태안

우수리에 분포한다.

채취 / 열매를 가을에 채취하여 말린다.

약효 / 과육을 능(菱)이라고 하며, 해열, 지 갈의 효능이 있고, 요통, 근육통, 열독, 주 독을 치료한다. 줄기를 능경(菱莖)이라고 하 며, 위궤양 및 다발성의 사마귀를 치료한다. 열매를 능각(菱殼)이라 하며, 설사, 탈항, 치 창(痔瘡)을 치료한다.

성분 / 과육에는 ergosta-4,6,8(14), 22-tetraen-3-one, 22-dihydrostigmast-4-en-3,6-dione이 함유되어 있다.

약리 작용 / 열매의 에탄올 추출물은 Ehrlich 복수암에 대하여 항암 작용이 있다.

사용법 / 과육 40g에 물 1200mL를 넣고 달인 액을 반으로 나누어 아침 저녁으로 복용한다.

참고 / 말라리아나 전염성 하리에는 복용을 금한다. 마름에 비하여 전체가 작고, 꽃받침 에 털이 없고 잎의 지름이 1~2cm이며, 열매 에 4개의 뿔이 있는 애기마름 T. *pseudo-incisa* S. et Z.도 약효가 같다.

석류나무과 / 石榴科 / ざくろ科 / Punicaceae

갈잎작은큰키나무. 짧은 가지 끝은 가시로 되고, 잎은 마주 난다. 꽃은 양성화, 꽃받침통은 다육질로 끝이 6갈래이다. 수술은 다수, 암술은 1개. 자방은 꽃받침통의 기부에 붙는다. 열매는 둥글다. 세계에 1속 2종, 우리 나라에는 1종이 자라며, 약용으로 이용된다.

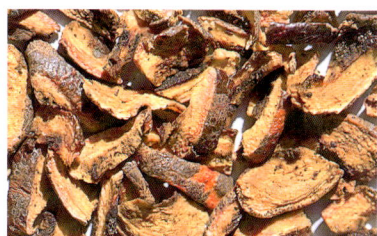
석류피(石榴皮)

434. 석류나무 [석류나무과]

Punica granatum L.

갈잎작은큰키나무. 잎은 마주 나고 타원형이다. 꽃은 적색으로 5~6월에 가지 끝의 짧은 꽃대에 1~5개씩 달린다. 꽃받침은 통형으로 육질이고 6개로 갈라지며 붉은빛이 돈다. 꽃잎도 6개로 적색이다. 수술은 많고, 자방은 꽃받침통 기부에 붙어 있으며, 암술은 1개이다. 열매는 9~10월에 익는다.

분포 / 전국의 마을이나 집에서 자라며, 유럽 동남부에서 히말라야에 걸쳐서 분포한다.

채취 / 뿌리 껍질은 수시로, 열매는 가을에 채취하여 말린다.

약효 / 뿌리 껍질 및 줄기 껍질을 석류근피(石榴根皮)라고 하며, 살충의 효능이 있고, 촌충을 구제한다. 열매 껍질을 석류피(石榴皮)라고 하며, 지혈, 구충의 효능이 있고, 구리(久痢), 혈변, 탈항, 장내 기생충에 의한 복통, 옴 치료에 사용한다.

성분 / 뿌리와 줄기에는 촌충 구제 효능이 있는 pelletierine, isopelletierine, pseudopelletierine 등의 알칼로이드가 함유되어 있다.

약리 작용 / pelletierine, isopelletierine은 촌충에 대한 살충력이 아주 강하고, 적리균,

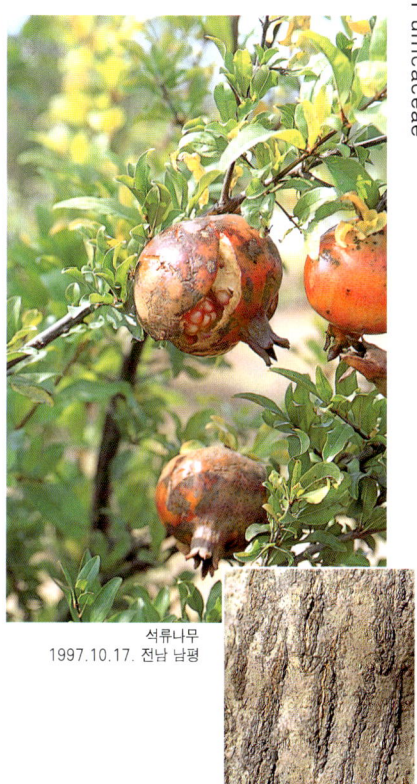
석류나무
1997.10.17. 전남 남평

석류근피(石榴根皮)

콜레라균, 대장균에 대해 항균 작용이 있다.

사용법 / 뿌리 껍질 또는 줄기 껍질 10g에 물 700mL를 넣고 달인 액을 반으로 나누어서 아침 저녁으로 복용한다.

참고 / 우리 나라에서는 뿌리 껍질을 석류피(石榴皮)라고 한다.

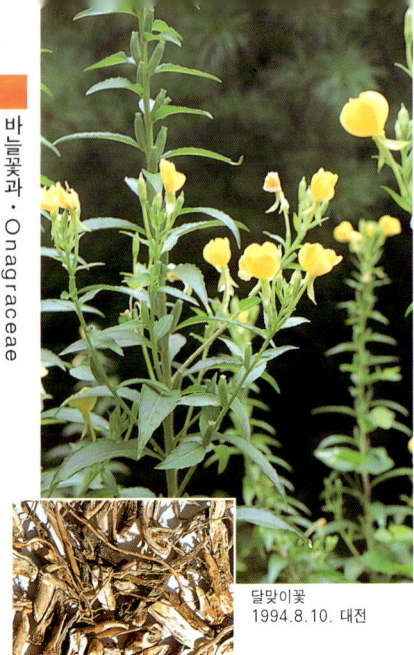

달맞이꽃
1994.8.10. 대전

대소초(待宵草)

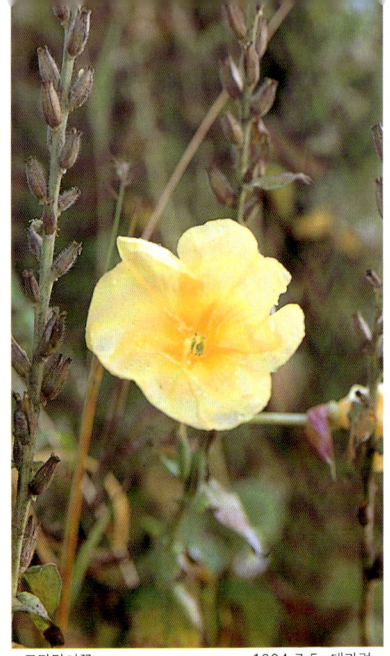

큰달맞이꽃　　　　　　1994.7.5. 대관령

바늘꽃과 / 柳葉菜科 / あかばな科 / Onagraceae

풀, 드물게 떨기나무. 잎은 홑잎. 꽃은 양성화, 방사 상칭으로 잎겨드랑이에 1개씩 달린다. 꽃받침은 4~5갈래, 꽃잎은 꽃받침 갈래와 같은 수이다. 수술은 꽃받침 갈래와 같은 수이거나 배수, 암술대는 단일하다. 열매는 삭과 또는 견과, 배유는 없다. 세계에 37속 640종, 우리 나라에는 3속 15종이 자란다.

435. 달맞이꽃　　　　　　[바늘꽃과]

Oenothera odorata Jacq.

여러해살이풀. 높이 50~90cm. 꽃은 황색으로 7월에 잎겨드랑이에 1개씩 달린다. 꽃받침은 4개로 2개씩 합쳐져 있고 꽃이 피면 뒤로 젖혀진다. 꽃잎은 4개이며 끝이 갈라진다. 수술은 8개, 암술대는 4개로 갈라지고, 자방은 원추형이며 털이 있다. 열매는 삭과로 4개로 갈라져서 종자가 나온다.

분포/ 칠레 원산으로, 전국에서 흔히 자라는 귀화 식물이다.

채취/ 뿌리를 수시로 채취하여 말린다.

약효/ 뿌리를 대소초(待宵草)라고 하며, 해열의 효능이 있고, 인후염, 감모, 기관지염, 피부염을 치료한다.

사용법/ 뿌리 10g에 물 700mL를 넣고 달인 액을 반으로 나누어서 아침 저녁으로 복용한다.

참고/ 민간에서는 종자에서 뽑은 기름을 당뇨병, 고혈압 등 만성병에 이용한다. 달맞이꽃에 비하여 잎이 넓고 연한 녹색이며, 꽃의 지름이 6~7cm인 큰달맞이꽃 *O. lamarck-iana* Ser.도 약효가 같다.

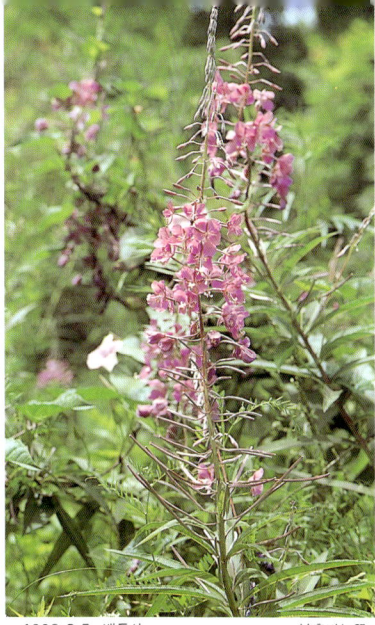

1993.8.5. 백두산　　　　　　분홍바늘꽃

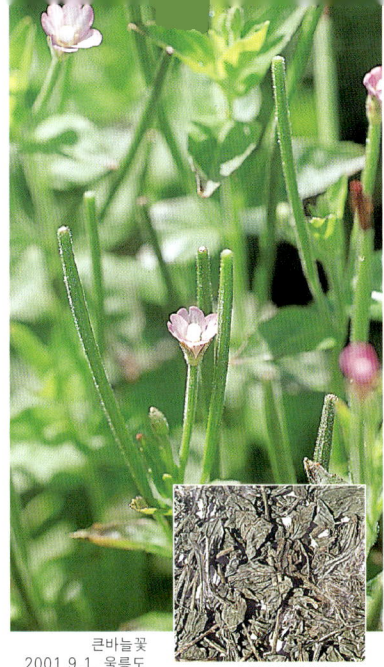

큰바늘꽃
2001.9.1. 울릉도　　　수접골단(水接骨丹)

436. 분홍바늘꽃　　　　　　[바늘꽃과]

Epilobium angustifolium L.

여러해살이풀. 높이 1~1.5m. 꽃은 홍자색으로 7~9월에 핀다. 열매는 삭과로 길이 8~10cm, 굽은 털이 있고, 종자에는 관모가 있다.

분포/ 강원도(대관령) 이북 산과 들에 자라며, 아시아, 유럽, 북아메리카에 분포한다.

약효/ 전초를 홍쾌자(紅筷子)라고 하며, 하유(下乳), 윤장(潤腸)의 효능이 있고, 허약성 부종, 하리, 소화불량에 의한 복부팽만, 음낭종대를 치료한다. 젖이 잘 나오지 않을 때 돼지 발굽과 함께 삶아 먹는다. 뿌리를 나우(糯芋)라고 하며, 소종, 지통, 접골의 효능이 있다.

성분/ 잎에는 ursolic acid, oleanolic acid, nonacosane, hexacosanol 등이 함유되어 있다.

사용법/ 전초 15g에 물 700mL를 넣고 달인 액을 반으로 나누어 아침 저녁으로 복용한다.

437. 큰바늘꽃　　　　　　[바늘꽃과]

Epilobium hirsutum L.

여러해살이풀. 높이 90~100cm. 꽃은 연한 홍색으로 8월에 핀다. 열매는 삭과로 길이 5~8cm이며 선모(腺毛)가 있다.

분포/ 울릉도 및 강원도 이북 산골짜기에서 자라며, 일본, 중국, 만주, 시베리아, 인도, 유럽에 분포한다.

약효/ 전초를 수접골단(水接骨丹)이라 하며, 활혈, 지혈, 소종, 지통, 거부생기(祛腐生肌)의 효능이 있고, 월경과다, 골절, 타박상, 화상을 치료한다.

성분/ 지상부에 3 methoxygallic acid, protocatechuic acid, hyperoside가 함유되어 있다.

약리 작용/ 에탄올 엑스는 황색포도상구균에 대하여 항균 작용이 있다.

사용법/ 전초 10g에 물 700mL를 넣고 달인 액을 반으로 나누어 아침 저녁으로 복용한다.

355

박쥐나무과 / 八角楓科 / うりのき科 / Alangiaceae

떨기나무 또는 큰키나무. 잎은 홑잎으로 어긋 나고, 턱잎은 없다. 꽃은 연노란빛이며 방사 상칭이다. 꽃자루에 마디가 있고, 꽃받침, 꽃잎, 수술은 4~10개씩이고, 암술대는 단일하다. 세계에 2속 20종, 우리 나라에는 1속 1종, 1변종이 자라며, 약용으로 이용된다.

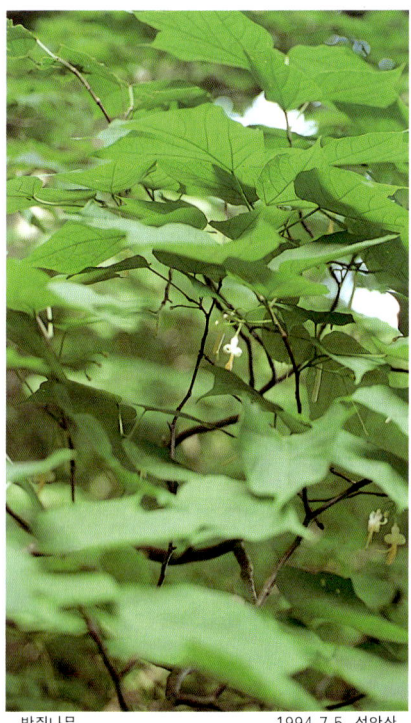

박쥐나무   1994.7.5. 설악산

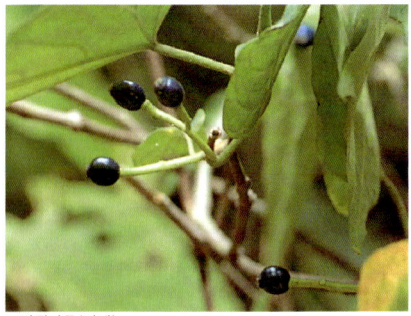

박쥐나무(열매)

438. 박쥐나무 [박쥐나무과]

Alangium platanifolium (S. et Z.) Harms var. *trilobum* (Miquel) Ohwi

갈잎떨기나무. 잎은 어긋 나고, 손바닥 모양으로 얕게 갈라진다. 꽃은 황록색으로 양성화이며 5~7월에 잎겨드랑이에 1~4개가 달린다. 작은 꽃줄기에 마디가 있고, 꽃받침은 4~10개의 얕은 톱니가 있으며, 꽃잎은 바늘 모양이고 8개이며 황색이다. 수술은 12개, 암술은 1개이다. 열매는 핵과로 달걀 모양, 길이 6~8mm 이며 9월에 짙은 벽색으로 검게 익는다.

분포/ 전국 산 숲 속에서 자라며, 일본, 만주, 중국에 분포한다.

채취/ 뿌리를 수시로 채취하여 말린다.

약효/ 뿌리를 팔각풍근(八角楓根)이라고 하며, 거풍, 산어, 지통의 효능이 있고, 류머티스성동통, 반신불수, 신경쇠약을 치료한다.

성분/ 뿌리에는 alkaloid인 anabashine이 함유되어 있다.

약리 작용/ anabashine은 근이완 작용이 있다. 쥐에게 뿌리의 에탄올 엑스를 투여하면 피임 방지 효과가 나타난다.

사용법/ 뿌리 10g에 물 700mL를 넣고 달인 액을 반으로 나누어서 아침 저녁으로 복용한다.

참고/ 잎이 단풍잎같이 갈라지는 단풍박쥐나무 *A. platanifolium* (S. et Z.) Harms var. *platanifolium*도 약효가 같다.

충충나무과 / 山茱萸科 / みずき科 / Cornaceae

큰키나무 또는 떨기나무, 드물게 풀. 잎은 턱잎이 없거나 깃 모양이다. 꽃은 양성 간혹 단성이다. 꽃받침과 꽃잎은 4~5개씩, 수술은 4~5개로 꽃잎과 어긋 나고, 배주는 거꾸로 달린다. 열매는 핵과 또는 장과이다. 세계에 10속 90종, 우리 나라에는 2속 8종이 자란다.

439. 산수유나무   [충충나무과]

Cornus officinalis S. et Z.

갈잎작은큰키나무. 높이 5~7m. 꽃은 황색으로 양성화이며 3~4월에 잎보다 먼저 핀다. 열매는 핵과로 타원형이며 10월에 붉게 익는다.

분포/ 중국 원산으로, 중부 이남에서 재식하는 귀화 식물이다.

약효/ 열매를 산수유(山茱萸)라고 하며, 보간신의 효능이 있고, 요통, 현훈, 이명, 유정, 빈뇨, 구사를 치료한다.

성분/ 과육에는 cornin이 함유되어 있다.

약리 작용/ 열매를 물로 달인 액은 황색포도상구균에 대하여 항균 작용이 있고, 개에게 투여하면 이뇨 작용과 혈압 강하 작용이 있다. cornin은 독성이 매우 낮고 용혈 작용은 없으며, 약하지만 부교감 신경 흥분 작용이 있다.

사용법/ 열매 10g에 물 700mL를 넣고 달인 액을 반으로 나누어서 아침 저녁으로 복용한다.

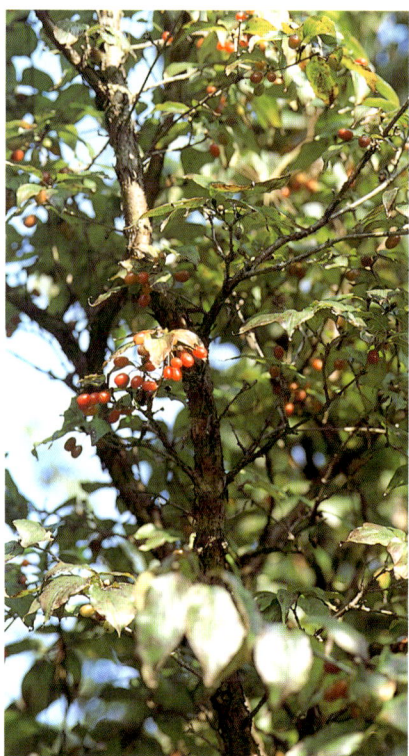
1994.10.1. 치악산   산수유나무

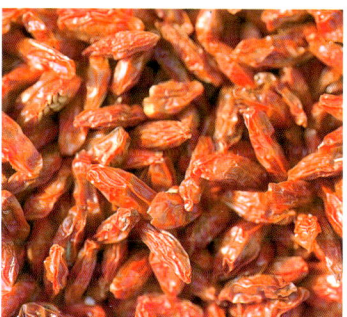
산수유(山茱萸)

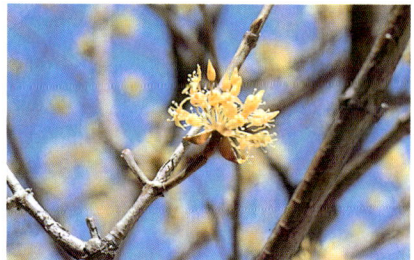
산수유나무(꽃)

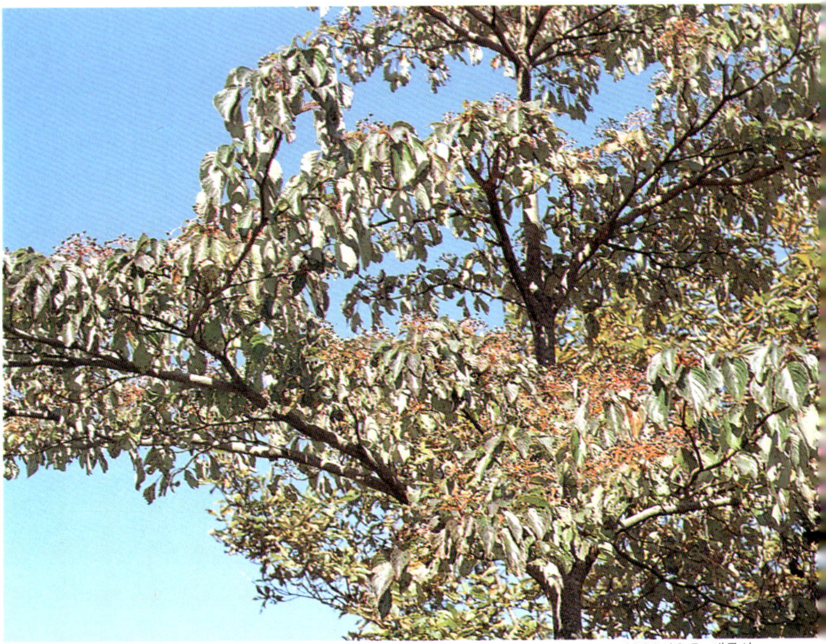

층층나무

1993.10.5. 계룡산

440. 층층나무 [층층나무과]

Cornus controversa Hemsley

갈잎큰키나무. 높이 20m 가량. 꽃은 백색으로 5월에 핀다. 열매는 핵과로 둥글며, 지름 6~7mm로 9월에 벽흑색으로 익는다.

분포/ 전국의 산골짜기에서 자라며, 일본, 만주, 중국, 인도차이나에 분포한다.

약효/ 열매 또는 가지를 등대수(燈臺樹)라고 하며, 열매는 해수에, 줄기는 거풍, 요통에 효능이 있다.

사용법/ 열매 또는 줄기 15g에 물 700mL를 넣고 달인 액을 반으로 나누어 아침 저녁으로 복용한다.

참고/ 가지가 수평으로 퍼져 층을 이룬 것 같다 하여 층층나무라고 한다.

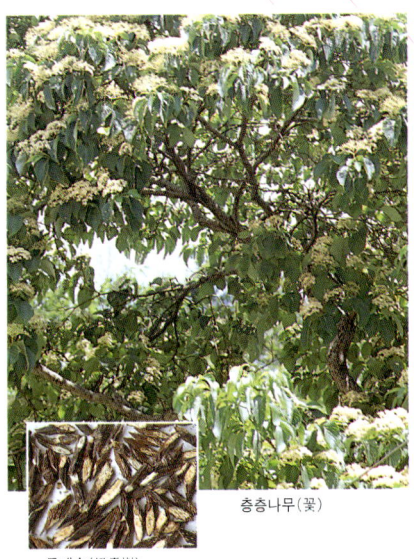

층층나무(꽃)

등대수(燈臺樹)

441. 산딸나무　　　[층층나무과]

Cornus kousa Buerger et Hance

　갈잎큰키나무. 높이 10m 가량. 꽃은 연한 황색으로 6월에 핀다. 열매는 핵과로 둥글며, 지름 1.5～2.5cm이고 10월에 적색으로 익으며 맛이 좋다.

분포/ 황해도, 경기 이남 산의 숲 속에서 자라며, 일본, 중국에 분포한다.

약효/ 꽃과 잎을 야여지(野荔枝)라고 하며, 수렴, 지혈의 효능이 있다.

성분/ 잎에는 isoquercitrin, gallic acid가 함유되어 있다.

사용법/ 꽃과 잎 10g에 물 700mL를 넣고 달인 액을 반으로 나누어 아침 저녁으로 복용하고, 외용에는 짓찧어서 환부에 바른다.

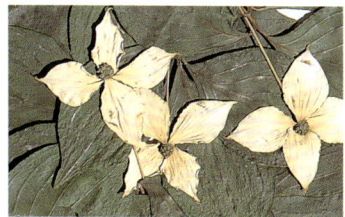
야여지(野荔枝)

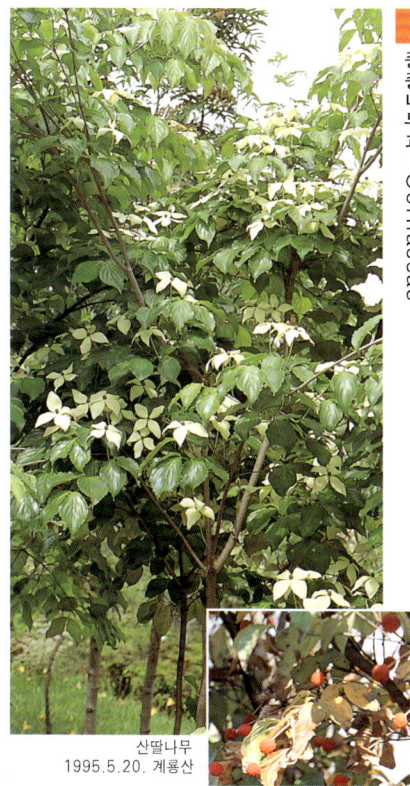
산딸나무
1995.5.20. 계룡산

산딸나무(열매)

442. 식나무　　　[층층나무과]

Aucuba japonica Thunb.

　늘푸른떨기나무. 높이 3m 가량. 꽃은 암수딴그루로 3～4월에 핀다. 열매는 핵과로 원주형이며 10～12월에 적색으로 익는다.

분포/ 제주도, 울릉도, 전남, 경남의 산의 낮은 지대에서 자라며, 일본에 분포한다.

약효/ 잎을 천각판(天脚板)이라고 하며, 찰과상, 동상, 화상 및 치질을 치료한다.

성분/ aucubin, aucubigenin이 함유되어 있다. 요산의 배출을 촉진하므로 통풍을 치료한다.

사용법/ 생잎을 짓찧어 환부에 붙인다.

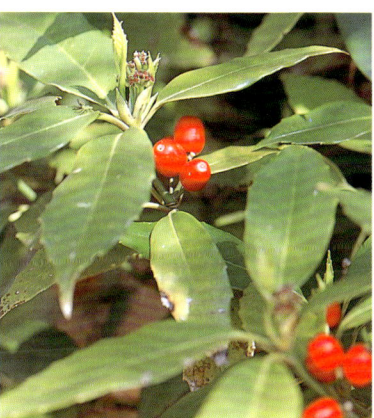
1995.8.1. 천리포수목원　　　식나무

층층나무과 · Cornaceae

359

두릅나무과 / 五加科 / うこぎ科 /
Araliaceae

큰키나무, 떨기나무, 또는 풀. 꽃은 산형 꽃차례이거나 두상 꽃차례이다. 자방은 하위, 각 실에 1개의 배주가 들어 있다. 열매는 장과 또는 핵과이다. 세계에 65속 800종, 우리 나라에는 8속 14종이 자라며, 대부분이 약용으로 이용된다.

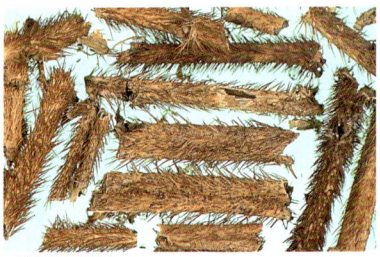

자오가(刺五加)

443. 가시오갈피 [두릅나무과]

Acanthopanax senticosus (Rupr. et Maxim.) Harms

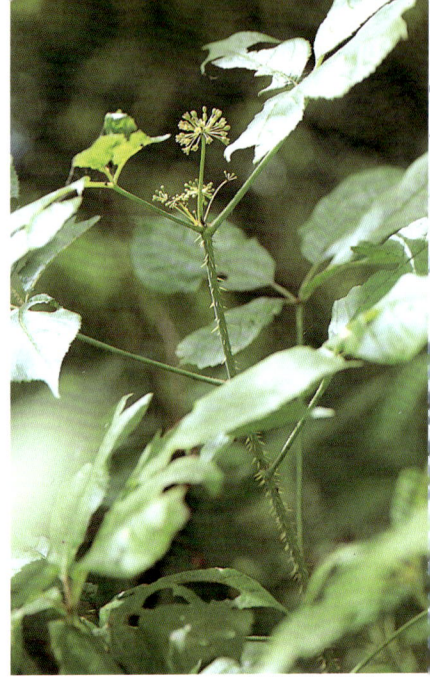

가시오갈피   1996.7.10. 백두산

갈잎떨기나무. 높이 2~3m. 전체에 가늘고 긴 가시가 밀생하는데, 특히 잎자루 밑에 가시가 많다. 잎은 어긋 나고 손바닥 모양의 겹잎이며, 작은 잎은 3~5개이다. 꽃은 자황색이 돌며 7월에 새 가지 끝에 산형 꽃차례로 달린다. 작은 꽃자루는 길이 1~2cm로 갈라진 곳에만 털이 있다. 수술은 5개, 암술대는 합쳐지며, 암술머리는 5개로 약간 갈라진다. 열매는 핵과로 둥글며, 지름 8~10mm이고 10월에 익는다.

분포/ 추풍령, 경기(광릉) 및 강원도 이북 산골짜기에서 자라며, 일본, 만주, 아무르, 우수리, 사할린에 분포한다.

채취/ 뿌리 껍질을 수시로 채취하여 말린다.

약효/ 뿌리 껍질을 자오가(刺五加)라고 하며, 거풍습, 장근골(壯筋骨), 활혈, 보간신(補肝腎), 거어(祛瘀)의 효능이 있다. 풍한습

비, 요통, 음위, 관절류머티즘을 치료한다.

성분/ 뿌리 껍질에는 eleutheroside A-E, 잎에는 eleutheroside I (musenin B), eleutheroside K, eleutheroside L, eleutheroside M, senticoside A-F, 줄기 껍질에는 eleutheroside E, sesamin, eleutheran A-G 등이 함유되어 있다.

약리 작용/ eleutheroside A-E는 자양 강장 효능이 있고, eleutheroside C (syringin)는 성선 자극 작용이 있으며, eleutheran A-G는 혈당 강하 작용이 있다.

사용법/ 뿌리 껍질 10g에 물 700mL를 넣고 달인 액을 반으로 나누어 아침 저녁으로 복용한다.

참고/ 러시아에서는 우리 나라의 인삼처럼 자양 강장제로 널리 이용하고 있다. 잎자루 밑에 가시가 많은 왕가시오갈피 var. *subinermis* (Regel) Kitagawa도 약효가 같다.

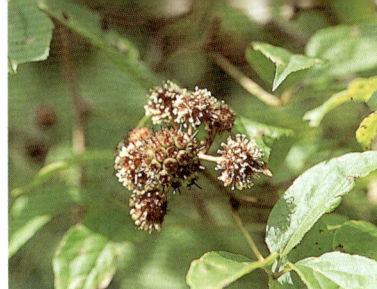

오갈피나무(꽃)

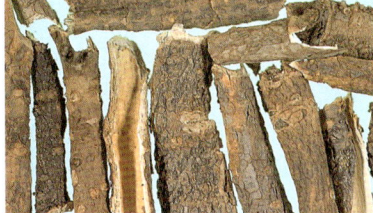

오가피(五加皮)

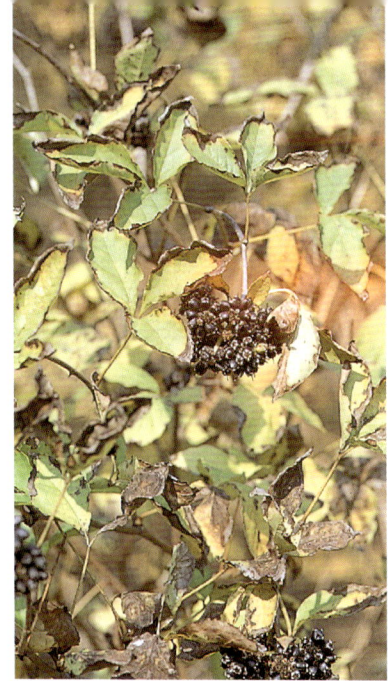

1997.10.7. 전남 남평　　　　　　　오갈피나무

444. 오갈피나무　　　[두릅나무과]

Acanthopanax sessiliflorus (Rupr. et Maxim.) Seem.

갈잎떨기나무. 높이 3~4m. 줄기 껍질은 회색이고, 가시는 있거나 없다. 잎은 손바닥 모양, 작은 잎은 3~5개이다. 꽃은 자주색으로 8~9월에 가지 끝에 산형 꽃차례로 달린다. 작은 꽃줄기는 짧고, 꽃받침 조각은 삼각형으로 겉에 털이 있으며, 꽃잎은 5개, 암술대가 끝까지 합쳐진다. 열매는 장과로 타원형 또는 약간 편평하며 길이 10~14mm, 지름 3~4mm로 10월에 익는다.

분포/ 전국의 산에서 자라며, 만주, 중국, 아무르, 우수리에 분포한다.

채취/ 뿌리 껍질을 수시로 채취하여 말린다.

약효/ 뿌리 껍질을 오가피(五加皮)라고 하며, 거풍습, 장근골, 활혈, 보간신, 거어의 효능이 있고, 풍한습비, 요통, 음위, 관절류머티즘을 치료한다.

성분/ lignan계 성분으로 ariensin, sesamin, syringaresinol, savin, acanthoside A, B, C, D, eleutheroside B, I, K, L, M, flavonoid계 성분으로 antoside, kaempferitrin, kaempferol-7-rhamnoside, isoquercitrin, quercetin-7-rhamnoside, phenylpropanoid계 성분으로 coniferin, coniferylalcohol, caffeic acid 등이 알려져 있다.

약리 작용/ acanthoside A, B, C, D는 중추 신경 흥분 작용이 있고, syringaresinol 배당체는 간장을 개선시킨다. 에탄올 추출물은 관절염 치료 효과와 진통 및 해열 작용이 있고, 두꺼비의 적출 심장에 대하여 억제 작용이 있으며, 혈당 저하 작용과 혈압 강하 작용이 있다.

사용법/ 뿌리 껍질 10g에 물 700mL를 넣고 달인 액을 반으로 나누어서 아침 저녁으로 복용한다.

참고/ 섬오갈피 *A. koreanum* Nakai, 오가나무, 지리산오갈피 *A. chiisanensis* Nakai등노 약효가 같다.

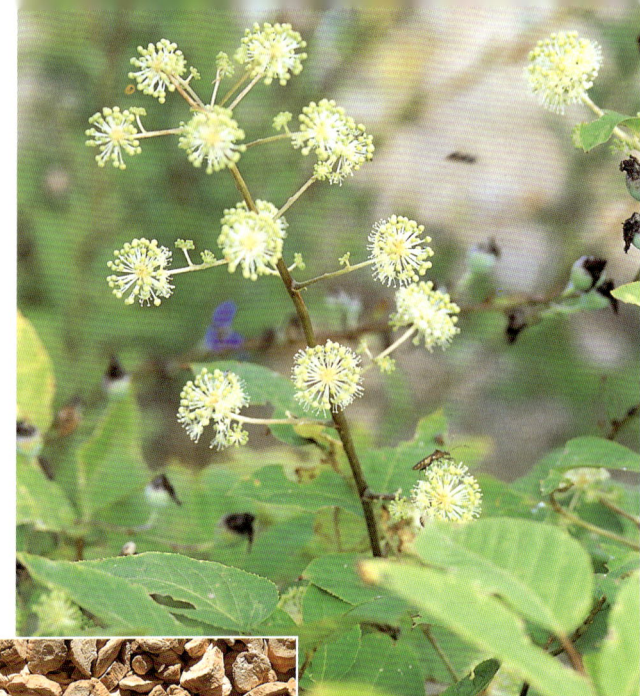

독활 　　　　　　　　　　1996.7.1. 서울 홍릉

독활(獨活)

445. 독활 　　　　　　　　[두릅나무과]

Aralia cordata Thunb. [*A. continentalis* Kitagawa]

　여러해살이풀. 높이 1.5m 가량. 잎은 어긋나고 2회 깃꼴겹잎이다. 꽃은 암수한그루로 7∼8월에 가지와 원줄기 끝 또는 윗부분의 잎겨드랑이에 큰 원추 꽃차례로 자라다가 다시 총상으로 갈라진 가지 끝에 둥근 산형 꽃차례로 달린다. 꽃잎은 연한 녹색이고 지름 3mm 정도로 5개이며, 수술과 암술대도 각각 5개이다. 열매는 둥근 모양의 액과로 9∼10월에 익는다.

분포/ 전국의 산에서 자라며, 일본, 만주, 중국, 사할린에 분포한다.

채취/ 뿌리를 수시로 채취하여 말린다.

약효/ 뿌리를 독활(獨活)이라고 하며, 거풍, 활혈, 발한, 지통, 소종의 효능이 있고, 감모, 두통, 류머티즘, 신경통을 치료한다.

성분/ 정유가 0.07% 함유되어 있으며, 정유 성분으로는 limonene, sabinene, myrcene, humulene이다. 뿌리에는 *l*-kaur-16-en-19-oic acid가 함유되어 있다.

사용법/ 뿌리 10g에 물 700mL를 넣고 달인 액을 반으로 나누어 아침 저녁으로 복용하고, 외용에는 달인 액으로 환부를 씻는다.

참고/ 중국산 독활은 *Angelica laxiflora* Diels., *A. megaphylla* Diels. 등의 뿌리를 사용한다.

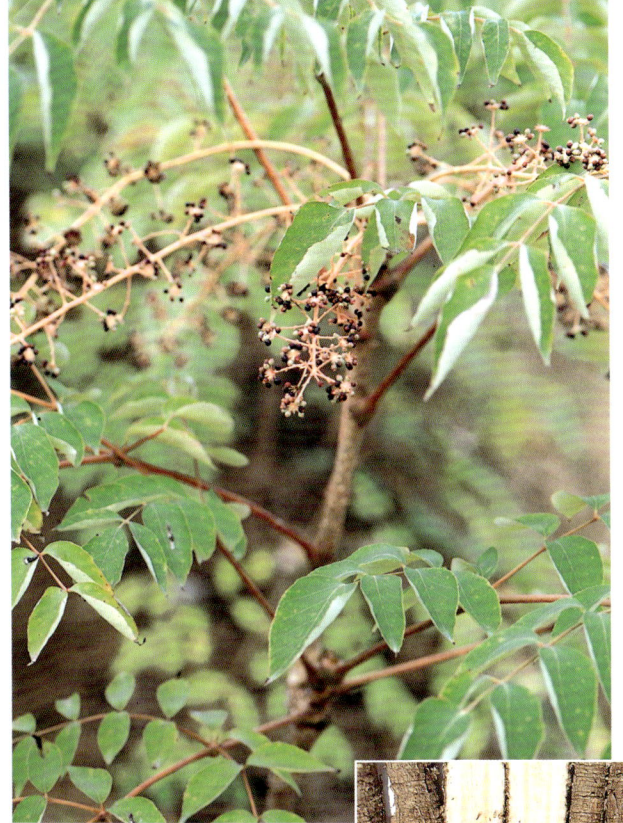

1997.10.1. 계룡산   두릅나무

446. 두릅나무 [두릅나무과]

Aralia elata (Miq.) Seem.

갈잎떨기나무. 높이 3~4m. 꽃은 백색으로 양성화 또는 잡성화이며 8~9월에 핀다. 열매는 장과 모양으로 둥글며, 지름 3mm 정도로 10월에 흑색으로 익는다.

분포/ 전국의 숲 가장자리에서 자라며, 일본, 만주, 아무르, 우수리, 사할린에 분포한다.

약효/ 뿌리 껍질 또는 줄기 껍질을 총목피(楤木皮)라고 하며, 보기(補氣), 안신(安神), 강정자신(强精滋腎), 거풍, 활혈의 효능이 있고, 소염, 이뇨, 신경쇠약, 류머티스성 관

총목피(楤木皮)

절염, 만성간염, 당뇨병, 음위(陰痿)를 치료한다.

성분/ 강심 배당체, saponin, 징유 및 미량의 alkaloid가 함유되어 있고, oleanolic acid의 배당체인 araloside A, B, C 등이 알려졌다.

사용법/ 뿌리 껍질 또는 줄기 껍질 20g에 물 800ml를 넣고 달인 액을 반으로 나누어 아침 저녁으로 복용한다.

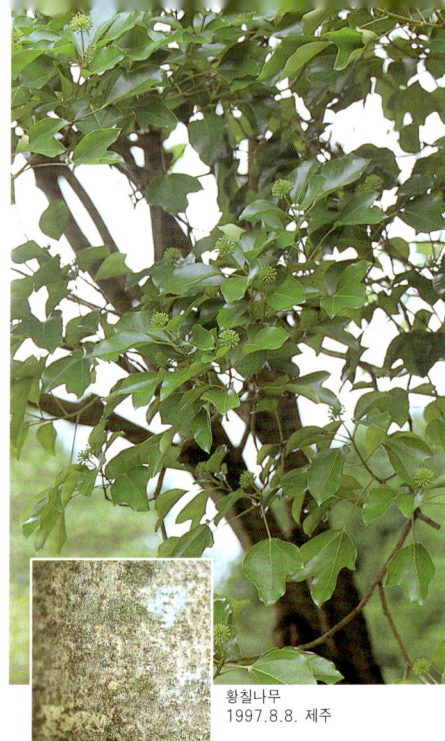

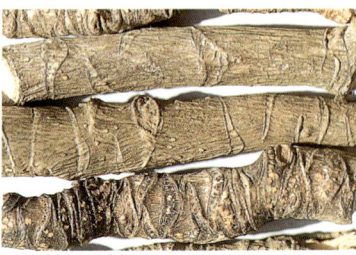

풍하이(楓荷梨)

황칠나무
1997.8.8. 제주

황칠나무(줄기 껍질)

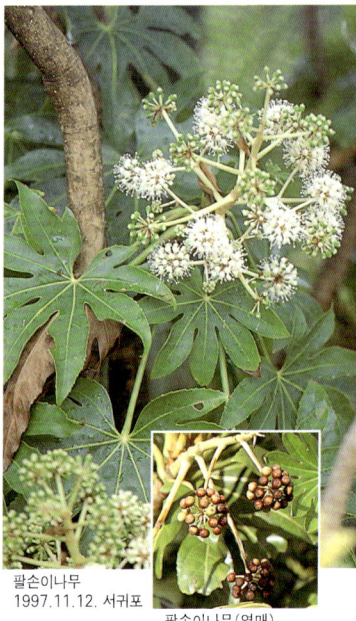

팔손이나무
1997.11.12. 서귀포

팔손이나무(열매)

447. 황칠나무   [두릅나무과]

Dendropanax morbifera Lév.

늘푸른큰키나무. 높이 15m 가량. 꽃은 양성화로 6월에 핀다. 열매는 핵과로 타원형이며 10월에 흑색으로 익는다.

분포/ 제주, 전남(완도·흑산도·거문도), 전북(어청도), 경남의 산기슭 숲 속에서 자란다.

약효/ 뿌리줄기를 풍하이(楓荷梨)라고 하며, 거풍습, 활혈맥의 효능이 있고, 풍습비통, 편두통, 월경부조를 치료한다.

사용법/ 뿌리줄기 50g에 물 700mL를 넣고 달인 액을 반으로 나누어 아침 저녁으로 복용한다.

참고/ 중국에서는 *D. chevalieri* (Vig.) Merr.의 뿌리줄기를 풍하이(楓荷梨)라고 한다.

448. 팔손이나무   [두릅나무과]

Fatsia japonica (Thunb.) Decne. et Planch.

늘푸른떨기나무. 꽃은 백색, 지름 5mm 가량이다. 열매는 거의 둥글며 지름 5mm 가량으로 다음 해 5월에 흑색으로 익는다.

분포/ 남부 지방, 제주도, 울릉도의 산기슭이나 골짜기에서 자라며, 일본에 분포한다.

약효/ 지상부를 거담제로 사용하고, 잎을 류머티즘 치료에 사용한다.

사용법/ 지상부 10g에 물 700mL를 넣고 달인 액을 반으로 나누어 아침 저녁으로 복용한다.

449. 송악 [두릅나무과]

Hedera rhombea Bean

늘푸른 덩굴나무. 꽃은 녹황색으로 양성
화이며 10월에 핀다. 열매는 둥글고 지름 8
~10mm로 다음 해 5월에 흑색으로 익는다.
분포/ 제주, 전남, 전북, 경남, 경북, 충남
의 산기슭 숲 속에서 자라며, 일본, 중국, 대
만에 분포한다.
약효/ 줄기와 잎을 상춘등(常春藤)이라고 하
며, 거풍, 이습, 평간, 해독의 효능이 있고,
류머티스성관절염, 간염, 구안와사를 치료
한다. 열매를 상춘등자(常春藤子)라고 하며,
빈혈, 냉복을 치료한다.
성분/ 열매에 rutin, kizutasaponin K₅, caffe-
ic acid, 줄기에 hederagenin-3-arabinoside가
함유되어 있다.
약리 작용/ 잎의 메탄올 추출물은 쥐에 대하
여 항경련 작용, 진통 작용, 혈액 응고 억제
작용, 부종 억제 작용, 항염증 작용이 있다.
사용법/ 줄기와 잎 10g에 물 700mL를 넣고
달인 액을 반으로 나누어서 아침 저녁으로
복용한다.

450. 통탈목 [두릅나무과]

Tetrapanax papyriferus K. Koch

늘푸른나무. 높이 3~4m. 꽃은 10월에 핀
다. 열매는 둥글고 흑색으로 익는다.
분포/ 중국 남부 및 대만 원산으로, 제주도
에서 재식하는 귀화 식물이다.
약효/ 줄기의 골속을 통초(通草)라고 하며,
사폐(瀉肺), 이소변(利小便), 하유즙(下乳
汁)의 효능이 있고, 소변불리, 수종, 유즙불
통, 목현(目眩), 비색(鼻塞)을 치료한다.
성분/ papyriogenin A-G, papyrioside L-IIa-
d, quercetin 등이 함유되어 있다.
사용법/ 줄기의 골속 10g에 물 700mL를 넣고
달인 액을 반으로 나누어 아침 저녁으로 복
용한다.

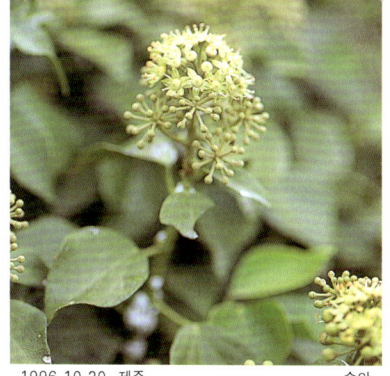

1996.10.20. 제주 　　　　　　　　송악

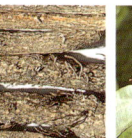
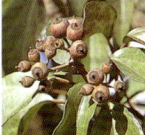
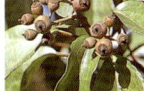

상춘등(常春藤) 　　　　상춘등자(常春藤子)

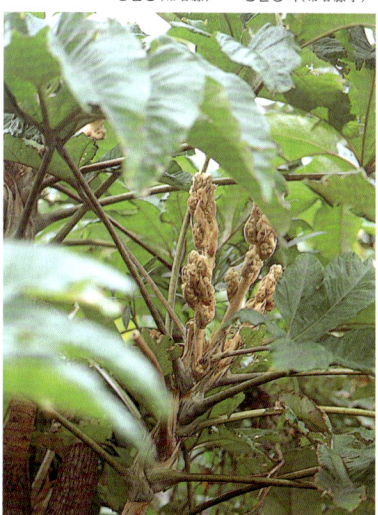

1997.11.14. 제주 　　　　　　　　통탈목

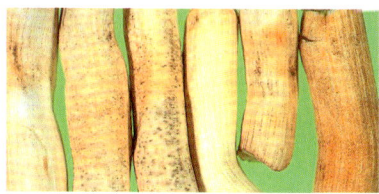

통초(通草)

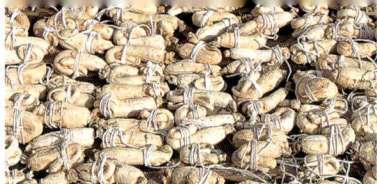

인삼(人蔘)

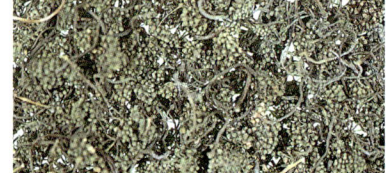

인삼화(人蔘花)

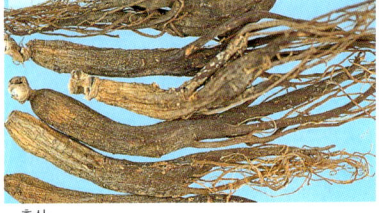

홍삼

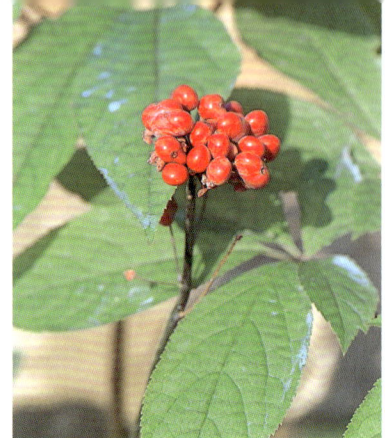

인삼　　　　　　　1997.7.22. 인삼연초연구소

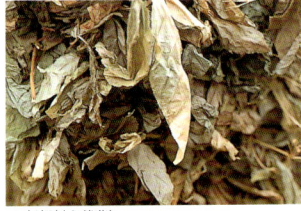

인삼엽(人蔘葉)

451. 인삼　　　　　　　　　[두릅나무과]

Panax ginseng C. A. Meyer

여러해살이풀. 높이 50~60cm. 꽃은 연녹색으로 4월에 줄기 끝의 윤생엽 중앙부에서 나온 긴 화축 끝에 산형 꽃차례로 1개가 달린다. 꽃받침잎, 꽃잎 및 수술은 각각 5개이며, 암술대는 2개이다. 열매는 납작하고 둥글며 적색으로 익는다.

분포 / 전국 깊은 산 숲 속에서 드물게 자라며, 대개 재배한다. 만주, 우수리에 분포한다.

채취 / 뿌리를 가을에 채취하여 작은 뿌리는 떼어 내고 겉껍질을 칼로 긁어 내어 말린다.

약효 / 뿌리를 인삼(人蔘)이라고 하며, 대보원기(大補元氣), 고탈생진(固脫生津), 안신의 효능이 있고, 노상허손(勞傷虛損), 권태, 건망증, 빈뇨, 소갈, 기혈부족을 치료한다. 가는 뿌리를 인삼수(人蔘鬚)라고 하며, 익기, 생진, 지갈의 효능이 있고, 해수토혈, 구갈, 위허구역을 치료한다. 잎을 인삼엽(人蔘葉)이라고 하며, 청폐, 생진, 보중, 생위액, 거서기(祛暑氣), 지갈의 효능이 있다.

성분 / saponin성분으로 ginsenoside-Ra1, Ra2, Rb1, Rb2, Rb3, Rc, Rd, Re, Rf, Rg1, Rg2, Rh1, Rh2, polyacetylene 성분으로 panaxynol, panaxydol 등이 함유되어 있다.

약리 작용 / ginsenoside-Rb를 주성분으로 하는 diol계 성분은 진정 작용이 있고, ginsenoside-Rg를 주성분으로 하는 triol계 성분은 중추 신경 흥분 작용이 있다. saponin 성분은 항궤양 작용, 항암 작용, 혈압 강하 작용, 단백질 생합성 촉진 작용 등이 있다.

사용법 / 뿌리 30g에 물 1200mL를 넣고 달인 액을 반으로 나누어 아침 저녁으로 복용한다.

참고 / 잔뿌리를 말린 것을 미삼(尾蔘), 일년생인 것을 춘미(春尾), 6년근을 찐 것을 홍삼(紅蔘)이라고 한다. 인삼화(人蔘花)도 자양강장제로 사용한다.

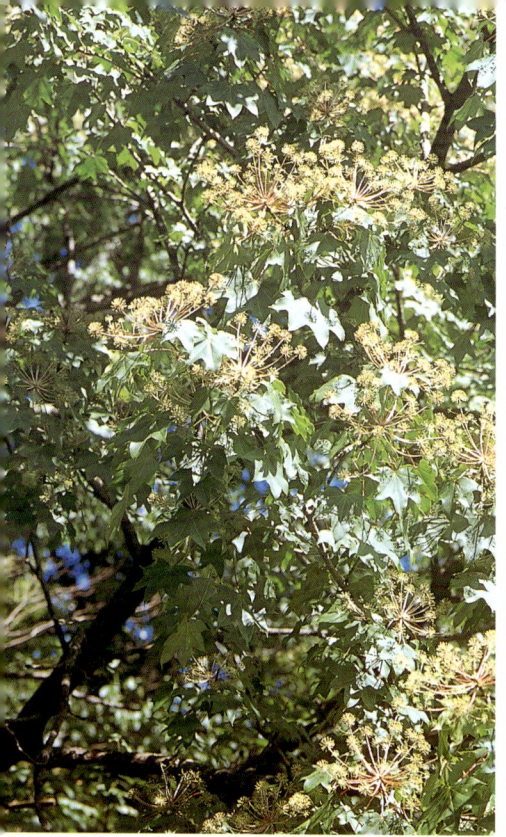

1995.8.25. 서울 홍릉

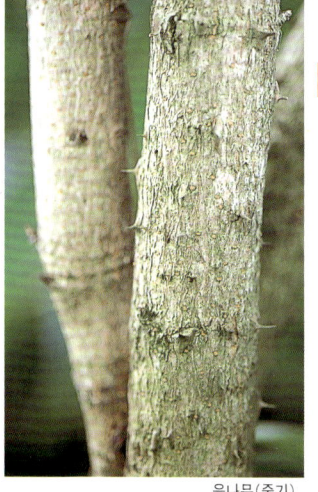

음나무(줄기)

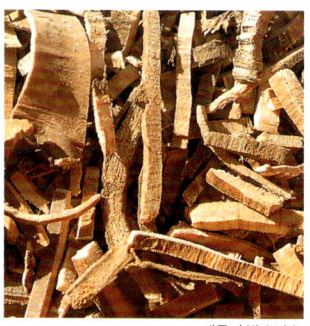

음나무　　　　　해동피(海桐皮)

두릅나무과 · Araliaceae

452. 음나무　　　　　[두릅나무과]

Kalopanax pictus (Thunb.) Nakai

갈잎큰키나무. 높이 25m 가량. 꽃은 황록색으로 양성화이며 7~8월에 핀다. 열매는 핵과로 둥글고 지름 6mm이며 10월에 흑색으로 익는다. 1~2개의 종자가 들어 있다.

분포/ 전국의 산에서 자라며, 일본, 만주, 중국, 우수리에 분포한다.

약효/ 줄기 껍질을 해동피(海桐皮)라고 하며, 거풍, 제습, 살충, 활혈의 효능이 있고, 류머티즘에 의한 근육마비, 근육통, 관절염, 옴을 치료한다. 뿌리를 해동수근(海桐樹根)이라 하며, 혈액 순환을 돕고 풍습을 없애며 치질과 타박상, 류머티즘을 치료한다.

성분/ 줄기 껍질에는 kalopanaxsaponin A, B, kalopanaxin A, B, C, D, hederasaponin A, B, syringin, protocatechuic acid, coniferin, liriodendrin 등이 함유되어 있다.

사용법/ 줄기 껍질 15g에 물 700mL를 넣고 달인 액을 반으로 나누어 아침 저녁으로 복용한다.

참고/ 중국에서는 콩과의 *Erythrina indica*의 줄기 껍질을 해동피(海桐皮)라 하여 사용한다.

367

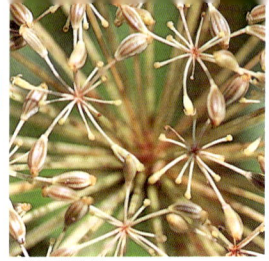
왜당귀(열매)

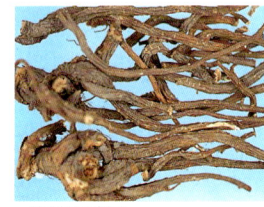
일당귀(日當歸)

왜당귀

1992.6.30. 충남 농촌진흥원

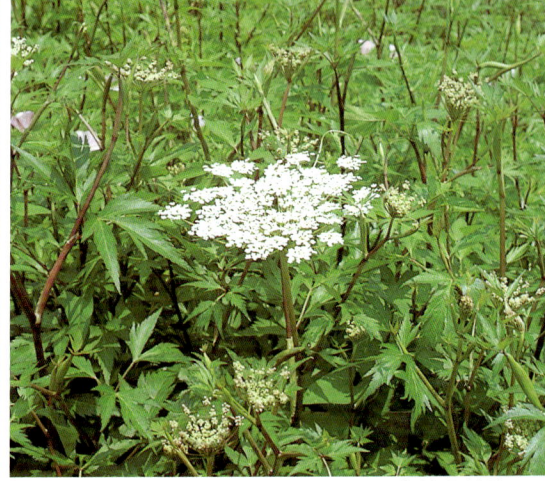

미나리과 / 傘形科 / せり科 / Umbelliferae

풀, 간혹 나무. 잎은 어긋 나고 겹잎이며, 윗부분의 잎자루는 대개 엽초 모양으로 팽대해져 어린 꽃차례를 감싼다. 꽃은 양성화 또는 잡성화, 단일 또는 겹산형 꽃차례이다. 꽃받침은 자방에 붙고, 5개의 톱니가 있다. 꽃잎도 5개, 수술은 5개로 꽃잎과 어긋 난다. 자방은 하위, 배주는 각 실에 1개이다. 열매는 건과, 2실이며, 밑이 부푼다. 세계에 약 275속 3000종, 우리 나라에는 31속 67종이 자란다.

453. 왜당귀 [미나리과]

Angelica acutiloba (S. et Z.) Kitagawa

여러해살이풀. 높이 60~90cm. 꽃은 백색으로 8~9월에 원줄기와 가지 끝에 겹산형 꽃차례로 달리고, 작은 산형 꽃차례는 길이 3~8cm로 30~40개, 작은 꽃줄기는 길이 7~18mm, 소총포는 실처럼 가늘다. 열매는 분과로 납작한 긴 타원형이고 가장자리에 좁은 날개가 있다.

분포/ 일본 원산으로, 전국에서 재배하는 귀화 식물이다.

채취/ 뿌리를 가을에 채취하여 말린다.

약효/ 뿌리를 일당귀(日當歸)라고 하며, 거풍, 화혈(和血), 보혈, 구어혈(驅瘀血), 조경(調經), 진정의 효능이 있다. 관절통, 신체허약, 두통, 월경불순, 복동, 변비를 치료한다.

성분/ ligustilide, isocnidilide, butylidenephthalide, sedanolide, falcarindiol, falcarinol 등이 함유되어 있다.

약리 작용/ 에탄올 엑스는 쥐와 토끼의 자궁에 대하여 수축 작용과 흥분 작용이 있고, 정유 성분은 진정 작용이 있으며, 적리균, 티푸스균, 대장균에 대하여 항균 작용이 있다. butylidenephthalide는 항콜린 작용이 있으며, ligustilide는 항천식 작용, 진경 작용이 있고, falcarindiol은 진통 작용이 있다.

사용법/ 뿌리 15g에 물 700mL를 넣고 달인 액을 반으로 나누어 아침 저녁으로 복용하고, 외용에는 달인 액으로 환부를 씻는다.

참고/ 우리 나라에서도 일당귀를 많이 사용하고 있다.

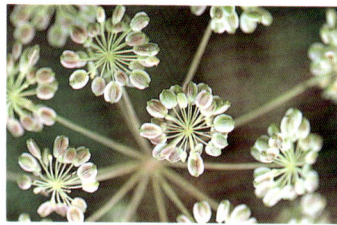
구릿대(꽃)

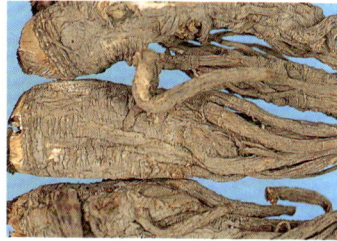
백지(白芷)

454. 구릿대   [미나리과]

Angelica dahurica (Fisch.) Benth. et Hooker f.

여러해살이풀. 높이 1~2m. 꽃은 백색으로 6~8월에 큰 겹산형 꽃차례로 달린다. 작은 꽃자루는 20~40개로 길이 4~6cm이며, 잔돌기가 많고 총포는 없다. 열매는 분과로 편평한 타원형이고 길이 8~9mm이며, 가장자리의 것은 날개 모양이다.

분포/ 전국의 산골짜기에서 자라며, 일본, 만주, 아무르, 동시베리아에 분포한다.

채취/ 뿌리를 가을에 채취하여 말린다.

약효/ 뿌리를 백지(白芷)라고 하며, 거풍, 조습, 소종, 지통의 효능이 있고, 두통, 치통, 미릉골통(眉稜骨痛), 적백대하 및 개선을 치료한다.

성분/ coumarin류로 oxypeucedanin, byakangelicol, xanthotoxin, marmesin, anhydrobyakangelicin, byakangelicin, phellopterin, bergapten, scopoletin 등이

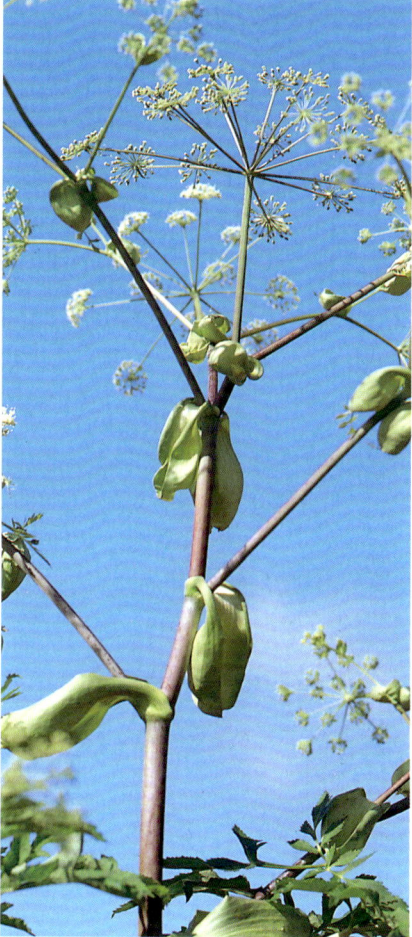
1993.7.24. 지리산   구릿대

함유되어 있다.

약리 작용/ 메탄올 엑스는 해열 작용이 있고, 국소 진통 및 마비 작용이 있으며, coumarin류는 항진균 작용과 지방 분해 촉진 작용이 있다.

사용법/ 뿌리 10g에 물 700mL를 넣고 달인 액을 반으로 나누어 아침 저녁으로 복용하거나 환제나 산제로 하여 복용한다.

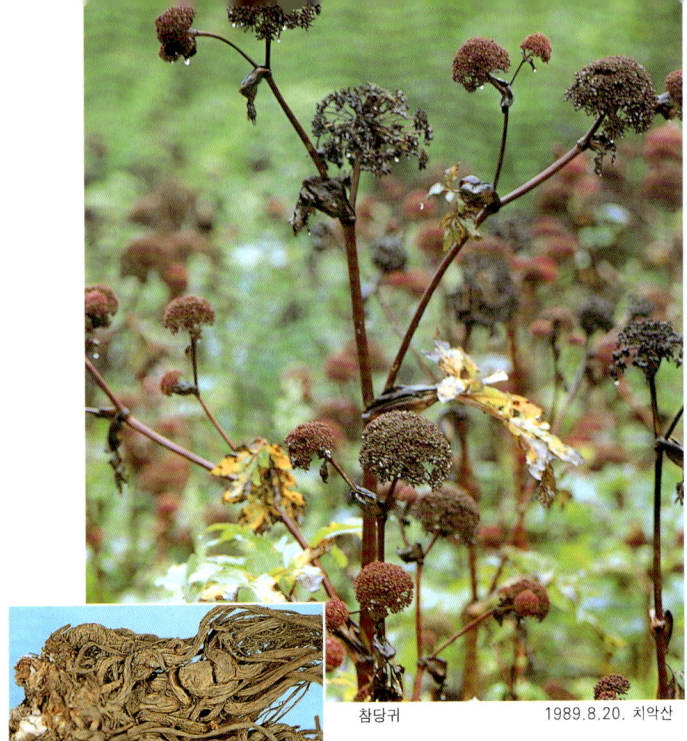

참당귀   1989.8.20. 치악산

당귀(當歸)

455. 참당귀   [미나리과]

Angelica gigas Nakai

여러해살이풀. 높이 1~2m. 꽃은 자주색으로 8~9월에 큰 겹산형 꽃차례가 가지 끝과 원줄기 끝에서 발달하여 15~20개로 갈라지고, 그 끝에 20~40개가 달린다. 총포는 1~2개로 엽초처럼 커지며, 소총포는 5~7개이다. 열매는 분과로 타원형이고 넓은 날개가 있다.

분포/ 경남, 경북, 강원 이북의 깊은 산골짜기에서 자라며, 일본, 만주에 분포한다.

채취/ 뿌리를 가을에 채취하여 말린다.

약효/ 뿌리를 당귀(當歸)라고 하며, 거풍, 화혈, 보혈, 구어혈, 조경, 진정의 효능이 있고, 관절통, 신체허약, 두통, 월경불순, 복통, 변비를 치료한다.

성분/ 뿌리에 decursin, decursinol, nodakenin, nodakenetin, umbelliferone, imperatorin, 열매에 decursinol, decursidin, imperatorin 등이 함유되어 있다.

약리 작용/ decursin, decursinol은 토끼의 적출 장관 및 심장에 대하여 운동을 마비시키고, 혈압 강하 및 호흡 억제 작용이 있으며, 적출 자궁에 대하여는 흥분 작용이 있다.

사용법/ 뿌리 15g에 물 700mL를 넣고 달인 액을 반으로 나누어 아침 저녁으로 복용하고, 외용에는 달인 액으로 환부를 씻는다.

참고/ 우리 나라에서는 주로 이것을 당귀(當歸)로 사용한다.

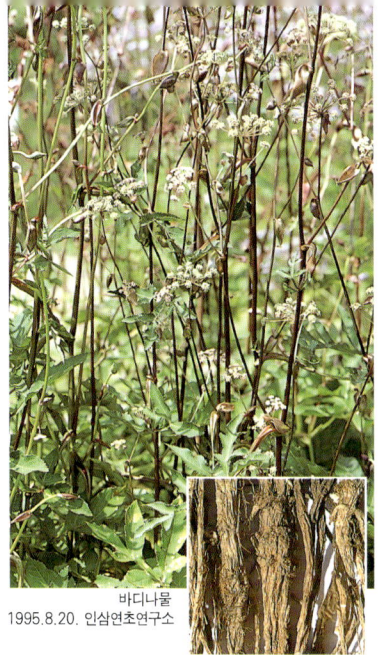

바디나물
1995.8.20. 인삼연초연구소

일전호(日前胡)

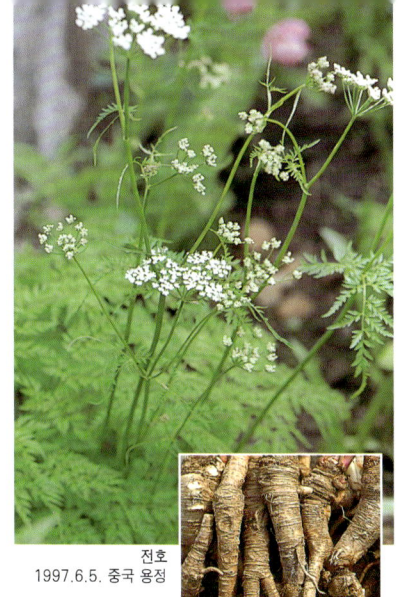

전호
1997.6.5. 중국 용정

아삼(峨蔘)

456. 바디나물 [미나리과]

Angelica decursiva (Miq.) Fr. et Sav.

여러해살이풀. 높이 80~150cm. 꽃은 자줏빛으로 8~9월에 핀다. 열매는 타원형, 길이 5mm이며 4~6개의 유관(油管)이 있다.

분포/ 전국의 산과 들에서 자라며, 일본, 만주, 중국, 대만, 인도차이나에 분포한다.

약효/ 뿌리를 일전호(日前胡)라 하며, 청열, 해독, 산풍, 소담, 하기의 효능이 있고, 풍열두통, 담열천, 구역, 흉격만민을 치료한다.

성분/ 뿌리에는 furanoxoumarin류인 nodakenin이 1.61% 함유되어 있고, spongesterol, mannitol이 있다. 정유의 주성분은 limonene, estragole 등이다.

약리 작용/ 마취한 고양이에게 물로 달인 액을 경구 투여하면 점액 분비를 증가시켜 거담 작용을 나타낸다.

사용법/ 뿌리 10g에 물 700mL를 넣고 달인 액을 반으로 나누어 아침 저녁으로 복용한다.

457. 전호 [미나리과]

Anthriscus sylvestris (L.) Hoffm.

여러해살이풀. 높이 1m 가량. 꽃은 백색으로 5~6월에 핀다. 꽃잎은 5개 가운데 바깥 것 1개가 특히 크다. 열매는 분과로 바늘 모양, 흑록색이고 길이 5~8mm이다.

분포/ 전국의 산지 숲 가장자리에서 자라며, 일본, 만주, 중국, 시베리아, 동유럽에 분포한다.

약효/ 뿌리를 아삼(峨蔘)이라고 하며, 통기(通氣)의 효능이 있고, 보중익기(補中益氣), 비허식창(脾虛食脹), 사지무력, 폐허천해, 야뇨, 위병, 타박상을 치료한다.

성분/ 뿌리에는 anthricin, isoanthricin, luteolin-7-glucoside가 함유되어 있다

사용법/ 뿌리 15g에 물 700mL를 넣고 달인 액을 반으로 나누어서 아침 저녁으로 복용한다.

참고/ 중국에서는 *Peucedanum praeruptorum* Fish.의 뿌리를 전호(前胡)라고 한다.

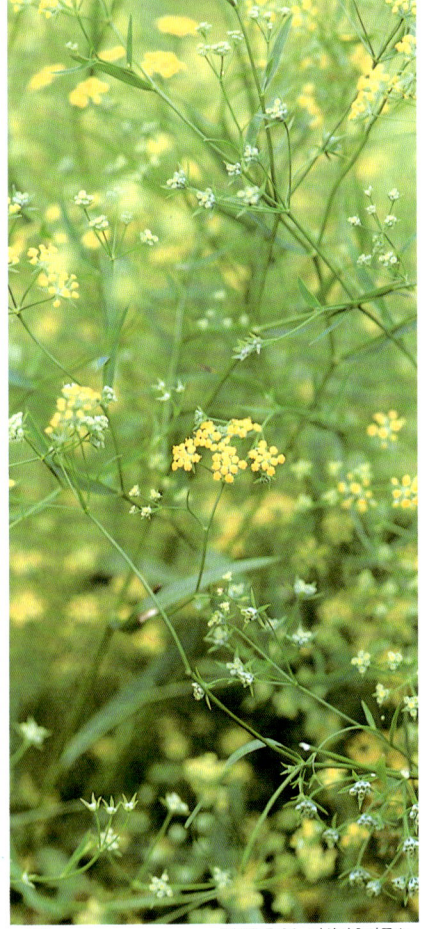

시호　　　　　　　1997.7.21. 인삼연초연구소

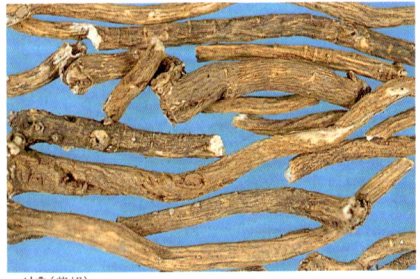

시호(柴胡)

458. 시호　　　　　　　[미나리과]

Bupleurum falcatum L.

여러해살이풀. 높이 40~70cm. 뿌리줄기는 굵고 매우 짧다. 줄기잎은 바늘모양, 길이 4~10cm, 너비 5~15mm로 끝이 뾰족하고 밑부분이 좁아져서 잎자루처럼 되고, 맥은 평행하고 가장자리는 밋밋하다. 꽃은 황색으로 8~9월에 원줄기 끝과 가지 끝에 겹산형 꽃차례로 핀다. 꽃잎은 5개로 안쪽으로 굽는다. 수술도 5개이고, 자방은 하위이다. 열매는 타원형으로 9월에 익는다.

분포/ 전국의 산과 들에서 자라며, 일본, 만주, 중국, 몽고, 시베리아에 분포한다.

채취/ 뿌리를 봄과 가을에 채취하여 말린다.

약효/ 뿌리를 시호(柴胡)라고 하며, 표리(表裏)의 화해퇴열(和解退熱), 소간해울(疏肝解鬱), 승양(昇陽)의 효능이 있다. 한열왕래(寒熱往來), 흉만협통(胸滿脇痛), 목현(目眩), 하리탈항(下痢脫肛), 월경불순, 자궁하수를 치료한다.

성분/ saikosaponin A, B, C, D, E 등과 rutin, kaempferitrin, kaempferol-7-rhamnoside가 함유되어 있다.

약리 작용/ 에탄올 엑스를 발열시킨 토끼에게 투여하면 해열 작용이 나타나고, saikosaponin을 쥐에게 투여하면 진정 작용이 있고, 또 부종을 없앤다.

사용법/ 뿌리 10g에 물 700mL를 넣고 달인 액을 반으로 나누어 아침 저녁으로 복용한다.

참고/ 잎이 길고 선형이며 끝 부분이 꼬리 모양인 참시호 *B. scorzoneraefolium* Willd.도 약효가 같다.

459. 천궁 [미나리과]

Cnidium officinale Makino

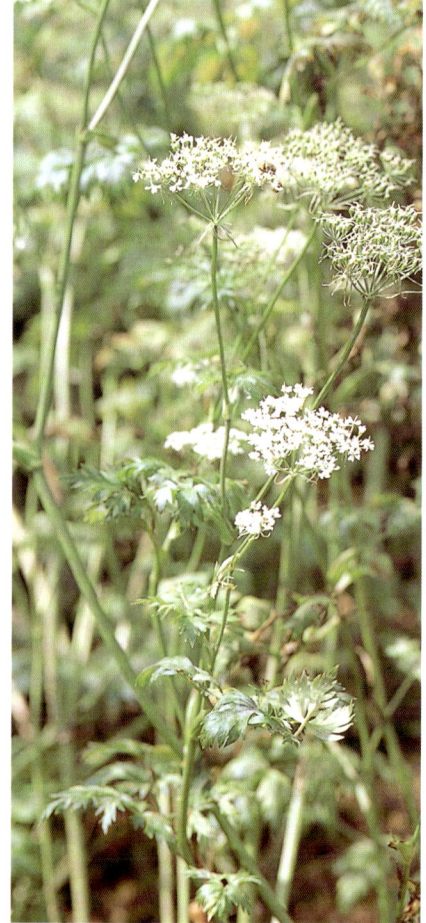

여러해살이풀. 높이 30~60cm. 뿌리줄기는 굵다. 꽃은 백색으로 8월에 가지 끝과 원줄기 끝에서 산형 꽃차례가 발달한다. 꽃잎은 5개, 5개의 수술과 1개의 암술이 있다. 산경(傘梗)은 10개, 소산경(小傘梗)은 15개 정도, 총포와 소총포는 각각 5~6개로 선형이다. 열매를 맺지 않는다.

분포/ 중국 원산으로, 울릉도를 비롯하여 전국에서 재배하는 귀화 식물이다.

채취/ 뿌리줄기를 가을에 채취하여 말린다.

약효/ 뿌리줄기를 천궁(川芎)이라고 하며, 행기(行氣), 개울(開鬱), 거풍, 활혈, 지통의 효능이 있다. 풍랭으로 인한 두통, 복통, 한사(寒邪)에 의한 근육마비, 월경불순, 난산 등을 치료한다.

성분/ cnidilide, ligustilide, neocnidilide, butylphthalide, sedanoic acid 등이 함유되어 있다.

약리 작용/ 대뇌에 대하여 진정 작용이 있고, 심장에 대하여는 억제 작용이 있다. 또 말초 혈관 확장 작용이 있어서 혈압을 강하시키고 자궁을 수축시키는 작용이 있다.

사용법/ 뿌리줄기 10g에 물 700mL를 넣고 달인 액을 반으로 나누어 아침 저녁으로 복용하거나 환제나 산제로 하여 복용하고, 외용에는 환부에 가루를 뿌리거나 조합하여 바른다.

참고/ 음허화왕(陰虛火旺), 기허(氣虛) 증세가 있는 사람은 복용을 금한다.

1997.10.3. 충남 태안  천궁

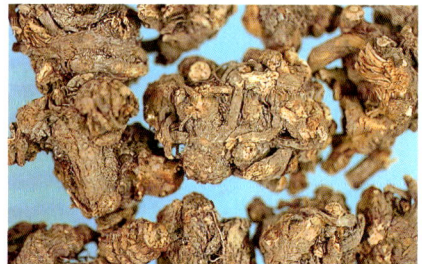

천궁(川芎)

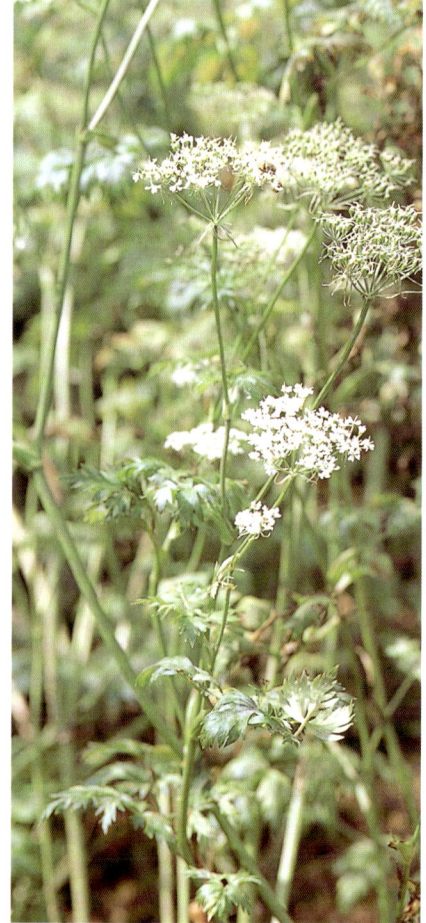 미나리과·Umbelliferae

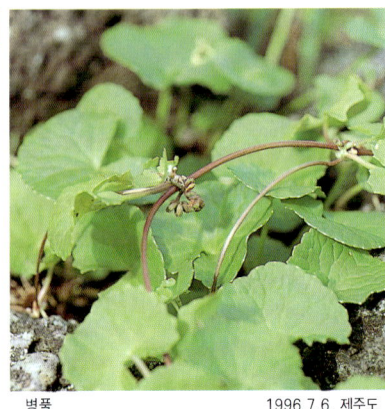

병풀   1996.7.6. 제주도

460. 병풀   [미나리과]

Centella asiatica (L.) Urban

여러해살이풀. 꽃은 홍자색으로 7~8월에 핀다. 열매는 분과로 길이 3mm 가량이다.

분포/ 제주도 및 남쪽 섬 산과 들에서 흔히 자라며, 일본, 중국, 대만, 인도 등지에 분포한다.

약효/ 전초를 적설초(積雪草)라고 하며, 청열, 이습, 소종, 해독의 효능이 있고, 복통, 이질, 해수출혈, 개선(疥癬), 목적(目赤), 후종(喉腫)을 치료한다.

성분/ asiaticoside, thankuniside, isothankuniside, madecassoside, brahmoside, brahminoside, brahmic acid, madasiatic acid 등이 함유되어 있다.

약리 작용/ 쥐에 대해 진정 작용이 있고, 손상된 피부 조직의 재생력이 있으며, 항균 작용이 있다.

사용법/ 전초 15g에 물 700mL를 넣고 달인 액을 반으로 나누어서 아침 저녁으로 복용한다.

참고/ saponin 성분은 소염제로 병원이나 약국에서 사용한다.

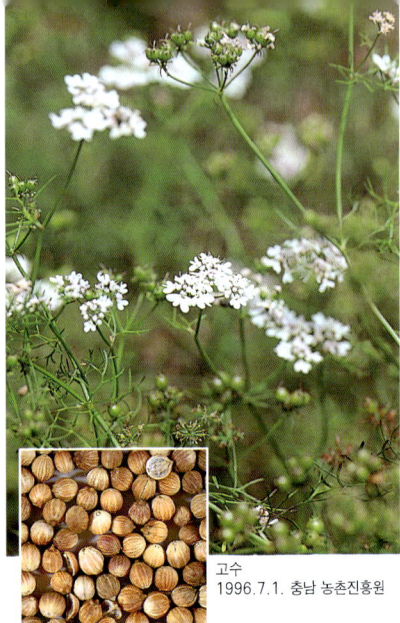

고수
1996.7.1. 충남 농촌진흥원

호유자(胡荽子)

461. 고수   [미나리과]

Coriandrum sativum L.

한해살이풀. 높이 30~60cm. 꽃은 백색으로 6~7월에 원줄기와 가지 끝에 달린다. 열매는 분과로 둥글며, 10개의 능선이 있다.

분포/ 지중해 원산으로, 남부 지방에서 자라는 귀화 식물이다.

약효/ 전초를 호유(胡荽)라고 하며, 발한, 투진(透疹), 소식(消食), 하기(下氣)의 효능이 있고, 소화불량을 치료한다. 열매를 호유자(胡荽子)라 하며, 투진, 건위의 효능이 있고, 미발진의 천연두, 소화불량을 치료한다.

성분/ 열매에는 camphor, geraniol 등이 함유되어 있다.

약리 작용/ 열매의 에탄올 추출액은 위장의 소화 효소 및 담즙 분비를 촉진하고, 정유는 항진균 작용이 있다.

사용법/ 전초 또는 열매 15g에 물 700mL를 넣고 달인 액을 반으로 나누어 아침 저녁으로 복용한다.

462. 회향 [미나리과]

Foeniculum vulgare Gaertner

여러해살이풀. 높이 2m 가량. 잎은 어긋난다. 꽃은 황색으로 7~8월에 원줄기 끝과 가지 끝에서 큰 겹산형 꽃차례가 발달한다. 총 산경은 10~20개의 소산경으로 갈라지고, 총포와 소총포가 없으며, 꽃잎은 5개로 안쪽으로 굽고, 수술도 5개이며, 자방은 하위이다. 열매는 분과로 난상 타원형이며 향기가 강하다.

분포/ 유럽 남부 원산으로, 약용 식물로 재배하는 귀화 식물이다.

채취/ 종자를 가을에 채취하여 말린다.

약효/ 종자를 회향(茴香)이라고 하며, 온신산한(溫腎散寒), 이기(理氣), 화위(和胃)의 효능이 있고, 한산(寒散), 복부냉통, 신허요통, 위통, 구토를 치료한다.

성분/ anethole, fenchone, camphene, anisaldehyde 등이 함유되어 있다.

약리 작용/ 정유는 구풍의 효능이 있고, 토끼의 적출 장관의 긴장 및 유동을 촉진하여 장내 가스를 배출시킨다. anethole을 개구리에 투여하면 중추 신경 억제 작용이 나타나고, 심근을 흥분시킨 뒤 마비시킨다. 에탄올 엑스는 진경 작용, 위 운동 항진 작용이 있다.

사용법/ 종자 10g에 물 700mL를 넣고 달인 액을 반으로 나누어 아침 저녁으로 복용한다.

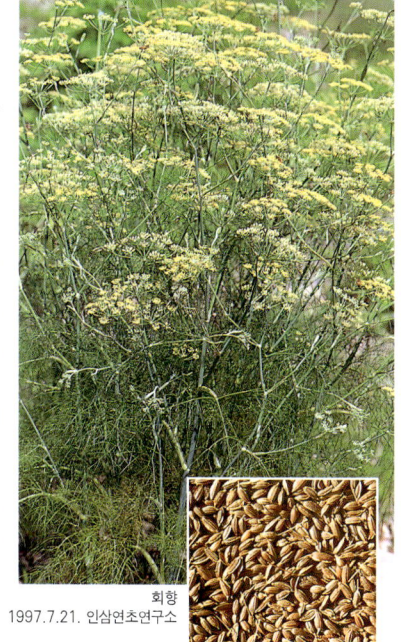

회향
1997.7.21. 인삼연초연구소

회향(열매)

463. 선피막이 [미나리과]

Hydrocotyle maritima Honda

여러해살이풀. 높이 7~15cm. 꽃은 백색으로 6~8월에 핀다. 열매는 둥글고 납작하며 10여 개가 한군데에 모여 달린다.

분포/ 제주, 전남, 전북, 경남, 경북 논둑이나 습기가 있는 들에서 흔히 자라며, 일본, 중국에 분포한다.

약효/ 전초를 천호유(天胡荽)라고 하며, 청열, 소종, 해독의 효능이 있고, 황달, 적백리, 후종, 어혈을 치료한다.

성분/ flavonoid류, coumarin류 등이 함유되어 있다.

사용법/ 전초 15g에 물 700mL를 넣고 달인 액을 반으로 나누어서 아침 저녁으로 복용한다.

참고/ 다른 종에 비하여 꽃차례가 잎자루보다 짧고 잎은 깊이 갈라지며 밑쪽이 서로 포개지지 않는다.

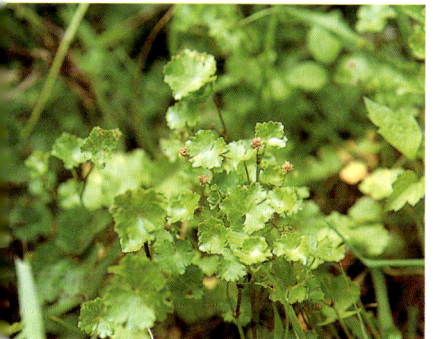

1993.8.5. 완도

선피막이

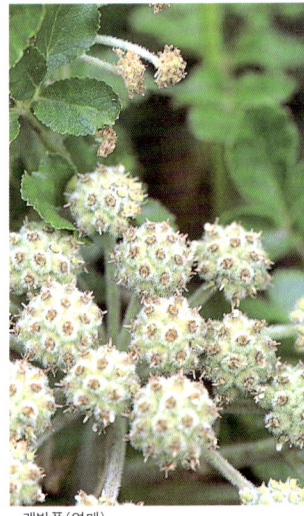
갯방풍(열매)

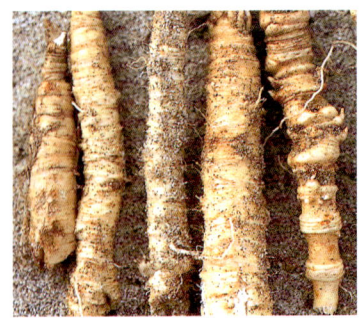
해방풍(海防風)

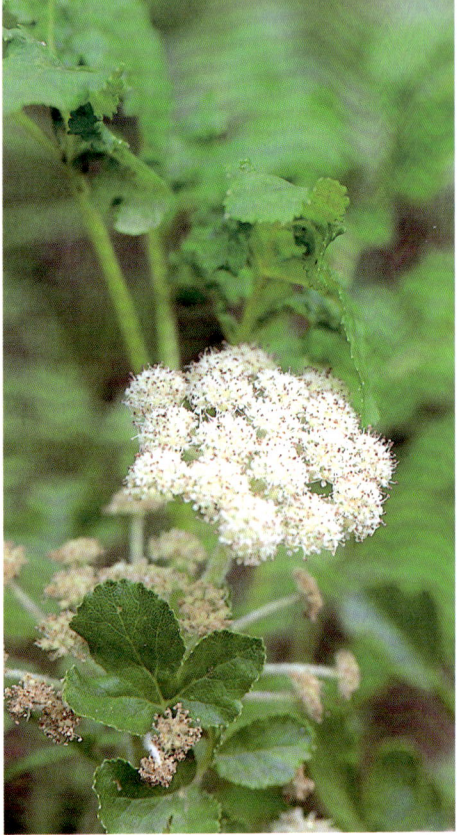
갯방풍

1994.7.7. 강릉

464. 갯방풍 [미나리과]

Glehnia littoralis Fr. Schm.

여러해살이풀. 높이 10~20cm. 전체에 긴 흰 털이 밀생한다. 꽃은 백색으로 6~7월에 핀다. 열매는 분과로 둥글며 긴 털이 있다.
분포/ 전국의 바닷가 모래땅에서 자라며, 일본, 만주, 중국, 대만, 사할린에 분포한다.
약효/ 뿌리를 북사삼(北沙蔘) 또는 해방풍(海防風), 빈방풍(濱防風), 화방풍(和防風)이라 하며, 양음(養陰), 청폐, 거담, 지해(止咳)의 효능이 있고, 폐열조해, 허로구해(虛勞久咳), 음상인건(陰傷咽乾), 구갈을 치료한다.
성분/ 열매에 phellopterin이 함유되어 있다.
약리 작용/ 뿌리의 에탄올 추출물은 토끼의 체온을 저하시키며, 진통 작용이 있다.
사용법/ 뿌리 15g에 물 700mL를 넣고 달인 액을 반으로 나누어 아침 저녁으로 복용하거나 환제로 만들어 복용한다.

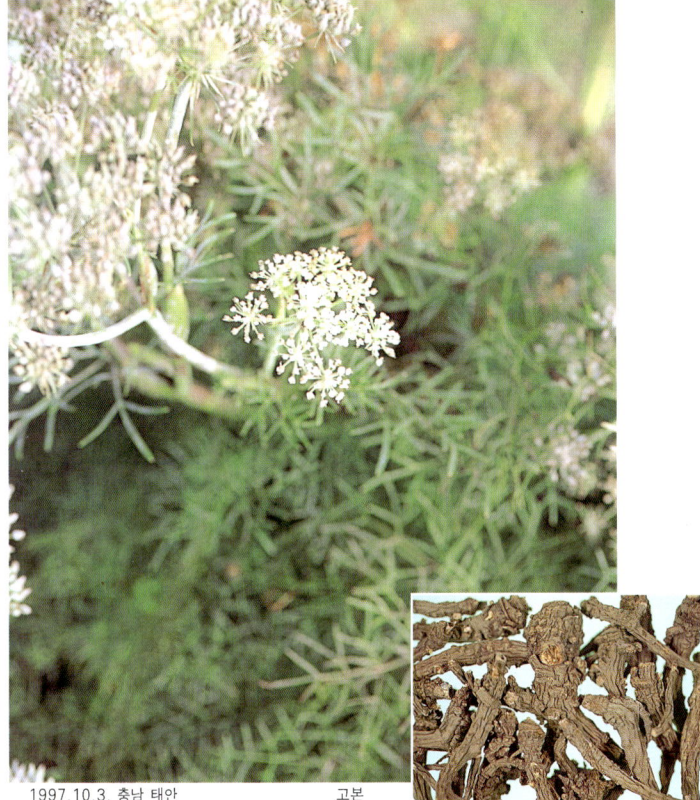

1997.10.3. 충남 태안　　　　고본

고본(藁本)

465. 고본　　　　　　　　[미나리과]

Ligusticum tenuissimum (Nakai) Kitagawa
[*Angelica tenuissima* Nakai]

　여러해살이풀. 높이 30~80cm. 꽃은 8~9
월에 원줄기 끝과 가지 끝에 큰 산형 꽃차례
로 달린다. 총산경은 15~20개, 작은 꽃줄
기는 20~22개, 포엽은 짧고 바늘 모양, 소
포는 1~5개, 꽃받침잎은 절두로 밋밋하고,
꽃잎은 5개로 도란형이며 안으로 굽고 백색
이다. 자방은 타원형, 수술은 5개이다. 열
매는 분과로 편평한 타원형, 길이 4mm이다.
분포/ 제주도와 울릉도를 제외한 전국의 깊
은 산 기슭에서 자라며, 만주에 분포한다.
채취/ 뿌리를 봄과 가을에 채취하여 말린다.

약효/ 뿌리를 고본(藁本)이라고 하며, 발표
산한(發表散寒), 거풍지통(祛風止痛)의 효
능이 있고, 풍한두통, 한습복통, 설사, 풍습
통양, 개선을 치료한다.

성분/ 3-butylphthalide, cnidilide 등이 함유
되어 있다.

약리 작용/ 3-butylphthalide, cnidilide는 진
경, 통경, 항염증 작용이 있고, 물로 달인 액
은 피부신균에 내하여 항신균 삭용이 있다.

사용법/ 뿌리 10g에 물 700mL를 넣고 달인
액을 반으로 나누어 아침 저녁으로 복용하
고, 외용에는 달인 액으로 환부를 씻는다.

참고/ 중국에서는 *L. sinensis* Oliv.의 뿌리줄
기 및 뿌리를 주로 사용한다.

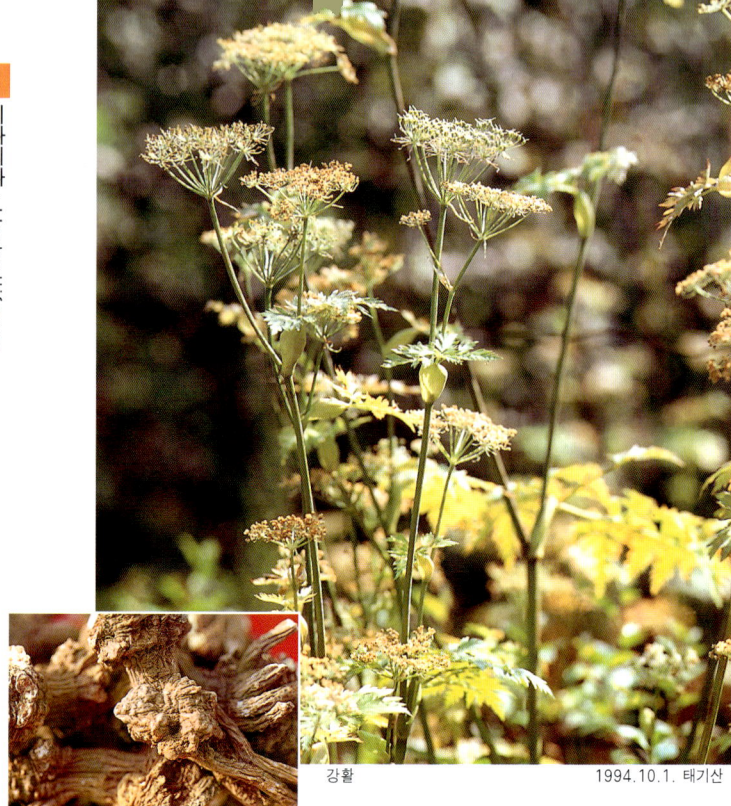

강활

1994.10.1. 태기산

강활(羌活)

466. 강활 [미나리과]

Osteiicum praetericum Kitagawa
[*Ostericum koreanum* (Maxim.) Kitagawa]

여러해살이풀. 높이 2m 가량. 꽃은 백색으로 8~9월에 가지 끝과 원줄기 끝에 겹산형 꽃차례가 발달하여 10~30개의 소산경으로 갈라져서 많이 달린다. 총포는 1~2개로 바늘 모양이고, 소총포는 6개 정도로 선형이다. 열매는 분과, 타원형으로 날개가 있다.

분포/ 강원도 이북 산골짜기에서 자라며, 만주, 우수리에 분포한다.

채취/ 뿌리를 가을에 채취하여 말린다.

약효/ 뿌리를 강활(羌活)이라 하며, 발표산

한, 거풍지통의 효능이 있고, 풍한두통, 두통무한, 중풍불어, 풍한습비, 항강근급(項强筋急), 골절산동, 풍수부종을 치료한다.

성분/ isoimperatorin, osthol, imperatorin, oxypeucedanin, prangolarine, bergapten 등이 함유되어 있다.

약리 작용/ isoimperatorin, osthol, imperatorin, oxypeucedanin 등은 cytochrome P-450 활성을 억제하므로 지질과산화를 방지한다. 벤젠 추출물은 항균, 진통, 항염증 효과가 있다.

사용법/ 뿌리 15g에 물 700mL를 넣고 달인 액을 반으로 나누어 아침 저녁으로 복용한다.

참고/ 혈허비통(血虛痺痛)한 사람은 주의하여야 한다.

미나리과 · Umbelliferae

378

467. 갯기름나물 [미나리과]

Peucedanum japonicum Thunb.

여러해살이풀. 높이 60~100cm. 꽃은 백색으로 6~8월에 핀다. 열매는 현수과로 타원형이다.

분포/ 제주, 전남, 전북, 경남, 경북 바닷가에서 자라며, 일본, 대만, 필리핀에 분포한다.

약효/ 뿌리를 식방풍(植防風), 목방풍(牧防風) 또는 모방풍(牡防風)이라고 하며, 발표(發表), 거풍, 승습(勝濕), 지통의 효능이 있고, 외감풍한, 수근경직, 풍한습비, 골절산통을 치료한다.

성분/ umbelliferone, peucedanol, acetylangeloylkhellactone 등이 함유되어 있다.

약리 작용/ umbelliferone, peucedanol, acetylangeloylkhellactone을 기니 피그와 토끼에게 투여하면 소장이나 심근의 수축을 억제한다.

사용법/ 뿌리 10g에 물 700mL를 넣고 달인 액을 반으로 나누어 아침 저녁으로 복용한다.

참고/ 우리 나라에서는 방풍 *Saposhinikovia seseloides* (Hoffm.) Kitagawa의 뿌리인 방풍(防風)의 대용으로 많이 사용한다.

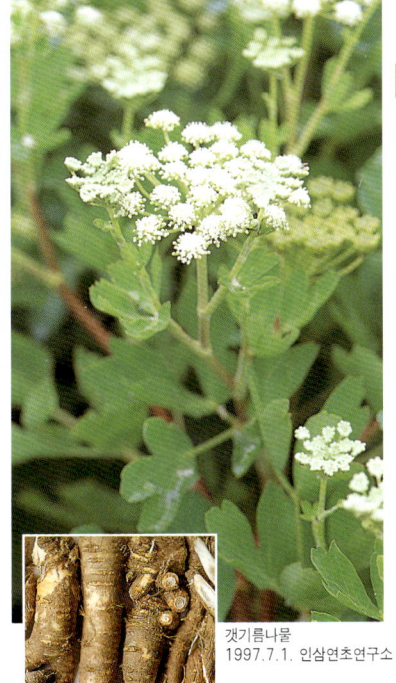

갯기름나물
1997.7.1. 인삼연초연구소

식방풍(植防風)

468. 기름나물 [미나리과]

Peucedanum terebinthaceum Fisch.

여러해살이풀. 높이 30~90cm. 꽃은 백색으로 7~9월에 핀다. 열매는 분과로 편평한 타원형이며 길이 3~4mm로 뒷면의 능선은 가늘고 가장자리가 좁은 날개 모양이다.

분포/ 전국의 산과 들에서 자라며, 일본, 만주, 아무르, 동시베리아에 분포한다.

약효/ 뿌리를 석방풍(石防風)이라고 하며, 감모, 기관지염, 해수, 두풍현통, 흉협창만, 천식을 치료한다.

성분/ 뿌리와 열매에는 marmesin과 nodakenin이 함유되어 있다.

사용법/ 뿌리 10g에 물 700mL를 넣고 달인 액을 반으로 나누어서 아침 저녁으로 복용한다.

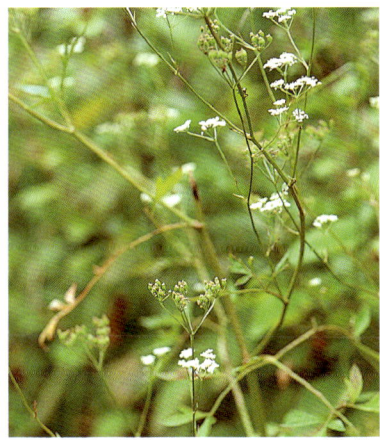

1994.9.20. 설악산 기름나물

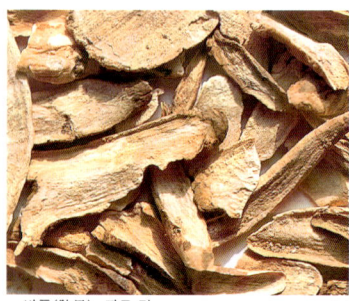

방풍(防風) 자른 것

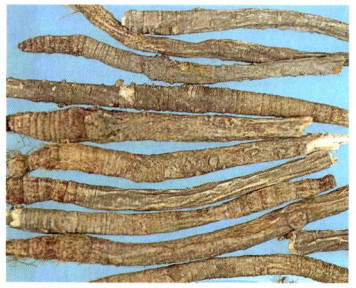

방풍(防風)

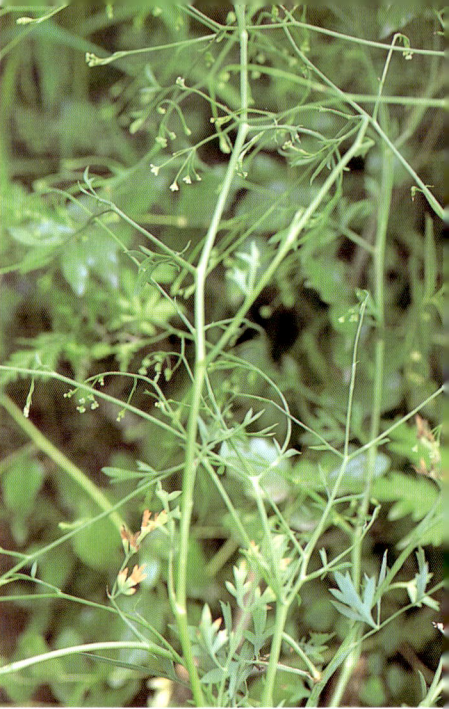

방풍　　　　　　　　　　1993.8.8. 중국 옌벤

469. 방풍　　　　　　　　[미나리과]

Saposhnikovia seseloides (Hoffm.) Kitagawa
[*Ledebouriella seseloides* (Hoffm.) Wolff]

　여러해살이풀. 높이 1m 가량. 꽃은 백색으로 7~8월에 원줄기 끝과 가지 끝에 겹산형 꽃차례로 많이 달리고, 총산경 끝에서 5개 정도의 소산경이 갈라지며 각각 작은 꽃이 많이 달린다. 5개의 꽃잎은 안쪽으로 굽고, 수술은 5개로 황색 꽃밥이 달린다. 열매는 분과로 편평한 넓은 타원형이다.

분포/ 경북, 평북, 함북의 건조한 초원이나 산기슭에서 자라며, 만주, 중국, 몽고, 시베리아에 분포한다.

채취/ 뿌리를 봄, 가을에 채취하여 말린다.

약효/ 뿌리를 방풍(防風)이라고 하며, 발표(發表), 거풍, 승습(勝濕), 지통(止痛)의 효능이 있고, 외감풍한, 두통, 수근경직(首筋硬直), 풍한습비, 골절산통, 사지급통련급

(四肢急痛攣急), 파상풍을 치료한다.

성분/ psoralen, bergapten, imperatorin, phellopterin, deltoin, hamaudol, 3′-O-acetyl-hamaudol, 3′-O-angeloylhamaudol, 5-O-methylvisamminol, ledebouriellol, cimifugin, *prim*-O-glucosylcimifugin, falcarindiol, falcarinol, panaxynol 등이 함유되어 있다.

약리 작용/ falcarindiol, falcarinol, panaxynol은 HHT, thromboxane B_2의 형성을 억제하여 혈액 응고를 저지한다.

사용법/ 뿌리 10g에 물 700mL를 넣고 달인 액을 반으로 나누어 아침 저녁으로 복용하고, 외용에는 가루를 내어 환부에 바른다.

참고/ 중국에서는 *Libanotis laticalycina* Shan et Shen의 뿌리를 수방풍(水防風)이라고 하여 사용한다.

470. 사상자 [미나리과]

Torilis japonica (Houtt.) DC.

두해살이풀. 높이 30~70cm. 잎은 어긋나고 2~3회 깃꼴겹잎이다. 꽃은 백색으로 6~8월에 가지 끝과 원줄기 끝에 겹산형 꽃차례로 달린다. 소산경은 5~9개이며 6~20개의 꽃이 달린다. 열매는 달걀 모양으로 4~10개씩 달리며 길이 3mm 가량으로 가시 같은 털이 있어 다른 물체에 붙는다.

분포/ 전국의 산과 들에서 흔히 자라며, 일본, 만주, 중국, 대만, 인도, 미얀마에 분포한다.

채취/ 열매를 가을에 채취하여 말린다.

약효/ 열매를 사상자(蛇床子)라고 하며, 온신(溫腎), 장양(壯陽), 거풍의 효능이 있고, 음낭습양, 부인음중종통, 풍습비통, 자궁한랭불임, 개선습창을 치료한다.

성분/ 정유가 약 1.4%이며 주성분은 α-cadinene, torilin이고, 그 밖에 petroceline, myristine, oleine 등이 함유되어 있다.

약리 작용/ 물로 달인 액은 피부진균의 성장을 억제한다. 사상자 및 음양곽의 에탄올 엑스는 쥐의 성호르몬과 비슷한 작용이 있다.

사용법/ 열매 10g에 물 700mL를 넣고 달인 액을 반으로 나누어서 아침 저녁으로 복용하고, 외용에는 달인 액으로 환부를 씻는다.

참고/ 우리 나라와 일본은 이 식물을 쓰고, 중국은 *Cnidium monnieri* (L.) Cuss.와 *Heracleum scabridum* Franch.의 열매를 쓴다.

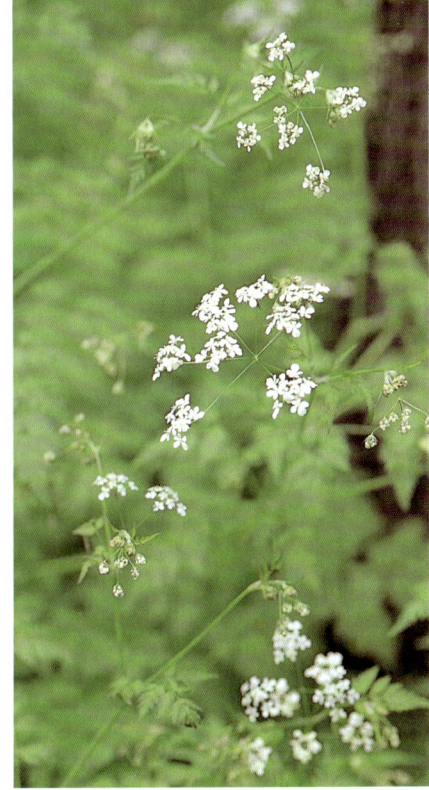

1996.5.20. 경기 광릉 　　　　　사상자

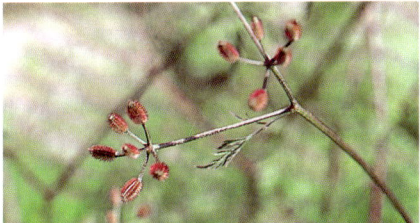

사상자(蛇床子) 생것

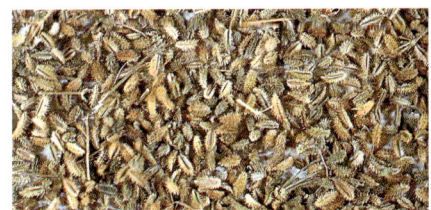

사상자(蛇床子)

미나리과 · Umbelliferae

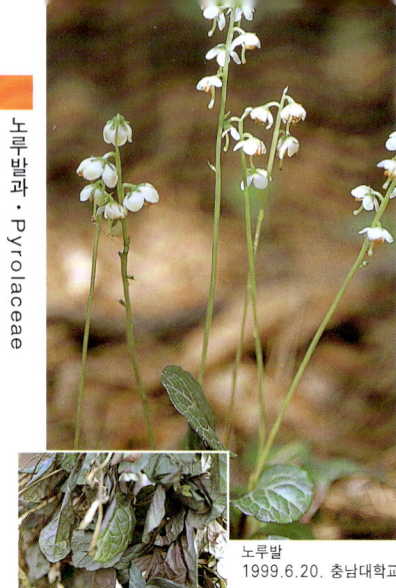

노루발
1999.6.20. 충남대학교
녹제초(鹿蹄草)

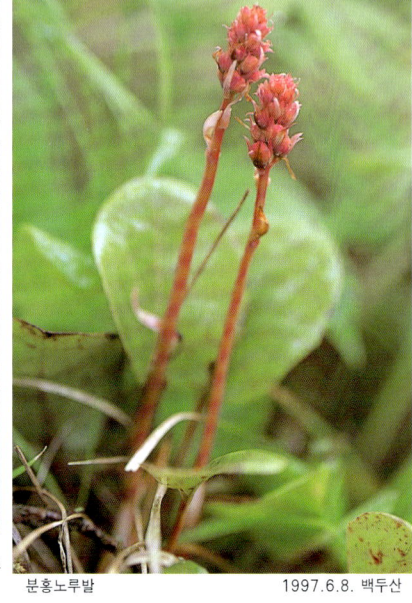

분홍노루발 1997.6.8. 백두산

노루발과 / 鹿蹄草科 / いちやくそう科 / Pyrolaceae

떨기나무 또는 풀. 꽃은 양성화로 5수성이거나 4수성이다. 꽃받침은 밑부분이 붙어 있는 것과 떨어져 있는 것이 있다. 꽃잎은 떨어지고, 수술은 10(8)개가 2줄로 달리며, 바깥쪽의 것이 꽃잎과 마주 나고, 자방은 상위이다. 열매는 세로로 터지는 삭과 또는 장과이며, 종자에 배유가 있다. 세계에 14속 45종, 우리 나라에는 5속 10종이 자란다.

471. 노루발 [노루발과]

Pyrola japonica Klenze ex Alefeld

여러해살이풀. 높이 20~30cm. 꽃은 6~7월에 5~12개가 밑을 향해 총상 꽃차례로 핀다. 꽃줄기에 비늘 같은 잎이 1~2개 있고, 꽃받침잎은 5개, 수술은 10개. 열매는 삭과, 편평한 구형이며 익으면 5개로 갈라진다.

분포/ 전국의 산에서 흔히 자라며, 일본, 만주, 중국, 대만, 우수리에 분포한다.

채취/ 전초를 가을부터 겨울까지 채취하여 말린다.

약효/ 전초를 녹제초(鹿蹄草) 또는 녹수초(鹿壽草)라고 하며, 보허, 익신, 거풍 및 조경의 효능이 있고, 허약해수, 노상토혈, 류머티스성관절염, 외상출혈을 치료한다. 특히 조경약으로 오차 대신 마시며, 부인의 음허, 백대하를 치료한다.

성분/ pirolatin, arbutin, quercetin, chimaphilin, monotropein, ursolic acid, hentriacontane oleanolic acid 등이 함유되어 있다.

약리 작용/ chimaphilin L1210, HL60 등의 암세포 성장을 억제하고, pirolatin은 이뇨 작용 및 폐결핵균에 대하여 항균력이 있다.

사용법/ 전초 15g에 물 700mL를 넣고 달인 액을 반으로 나누어 아침 저녁으로 복용하거나 술에 담가서 복용한다.

참고/ 콩팥노루발 *P. renifolia* Maxim., 호노루발 *P. dahurica*(H. Andres) Komarov, 분홍노루발 *P. incarnata* Fischer, 새끼노루발 *P. secunda* L.도 약효가 같다.

진달래과 / 石南科 / つつじ科 / Ericaceae

떨기나무 또는 작은큰키나무. 잎은 어긋 나며 홑잎이다. 꽃은 양성화, 꽃받침은 오래 있고, 꽃잎은 대개 붙어 있으며 깔때기 모양이다. 수술은 꽃잎 갈래의 수와 같거나 2배이 고, 꽃밥은 2실, 암술대와 암술머리는 단일하다. 열매는 삭과 또는 장과이다. 종자는 작 고 많으며 배유가 있다. 배는 작고 종자의 중앙에 있다. 세계에 50속 1400종, 우리 나라에 는 9속 23종이 자란다.

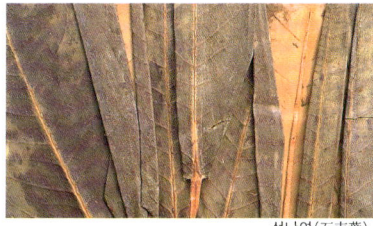

석남엽(石南葉)

472. 만병초 [진달래과]

Rhododendron brachycarpum D. Don

늘푸른떨기나무. 높이 4m 가량. 꽃은 백색 으로 7월에 10∼20개가 가지 끝에 달린다.

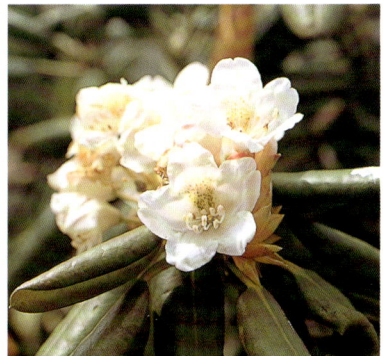

1994.6.1. 울릉도   만병초

꽃통은 깔때기 모양, 연한 황색이며, 안쪽 윗면에 녹색 반점이 있다. 수술은 10개, 암 술은 1개이다. 열매는 삭과로 원주형이다.

분포 / 지리산, 울릉도, 강원도 및 북부 지방 높은 산 숲 속에서 자라며, 일본에 분포한다.

약효 / 잎을 석남엽(石南葉)이라고 하며, 거 풍, 지통, 강장, 이뇨의 효능이 있다. 요배 산통, 두통, 관절염, 양위(陽痿), 불임증, 월 경불순을 치료한다.

성분 / campanulin, rhododendrin, grayan- otoxin I, guaijaverin, quercetin, avicularin, quercitrin, hyperin 등이 함유되어 있다.

사용법 / 잎 10g에 물 700mL를 넣고 달인 액 을 반으로 나누어 아침 저녁으로 복용한다.

참고 / 우리 나라에서는 잎을 만병초(萬病草) 라고 하며, 민간에서는 신경통, 생리통 등에 널리 사용하고 있다. 백두산 주변에 흔히 자 라는 노랑만병초 *R. aureum* Georgi도 같은 약 효를 가진다.

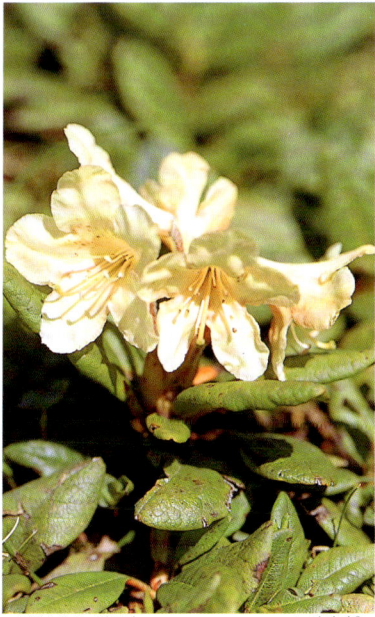

1994.7.7. 백두산   노랑만병초

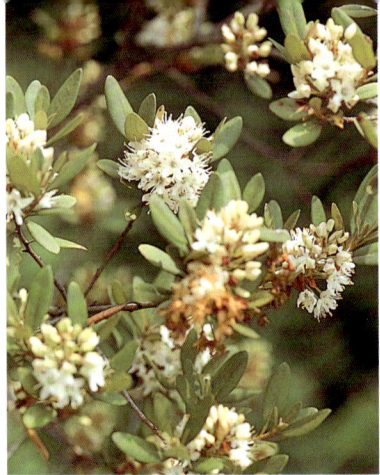

참꽃나무겨우살이 1995.6.20. 경기 광릉

473. **참꽃나무겨우살이** [진달래과]

Rhododendron micranthum Turcz.

늘푸른떨기나무. 높이 1~2m. 꽃은 백색으로 7월에 15~20개가 가지 끝에 달린다. 꽃줄기에 털이 있고, 꽃받침은 짧고 5개로 갈라지며, 꽃통은 깔때기 모양이고 백색이다. 수술은 10개로 암술대보다 길다. 열매는 삭과로 긴 타원형이고 길이 0.5~0.8cm로 9월에 익는다.

분포/ 강원도, 경북 및 충북의 산기슭 양지에서 자라며, 만주, 중국, 몽고에 분포한다.

약효/ 지상부를 조산백(照山白)이라고 하며, 거풍, 지통, 강장, 이뇨의 효능이 있고, 기관지염, 이질, 산후통, 관절통, 신허요통, 양위, 월경불순, 불임증을 치료한다.

성분/ *p*-hydroxybenzoic acid, protocatechuic acid, vanillic acid, syringic acid, scopoletin, hyperin, quercetin, astragalin, andromedotoxin 등이 함유되어 있다.

약리 작용/ scopoletin과 astragalin은 거담 작용이 있고, hyperin과 quercetin은 지해 작용, andromedotoxin은 혈압 강하 작용이 있다.

사용법/ 지상부 10g에 물 700mL를 넣고 달인 액을 반으로 나누어 아침 저녁으로 복용한다.

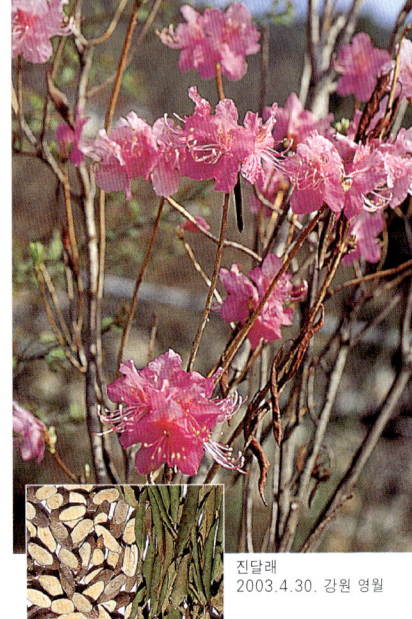

진달래
2003.4.30. 강원 영월

백화영산홍(白花映山紅)

474. **진달래**(진달래나무) [진달래과]

Rhododendron mucronulatum Turcz.

갈잎떨기나무. 높이 2~3m. 꽃은 자홍색으로 4월에 잎보다 먼저 핀다. 열매는 삭과로 원통형이고 길이 2cm 가량이다.

분포/ 전국의 산에서 흔히 자라며, 일본, 만주, 중국, 우수리, 몽고에 분포한다.

약효/ 줄기와 잎을 백화영산홍(白花映山紅)이라고 하며, 화혈(和血), 산어의 효능이 있고, 토혈, 장풍하혈, 이질, 혈붕, 타박상을 치료한다.

성분/ 꽃과 잎에는 azalein, gossypetin, azaleatin, vanillic acid, syringic acid 등이 함유되어 있다.

사용법/ 줄기와 잎 30g에 물 1200mL를 넣고 달인 액을 반으로 나누어 아침 저녁으로 복용한다.

참고/ 잎이 늘 푸르고 작으며 끝이 둔한 산진달래 *R. dauricum* L.도 약효가 같다.

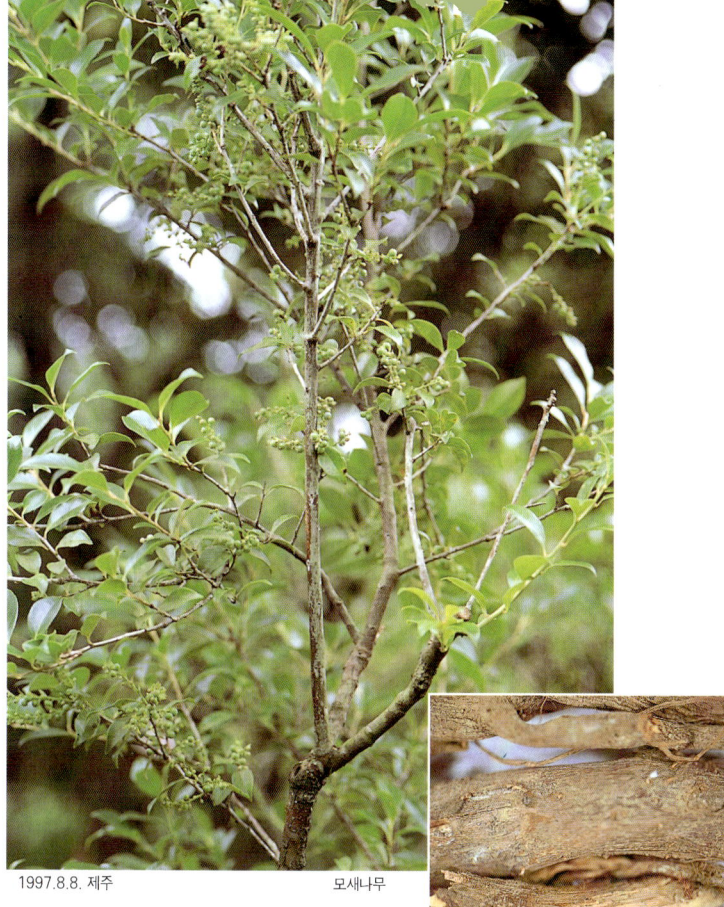

1997.8.8. 제주　　　　　　　모새나무

남촉근(南燭根)

475. 모새나무　　　　　[진달래과]

Vaccinium bracteatum Thunb.

늘푸른떨기나무. 높이 3m 가량. 꽃은 은방울 모양으로 5~6월에 핀다. 꽃통은 홍백색으로 통 모양이다. 열매는 장과로 둥글며 10월에 흑색으로 익는다.

분포/ 제주도 및 남쪽 섬 산기슭 양지에서 자라며, 일본, 중국, 대만에 분포한다.

약효/ 열매를 남촉자(南燭子)라고 하며, 익신(益腎), 고정(固精), 명목(明目)의 효능이 있고, 설사, 몽정, 대하증을 치료한다. 뿌리를 남촉근(南燭根)이라고 하며, 산어(散瘀), 소종, 지통의 효능이 있다. 잎을 남촉엽(南燭葉)이라고 하며, 익정기(益精氣), 강근골, 명목의 효능이 있다.

성분/ 잎에 hentriacontane, epifriedelanol, fridelin, quercetin, isoorientin, myoinositol, *p*-hydroxycinnamic acid 등이 함유되어 있다.

사용법/ 열매, 뿌리, 잎 각각 10g에 물 700mL를 넣고 달인 액을 바으로 나누어 아침 저녁으로 복용한다.

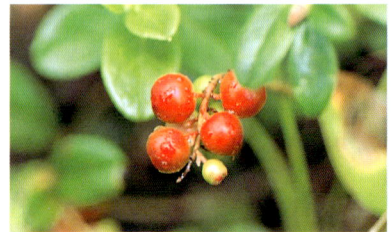

월귤과(越橘果)

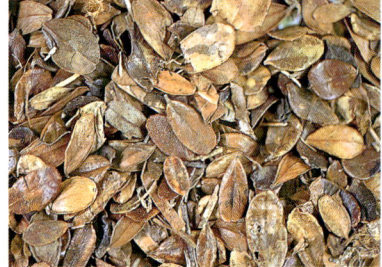

월귤엽(越橘葉)

476. 월귤 [진달래과]

Vaccinium vitis-idaea L.

늘푸른떨기나무. 높이 15~30cm. 잎은 어긋 나고 길이 1~3cm, 너비 5~13mm이다. 꽃은 백색 또는 연한 홍색으로 6~7월에 가지 윗부분의 잎겨드랑이에 총상 꽃차례로 2~3개씩 달린다. 꽃받침은 끝이 4개로 갈라지고, 꽃통은 종 모양이며, 수술은 10개이다. 열매는 지름 8~10mm로 8~9월에 적색으로 익는다.

분포/ 북부 지방의 높은 산, 특히 백두산의 바위나 습지에서 자라며, 북반구에 널리 분포한다.

채취/ 잎은 6월, 열매는 여름과 가을에 채취하여 말린다.

약효/ 잎을 월귤엽(越橘葉)이라고 하며, 이뇨, 해독의 효능이 있고, 요도염, 방광염 및 급성류머티즘을 치료한다. 열매를 월귤과(越橘果)라고 하며, 지통의 효능이 있고, 전염성 설사를 치료한다.

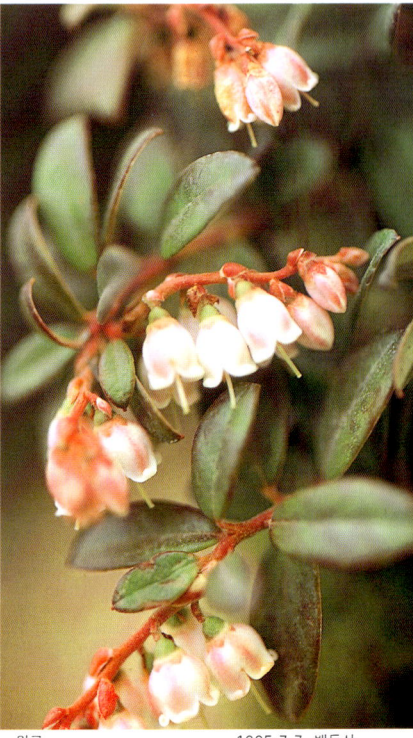

월귤   1995.7.7. 백두산

성분/ 잎에 arbutin, ursolic acid, salidroside, hyperin, avicularin, isoquercitrin 등이 함유되어 있다.

약리 작용/ arbutin은 위에서 분해되어 hydroquinone이 된다. 이 물질은 황색포도상구균, 대장균 등에 대하여 발육 저지 작용이 있고, 달인 액을 복용할 경우에는 오줌의 pH를 조절하는 효과가 있다. 달인 액을 복용할 때 요량이 증가하는데, 이는 flavonoid 성분에 의한 현상이다.

사용법/ 잎 10g에 물 700mL를 넣고 달인 액을 반으로 나누어 아침 저녁으로 복용한다.

참고/ 잎의 에탄올 추출물은 요로 방부제로 제제화되어 시판되고 있다.

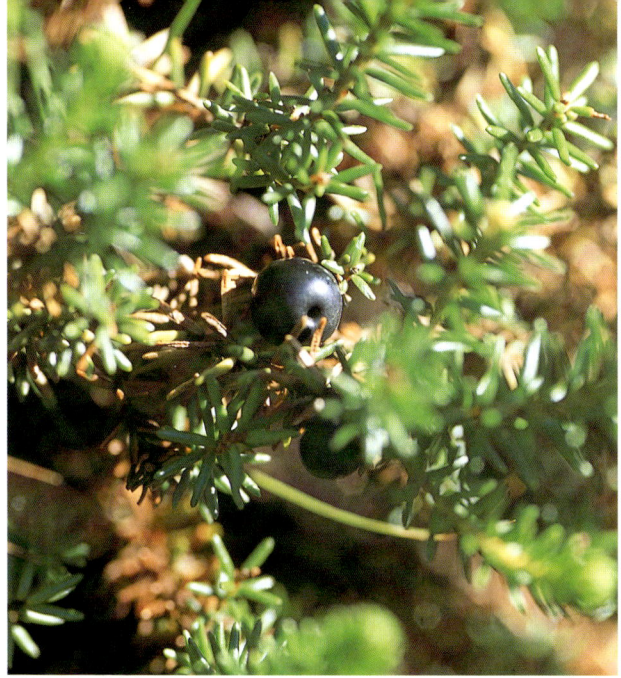

1995.9.1. 한라산　　　　　　　　　　　시로미

시로미과 / 岩高蘭科 / がんこうらん科 / Empetraceae

　떨기나무. 잎은 늘푸르고 어긋 나며 작은 가지가 많고 턱잎은 없다. 꽃은 단성화 또는 양성화로 잎겨드랑이나 가지 끝에 두상 꽃차례로 달린다. 꽃덮이는 없거나 3개씩이고, 수술은 3개 또는 2개이다. 꽃밥은 2실로 세로로 터지고, 자방은 자루가 없으며 둥근 모양, 배주는 각 실에 1개씩 들어 있다. 세계에 3속 10종, 우리 나라에는 1종이 자란다.

477. 시로미　　　　　　　　[시로미과]

Empetrum nigrum L. var. *japonicum* K. Koch

　늘푸른떨기나무. 높이 20~30cm. 줄기는 땅을 기고, 잎은 모여 나고 두껍고 윤채가 있으며 바늘 모양, 길이 5~6mm, 너비 0.7~0.8mm이며, 가장자리가 뒤로 말려서 뒷면을 덮는다. 꽃은 사혹색, 양성 또는 잡성으로 5월에 잎겨드랑이에 달린다. 꽃받침 조각은 3개로 황록색이며, 꽃잎은 3개로 주걱 모양이고, 수술은 3개이다. 열매는 둥글고 지름 5~6mm로 8~9월에 자흑색으로 익는다.

분포/ 제주, 함남, 함북의 높은 산에서 자라며, 일본, 만주, 사할린, 동시베리아에 분포한다.

채취/ 열매를 여름과 가을에 채취하여 말린다.

약효/ 열매를 암고자(岩高子)라고 하며, 강장, 지갈, 양혈의 효능이 있고, 신체허약, 소화불량, 식욕부진, 갈증을 치료한다.

사용법/ 열매 20g에 물 800mL를 넣고 달인 액을 반으로 나누어 아침 저녁으로 복용하거나 술에 담가서 복용한다.

자금우과 / 紫金牛科 / やぶこうじ科 / Myrsinaceae

소형의 늘푸른떨기나무이거나 작은큰키나무. 때로 여러해살이 작은떨기나무. 꽃은 양성화, 꽃받침과 꽃통은 4~6개로 갈라진다. 수술은 4~6개로 꽃잎과 마주 나며 꽃통에 붙는다. 자방은 상위 또는 중위, 1실, 중축 배좌에 배주가 달린다. 열매는 핵과, 장과로 종자에 배유가 많다. 세계에 32속 1000종, 우리 나라에는 3종이 자란다.

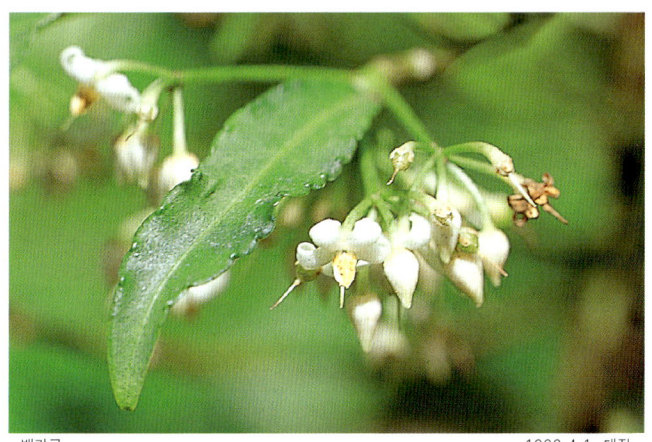

백량금   1999.4.1. 대전

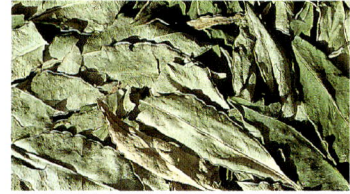

주사근엽(朱砂根葉)

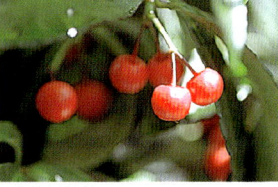

백량금(열매)

478. 백량금 　　　　　　　[자금우과]

Ardisia crenata Sims

늘푸른떨기나무. 높이 1m 가량. 꽃은 백색으로 6~7월에 핀다. 열매는 핵과로 둥글며 9월에 적색으로 익는다.

분포/ 제주도 및 남부 지방의 섬 숲 속에서 자라며, 일본, 중국, 대만, 인도에 분포한다.

약효/ 뿌리를 주사근(朱砂根)이라고 하며, 해열, 해독, 소염의 효능이 있고, 편도선염, 급성인후염, 단독, 림프선염, 토혈, 위통, 류머티즘을 치료한다. 잎을 주사근엽(朱砂根葉)이라고 하며, 활혈, 행어의 효능이 있고, 해혈, 종독, 타박상을 치료한다.

약리 작용/ 물로 달인 액은 황색포도상구균, 대장균, 녹농균에 대한 항균 작용이 있다.

사용법/ 뿌리 또는 잎 15g에 물 700mL를 넣고 달인 액을 반으로 나누어 아침 저녁으로 복용한다.

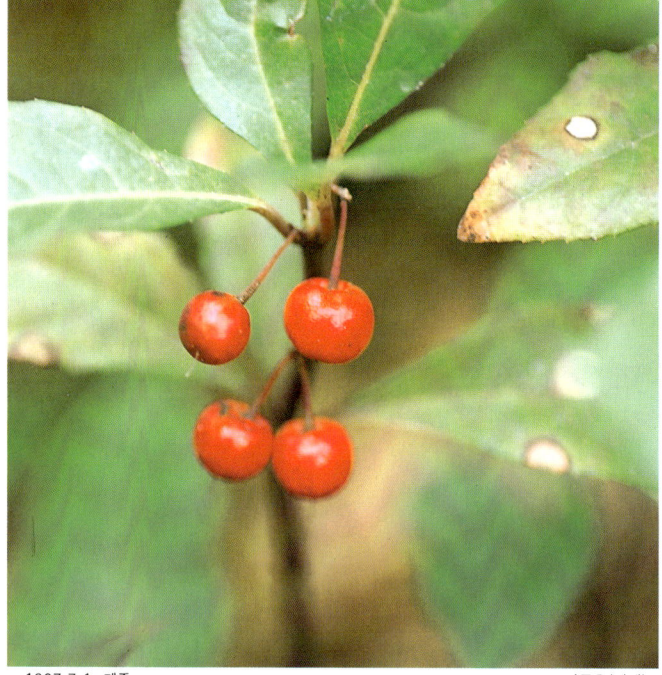

1997.7.1. 제주   자금우(열매)

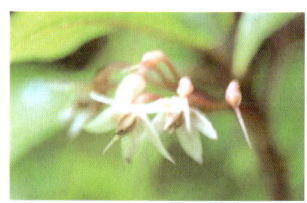

자금우(꽃)

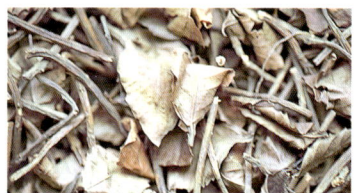

자금우(紫金牛)

479. 자금우   [자금우과]

Ardisia japonica (Thunb.) Bl.

늘푸른떨기나무. 높이 15∼20cm. 꽃은 백색으로 7∼8월에 핀다. 열매는 핵과로 9월에 적색으로 익는다.

분포/ 제주도 및 남부 해안 지방의 산 숲 속에서 비교적 흔히 자라며, 일본, 중국, 대만에 분포한다.

약효/ 줄기와 잎을 자금우(紫金牛)라고 하며, 진해, 거담, 이뇨, 활혈, 해독의 효능이 있고, 기관지염, 폐결핵에 의한 해수, 토혈, 간염, 고혈압을 치료한다.

성분/ 지상부에는 bergenin, ardisin A, B, myricitrin, ilexol(bauerenol) 등이 함유되어 있다.

약리 작용/ 쥐에 대한 실험 결과 bergenin은 진해 작용, ardisin A, B는 항결핵 작용이 있다.

사용법/ 줄기와 잎 10g에 물 700mL를 넣고 달인 액을 반으로 나누어 아침 저녁으로 복용한다.

앵초과 / 櫻草科 / さくらそう科 /
Primulaceae

풀. 뿌리줄기는 옆으로 긴다. 꽃은 총상 꽃차례 또는 원추 꽃차례, 양성화. 꽃받침은 대개 5갈래, 꽃잎은 바퀴 모양. 수술은 꽃잎 갈래 수와 같고 꽃통 위에 있으며, 헛수술은 수술과 어긋 나고 자방은 상위, 독립 중앙 태좌이다. 종자는 작고 다수이다. 세계에 20속 1000종, 우리 나라에는 9속 23종이 자란다.

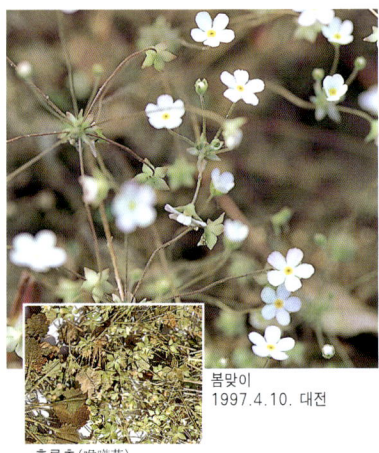

봄맞이
1997.4.10. 대전

후롱초(喉嚨草)

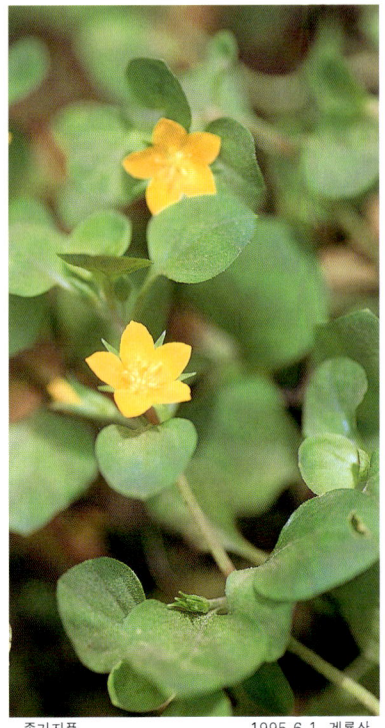

좀가지풀 1995.6.1. 계룡산

480. 봄맞이(봄맞이꽃)　　　　[앵초과]

Androsace umbellata (Lour.) Merr.

두해살이풀. 높이 10cm 가량. 꽃은 백색으로 4~5월에 핀다. 열매는 삭과로 둥글며 지름 4mm 가량이고 윗부분이 5개로 갈라진다.
분포/ 전국의 들에서 흔히 자라며, 일본, 만주, 중국, 대만, 인도에 분포한다. .
약효/ 전초를 후롱초(喉嚨草)라고 하며, 거풍, 해열, 소종, 해독의 효능이 있고, 인후종통, 구창, 적안(赤眼), 편두통, 류머티즘을 치료한다.
사용법/ 전초 10g에 물 700mL를 넣고 달인 액을 반으로 나누어 아침 저녁으로 복용한다.

481. 좀가지풀　　　　　　　　[앵초과]

Lysimachia japonica Thunb.

여러해살이풀. 높이 10~20cm. 꽃은 황색으로 5~6월에 핀다. 열매는 삭과로 둥글며, 윗부분에 긴 털이 드문드문 있다.
분포/ 전국의 산과 들에서 흔히 자라며, 일본, 중국, 대만, 말레이시아에 분포한다.
약효/ 전초를 만도배(蠻刀背)라고 하며, 거어, 소종의 효능이 있고, 타박상, 혈열을 치료한다.
사용법/ 전초 10g에 물 700mL를 넣고 달인 액을 반으로 나누어 아침 저녁으로 복용하거나 술을 담가 마시고, 외용에는 짓찧어서 환부에 붙인다.

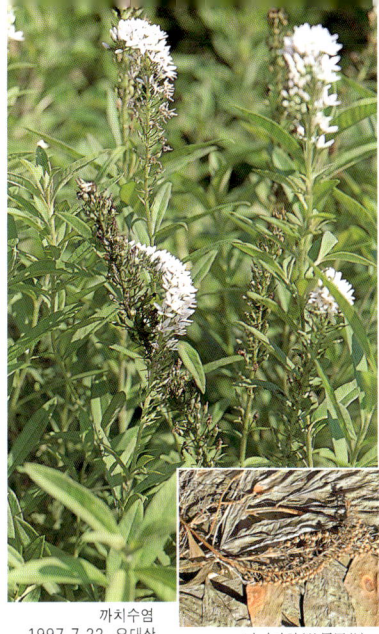

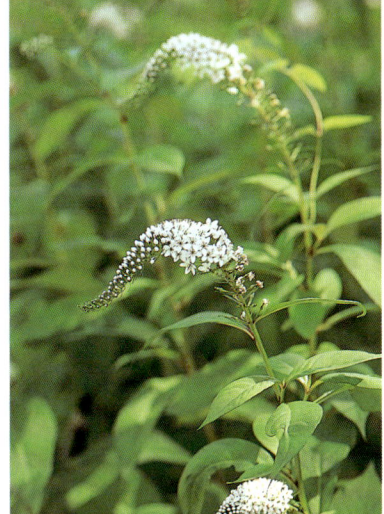

1996.7.20. 계룡산   큰까치수염

까치수염
1997.7.22. 오대산   낭미파화(狼尾巴花)

482. 까치수염   [앵초과]

Lysimachia barystachys Bunge

여러해살이풀. 높이 50~100cm. 꽃은 백색으로 6~8월에 피며 지름 7~12mm이다. 열매는 삭과로 둥글며 지름 2.5mm로 적갈색으로 익는다.

분포/ 전국의 산과 들 습지에서 자라며, 일본, 만주, 중국, 아무르에 분포한다.

약효/ 전초를 낭미파화(狼尾巴花)라고 하며, 조경, 산어혈, 해열, 소종의 효능이 있고, 월경불순, 월경통, 감모풍열, 인후종통, 화농성유선염을 치료한다.

성분/ salicylic acid, hyperin, rutin, kaempferol-3-rutinoside, camelliagine A 등이 함유되어 있다.

약리 작용/ camelliasine A의 비당부인 camellagenin A는 Na$^+$, K$^+$-ATPase 저해 작용이 있다.

사용법/ 전초 15g에 물 700mL를 넣고 달인 액을 반으로 나누어 아침 저녁으로 복용한다.

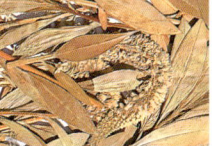

진주채(珍珠菜) 전초

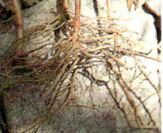

진주채(珍珠菜) 뿌리

483. 큰까치수염   [앵초과]

Lysimachia clethroides Duby

여러해살이풀. 높이 50~100cm. 꽃은 백색으로 6~8월에 총상 꽃차례로 촘촘히 달린다. 열매는 삭과로 둥글며, 지름 2.5mm 정도로 꽃받침에 싸여 있다.

분포/ 전국의 산과 들에서 흔히 자라며, 일본, 만주, 중국, 우수리에 분포한다.

약효/ 뿌리 또는 전초를 진주채(珍珠菜)라고 하며, 활혈조경(活血調經), 이수소종(利水消腫)의 효능이 있고, 월경불순, 월경통, 백대하, 수종, 인후종통을 치료한다.

사용법/ 뿌리 또는 전초 30g에 물 1200mL를 넣고 달인 액을 반으로 나누어 아침 저녁으로 복용한다.

참고/ 까치수염에 비하여 잎이 넓고 끝이 뾰족하며 전체에 털이 거의 없다.

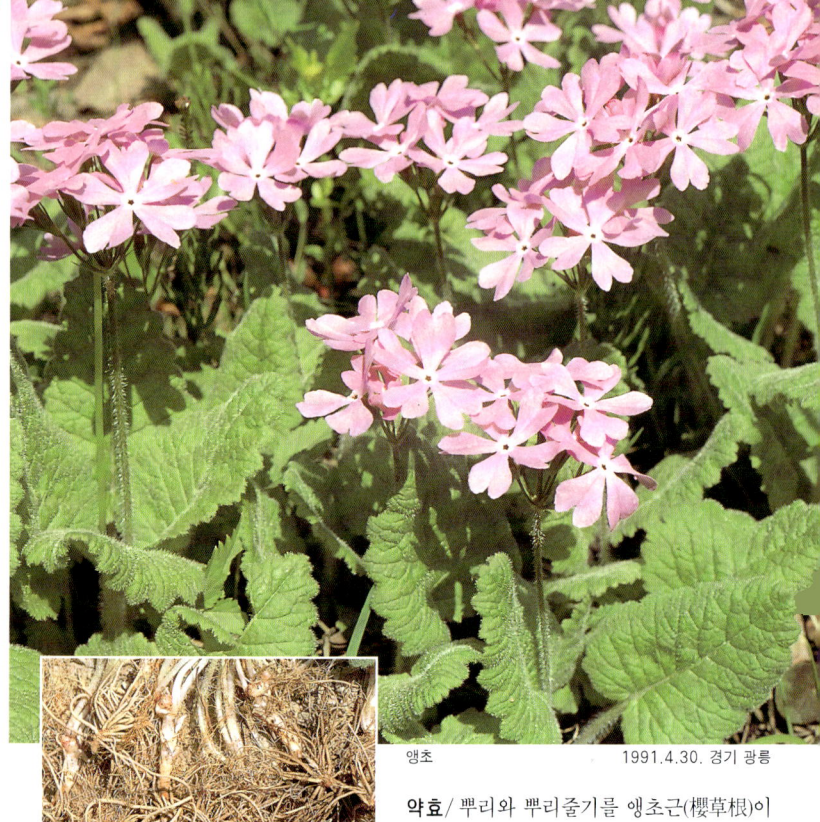

앵초　　　　　　　　　1991.4.30. 경기 광릉

앵초근(櫻草根)

484. 앵초　　　　　　　[앵초과]

Primula sieboldii Morr.

　여러해살이풀. 꽃은 홍자색으로 4~5월에
산형 꽃차례로 달린다. 열매는 삭과로 원추
상 편구형이고 지름 5mm 가량이다.
분포/ 전국의 산 속 습지에서 자라며, 일본,
만주, 동시베리아에 분포한다.

약효/ 뿌리와 뿌리줄기를 앵초근(櫻草根)이
라고 하며, 지해, 화담의 효능이 있고, 오래
된 해수를 치료한다.
성분/ sakuraso-saponin, primulagenin A,
dihydropriverogenin A(camellanin A) 등이 함
유되어 있다.
사용법/ 뿌리와 뿌리줄기 10g에 물 700mL를
넣고 달인 액을 반으로 나누어서 아침 저녁
으로 복용한다.
참고/ 큰앵초 *P. jesoana* Miquel, 설앵초 *P.
modesta* Bisset et Moore, 좀설앵초 *P. sachali-
nensis* Nakai, 돌앵초 *P. saxatilis* Komarov 등
도 약효가 같다.

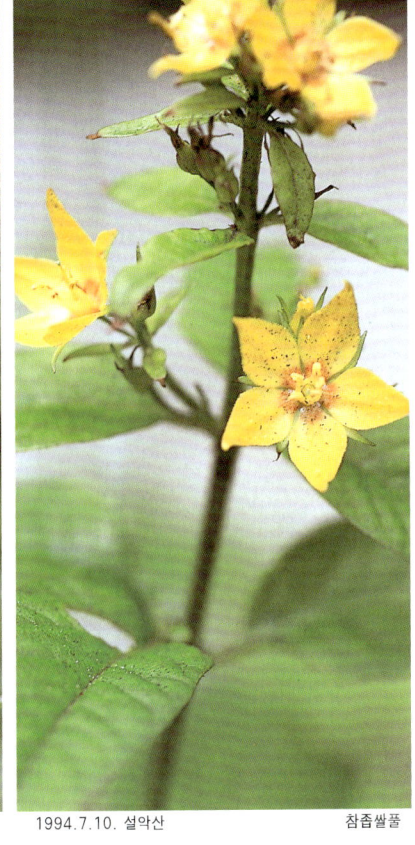

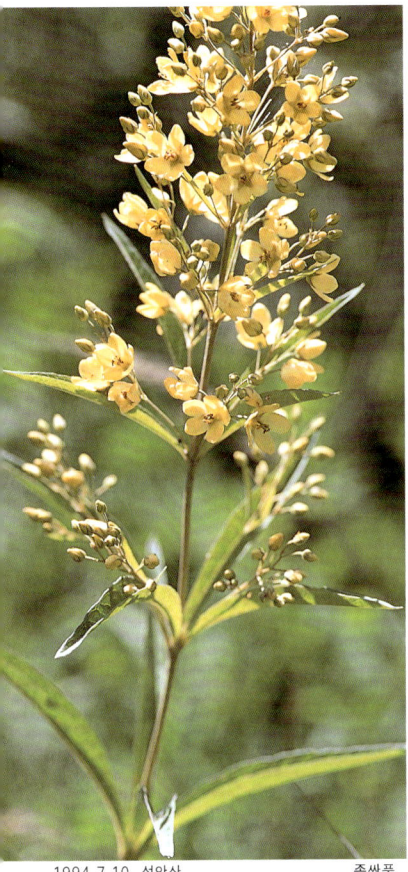

1994.7.10. 설악산   좁쌀풀   1994.7.10. 설악산   참좁쌀풀

485. 좁쌀풀(큰좁쌀풀)   [앵초과]

Lysimachia vulgaris L. var. *davurica* (Led.) R. Knuth

여러해살이풀. 높이 40~80cm. 꽃은 황색으로 6~8월에 핀다. 열매는 삭과로 둥글며 지름 4mm 정도로 끝에 길이 5~6mm의 암술대가 남아 있다.

분포/ 전국의 산과 들 습지에 흔히 자라며, 일본, 만주, 중국, 시베리아에 분포한다.

약효/ 전초를 황련화(黃連花)라고 하며, 고혈압, 두통, 불면증을 치료한다.

성분/ astragalin, hyperin, rutin, isoquercitrin 등이 함유되어 있다.

사용법/ 전초 10g에 물 700mL를 넣고 달인 액을 반으로 나누어 아침 저녁으로 복용한다.

참고/ 우리 나라 특산 식물로, 꽃잎의 끝이 뾰족하고 가장자리와 양 면에 선모(腺毛)가 있는 참좁쌀풀 *L. coreana* Nakai도 약효가 같다.

갯질경이과 / 白花丹科 / いそまつ科 / Plumbaginaceae

풀 또는 떨기나무, 간혹 덩굴 식물. 꽃은 양성화, 방사 상칭으로 흔히 한쪽으로 치우친 총상 꽃차례나 산형 꽃차례로 달린다. 꽃받침은 맥이 있고, 꽃잎 갈래는 기와 모양으로 배열된다. 수술은 5개로 꽃잎 갈래와 마주 나고 꽃통에 붙으며, 꽃밥은 2실, 암술대는 5개, 배주는 1개이다. 세계에 19속 750종, 우리 나라에는 1속 1종이 자란다.

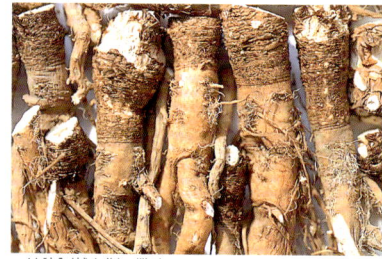

보혈초(補血草) 뿌리

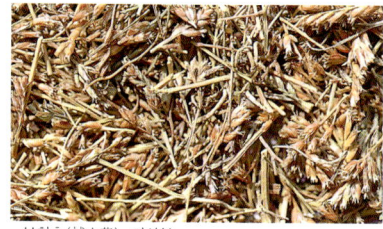

보혈초(補血草) 지상부

486. 갯질경이(갯질경) [갯질경이과]

Limonium tetragonum (Thunb.) A. A. Bullock

두해살이풀. 높이 30~60cm. 뿌리는 굵고 곧게 자란다. 잎은 뿌리에서 모여 나고 주걱 모양으로 끝이 둔하고 털이 없으며 가장자리는 밋밋하다. 꽃은 황색으로 9~10월에 잎 사이에서 나온 긴 꽃줄기가 가지 끝에 이삭 꽃차례로 달린다. 꽃받침은 통 모양이고 끝이 5개로 갈라진다. 윗부분은 붉은빛이 돌

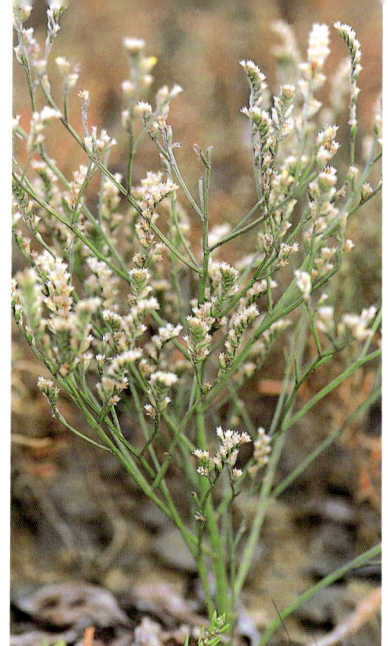

갯질경이 1997.10.17. 완도

며, 꽃통은 5개로 깊게 갈라지고 꽃받침보다 길며, 수술은 5개이다. 열매는 포과(胞果)로 방추형이다.

분포/ 전국의 바닷가 모래땅에서 자라며, 일본, 만주에 분포한다.

채취/ 열매를 여름과 가을에 채취하여 말린다.

약효/ 지상부 및 뿌리를 보혈초(補血草) 또는 금시엽초(金匙葉草)라고 하며, 지혈산어, 지통, 소염, 보혈의 효능이 있고, 자궁출혈, 신경통, 월경감소, 유즙불통, 이명을 치료한다.

성분/ 뿌리에는 myricetrin, isorhamnetin, tetrahydroxyflavone, 꽃에는 cyanidol이 함유되어 있다.

사용법/ 지상부 및 뿌리 20g에 물 800mL를 넣고 달인 액을 반으로 나누어 아침 저녁으로 복용하거나 술에 담가서 복용한다.

감나무과 / 枾樹科 / かきのき科 / Ebenaceae

갈잎떨기나무 또는 큰키나무. 잎은 어긋 나고 홑잎이며, 턱잎은 없다. 꽃받침은 3~6갈래로 오래 가고, 또는 잎자루 모양, 꽃받침은 맥이 있고, 꽃잎 갈래는 기와 모양으로 배열된다. 수술은 5개로 꽃통에 붙으며, 꽃밥은 2실, 배는 크고 곧게 선다. 세계에 6속 300종, 우리 나라에는 1속 2종이 자라며, 모두 약용으로 이용된다.

487. 감나무 [감나무과]

Diospyros kaki Thunb.

갈잎큰키나무. 높이 15m 가량. 꽃은 양성 또는 단성으로 황백색이고 5~6월에 핀다. 열매는 장과로 9~10월에 붉게 익는다.

분포/ 중국 원산으로, 중부 이남에서 과수로 재식하는 귀화 식물이다.

약효/ 성숙한 꽃받침을 시체(柹蔕)라고 하며, 딸꾹질 및 구토를 멈추게 하는 효능이 있고, 야뇨증을 치료한다.

성분/ 열매 꼭지에 betulic acid, oleanolic acid, ursolic acid, 뿌리에 plumbagin, diospyrol, 7-methyljuglone, diospyrin, neodiospyrin, 잎에는 astragalin, myricitrin 등이 함유되어 있다.

약리 작용/ 잎에서 추출한 flavonoid 성분을 개의 정맥에 주사하면 혈압이 강하하고 관상 동맥의 혈류량을 증가시킨다.

사용법/ 성숙한 꽃받침 10g에 물 700mL를 넣고 달인 액을 반으로 나누어 아침 저녁으로 복용한다.

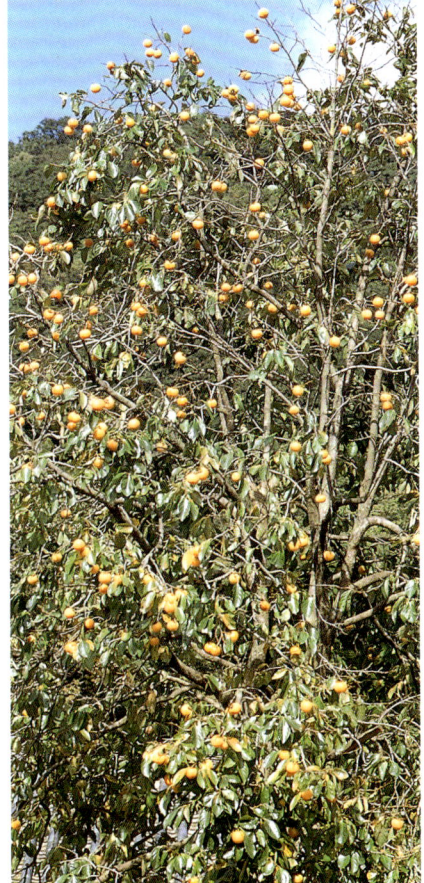

1996.9.30. 전북 정읍   감나무

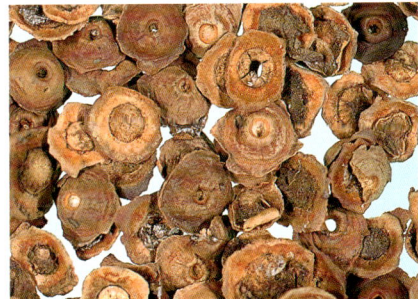

시체(柹蔕)

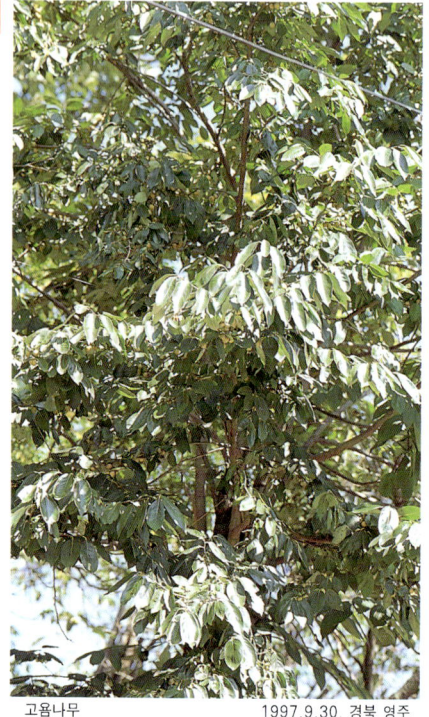

고욤나무　　　　　　1997.9.30. 경북 영주

488. 고욤나무　　　[감나무과]

Diospyros lotus L.

　갈잎큰키나무. 높이 10m 가량. 꽃은 암수딴그루, 연한 황색으로 6월에 핀다. 열매는 장과로 둥글며 10월에 황흑색으로 익는다.

분포/ 중국 원산으로, 중부 이남에서 재식하는 귀화 식물이다.

약효/ 열매를 군천자(桾櫏子)라고 하며, 지갈(止渴)의 효능이 있고, 한열을 치료한다.

성분/ 열매에는 tannin 성분이 많고, 뿌리에는 naphthoquinone, 7-methoxyjuglone, mamegakinone, isodiospyrin, bisisodiospyrin, betulin, betulinic acid, taroxerol, lupeol, ursolic acid 등이 함유되어 있다.

사용법/ 열매의 즙을 짜서 복용한다.

참고/ 감나무에 비하여 열매의 지름이 1.5~2cm로 작다.

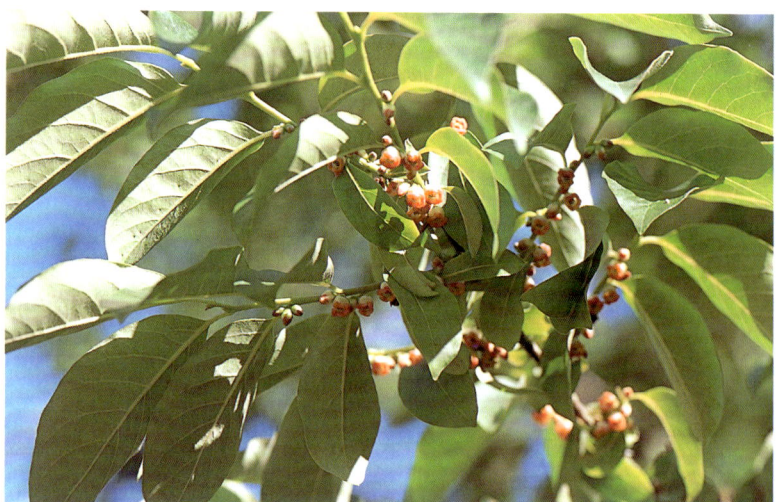

고욤나무(꽃)

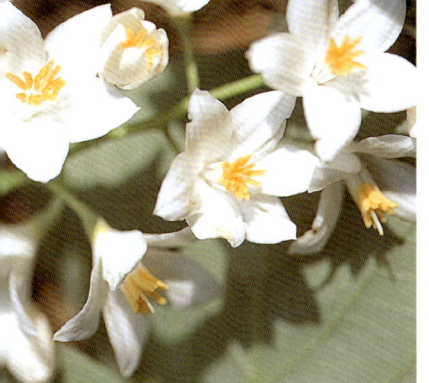

1996.5.5. 계룡산   쪽동백

때죽나무과 / 安息香樹科 / えごのき科 / Styracaceae

떨기나무 또는 큰키나무. 별 모양의 털이 있고, 잎은 어긋 나고, 턱잎이 있다. 꽃은 방사 상칭, 양성화이다. 꽃받침은 통 모양, 꽃통은 4~7갈래이다. 수술은 꽃잎과 같은 수이거나 2배로 꽃통 위에 있고, 꽃밥은 2실로 세로로 열린다. 배주는 거꾸로 되고, 배유는 다량이다. 세계에 11속 150종, 우리 나라에는 1속 3종이 자란다.

489. 쪽동백   [때죽나무과]

Styrax obassia S. et Z.

늘푸른큰키나무. 높이 10m 가량. 잎은 어긋 난다. 꽃은 백색으로 5~6월에 핀다. 수술대와 암술대에는 털이 없다. 열매는 핵과로 달걀 모양이며 9월에 익는다.

분포 / 전국의 산야에서 자라며, 일본, 중국, 만주에 분포한다.

참고 / 약효와 사용법은 때죽나무의 경우와 같다.

490. 때죽나무   [때죽나무과]

Styrax japonica S. et Z.

갈잎작은큰키나무. 높이 7~8m. 꽃은 백색으로 5~6월에 핀다. 열매는 핵과로 타원형이며 9월에 회백색으로 익는다.

분포 / 중부 이남 산에서 자라며, 일본, 중국, 대만에 분포한다.

약효 / 꽃을 매마등(買麻藤)이라고 하며, 청화(淸火), 거풍제습의 효능이 있고, 후통(喉痛), 아통(牙痛), 풍습관절염, 사지통을 치료한다.

성분 / 열매에 함유되어 있는 jeosaponin, barringtogenol C, D의 비당부는 jeosapogenin, desacyljeosapogenin이다.

사용법 / 꽃 10g에 물 700mL를 넣고 달인 액을 반으로 나누어 아침 저녁으로 복용한다.

참고 / 같은 속 식물로 안식향나무 *S. benzoin* Dryand.에서 뽑은 수지(樹脂)는 개규약(開竅藥)으로, 인사불성, 심복동통, 산후혈훈, 풍비요통 등에 사용된다.

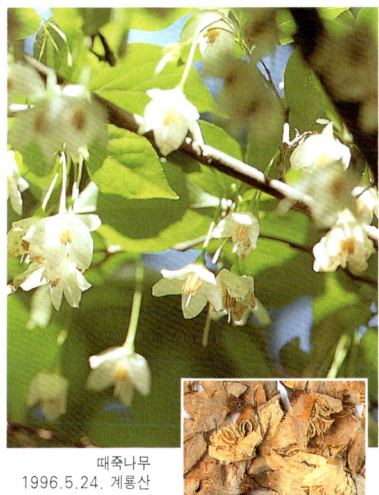

때죽나무
1996.5.24. 계룡산

매마등(買麻藤)

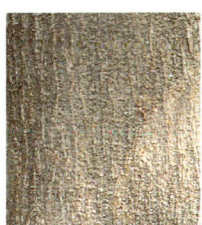

때죽나무(줄기 껍질)

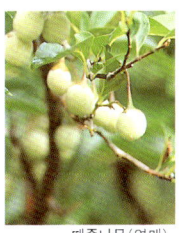

때죽나무(열매)

노린재나무과 / 灰木科 / はいのき科 / Symplocaceae

갈잎떨기나무 또는 큰키나무. 잎은 홑잎, 턱잎은 없다. 꽃은 잎겨드랑이나 가지 끝에 핀다. 꽃받침은 5갈래, 꽃통은 깊게 3~11갈래, 수술은 꽃잎 밑에 달리고 4~다수, 꽃밥은 2실, 배주는 각 실에 2~4개가 거꾸로 달린다. 종자는 각 실에 1개, 배는 곧거나 구부러진다. 세계에 1속 300종, 우리 나라에는 1속 3종이 자란다.

491. 노린재나무 [노린재나무과]

Symplocos chinensis for. *pilosa* (Nakai) Ohwi

갈잎떨기나무. 높이 3~5m. 꽃은 백색으로 5월에 핀다. 열매는 타원형, 길이 8mm 가량이고 9월에 벽색으로 익는다.

분포/ 전국의 산에서 자라며, 일본, 만주, 중국에 분포한다.

약효/ 줄기와 잎을 화산반(華山礬)이라고 하며, 청열이습, 지혈의 효능이 있고, 이질, 설사, 창상출혈을 치료한다. 열매를 화산반과(華山礬果)라고 하며, 종창을 치료한다.

사용법/ 줄기와 잎 20g에 물 800mL를 넣고 달인 액을 반으로 나누어 아침 저녁으로 복용하고, 외용에는 열매를 짓찧어서 바른다.

참고/ 열매가 백색인 흰노린재나무 var. *leucocarpa* (Lév.) Nakai도 약효가 같다.

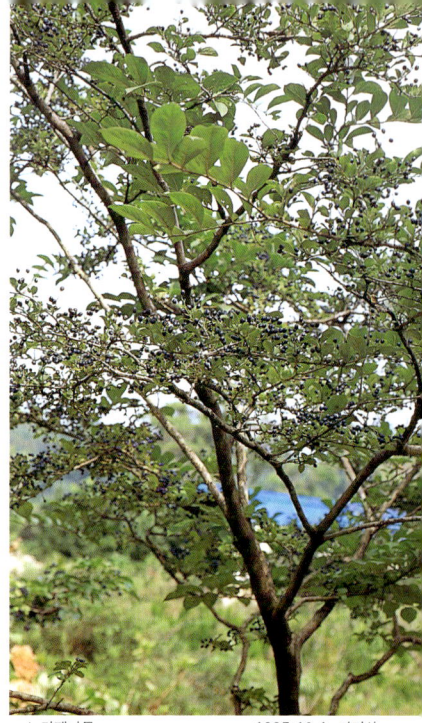

노린재나무   1995.10.1. 지리산

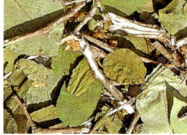

화산반(華山礬)

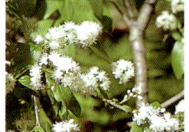

노린재나무(꽃)

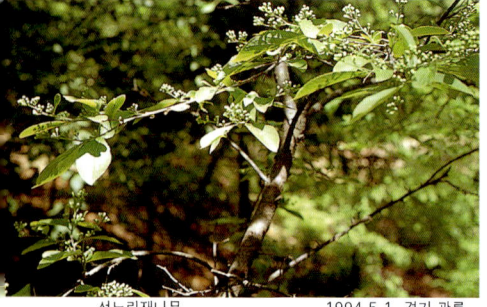

섬노린재나무   1994.5.1. 경기 광릉

492. 섬노린재나무 [노린재나무과]

Symplocos coreana (Lév.) Ohwi

갈잎떨기나무. 높이 3~5m. 잎은 어긋 나고, 꽃은 백색으로 5~6월에 핀다. 꽃잎은 긴 타원형이며 옆으로 퍼진다. 열매는 핵과로 달걀 모양이며 9월에 암흑색으로 익는다.

분포/ 제주에서 자라며, 일본에 분포한다.

참고/ 약효 및 사용법은 노린재나무의 경우와 같다. 노린재나무에 비하여 잎이 넓은 달걀 모양이며, 끝이 꼬리처럼 길고 톱니가 예리하다.

물푸레나무과 / 木犀科 / もくせい科 / Oleaceae

갈잎큰키나무 또는 떨기나무. 잎은 마주 나고, 턱잎은 없다. 꽃은 양성화 또는 단성화, 방사 상칭이며, 꽃받침은 갈라지거나 톱니처럼 되고, 꽃통은 대개 4갈래, 꽃잎은 4개, 수술은 2개, 드물게 4개이다. 배주는 각 실에 2개, 중축 태좌. 종자는 대개 배유가 있다. 세계에 27속 600종, 우리 나라에는 6속 21종이 자란다.

493. 개나리 [물푸레나무과]

Forsythia koreana (Rehder) Nakai

갈잎떨기나무. 높이 3m 가량. 잎은 마주 나고 길이 10~17cm, 너비 5~10cm이다. 꽃은 황색으로 4월에 잎겨드랑이에 1~3개씩 달린다. 꽃받침은 4개로 갈라지고, 꽃통은 깊게 4개로 갈라진다. 수술은 2개로 꽃통에 달린다. 열매는 삭과로 달걀 모양이며 9월에 익는다.

분포 / 전국의 마을 근처나 산기슭에서 흔히 자란다.

채취 / 열매를 가을에, 줄기와 잎을 수시로 채취하여 말린다.

약효 / 열매를 연교(連翹)라고 하며, 청열, 해독, 산결, 소종의 효능이 있고, 온열, 단독, 반진, 옹창종독, 나력, 소변임폐를 치료한다. 줄기와 잎을 연교경엽(連翹莖葉)이라고 하며, 심폐의 적열을 치료한다.

성분 / 열매에 triterpenoid 성분으로 betulinic acid, 3β-acetylbetulinic acid, oleanolic acid, ursolic acid, lignan 성분으로 arctigenin, forsythol, matairesinol, phyllirin, pinoresinolglucoside, phenylpropanoid 배당체로는 suspensaside, β-hydroxyacteoside, forsythiaside, acteoside, flavonoid 성분으로는 rutin 등이 알려져 있다.

약리 작용 / phenylpropanoid 배당체인 suspensaside, β-hydroxyacteoside, forsythiaside, acteoside는 항균 작용이 있고, betulinic acid, 3β-acetylbetulinic acid는 암세포인 L1210, HL60의 성장을 억제한다.

사용법 / 열매 또는 줄기와 잎 15g에 물 700mL

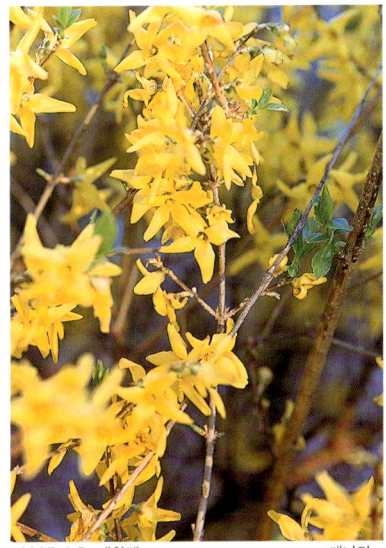

1997.4.5. 대청댐   개나리

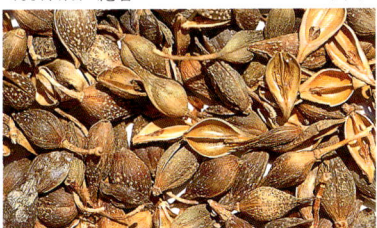

연교(連翹)

를 넣고 달인 액을 반으로 나누어 아침 저녁으로 복용하고, 외용에는 짓쪙어서 환부에 바른다.

참고 / 우리 나라 특산종이다. 중국에서 수입되어 시판되는 것은 *F. suspensa* Vahl.과 *F. viridissima* Lindl.의 열매이다.

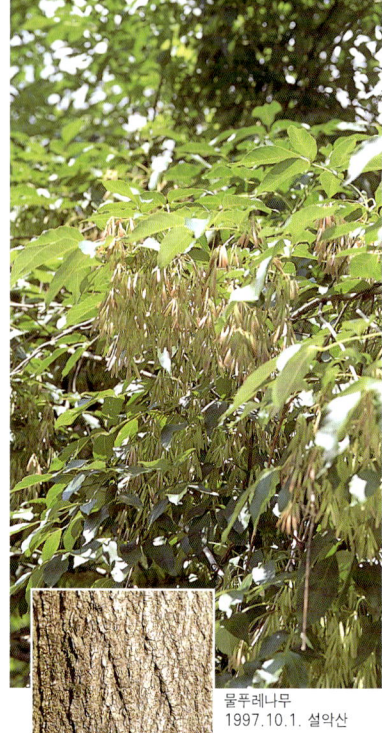

물푸레나무
1997.10.1. 설악산

진피(秦皮)

494. 물푸레나무   [물푸레나무과]

Fraxinus rhynchophylla Hance

늘푸른큰키나무. 높이 10m 가량. 꽃은 암수딴그루로 5월에 핀다. 열매는 시과로 길이 2~4cm이며 9월에 익는다.

분포/ 전국의 산에서 자라며, 일본, 만주, 중국에 분포한다.

약효/ 줄기 껍질을 진피(秦皮)라고 하며, 청열, 조습, 평천, 지해, 명목의 효능이 있고, 세균성이질, 장염, 백대하, 만성기관지염, 목적종통을 치료한다.

성분/ 줄기 껍질에는 aesculin (esculin), aesculetin(esculetin) 등이 함유되어 있으며, lignan 화합물과 coumarin 화합물은 c-AMP phosphodiesterase에 대한 억제 작용이 있다.

사용법/ 줄기 껍질 10g에 물 700mL를 넣고 달인 액을 반으로 나누어 아침 저녁으로 복용하고, 외용에는 짓찧어서 환부에 바른다.

참고/ 작은 잎이 9~11개로 보다 많고, 작은 잎자루 밑에 갈색 털이 있는 들메나무 *F. mandshurica* Rupr.도 약효가 같다.

495. 영춘화   [물푸레나무과]

Jasminum nudiflorum Lindl.

갈잎떨기나무. 높이 1~2m. 꽃은 연한 황색으로 이른 봄에 잎보다 먼저 핀다. 수술은 2개로 꽃통 안에 붙고, 자방도 2개이다.

분포/ 중국 원산으로, 남부 지방에서 재배하는 귀화 식물이다.

약효/ 꽃을 영춘화(迎春花)라고 하며, 해열, 이뇨의 효능이 있고, 발열, 두통, 소변열통을 치료한다. 잎을 영춘화엽(迎春花葉)이라 하며, 종독악창, 타박상, 창상출혈을 치료한다.

성분/ 잎과 가지에는 syringin, jasmiflorin, jasmipicrin, rutin 등이 함유되어 있다.

사용법/ 꽃 10g에 물 700mL를 넣고 달인 액을 반으로 나누어 아침 저녁으로 복용한다.

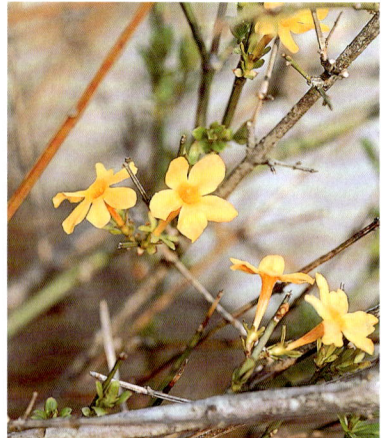

영춘화   1997.4.20. 경기 광릉

496. 당광나무(제주광나무) [물푸레나무과]

Ligustrum lucidum Aiton

늘푸른작은큰키나무. 높이 5~10m. 꽃은 흰색으로 7~8월에 핀다. 열매는 10월에 흑자색으로 익는다.

분포/ 제주 산기슭에서 자라며, 중국에 분포한다.

약효/ 열매를 여정실(女貞實)이라고 하며, 보간신(補肝腎), 보요슬(補腰膝)의 효능이 있고, 음허내열, 두운(頭暈), 이명(耳鳴), 요슬산연을 치료한다.

성분/ 잎에는 syringin, mannitol, ursolic acid, oleanolic acid, cosmosiin, luteolin-7-glucoside 등이 함유되어 있고, 신선한 잎으로 만든 주사액은 황색포도상구균, 녹농균, 대장균에 대하여 항균 작용이 있다.

사용법/ 열매 15g에 물 700mL를 넣고 달인 액을 반으로 나누어 아침 저녁으로 복용한다.

참고/ 광나무에 비하여 잎이 크고, 꽃부리 갈래는 꽃통 길이의 반에 불과하며, 열매는 타원형이다.

497. 쥐똥나무 [물푸레나무과]

Ligustrum obtusifolium S. et Z.

갈잎떨기나무. 잎은 마주 난다. 꽃은 백색으로 5~6월에 가지 끝에 많이 달린다. 열매는 핵과 모양, 둥근 모양으로 10월에 흑색으로 익는다.

분포/ 황해도 이남 산골짜기에서 자라며, 일본에 분포한다.

약효/ 열매를 수랍과(水蠟果)라고 하며, 강장, 지혈의 효능이 있고, 신체허약, 신허, 유정, 자한(自汗), 토혈, 혈변을 치료한다.

사용법/ 열매 15g에 물 700mL를 넣고 달인 액을 반으로 나누어 아침 저녁으로 복용한다.

참고/ 잎이 늘푸르고 윤채가 있고 크며 수술이 꽃잎의 갈라진 조각의 높이와 같은 왕쥐똥나무 *L. ovalifolium* Hassk.도 약효가 같다.

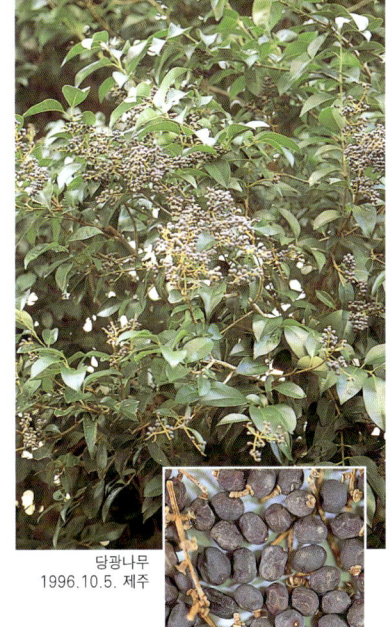

당광나무
1996.10.5. 제주

여정실(女貞實)

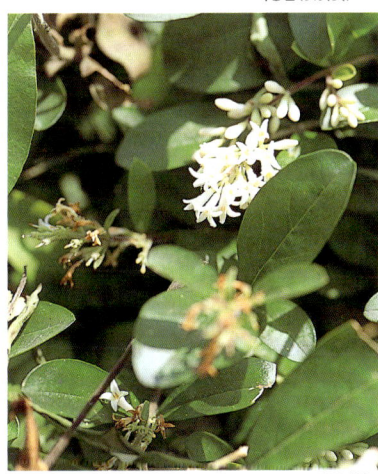

1995.6.1. 대전

쥐똥나무

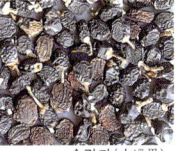

수랍과(水蠟果)

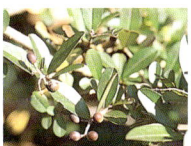

수랍과(水蠟果) 생것

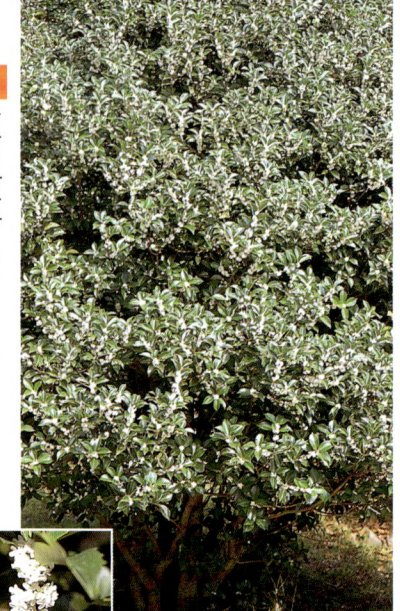

물푸레나무과 · Oleaceae

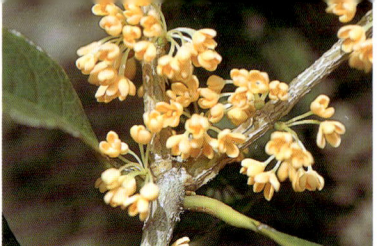

금목서   1997.4.20. 경기 광릉

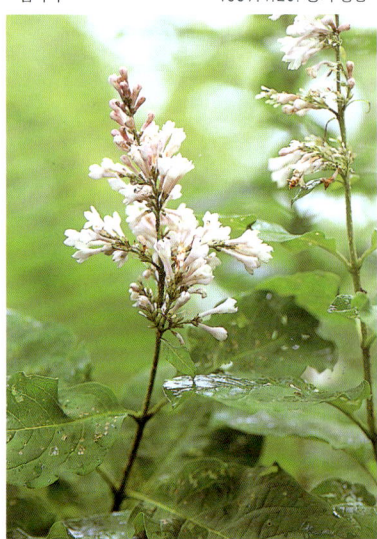

목서
1996.10.7. 제주

계화(桂花)

498. 목서   [물푸레나무과]

Osmanthus fragrans Lour.

늘푸른떨기나무. 잎은 마주 난다. 꽃은 황
백색으로 잎겨드랑이에 모여 달린다. 2개의
수술과 1개의 암술이 있다.

분포/ 중국 원산으로, 제주도, 전남 및 경남
의 해안가에서 재식하는 귀화 식물이다.

약효/ 꽃을 계화(桂花)라고 하며, 화담, 산
어의 효능이 있고, 담음천해, 장풍혈리, 산
하(散瘕), 아통(牙痛), 구취를 치료한다.

성분/ 꽃에 decanolactone, ionone, linalool,
pelargonaldehyde, phelladrene, nerol,
geraniol 등이 함유되어 있다.

사용법/ 꽃 30g에 물 1200mL를 넣고 달인 액
을 반으로 나누어 아침 저녁으로 복용한다.

참고/ 꽃이 등황색인 금목서 var. *aurantiacus*
Makino도 약효가 같다.

꽃개회나무   1995.7.8. 설악산

499. 꽃개회나무   [물푸레나무과]

Syringa wolfii Schneider

갈잎떨기나무. 높이 3~5m. 잎은 마주 난
다. 꽃은 연한 자홍색으로 6~7월에 핀다.
열매는 삭과로 뾰족하며, 9월에 익는다.

분포/ 경남, 경북, 강원 이북에 자라며, 만
주에 분포한다.

약효/ 줄기 껍질과 잎을 요동정향(遼東丁香)
이라고 하며, 줄기 껍질은 만성기관지염, 잎
은 간염을 치료한다.

사용법/ 줄기 껍질과 잎 30g에 물 1200mL를
넣고 달인 액을 반으로 나누어 아침 저녁으
로 복용한다.

용담과/龍膽科/りんどう科/Gentianaceae

여러해살이풀. 턱잎은 없다. 꽃은 양성화, 방사 상칭. 꽃받침은 통 모양을 이루거나 떨어져 있고, 꽃잎은 4~12 갈래. 수술은 꽃통 위에 있고 꽃잎 갈래와 같은 수이며 어긋 난다. 열매는 삭과, 종자는 다수, 배유는 다량이다. 세계에 60속 500종, 우리 나라에는 6속 19종이 자란다.

500. 비로용담 [용담과]

Gentiana jamesii Hemsl.

여러해살이풀. 높이 10~15cm. 꽃은 짙은 벽자색으로 7~8월에 가지 끝에 1개씩 달린다. 열매는 삭과로 열매 줄기가 길어서 밖으로 나오고, 종자는 방추형이다.

분포/ 강원도(대암산), 평북, 함남, 함북, 백두산 등 높은 산에서 자라며, 일본(홋카이도), 만주, 사할린에 분포한다.

약효/ 뿌리와 뿌리줄기를 백산용담(白山龍膽)이라고 하며, 건위, 신경쇠약, 위염, 담낭염을 치료한다.

성분/ gentiopicrin, swertiamarin, gentianine, gentisin, gentisic acid 등이 함유되어 있다.

약리 작용/ 에탄올 엑스와 gentiopicrin은 위액 분비 촉진 작용이 있다.

사용법/ 뿌리와 뿌리줄기 10g에 물 700mL를 넣고 달인 액을 반으로 나누어 아침 저녁으로 복용한다.

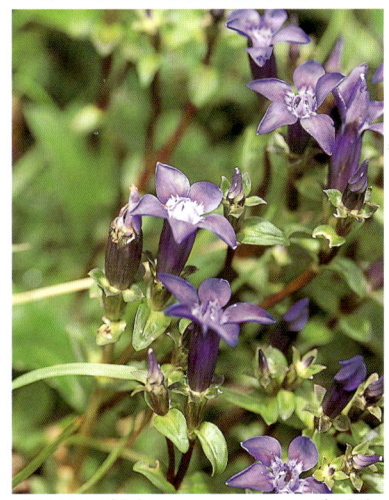

1996.7.8. 백두산   비로용담

501. 큰구슬붕이 [용담과]

Gentiana zollingeri Fawc.

두해살이풀. 높이 5~7cm. 꽃은 자주색으로 5~6월에 줄기와 가지 끝에 3~5개씩 위를 향해 핀다. 열매는 삭과이며, 종자는 방추형이다.

분포/ 전국에서 흔히 자라며, 일본, 만주, 중국, 아무르, 우수리, 사할린에 분포한다.

약효/ 전초를 석용담(石龍膽)이라고 하며, 해열, 해독의 효능이 있고, 장 내의 화농성 병변, 나력, 악창, 급성결막염을 치료한다.

사용법/ 전초 10g에 물 700mL를 넣고 달인 액을 반으로 나누어 아침 저녁으로 복용하고, 외용에는 연고로 하여 환부에 바른다.

참고/ 구슬붕이에 비하여 뿌리잎이 없고, 밑부분의 잎이 작고 작은 돌기가 있다.

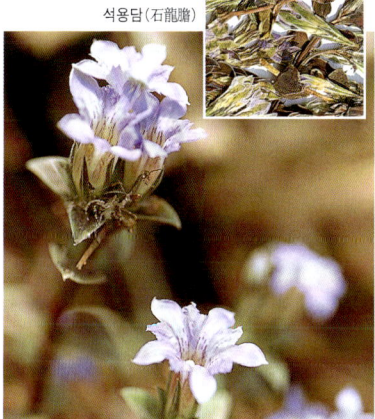

석용담(石龍膽)

1996.5.30. 내장산   큰구슬붕이

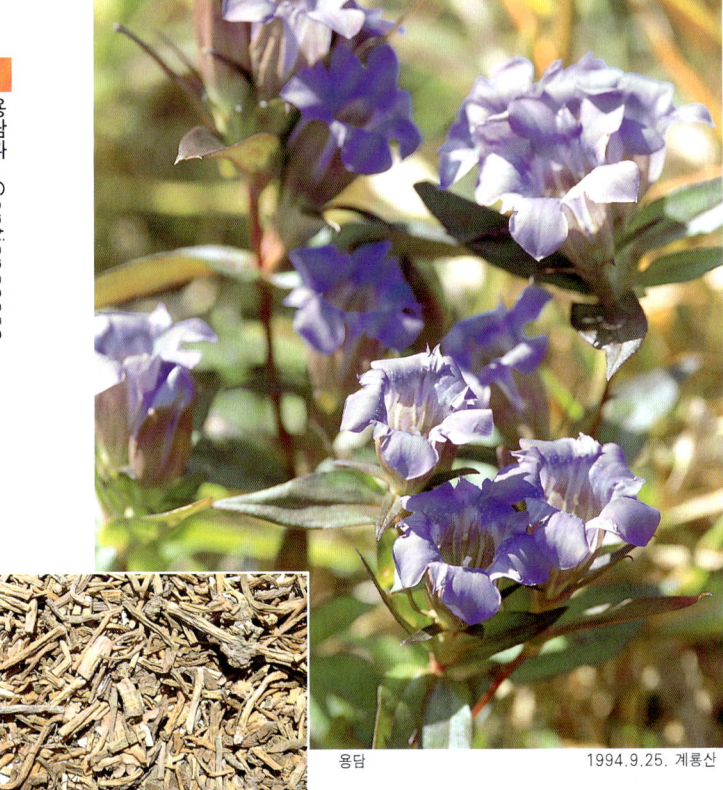

용담   1994.9.25. 계룡산

용담(龍膽)

502. 용담   [용담과]

Gentiana scabra Bunge

여러해살이풀. 높이 20~60cm. 뿌리줄기는 짧고 굵은 수염뿌리가 있다. 줄기는 곧추서고 4개의 가는 줄이 있다. 잎은 마주 난다. 꽃은 자줏빛으로 8~10월에 핀다. 수술은 5개로 꽃통에 붙고, 암술은 1개이다. 열매는 삭과로 시든 꽃통과 꽃받침이 달려 있다.

분포/ 전국의 산과 들에서 흔히 자라며, 만주, 우수리, 동시베리아에 분포한다.

채취/ 뿌리를 가을에 채취하여 말린다.

약효/ 뿌리를 용담(龍膽)이라고 하며, 간담(肝膽)의 실화(實火)를 사(瀉)하고 하초(下焦)의 습열을 없애는 효능이 있다. 간경열성(肝經熱盛), 두통, 안적(眼赤), 인후통, 황달, 음부습양을 치료하고, 건위제로 사용한다.

성분/ gentiopicrin, swertiamarin, gentianine, gentisin, gentisic acid 등이 함유되어 있다.

약리 작용/ 에탄올 엑스와 gentiopicrin을 개에게 투여하면 위액 분비 촉진 작용이 있다. 에탄올 엑스는 피부 과민성 항체 생산을 억제한다.

사용법/ 뿌리 10g에 물 700mL를 넣고 달인 액을 반으로 나누어 아침 저녁으로 복용거나 환제로 하여 복용한다.

참고/ 비위가 허약한 사람이 설사를 할 때에는 복용을 금한다.

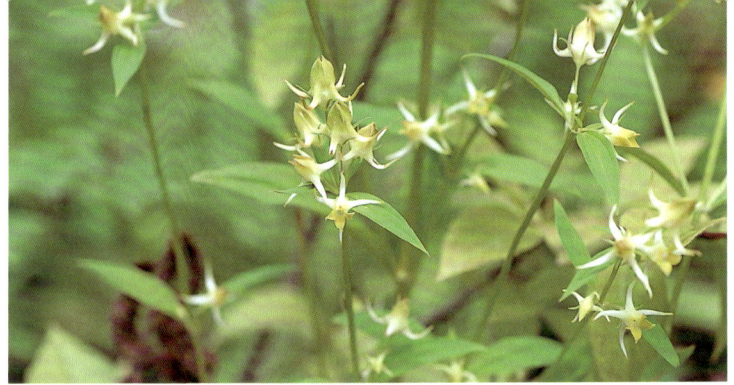

1993.8.3. 백두산   닻꽃:

503. 닻꽃   [용담과]

Halenia corniculata (L.) Cornaz

한해살이풀 또는 두해살이풀. 높이 30~
60cm. 꽃은 연한 황록색으로 7~8월에 핀
다. 열매는 삭과로 바늘 모양이며 2개로 갈
라진다.

분포/ 경기(화악산), 강원도 이북 산기슭의
풀밭에서 볼 수 있으며, 일본, 만주, 중국,
몽고, 시베리아, 유럽에 분포한다.

약효/ 전초를 화묘(花錨)라고 하며, 해열,
해독, 지혈의 효능이 있고, 간염, 외상 감염
에 의한 발열, 외상에 의한 출혈을 치료한
다.

성분/ 1-hydroxy-2,3,4,7-tetramethoxyxan-
thone, 1-hydroxy-2,3,4,5-tetramethoxyxan-
thone 등이 함유되어 있다.

사용법/ 전초 10g에 물 700mL를 넣고 달인
액을 반으로 나누어 아침 저녁으로 복용한다.

참고/ 용담속과 쓴풀속에 비하여 거(距)가
있고 꽃잎이 종 모양이다.

504. 덩굴용담   [용담과]

Tripterospermum japonicum (S. et Z.) Maxim.

덩굴성 여러해살이풀. 꽃은 홍자색으로 9
~10월에 핀다. 열매는 장과로 홍자색이며
원주형이다.

분포/ 울릉도와 제주도의 산 속 그늘진 곳에
서 자라며, 일본, 중국, 대만에 분포한다.

약효/ 뿌리를 청어담초(靑魚膽草)라고 하며,
청열, 청폐, 지해, 건비의 효능이 있고, 황
달, 풍사(風邪)에 의한 열감을 수반하는 해
수, 류머티즘을 치료한다.

사용법/ 황달에는 뿌리 30g에 물 1200mL, 해
수에는 뿌리 20g에 물 800mL를 넣고 달여서
복용하며, 류머티즘에는 뿌리 50g을 술에
담가 복용한다.

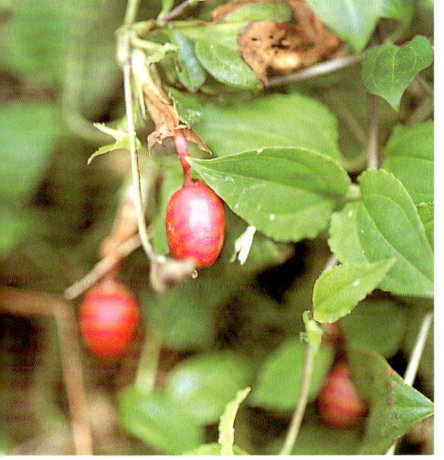

1996.10.5. 한라산   덩굴용담

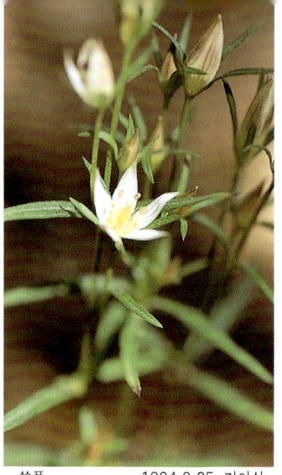

쓴풀　　1994.9.25. 가야산

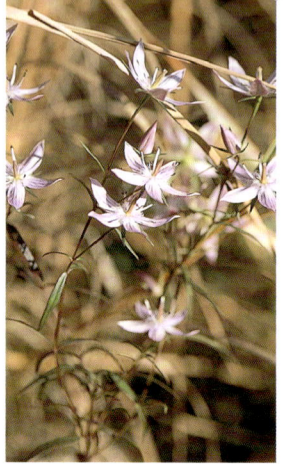

개쓴풀　　1996.9.15. 충남대학교

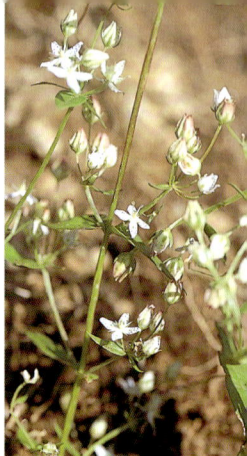

네귀쓴풀　　1994.9.25. 황악산

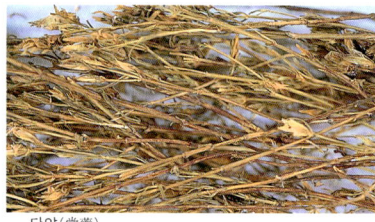

당약(當藥)

505. 쓴풀　　　　　　　　　　　[용담과]

Swertia japonica (Schult.) Makino

한해살이풀 또는 두해살이풀. 높이 10~25cm. 줄기는 곧추서고 자줏빛이 약간 돈다. 잎은 마주 나고 바늘 모양, 길이 2~3.5cm, 너비 2~3mm이다. 꽃은 백색으로 9~10월에 줄기와 가지 끝 부분의 잎겨드랑이에 원추 꽃차례로 달린다. 꽃잎에 자줏빛의 맥이 있고, 꽃받침은 끝이 5갈래, 꽃부리도 5개로 깊게 갈라진다. 열매는 삭과로 꽃통보다 길다.

분포/ 경남(동래 · 가야산), 경북의 햇볕이 잘 드는 메마른 산에서 자라며, 일본, 중국에 분포한다.

채취/ 전초를 가을에 채취하여 말린다.

약효/ 전초를 당약(當藥)이라고 하며, 청열, 해독의 효능이 있고, 골수염, 후염(喉炎), 편

도선염, 결막염, 개선을 치료한다. 고미건위약으로 식욕부진, 설사 및 소화불량에 사용한다.

성분/ swertiamarin, swerside, gentiopicroside, amarogentin, amaroswerin, swertianin, norswertianin, belidiforin, swertisin, swertiajaponin, isovixetin 등이 함유되어 있다.

약리 작용/ 물로 달인 액은 위액 분비 항진, 산도 상승, 펩신 작용 저하, lipase 작용 항진 등의 작용이 있다. swertiamarin을 십이지장 내에 투여하면 담즙, 췌액 분비가 증가하고, 정맥 내에 투여하면 담즙이 분비된다. amarogentin은 실험 쥐에서 간 보호 작용이 있다.

사용법/ 전초 10g에 물 700mL를 넣고 달인 액을 반으로 나누어서 아침 저녁으로 복용한다.

참고/ 일본에서 소화불량에 사용하는 대표적인 민간약이다. 뿌리에 쓴맛이 적고 꽃이 백색 바탕에 연한 자줏빛 줄이 있는 개쓴풀 *S. diluta* (Turcz.) Benth. et Hook. var. *tosaensis* (Makino) Hara, 꽃이 4수성이고 꽃잎에 반점이 있는 네귀쓴풀 *S. tetrapetala* Pall.도 약효가 같다.

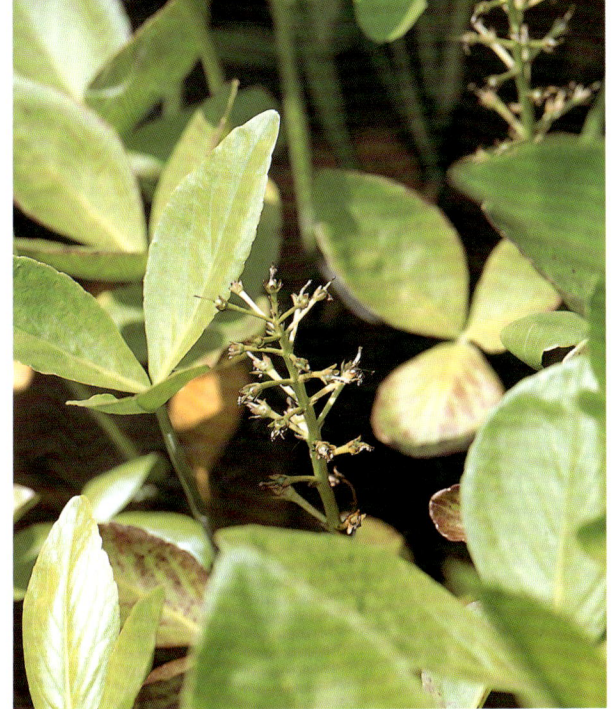

1995.8.8. 대관령　　　　　　　　　　　　　　　조름나물

조름나물과/睡菜科/みつがしわ科/Menyanthaceae

　잎은 홑잎 또는 3출 겹잎. 꽃은 양성으로 5수성이며 방사 상칭이다. 자방은 중위, 1실, 측막 태좌에 많은 배주가 달린다. 열매는 삭과로 둥글다. 종자에는 배유가 있다. 세계에 5속 33종, 우리 나라에는 2속 4종이 자란다.

506. 조름나물　　　　　　　[조름나물과]

Menyanthes trifoliata L.

　여러해살이풀. 꽃은 백색으로 7~8월에 핀다. 열매는 삭과로 구형이다.

분포/ 울진 및 대관령, 대암산, 평북, 함남, 함북의 습지나 얕은 물에서 자라며, 북반구에 널리 분포한다.

약효/ 전초를 수채(睡菜)라고 하며, 건비, 소식, 양심, 안신의 효능이 있고, 심격사열(心隔邪熱), 위염, 위통, 소화불량, 심계와 정신불안을 치료한다. 뿌리는 수채근(睡菜根)이라고 하며, 윤폐, 지해, 소종, 혈압 강하의 효능이 있다.

성분/ loganin(meliatin), gentianine, gentianidine, gentialutine, gentiatibetine, rutin, hyperin, trifolioside, foliamenthin, dihydrofoliamenthin, menthiafolin, secologanin 등이 함유되어 있다.

사용법/ 전초 또는 뿌리 10g에 물 700mL를 넣고 달인 액을 반으로 나누어 아침 저녁으로 복용한다.

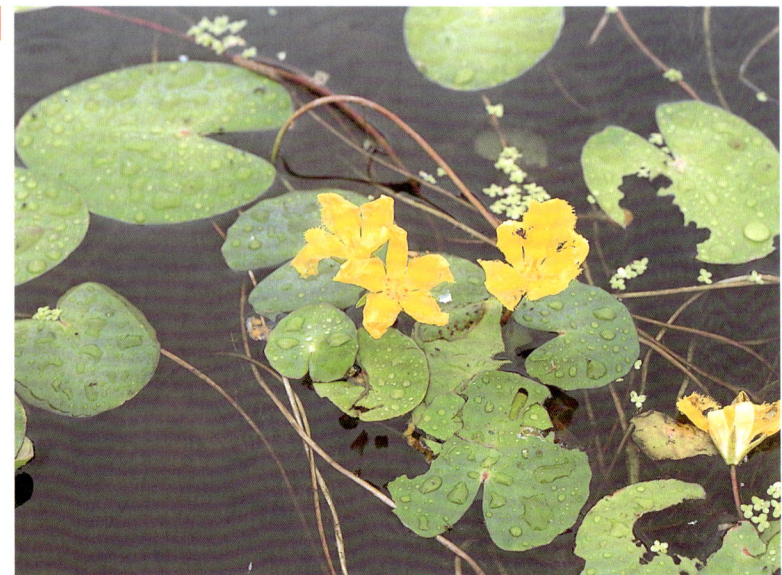

노랑어리연꽃   1995.8.10. 경남 사천

507. 노랑어리연꽃　　[조름나물과]

Nymphoides peltata (Gmel.) O. Kuntze

여러해살이풀. 잎은 마주 난다. 꽃은 밝은
황색으로 7~9월에 핀다. 열매는 삭과로 타
원형이다. 종자는 가장자리에 털이 나 있고
날개가 있다.

분포/ 중부 이남의 연못이나 도랑에서 자라
며, 일본, 중국, 몽고, 유럽에 분포한다.

약효/ 전초를 행채(荇菜)라고 하며, 청열,
이뇨, 소종, 해독의 효능이 있고, 한열, 열
림(熱淋), 옹종, 단독을 치료한다.

성분/ 잎에는 rutin, β-vicianosyl-3-quercetin
이 함유되어 있다.

사용법/ 전초 15g에 물 700mL를 넣고 달인
액을 반으로 나누어 아침 저녁으로 복용한다.

참고/ 꽃이 백색이고 꽃통 속에 긴 털이 있는
어리연꽃 *N. indica* (L.) O. Kuntze도 약효가
같다.

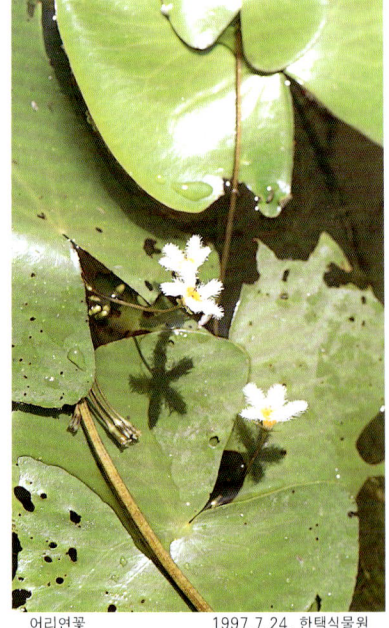

어리연꽃   1997.7.24. 한택식물원

협죽도과/夾竹桃科/きょうちくとうか/Apocynaceae

나무 때로는 풀. 유액이 있다. 잎은 마주 나고, 턱잎은 없다. 꽃은 양성화, 방사 상칭, 꽃받침은 4~5갈래이다. 꽃잎은 쟁반 모양, 깔때기 모양이다. 수술은 4~5개로 꽃통 위에 있으며, 꽃밥은 화살촉 모양, 자방은 상위, 1실이다. 종자는 배유가 있고, 흔히 날개가 있거나 끝에 털 다발이 있다. 세계에 200속 2000종, 우리 나라에는 3속 4종이 자란다.

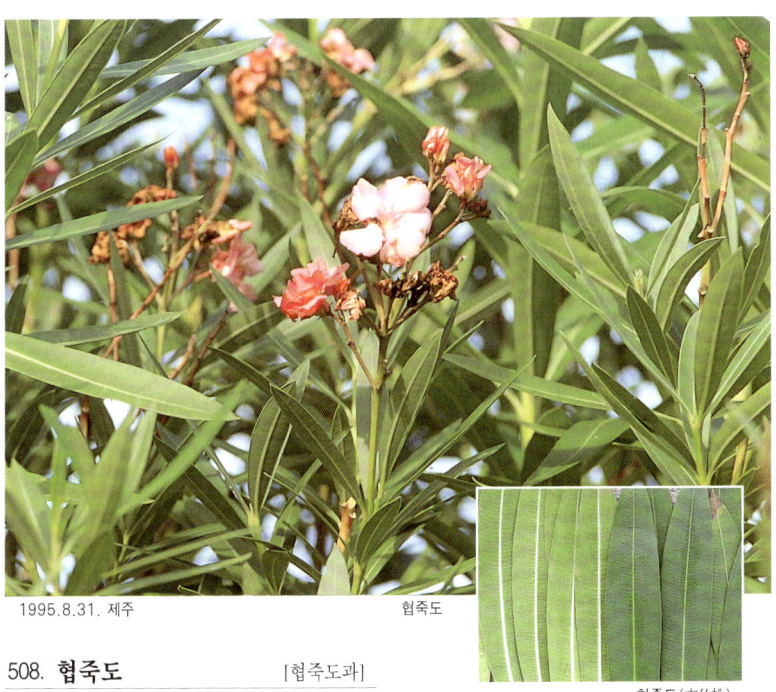

1995.8.31. 제주

협죽도

협죽도(夾竹桃)

508. 협죽도　　　　　　　[협죽도과]

Nerium indicum Mill.

늘푸른떨기나무. 높이 3m 가량. 꽃은 대개 적색이지만 백색도 있으며 7~8월에 피고 지름 4~5cm이다. 열매는 골돌이며, 길이 10cm 가량이다.

분포/ 인도 원산으로, 전국에서 재식하는 귀화 식물이다.

약효/ 줄기 껍질과 잎을 협죽도(夾竹桃)라고 하며, 강심, 이뇨, 거담, 평천, 지통, 거어의 효능이 있고, 심부전, 천식해수, 무월경을 치료한다.

성분/ 잎에는 강심 성분으로 oleandrin이 있고, 그 밖에 nerianthin, adynerin, diacetyl-oleandrin이 함유되어 있다.

약리 작용/ digitalis와 비슷한 강심 작용이 있으며, 효능은 digitalis보다 높다.

사용법/ 신선한 잎 3~4개를 달이거나 건조시킨 잎을 가루를 내어 복용한다.

참고/ 유독하므로 복용에 주의해야 한다.

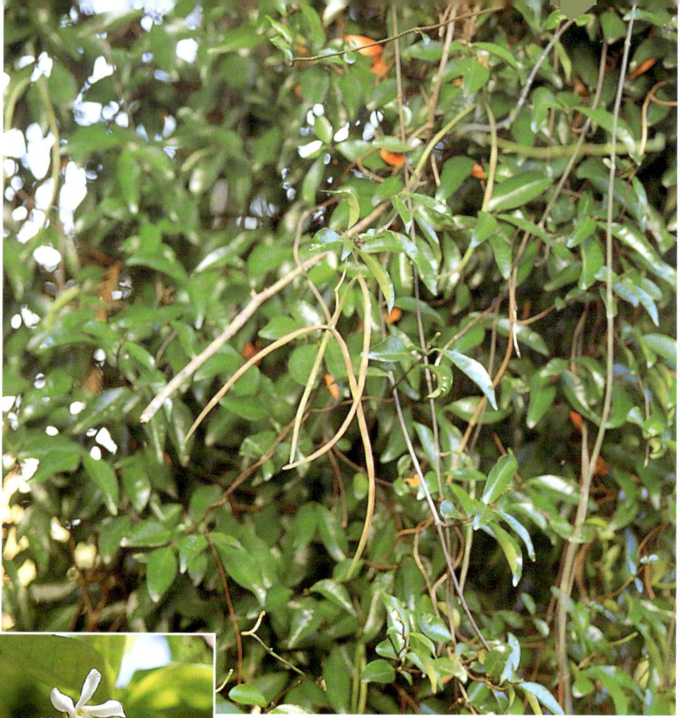

마삭줄

1996.10.5. 제주

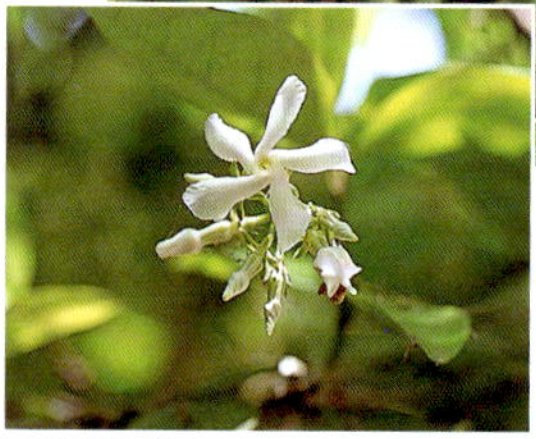

마삭줄(꽃)

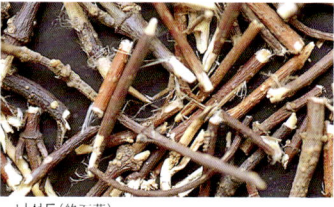

낙석등(絡石藤)

509. 마삭줄   [협죽도과]

Trachelospermum asiaticum (S. et Z.) Nakai

늘푸른 덩굴나무. 꽃은 백색에서 황색으로 변하며 5~6월에 핀다. 열매는 골돌이며 길이 12~22cm로 2개가 서로 평행하게 벌어지고 9월에 익는다.

분포/ 남부 지방 및 제주도에서 자라며, 일본에 분포한다.

약효/ 줄기와 잎을 낙석등(絡石藤)이라고 하며, 거풍, 통락, 지혈, 거어의 효능이 있고, 류머티즘에 의한 비통(痺痛), 근맥구련(筋脈拘攣), 옹종(癰腫), 토혈을 치료한다. 열매를 낙석과(絡石果)라고 하며, 근골통을 치료

한다.

성분/ arctiin, matairesinoside, tracheloside, nortracheloside, dambonitol 등이 함유되어 있다.

약리 작용/ arctiin은 혈관 확장 및 혈압 강하 작용이 있다.

사용법/ 줄기와 잎 또는 열매 15g에 물 700mL를 넣고 달인 액을 반으로 나누어 아침 저녁으로 복용한다.

510. 일일화 [협죽도과]

Lochnera rosea Reichenb. (*Vinca rosea* L., *Catharanthus roseus* G. Don)

한해살이풀. 높이 30~50cm. 꽃은 적색 또는 백색으로 6~9월에 1~2개가 달린다. 열매는 대과(袋果)이다.

분포/ 서인도 원산으로, 전국에서 재배하는 귀화 식물이다.

약효/ 전초를 장춘화(長春花)라고 하며, 진정안신(鎭靜安神), 평간강압(平肝降壓)의 효능이 있고, 고혈압, 백혈병, 폐암, 융모막상피암, 림프종류(淋巴腫瘤)를 치료한다.

성분/ vinblastine, vincristine, leurocristine, lochneridine, perivine, vindoline 등의 항암성 알칼로이드가 다량 함유되어 있다.

약리 작용/ vinblastine, vincristine은 항암제로 사용된다.

사용법/ 전초 10g에 물 700mL를 넣고 달인 액을 반으로 나누어서 아침 저녁으로 복용한다.

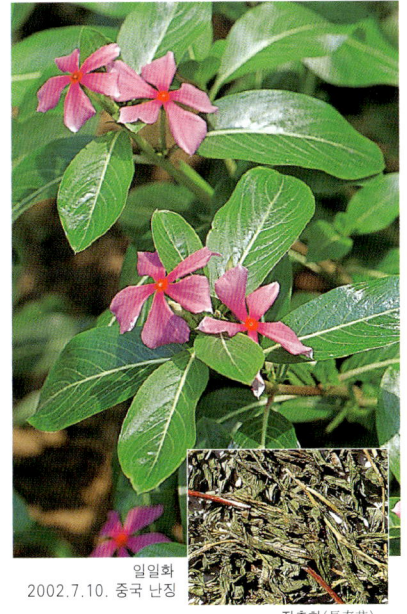

일일화
2002.7.10. 중국 난징

장춘화(長春花)

511. 빈카 [협죽도과]

Vinca major L.

덩굴성 늘푸른 숙근초. 꽃은 남보라색으로 5~8월에 핀다. 꽃잎의 밑부분은 가는 통으로 되고, 윗부분은 5개로 갈라지고 편평하다.

분포/ 열대 지방 원산으로, 식물원 또는 약초원에서 재배하는 귀화 식물이다.

약효/ 전초를 빈가(斌加)라고 하며, 구어혈(驅瘀血), 소종의 효능이 있고, 어혈성 질환, 옹종, 암종을 치료한다.

사용법/ 전초 10g에 물 700mL를 넣고 달여서 반으로 나누어 아침 저녁으로 복용하거나 짓찧어서 즙을 내어 복용한다.

성분/ arctiin, matairesinoside, tracheloside, nortracheloside, dambonitol 등이 함유되어 있다.

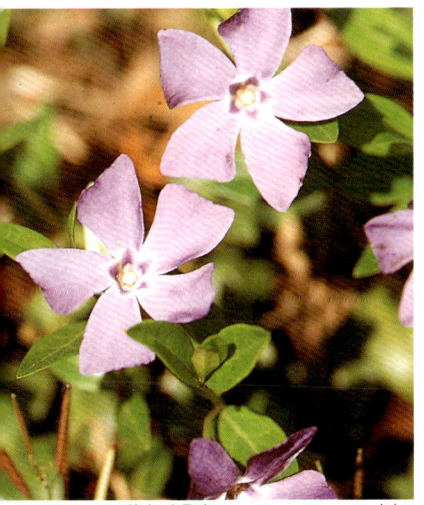

1995.5.1. 천리포수목원 빈카

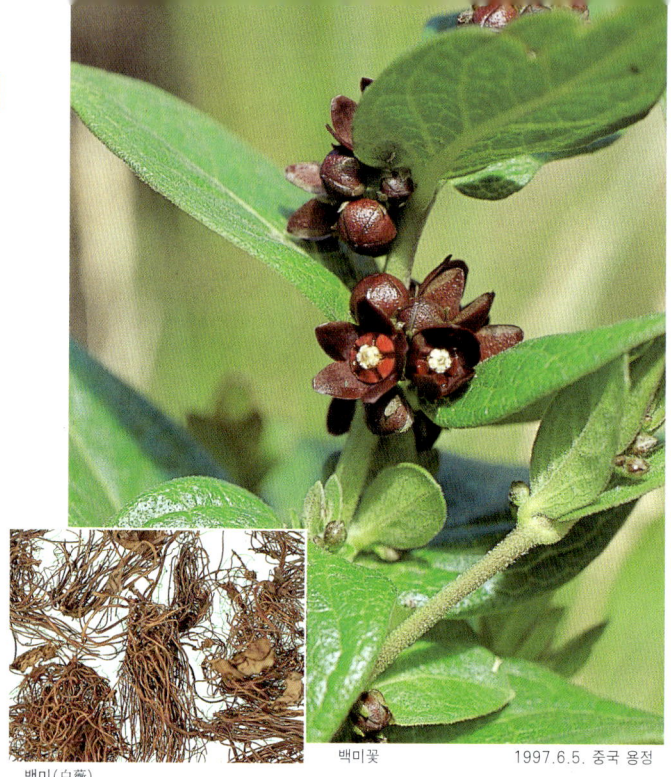

백미(白薇)

백미꽃

1997.6.5. 중국 용정

박주가리과 / 蘿藦科 / かがいも科 / Asclepiadaceae

여러해살이풀, 떨기나무, 흔히 덩굴성. 즙이 많다. 꽃은 양성화, 꽃잎은 5갈래. 수술은 5개, 수술대는 떨어져 있거나 붙어 있으며, 꽃밥은 2실로 암술머리에 붙어서 한 몸을 형성하고, 꽃가루는 덩어리 모양이다. 자방은 상위, 2심피, 연변 태좌이고, 암술대는 떨어져 있다. 열매는 골돌, 종자는 대개 끝에 털 다발이 있다. 세계에 200속 2000종, 우리 나라에는 4속 13종이 자란다.

512. 백미꽃   [박주가리과]

Cynanchum atratum Bunge

여러해살이풀. 높이 30~60cm. 꽃은 흑자색으로 5~7월에 핀다. 열매는 골돌로 넓은 바늘 모양이다.

분포/ 전국의 산과 들에 자라며, 일본, 만주, 숭국, 몽고에 분포한다.

약효/ 뿌리를 백미(白薇)라고 하며, 청열, 양혈의 효능이 있고, 음허내열, 폐열해혈, 열림, 류머티즘, 나력을 치료한다.

성분/ cynanchol이 함유되어 있다.

사용법/ 뿌리 10g에 물 700mL를 넣고 달여서 반으로 나누어 아침 저녁으로 복용한다.

참고/ 민백미꽃에 비하여 꽃차례, 줄기의 상부, 잎 뒤에 털이 많다. 꽃은 흑자색이며 꽃자루가 거의 없다.

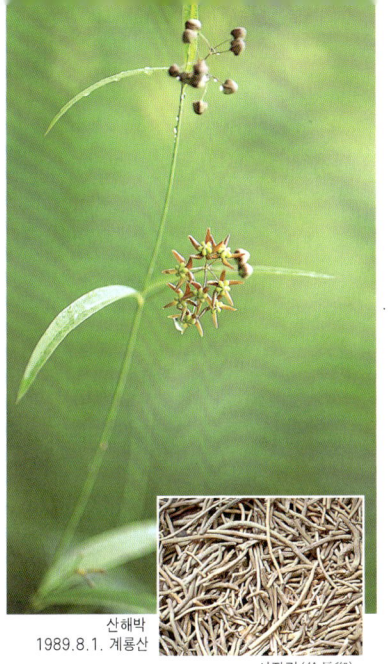

산해박
1989.8.1. 계룡산

서장경(徐長卿)

큰조롱
1989.8.1. 충남 조치원

백하수오(白何首烏)

박주가리과 · Asclepiadaceae

513. 산해박 　　　　[박주가리과]

Cynanchum paniculatum Kitagawa

여러해살이풀. 높이 60cm 가량. 꽃은 연한 황록색으로 6~7월에 핀다. 열매는 골돌로 뿔 같으며, 길이 6~8mm로 털이 없다.

분포/ 전국의 산야에서 자라며, 일본, 만주, 중국, 다후리아에 분포한다.

약효/ 전초 말린 것을 서장경(徐長卿)이라고 하며, 지통, 지해, 이수, 소종, 활혈, 해독의 효능이 있고, 위통, 치통, 류머티스성 동통, 월경통, 복수, 습진, 독사교상을 치료한다.

성분/ paeonol, sarcostin, deacylcynanchogenin, tomentogenin 등이 함유되어 있다.

약리 작용/ 물 추출액을 개, 토끼에게 주사하면 혈압이 강하하고 심박 수가 증가한다.

사용법/ 전초 말린 것 10g에 물 700mL를 넣고 달인 액을 반으로 나누어 아침 저녁으로 복용한다.

514. 큰조롱 　　　　[박주가리과]

Cynanchum wilfordii (Maxim.) Hemsl.

덩굴성 여러해살이풀. 꽃은 연한 황록색으로 7~8월에 잎겨드랑이에 산형 꽃차례로 달린다. 열매는 골돌로 길이 8cm 가량이다.

분포/ 전국의 산과 들에 자라며, 일본, 만주, 우수리에 분포한다.

약효/ 덩이줄기 말린 것을 백하수오(白何首烏)라고 하며, 자양, 강장, 보혈의 효능이 있고, 빈혈, 만성풍비, 요슬산연(腰膝酸軟), 신경쇠약, 치질, 장출혈을 치료한다.

성분/ cynanchol이 함유되어 있다.

사용법/ 덩이줄기 10g에 물 700mL를 넣고 달인 액을 반으로 나누어 아침 저녁으로 복용한다.

참고/ 하수오 또는 적하수오는 마디풀과의 하수오 *Polygonum multiflorum*의 덩이줄기를 말한다.

413

박주가리과 · Asclepiadaceae

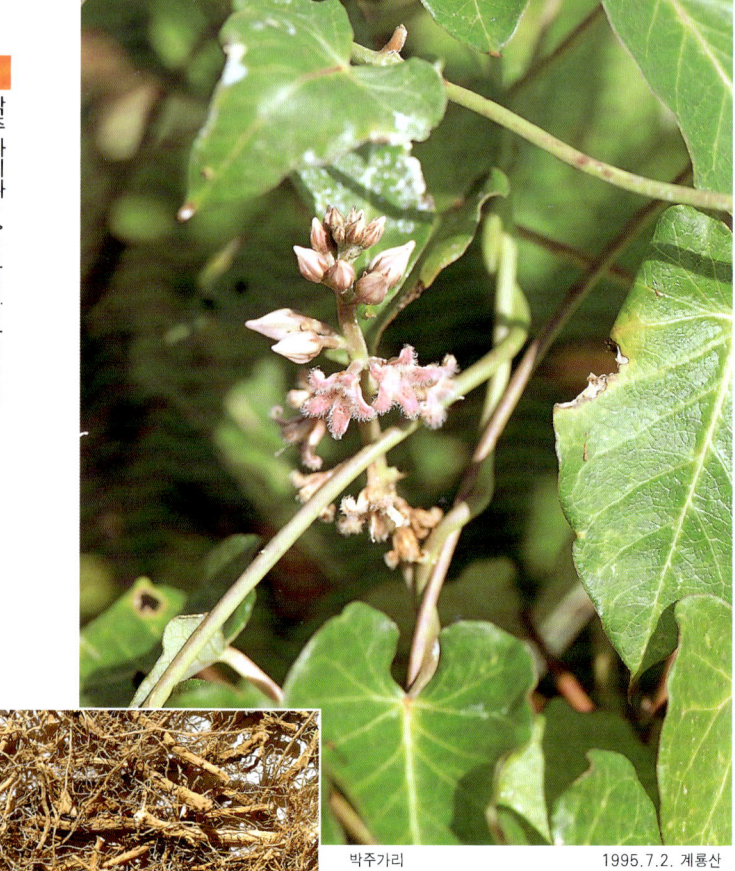

박주가리   1995.7.2. 계룡산

나마(蘿摩)

515. 박주가리   [박주가리과]

Metaplexis japonica (Thunb.) Makino

덩굴성 여러해살이풀. 꽃은 연한 자줏빛으로 7~8월에 핀다. 열매는 골돌, 표주박 모양이다. 종자는 편평한 달걀 모양으로 명주실 같은 것이 달려 있다.

분포/ 전국의 들에 흔히 자라며, 일본, 만주, 중국에 분포한다.

약효/ 전초 또는 뿌리 말린 것을 나마(蘿摩)라고 하며, 보기(補氣), 생유(生乳), 해독의 효능이 있고, 허손노상(虛損勞傷), 양위(陽痿), 대하, 유즙불통, 단독, 창종을 치료한다. 열매를 나마자(蘿摩子)라고 하며, 정기(精氣)를 보하고, 생기(生肌), 지혈의 효능이 있고, 허로, 양위, 금창출혈을 치료한다.

성분/ 뿌리에는 benzoylramanone, metaplexigenin, isoramanone, sarcostin, gagaminin, pergularin, utendin 등이 함유되어 있다.

사용법/ 건조시킨 뿌리 40g에 물 900mL, 열매 15g에 물 700mL를 넣고 각각 달인 액을 반으로 나누어 아침 저녁으로 복용한다.

414

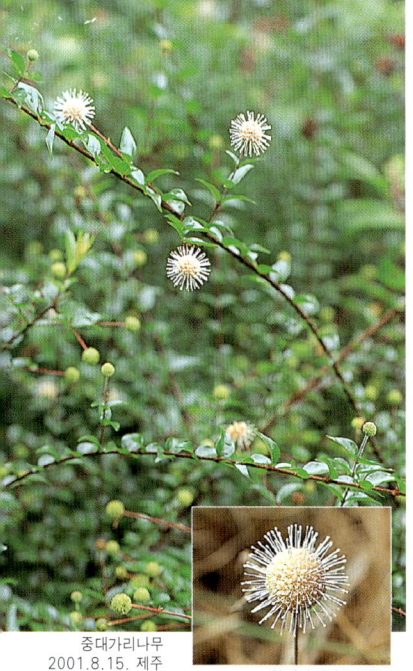

중대가리나무
2001.8.15. 제주

중대가리나무(꽃)

꼭두서니과 / 茜草科 / **あかね科** /
Rubiaceae

풀 또는 나무. 잎은 마주 난다. 꽃은 양성화, 방사 상칭. 꽃받침통은 자방에 붙고, 꽃잎은 통 모양으로 4~10갈래이다. 수술은 꽃잎과 같은 수이고, 자방은 2~수 개의 실이다. 열매는 삭과, 장과, 핵과이고, 종자는 배유가 있다. 세계에 350속 4500종, 우리 나라에는 8속 26종이 자란다.

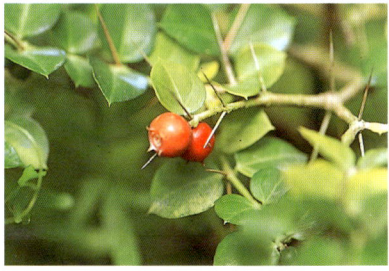

1995.8.25. 제주

호자나무

516. 중대가리나무(구슬꽃나무)[꼭두서니과]

Adina rubella Hance

갈잎떨기나무. 높이 3~4m. 꽃은 노란빛을 띤 홍색, 백색이며, 7~8월에 가지 끝 또는 잎겨드랑이에 달린다. 열매는 삭과로 10월에 익으며 2개로 갈라진다.
분포/ 제주도 개울가에서 자라며, 중국에 분포한다.
약효/ 줄기와 잎을 수양매(水楊梅)라고 하며, 청열, 해독의 효능이 있고, 고열설리, 치통, 습진, 외상출혈을 치료한다. 뿌리를 수양매근(水楊梅根)이라 하며, 청열, 소종, 산어의 효능이 있고, 폐열해수를 치료한다.
성분/ ursolic acid, oleanolic acid 등이 함유되어 있다.
사용법/ 건조시킨 잎 또는 뿌리 30g에 물 1200mL를 넣고 달인 액을 반으로 나누어 아침 저녁으로 복용한다.

517. 호자나무   [꼭두서니과]

Damnacanthus indicus Gaertner fil.

늘푸른떨기나무. 높이 1m 가량. 꽃은 백색으로 6월에 잎겨드랑이에 달린다. 열매는 둥글고, 9월에 적색으로 익는다.
분포/ 제주도 및 남쪽 섬 산 숲 속에 자라며, 일본, 중국, 대만, 인도, 타이에 분포한다.
약효/ 전초 또는 뿌리를 호자(虎刺)라 하며, 거풍이습, 활혈소종(活血消腫)의 효능이 있고, 통풍, 해수, 수종, 황달, 경폐(經閉), 담 마진 등을 치료한다.
성분/ 뿌리에는 damnacanthal, damnacanthol, damnidin, juzunal, norjuzunal 등이 함유되어 있다.
사용법/ 전초 또는 뿌리 20g에 물 800mL를 넣고 달인 액을 반으로 나누어 아침 저녁으로 복용하고, 외용에는 가루를 내어 환부에 바른다.

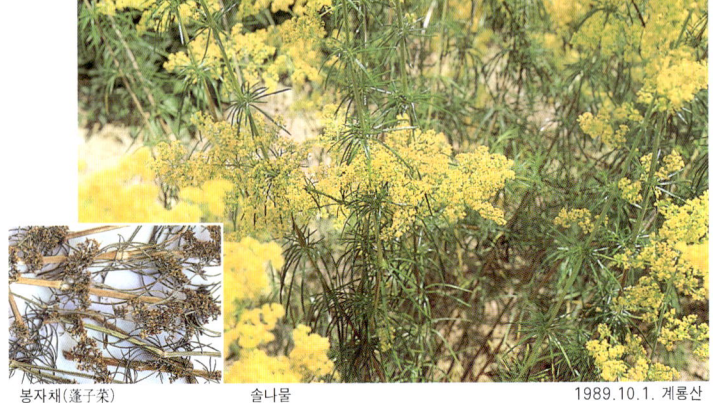

꼭두서니과 · Rubiaceae

봉자채(蓬子菜)　　　　솔나물　　　　　　1989.10.1. 계룡산

518. 솔나물　　　　　　[꼭두서니과]

Galium verum L. var. *asiaticum* Nakai

여러해살이풀. 높이 70~100cm. 꽃은 황색으로 6~8월에 핀다. 열매는 분과로 2개씩 달리고 털이 없다.

분포/ 전국의 산과 들에서 자라며, 일본, 중국 등 아시아, 유럽에 분포한다.

약효/ 전초를 봉자채(蓬子菜)라고 하며, 청열, 해독, 행혈, 지양의 효능이 있고, 간염,

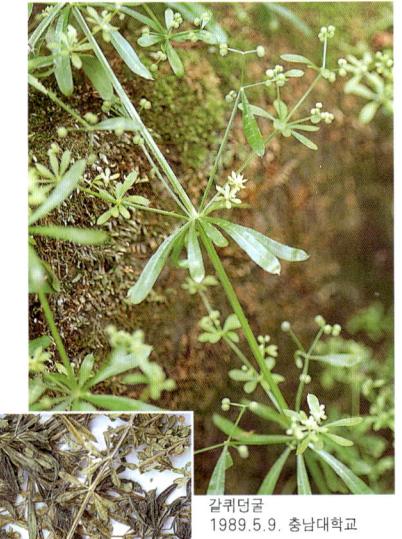

갈퀴덩굴
1989.5.9. 충남대학교

팔선초(八仙草)

편도선염, 피부염, 담마진, 혈기통, 독사교상을 치료한다.

성분/ 전초에는 palustroside, rutin, asperuloside, 정유에는 methylvanilin, piperonal, 뿌리에는 rubiadine, primeveroside, pseudopurpurine glycoside가 함유되어 있다.

사용법/ 전초 20g에 물 800mL를 넣고 달인 액을 반으로 나누어 아침 저녁으로 복용한다.

519. 갈퀴덩굴　　　　　　[꼭두서니과]

Galium spurium L. var. *echinospermum* (Wallr.) Hayek

덩굴성 한해살이풀 또는 두해살이풀. 높이 60~90cm. 꽃은 연한 황록색으로 5~6월에 핀다. 열매는 분과로 2개가 함께 붙어 있다.

분포/ 전국의 들에서 흔히 자라며, 일본, 만주, 중국, 대만, 시베리아, 유럽, 아프리카에 분포한다.

약효/ 전초를 팔선초(八仙草)라고 하며, 청습열, 산어혈, 소종(消腫)의 효능이 있고, 임탁, 타박상, 중이염, 요혈을 치료한다.

성분/ asperuloside, hesperidin 등이 함유되어 있다.

약리 작용/ 에탄올 추출물을 개에게 정맥 주사 하면 혈압 강하 작용이 있으나 심박 수에는 변화가 없다.

사용법/ 전초 15g에 물 700mL를 넣고 달인 액을 반으로 나누어서 아침 저녁으로 복용한다.

520. 치자나무　[꼭두서니과]

Gardenia jasminoides Ellis

늘푸른떨기나무. 높이 1.5~2m. 잎은 마주 난다. 꽃은 백색으로 향기가 좋으며, 6~7월에 가지 끝에 달린다. 꽃받침은 능각이 있고 끝이 6~7개로 갈라지며, 꽃잎도 6~7개로 갈라진다. 수술은 6~7개이다. 열매는 9월에 황홍색으로 익는다.

분포/ 남부 지방에서 흔히 심고 있는 귀화 식물이며, 일본, 대만, 중국, 인도차이나에 분포한다.

채취/ 열매를 가을에, 뿌리는 수시로 채취하여 말린다.

약효/ 열매를 치자(梔子)라고 하며, 해열, 사화(瀉火), 양혈(涼血)의 효능이 있고, 열병, 불면, 황달, 소갈, 결막염, 토혈, 혈뇨를 치료한다.

성분/ gardenin, crocin, crocetin, genip-ioside, genip-1β-gentiobioside, gardenoside 등이 함유되어 있다.

약리 작용/ 에탄올 추출물을 토끼에게 투여하면 담즙 분비가 촉진되고, 담관을 묶은 동물에게 경구 또는 정맥 주사하면 혈중 bilirubin 상승을 억제하는데, 활성 물질은 crocin, crocetin이다. 또, 고양이, 쥐에게 투여하면 혈압 강하 작용이 있다.

사용법/ 열매 10g에 물 700mL, 잎 20g에 물 800mL를 넣고 달인 액을 반으로 나누어 아침 저녁으로 복용하거나 환제 또는 산제로 하여 복용한다. 잎을 치자엽(梔子葉)이라고 하며, 소종(消腫)의 효능이 있고, 더벅징을 지료한다.

참고/ 꽃, 잎 등 전체가 작은 꽃치자 var. *radicans* Makino도 약효가 같다.

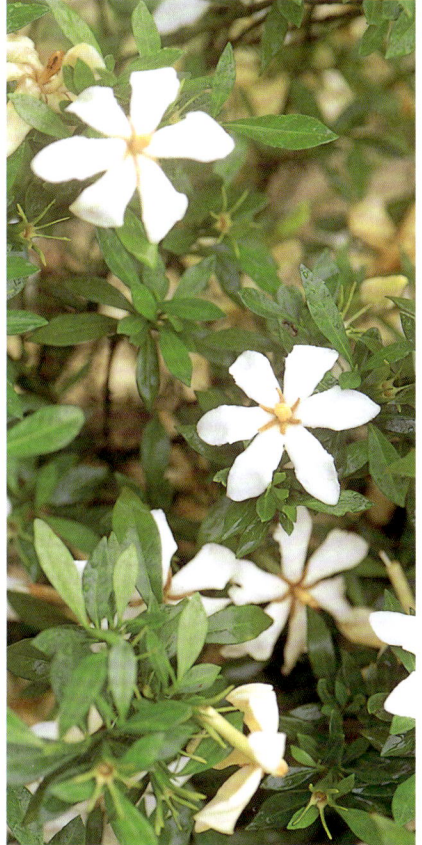

1997.6.28. 부산대학교　　　치자나무

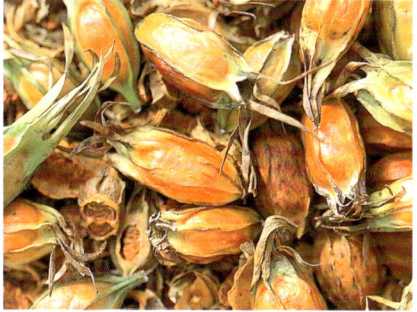

치자(梔子)

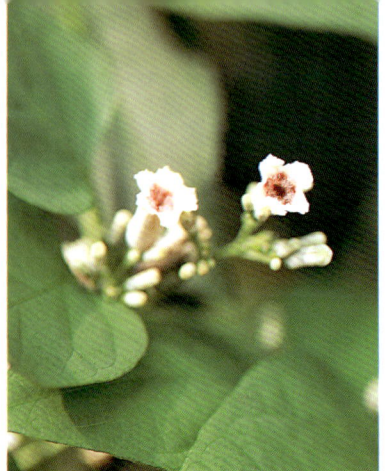

꼭두서니과 · Rubiaceae

계요등　　　　　　　　　1994.8.25. 제주

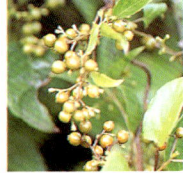

계요등(열매)

계시등(鷄屎藤)

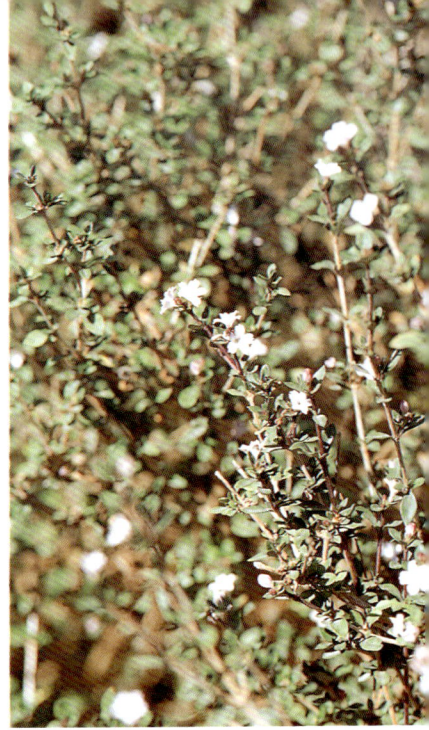

백정화　　　　　　　　　1996.10.1. 목포

521. 계요등　　　　　　　[꼭두서니과]

Paederia scandens (Lour.) Merr.

갈잎 덩굴나무. 꽃은 백색, 꽃통 안쪽은 자주색으로 7~8월에 핀다. 열매는 핵과로 둥글며, 지름 5~6mm로 9~10월에 황갈색으로 익는다.

분포/ 전국의 산기슭 양지나 물가에서 자라며, 일본, 중국, 대만, 필리핀에 분포한다.

약효/ 전초를 계시등(鷄屎藤)이라고 하며, 황달, 이질, 식적, 비괴(痞塊), 무월경을 치료한다.

사용법/ 전초 15g에 물 700mL를 넣고 달인 액을 반으로 나누어 아침 저녁으로 복용한다.

참고/ 너비가 1cm 정도인 좁은잎계요등 var. *angustifolia* (Nakai) T. Lee, 뒷면에 부드러운 털이 많은 털계요등 var. *velutina* (Nakai) Nakai도 약효가 같다.

522. 백정화　　　　　　　[꼭두서니과]

Serissa japonica Thunb.

늘푸른떨기나무. 높이 1m 가량. 꽃은 백색으로 5~6월에 핀다. 수술은 5개로 꽃통에 달려 있고, 암술보다 긴 것과 짧은 것 두 종류가 있다.

분포/ 중국 원산으로, 우리 나라 남부 지방에서 재배하는 귀화 식물이다.

약효/ 잎과 가지를 백마골(白馬骨)이라고 하며, 거풍, 청열, 해독의 효능이 있고, 풍습, 요퇴동통, 이질, 수종, 목적동통, 후통, 치통, 나력을 치료한다.

사용법/ 잎과 가지 20g에 물 800mL를 넣고 달인 액을 반으로 나누어서 아침 저녁으로 복용하고, 외용에는 짓찧어서 즙을 내어 환부에 바른다.

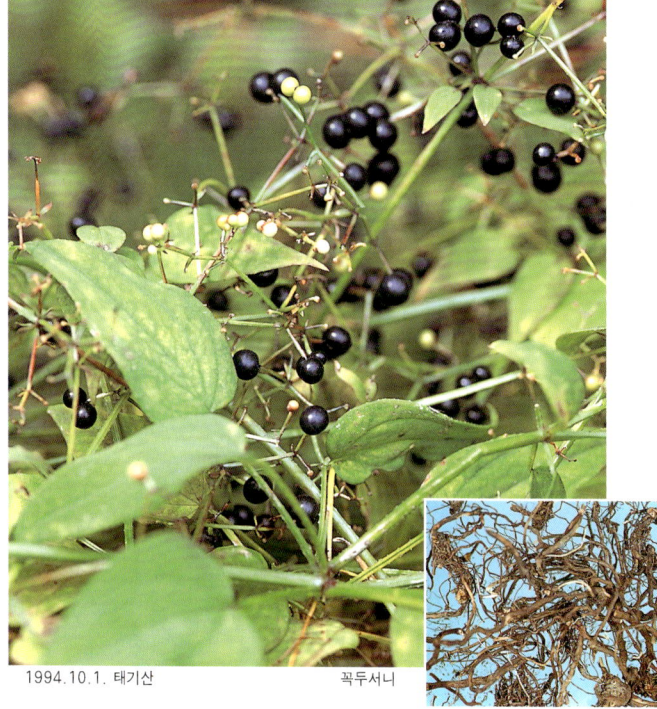

1994.10.1. 태기산   꼭두서니

천초근(茜草根)

523. 꼭두서니 　　　　[꼭두서니과]

Rubia akane Nakai

덩굴성 여러해살이풀. 길이 1m 가량. 원줄기는 네모지고, 잎은 4개씩 돌려 난다. 꽃은 연한 황색으로 7~8월에 줄기 끝과 잎겨드랑이에 달린다. 꽃통은 4~5개로 갈라지고, 수술은 5개이다. 열매는 둥글며 2개씩 달리고 흑색으로 익는다.

분포/ 전국의 산과 들에서 흔히 자라며, 일본, 중국, 대만에 분포한다.

채취/ 뿌리를 가을에 채취하여 말린다.

약효/ 뿌리를 천초근(茜草根)이라고 하며, 행혈, 지혈, 통경활락(通經活絡), 지해, 거담의 효능이 있고, 도혈, 요혈, 혈붕, 풍비, 요통, 옹독을 치료한다. 줄기를 천초경(茜草莖)이라고 하며, 지혈, 거어의 효능이 있고, 토혈, 자궁출혈, 요통을 치료한다.

성분/ 뿌리에는 purpurin, alizarin, pseudop-urpurin, munjistin 등이 함유되어 있다.

약리 작용/ 쥐에게 뿌리를 달인 액을 경구 투여하면 지해, 거담 작용이 나타나고, 토끼의 적출 장관에 투여하면 acetylcholine에 의한 수축 작용을 억제한다. 또, 적리균, 황색포도상구균, 대장균 등에 대하여 항균 작용이 있다.

사용법/ 뿌리 또는 줄기 15g에 물 700mL를 넣고 달인 액을 반으로 나누어 아침 저녁으로 복용하고, 외용에는 짓찧어 즙을 내어 환부에 바른다.

참고/ 꼭두서니에 비하여 줄기가 곧추서고 잎이 달걀 모양이고 전체에 밑을 향한 가시가 없는 큰꼭두서니 *R. chinensis* Regel et Maack, 줄기에서 잎이 6~10개, 가지에서 4~6개씩 돌려 나 갈퀴꼭두서니 *R. cordifolia* L. var. *pratensis* Maxim.도 약효가 같다.

꽃고비과 / 花蔥科 / はなしのぶ科 / Polemoniaceae

　주로 풀, 드물게 떨기나무. 잎은 어긋 난다. 꽃은 양성화, 방사 상칭이며, 가지 끝과 잎 겨드랑이에 산방 꽃차례나 원추 꽃차례로 달린다. 꽃받침은 5갈래, 꽃잎은 합판화. 수술 은 5개로 꽃통에 붙고, 꽃갈래와 어긋 난다. 꽃밥은 2실로 세로로 갈라진다. 암술대는 1 개, 암술머리는 2~3개이다. 세계에 18속 320종, 우리 나라에는 1속 1종이 자란다.

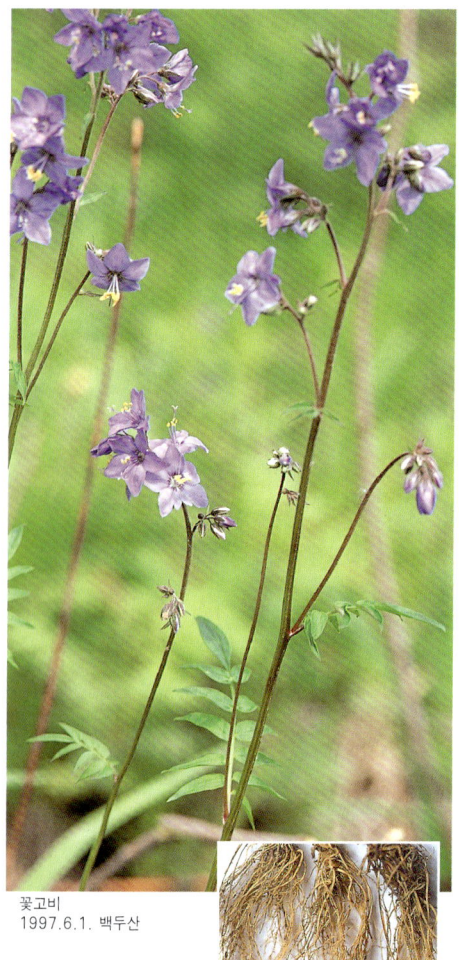

꽃고비
1997.6.1. 백두산

화인(花蔥)

524. 꽃고비　　　　[꽃고비과]

Polemonium racemosum (Regel) Kitamura

　여러해살이풀. 높이 60~90cm. 꽃은 자줏빛 또는 백색으로 6~8월 에 줄기 끝에 원추 꽃차례로 달린 다. 꽃받침과 꽃잎은 5개로 갈라지 며, 수술은 5개, 수술대 밑에 긴 털 이 많고, 암술대는 수술보다 길다. 열매는 삭과로 넓은 타원형이다.

분포 / 평북, 함남, 함북, 백두산의 산과 들의 습지 근처에서 자라며, 만주, 우수리에 분포한다.

채취 / 뿌리를 여름에 채취하여 말 린다.

약효 / 뿌리를 화인(花蔥)이라고 하 며, 거담, 지혈, 진정의 효능이 있 고, 급만성기관지염, 해혈, 토혈, 자궁출혈을 치료한다.

약리 작용 / 토끼에 대한 실험에서 항동맥 경화 작용이 있고, 정맥 주 사에 의하여 간 및 기타 내장의 지 질 침착을 감소시키며, 심혈관에 작용하여 혈압을 강하시키는 작용 이 있다.

사용법 / 뿌리 10g에 물 700mL를 넣 고 달인 액을 반으로 나누어 아침 저 녁으로 복용한다.

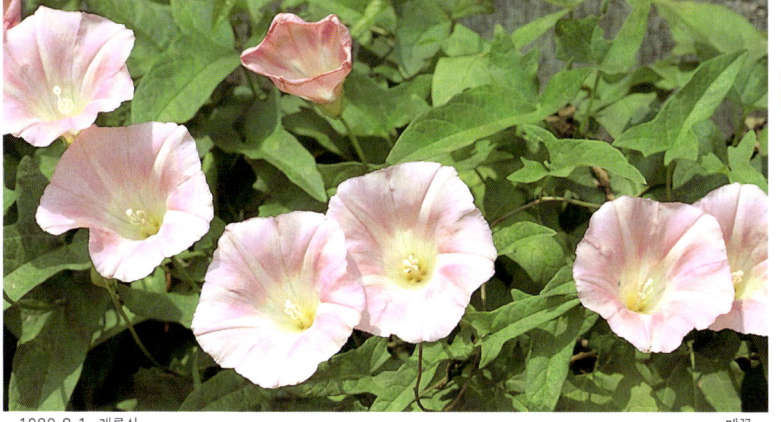

1989.8.1. 계룡산 메꽃

메꽃과 / 旋花科 / ひるがお科 / Convolvulaceae

풀 또는 덩굴나무. 유액이 있다. 잎은 어긋 나고, 턱잎이 있다. 꽃은 양성화, 방사 상칭, 갈래기 모양이며, 포는 흔히 총포 모양, 수술은 꽃통 밑에 붙고 꽃통 갈래와 어긋 나며, 꽃밥은 2실, 자방은 상위이다. 종자는 털이 있고, 배유는 소량, 떡잎은 접히거나 주름이 진다. 세계에 55속 1600종, 우리 나라에는 7속 10종이 자란다.

525. 메꽃 [메꽃과]

Calystegia japonica Choisy

덩굴성 여러해살이풀. 잎은 어긋 난다. 꽃은 연한 홍색으로 6~8월에 핀다. 열매는 삭과로 잘 맺지 못한다.

분포/ 전국의 들에서 흔히 자라며, 일본, 만주, 중국에 분포한다.

약효/ 전초를 구구앙(狗狗秧)이라고 하며, 청열, 자음(滋陰), 혈압 강하의 효능이 있고, 당뇨병, 골절을 치료한다.

성분/ 지상부에는 kaempferol-3-rhamnoglucoside가 함유되어 있으며, 이 물질은 이뇨 작용이 있다.

사용법/ 전초 15g에 물 700mL를 넣고 달인 액을 반으로 나누어서 아침 저녁으로 복용한다.

참고/ 잎의 끝이 뾰족하고 포는 끝이 둔하거나 뾰족한 큰메꽃 *C. sepium* (L.) R. Brown 도 약효가 같다.

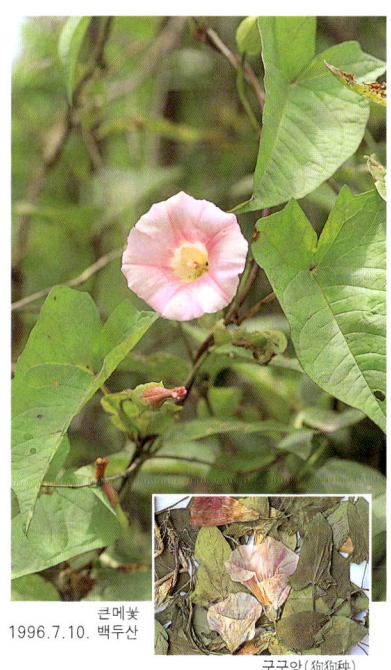

큰메꽃
1996.7.10. 백두산

구구앙(狗狗秧)

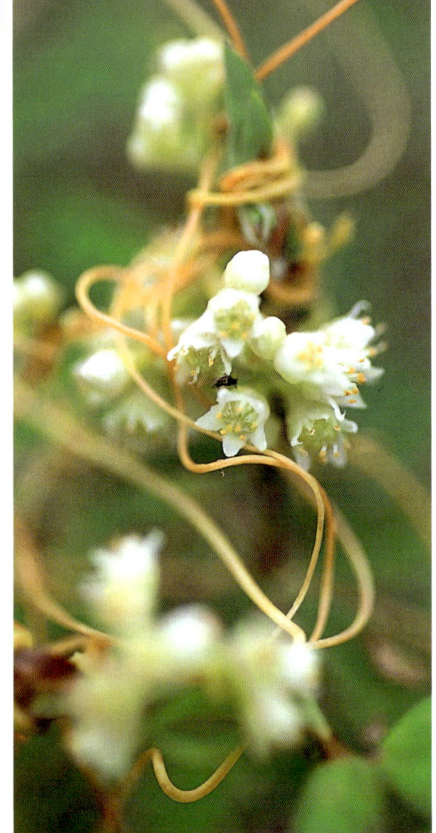

새삼　　　　　　　　　　　　1990.8.15. 대전

526. 새삼　　　　　　　　　[메꽃과]

Cuscuta japonica Choisy

덩굴성 한해살이풀. 기생 식물. 종자는 땅에서 발아하지만 기주 식물에 붙게 되면 뿌리가 없어진다. 줄기는 황적색이 돌고 반점이 있으며, 잎은 퇴화하여 비늘 같다. 꽃은 연한 황백색으로 8~9월에 핀다. 열매는 삭과로 달걀 모양이다.

분포/ 전국의 들에서 흔히 자라며, 일본, 만주, 중국, 대만, 몽고, 아무르에 분포한다.

채취/ 종자를 가을에 채취하여 말린다. 토사자(菟絲子)를 냄비에 넣고 물을 가하여 터질 때까지 삶아 죽과 같이 되면 충분히 으깨어 떡을 하거나, 막걸리를 가하여 밀가루와 반죽하여 떡을 만들어 햇볕에 말린 것을 토사병(菟絲餅)이라고 한다.

약효/ 종자를 토사자(菟絲子)라고 하며, 보간신(補肝腎), 익정수(益精髓), 명목(明目)의 효능이 있고, 요슬산통, 유정, 음위, 소갈을 치료한다. 강정 및 강장약으로 쓰인다.

성분/ 종자에 β-carotene, γ-carotene, 5,6-epoxy-α-carotene, tetraxanthine, lutein 등이 함유되어 있다.

약리 작용/ 물로 달인 액은 심박수를 감소시켜 수축 폭을 크게 하며, 혈압 강하 작용이 있고 장관의 운동을 억제한다.

사용법/ 종자 15g에 물 700mL를 넣고 달인 액을 반으로 나누어 아침 저녁으로 복용한다. 또는 짓찧어서 즙을 내거나 술에 담가서 복용한다.

참고/ 새삼에 비하여 줄기가 가늘고 꽃줄기가 없이 몇 개의 꽃이 모여 달리며, 암술대는 1개, 열매는 편구형인 실새삼 *C. australis* R. Brown도 약효가 같다.

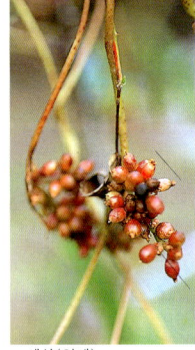

새삼(열매)

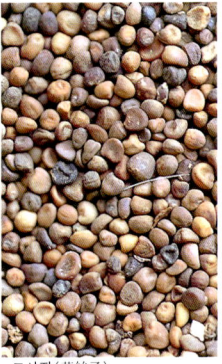

토사자(菟絲子)

527. 갯메꽃 [메꽃과]

Calystegia soldanella (L.) Roem. et Schult.

덩굴성 여러해살이풀. 잎은 어긋 난다. 꽃은 연한 홍색으로 5~6월에 핀다. 열매는 삭과로 둥글며 포와 꽃받침에 싸여 있고 흑색 종자가 들어 있다.

분포/ 중부 이남의 바닷가 모래땅에서 흔히 자라며, 일본, 아시아, 유럽, 북아메리카, 태평양 섬에 분포한다.

약효/ 뿌리를 효선초근(孝扇草根)이라고 하며, 진통, 이뇨, 소종의 효능이 있고, 류머티스성관절염, 소변불리, 인후염, 기관지염을 치료한다.

사용법/ 뿌리 25g에 물 900mL를 넣고 달인 액을 반으로 나누어 아침 저녁으로 복용한다.

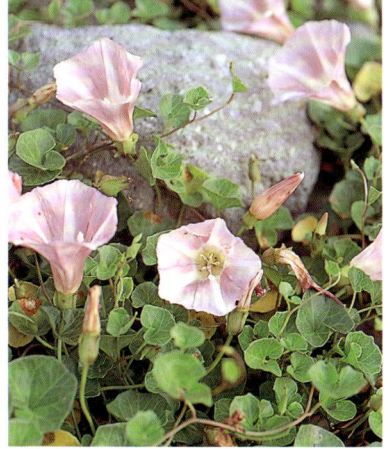

1994.6.7. 울릉도   갯메꽃

528. 나팔꽃 [메꽃과]

Pharbitis nil (L.) Choisy

덩굴성 한해살이풀. 잎은 어긋 난다. 꽃은 홍자색, 백색, 적색 등 여러 가지로 7~8월에 잎겨드랑이에 1~3개가 달린다. 꽃받침은 깊게 5개로 갈라진다. 꽃봉오리는 오른쪽으로 말린다. 열매는 삭과로, 3실에 각각 2개의 검은 종자가 들어 있다.

분포/ 히말라야 원산으로, 전국에서 자라는 귀화 식물이다.

채취/ 가을에 열매가 익었을 때 종자를 채취하여 말린다. 종자를 냄비에 넣어 볶아 조금 부풀어올랐을 때 식힌 것을 초견우자(炒牽牛子)라고 한다.

약효/ 종자를 흑축(黑丑) 또는 견우자(牽牛子)라고 하며, 사수(瀉水), 강기(降氣), 살충의 효능이 있고, 부종, 천만(喘滿), 담음(淡飮), 각기, 대변비결(大便秘結)을 치료한다.

성분/ 수지 성분인 pharbitin이 다량 함유되어 있고, 그 밖에 nilic acid, gallic acid와 알칼로이드로 llysergol, chanoclavine, penni-clavine, isopenniclavine, elymoclavine이 함

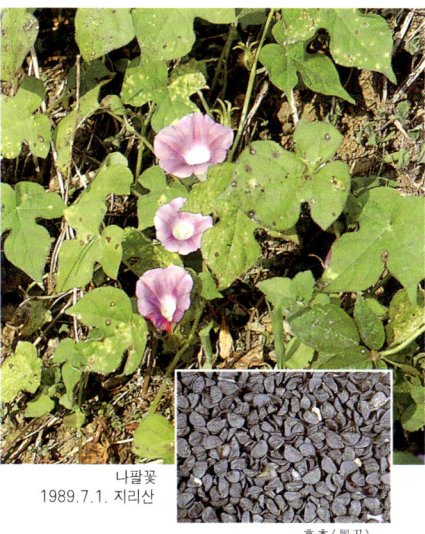

나팔꽃
1989.7.1. 지리산

흑축(黑丑)

유되어 있다. 익지 않은 종자에는 gibberellin 류가 함유되어 있다.

약리 작용/ pharbitin은 jalapin과 같이 사하 작용이 있다.

사용법/ 종자 10g에 물 700mL를 넣고 달인 액을 반으로 나누어 아침 저녁으로 복용하거나, 1g을 환제 또는 산제로 하여 복용한다.

참고/ 임산부는 복용을 피한다.

지치과 / 紫草科 / むらさき科 / Boraginaceae

풀, 떨기나무 또는 큰키나무. 대개 강한 털이 있다. 잎은 어긋 나며, 홑잎, 턱잎은 없다. 꽃은 양성화, 방사 상칭, 대개 끝이 말리는 취산 꽃차례로 달린다. 꽃통은 종 모양, 수술은 꽃통 위에 붙고, 꽃통 갈래와 같은 수이다. 열매는 핵과로 4개의 소견과(小堅果)로 구성된다. 세계에 100속 2000여 종, 우리 나라에는 13속 22종이 자란다.

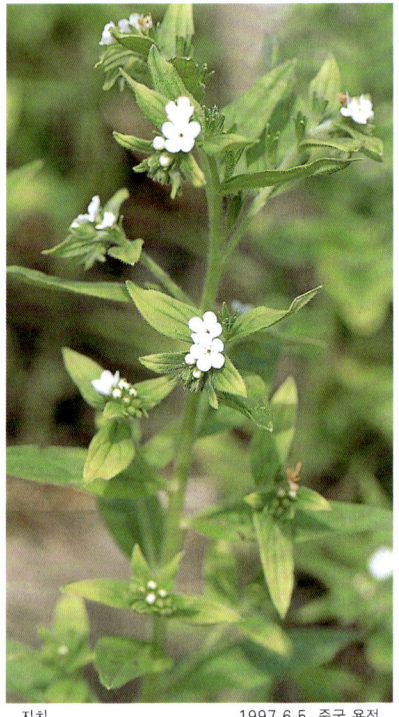

지치   1997.6.5. 중국 용정

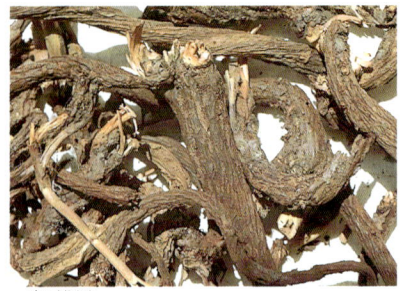

자근(紫根)

529. 지치   [지치과]

Lithospermum erythrorhizon S. et Z.

여러해살이풀. 높이 30~70cm. 꽃은 백색으로 5~6월에 줄기와 가지 끝에 수상 꽃차례로 달리고, 잎 모양의 포가 있다. 꽃받침잎은 5개로 깊게 갈라지고, 꽃통은 끝이 5개로 갈라지고 수평으로 퍼진다. 열매는 분과로 회색이며 윤채가 있다.

분포 / 전국의 산과 들에서 자라며, 일본, 만주, 중국, 아무르, 우수리에 분포한다.

채취 / 뿌리를 가을에 채취하여 말린다.

약효 / 뿌리를 자근(紫根)이라고 하며, 활혈, 해열, 해독, 활장(滑腸)의 효능이 있고, 습열에 의한 황달, 토혈, 혈뇨, 습진, 화상, 동상에 사용한다.

성분 / 주성분은 shikonin과 acetylshikonin 이며, 그 밖에 alkanin, isobutylshikonin, β, β-dimethylacrylshikonin, β-hydroxyiso-valerylshikonin, tetracrylshikonin 등이 함유되어 있다.

약리 작용 / 주성분은 shikonin과 acetyl-shikonin으로, 항염증 작용, 창상 치유 효과 및 항종양 작용이 있다.

사용법 / 뿌리 10g에 물 700mL를 넣고 달인 액을 반으로 나누어서 아침 저녁으로 복용하고, 외용에는 고약으로 만들어 환부에 바른다. 공업적으로는 자줏빛 염료로도 널리 이용한다.

참고 / 식용 색소나 화장품 등의 공업 색소로 널리 이용되고 있다.

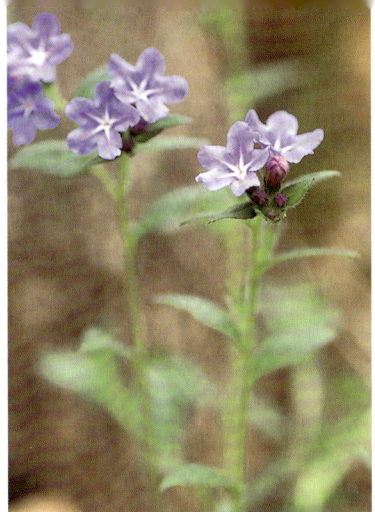

1996.5.20. 백양산　　　　　　반디지치

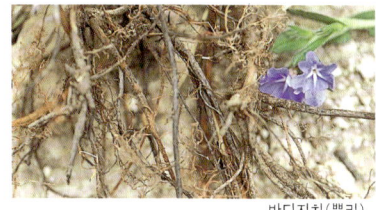

반디지치(뿌리)

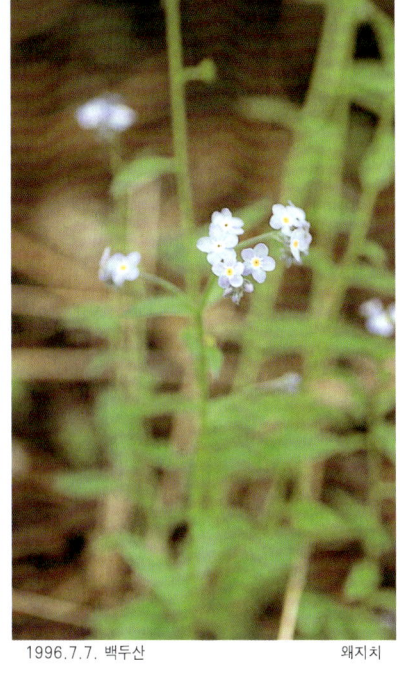

1996.7.7. 백두산　　　　　　왜지치

530. 반디지치　　　　　　　　　[지치과]

Lithospermum zollingeri A. DC.

여러해살이풀. 높이 20~40cm. 꽃은 벽자색으로 5~6월에 핀다. 열매는 분과(分果)로 백색이며 밋밋하고 둥글다.

분포/ 제주, 전남, 경남(거제도), 충남(안면도)의 산야에서 자라며, 일본, 중국, 대만에 분포한다.

약효/ 열매를 지선도(地仙桃)라고 하며, 온중건위(溫中健胃), 소종지통, 위창반산(胃脹反酸), 위한동통(胃寒疼痛), 토혈, 골절을 치료한다.

성분/ 전초에는 rutin, caffeic acid 등이 함유되어 있다.

사용법/ 열매 5g에 물 500mL를 넣고 달인 액을 반으로 나누어 아침 저녁으로 복용한다.

531. 왜지치(숲꽃마리, 숲물망초)[지치과]

Myosotis sylvatica (Ehrh.) Hoffmann

여러해살이풀. 높이 25~40cm. 꽃은 연한 하늘색으로 7~8월에 핀다. 열매는 분과로 달걀 모양이다.

분포/ 백두산을 비롯하여 함남, 함북, 평남, 평북 등의 북부 지방 깊은 산의 숲 속에서 자라며, 일본, 만주, 중국, 몽고, 우수리, 시베리아, 유럽에 분포한다.

약효/ 전초는 해열, 해독의 효능이 있으며, 황달, 도혈, 철뇨, 습진, 화상을 지료한다.

사용법/ 전초 10g에 물 700mL를 넣고 달인 액을 반으로 나누어 아침 저녁으로 복용한다.

참고/ 가지가 많이 갈라지고 잎이 바늘 모양인 개꽃말이 *M. laxa* Lehmann도 약효가 같다.

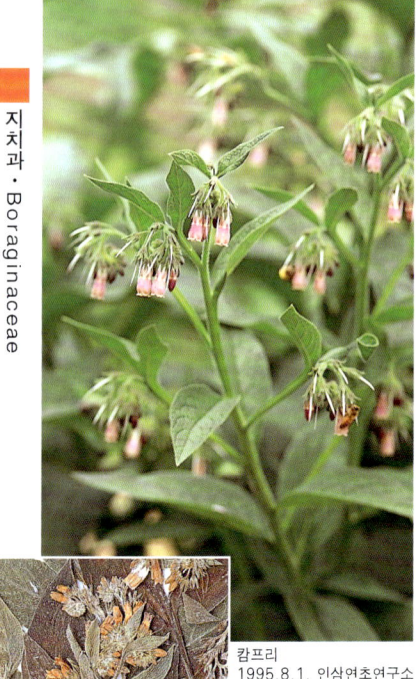

지치과 · Boraginaceae

캄프리
1995.8.1. 인삼연초연구소

감부리(甘富利)

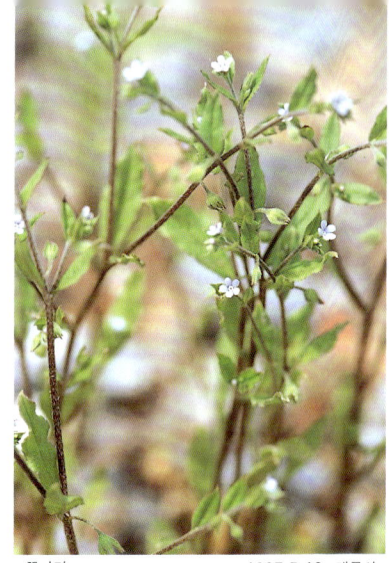

꽃마리 　　　　　　　1997.5.10. 계룡산

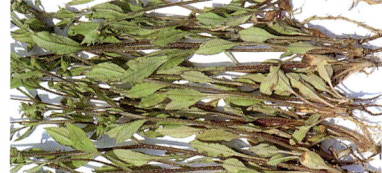

부지채(附地菜)

532. 캄프리　　　　　　　　　[지치과]

Symphytum officinale L.

　여러해살이풀. 높이 60~90cm. 꽃은 자줏
빛, 연한 홍색 및 백색으로 6~7월에 핀다.
열매는 4개의 분과로 되며 달걀 모양이다.
분포/ 유럽 원산으로, 전국에서 재배하는 귀
화 식물이다.
약효/ 전초를 감부리(甘富利)라고 하며, 보
혈, 위염, 장염, 기침, 가래, 지혈에 효능이
있고, 신체허약, 빈혈, 간염, 황달, 소화불
량, 설사, 외상출혈 등을 치료한다.
성분/ 뿌리에는 allantoin, consolidine 등이
함유되어 있다.
사용법/ 전초 20g에 물 800mL를 넣고 달인
액을 반으로 나누어서 아침 저녁으로 복용
한다.

533. 꽃마리　　　　　　　　[지치과]

Trigonotis peduncularis (Trevir.) Bentham

　두해살이풀. 높이 10~30cm. 꽃은 연한 남
색으로 4~7월에 핀다. 열매는 분과로 윗부
분이 뾰족하다.
분포/ 전국의 산과 들에서 자라며, 일본, 만
주, 중국, 몽고, 유럽에 분포한다.
약효/ 전초를 부지채(附地菜)라고 하며, 유
뇨, 늑막염, 설사, 종독, 수족마비를 치료한
다.
사용법/ 전초 20g에 물 800mL를 넣고 달인
액을 반으로 나누어서 아침 저녁으로 복용
한다.
참고/ 다른 종에 비하여 두해살이풀이며,
꽃이 작고 많이 달린다.

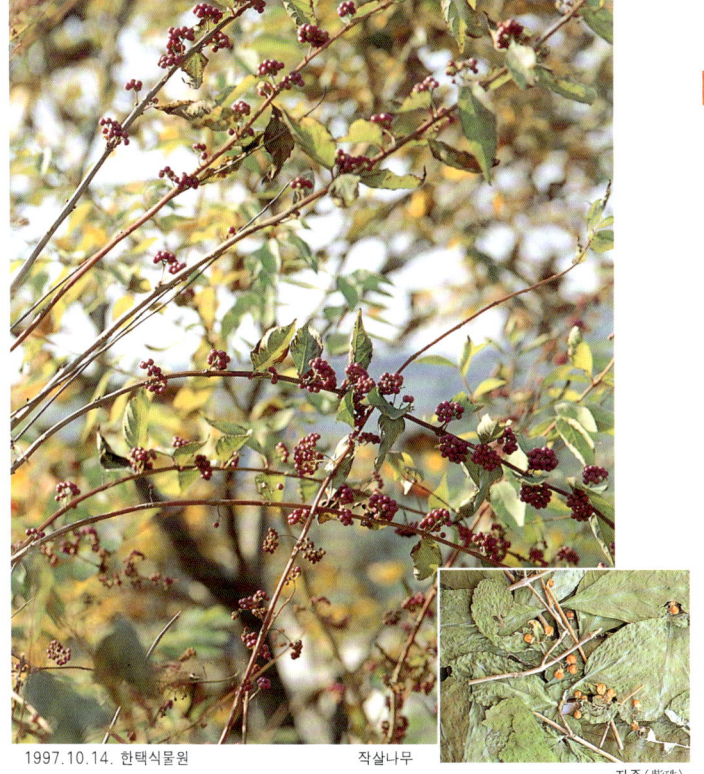

1997.10.14. 한택식물원 　　　　작살나무

자주(紫珠)

마편초과 / 馬鞭草科 / くまつづら科 / Verbenaceae

풀, 떨기나무 또는 큰키나무. 가지에 4개의 줄무늬가 있거나 각이 지는 것이 있다. 꽃은 양성화, 좌우 상칭. 4개의 수술은 꽃잎에 붙고, 꽃밥은 2실, 세로로 갈라진다. 자방은 상위. 갈라지지 않고 정생하는 암술대 및 마주 나는 잎이 있다. 세계에 100속 2600종, 우리 나라에는 5속 12종이 자란다.

534. 작살나무　　　　　　[마편초과]

Callicarpa japonica Thunb.

갈잎떨기나무. 높이 2~3m. 꽃은 연한 자줏빛으로 7~8월에 핀다. 열매는 핵과로 둥글며 10월에 자줏빛으로 익는다.

분포/ 전국의 산에서 흔히 자라며, 일본, 중국, 대만에 분포한다.

약효/ 잎, 줄기 및 뿌리를 자주(紫珠)라고 하며, 어혈, 장출혈, 자궁출혈, 호흡기감염증,

편도선염을 치료한다.

사용법/ 잎, 줄기, 뿌리 10g에 물 700mL를 넣고 달인 액을 반으로 나누어 아침 저녁으로 복용한다.

참고/ 잎의 가장자리 위쪽에만 톱니가 있는 좀작살나무 *C. dichotoma* Raeusch., 잎의 길이가 10~20cm로 크고 윤채가 있는 왕작살 var. *luxurians* Rehder.도 약효가 같다.

427

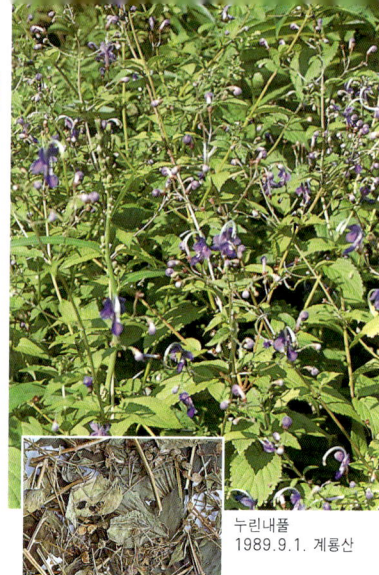

누린내풀
1989.9.1. 계룡산

화골단(化骨丹)

535. 층꽃풀(층꽃나무)　　　[마편초과]

Caryopteris incana (Thunb.) Miquel

여러해살이풀. 높이 30~60cm. 꽃은 하늘색이 도는 자줏빛으로 7~8월에 핀다. 열매는 삭과로 달걀 모양이다. 종자는 가장자리에 날개가 있고 벽색으로 익는다.

분포/ 전남, 경남(부산 · 청도), 남쪽 섬의 산과 들에서 자라며, 일본, 중국, 대만에 분포한다.

약효/ 전초 또는 뿌리를 난향초(蘭香草)라고 하며, 거풍, 제습, 지해, 산어의 효능이 있고, 감기에 의한 발열, 류머티즘에 의한 통증, 백일해, 만성기관지염, 월경불순 등에 사용한다.

약리 작용/ 황색포도상구균, 디프테리아균, 적리균에 대하여 항균 작용이 있으며, 쥐의 암모니아수 자극으로 일어난 만성기관지염에 대하여는 지해 작용이 있다.

사용법/ 전초 또는 뿌리 15g에 물 700mL를 넣고 달인 액을 반으로 나누어 아침 저녁으로 복용한다.

536. 누린내풀　　　[마편초과]

Caryopteris divaricata (S. et Z.) Maxim.

여러해살이풀. 높이 1m 가량. 꽃은 하늘색이 도는 자줏빛으로 7~8월에 핀다. 열매는 삭과로 4갈래로 갈라져 벌어진다.

분포/ 경기, 강원 이남 산기슭에서 자라고, 일본, 중국에 분포한다.

약효/ 전초를 화골단(化骨丹)이라고 하며, 해열, 지해의 효능이 있고, 감모두통(感冒頭痛), 해수, 백일해, 림프선염을 치료한다.

사용법/ 전초 10g에 물 700mL를 넣고 달인 액을 반으로 나누어 아침 저녁으로 복용한다.

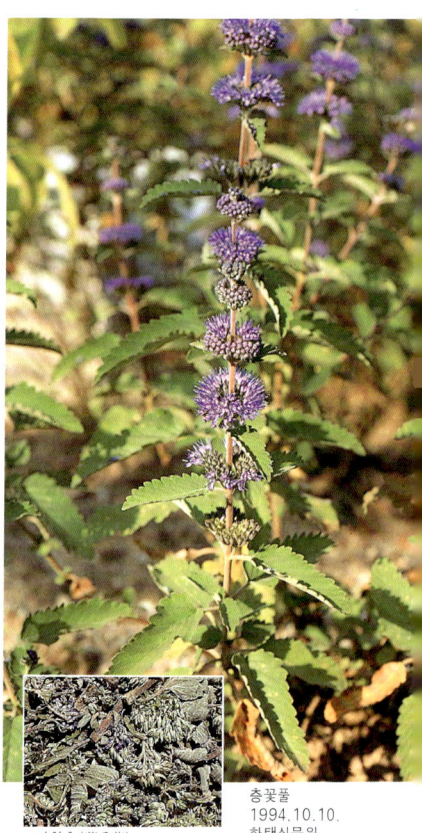

층꽃풀
1994.10.10.
한택식물원

난향초(蘭香草)

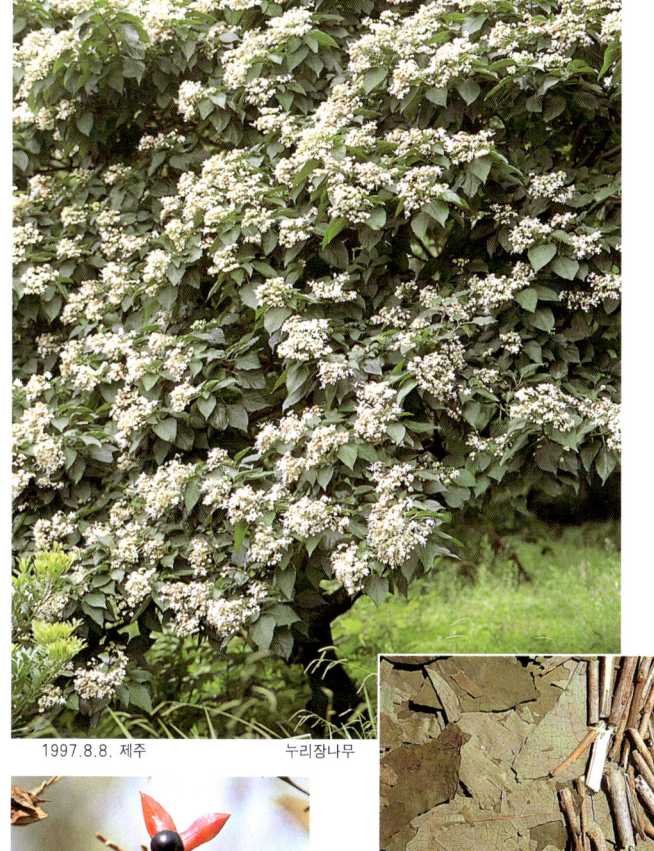

1997.8.8. 제주   누리장나무

누리장나무(열매)

취오동(臭梧桐)

537. **누리장나무**(구릿대나무)   [마편초과]

Clerodendron trichotomum Thunb.

늘푸른떨기나무. 높이 2m 가량. 꽃은 양성
화로 8 · 9일에 핀다. 열매는 책과로 둥글며,
10월에 청자색으로 익고, 적색 꽃받침에 싸
여 있다가 꽃받침이 뒤로 젖혀짐으로써 드러
난다.

분포/ 중부 이남의 산기슭이나 골짜기에서
자라며, 일본, 중국, 만주, 대만에 분포한다.

약효/ 가지와 잎을 취오동(臭梧桐)이라고 하
며, 거풍, 혈압강하, 류머티즘 등에 사용한
다.

성분/ 잎에는 clerodendrin A, B, cleroden-
drinin A, B, acacetin-7-glucoglucuronide 등
이 함유되어 있으며, 줄기, 잎의 물 추출물
은 쥐, 토끼, 개에 대한 실험에서 혈압을 강
하시키고 진정 및 진통 작용이 나타난다.

사용법/ 가지와 잎 10g에 물 700mL를 넣고
달인 액을 빈으로 나누어서 아침 저녁으로
복용한다.

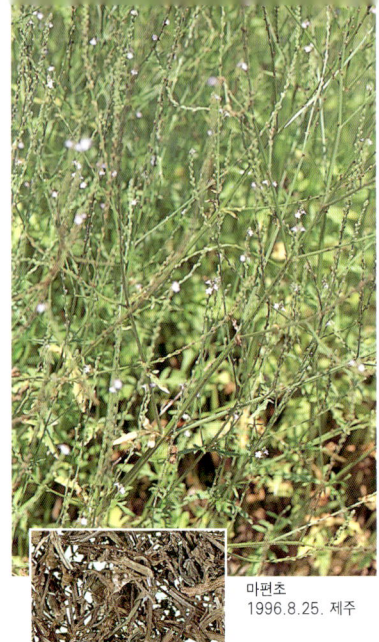

마편초
1996.8.25. 제주

마편초(馬鞭草)

538. 마편초 [마편초과]

Verbena officinalis L.

여러해살이풀. 높이 30~60cm. 꽃은 연한 자줏빛으로 7~8월에 원줄기나 가지 끝에 이삭 꽃차례를 이룬다. 열매는 분과로 4개이다.

분포/ 제주도, 전남, 전북, 경남의 들 및 남쪽 해안에서 자라며, 일본, 중국, 대만, 아시아, 유럽, 아프리카에 분포한다.

약효/ 전초를 마편초(馬鞭草)라고 하며, 해열, 해독, 활혈, 어혈, 무월경(통경), 황달, 디프테리아, 이뇨, 치주염 및 피부병에 사용한다.

성분/ 전초에는 verbenalin (cornin)이 함유되어 있다.

약리 작용/ 토끼에 대한 실험에서 물과 에탄올 추출물은 소염 작용이 있고, cornin은 혈액 응고 촉진 작용이 있다. verbenalin은 소량 사용시에는 교감 신경 말초를 흥분시키고, 다량 사용시에는 억제한다.

사용법/ 전초 20g에 물 800mL를 넣고 달인 액을 반으로 나누어 아침 저녁으로 복용하고, 외용에는 짓찧어서 환부에 바르거나 씻는다.

539. 좀모형 [마편초과]

Vitex negundo L. var. *incisa* (Lam.) C.B. Clarke [*V. chinensis* Miller]

갈잎떨기나무. 높이 1~2m. 꽃은 자줏빛으로 7~8월에 핀다. 열매는 핵과로 둥글며 9~10월에 검게 익는다.

분포/ 경남, 경북, 경기의 산기슭 바위 곁에서 자라며, 만주, 중국에 분포한다.

약효/ 열매를 모형자(牡荊子)라고 하며, 거풍, 강기, 지통의 효능이 있고, 해수, 위통, 산기(疝氣)를 치료한다.

사용법/ 열매 15g에 물 700mL를 넣고 달인 액을 반으로 나누어 아침 저녁으로 복용한다. 물로 달인 액은 황색포도상구균, 대장균, 녹농균에 대한 항균 작용이 있다.

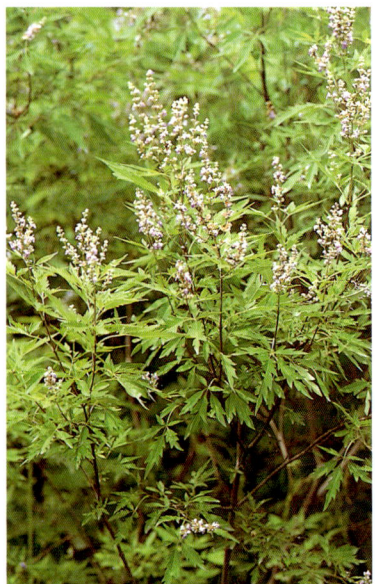

좀모형 1989.8.1. 충남 임업시험장

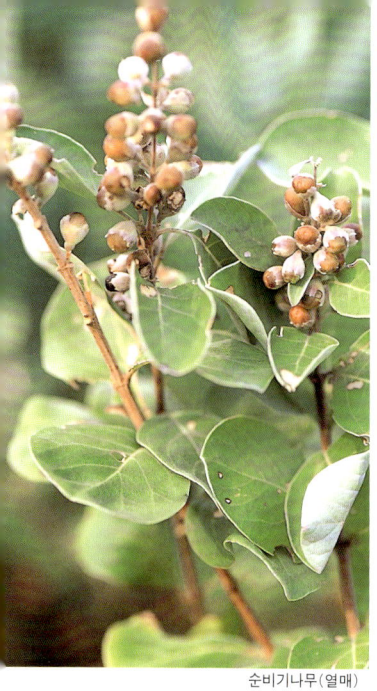
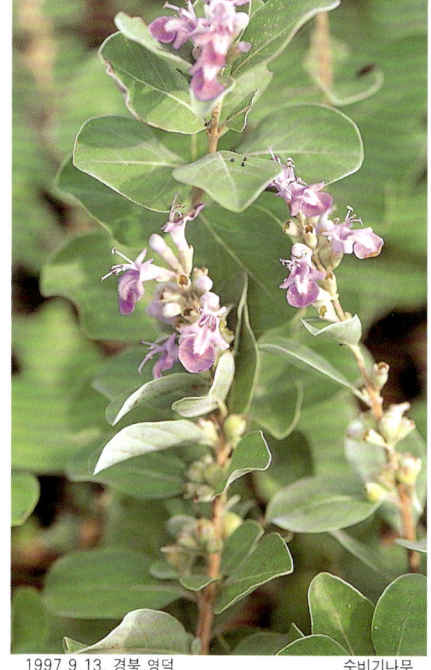

순비기나무(열매) 1997.9.13. 경북 영덕 순비기나무

540. 순비기나무 [마편초과]

Vitex rotundifolia L. fil.

늘푸른떨기나무. 높이 30~50cm. 꽃은 7~9월에 가지 끝에서 나오는 원추 꽃차례로 핀다. 꽃받침잎은 잔 모양이고, 꽃통은 벽자색이다. 열매는 핵과로 둥글고 딱딱하며 9~10월에 흑자색으로 익는다.

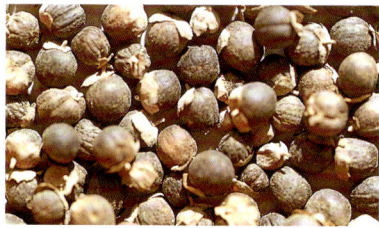

만형자(蔓荊子)

분포/ 강원, 황해 이남의 바닷가에서 흔히 자라며, 일본, 중국, 대만, 동남 아시아, 오스트레일리아에 분포한다.

채취/ 열매를 가을에, 잎과 줄기를 여름에 채취하여 말린다.

약효/ 열매를 만형자(蔓荊子)라고 하며, 머리를 맑게 하고 눈을 밝게 한다. 편두통, 치통, 눈의 충혈, 현기증, 관절염 등을 치료한다. 줄기와 잎을 만형자엽(蔓荊子葉)이라 하며, 타박상을 치료한다.

성분/ 잎에 함유된 수성분은 camphene과 pinene이며, luteolin-7-glucoside가 있고, 열매에는 vitexcarpin (casticin), artemetin이 함유되어 있다.

사용법/ 건조시킨 열매 또는 줄기와 잎 10g에 물 700mL를 넣고 달인 액을 반으로 나누어 아침 저녁으로 복용하거나 짓찧어서 즙을 내어 술에 타서 마신다.

참고/ 혈허로 화(火)가 있고, 두통, 현기증이 자주 나는 사람은 복용을 금한다.

꿀풀과 / 脣形科 / しそ科 / Labiatae

풀, 드물게 떨기나무. 줄기와 가지는 네모지고, 잎은 마주 나거나 돌려 나고, 턱잎은 없다. 꽃은 양성화로 대개 입술 모양, 꽃받침의 톱니는 5개, 꽃잎은 통 모양으로 가장자리는 4~5갈래이다. 수술은 4개 또는 2개로 꽃통에 붙고, 꽃밥은 2실, 자방은 상위, 암술대는 단일하고 위에서 2갈래, 배주는 4개. 열매는 수과 같은 소견과가 4개, 배유는 소량이거나 없다. 세계에 200속 3500종, 우리나라에는 25속 55종이 분포한다.

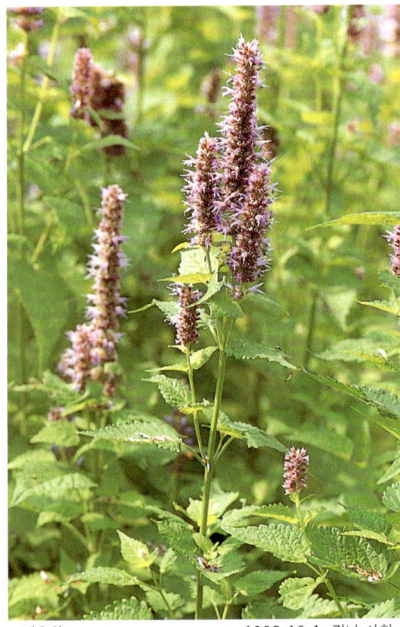

배초향　　　　　　　　　1993.10.1. 경남 사천

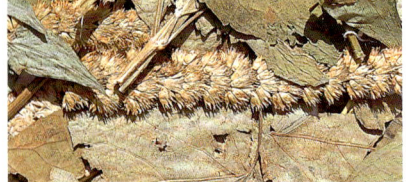

곽향(藿香)

541. 배초향　　　　　　[꿀풀과]

Agastache rugosa (Fisch. et Meyer) O. Kuntze

여러해살이풀. 높이 1~1.5m. 꽃은 자줏빛으로 7~9월에 가지나 원줄기 끝에 많이 달린다. 꽃받침은 5개로 갈라지고 15맥이 있으며, 꽃잎은 5개로 갈라지고 아랫입술이 크다. 수술은 2개가 길게 밖으로 나온다. 열매는 분과로 달걀 모양이다.

분포 / 전국의 산과 들에서 흔히 자라며, 일본, 중국, 만주, 대만, 아무르에 분포한다.

채취 / 전초를 가을에 채취하여 말린다.

약효 / 전초를 곽향(藿香)이라고 하며, 쾌기(快氣), 화중(和中), 지구(止嘔), 화습(化濕)의 효능이 있고, 감기에 의한 두통, 열, 구토, 설사, 구취를 치료한다. 줄기나 잎을 증류해서 얻은 방향수를 곽향로(藿香露)라고 하는데, 해서(解暑)의 효능이 있고, 서열(暑熱)에 의한 기체(氣滯), 흉번(胸煩), 오심 등을 치료한다.

성분 / 정유의 주성분은 methylchavicol이고, 그 밖에 anethole, anisaldehyde, α-limonene, *p*-methoxycinnamaldehyde, α-pinene 등이다.

약리 작용 / 물로 달인 액은 백선균과 무좀균에 대하여 항진균 작용이 있다.

사용법 / 전초 10g에 물 700mL를 넣고 달인 액을 반으로 나누어 아침 저녁으로 복용하거나, 환제 또는 산제로 하여 사용한다. 외용에는 달인 액을 입에 물고 양치질을 해서 씻거나 약간 구워 환부에 바른다. 곽향로는 60mL를 따뜻하게 하여 복용한다.

참고 / 중국에서는 *Pogostemon cablin* (Blanco) Benth.의 전초 또는 잎을 광곽향(廣藿香)이라 하여 사용하며, 우리 나라에 수입되는 곽향도 대부분 이것이다.

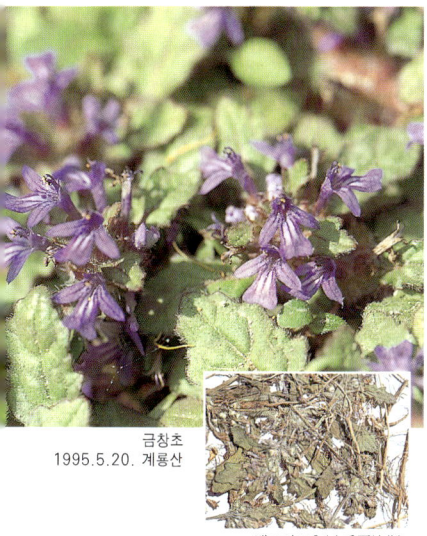

금창초
1995.5.20. 계룡산

백모하고초(白毛夏枯草)

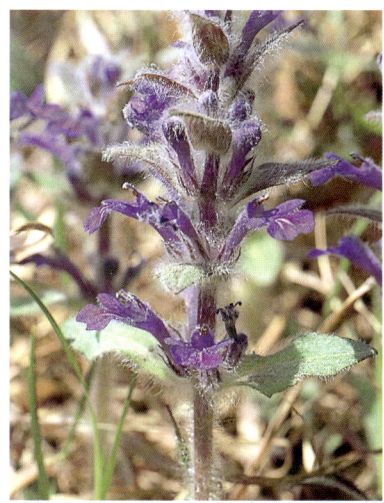

1989.5.1. 계룡산

조개나물

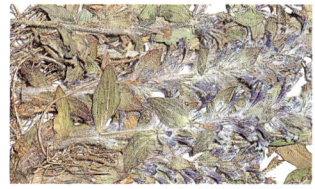

다화근골초(多花筋骨草)

꿀풀과 · Labiatae

542. 금창초(금란초) [꿀풀과]

Ajuga decumbens Thunb.

여러해살이풀. 높이 5~15cm. 꽃은 짙은 자줏빛으로 5~6월에 핀다. 꽃받침은 5개, 4개의 수술 중 2개는 길다.

분포/ 충청도, 경상도, 전라도 및 제주도의 산기슭이나 들에서 자라며, 중국과 일본에 분포한다.

약효/ 건조시킨 전초를 백모하고초(白毛夏枯草)라고 하며, 지해, 화담, 청열, 양혈, 소종, 해독의 효능이 있고, 기관지염, 토혈, 적리, 인후종통을 치료한다.

성분/ cyasterone, ecdysterone, ajugasterone C, ajugalactone이 함유되어 있고, 에탄올 추출물은 쥐에 대하여 지해 작용이 있으며, 또 황색포도상구균, 폐렴균 등에 대하여 항균 작용이 있다.

사용법/ 건조시킨 전초 15g에 물 700mL를 넣고 달인 액을 반으로 나누어 아침 저녁으로 복용한다.

543. 조개나물 [꿀풀과]

Ajuga multiflora Bunge

여러해살이풀. 높이 20~30cm. 꽃은 벽자색으로 5~6월에 핀다. 열매는 분과로 편구형이며 꽃받침에 싸여 있다.

분포/ 전국의 들에서 흔히 자라며, 만주, 중국, 아무르, 우수리, 일본에 분포한다.

약효/ 건조시킨 전초를 다화근골초(多花筋骨草)라고 하며, 소염, 양혈, 접골의 효능이 있고, 폐렴, 기관지염, 급성딤닝염, 간염, 편도선염, 이질, 매독을 치료한다.

성분/ harpagide, 8-O-acetylharpagide, ajugoside, ajugol 등이 함유되어 있다.

사용법/ 전초 15g에 물 700mL를 넣고 달인 액을 반으로 나누어 아침 저녁으로 복용한다.

433

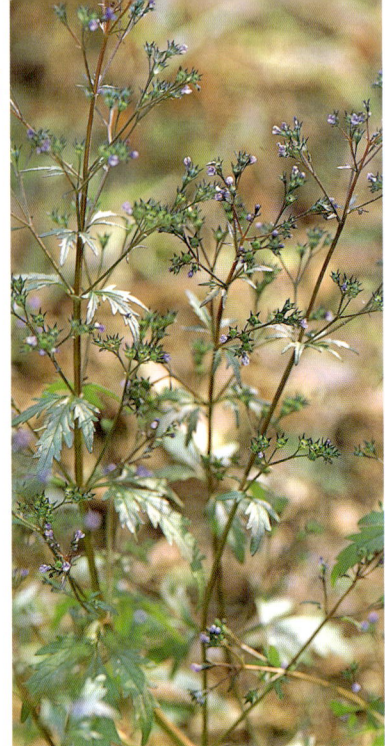

개차즈기　　　　1997.10.10. 강원 화천

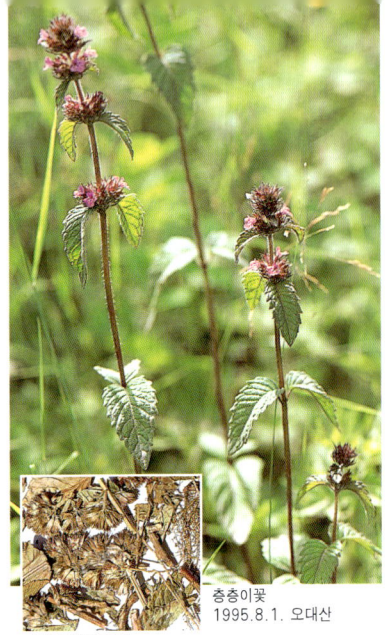

풍륜채(風輪菜)

층층이꽃
1995.8.1. 오대산

544. 개차즈기　　　　[꿀풀과]

Amethystea caerulea L.

　한해살이풀. 높이 30~80cm. 잎은 마주 난다. 꽃은 하늘색으로 8~9월에 핀다. 열매는 분과로 달걀 모양이며 그물 같은 무늬가 있다.

분포/ 전국의 산과 들에서 자라며, 일본, 만주, 중국, 아무르, 우수리, 몽고, 시베리아에 분포한다.

약효/ 전초를 수자침(水刺針)이라고 하며, 거풍해표(祛風解表), 투진(透疹)의 효능이 있고, 감모, 두통, 인후통, 마진불출, 담마진, 피부소양을 치료한다.

사용법/ 전초 10g에 물 700mL를 넣고 달인 액을 반으로 나누어서 아침 서녁으로 복용한다.

545. 층층이꽃　　　　[꿀풀과]

Clinopodium chinense (Benth.) O. Kuntze
　var. *parviflorum* (Kudo) Hara

　여러해살이풀. 높이 15~40cm. 잎은 마주 난다. 꽃은 분홍색으로 7~8월에 줄기나 가지 끝에 층층으로 달린다. 꽃받침은 5갈래로 붉은빛이 돈다. 열매는 분과로 둥글고, 지름 6mm 정도이며 약간 편평하다.

분포/ 전국의 산과 들에서 흔히 자라며, 일본에 분포한다.

약효/ 건조시킨 전초를 풍륜채(風輪菜)라고 하며, 소풍(消風), 청열, 해독, 소종의 효능이 있고, 감기, 서체(暑滯), 급성담낭염, 간염을 치료한다.

사용법/ 전초 15g에 물 700mL를 넣고 달인 액을 반으로 나누어 아침 저녁으로 복용한다.

참고/ 전체가 녹색으로 붉은빛이 돌지 않으며 꽃이 백색이고 꽃받침에 선모(腺毛)가 있는 산층이 var. *shibetchense* (Lév.) Koidz.도 약효가 같다.

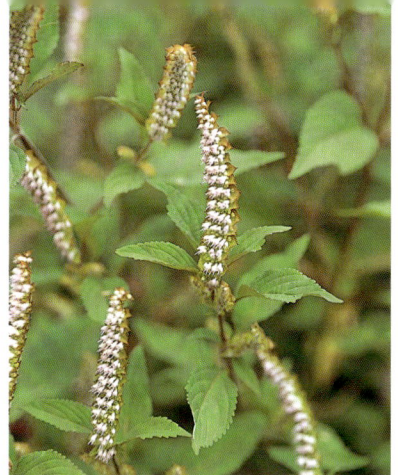

1994.10.1. 계룡산 　　　　　　　향유

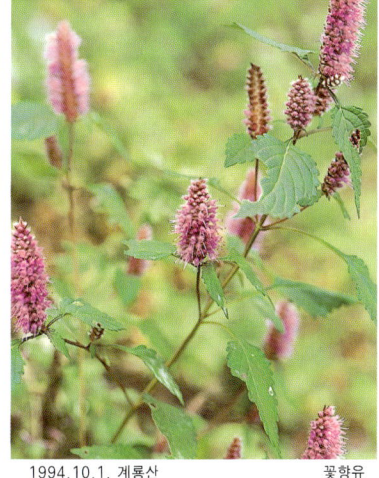

1994.10.1. 계룡산 　　　　　　　꽃향유

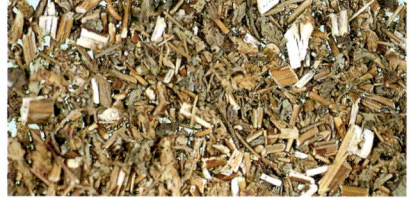

향유(香薷)

546. 향유　　　　　　　[꿀풀과]

Elsholtzia ciliata (Thunb.) Hylander

한해살이풀. 높이 30~60cm. 잎은 어긋 난다. 꽃은 연한 홍자색으로 8~9월에 한쪽으로 치우쳐 빽빽하게 달린다. 꽃받침은 5개, 꽃통은 4개로 갈라지며 털이 있다. 열매는 분과로 달걀 모양이다.

분포/ 전국의 산에서 흔히 자라며, 일본, 만주, 중국, 몽고, 사할린, 유럽에 분포한다.

채취/ 전초를 여름부터 가을까지 채취하여 말린다.

약효/ 우리 나라에서는 전초를 향유(香薷)라고 하며, 발한, 해서, 화습, 온위, 조중(調中)의 효능이 있고, 두통발열, 오한무한(惡寒無汗), 복통, 구토, 하리, 수종, 각기를 치료한다. 중국에서는 전초를 반변소(半邊蘇)라고 하며, 거풍, 발한의 효능이 있고, 사지

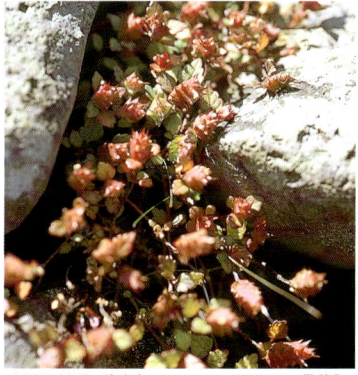

1995.10.1. 한라산 　　　　　　　좀향유

마비, 폐결핵에 의한 토혈, 감모, 창독을 치료한다.

성분/ 정유가 함유되어 있으며, 주성분은 elsholtziaketone이다.

사용법/ 전초 10g에 물 700mL를 넣고 달인 액을 반으로 나누어 아침 저녁으로 복용한다.

참고/ 꽃향유, 가는잎향유, 좀향유, 털향유도 약효가 같다. 애기향유에 비하여 크고 포는 녹색이다. 중국에서는 *E. haichowensis* Sun의 전초를 강향유(江香薷), *Mosla chinensis* Maxim.의 전초를 청향유(淸香薷)라 하여 사용한다.

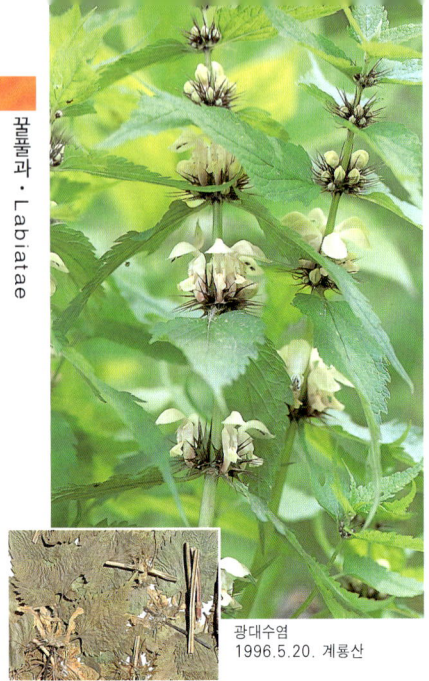

광대수염
1996.5.20. 계룡산

야지마(野芝麻)

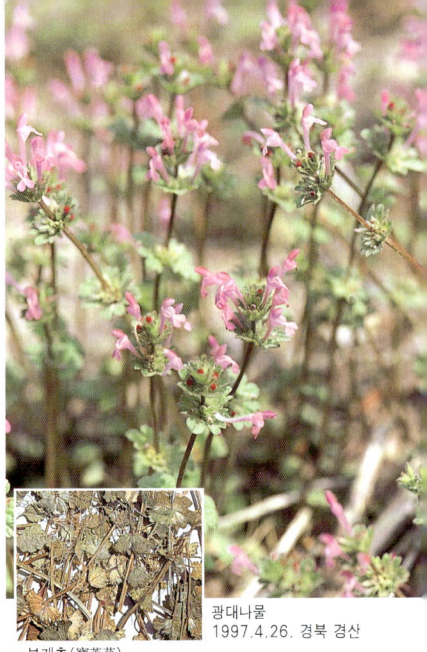

광대나물
1997.4.26. 경북 경산

보개초(寶蓋草)

547. 광대수염 [꿀풀과]

Lamium album L. var. *barbatum* (S. et Z.) Fr. et Sav.

여러해살이풀. 높이 30~60cm. 잎은 마주 난다. 꽃은 흰색, 연한 홍색으로 5월에 핀다. 열매는 분과로 3개의 능선이 있다.

분포/ 전국의 산과 들에서 흔히 자라며, 일본, 만주, 중국, 사할린, 캄차카 반도에 분포한다.

약효/ 건조시킨 전초를 야지마(野芝麻)라고 하며, 폐열해혈, 혈림, 대하, 종독을 치료한다.

성분/ quercimetrin, lamioside, rutin 등이 함유되어 있고, 물 추출물은 동맥 및 자궁을 수축시키므로 자궁출혈에 사용된다.

사용법/ 건조시킨 전초 15g에 물 700mL를 넣고 달인 액을 반으로 나누어 아침 저녁으로 복용한다.

548. 광대나물 [꿀풀과]

Lamium amplexicaule L.

두해살이풀. 높이 10~30cm. 잎은 마주 난다. 꽃은 홍자색으로 4~5월에 핀다. 열매는 분과로 3개의 능선이 있다.

분포/ 전국의 밭이나 길가에 흔히 자라며, 일본, 만주, 중국, 아무르, 몽고, 시베리아, 유럽에 분포한다.

약효/ 건조시킨 전초를 보개초(寶蓋草)라고 하며, 거풍, 통락(通絡), 소종, 지통의 효능이 있고, 근골동통, 사지마목, 타박상, 나력, 토혈을 치료한다.

성분/ 잎에는 iridoid계 성분으로 laminoside, lamiol, lamide, ipolamide가 함유되어 있다.

사용법/ 건조시킨 전초 20g에 물 800mL를 넣고 달인 액을 반으로 나누어 아침 저녁으로 복용한다.

참고/ 광대수염에 비하여 작고 잎이 두 가지이다. 꽃통 안쪽에 털의 고리가 없다.

549. 익모초 [꿀풀과]

Leonurus japonicus Houtt.

두해살이풀. 높이 1m 가량. 잎은 마주
난다. 꽃은 연한 홍자색으로 7~8월에 윗
부분의 잎겨드랑이에 몇개씩 층층으로
달린다. 꽃받침은 5개로 갈라지고, 꽃통
은 아래위 2개로 갈라지며, 밑부분의 것
이 다시 3개로 갈라지고 적색 줄이 있다.
분포/ 전국의 들에서 흔히 자라며, 일본,
만주, 중국, 인도차이나, 인도, 말레이
시아에 분포한다.
채취/ 전초를 가을에 채취하여 말린다.
약효/ 전초를 익모초(益母草)라고 하며,
활혈, 거어(祛瘀), 조경(調經), 소수(消
水)의 효능이 있고, 산후출혈, 월경불순,
태루난산(胎漏難産), 포의불하(胞衣不
下), 혈뇨, 사혈(瀉血), 산후혈훈(産後血
暈)을 치료한다. 열매를 충위자(茺蔚子)
라고 하며, 활혈, 거어, 조경, 청열의 효
능이 있고, 월경불순, 대하, 산후어혈에
의한 통증을 치료한다.
성분/ 지상부에 leonurine, stachydrine,
leonuridine, leonurinine이 함유되어 있
다.
약리 작용/ 익모초의 물 추출물은 토끼,
개의 적출 자궁에 대하여 흥분 작용이 있
고, 정맥 주사를 하면 혈압이 강하된다.
사용법/ 익모초 또는 열매 15g에 물 700mL
를 넣고 달인 액을 반으로 나누어 아침 저
녁으로 복용하고, 외용에는 짓찧어서 환
부에 바른다.
참고/ 산혈(肝血)이 부족한 사람, 동공이
산대된 사람, 임부는 복용을 금한다. 만
주익모초 *L. sibiricus* L.는 잎의 조각이
가늘고 꽃이 크며 시베리아에 분포한다.

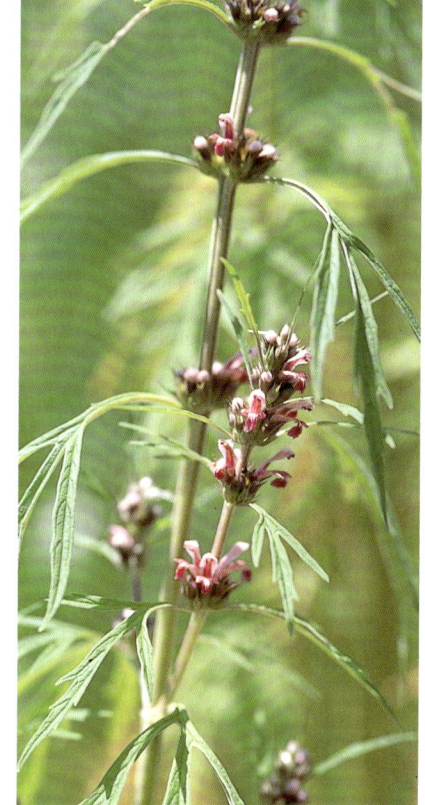

1997.7.22. 공주 　　　　　　익모초

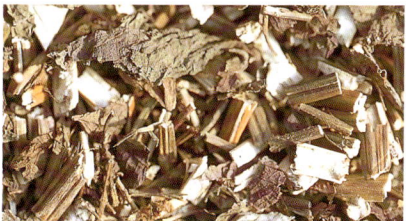

익모초(益母草)

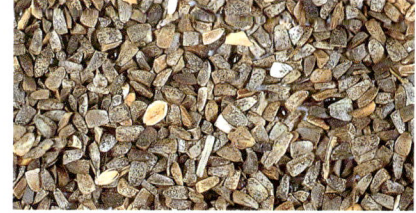

충위자(茺蔚子)

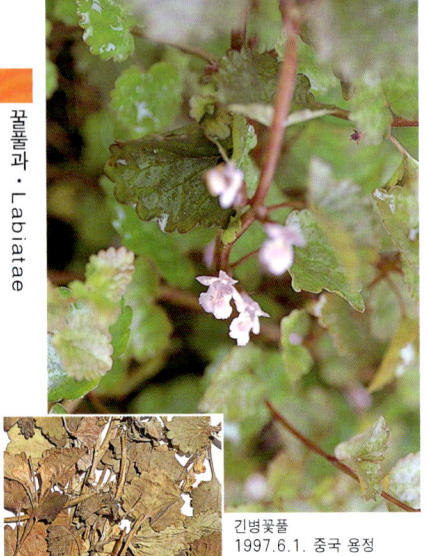

긴병꽃풀
1997.6.1. 중국 용정

연전초(連錢草)

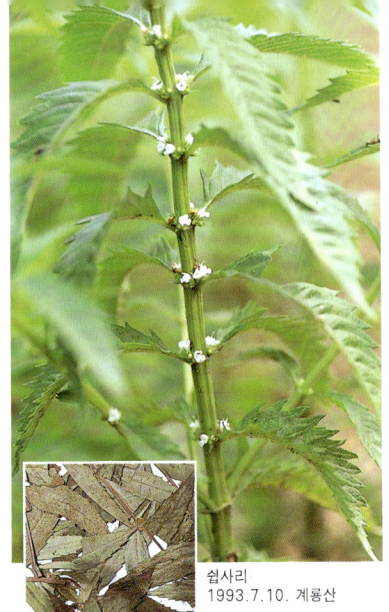

쉽사리
1993.7.10. 계룡산

택란(澤蘭)

550. 긴병꽃풀 　　　　　[꿀풀과]

Glechoma grandis (A. Gray) Kupr. var. *longituba* (Nakai) Kitagawa

여러해살이풀. 높이 10~20cm. 잎은 마주 난다. 꽃은 연한 자줏빛으로 4~5월에 핀다. 열매는 분과로 꽃받침 속에 들어 있다.

분포/ 전남(광주), 경남(산청·지리산), 경기(북한산), 황해 이북의 산과 들에서 자라며, 일본, 만주, 시베리아에 분포한다.

약효/ 건조시킨 전초를 연전초(連錢草)라고 하며, 해표, 거풍의 효능이 있고, 토혈, 혈변, 자궁출혈, 발열, 두통, 인후종통, 산후혈훈, 옹종을 치료한다.

성분/ 정유의 주성분은 *l*-pinocamphene, *l*-menthone, *l*-pulegone 등이며, 이담 작용이 있어서 간세포의 담즙 분비를 촉진시켜 간담관 내의 담즙 증가, 담도 괄약근의 운동을 촉진하여 담즙 분비가 잘 되게 한다.

사용법/ 건조시킨 전초 15g에 물 700mL를 넣고 달인 액을 반으로 나누어 아침 저녁으로 복용한다.

551. 쉽사리 　　　　　[꿀풀과]

Lycopus lucidus Turcz.

여러해살이풀. 높이 1m 가량. 잎은 마주 난다. 꽃은 백색으로 7~8월에 핀다. 수술은 2개, 암술대는 꽃 밖으로 나와 2개로 갈라진다.

분포/ 전국의 습지에서 자라며, 일본, 만주, 중국, 대만, 아무르, 우수리에 분포한다.

약효/ 전초를 택란(澤蘭)이라고 하며, 활혈, 거어(祛瘀), 이뇨, 퇴종의 효능이 있고, 월경폐지, 산후어체, 복통, 부종, 타박상, 옹종을 치료한다.

성분/ 지상부의 정유 성분으로 caryophyllene, carvacrol, thymol 등, triterpenoid 성분으로는 betulinic acid가 함유되어 있다.

사용법/ 전초 10g에 물 700mL를 넣고 달인 액을 반으로 나누어 아침 저녁으로 복용한다.

참고/ 쉽사리에 비해 전체가 작고, 줄기 지름이 3mm 이내이며 잎이 바늘 모양인 애기쉽사리 *L. maackianus* Makino도 약효가 같다.

552. 박하　[꿀풀과]

Mentha arvensis L. var. *piperascens* Malinv.

여러해살이풀. 높이 50cm 가량. 잎은 마주 난다. 꽃은 연한 자줏빛으로 7~9월에 윗부분과 가지의 잎겨드랑이에 모여 달려 층을 이룬다. 꽃받침은 녹색, 길이 2.5~3mm로 끝이 5개로 갈라지며, 꽃받침 조각에는 털이 있고 끝이 뾰족하다. 꽃통은 길이 4~5mm로 4개로 갈라지며, 수술은 4개이다. 열매는 분과로 타원형이다.

분포/ 전국의 습지나 냇가에서 자라며, 일본, 만주, 중국, 아무르, 사할린, 몽고, 시베리아에 분포한다.

채취/ 전초를 여름에 채취하여 말린다.

약효/ 전초를 박하(薄荷)라고 하며, 거풍, 해열, 해독의 효능이 있고, 풍열, 두통, 적목, 인후종통, 복부고창(腹部鼓脹), 치통, 창개(瘡疥), 피부소양을 치료한다.

성분/ *l*-menthol이 주성분이고, *l*-menthone, camphene, *l*-limonene, isomenthone, piperitone, pulegene 등이 함유되어 있다. *l*-menthol은 이담 작용, 국소 자극 작용, 국소 마취 작용, 진경 작용, 구풍 작용, 구충 작용 등이 있다. *l*-menthol은 박하를 수증기 증류하여 정유를 뽑고, 정유를 얼음에 소금을 넣은 한제(寒劑)로 냉각시키면 결정으로 석출된다.

약리 작용/ *l*-menthol은 토끼의 적출 장관에 대하여 억제 작용이 있다. 피부에 바르면 청량감이 있는데, 이는 모세 혈관 확장 때문이나.

사용법/ 전초 15g에 물 700mL를 넣고 달인 액을 반으로 나누어 아침 저녁으로 복용하고, 외용에는 짓찧어서 환부에 바른다.

참고/ 서양박하 *M. piperita* L., 녹박하 *M. viridis* L. 등도 약효가 같다.

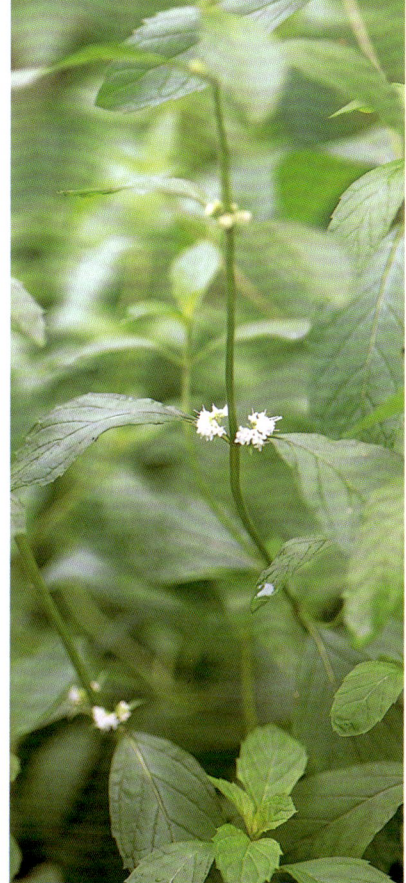

1997.8.8. 제주　　　　　　　박하

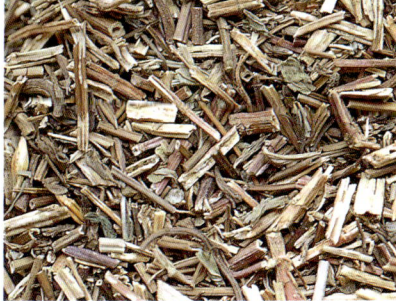

박하(薄荷)

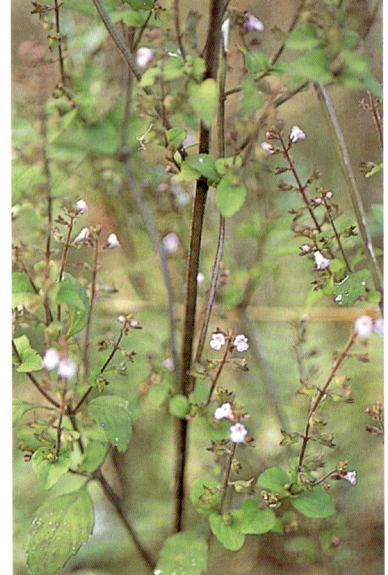

산들깨   1995.8.1. 설악산

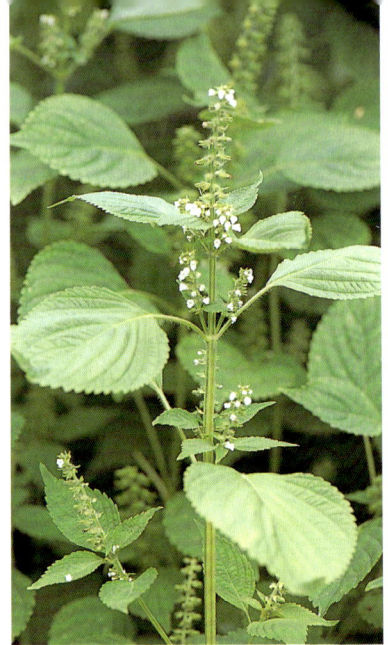

들깨   1994.9.15. 대전

553. 산들깨   [꿀풀과]

Mosla japonica Maxim.

한해살이풀. 높이 10~40cm. 꽃은 연한 홍자색으로 7~8월에 핀다. 열매는 분과로 둥글며 지름 1.3mm 가량이고 겉에 불규칙한 그물 무늬가 있다.

분포/ 전라도, 경상도(진주) 및 경기도의 산과 들에서 자라며, 일본에 분포한다.

약효/ 전초를 산자소(山紫蘇)라고 하며, 살충청, 거풍습, 소종, 해독의 효능이 있고, 토혈, 혈리, 감기해수, 기관지염, 풍진을 치료한다.

성분/ thymol, carvacrol, caryophyllene cymene 등이 함유되어 있고, thymol은 십이지장충의 운동 신경을 마비시킨다.

사용법/ 전초 15g에 물 700mL를 넣고 달인 액을 반으로 나누어 아침 저녁으로 복용한다.

참고/ thymol의 원료 식물이며, 수증기 증류에 의하여 얻어지는 정유를 산자소유(山紫蘇油)라고 한다. 구충제, 구강 방부, 치약 등에 이용한다.

554. 들깨   [꿀풀과]

Perilla frutescens (L.) Britton var. *japonica* Hara

한해살이풀. 높이 0.9~1.5m. 꽃은 백색으로 8~9월에 핀다. 열매는 둥글며, 지름 2mm 가량이다. 종자는 좁쌀 같다.

분포/ 동남 아시아 원산으로, 전국에서 재배한다.

약효/ 종자를 백소자(白蘇子)라고 하며, 강기(降氣), 소담(消痰), 윤폐(潤肺), 활장(滑腸)의 효능이 있고, 해역(咳逆), 담천(痰喘), 기체변비를 치료한다.

성분/ 잎에 정유가 많이 함유되어 있으며, 주성분은 perillaketone이다. 그 밖에도 *l*-perillaldehyde, egomaketone, *l*-linalool 등이 함유되어 있다.

사용법/ 종자 10g에 물 700mL를 넣고 달인 액을 반으로 나누어서 아침 저녁으로 복용한다.

555. 차즈기(소엽) [꿀풀과]

Perilla frutescens (L.) Britton var. *acuta* Kudo

한해살이풀. 높이 50~80cm. 전체가 자줏빛을 띠며 향기가 있다. 꽃은 연한 자줏빛으로 8~9월에 줄기와 가지 끝, 잎겨드랑이에 달린다. 꽃받침은 2개로 갈라지며, 위쪽의 것이 다시 3개로 갈라지고 아래쪽의 것은 2개로 갈라진다. 통부에 털이 있다. 꽃통은 통부가 짧고, 수술은 4개이다. 열매는 분과로 둥글고 그물 무늬가 있다.

분포/ 중국 원산으로, 전국에서 재배하는 귀화 식물이다.

채취/ 잎과 열매를 가을에 채취하여 말린다.

약효/ 잎을 자소엽(紫蘇葉)이라 하며, 발한해표(發寒解表), 행기관중(行氣寬中), 해어해독(解魚蟹毒)의 효능이 있고, 감기풍한, 오감발열, 해수, 천식을 치료한다. 열매를 자소자(紫蘇子)라 하며, 강기, 소담, 윤폐, 활장의 효능이 있고, 해역(咳逆), 담천, 기체변비를 치료한다.

성분/ 정유의 주성분은 perillaldehyde 이며, *l*-limonene, isogomaketone, eugenol 등이 함유되어 있다.

사용법/ 잎 또는 열매 15g에 물 700mL를 넣고 달인 액을 반으로 나누어 아침 저녁으로 복용하고, 외용에는 짓찧어서 환부에 바른다.

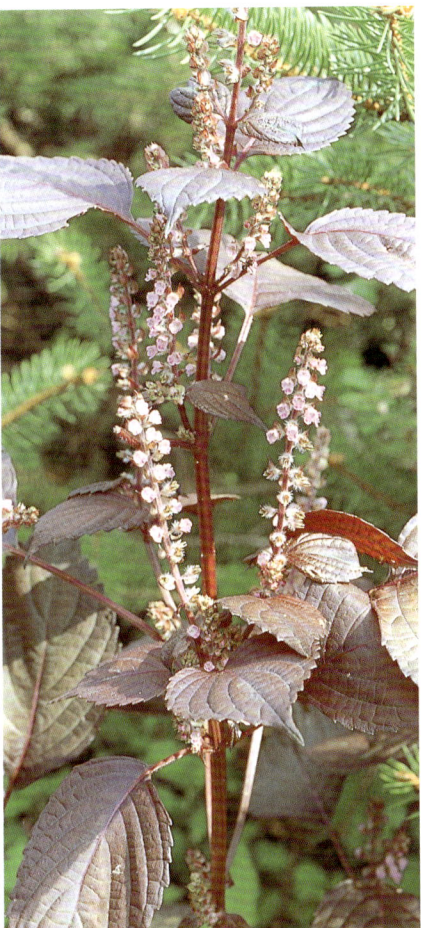

1989.8.1. 대전 　　　　　　 차즈기

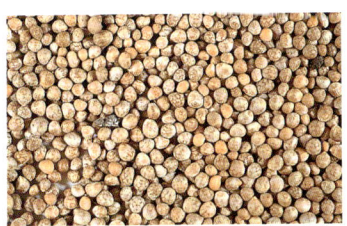

자소자(紫蘇子)

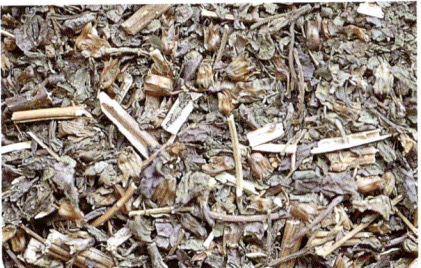

자소엽(紫蘇葉)

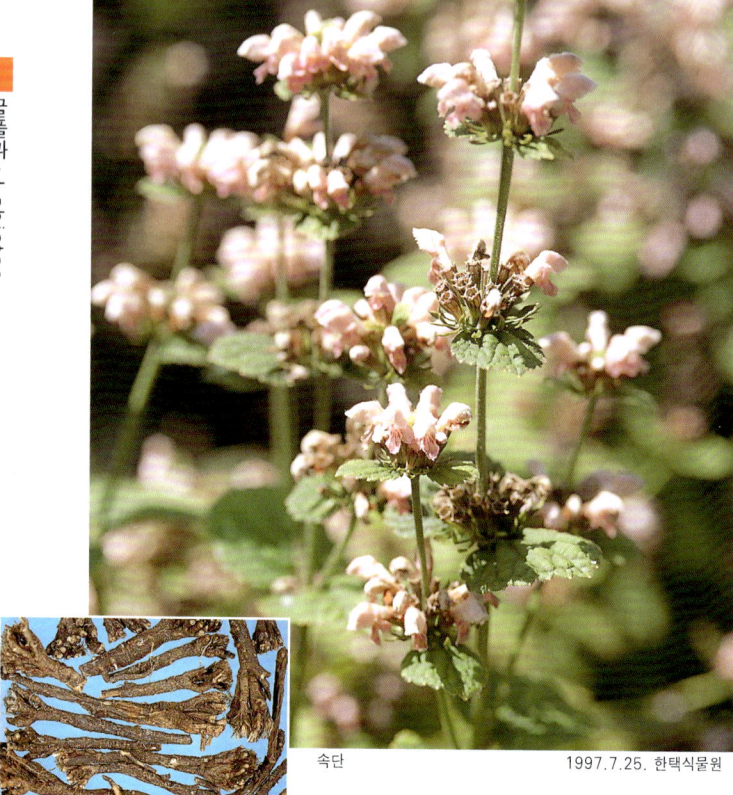

속단   1997.7.25. 한택식물원

속단(續斷)

556. 속단 [꿀풀과]

Phlomis umbrosa Turcz.

여러해살이풀. 높이 1m 가량. 꽃은 붉은빛으로 7월에 4~5개가 핀다. 꽃차례는 원줄기 윗부분에서 마주 나고, 꽃받침은 통형, 꽃통은 입술 모양이며, 윗입술은 겉에 털이 밀생하고, 아랫입술은 3개로 갈라진다. 소포는 길이 7~10mm로 선형이며 짧은 털이 있다. 열매는 꽃받침으로 싸여 익는다.

분포/ 전국의 산에서 자라며, 만주, 중국에 분포한다.

채취/ 뿌리를 가을에 채취하여 말린다.

약효/ 뿌리를 속단(續斷)이라고 하며, 청열, 소종의 효능이 있고, 창옹종독 및 대하를 치료한다.

성분/ iridoid계 화합물로 umbroside가 함유되어 있다.

약리 작용/ 에탄올 추출물은 손상된 뼈의 재생을 촉진하는 작용이 있다.

사용법/ 뿌리 10g에 물 700mL를 넣고 달인 액을 반으로 나누어 아침 저녁으로 복용하고, 외용에는 짓찧어서 즙을 내어 환부에 바른다.

참고/ 중국에서는 산토끼꽃과의 *Dipsacus asperoides* C. Y. Cheng의 뿌리를, 일본에서는 국화과 엉겅퀴속 (*Cirsium*)의 뿌리를 사용한다.

557. 꿀풀 [꿀풀과]

Prunella vulgaris L. var. *lilacina* Nakai

여러해살이풀. 높이 20~30cm. 꽃은 양순형으로 적자색이며 5~7월에 핀다. 꽃차례는 길이 3~8cm로 꽃이 밀착한다. 포는 편심형이고 각각 3개의 꽃이 달리며, 꽃받침은 5개로 갈라지고 겉에 잔털이 있다. 아랫입술은 다시 3개로 갈라지며, 가운데 조각에 톱니가 있다. 열매는 분과, 길이 1.6mm 가량이며 황갈색이다.

분포/ 전국의 들에서 흔히 자라며, 일본, 만주, 중국, 우수리에 분포한다.

채취/ 전초를 여름에 채취하여 말린다.

약효/ 전초를 하고초(夏枯草)라고 하며, 청간(淸肝), 산결(散結), 소종(消腫), 이뇨, 혈압 강하의 효능이 있고, 나력, 영류(瘰癧), 급성유선염, 유암, 목주야통(目珠夜痛), 두목현훈(頭目眩暈), 폐결핵, 간염, 근골동통, 혈붕, 대하를 치료한다.

성분/ triterpenoid계 성분으로 oleanolic acid, ursolic acid 등 flavonoid계 성분으로 rutin, hyperoside 등이 함유되어 있다.

약리 작용/ 물 추출물을 토끼나 개에게 투여 또는 주사하면 혈압이 강하하고, 녹농균에 대하여 항균 작용이 있으며, 이뇨 작용이 나타난다.

사용법/ 전초 15g에 물 700mL를 넣고 달인 액을 반으로 나누어 아침 저녁으로 복용거나 환제로 하여 복용하고, 외용에는 짓찧어서 환부에 바른다.

참고/ 줄기는 밑에서부터 곧게 서고, 땅에 기는 줄기가 없으며, 짧은 새순이 줄기 밑에 나오는 두메꿀풀 var. *aleutica* Fern.도 약효가 같다.

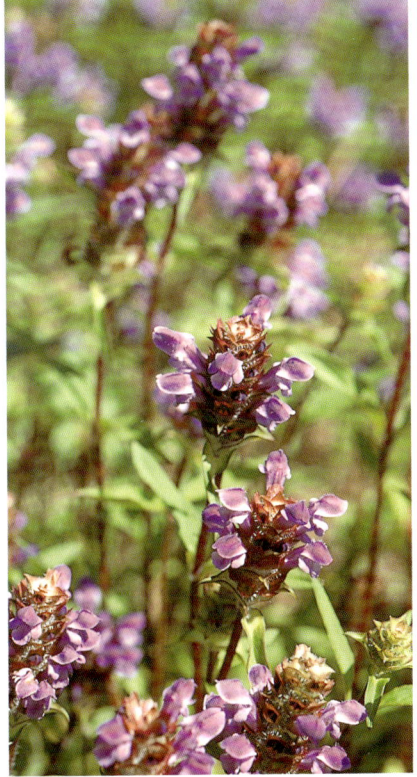

1989.6.1. 계룡산   꿀풀

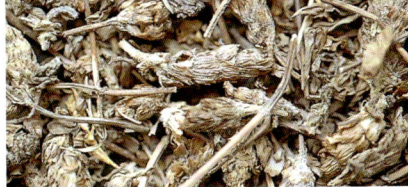

하고초(夏枯草) 꽃

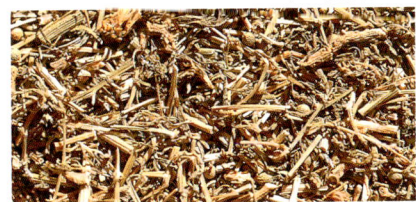

하고초(夏枯草) 전초

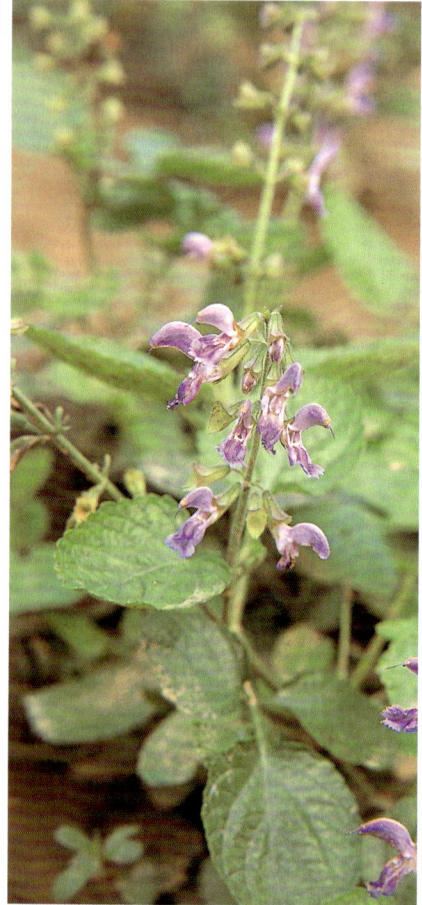

단삼　　　　1997.6.7. 중국 용정

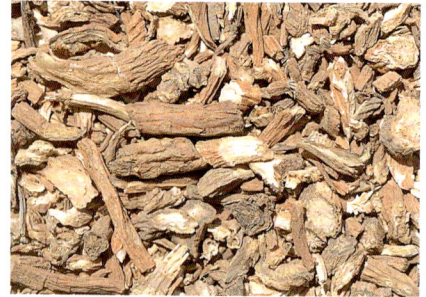

단삼(丹蔘)

558. 단삼　　　　[꿀풀과]

Salvia miltiorrhiza Bunge

　여러해살이풀. 높이 40~80cm. 꽃은 자줏빛으로 5~6월에 층층으로 달린다. 꽃대에 선모가 밀생하고, 포는 선형 또는 바늘 모양이다. 꽃받침은 통 모양이고 자줏빛이 돌며 선모가 있다. 꽃통은 양순형이고 길이 2~2.5cm로 아랫입술이 3개로 갈라지며, 갈라진 조각의 끝이 패고 가장자리에 잔톱니가 있다. 수술이 길게 밖으로 나온다.

분포/ 중국 원산으로, 전국에서 재배한다.

채취/ 뿌리를 가을에 채취하여 말린다.

약효/ 뿌리를 단삼(丹蔘)이라고 하며, 활혈, 거어, 청심제번(淸心除煩), 양혈소옹(凉血消癰), 배농지통(排膿止痛)의 효능이 있고, 심교통(心交痛), 월경불순, 월경통, 월경폐지, 혈붕, 대하, 어혈복통, 골절동통을 치료한다.

성분/ tanshinone I, II, dihydrotanshinone, cryptotanshinone, methyltanshinone 등이 함유되어 있다.

약리 작용/ 에탄올 추출물을 쥐나 고양이에게 투여하면 혈압이 강하하고, 진정 및 진통 작용이 있다.

사용법/ 뿌리 20g에 물 800mL를 넣고 달인 액을 반으로 나누어 아침 저녁으로 복용하고, 외용에는 짓찧어서 환부에 바른다.

참고/ 어혈이 없는 경우에는 복용에 주의를 요하며, 소금물과는 상외(相畏) 작용, 여로(藜蘆)와는 상반 작용이 있다.

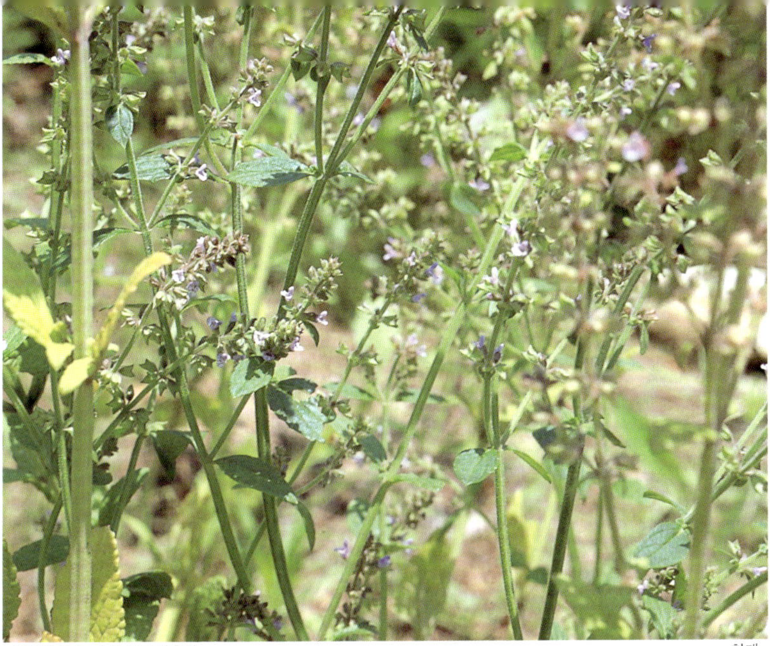

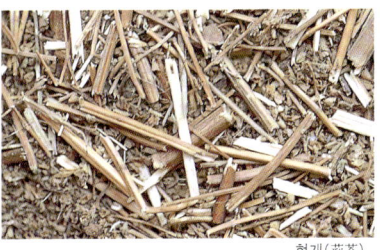
1989.8.1. 수원 농촌진흥청

형개

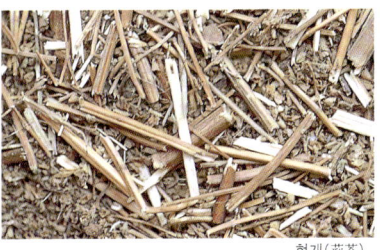
형개(荊芥)

559. 형개 [꿀풀과]

Schizonepeta tenuifolia Briquet var. *japonica* Kitagawa

한해살이풀. 높이 60cm 가량. 꽃은 연한 보랏빛으로 8~9월에 원줄기 윗부분에 층층으로 달린다. 꽃받침은 통 모양이고, 끝이 규칙적으로 5개로 갈라지며 잔털이 있다. 꽃통은 양순형이고 길이 3mm 정도로 아랫입술이 3개로 갈라지며, 중앙의 것이 가장 크다. 수술은 4개로 그 중 2개가 길다. 열매는 분과로 4개이며 달걀 모양이다.

분포/ 중국 원산으로, 전국에서 재배하는 귀화 식물이다.

채취/ 전초를 가을에 채취하여 말린다.

약효/ 꽃이 달려 있는 전초를 형개(荊芥)라고 하며, 해표, 거풍, 이혈(理血)의 효능이 있고, 토혈, 혈변, 자궁출혈, 발열, 두통, 인후종통, 산후혈훈, 옹종을 치료한다.

성분/ schizonepetoside A, B, C, D, E, apigenin-7-glucoside, schizonodiol, schizonol, hesperidin 등이 함유되어 있다.

약리 작용/ 인위적으로 발열시킨 토끼에게 물 추출물을 투여하면 해열 작용이 약간 있고, 폐결핵균에 대하여 항균 작용이 있다.

사용법/ 선초 15g에 물 700mL를 넣고 달인 액을 반으로 나누어 아침 저녁으로 복용하거나 환제로 하여 복용하고, 외용에는 짓찧어서 환부에 바른다.

참고/ 표허(表虛), 자한(自汗), 음허(陰虛)로 두통이 있는 사람은 복용을 금한다.

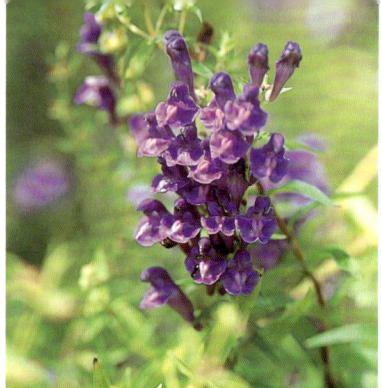

속색은풀　　　　1994.9.25. 인삼연초연구소

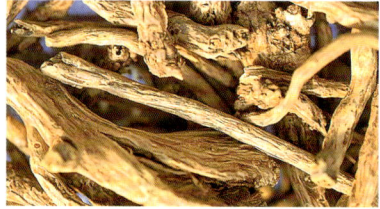

황금(黃芩)

560. 골무꽃　　　　　　[꿀풀과]

Scutellaria indica L.

여러해살이풀. 높이 20~40cm. 꽃은 연한 자줏빛으로 5~6월에 핀다. 열매는 분과로 꽃받침으로 싸여 있고, 길이 1mm 정도로 돌기가 밀생한다.

분포/ 진도, 완도, 해남 및 남부 해안의 산과 들에서 자라며, 중국, 대만, 일본, 인도차이나에 분포한다.

약효/ 전초를 한신초(韓信草)라고 하며, 거풍, 활혈, 해독 및 지통의 효능이 있고, 타박상, 토혈, 해열, 창독, 급성인후염 및 치통을 치료한다.

성분/ wogonin, scutellarin, skullcapflavone II 등 flavonoid 성분이 함유되어 있으며, wogonin, skullcapflavone II는 L1210, HL60 등의 암세포의 성장을 억제한다.

사용법/ 전초 10g에 물 700mL를 넣고 달인 액을 반으로 나누어 아침 저녁으로 복용한다.

561. 속썩은풀(황금)　　　　[꿀풀과]

Scutellaria baicalensis George

여러해살이풀. 높이 60cm 가량. 꽃은 자줏빛으로 7~8월에 핀다. 꽃받침은 종형으로 2개로 갈라지며, 뒤쪽에 돌기가 있다. 화통은 밑부분이 굽고 윗부분이 2개로 갈라지며, 뒤의 갈라진 조각은 투구형이고 겉에 잔털이 있다. 열매는 둥글고 꽃받침 안에 들어 있다.

분포/ 북부의 산에서 자라며, 만주, 중국, 아무르, 몽고, 동시베리아에 분포한다.

채취/ 뿌리를 봄부터 여름까지 채취하여 말린다.

약효/ 뿌리를 황금(黃芩)이라고 하며, 지혈, 안태(安胎)의 효능이 있고, 번갈(煩渴), 폐열해수, 황달, 자궁출혈, 목적종통(目赤腫痛), 태동불안(胎動不安)을 치료한다.

성분/ 뿌리에 baicalin, baicalein, woogonin 등이 함유되어 있다.

약리 작용/ baicalin은 전염성간염 71예(例)를 치료한 결과 치료율이 97%이고, baicalein은 이뇨 작용을 나타낸다.

사용법/ 뿌리 10g에 물 700mL를 넣고 달인 액을 반으로 나누어 아침 저녁으로 복용하고, 외용에는 짓찧어서 환부에 바른다.

참고/ 산수유, 용골과는 상사(相使) 작용, 목단, 여로와는 상외(相畏) 작용이 있다.

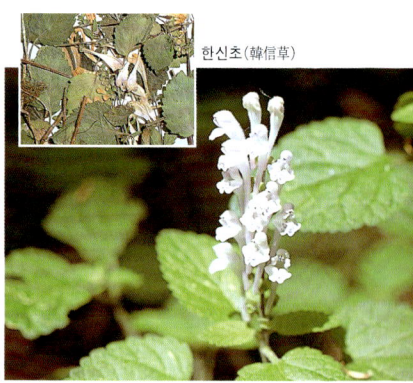

한신초(韓信草)

골무꽃　　　　1993.6.1. 진도

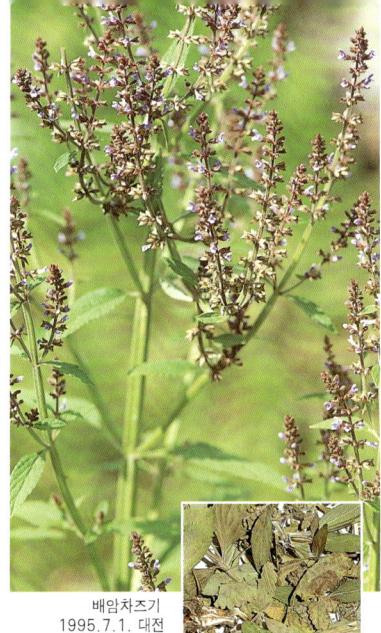

배암차즈기
1995.7.1. 대전

여지초(荔枝草)

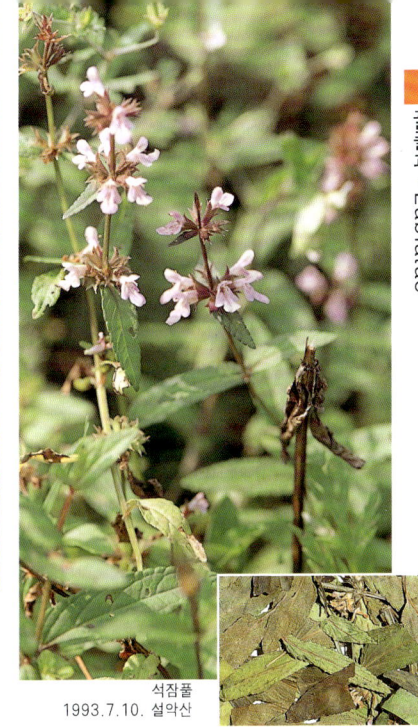

석잠풀
1993.7.10. 설악산

광엽수소(廣葉水蘇)

562. 배암차즈기　　　　　　[꿀풀과]

Salvia plebeia R. Br.

두해살이풀. 높이 30~60cm. 꽃은 연한 자
줏빛으로 5~7월에 핀다. 열매는 분과로 넓
은 타원형이다.

분포/ 전국의 습기 있는 도랑 근처에서 자라
며, 일본, 만주, 중국, 우수리에 분포한다.

약효/ 전초를 여지초(荔枝草)라고 하며, 양
혈(涼血), 이수(利水), 해독, 살충의 효능이
있고, 해혈, 토혈, 혈뇨, 붕루, 복수, 인후종
통, 옹종을 치료한다.

성분/ homoplantaginin, eupafolin, hispidulin,
eupafolin-7-glucoside가 함유되어 있다.

약리 작용/ 물로 달인 액을 쥐에게 투여하면
진해 작용이 약간 있고, 알코올 추출액은 황
색포도상구균, 연쇄구균, 고초균의 성장을
억제한다.

사용법/ 전초 10g에 물 700mL를 넣고 달인
액을 반으로 나누어 아침 저녁으로 복용한다.

563. 석잠풀　　　　　　[꿀풀과]

Stachys japonica Miq.

여러해살이풀. 꽃은 연한 홍색으로 6~9
월에 핀다. 꽃받침은 길이 6~8mm로 밑부
분에 털이 약간 있고, 갈라진 조각은 가시처
럼 뾰족하며 통부보다 짧다.

분포/ 전국의 산과 들에서 자라며, 일본, 만
주, 중국, 아무르에 분포한다.

약효/ 전초를 말린 것을 광엽수소(廣葉水蘇)
라고 하며, 청열, 화담, 항균, 소종의 효능
이 있고, 풍열해수, 인후종통, 백일해, 이
질, 대상포진을 치료한다.

성분/ caffeic acid, 7-methoxybaicalein,
palustrine, palustrinoside 등이 함유되어 있다.

사용법/ 전초 25g에 물 700mL를 넣고 달인
액을 반으로 나누어 아침 저녁으로 복용한다.

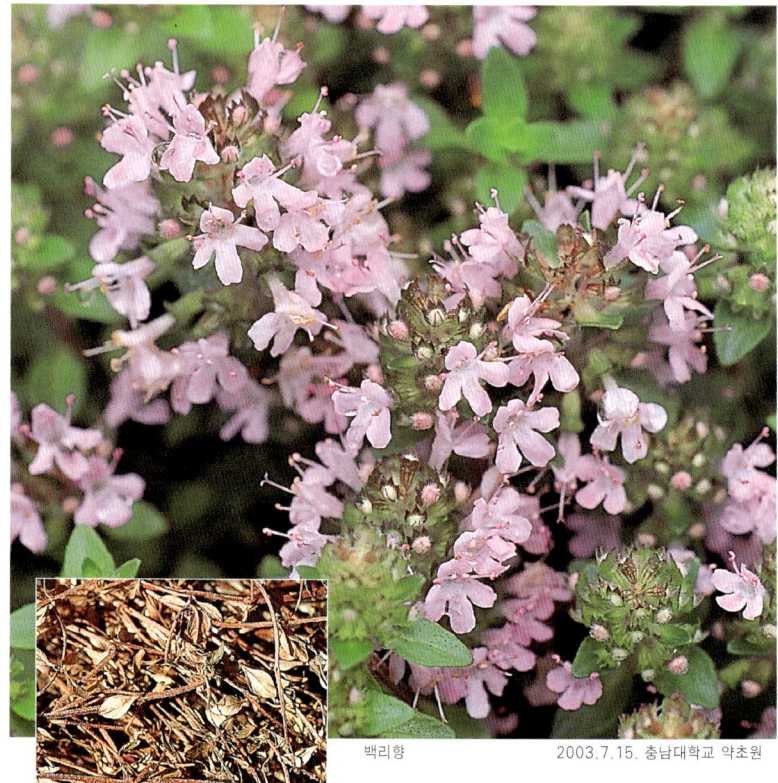

백리향　　　　　2003.7.15. 충남대학교 약초원

지초(地椒)

564. 백리향　　　　　　　[꿀풀과]

Thymus quinquecostatus Celak.

　갈잎작은떨기나무. 꽃은 홍자색으로 6월
에 핀다. 꽃통은 홍자색, 수술은 4개이다.
열매는 분과로 둥글고 지름 1mm 가량이며
9월에 암갈색으로 익는다.

분포/ 전국의 산이나 바닷가의 바위 지대에
서 드물게 자라며, 일본, 만주, 중국, 몽고,
인도에 분포한다.

약효/ 전초를 말린 것을 지초(地椒)라고 하
며, 온중(溫中), 산한(散寒), 구풍(驅風), 지
통의 효능이 있고, 토역, 복통, 설사, 식소

비창(食少痞脹), 풍한해수, 인후종(咽喉腫),
치통, 신통(身痛), 피부소양을 치료한다.

성분/ thymol, apigenin 등이 함유되어 있으
며, 물로 달인 액은 신경염 또는 신경근염의
진통제로 응용되는데, 이는 thymol에 기인
한다.

사용법/ 건조시킨 전초 10g에 물 700mL를 넣
고 달인 액을 반으로 나누어 아침 저녁으로
복용한다.

참고/ 백리향에 비하여 줄기는 굵고 잎이 약
간 둥글며 크고 꽃이 큰 섬백리향 *T. magnus*
Nakai도 약효가 같다.

꿀풀과 · Labiatae

448

가지과 / 茄子科 / なす科 / Solanaceae

풀 또는 나무. 잎은 어긋 나고 홑잎이며, 턱잎은 없다. 꽃은 양성화, 꽃받침은 4~6갈래, 꽃잎은 통꽃으로 5갈래이다. 수술은 꽃통에 있고, 꽃밥은 2실, 자방은 2실, 중축 태좌. 열매는 삭과, 장과, 종자는 배유가 많다. 세계에 90속 2000여 종, 우리 나라에는 6속 8종이 자란다.

565. 고추 [가지과]

Capsicum annuum L.

한해살이풀. 높이 60cm 가량. 꽃은 백색으로 여름철에 피며, 잎겨드랑이에 1개씩 밑을 향해 달린다. 꽃받침은 녹색이고 끝이 5개로 갈라지며, 꽃통은 얕은 접시 모양이고 지름 1.5cm 정도로 5개로 갈라진다. 수술은 5개가 중앙에 모여 달리며, 꽃밥은 황색이다. 열매는 수분이 적은 장과로 8~10월에 붉게 익고, 길이 5~10cm이다. 종자는 둥글고 황색이다.

분포/ 남아메리카 원산으로, 전국에서 재배하는 귀화 식물이다.

채취/ 열매를 가을에 채취하여 말린다.

약효/ 열매를 날초(辣草) 또는 고초(苦椒)라고 하며, 온중(溫中), 산한(散寒), 개위(開胃), 소식체(消食滯)의 효능이 있고, 한체복통, 구토, 하리, 개선을 치료한다.

성분/ capsaicinoid 화합물로 capsaicine, dihydrocapsaicine, *nor*-dihyrdrocapsaicine, cartenoid 화합물로 capxanthin, β-carotene, violaxanthin, capsorubin 등이 함유되어 있다.

약리 작용/ 에단올 추출물은 사람이나 동물의 소화액 분비를 촉진하고, capsaicine은 황색포도상구균, 고초균에 대하여 항균 작용이 있으며, 피부나 점막에 바르면 국소는 혈관이 확장되어 붉게 된다.

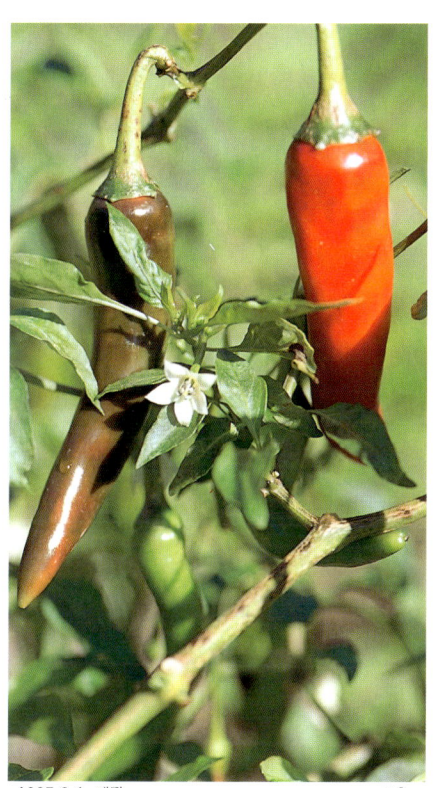

1997.8.1. 대전 　　　　　　고추

시용법/ 열매 5g에 물 300mL를 넣고 달인 액을 반으로 나누어 아침 저녁으로 복용하고, 외용에는 짓찧어서 환부에 바른다. 줄기를 날초경(辣草莖)이라고 하며, 거한습, 축냉비, 거어의 효능이 있고, 류머티즘을 치료한다.

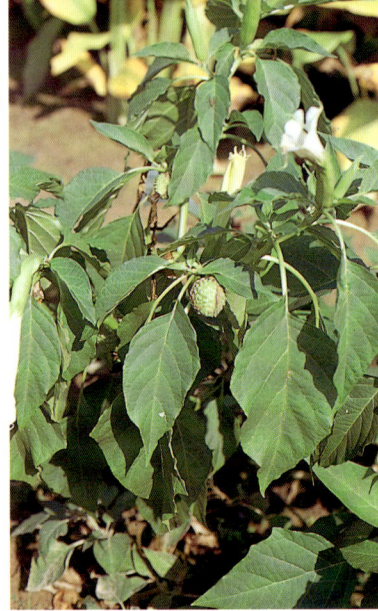

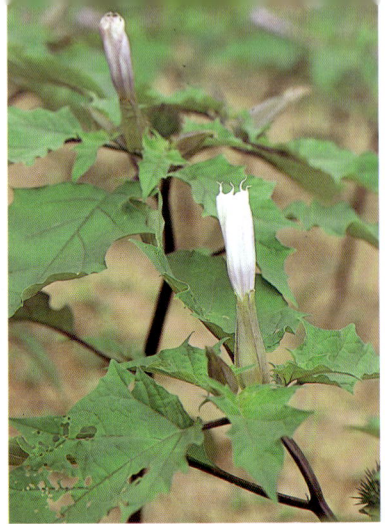

독말풀 1997.7.15. 인삼연초연구소

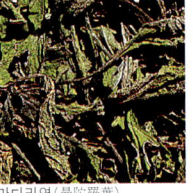

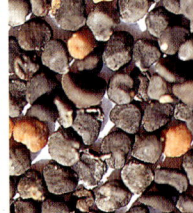

흰독말풀 1989.8.1. 인삼연초연구소

만다라엽(曼陀羅葉) 만다라자(曼陀羅子)

566. 흰독말풀 [가지과]

Datura metel L.

한해살이풀. 높이 1m 가량. 꽃은 백색으로 6~7월에 잎겨드랑이에 1개씩 달린다. 꽃대는 짧고 꽃받침은 긴 통 모양으로 길이 15cm 내외이다. 꽃부리는 깔때기 모양이고 통부가 길며 가장자리가 얕게 5개로 갈라진다. 수술은 5개, 암술은 1개이다. 열매는 삭과로 둥글며, 지름 2.5cm로 가시 같은 돌기가 많고, 종자는 백색이다.

분포/ 열대 아시아 원산으로, 전국에서 재배하는 귀화 식물이다.

채취/ 꽃을 7~9월, 뿌리를 가을, 잎은 수시로, 열매, 종자는 가을에 채취하여 말린다.

약효/ 잎을 만다라엽(曼陀羅葉)이라고 하며, 천식, 비통, 각기, 탈항을 치료한다. 꽃을 양금화(洋金花)라고 하며, 평천(平喘), 거풍, 마취, 지통의 효능이 있고, 천식, 경간, 류머티즘을 치료한다. 열매 또는 종자를 만다라자(曼陀羅子)라고 하며, 평천, 거풍, 지통

의 효능이 있고, 천식, 경간, 탈항, 하리를 치료한다.

성분/ hyoscyamine, scopolamine, atropine이 다량 함유되어 있으며, 독성이 강하다.

약리 작용/ hyoscyamine, scopolamine, atropine은 acetylcholine 수용체를 차단함으로써 부교감 신경을 억제한다.

사용법/ 잎, 꽃 또는 종자 0.5g에 물 300mL를 넣고 달인 액을 반으로 나누어 아침 저녁으로 복용하고, 외용에는 짓찧어서 환부에 바른다.

참고/ 독성이 강하므로 복용에 주의하여야 한다. 독말풀에 비하여 꽃은 백색이고 크며, 열매는 구형이고 종자는 백색이다.

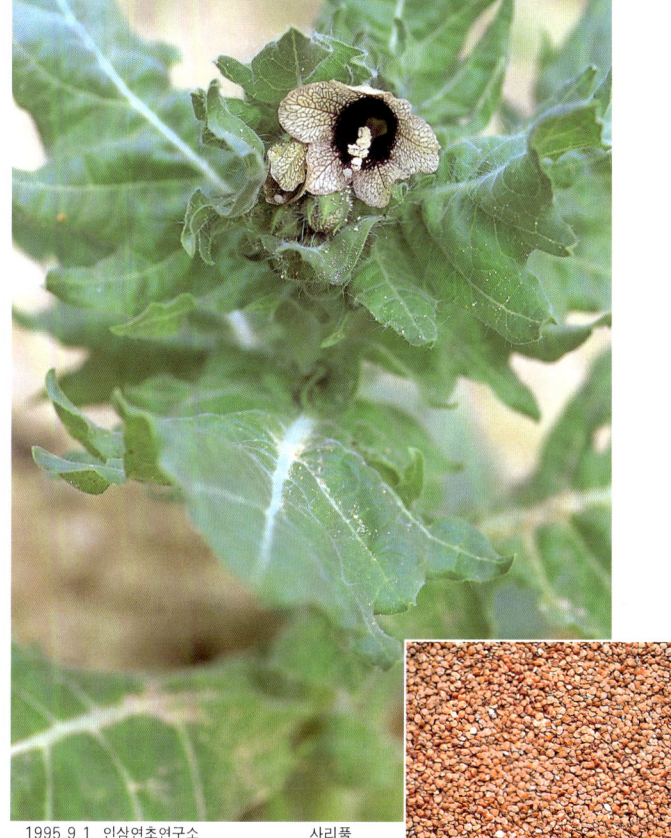

1995.9.1. 인삼연초연구소　　사리풀

천선자(天仙子)

567. 사리풀　　　　[가지과]

Hyoscyamus niger L.

한해살이풀. 높이 1m 가량. 꽃은 황색으로 6~7월에 윗부분의 잎겨드랑이에 달리고, 작은 꽃대는 거의 없다. 꽃받침은 통 모양이며 5개로 얕게 갈라지고, 꽃통은 깔때기 모양으로 5개로 갈라지며, 통부는 자줏빛, 갈라진 조각은 연한 녹색이다. 수술은 꽃통 중앙에 달린다. 열매는 삭과로 2실로 된다.

분포/ 유럽 원산으로, 중부 이남에서 재배하는 귀화 식물이다.

채취/ 종사를 가을에 채취하여 말린다.

약효/ 종자를 천선자(天仙子)라고 하며, 진간(鎭癇), 지통의 효능이 있다. 전광(癲狂), 풍간(風癎), 풍비궐통(風痺厥痛), 천식, 하리, 탈항, 치통을 치료한다.

성분/ hyoscyamine, scopolamine, atropine이 다량 함유되어 있고, 독성이 강하다.

약리 작용/ hyoscyamine, scopolamine, atropine은 acetylcholine 수용 체를 차단참으로써 부교감 신경을 억제한다.

사용법/ 종자 1g에 물 300mL를 넣고 달인 액을 반으로 나누어 아침 저녁으로 복용하고, 외용에는 짓찧어서 바른다.

참고/ 독성이 강하므로 주의하여 복용한다.

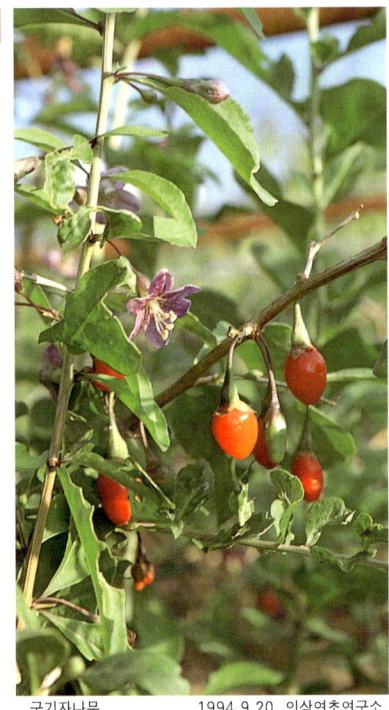

구기자나무　　　　1994.9.20. 인삼연초연구소

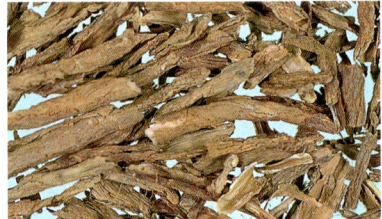

지골피(地骨皮)

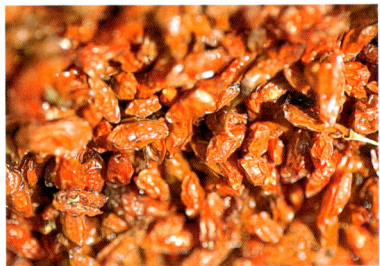

구기자(枸杞子)

568. 구기자나무　　　　[가지과]

Lycium chinense Mill.

갈잎떨기나무. 높이 1~2m. 꽃은 연한 자줏빛으로 6~9월에 1~4개씩 잎겨드랑이에서 핀다. 꽃받침은 종 모양으로 끝이 5개로 얕게 갈라지고, 꽃통은 끝이 5개로 갈라진다. 수술은 길게 나오고 밑에 털이 있다. 열매는 장과로 긴 달걀 모양이다.

분포/ 전국의 마을 근처에서 자라며, 일본, 중국, 만주에 분포한다.

채취/ 열매를 가을에, 뿌리를 수시로 채취하여 말린다.

약효/ 열매를 구기자(枸杞子)라고 하며, 자보간신(滋補肝腎), 익정명목(益精明目)의 효능이 있고, 요슬산연(腰膝酸軟), 두운, 목현(目眩), 허로해수(虛癆咳嗽), 소갈, 유정을 치료한다. 뿌리 껍질을 지골피(地骨皮)라 하며, 청열, 양혈, 청폐열의 효능이 있고, 도한(盜汗), 해천(咳喘), 출혈을 치료한다.

성분/ 열매에는 betaine 0.1%가 함유되어 있으며, 열매 껍질의 색소는 zeaxanthin이다.

약리 작용/ 구기자는 혈당 강하 작용, 항지간(抗脂肝) 작용 및 혈압 강하 작용이 있다. betaine은 choline의 생체 내 대사 산물이며, choline 대사계의 methyl 공여체로서 항지간 작용으로 설명된다. 혈압 강하 작용은 atropine 및 미주 신경 절단에 의해 차단된다.

사용법/ 열매 또는 뿌리 껍질 15g에 물 700mL를 넣고 달인 액을 반으로 나누어서 아침 저녁으로 복용한다.

참고/ 충남 청양에서 많이 재식하고 있으며, 구기자 연구소도 있다.

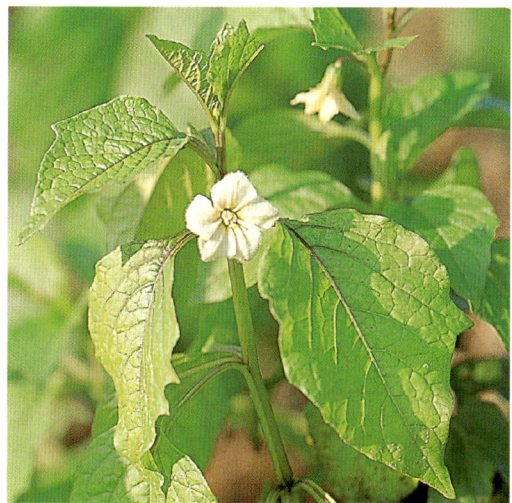

1989.7.20. 충남대학교

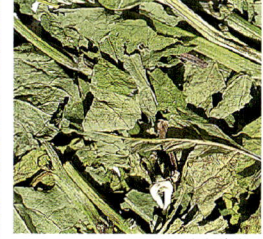

산장(酸漿)

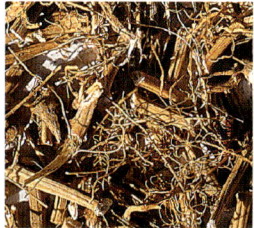

꽈리   산장근(酸漿根)

569. 꽈리   [가지과]

Physalis alkekengi L. var. *franchetii* (Mast.) Hort.

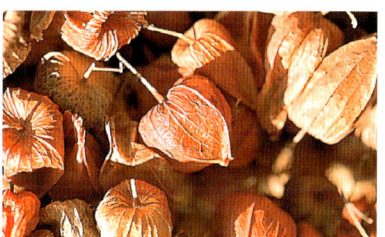

괘금등(掛金燈)

여러해살이풀. 높이 40~90cm. 꽃은 황백색으로 6~7월에 잎 사이에 1개씩 달린다. 꽃부리는 약간 누른빛이 돌며, 지름 1.5cm 정도로 가장자리가 5개로 약간 갈라지고, 꽃이 핀 다음 꽃받침은 열매를 완전히 둘러싸고 적색으로 익는다. 열매는 장과로 둥글며, 붉게 익는다. 지름 1.5cm 가량이다.

분포/ 전국의 마을 근처에서 흔히 자라며, 일본, 중국, 만주에 분포한다.

채취/ 전초와 뿌리를 가을에 채취하여 말린다.

약효/ 전초를 산장(酸漿)이라고 하며, 청열, 해독, 이수의 효능이 있고, 열해, 인통, 인후종통, 황달, 부종, 천포습진을 치료한다. 뿌리를 산장근(酸漿根)이라고 하며, 청열, 이수의 효능이 있고, 열해, 인통, 황달, 말라리아를 치료한다. 열매를 괘금등(掛金燈)이라 하며, 청열, 해독, 이뇨의 효능이 있고, 해수, 인후종통, 부종, 황달을 치료한다.

성분/ 열매에는 physalin A, B, C, luteolin, luteolin-7-glucoside, 뿌리에는 3α-tigloyloxytropane이 함유되어 있다.

약리 작용/ 물로 달인 액은 황색포도상구균, 녹농균에 대하여 항균 작용이 있고, 토끼의 적출 자궁에 대하여 흥분 작용이 있다.

사용법/ 전초, 뿌리 또는 열매 10g에 물 700mL를 넣고 달인 액을 반으로 나누어 아침 저녁으로 복용하거나 가루를 내어 복용하고, 외용에는 짓찧어서 환부에 바른다.

참고/ 비허(脾虛), 설사를 자주 하는 사람, 임산부는 복용을 금한다.

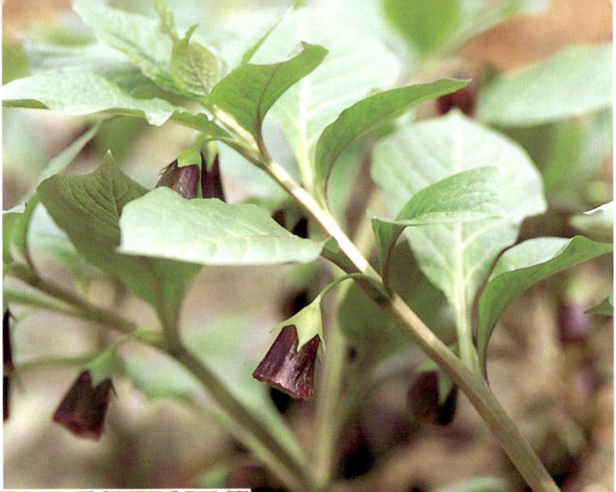

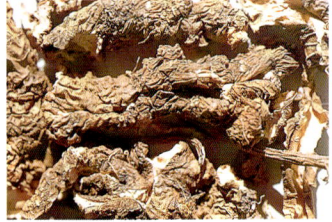

미치광이풀　　　　1995.5.2. 설악산

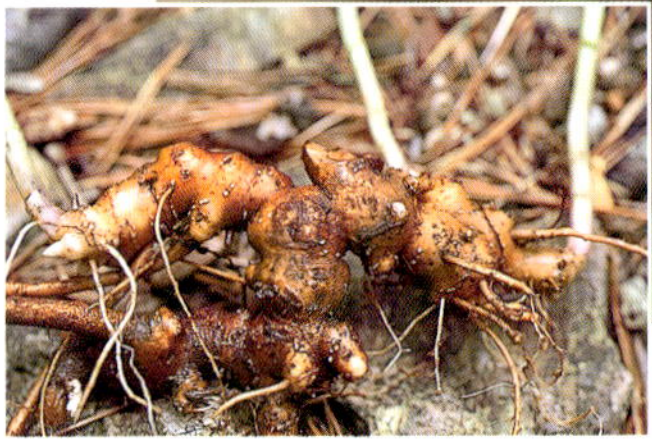

낭탕근(莨菪根) 생것

낭탕근(莨菪根)

570. 미치광이풀　　　　[가지과]

Scopolia japonica Maxim.

여러해살이풀. 높이 30~60cm. 꽃은 4~5월에 잎겨드랑이에 1개씩 달려 밑으로 처진다. 작은 꽃자루는 길이 3~5cm이다. 꽃받침은 얕게 5개로 갈라지고, 꽃잎은 종 모양으로 끝이 아주 얕게 갈라지고 자줏빛이 도는 황색이다. 열매는 삭과로 원형이다.

분포/ 강원(설악산 · 오대산), 경기(가평 · 포천), 전북(덕유산), 평북(묘향산), 함남의 깊은 산 숲 속에서 자라며, 일본에 분포한다.

채취/ 뿌리줄기를 봄, 가을에 채취해 말린다.

약효/ 뿌리줄기를 낭탕근(莨菪根)이라 하며, 해경(解痙), 진통, 수한(收汗), 삽장(澁腸)의 효능이 있고, 동통, 정신광조(精神狂躁), 주독에 의한 떨림, 옹창종독, 외상출혈을 치료한다.

성분/ 뿌리줄기는 알칼로이드가 0.3% 이상 함유되어 있고, 주성분은 *l*-hyoscyamine, atropine, scopolamine 등이다.

약리 작용/ 뿌리줄기의 물 추출액은 기니 피그 소장에 대하여 항히스타민 작용, 위경련 억제 작용, 소화액 분비 억제 작용이 있고, 치질에 연고로 사용한다. scopolamine은 멀미 중추를 억제하므로 멀미약으로 이용된다.

사용법/ 뿌리줄기 0.05g을 가루를 내어 술과 함께 복용한다.

참고/ 독성이 강하므로 주의하여야 한다.

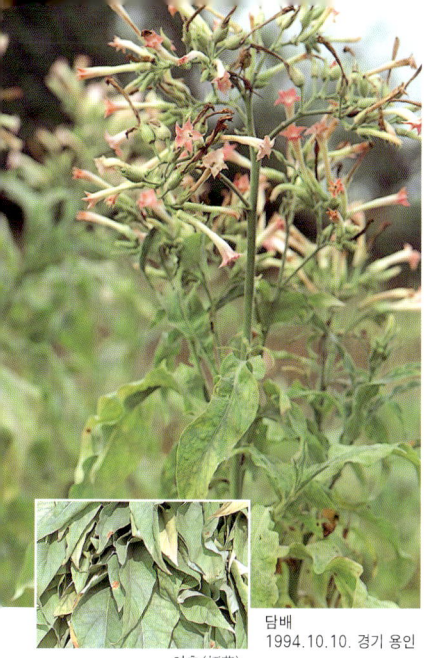

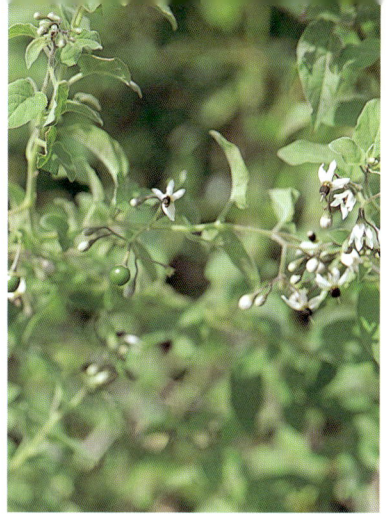

담배
1994.10.10. 경기 용인

연초(煙草)

1997.8.27. 전남 남평　　　　　　배풍등

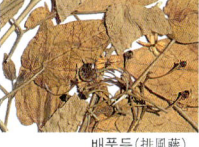

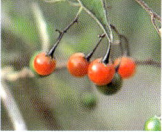

배풍등(排風藤)　　　　　배풍등(열매)

571. 담배　　　　　　[가지과]

Nicotiana tabacum L.

　한해살이풀. 높이 1.5~2m. 꽃은 연한 홍색으로 7~8월에 핀다. 열매는 삭과로 달걀 모양이며 꽃받침에 싸여 있고, 많은 종자가 들어 있다.

분포/ 남아메리카 원산으로, 전국에서 재배하는 귀화 식물이다.

약효/ 잎을 연초(煙草)라고 하며, 행기(行氣), 지통, 해독, 살충의 효능이 있고, 식체에 의한 포창(飽脹), 기결동통, 개선, 독사교상을 치료한다.

성분/ 잎에는 nicotine, anabasine, anatabine 등이 함유되어 있고, 수성분인 nicotine은 각종 곤충에 대하여 살충 작용이 있다.

사용법/ 잎 10g에 물 700mL를 넣고 달인 액을 반으로 나누어 아침 저녁으로 복용한다.

참고/ 성인의 nicotine 치사량은 50mg이며, 담배 1개비에는 20~30mg이 함유되어 있다.

572. 배풍등　　　　　　[가지과]

Solanum lyratum Thunb.

　여러해살이풀. 꽃은 백색으로 8~9월에 핀다. 꽃통은 수레바퀴 모양이며 5개로 깊게 갈라진다. 열매는 장과로 둥글며 지름 8mm 가량이고 적색으로 익는다.

분포/ 황해도 이남의 산에서 자라며, 일본, 중국, 대만, 인도에 분포한다.

약효/ 전초를 말린 것을 배풍등(排風藤)이라고 하며, 청열, 이습, 거풍, 해독의 효능이 있고, 황달, 수종, 류머티즘, 단독(丹毒)을 치료한다.

성분/ tomatidenol, soladodine, soladulcidine, β-solamarine 등이 함유되어 있으며, β-solamarine은 쥐의 Ehrlich 복수암에 대해 성장 억제 작용이 있다.

사용법/ 전초 20g에 물 800mL를 넣고 달인 액을 반으로 나누어 아침 저녁으로 복용한다.

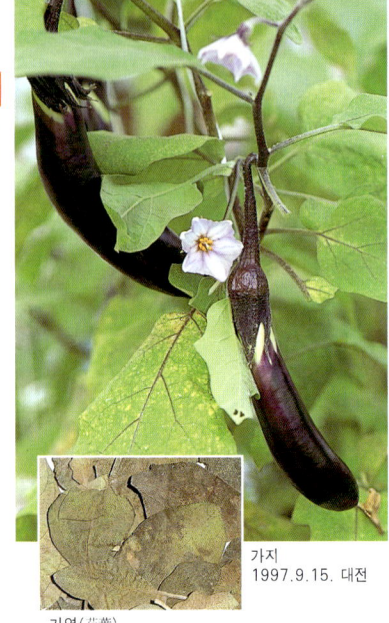

가지
1997.9.15. 대전

가엽(茄葉)

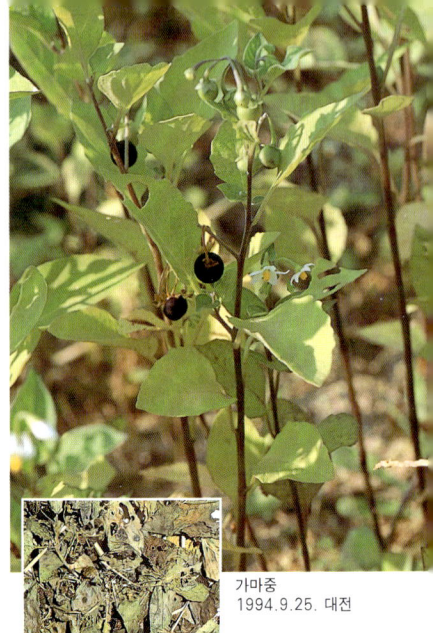

가마중
1994.9.25. 대전

용규(龍葵)

573. 가지 [가지과]

Solanum melongena L.

한해살이풀. 꽃은 자줏빛으로 6~9월에 핀다. 열매는 장과로 긴 원통형이며 흑자색이다.

분포/ 인도 원산으로, 전국에서 재배하는 귀화 식물이다.

약효/ 뿌리를 가근(茄根)이라고 하며, 구리(久痢)와 혈변, 각기, 치통을 치료한다. 잎은 가엽(茄葉)이라고 하며, 혈림, 하혈, 동상을 치료한다.

성분/ 잎에는 solanine, trigonelline, imidazolylethylamine, solasonine, caffeic acid 등이 함유되어 있다.

약리 작용/ 사람 또는 토끼에게 열매와 잎을 주사하거나 경구 투여하면 혈액 중의 cholesterol의 함량이 내려간다.

사용법/ 뿌리 또는 잎 10g에 물 700mL를 넣고 달인 액을 반으로 나누어 아침 저녁으로 복용한다.

574. 가마중(까마종, 강태, 깜두라지)[가지과]

Solanum nigrum L.

한해살이풀. 높이 20~90cm. 꽃은 백색으로 5~7월에 핀다. 열매는 장과로 둥글며, 지름 6~7mm로 흑색이다.

분포/ 전국의 밭이나 길가에서 흔히 자라며, 온대와 열대에 분포한다.

약효/ 지상부와 뿌리 말린 것을 용규(龍葵)라고 하며, 청열, 해독, 활혈, 소종의 효능이 있고, 옹종, 단독, 만성기관지염, 급성신장염을 치료한다.

성분/ 전초에는 solanine, solasonine, solamargine 등이 함유되어 있다.

약리 작용/ 물 추출물은 항염증 작용이 있고, 쥐에게 solasonine을 복강 내 주사하면 혈당이 떨어지고 심장을 흥분시킨다.

사용법/ 전초 20g에 물 800mL를 넣고 달인 액을 반으로 나누어서 아침 저녁으로 복용한다.

가지과 · Solanaceae

현삼과 / 玄蔘科 / ごまのはぐさ科 / Scrophulariaceae

풀 또는 떨기나무. 턱잎은 없다. 꽃은 양성화, 대개 좌우 상칭, 합판화로 가장자리는 4～5갈래이고 약간 입술 모양이다. 수술은 4개, 드물게 2개로 꽃통에 붙고, 자방 상위. 암술대는 정생(頂生)하고, 배주는 다수, 중축 태좌이다. 열매는 삭과, 종자는 다수, 배유는 다육질이다. 세계에 220속 3000여 종, 우리 나라에는 21속 55종이 자란다.

575. 디기탈리스 　　　[현삼과]

Digitalis purpurea L.

여러해살이풀. 높이 1～1.5m. 꽃은 7～8월에 원줄기 끝에 이삭 꽃차례로 달린다. 꽃받침은 5개로 갈라지며 끝이 뾰족하고, 꽃통은 홍자색이고 짙은 반점이 있으며 종 모양이다. 4개의 수술 중 2개가 길다. 열매는 삭과로 원추형이며, 꽃받침이 남아 있다.

분포/ 유럽 원산으로, 약용으로 재배하는 귀화 식물이다.

채취/ 잎을 가을에 채취하여 말린다.

약효/ 잎을 모지황(毛地黃)이라고 하며, 강심 및 이뇨의 효능이 있고, 심기능부전, 심장무력, 만성판막증, 부종을 치료한다.

성분/ purpureaglycoside A, B, digitoxin, gitoxin, gitaloxin 등이 함유되어 있다.

약리 작용/ purpureaglycoside A, B, digitoxin, gitoxin, gitaloxin 등은 심근 섬유막에서 Na^+, K^+ pump의 기능을 억제하며, Na^+ 농도를 상승시키고 Ca^{2+}의 유입을 증가시켜 심근을 수축시키며 심박 수를 감소시킨다. 심기능의 강화는 혈압을 상승시키고, 2차적으로 이뇨 효과를 높인다.

사용법/ 잎을 가루를 내어 0.05～0.1g을 아침 저녁으로 복용한다.

참고/ 독성이 있으므로 복용에 주의하여야 한다.

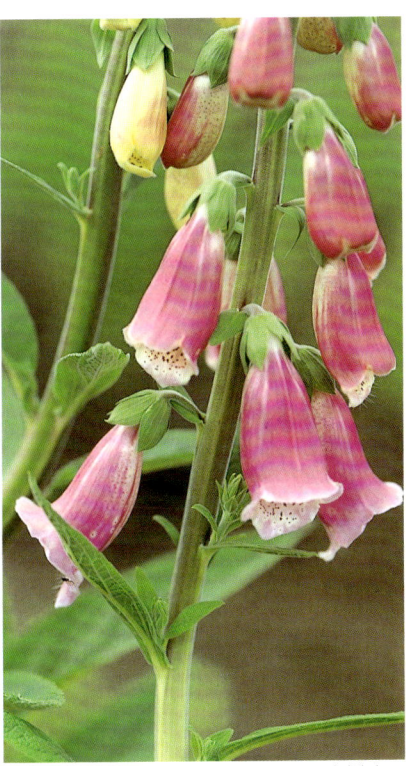

1995.8.1. 서울대학교 약초원　　　디기탈리스

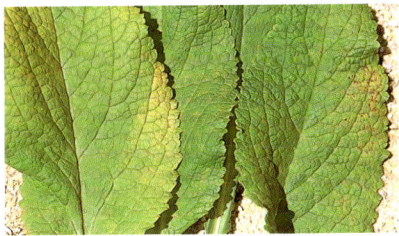

모지황(毛地黃)

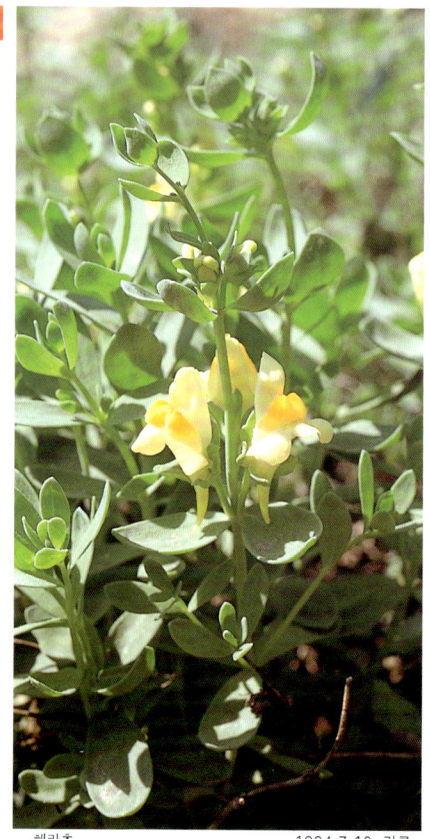

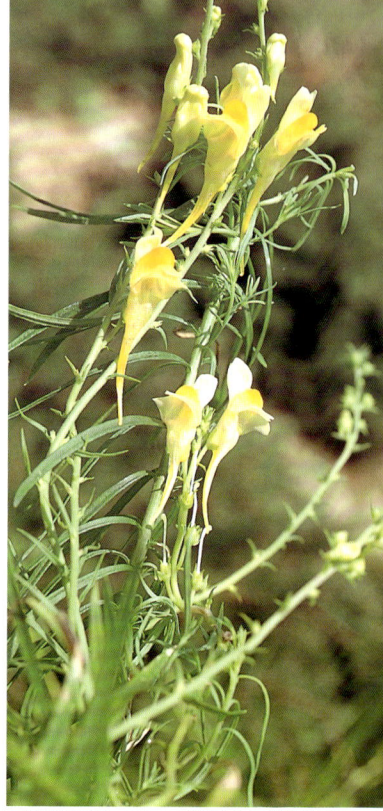

해란초　　　　　1994.7.10. 강릉　　좁은잎해란초　　　1994.7.1. 한택식물원

576. 해란초　　　　　[현삼과]

Linaria japonica Miq.

　여러해살이풀. 높이 15~40cm. 꽃은 연한 황색으로 7~8월에 핀다. 열매는 삭과로 둥글며, 지름 6~8mm이다.

분포/ 전국의 바닷가 모래땅에서 자라며, 일본, 만주, 아무르, 사할린에 분포한다.

약효/ 전초를 유천어(柳穿魚)라고 하며, 청열, 해독, 산어, 소종의 효능이 있고, 두통, 두운, 황달, 수종 및 피부병을 치료한다.

성분/ peganine, linarin, pectolinarin, neolinarin 등이 함유되어 있다.

사용법/ 전초 10g에 물 700mL를 넣고 달인 액을 반으로 나누어서 아침 저녁으로 복용한다.

참고/ 잎이 좁고 주맥만이 뚜렷한 좁은잎해란초 *L. vulgaris* Mill.도 약효가 같다.

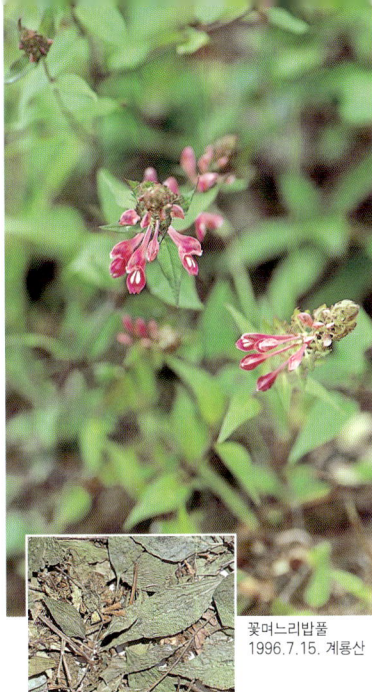

꽃며느리밥풀
1996.7.15. 계룡산

산라화(山羅花)

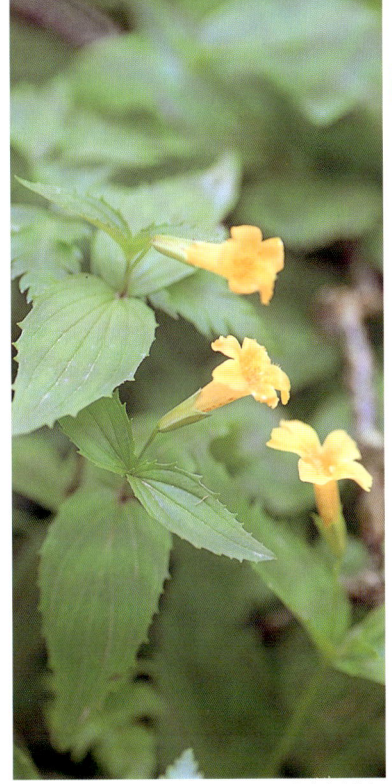

1994.7.1. 계룡산　　　　물꽈리아재비

577. 꽃며느리밥풀　　　　　　[현삼과]

Melampyrum roseum Maxim.

　한해살이풀. 높이 30~50cm. 꽃은 홍색으로 7~8월에 핀다. 열매는 삭과로 달걀 모양이다.

분포/ 전국의 산에서 자라며, 일본, 중국, 만주, 아무르, 우수리에 분포한다.

약효/ 전초를 산라화(山羅花)라고 하며, 청열, 해독의 효능이 있고, 옹종과 창독을 치료한다.

성분/ aucubin, catalpol, harpagide, mussaenoside 등이 함유되어 있다.

사용법/ 전초 30g에 물 1200mL를 넣고 달인 액을 반으로 나누어 아침 저녁으로 복용한다.

참고/ 꽃받침과 맥 위에 긴 털이 있고, 포(苞)에 가시 같은 돌기가 많은 털며느리밥풀 var. *hirsutum* Beauv.도 약효가 같다.

578. 물꽈리아재비　　　　　　[현삼과]

Mimulus nepalensis Benth. var. *japonica* Miq.

　여러해살이풀. 높이 10~30cm. 꽃은 황색으로 6~7월에 핀다. 열매는 삭과로 타원형이며, 길이 8~10mm로 꽃받침에 싸여 있다. 종자는 극히 작으며 평활하다.

분포/ 평북 이남의 물가의 습지에서 자라며, 일본, 대만에 분포한다.

약효/ 전초를 묘안정(猫眼睛)이라고 하며, 수렴, 지사의 효능이 있고, 습열이질, 비허설사 및 백대하를 치료한다.

사용법/ 전초 20g에 물 700mL를 넣고 달인 액을 반으로 나누어 아침 저녁으로 복용하고, 외용에는 짓찧어서 환부에 바른다.

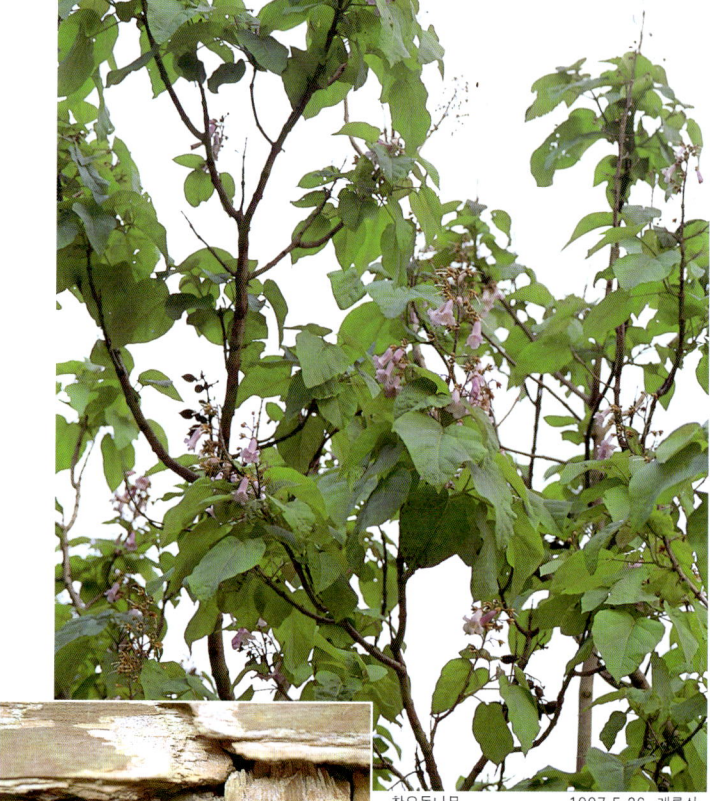

참오동나무 1997.5.26. 계룡산

동피(桐皮)

579. 오동나무 [현삼과]

Paulownia coreana Uyeki

갈잎큰키나무. 높이 15m 가량. 꽃은 자줏
빛으로 5~6월에 핀다. 열매는 삭과로 둥글
며 끝이 뾰족하고 10월에 익는다.

분포/ 평남, 경기 이남의 마을 근처에서 흔
히 볼 수 있다.

약효/ 줄기 껍질을 동피(桐皮)라고 하며, 치
창(痔瘡), 임병(淋病), 단독(丹毒), 타박상을
치료한다. 잎을 동엽(桐葉)이라고 하며, 옹
저, 창상출혈을 치료한다.

성분/ 줄기에는 paulownin, isopaulownin,
sesamin, asarinin, catalpinoside 등, 잎에는
ursolic acid, oleanolic acid가 함유되어 있다.

약리 작용/ ursolic acid는 L1210, HL60 등 암
세포의 성장을 억제한다.

사용법/ 줄기 껍질 또는 잎 15g에 물 700mL
를 넣고 달인 액을 반으로 나누어서 아침 저
녁으로 복용한다.

참고/ 한국 특산 식물이다. 꽃에 자줏빛 점
선이 있는 참오동나무 *P. tomentosa* (Thunb.)
Steud.도 약효가 같다.

580. 지황 [현삼과]

Rehmannia glutinosa (Gaertner) Libosch.

여러해살이풀. 높이 20~30cm. 꽃은 연한 홍자색으로 6~7월에 피며, 줄기 끝에 총상으로 달린다. 잎 같은 포(苞)가 있다. 꽃받침은 종 모양으로 끝이 5개로 얕게 갈라지며, 꽃통은 통 모양이고 끝이 5개로 펴지며 길이 3cm 가량이다. 4개의 수술 중 2개가 길다. 열매는 삭과로 타원형이다.

분포/ 중국 원산으로, 전국에서 재배하는 귀화 식물이다.

채취/ 뿌리를 가을에 채취하여 말린다.

약효/ 뿌리를 지황(地黃)이라고 하며, 자음(滋陰), 보혈 및 강장의 효능이 있고, 음허발열, 소갈, 혈붕, 월경불순, 태동불안, 음허변비를 치료한다.

성분/ catalpol, aucubin, monomelitoside, leonuride, melitoside, cerebroside, rhemannioside A, B, C 등이 함유되어 있다.

약리 작용/ 물 추출물은 강심 작용, 신혈관 확장 작용, catalpol 은 설사 및 이뇨 작용이 있고, 혈당 강하 작용 등이 보고되어 있다.

사용법/ 뿌리 15g에 물 700mL를 넣고 달인 액을 반으로 나누어 아침 저녁으로 복용하고, 외용에는 짓찧어서 환부에 바른다.

참고/ 뿌리를 채취하여 씻은 것을 생지황(生地黃)이라고 하며, 양혈(涼血), 사화(瀉火), 생혈, 지혈의 효능이 있다. 생지황 말린 것을 건지황(乾地黃)이라 하며, 축혈비(逐血痺), 전골수(塡骨髓), 장기육(長肌肉)의 효능이 있다. 생시황을 써서 말리는 것을 되풀이한 것을 숙지황(熟地黃)이라고 하며, 보혈기(補血氣), 자신수(滋腎水), 익진음(益眞陰)의 효능이 있다.

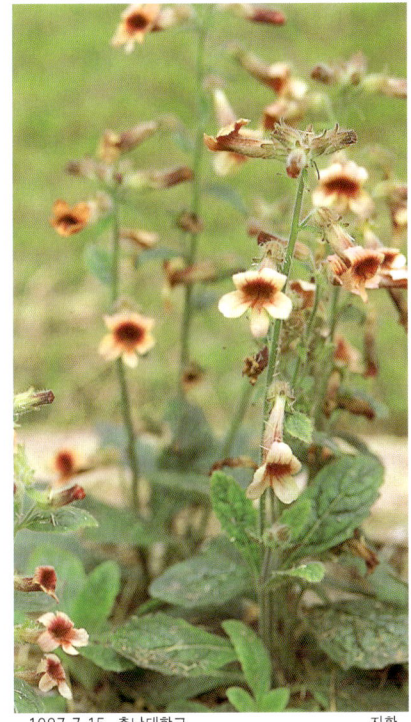

1997.7.15. 충남대학교   지황

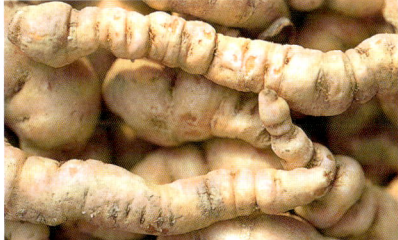

생지황(生地黃)

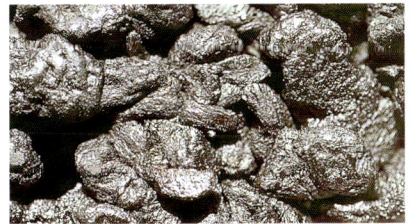

숙지황(熟地黃)

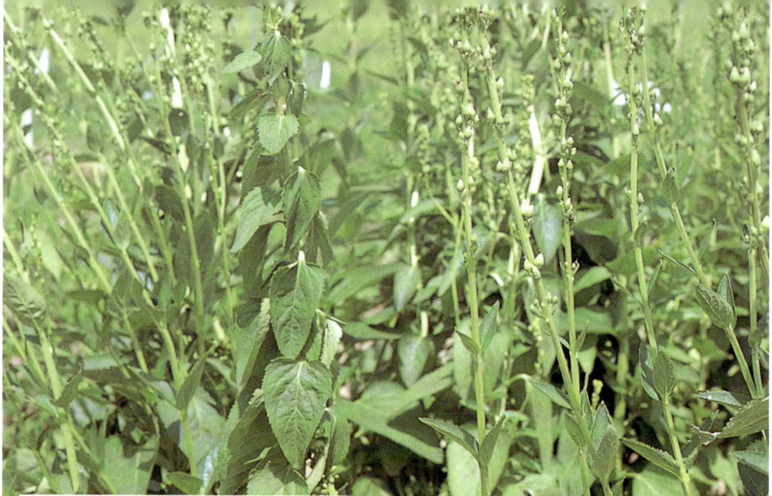

현삼(玄蔘)

현삼　　　　　　　　　　　　1998.8.5. 지리산

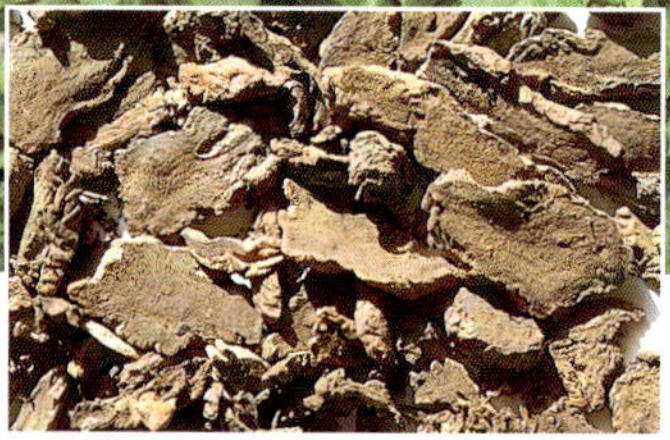

581. 현삼　　　　　　　　　　[현삼과]

Scrophularia buergeriana Miq.

　여러해살이풀. 높이 80~150cm. 꽃은 황
록색으로 8~9월에 핀다. 열매는 삭과로 달
걀 모양이다.

분포/ 전국의 산에서 자라며, 일본, 만주,
중국, 아무르, 우수리에 분포한다.

약효/ 뿌리를 현삼(玄蔘)이라고 하며, 자음
(滋陰), 강화(降化), 거번(祛煩), 진상변비
(津傷便祕), 토혈, 인후종통, 옹종, 나력을
치료한다.

성분/ harpagide가 함유되어 있다.

약리 작용/ 물 추출물을 마취한 개에게 정맥
주사(50mg/kg) 하면 혈압이 강하된다.

사용법/ 뿌리 15g에 물 700mL를 넣고 달인
액을 반으로 나누어 아침 저녁으로 복용한다.

참고/ 꽃이 흑자색인 큰개현삼 *S. kakudensis*
Fr.도 약효가 같다.

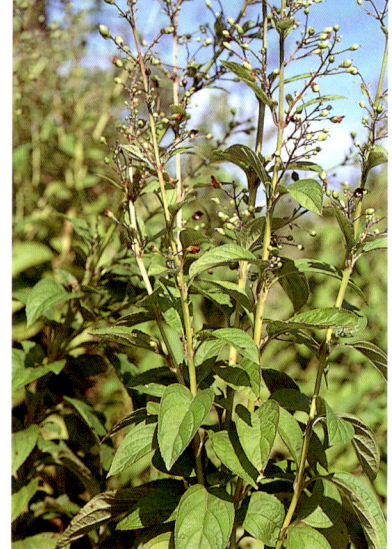

큰개현삼　　　　　　　1994.10.20. 인삼연초연구소

582. 구름송이풀 [현삼과]

Pedicularis verticillata L.

여러해살이풀. 높이 5~15cm. 꽃은 홍자색으로 8~9월에 핀다. 열매는 삭과로 끝이 뾰족한 긴 달걀 모양이며 길이 15mm 가량이다. 종자는 길이 3mm 가량이며 겉에 그물눈이 있다.

분포/ 북부 지방 및 백두산에서 자란다.

약효/ 전초를 마선호(馬先蒿)라고 하며, 거풍, 승습(勝濕), 이수(利水)의 효능이 있고, 류머티스성관절염, 소변불리, 요로결석, 백대하, 개창(疥瘡)을 치료한다.

사용법/ 전초 10g에 물 700mL를 넣고 달인 액을 반으로 나누어 아침 저녁으로 복용하고, 외용에는 달인 액으로 환부를 씻는다.

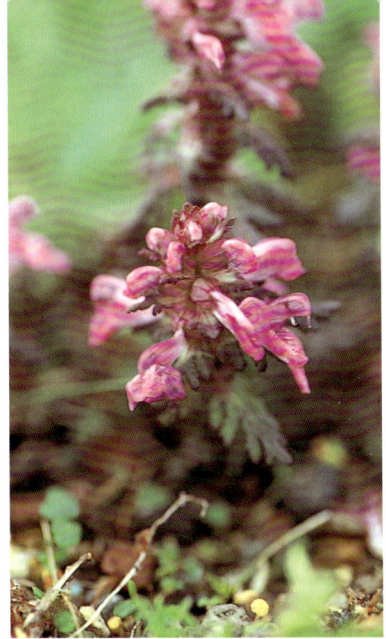

1994.8.7. 백두산　　　구름송이풀

583. 냉초 [현삼과]

Veronicastrum sibiricum (L.) Pennell

여러해살이풀. 높이 50~90cm. 꽃은 홍자색으로 7~8월에 핀다. 열매는 삭과로 끝이 뾰족한 넓은 달걀 모양이다.

분포/ 제주도를 제외한 전국의 산에서 자라고, 일본, 만주, 중국, 아무르, 사할린, 시베리아에 분포한다.

약효/ 전초를 참룡검(斬龍劍)이라고 하며, 거풍, 제습, 해독, 지통의 효능이 있고, 풍습요슬통, 근육통, 감기, 방광염, 폐결핵해수, 독사교상을 치료한다.

성분/ luteolin-7-glucoside, minecoside가 함유되어 있다.

약리 작용/ 뿌리의 메탄올 엑스를 쥐에게 투여하면 진통 작용과 해열 작용이 나타나고, 연쇄구균, 간균에 대하여 항균 작용이 있다.

사용법/ 전초 10g에 물 700mL를 넣고 달인 액을 반으로 나누어 아침 저녁으로 복용한다.

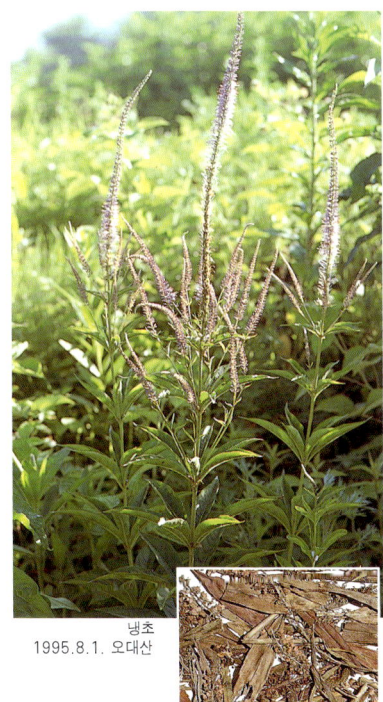

냉초
1995.8.1. 오대산

참룡검(斬龍劍)

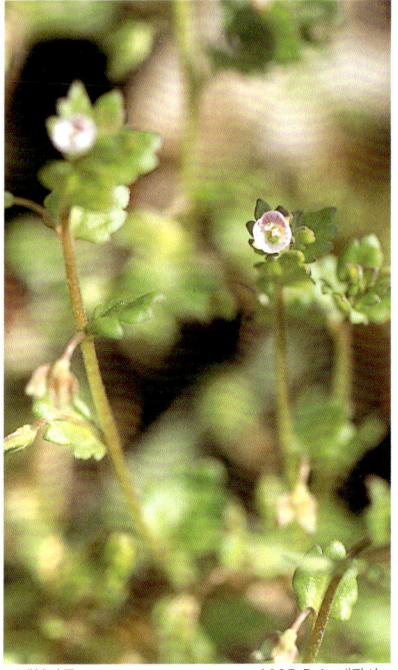

개불알풀 1995.5.1. 내장산

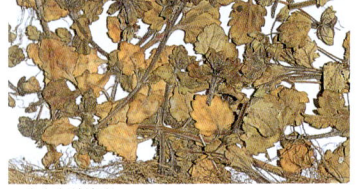

파파납(婆婆納)

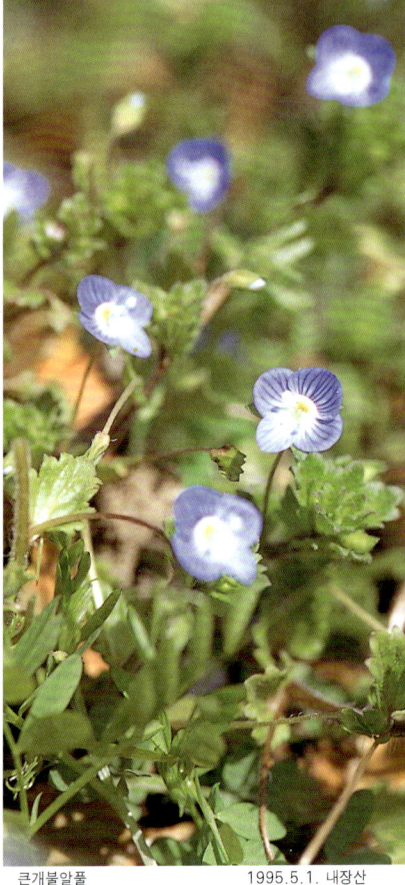

큰개불알풀 1995.5.1. 내장산

584. 개불알풀 [현삼과]

Veronica didyma Tenore var. *lilacina* (Hara) Yamazaki

한해살이풀. 높이 20~30cm. 꽃은 연한 홍자색으로 5~6월에 핀다. 열매는 삭과로 신장형이다.

분포/ 남부 지방이나 제주도의 산과 들에서 흔히 자라며, 일본, 만주, 중국, 대만, 아무르, 몽고, 시베리아에 분포한다.

약효/ 전초를 파파납(婆婆納)이라고 하며, 산기(疝氣), 요통, 백대하를 치료한다.

성분/ mannitol이 0.4% 함유되어 있다.

사용법/ 전초 10g에 물 700mL를 넣고 달인 액을 반으로 나누어 아침 저녁으로 복용하거나 짓찧어서 낸 즙을 복용한다.

참고/ 꽃은 하늘색이고 꽃통이 크며 작은 꽃자루가 긴 큰개불알풀 *V. persica* Poir.도 약효가 같다.

능소화과 / 紫葳科 / のうぜんかずら科 / Bignoniaceae

꽃은 크고 양순형(兩脣形)이다. 기능적인 수술은 4개, 암술대는 1개, 암술머리는 2개이다. 열매는 삭과로 2조각은 길고 목질이며, 종자는 날개가 있다. 세계에 약 110속 750종, 우리 나라에는 2속 4종이 재식되고 있다.

585. 능소화나무　　　[능소화과]

Campsis grandiflora (Thunb.) K. Schum.

갈잎 덩굴나무. 꽃은 황홍색으로 8∼9월에 가지 끝에 원추 꽃차례로 많이 달린다. 꽃받침은 길이 3cm 가량으로 5개로 갈라지고 끝이 뾰족하며, 꽃통은 깔때기 비슷한 종 모양이고 지름 6∼7cm이며, 수술은 2개가 크다. 열매는 삭과로 네모지고 끝이 둔하며 2개로 갈라지고 10월에 익는다.

분포/ 중국 원산으로, 중부 지방 이남에서 재배하는 귀화 식물이다.

채취/ 꽃, 잎과 줄기를 여름에 채취하여 말린다.

약효/ 꽃을 능소화(凌霄花)라고 하며, 양혈(涼血), 거어의 효능이 있고, 혈체(血滯), 월경불순, 혈열풍양(血熱風痒)을 치료한다. 뿌리를 자위근(紫葳根)이라고 하며, 양혈, 거풍, 산어의 효능이 있고, 피부소양, 풍진, 요각불수를 치료한다. 잎과 줄기를 자위경엽(紫葳莖葉)이라고 하며, 양혈, 산어의 효능이 있고, 혈열생풍(血熱生風), 피부소양, 풍진, 인후종통을 치료한다.

사용법/ 꽃 5g에 물 500mL, 잎과 줄기 15g에 물 700mL를 넣고 달인 액을 각각 반으로 나누어 아침 저녁으로 복용한다.

참고/ 임산부는 복용을 금한다.

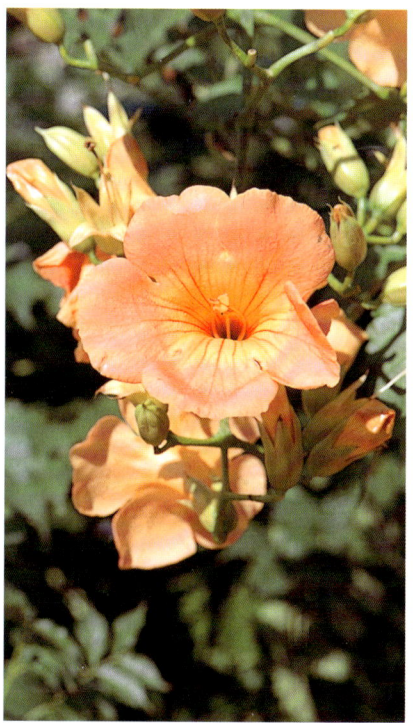

1997.8.23. 충남대학교　　　　　능소화나무

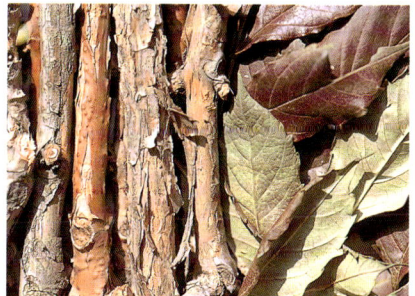

자위경엽(紫葳莖葉)

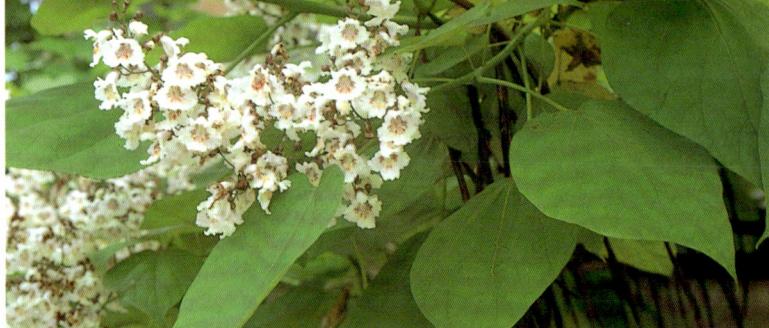

꽃개오동   1997.7.1. 대전

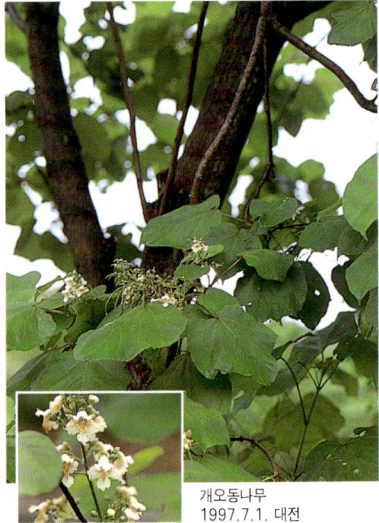

개오동나무
1997.7.1. 대전

개오동나무(꽃)

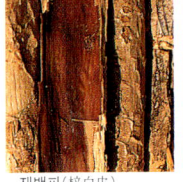

재백피(梓白皮)

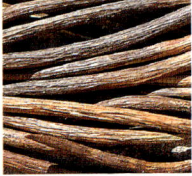

재실(梓實)

화 식물이다.

채취/ 전초를 가을부터 겨울까지 채취하여 말린다.

약효/ 뿌리 껍질 또는 줄기 껍질을 재백피(梓白皮)라고 하며, 청열, 해독, 살충의 효능이 있고, 황달, 번위(反胃), 피부소양, 창개를 치료한다. 열매를 재실(梓實)이라고 하며, 이뇨, 소종, 살충의 효능이 있고, 만성신염, 부종, 단백뇨를 치료한다.

성분/ 열매에는 catalpol, catapolside, catalpalactone, lapachol, *α*-lapachone, catalponol, *α*-dihydrocaryopterone, des-*p*-hydroxybenzoylcatapolside가 함유되어 있다.

약리 작용/ catalpol, catapolside를 쥐, 토끼 등에게 투여하면 이뇨 작용이 있다.

사용법/ 뿌리 껍질 또는 열매 15g에 물 700mL를 넣고 달인 액을 반으로 나누어 아침 저녁으로 복용하고, 외용에는 짓찧어서 환부에 바른다.

참고/ 꽃이 백색이고 암자색의 반점이 있는 꽃개오동 *C. bignonioides* Walter도 약효가 같다.

586. 개오동나무   [능소화과]

Catalpa ovata G. Don

갈잎큰키나무. 높이 10m 가량. 꽃은 황백색으로 6월에 피며, 안쪽 양면에 황색 선과 자줏빛 점이 있다. 수술은 완전한 것이 2개, 꽃밥이 없는 것이 3개이고, 기부에 자줏빛 반점이 있다. 열매는 삭과로 길이 20~36cm, 지름 5~8mm이며, 10월에 익는다. 종자에는 양쪽에 털이 있고, 길이 3~4cm, 너비 3mm로 갈색이다.

분포/ 중국 원산으로, 전국에서 재식하는 귀

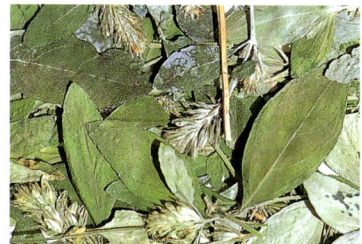
작상(爵床)

587. 쥐꼬리망초   [쥐꼬리망초과]

Justicia procumbens L.

한해살이풀. 높이 30cm 가량. 잎은 마주 나며 긴 타원형, 길이 2~4cm, 너비 1~2cm로 양 끝이 뾰족하고 가장자리는 밋밋하거나 물결 모양이다. 꽃은 연한 자홍색으로 7~9월에 핀다. 꽃차례는 원줄기 끝과 가지 끝에 달리며, 꽃통은 길이 7~8mm로 꽃받침보다 길다. 아랫입술 꽃잎은 3개로 갈라지고 백색 또는 연한 홍색 바탕에 적색 반점이 있으며, 수술은 2개이다. 열매는 삭과로 2개로 갈라지며, 종자는 4개이다.

분포 / 제주, 전남, 전북, 경남, 충남, 경기 등지의 산기슭이나 산 입구에서 흔히 자라며, 일본, 중국, 인도차이나, 인도에 분포한다.

채취 / 전초를 가을에 채취하여 말린다.

약효 / 전초를 작상(爵床)이라고 하며, 청열, 해독, 이습, 활혈, 지통의 효능이 있고, 세균성설사, 황달, 신염부종, 근골동통, 타박상을 치료한다.

사용법 / 전초 15g에 물 700mL를 넣고 달인 액을 반으로 나누어서 아침 저녁으로 복용하고, 외용에는 짓찧어서 환부에 바른다.

참고 / 과다하게 복용하면 비위(脾胃)의 기능이 약해진다.

쥐꼬리망초과 / 爵床科 / きつねのまご科 / Acanthaceae

풀 또는 떨기나무. 꽃은 양성화, 좌우 상칭으로 흔히 큰 포가 있다. 꽃받침은 4~5갈래로 기와 모양으로 배열, 드물게 고리 모양으로 퇴화된다. 꽃통은 입술 모양. 수술 4개 중 2개는 크고 꽃통 위에 있으며, 수술대는 떨어져 있거나 쌍으로 붙어 있고, 꽃밥은 2실, 자방은 상위, 2실, 중축 태좌이다. 열매는 삭과이고 배유는 없다. 세계에 240속 2200종, 우리 나라에는 3속 3종이 자란다.

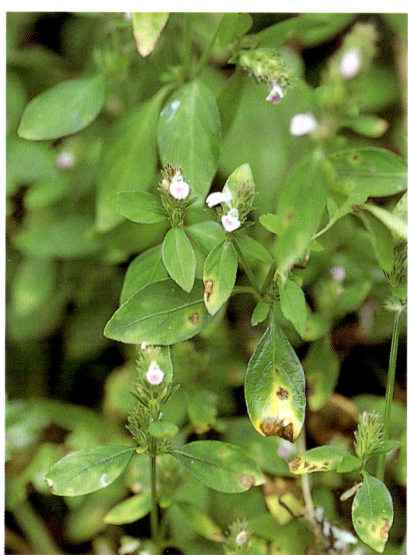
1994.9.20. 지리산   쥐꼬리망초

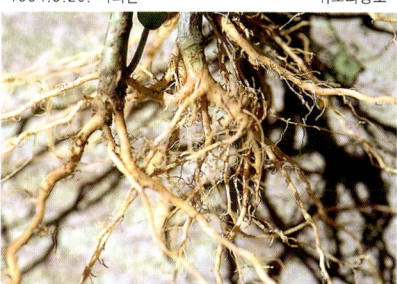
쥐꼬리망초(뿌리)

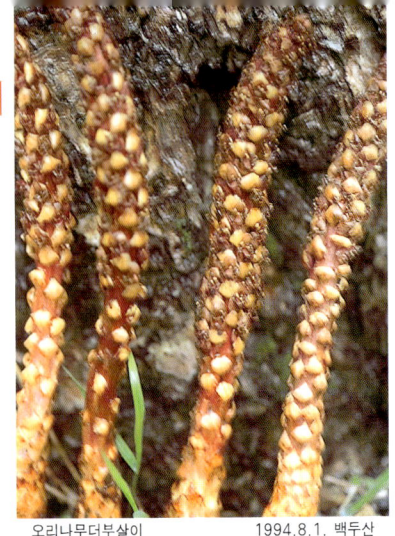

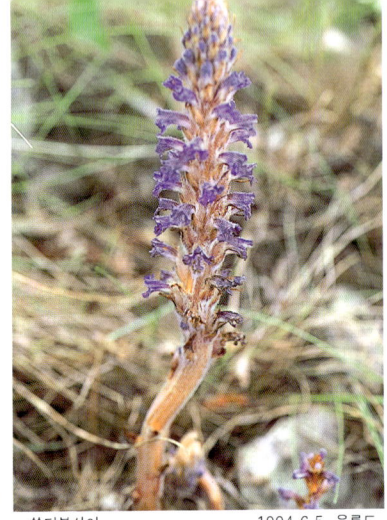

오리나무더부살이   1994.8.1. 백두산   쑥더부살이   1994.6.5. 울릉도

열당과 / 列當科 / はまうつぼ科 / Orobanchaceae

엽록소가 없으므로 뿌리로 기생한다. 꽃줄기는 대개 1개이고, 흔히 비늘 조각 같은 잎이 줄기의 밑부분에 붙어 있다. 세계에 14속 180종, 우리 나라에는 5속 5종이 자란다.

588. 오리나무더부살이   [열당과]

Boschniakia rossica (Chamisso et Schlecht.) B. Fedtsch. et Flerov

두메오리나무의 뿌리에 기생하는 한해살이풀. 전체가 황갈색이고 육질이다. 꽃은 암자색으로 7~8월에 핀다. 열매는 삭과로 2개로 갈라진다.

분포 / 백두산 주변의 높은 산에서 자라며, 일본, 만주, 아무르, 사할린, 시베리아, 유럽, 북아메리카에 분포한다.

약효 / 전초를 초종용(草蓰蓉)이라고 하며, 윤장(潤腸), 지혈의 효능이 있고, 양위(陽痿), 요슬냉통, 노인변비, 방광염, 방광출혈을 치료한다.

성분 / boschniakine, boschnialactone 등이 함유되어 있다.

사용법 / 전초 20g에 물 800mL를 넣고 달인 액을 반으로 나누어 아침 저녁으로 복용하거나 술에 담가 복용한다.

589. 쑥더부살이(초종용)   [열당과]

Orobanche coerulescens Stephan ex Willd.

여러해살이풀. 쑥속(*Artemisia*), 특히 사철쑥 뿌리에 기생한다. 높이 20~30cm. 꽃은 연한 자줏빛으로 5~7월에 핀다. 열매는 삭과로 좁은 타원형이다.

분포 / 전국의 바닷가나 강가의 모래땅에서 드물게 자라며, 일본, 만주, 중국, 시베리아, 유럽에 분포한다.

약효 / 전초를 열당(列當)이라고 하며, 보신(補腎), 익정(益精), 윤조(潤燥), 활장(活腸)의 효능이 있고, 양위(陽痿), 요슬냉통, 불임, 대하를 치료한다.

약리 작용 / 물 추출물, 에탄올 추출물을 고양이, 토끼에게 투여하면 혈압이 강하되고, 쥐에게 투여하면 타액의 분비를 촉진한다.

사용법 / 전초 20g에 물 800mL를 넣고 달인 액을 반으로 나누어 아침 저녁으로 복용하거나 술에 담가 복용한다.

열당과 · Orobanchaceae

468

파리풀과 · Phrymaceae

파리풀과 / 透骨草科 / はえどくそう科 /
Phrymaceae

여러해살이풀. 이삭 꽃차례는 길게 신장
되고 좁으며, 줄기 끝이나 가지 윗부분에
달린다. 꽃은 작고 포 겨드랑이에 1개씩
달린다. 꽃받침은 통 모양, 꽃통 가장자리
는 입술 모양, 윗입술 꽃잎은 곧게 서고 2
갈래, 아랫입술 꽃잎은 길고 퍼지며 3갈래
이다. 수술은 4개, 자방은 비대칭. 암술대
는 정생(頂生)하고, 열매는 꽃받침에 둘러
싸인다. 세계에 1속 1종, 우리 나라에는 1
속 1변종이 있다.

590. 파리풀 [파리풀과]

Phryma leptostachya L. var. *asiatica* Hara

여러해살이풀. 높이 40~70cm. 잎은 마주
나며 타원형이다. 길이 7~15cm, 너비 4~
7cm로 끝이 뾰족하며, 밑은 넓은 쐐기 모양
이고 가장자리는 밋밋하며 잎자루는 길다.
꽃은 연한 자줏빛으로 7~9월에 원줄기 끝
과 가지 끝에 이삭 꽃차례로 달린다. 꽃받침
은 통 모양이며 5개의 능선이 있고, 꽃통은
길이 5mm 가량으로 입술 모양이며, 4개의
수술 중 2개가 길다. 열매는 삭과로 꽃받침
에 싸여 있으며, 1개의 종자가 들어 있다.
분포/ 전국의 산 숲 속에서 흔히 자라며, 일
본, 만주, 중국, 아무르, 우수리, 동시베리
아에 분포한다.
채취/ 전초를 가을에 채취하여 말린다.
약효/ 전초를 노파자침전(老婆子針錢)이라
고 하며, 해독, 살충의 효능이 있고, 개창(疥
瘡), 옴을 치료한다.
성분/ phrymarolin II, leptostachyolacetate 등
이 함유되어 있다.
약리 작용/ leptostachyolacetate는 파리, 모기
등 해충을 잘 죽인다.

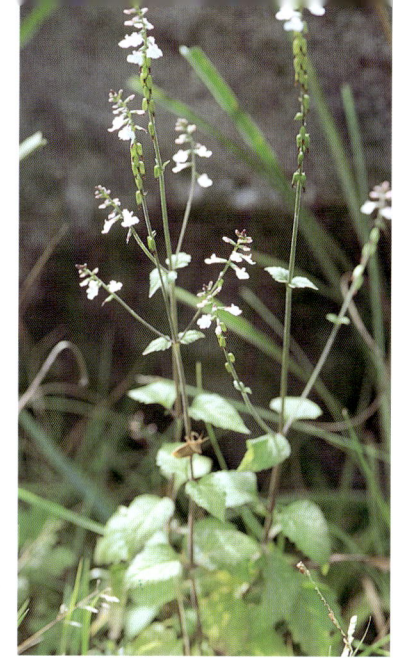

1996.10.5. 제주　　　　파리풀

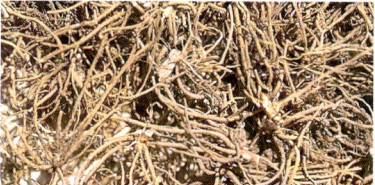

파리풀(뿌리)

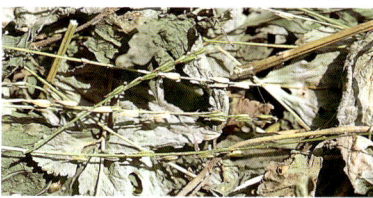

노파자침전(老婆子針錢)

사용법/ 전초 20g에 물 800mL를 넣고 달인
액을 반으로 나누어 아침 저녁으로 복용하
고, 외용에는 짓찧어서 환부에 바른다.
참고/ 파리풀을 짓찧어서 낸 즙액은 예로부
터 살충제로 이용해 오고 있다.

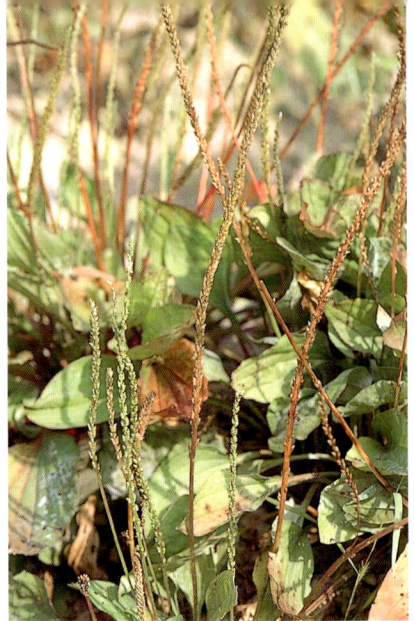

질경이과 / 車前草科 / おおばこ科 / Plantaginaceae

풀. 꽃은 양성화, 방사 상칭, 이삭 꽃차례로 달린다. 꽃받침은 초질(草質)로 깊게 4갈래로 갈라지고, 꽃잎은 붙고 끝은 3~4갈래이다. 수술은 보통 4개로 꽃통에 붙고, 꽃밥은 2실로 세로로 갈라진다. 암술대는 단순하고, 배주는 보통 1개. 종자는 방패 모양으로 붙고, 배는 곧으며, 다육질의 배유가 중앙에 있다. 세계에 3속 300종, 우리 나라에는 1속 5종이 있다.

591. 질경이   [질경이과]

Plantago asiatica L.

한해살이풀. 많은 잎이 뿌리에서 나와 비스듬히 퍼지고 타원형이다. 길이 4~15cm, 너비 3~8cm. 꽃은 흰색으로 6~8월에 잎 사이에서 나온 길이 10~50cm의 꽃대에 이삭 꽃차례로 달린다. 포(苞)는 좁은 달걀 모양이고, 꽃받침은 4개로 갈라지고 수술이 길게 밖으로 나오며, 자방은 상위이다. 암술은 1개. 열매는 삭과로 익으면 옆으로 갈라지면서 뚜껑이 열리고 6~8개의 흑색 종자가 나온다.

분포/ 전국의 길가나 들에서 흔히 자라며, 일본, 만주, 중국, 아무르, 우수리, 동시베리아에 분포한다.

채취/ 종자는 여름과 가을에, 전초는 수시로 채취하여 말린다.

약효/ 종자를 차전자(車前子)라고 하며, 이수(利水), 청열(淸熱), 명목(明目), 거담(祛痰)의 효능이 있고, 소변불통, 대하, 혈뇨, 해수, 목적(目赤)을 치료한다. 또 전초를 차전(車前)이라 하며, 이수, 청열, 명목, 거담의 효능이 있고, 소변불통, 대하, 혈뇨, 황달, 수종, 목적을 치료한다.

성분/ 지상부에는 aucubin, plantagin, urso-

질경이   1994.9.1. 대전

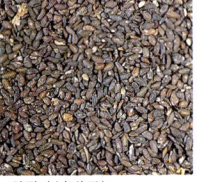

차전자(車前子)

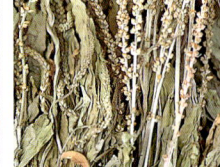

차전(車前)

lic acid, hentriacontane 등이 함유되어 있다.

약리 작용/ 보통 사람이 종자 10g을 달여서 복용하였으나 이뇨 작용이 뚜렷하지 않다. 종자 달인 액을 토끼의 무릎 관절에 주입하면 처음에는 골막에 염증이 생기지만 차차 결합 조직이 증식하기 시작한다. 따라서 이완된 관절낭에 본래의 긴장을 회복시킬 가능성이 있어 임상적으로 주목된다.

사용법/ 종자 20g에 물 800mL를 넣고 달인 액을 반으로 나누어 아침 저녁으로 복용하고, 외용에는 짓찧어서 바른다.

참고/ 현재 변비 치료제로 제약 산업에서 널리 이용하고 있다.

592. 인동덩굴 [인동과]

Lonicera japonica Thunb.

덩굴성 갈잎떨기나무. 잎은 마주 나고 타원형이다. 길이 3~8cm, 너비 1~3cm로 끝은 뾰족하거나 둔하고, 밑은 둥글며 가장자리는 밋밋하다. 꽃은 6~7월에 잎겨드랑이에 1~2개가 달리며, 꽃받침은 털이 없다. 꽃통은 길이 3~4cm로 백색에서 황색으로 되며, 겉에 털이 있고 끝이 5갈래인데, 그 중 1개가 깊게 갈라져 뒤로 말린다. 수술은 5개, 암술은 1개이다. 열매는 장과로 둥글고 9~10월에 흑색으로 익는다.

분포/ 전국의 산기슭에서 흔히 자라며, 일본, 만주, 중국에 분포한다.

채취/ 줄기는 수시로, 꽃은 6월에 채취하여 말린다.

약효/ 줄기를 인동등(忍冬藤)이라고 하며, 청열, 해열, 통경락의 효능이 있고, 온병발열, 열독혈리, 간염, 근골동통을 치료한다. 꽃을 금은화(金銀花)라고 하며, 청열, 해독의 효능이 있고, 발열, 열독혈리, 종독, 나력, 이하선염을 치료한다.

성분/ 잎에는 lonicerin, luteolin 등이 함유되어 있다.

약리 작용/ luteolin은 토끼의 적출 장관에 대하여 진경 작용이 있으나 papaverine보다 약하다. 잎의 에탄올 추출물은 티푸스균, 대장균, 녹농균 등에 대하여 항균 작용이 있다.

사용법/ 줄기 20g 또는 꽃 15g에 물 700mL를 넣고 달인 액을 반으로 나누어 아침 저녁으로 복용하고, 외용에는 짓찧어서 즙을 내어 환부에 바른다.

참고/ 털이 적고 꽃잎이 백색으로 자줏빛을 띠는 잔털인동덩굴 var. *repens* Rehder도 약효가 같다.

인동과 / 忍冬科 / すいかずら科 /
Caprifoliaceae

떨기나무, 드물게 풀. 꽃은 양성화, 방사상칭이거나 좌우 상칭, 대개 취산 꽃차례. 꽃받침은 자방에 붙고, 5갈래. 꽃잎은 서로 붙고 때로는 입술 모양. 수술은 꽃통에 붙고, 꽃잎 갈래와 어긋 나며, 꽃밥은 2실로 세로로 쪼개진다. 자방은 2~5실, 암술대는 하나가 정생(頂生) 한다. 열매는 장과, 삭과. 종자에는 배유가 많다. 세계에 18속 300종, 우리 나라에는 6속 39종이 있다.

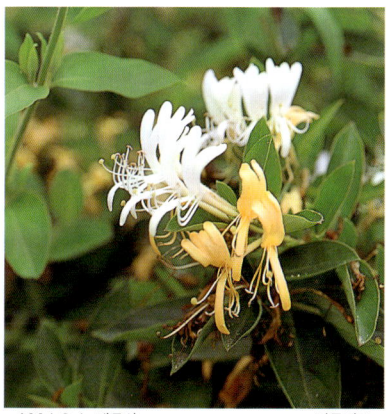

1994.6.4. 계룡산　　　　　　　인동덩굴

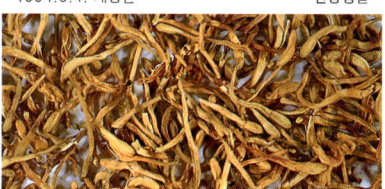

금은화(金銀花)

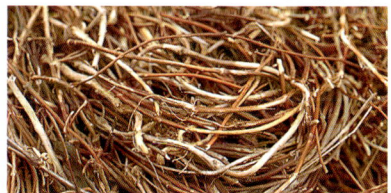

인동등(忍冬藤)

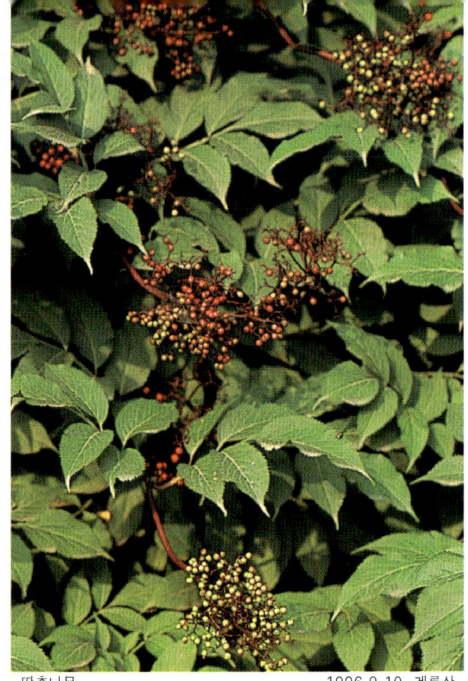

딱총나무　　　　　　　1996.9.10. 계룡산

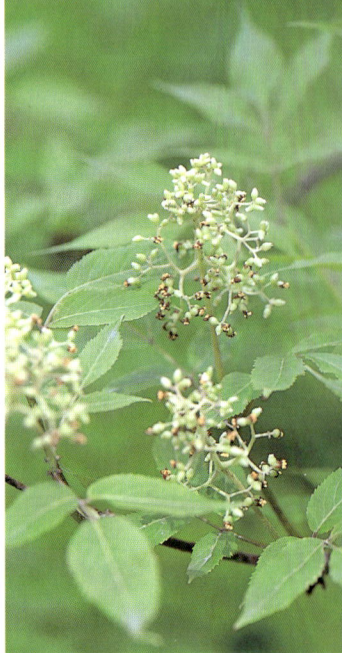

덩나무　　　　　　　1997.6.2. 백두산

593. 딱총나무　　　　　　[인동과]

Sambucus williamsii Hance var. *coreana* Nakai

갈잎떨기나무. 높이 3~5m. 잎은 마주 나며 2~3쌍의 작은 잎으로 구성된 홀수 1회 깃꼴겹잎이고, 작은 잎은 양 면에 털이 없고 가장자리의 톱니가 뾰족하며 안으로 굽지 않는다. 꽃은 연한 황색 또는 연녹색으로 5월에 가지 끝에 원추 꽃차례로 달린다. 꽃밥은 황색, 암술머리는 보라색이다. 열매는 핵과로 둥글며, 7월에 어두운 홍색으로 익는다.

분포/ 제주도를 제외한 전국의 산골짜기에서 흔히 자라며, 일본, 만주, 사할린, 우수리에 분포한다.

채취/ 줄기와 가지를 수시로 채취해 말린다.

약효/ 줄기를 접골목(接骨木)이라고 하며, 거풍, 이습, 활혈, 지통의 효능이 있고, 류머티즘, 근골동통, 요통, 수종, 산후빈혈, 타박상에 의한 종통, 골절, 창상출혈을 치료한다.

성분/ cerylalcohol, betulin, oleanolic acid, betulic acid 등이 알려져 있다.

약리 작용/ 줄기 달인 액을 쥐에게 투여하면 진정 작용이 있는데, morphine보다는 약하나 sulpyrine보다는 강하다.

사용법/ 줄기 15g에 물 700mL를 넣고 달인 액을 반으로 나누어 아침 저녁으로 복용하고, 외용에는 짓찧어 즙을 내어 바른다.

참고/ 잎 뒤에 털이 많은 털지렁쿠나무 for. *velutina* T. Lee, 작은 잎이 급히 뾰족해져 꼬리 모양으로 되고, 꽃차례는 반원형이며, 식물체에 털이 없는 넓은잎딱총나무 *S. latipinna* Nakai, 작은 잎 가장자리의 톱니가 안으로 굽는 덩나무 *S. sieboldiana* (Miq.) Bl.도 약효가 같다.

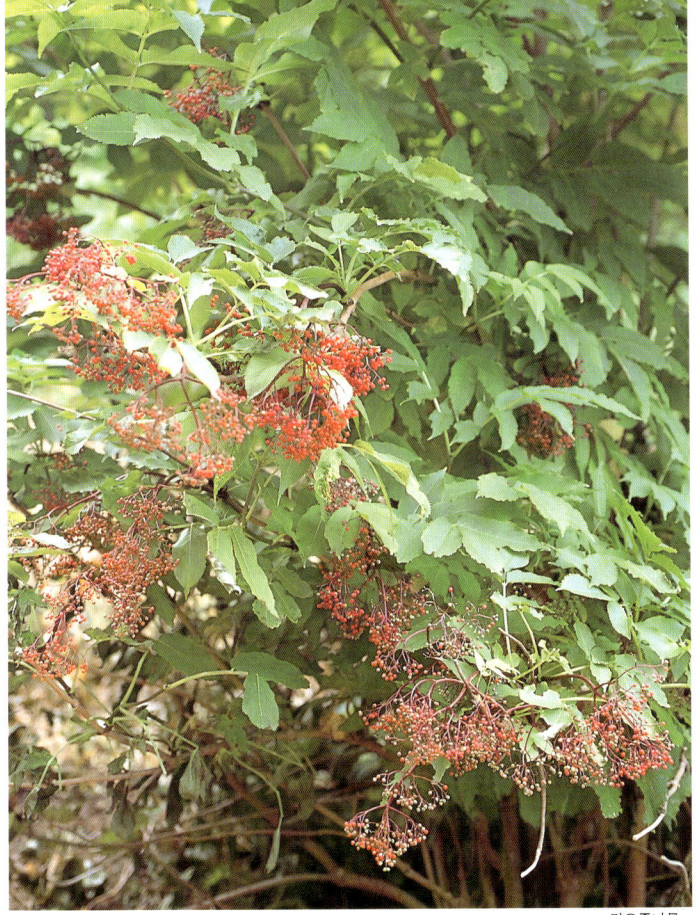

1994.6.8. 울릉도

말오줌나무

594. 말오줌나무 [인동과]

Sambucus sieboldiana Bl. var. *pendula* (Nakai) T. Lee

갈잎떨기나무. 높이 3~5m. 줄기에 코르크가 발달하며, 골속이 암갈색이고 작은 가지에 털이 없다. 잎은 마주 나며 2~3쌍의 작은 잎으로 구성된 홀수 1회 깃꼴겹잎이고, 작은 잎은 바늘 모양, 양 끝이 뾰족하고 길이 10·~15cm로 양 면에 털이 없고 기장지리에 안으로 굽은 톱니가 있다. 꽃은 황백색, 산방상 원추 꽃차례로 5월에 가지 끝에 달린다. 열매는 둥글며 7월에 적색으로 익는다.

분포/ 울릉도에 자라는 한국 특산 식물이다.

채취/ 굵은 가지를 가을부터 겨울까지 채취하여 말린다. 수시로 채취하여 말린다.

약효/ 줄기를 접골목(接骨木)이라고 하며, 거풍, 이습, 활혈, 지통의 효능이 있고, 류머티즘, 근골동통, 요통, 수종, 산후빈혈, 타박상에 의한 종통, 골절, 창상출혈을 치료한다.

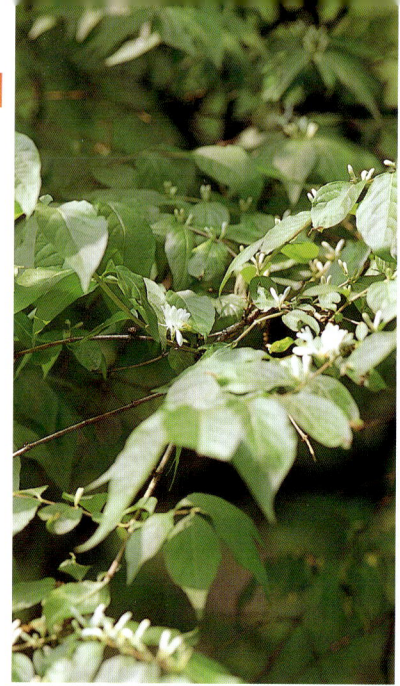

괴불나무   1996.5.20. 서울 홍릉

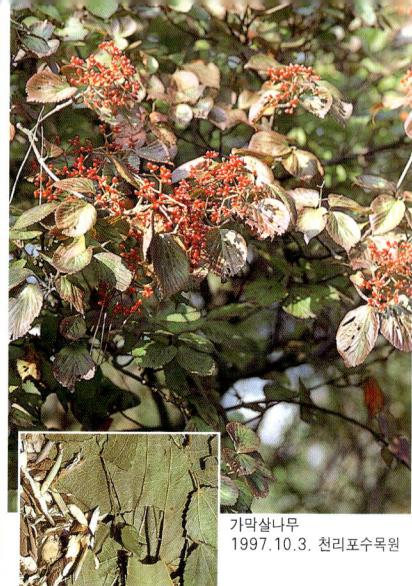

가막살나무
1997.10.3. 천리포수목원

협미(莢迷)

595. **괴불나무**   [인동과]

Lonicera maackii Maxim.

갈잎떨기나무. 높이 3~5m. 꽃은 5~6월
에 핀다. 꽃통은 백색에서 황색으로 변한다.
열매는 장과로 9~10월에 적색으로 익는다.
분포/ 전국의 산기슭에서 자라며, 일본, 만
주, 중국에 분포한다.
약효/ 꽃봉오리를 금은인동(金銀忍冬)이라
고 하며, 청열해독의 효능이 있고, 호흡기감
염증, 유행성감모, 편도선염을 치료한다.
사용법/ 꽃봉오리 15g에 물 700mL를 넣고 달
인 액을 반으로 나누어 아침 저녁으로 복용
한다.
참고/ 각시괴불나무에 비하여 잎이 길게 뾰
족하고, 옆의 맥은 앞면으로 들어가지 않으
며, 꽃대는 잎자루보다 짧거나 같고, 꽃받침
조각은 바늘 모양이다.

596. **가막살나무**   [인동과]

Viburnum dilatatum Thunb.

갈잎떨기나무. 높이 2~3m. 꽃은 백색으
로 5월에 핀다. 열매는 핵과로 9월에 적색
으로 익는다.
분포/ 황해도 및 강원도 이남의 산중턱 이하
의 숲 속에 자라며, 일본, 중국에 분포한다.
약효/ 줄기와 잎을 협미(莢迷)라고 하며, 거
삼충(祛三蟲), 하기(下氣), 소곡(消穀)의 효
능이 있고, 소아간적(小兒癎癪)을 치료한다.
성분/ 잎에는 arbutin 및 coumarin계 성분이
함유되어 있다.
사용법/ 줄기와 잎 20g에 물 800mL를 넣고
달인 액을 반으로 나누어 아침 저녁으로 복
용한다.
참고/ 잎이 작고 잎자루가 짧으며 턱잎이 있
고 어린가지나 꽃차례에 짧은 털이 있어서
까칠까칠한 덜꿩나무 *V. erosum* Thunb., 잎
겨드랑이 이외에는 털이 없고 수술대가 꽃통
의 중간에 있는 산가막살나무 *V. wrightii*
Miq.도 약효가 같다.

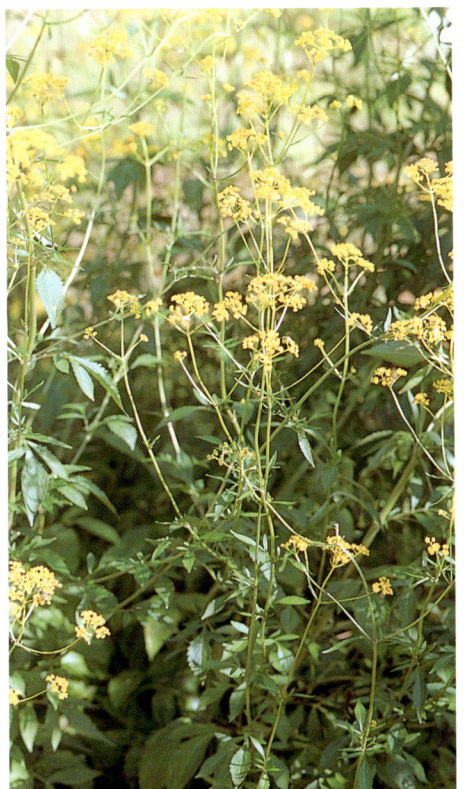

1989.9.12. 계룡산

마타리과 / 敗醬科 / おみなえし科 / Valerianaceae

풀. 턱잎이 없다. 꽃은 양성화, 때로는 단성화이며, 취산 꽃차례 또는 산방 꽃차례이다. 꽃받침은 자방 위에 있다. 깃털이 있고, 꽃잎은 합쳐져서 통 모양, 흔히 밑이 볼록해져 거(距)가 된다. 꽃통은 짧으며 끝이 5개로 갈라지고, 수술은 4개이다. 세계에 10속 400종, 우리 나라에는 2속 9종이 자란다.

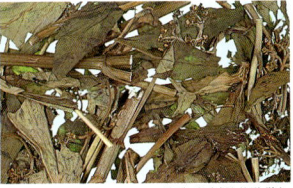

황화패장(黃花敗醬)

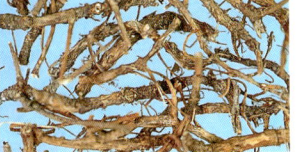

마타리

패장(敗醬)

597. 마타리　　　　　　[마타리과]

Patrinia scabiosaefolia Fisch.

여러해살이풀. 높이 1~1.5m. 꽃은 황색으로 7~8월에 핀다. 열매는 타원형이다.

분포/ 전국의 양지바른 산기슭이나 풀밭에서 흔히 자라며, 일본, 만주, 중국, 사할린, 몽고, 동시베리아에 분포한다.

약효/ 전초를 황화패장(黃花敗醬)이라고 하며, 청열, 해독, 배농파어(排膿破瘀)의 효능이 있고, 충수염, 하리, 적백대하, 산후어체복통(産後瘀滯腹痛), 목적종통(目赤腫痛)을 치료한다. 뿌리를 패장(敗醬)이라고 하며 같

은 목적으로 사용한다.

성분/ 뿌리와 뿌리줄기에는 morroniside, loganin, villoside, patrinoside C, D, scabioside A-G 등이 함유되어 있다.

약리 작용/ 뿌리의 에탄올 추출물은 혈중의 transaminase의 효능을 증가시키고, 간 조직에 있는 Kuptter's cell을 활성화시킨다. patrinoside 및 그 비당부는 쥐의 혈압을 강하시키고 진통 작용이 있다.

사용법/ 전초 15g에 물 700mL를 넣고 달인 액을 반으로 나누어서 아침 저녁으로 복용한다.

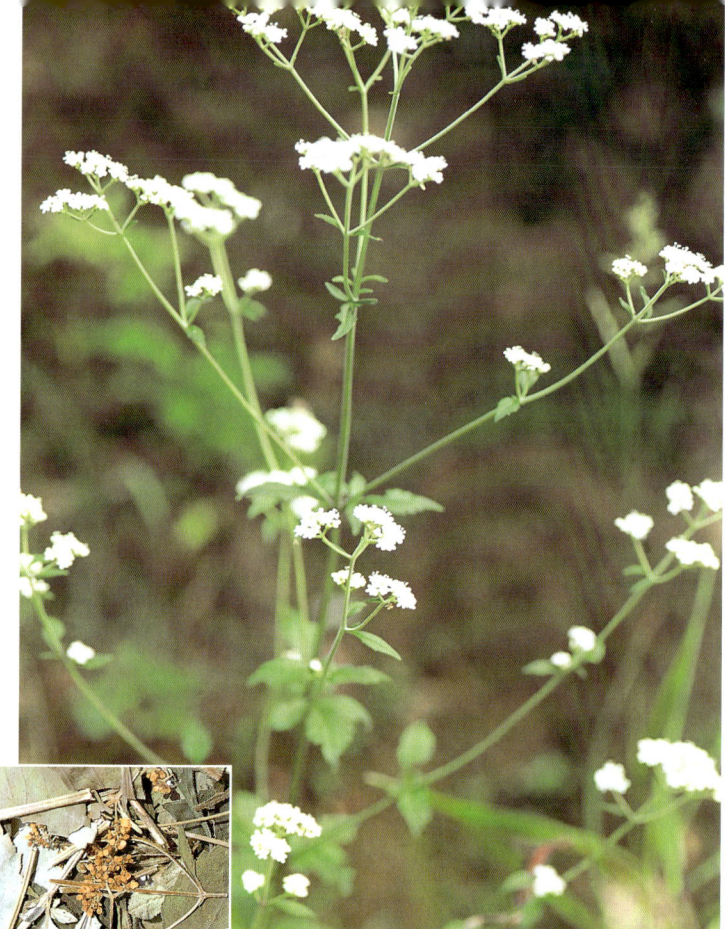

마타리과 · Valerianaceae

뚜깔

1991.8.1. 계룡산

백화패장(白花敗醬)

598. 뚜깔(뚝갈)　　　　　[마타리과]

Patrinia villosa (Thunb.) Juss.

　여러해살이풀. 높이 1m 가량. 꽃은 백색으로 7~8월에 핀다. 열매는 달걀 모양으로 길이 2~3mm이며 뒷면이 둥글다. 날개는 원심형이며 길이 5~6mm이다.

분포/ 전국의 양지바른 산기슭이나 풀밭에서 흔히 자라며, 일본, 만주, 중국에 분포한

다.

약효/ 전초를 백화패장(白花敗醬)이라고 하며, 청열, 해독, 배농파어의 효능이 있고, 충수염, 하리, 적백대하, 산후어체복통, 목적종통을 치료한다.

성분/ 뿌리와 뿌리줄기에는 morroniside, loganin, villoside, patrinoside, scabioside A-G 등이 함유되어 있다.

사용법/ 전초 15g에 물 700mL를 넣고 달인 액을 반으로 나누어 아침 저녁으로 복용한다.

599. 쥐오줌풀　　　[마타리과]

Valeriana fauriei Briq.

여러해살이풀. 높이 40~80cm. 꽃은 연분홍색으로 5~8월에 피고, 가지 끝과 원줄기 끝에 산방상으로 달리며, 포는 바늘 모양이다. 꽃통은 5개로 갈라지며 길이 5~7mm이다. 3개의 수술이 길게 꽃 밖으로 나온다. 열매는 수과, 바늘 모양, 길이 4mm 정도로 윗부분에 꽃받침이 관모상으로 달려서 바람에 날린다.

분포/ 전국의 산 속 그늘진 곳이나 골짜기에서 흔히 자라며, 일본, 만주, 중국, 사할린에 분포한다.

채취/ 뿌리를 가을에 채취하여 말린다.

약효/ 뿌리를 길초근(吉草根) 또는 힐초(纈草)라고 하며, 정신불안, 위약(胃弱), 요통, 월경불순, 신경쇠약, 무월경, 월경곤란, 뇌신경, 심(心), 위(胃) 등의 쇠약 및 만성신경증, 동계, 히스테리, 위장경련, 관절염 등을 치료한다.

성분/ 뿌리에는 정유 1~2%가 함유되어 있으며, 이것의 주성분은 bornylisovalerate이다. 그 밖에 borneol, camphene, phellandrene, myrcene, kessylglycol, α-kessylalcohol 등이 알려져 있다.

약리 작용/ kessylglycol, α-kessylalcohol은 수면 시간 연장 효능, 진정 효과가 있고, 50% 에탄올 추출물은 항스트레스성 위궤양 작용이 있다.

사용법/ 뿌리 3~5g을 달여서 복용하거나, 산제 또는 술에 담가서 복용한다.

참고/ 허약하고 음허한 사람은 복용에 주의한다. 열매에 털이 있는 광릉쥐오줌풀 var. *dasycarpa* Hara, 털이 많고 꽃줄기, 작은 꽃줄기, 잎자루에 선모(腺毛)가 있는 설령쥐오줌풀(털쥐오줌풀) *V. amurensis* Smirnov et Komarov, 전체적으로 크고 마디 이외에 털이 없는 넓은잎쥐오줌풀 *V. dageletiana* Nakai ex F. Maekawa도 약효가 같다.

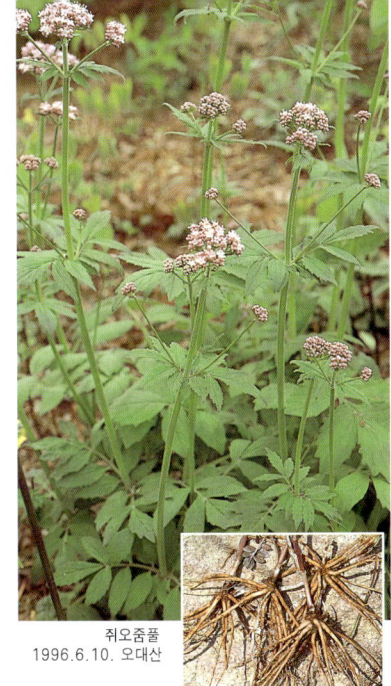

쥐오줌풀
1996.6.10. 오대산

길초근(吉草根)

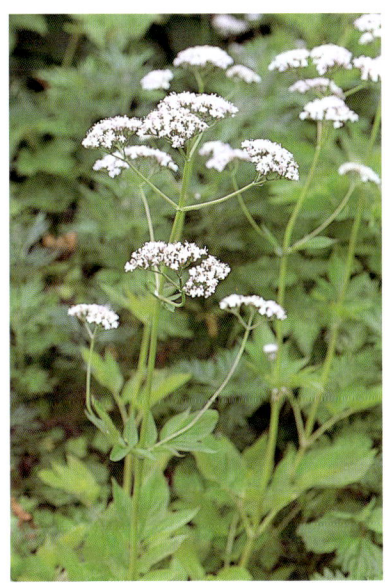

1994.6.5. 울릉도　　　넓은잎쥐오줌풀

산토끼꽃과 / 川續斷科 / まつむしそう科 / Dipsacaceae

풀. 꽃 밑에 달린 4개의 소포(小苞)는 붙어서 통처럼 되어 꽃의 밑부분을 둘러싸고 겉꽃받침으로 되며, 꽃받침은 자방과 합쳐지고 끝이 가시처럼 갈라진다. 수술은 4개이며, 수술대가 꽃통의 기부 근처에 붙는다. 자방은 하위, 1실, 1개의 배주가 들어 있다. 세계에 9속 160종, 우리 나라에는 2속 3종이 자란다.

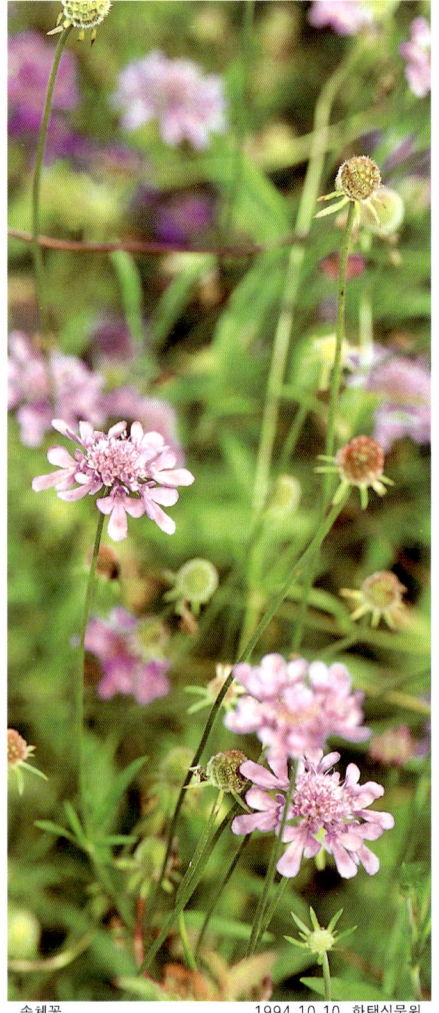

솔체꽃   1994. 10. 10. 한택식물원

600. 솔체꽃   [산토끼꽃과]

Scabiosa tschiliensis Gruenning [*S. mansenensis* Nakai]

두해살이풀. 높이 50~90cm. 줄기는 곧추서고 전체에 털이 있다. 뿌리잎은 잎자루가 길고 꽃이 필 때에는 시들어 버린다. 줄기잎은 마주 나고 가장자리에 큰 톱니가 있다. 잎자루는 날개가 있으며 줄기를 감싼다. 꽃은 하늘색으로 7~9월에 두상 꽃차례로 달리며, 가장자리의 꽃은 지름 13mm 정도로 크고 겉에 털이 많으며 5개로 갈라지는데, 바깥 갈라진 조각이 가장 크고 중앙부의 꽃은 통 모양으로 끝이 4개로 갈라진다. 열매는 수과로 바늘 모양이다.

분포/ 경북, 강원 이북의 양지바른 산기슭에서 자라며, 만주, 중국에 분포한다.

채취/ 꽃을 여름에 채취하여 말린다.

약효/ 꽃을 산라복(山蘿蔔)이라고 하며, 청열, 사화(瀉火)의 효능이 있고, 간화(肝火)로 인한 두통, 발열, 폐열에 의한 해수, 황달을 치료한다.

성분/ 꽃에 alkaloid, saponin, chlorogenic acid, caffeic acid, luteolinic acid, diosmetin이 함유되어 있다.

사용법/ 꽃을 가루를 내어 3g을 물로 복용하거나 알약으로 하여 복용한다.

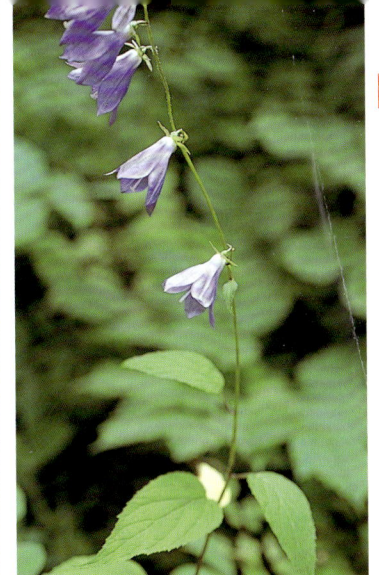

1999.8.25. 지리산　　　　　　도라지모싯대

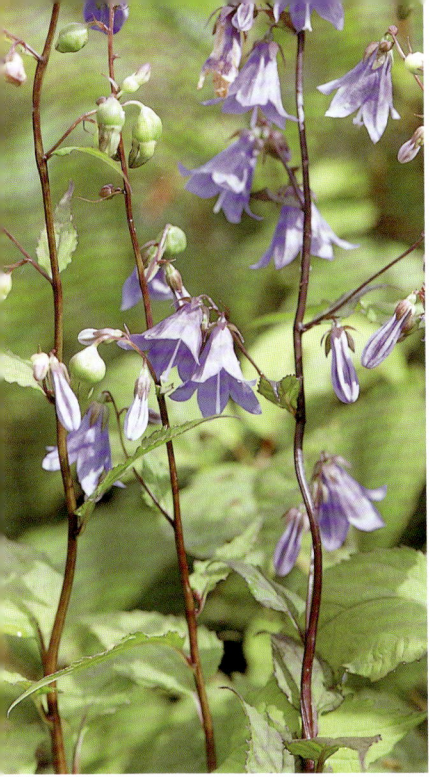

1999.8.29. 지리산　　　　　　모싯대

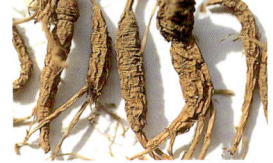

제니(薺苨)

초롱꽃과 / 桔梗科 / ききょう科 / Campanulaceae

풀, 드물게 나무. 꽃은 크고 화려하며 완전화, 방사 상칭이거나 좌우 상칭. 꽃받침은 자방에 붙고 5갈래이다. 꽃잎은 합판화, 통 모양. 수술은 꽃잎 갈래와 같은 수이고, 꽃밥은 떨어지거나 붙고, 배주는 다수이다. 열매는 삭과 또는 장과이다. 종자는 작고, 배는 곧고, 배유는 다육질이다. 세계에 60속 1500종, 우리 나라에는 9속 24종이 자란다.

601. 모싯대　　　　　　[초롱꽃과]

Adenophora remotiflora (S. et Z.) Miq.

여러해살이풀. 높이 40~100cm. 꽃은 자줏빛으로 8~9월에 핀다. 암술머리가 3개로 갈라진다.

분포/ 전국의 산 숲 속에서 흔히 자라며, 일본, 만주, 우수리에 분포한다.

약효/ 뿌리를 제니(薺苨)라고 하며, 청열, 해독, 소담의 효능이 있고, 기관지염, 옹종, 독사교상을 치료한다.

성분/ 뿌리에 β-sitosterol, daucosterol 등이 함유되어 있다.

사용법/ 뿌리 10g에 물 700mL를 넣고 달인 액을 반으로 나누어 아침 저녁으로 복용한다.

참고/ 꽃이 크고 총상 꽃차례를 이루는 도라지모싯대 *A. grandiflora* Nakai도 약효가 같다.

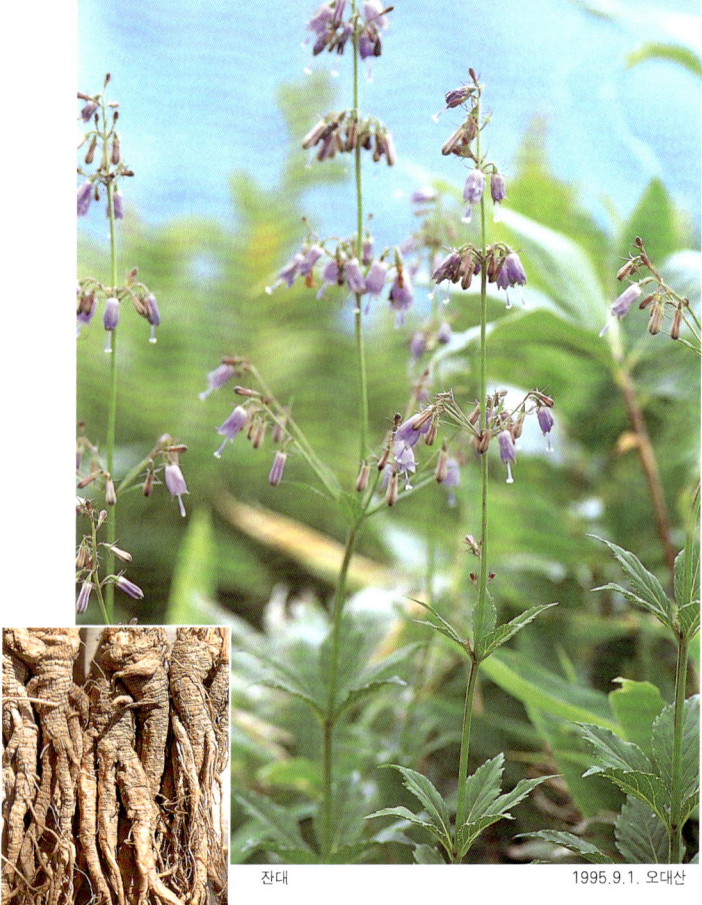

잔대

1995.9.1. 오대산

사삼(沙蔘)

602. 잔대 [초롱꽃과]

Adenophora triphylla (Thunb.) A. DC. var. *japonica* (Regel) Hara

여러해살이풀. 높이 70~120cm. 꽃은 하늘색으로 종 모양이며 7~9월에 핀다. 열매는 삭과로 끝에 꽃받침이 달린 채로 익는다.

분포/ 전국의 산에서 흔히 자라며, 만주, 중국, 아무르, 몽고, 다후리아에 분포한다.

약효/ 뿌리를 사삼(沙蔘)이라 하며, 보음,

청폐, 거담, 지해의 효능이 있고, 폐열조해(肺熱燥咳), 구해(久咳), 인후통, 고혈압을 치료한다.

성분/ shashenoside I, II, III, siringinoside, β-sitosterolglucoside, linoleic acid, methyl-stearate, 6-hydroxyeugenol 등이 함유되어 있다.

약리 작용/ 달인 액을 토끼에게 투여하면 거담 작용이 있고, 두꺼비의 적출 심장에 대한 강심 작용이 있다.

사용법/ 뿌리 15g에 물 700mL를 넣고 달인 액을 반으로 나누어 아침 저녁으로 복용한다.

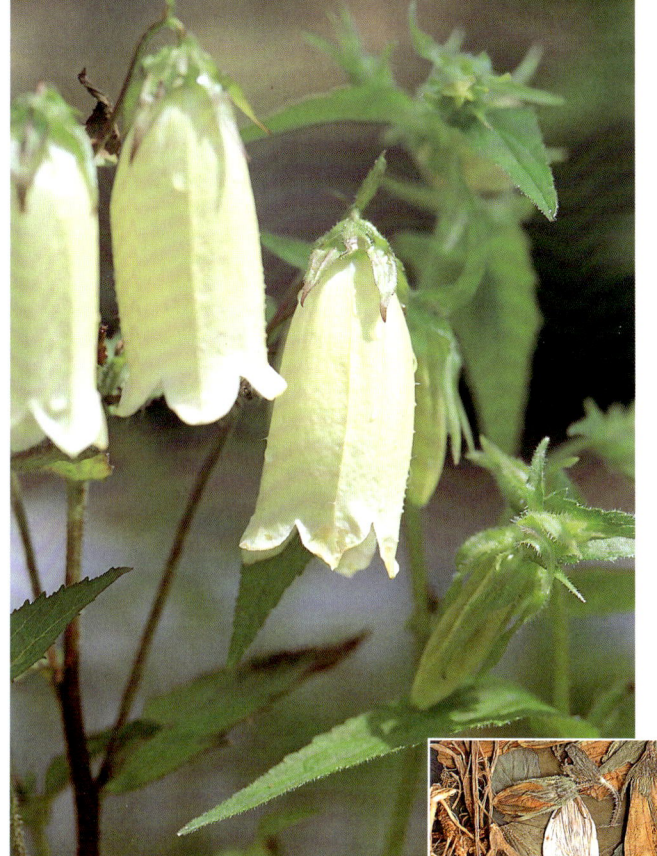

1996.6.10. 지리산   초롱꽃

자반풍령초(紫斑風領草)

603. 초롱꽃   [초롱꽃과]

Campanula punctata Lamarck

여러해살이풀. 높이 40~100cm. 꽃은 백색 또는 연한 홍자색 바탕에 짙은 반점이 있으며, 6~8월에 핀다. 수술은 5개이고 암술은 1개이다.

분포/ 전국의 산과 들 풀밭에서 자라며, 일본, 만주, 중국, 아무르, 우수리, 사할린, 동시베리아에 분포한다.

약효/ 전초를 자반풍령초(紫斑風領草)라고 하며, 청열, 해독, 지통의 효능이 있고, 인후염과 두통을 치료한다.

사용법/ 전초 10g에 물 700mL를 넣고 달인 액을 반으로 나누어 아침 저녁으로 복용한다.

참고/ 꽃이 짙은 자줏빛인 자주초롱꽃 var. *rubriflora* Makino, 잎이 두껍고 윤채가 나며 꽃받침의 맥이 뚜렷한 섬초롱꽃 var. *takesimana* (Nakai) Y. Lee도 약효가 같다.

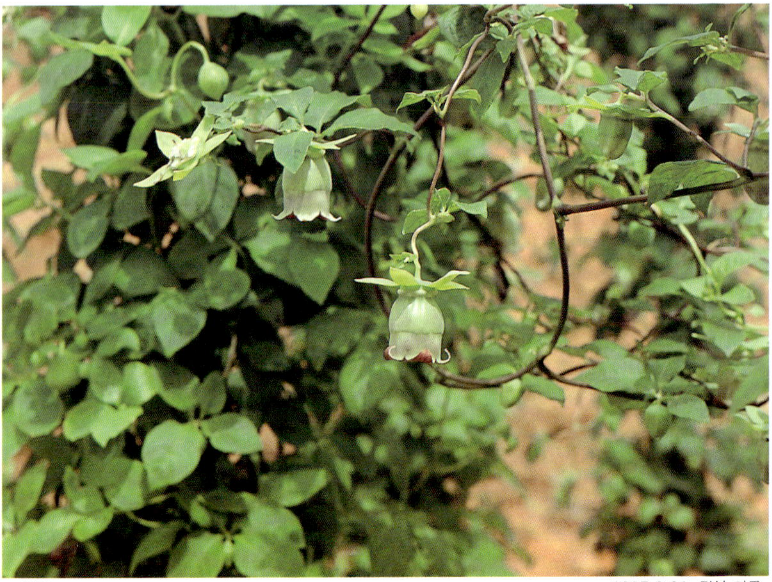

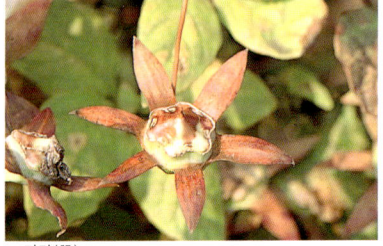

더덕   1997.9.30. 경북 영주

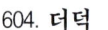

더덕(꽃)   산해라(山海螺)

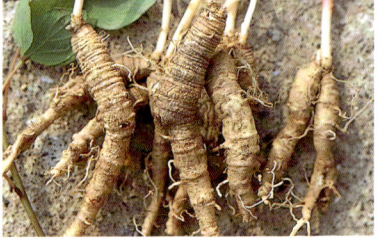

604. 더덕   [초롱꽃과]

Codonopsis lanceolata (S. et Z.) Trautv.

덩굴성 여러해살이풀. 꽃은 8~9월에 핀다. 꽃의 겉은 연녹색, 안쪽에는 갈자색 반점이 있으며, 꽃통의 끝이 5개로 갈라져 뒤로 약간 말린다.

분포/ 전국의 산과 들에서 흔히 자라며, 일본, 만주, 중국, 아무르, 사할린, 동시베리아에 분포한다.

약효/ 뿌리를 산해라(山海螺)라고 하며, 소종, 해독, 배농, 거담, 하유즙(下乳汁)의 효능이 있고, 폐옹, 유선염, 종독, 나력, 유즙부족, 백대하를 치료한다.

성분/ N9-formylharman, perlolyne, norharman, cycloartenol 등이 함유되어 있다.

약리 작용/ 물로 달인 액을 토끼에게 투여하면 거담 작용이 있고, 두꺼비의 적출 심장에 대한 강심 작용이 있다.

사용법/ 뿌리 30g에 물 1200mL를 넣고 달인 액을 반으로 나누어서 아침 저녁으로 복용한다.

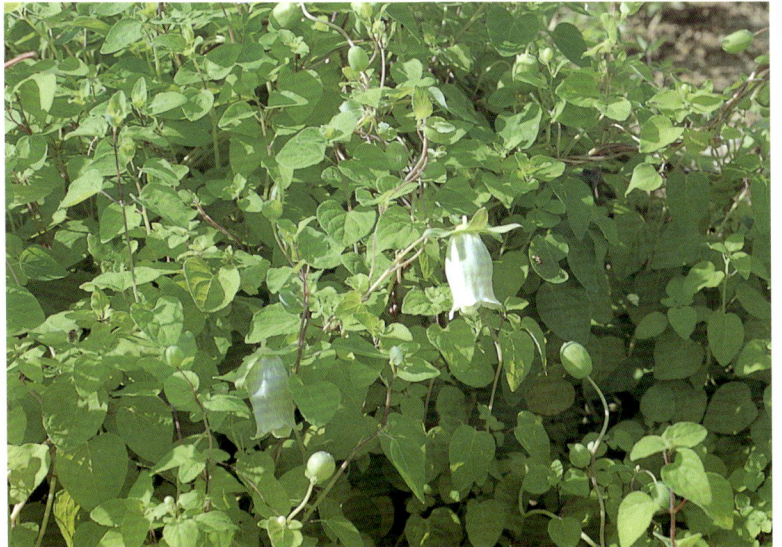

1989.8.15. 인삼연초연구소

만삼

605. 만삼 [초롱꽃과]

Codonopsis pilosula Nannf.

덩굴성 여러해살이풀. 잎은 어긋 나고, 짧은 가지에서는 마주 나며 달걀 모양이다. 잎 양면에 잔털이 있으며, 앞면은 녹색, 뒷면은 분백색이며 가장자리가 밋밋하다. 꽃은 7∼8월에 가지 끝에 1개씩 달리고, 그 밑의 잎겨드랑이에서도 핀다. 꽃받침은 5개로 갈라지고, 꽃통은 종 모양이며 길이 2.5cm, 지름 1.5cm로 끝이 5개로 갈라지며, 갈라진 조각은 삼각형이고 길이 5mm 가량이다.

분포/ 전남(지리산), 강원도 이북의 산과 들에서 자라며, 만주, 중국, 아무르, 우수리에 분포한다.

채취/ 뿌리를 가을에 채취하여 말린다.

약효/ 뿌리를 만삼(蔓蔘)이라 하며, 보중(補中), 익기, 생진액(生津液)의 효능이 있고, 비위허약, 기혈허약, 체권무력, 식욕부진, 구갈, 정신불안, 번갈, 구사를 치료한다.

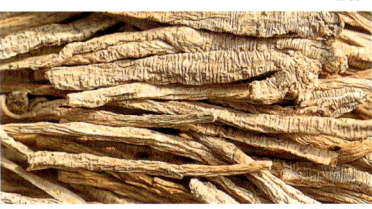

만삼(蔓蔘)

성분/ α-spinasterol, α-spinasterylglucoside, taraxerol, taraxerylacetate, friedelin, hydroxymethylfuraldehyde, methoxymethyl-furaldehyde 등이 함유되어 있다.

약리 작용/ 물로 달인 액을 토끼에게 투여하면 거담 작용이 있다.

사용법/ 뿌리 15g에 물 700mL를 넣고 달인 액을 밤으로 나누어서 아침 저녁으로 복용한다.

참고/ 더덕에 비하여 뿌리가 곤봉 모양이고, 잎에 털이 있으며, 잎자루가 길고 꽃통에 반점이 없으며, 끝에 자줏빛을 띠지 않고 종자에 날개가 없다.

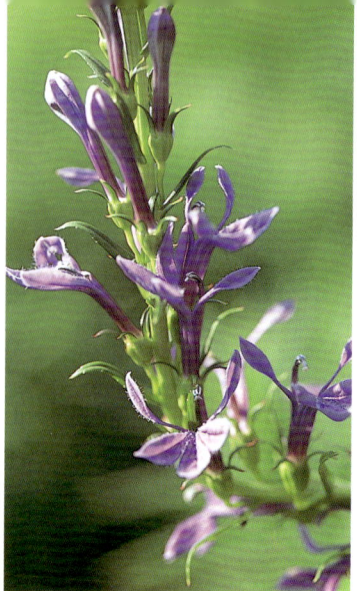

초롱꽃과 · Campanulaceae

숫잔대　1997.9.30. 경남 창녕 무제치늪

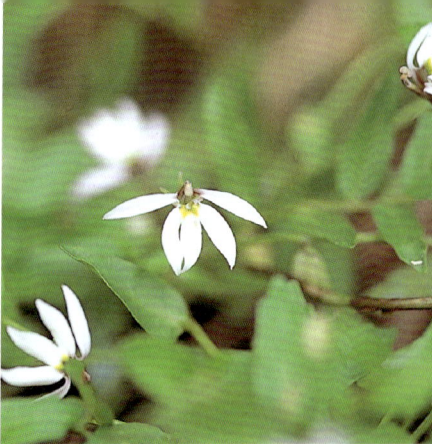

수염가래꽃　1994.9.20. 계룡산

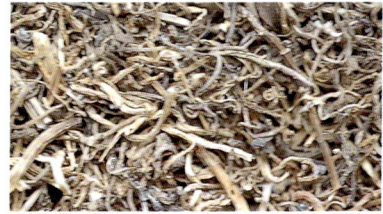

반변련(半邊蓮)

606. 숫잔대　[초롱꽃과]

Lobelia sessilifolia Lamb.

　여러해살이풀. 높이 50~100cm. 꽃은 연한 벽자색으로 7~8월에 핀다. 열매는 삭과로 길이 8~10cm이다.

분포/ 전국의 산과 들의 습지에서 드물게 자라며, 일본, 만주, 중국, 대만, 사할린, 동시베리아에 분포한다.

약효/ 전초를 산경채(山梗菜)라고 하며, 거담, 지해, 청열, 해독의 효능이 있고, 기관지염, 옹종, 독사교상을 치료한다.

약리 작용/ lobeline은 호흡 중추 흥분 작용이 있으므로 임상적으로 호흡 쇠약의 치료 작용이 단시간이고 축적 작용이 없으므로 반복 주사가 가능하다.

성분/ lobeline, sessilifolan, melissic acid, nonacosane, ursolic acid 등이 함유되어 있다.

사용법/ 전초 10g에 물 700mL를 넣고 달인 액을 반으로 나누어 아침 저녁으로 복용한다.

607. 수염가래꽃　[초롱꽃과]

Lobelia chinensis Lour.

　여러해살이풀. 높이 5~15cm. 꽃은 연한 자줏빛으로 5~8월에 핀다. 열매는 삭과로 길이 5~7mm이다.

분포/ 강원도, 경기도 이남의 논둑이나 습지에서 자라며, 일본, 중국, 대만, 인도차이나에 분포한다.

약효/ 전초를 반변련(半邊蓮)이라고 하며, 이수, 소종, 해독의 효능이 있고, 황달, 수종, 하리, 독사교상, 종독, 습진, 개선을 치료한다.

사용법/ 전초 20g에 물 800mL를 넣고 달인 액을 반으로 나누어 아침 저녁으로 복용하고, 외용에는 짓찧어서 즙을 내어 바른다.

참고/ 성분 및 약리 작용은 숫잔대의 경우와 같다.

608. 도라지　　　　　[초롱꽃과]

Platycodon grandiflorum (Jacq.) A. DC.

여러해살이풀. 높이 40~100cm. 잎은 마주 나거나 돌려 나기도 하고 어긋 나기 도 하며 긴 달걀 모양이다. 길이 4~7cm, 너비 1.5~4cm로 가장자리에 예리한 톱 니가 있다. 꽃은 하늘색 또는 백색으로 7 ~8월에 원줄기 끝에 1개 또는 여러 개가 위를 향해 핀다. 꽃받침은 5개, 꽃통은 끝이 퍼진 종 모양이며, 지름 4~5cm로 끝이 5개로 갈라진다. 5개의 수술과 1개 의 암술이 있다. 자방은 5실이며, 암술 대는 끝이 5개로 갈라진다.

분포/ 전국의 산과 들에서 흔히 자라며, 일본, 만주, 중국, 아무르, 우수리에 분 포한다.

채취/ 뿌리를 가을에 채취하여 말린다.

약효/ 뿌리를 길경(桔梗)이라고 하며, 폐 기선개(肺氣宣開), 거담(祛痰), 배농(排 膿)의 효능이 있고, 외감해수(外感咳嗽), 인후종통, 흉만협통(胸滿脇痛), 이질복 통을 치료한다.

성분/ platycodin A, B, C, D, poly-galacin D, D$_2$, α-spinasterol, stigmasta-7-enol 등이 함유되어 있다.

약리 작용/ saponin 성분은 용혈 작용, 국 소 자극 작용, 거담 작용, 항염증 작용, 항알레르기 작용, 위액 분비 억제 작용, 항궤양 작용, 말초 혈관 확장 작용, corti-costeroid 분비 촉진 작용이 있다.

사용법/ 뿌리 10g에 물 700mL를 넣고 달 인 액을 반으로 나누어 아침 저녁으로 복 용한다.

참고/ 꽃이 겹으로 피는 겹도라지 for. *duplex* Makino도 약효가 같다.

초롱꽃과 · Campanulaceae

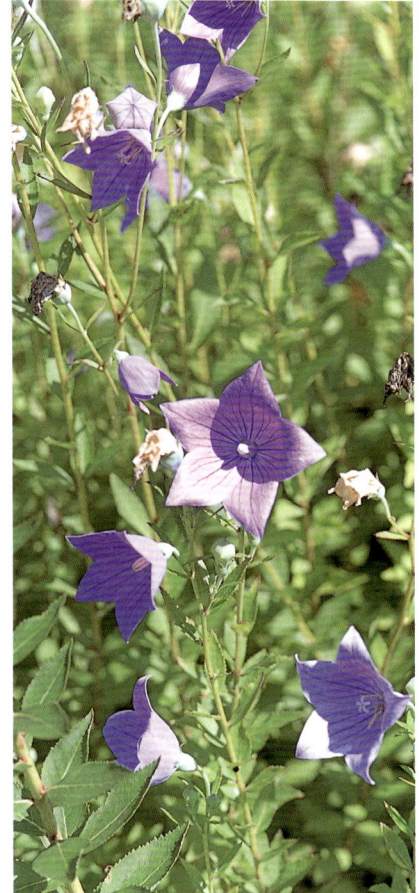

1997.7.15. 대전　　　　　　　　　도라지

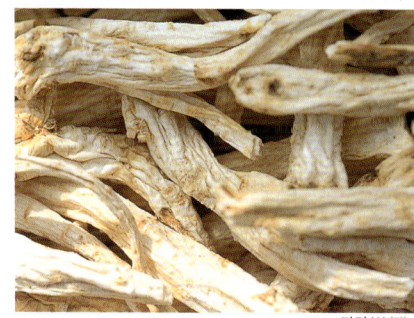

길경(桔梗)

국화과 / 菊科 / きく科 / Compositae

풀 또는 떨기나무, 드물게 큰키나무. 두상 꽃차례는 총포에 둘러싸이고, 꽃턱은 비늘 조각이 있으며, 꽃은 꽃턱 위에 있다. 꽃잎은 통 모양, 방사 상칭, 4~5갈래이며, 입술 모양의 것은 좌우 상칭, 톱니 2~5개. 수술은 5개, 화사(花絲)는 꽃통 위에 있고, 꽃잎 갈래와 어긋 나며, 꽃밥은 밑이 붙어 있어서 암술대를 둘러싸는 관을 형성한다. 자방은 하위, 1실, 암술대는 가늘며 대개 2갈래, 배주는 곧게 서고 도생(倒生). 열매는 수과로 종자가 1개, 깃털 모양의 관모(冠毛)가 있다. 세계에 1000속, 20,000종이 분포하며, 우리 나라에는 57속 192종이 자란다.

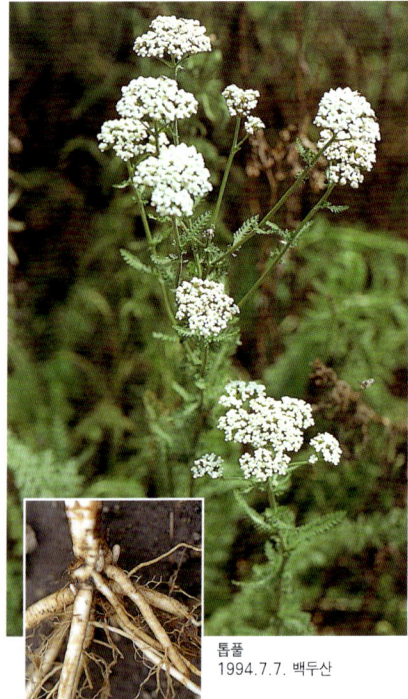

톱풀
1994.7.7. 백두산

톱풀(뿌리)

609. 톱풀(가새풀, 배얌세)　　　[국화과]

Achillea alpine L. [*A. sibirica* Ledeb.]

여러해살이풀. 높이 50~110cm. 잎은 어긋 나며 바늘 모양, 길이 6~10cm, 너비 0.7~1.5cm로 밑부분이 줄기를 감싸고 빗살처럼 갈라지며, 갈라진 조각은 바늘 모양이다. 꽃은 백색 또는 연한 적색으로 7~10월에 원줄기 끝에 산방 꽃차례로 달린다. 암꽃은 5~7개이며, 꽃통은 길이 3.5~4.5mm, 너비 2.5~3mm이고, 통부는 길이 1.5mm 가량이며, 양성화의 꽃통은 짧다. 열매는 수과로 길이 3mm 가량이며, 양 끝이 편평하고 털이 없다.

분포 / 전국의 산 속 초원에서 자라며, 일본, 만주, 중국, 아무르, 시베리아, 유럽에 분포한다.

채취 / 전초를 가을에 채취하여 말린다.

약효 / 전초를 일지호(一枝蒿)라고 하며, 활혈, 거풍, 지통, 해독의 효능이 있고, 타박상, 류머티즘에 의한 통증, 복강 내의 적괴(積塊), 옹종을 치료한다.

성분 / achillin, chamazulene, *d*-camphor, deacetylmatricarin, aconitic acid 등이 함유되어 있다.

약리 작용 / 에탄올 추출물은 황색포도상구균, 녹농균, 대장균에 대하여 항균 작용이 있다.

사용법 / 전초 5g에 물 500mL를 넣고 달인 액을 반으로 나누어 아침 저녁으로 복용하고, 외용에는 짓찧어서 환부에 바르거나 술에 담가 문질러 바른다.

참고 / 두상화의 지름이 4mm 가량이고 설상화의 길이가 3mm 이하인 산톱풀 var. *discoidea* Regel, 잎이 차츰 뾰족해지고 두상화의 지름이 11mm 가량인 큰톱풀 var. *discoides* (Regel) Kitamura도 약효가 같다.

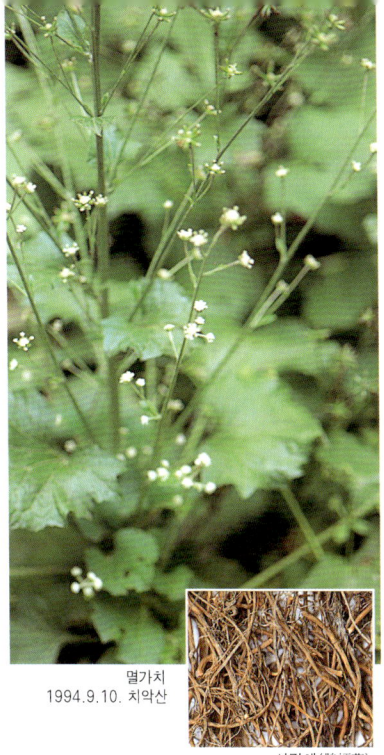

멸가치
1994.9.10. 치악산

선경채(腺梗菜)

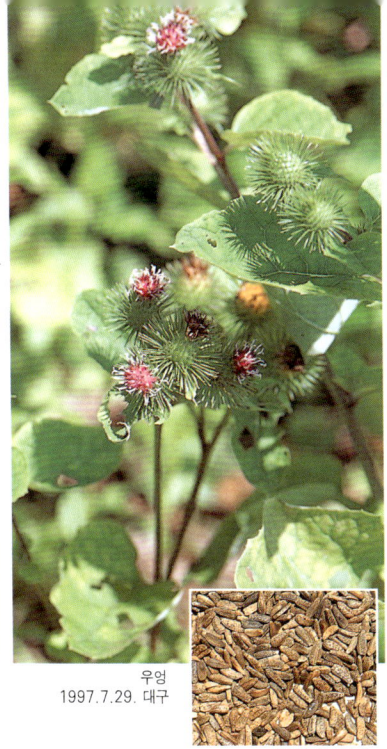

우엉
1997.7.29. 대구

우방자(牛蒡子)

610. 멸가치 [국화과]

Adenocaulon himalaicum Edgew.

여러해살이풀. 높이 50~100cm. 꽃은 백색 또는 연한 붉은색으로 8~9월에 핀다. 열매는 수과로 방사상으로 배열되며 달걀 모양이고 길이 6~7mm로 윗부분에 대가 있으며 관모(冠毛)는 없다.

분포/ 전국의 산 속에서 자라며, 일본, 만주, 중국, 대만, 히말라야에 분포한다.

약효/ 뿌리를 선경채(腺梗菜)라고 하며, 지해평천(止咳平喘) 및 이뇨산어(利尿散瘀)의 효능이 있다.

사용법/ 뿌리 20g에 물 700mL를 넣고 달인 액을 반으로 나누어 아침 저녁으로 복용하고, 외용에는 적당량을 짓찧어서 환부에 바른다.

611. 우엉 [국화과]

Arctium lappa L.

두해살이풀. 높이 1.5m 가량. 꽃은 관상화뿐이며 7월에 핀다. 관모(冠毛)는 갈색이다.

분포/ 유럽 원산으로, 전국에서 재배하는 귀화 식물이다.

약효/ 열매를 우방자(牛蒡子)라고 하며, 거풍열, 소종, 해독의 효능이 있고, 풍열해수, 인후종통, 반진불투(斑疹不透), 소양풍진(瘙痒風疹), 옹종창독을 치료한다.

성분/ 주성분은 arctiin이다.

약리 작용/ 쥐나 고양이에게 투여하면 이뇨작용이 있고, 물 추출물은 항피부진균 작용이 있으며, 혈당을 저하시킨다.

사용법/ 열매 10g에 물 700mL를 넣고 달인 액을 반으로 나누어 아침 저녁으로 복용한다.

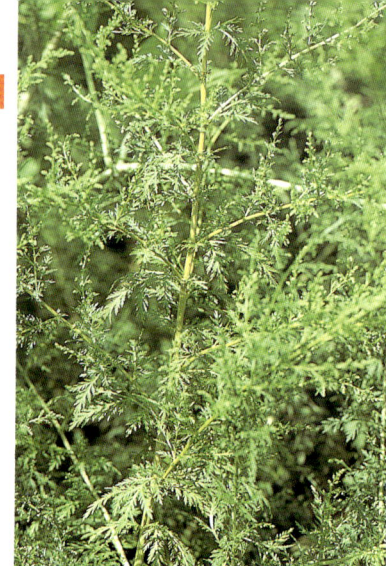

개똥쑥   1997.9.1. 계룡산

612. 개똥쑥   [국화과]

Artemisia annua L.

한해살이풀. 높이 1～1.5m. 꽃은 녹황색으로 6～8월에 핀다. 열매는 수과로 길이 0.7mm 가량이다.

분포/ 전국의 길가나 들, 산기슭에서 자라며, 일본, 만주, 중국, 아무르, 몽고, 시베리아, 인도, 유럽, 북아메리카에 분포한다.

약효/ 전초를 황화호(黃花蒿)라고 하며, 청열, 거풍, 지양(止痒)의 효능이 있고, 서체(暑滯), 말라리아, 조열(潮熱), 풍양창개(風痒瘡疥)를 치료한다.

성분/ arteannuin, arteannuin B, scopoletin, artemitin, eupatin 등이 함유되어 있다.

약리 작용/ 각 성분은 말라리아 원충을 살충하는 작용이 있다.

사용법/ 전초 10g에 물 700mL를 넣고 달인 액을 반으로 나누어 아침 저녁으로 복용한다.

참고/ 우리 나라에서는 전초를 인진호(茵蔯蒿)라고 하여 사용하고 있으나 이는 잘못이며, 사철쑥을 사용하여야 한다.

613. 더위지기   [국화과]

Artemisia gmelini Weber [*A. iwayomogi* Kitamura]

풀 같은 갈잎떨기나무. 높이 0.7～1m. 꽃은 황색으로 7～8월에 핀다. 꽃통은 종 모양 원통형으로 겉에 선점이 있고, 모두 열매를 맺는다. 열매는 작은 수과로 11월에 익는다.

분포/ 제주도를 제외한 전국의 산기슭 양지 바른 곳이나 들에 자라며, 일본, 만주, 중국, 사할린, 몽고, 시베리아에 분포한다.

약효/ 전초를 인진호(茵蔯蒿)라고 하며, 청열, 이습의 효능이 있고, 황달, 소변불리, 풍양창개(風痒瘡疥)를 치료한다.

사용법/ 전초 15g에 물 700mL를 넣고 달인 액을 반으로 나누어서 아침 저녁으로 복용한다.

참고/ 우리 나라에서는 개똥쑥과 함께 인진호로 사용하고 있으나 이는 잘못이며, 사철쑥을 사용하여야 한다.

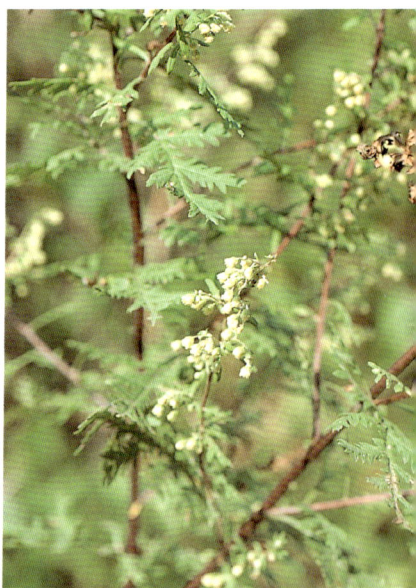

더위지기   1993.9.10. 계룡산

614. 사철쑥　　[국화과]

Artemisia capillaris Thunb.

여러해살이풀. 높이 30~100cm. 꽃이 피는 가지에서는 잎이 어긋 나며, 길이 5~9cm, 너비 4~7cm로 2회 깃 모양으로 완전히 갈라지며, 갈라진 조각은 바늘 같고, 잎의 밑부분은 줄기를 감싼다. 꽃은 길이와 지름이 각각 1.5~2mm, 구형으로 8~9월에 줄기나 가지 끝에 큰 원추 꽃차례로 달린다. 총포는 둥글고 털이 없으며, 총포편은 3~4줄로 배열된다. 암꽃은 6~12개이고 양성화는 2~7개이다. 열매는 삭과로 길이 0.8mm 가량이다.

분포/ 전국의 냇가나 바닷가 모래땅에서 자라며, 일본, 만주, 중국, 우수리, 필리핀에 분포한다.

채취/ 봄에 높이가 10cm 가량 자랐을 때 전초를 채취하여 말린다.

약효/ 중국과 일본에서는 전초를 인진호(茵蔯蒿)라고 하며, 청열, 이습(利濕)의 효능이 있고, 황달, 소변불리, 풍양창개(風痒瘡疥)를 치료한다.

성분/ scoparone, capillin, capillone, capillene, capillarin 이 함유되어 있다.

약리 작용/ scoparone은 담즙의 분비를 증가시킴과 동시에 bilirubin의 배설을 촉진시킨다.

사용법/ 건조시킨 전초 15g에 물 700mL를 넣고 달인 액을 반으로 나누어 아침 저녁으로 복용하고, 외용에는 달인 액으로 환부를 씻는다.

참고/ 인진호는「신농본초경(神農本草經)」에 수재되어 있을 정도로 예로부터 황달 치료제로 사용되어 왔다. 중국과 일본에서도 이 식물을 사용하고 있다.

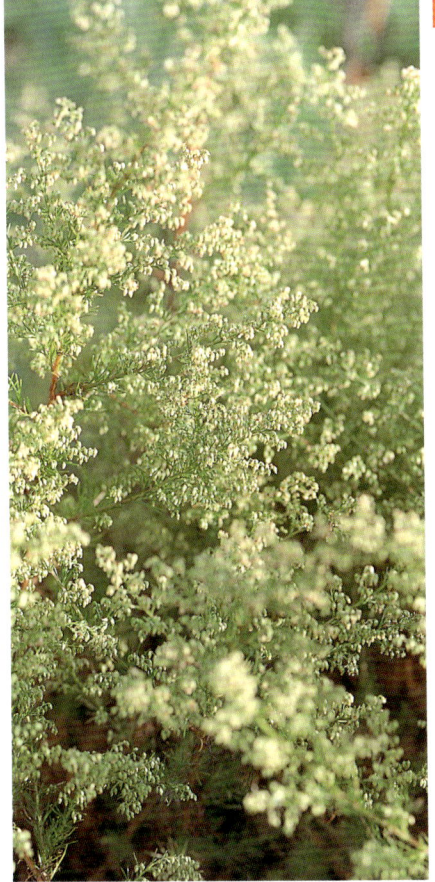

1997.9.8. 경북 영덕　　　　사철쑥

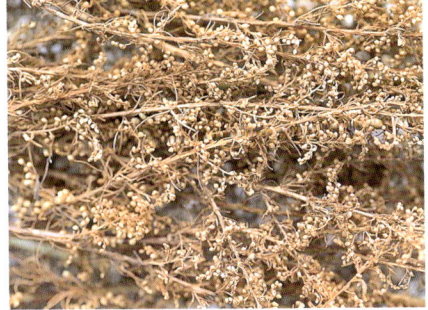

인진호(茵蔯蒿)

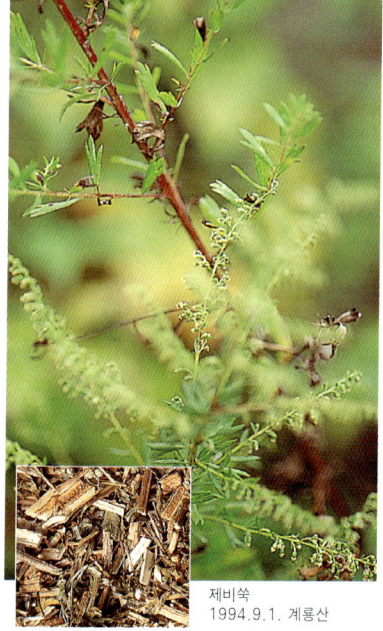

제비쑥
1994.9.1. 계룡산

모호(牡蒿)

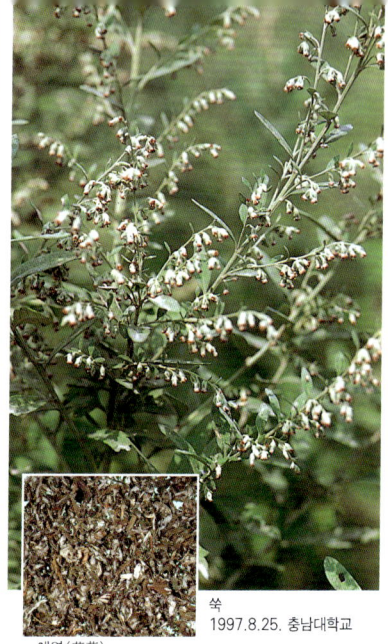

쑥
1997.8.25. 충남대학교

애엽(艾葉)

615. 제비쑥 [국화과]

Artemisia japonica Thunb.

　여러해살이풀. 높이 30~90cm. 꽃은 연한 황색으로 7~9월에 핀다. 열매는 수과로 길이 0.8mm 정도이며 털이 없다.

분포/ 전국의 산에서 자라며, 일본, 만주, 중국, 대만, 필리핀에 분포한다.

약효/ 전초를 모호(牡蒿)라고 하며, 해표, 청열, 살충의 효능이 있고, 감기로 인한 해수, 조열(潮熱), 구창(口瘡), 개선(疥癬), 습진을 치료한다.

사용법/ 전초 15g에 물 700mL를 넣고 달인 액을 반으로 나누어서 아침 저녁으로 복용한다.

성분/ 정유에는 copaene, farnesylacetate, caryophyllene, tricyclovetivene, *β*-humlene, *α*-thujone 등이 함유되어 있다.

약리 작용/ 에탄올 추출물은 백선균에 대하여 항진균 작용이 있다.

616. 쑥 [국화과]

Artemisia princeps Pampan.

　여러해살이풀. 높이 60~120cm. 꽃은 7~9월에 원줄기 끝에 원추 꽃차례로 한쪽으로 치우쳐 달린다. 열매는 수과로 길이 1.5mm, 지름 0.5mm 가량이며 털이 없다.

분포/ 전국의 산과 들에서 자라며, 일본, 만주, 중국, 대만, 필리핀에 분포한다.

약효/ 잎을 애엽(艾葉)이라고 하며, 기혈(氣血)을 다스리고 한습(寒濕)을 몰아 내며 온경(溫經), 지혈, 안태(安胎)의 효능이 있다. 복부의 냉증에 의한 통증, 설사전근(泄瀉轉筋), 만성하리, 토혈, 하혈, 월경불순을 치료한다.

사용법/ 잎 10g에 물 700mL를 넣고 달인 액을 반으로 나누어 아침 저녁으로 복용하거나 짓찧어서 즙을 내어 복용한다.

참고/ 참쑥에 비하여 잎의 앞면에 백색 점이 없다.

617. 까실쑥부장이 [국화과]

Aster ageratoides Turcz.

여러해살이풀. 높이 1~1.5m. 꽃은 7~10월에 핀다. 열매는 수과로 길이 3mm 가량이며 털이 있다. 관모(冠毛)는 길이 6mm 가량이다.

분포/ 전국의 산과 들에서 흔히 자라며, 만주, 중국, 아무르, 우수리에 분포한다.

약효/ 뿌리가 달린 전초를 산백국(山白菊)이라고 하며, 거풍, 청열, 해독, 소담, 지해의 효능이 있고, 풍열에 의한 감기, 편도선염, 기관지염, 독사교상, 벌에 쏘인 자상(刺傷)을 치료한다.

성분/ kaempferol, quercetin, quercetin rhamnoside 등이 함유되어 있다.

약리 작용/ 시험관 내 실험에서 물로 달인 액은 황색포도상구균, 카타르구균에 대한 항균 작용이 있다. 물로 달인 액을 쥐에게 투여하면 진해 작용과 거담 작용이 있다.

사용법/ 전초 30g에 물 1200mL를 넣고 달인 액을 반으로 나누어서 아침 저녁으로 복용한다.

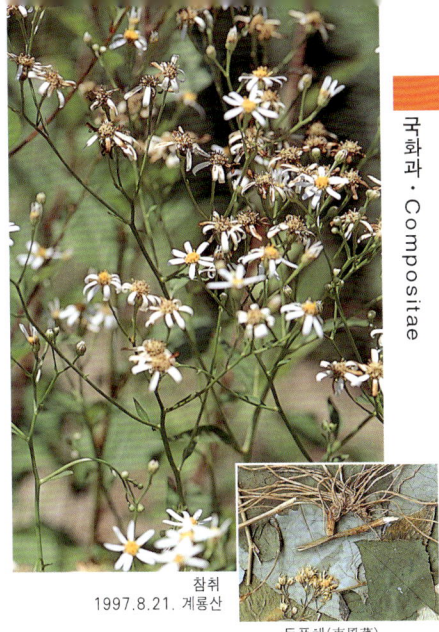

참취
1997.8.21. 계룡산

동풍채(東風菜)

618. 참취 [국화과]

Aster scaber Thunb.

여러해살이풀. 높이 1~1.5m. 꽃은 백색으로 8~10월에 피며, 지름 18~24mm이다. 열매는 수과로 길이 3~3.5mm, 지름 1mm 가량이며 바늘 모양이다. 관모는 흑백색으로 길이 3.5~4mm이다.

분포/ 전국의 산과 들에서 자라며, 일본, 만주, 중국, 아무르, 우수리에 분포한다.

약효/ 전초를 동풍채(東風菜)라고 하며, 타박상과 독사교상을 치료한다. 뿌리를 동풍채근(東風菜根)이라고 하며, 소풍(疏風), 행기(行氣), 활혈, 지통의 효능이 있고, 장염에 의한 복통, 골절동통, 타박상을 치료한다.

성분/ squalene, friedelin, friedelin-3β-ol, α-spinasterol이 함유되어 있으며, 지상부에는 다량의 coumarin이 함유되어 있다.

사용법/ 전초 또는 뿌리 30g에 물 1200mL를 넣고 달인 액을 반으로 나누어 아침 저녁으로 복용한다.

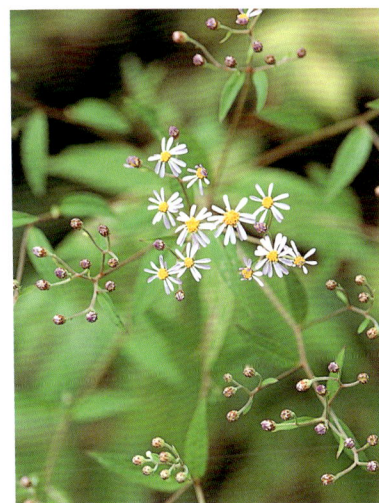

1994.9.20. 계룡산

까실쑥부장이

619. 개미취 [국화과]

Aster tataricus L. fil.

여러해살이풀. 높이 1~1.5m. 꽃은 지름 2.5~3.3cm로 7~10월에 가지 끝과 원줄기 끝에 산방상으로 달린다. 총포는 반구형이고, 포는 3줄로 배열되고 끝이 뾰족한 바늘 모양이며, 짧은 털이 있고 가장자리가 건막질이다. 설상화는 길이 16~17mm, 너비 3~3.5mm로 하늘색이다. 열매는 수과로 길이 3mm 가량이며 털이 있고, 관모는 길이 6mm 가량이다.

분포/ 전국의 산의 습지에서 흔히 자라며, 일본, 만주, 중국, 우수리, 몽고, 다후리아에 분포한다.

채취/ 뿌리 및 뿌리줄기를 가을에 채취하여 말린다.

약효/ 뿌리 및 뿌리줄기를 자원(紫莞)이라고 하며, 온폐, 하기, 소담, 지해의 효능이 있다. 풍한(風寒)에 의한 해수, 천식 및 소변불통을 치료한다.

성분/ 뿌리는 epifriedelanol, friedelin, shionone, astersaponin, quercetin, lachnophyllol, lachnophyllolacetate, anethole이 함유되어 있다.

약리 작용/ 시험관 내 실험에서 대장균, Proteus, Salmonella, Parathyphus, Cholera균에 대한 항균 작용이 있다.

사용법/ 뿌리 및 뿌리줄기 10g에 물 700mL를 넣고 달인 액을 반으로 나누어 아침 저녁으로 복용하고, 외용에는 짓찧어서 즙을 내어 환부에 바른다.

참고/ 실열(實熱), 즉 외사(外邪)가 체내에 침입하여 정기(精氣)와 싸울 때 생기는 열이 있는 사람은 복용을 금해야 한다.

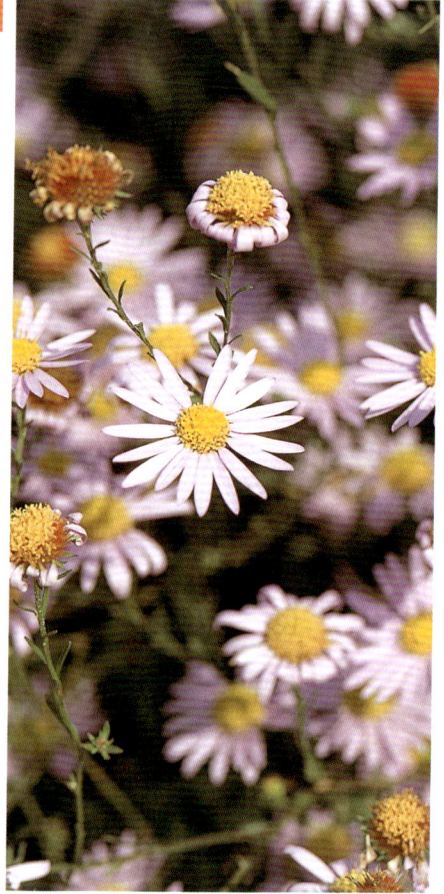

개미취　　　　　　　　1994.9.20. 계룡산

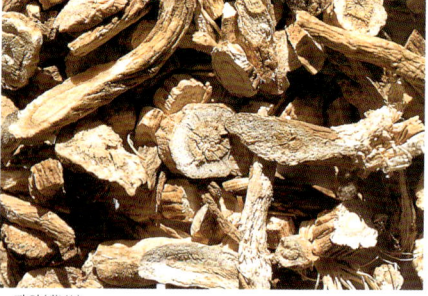

자원(紫莞)

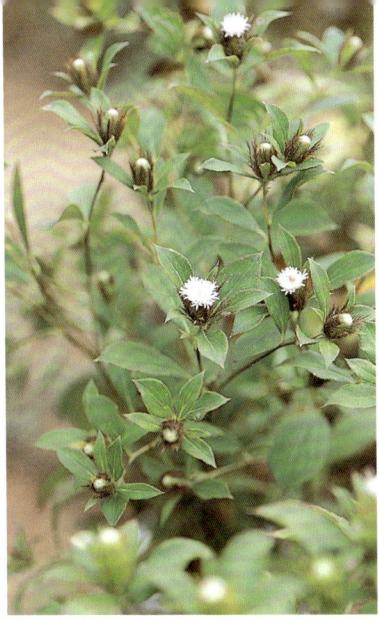

1995.9.1. 계룡산　　　　　　　삽주

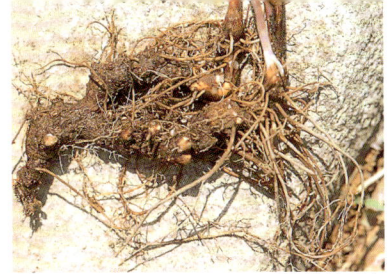

창출(蒼朮) 생것

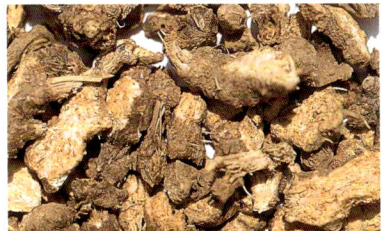

창출(蒼朮) 자른 것

620. 삽주　　　　　　　　[국화과]

Atractylodes japonica (Koidz.) Kitagawa

여러해살이풀. 높이 30~100cm. 꽃은 백색, 붉은색으로 암수딴그루이며, 두상화는 지름 15~20mm로 7~10월에 원줄기 끝에 달린다. 포엽은 꽃과 길이가 같으며 2줄로 달리고, 2회 깃 모양으로 갈라진다. 총포는 종 모양이고, 길이 17mm, 너비 12~14mm이며, 총포편은 7~8줄이다. 꽃통은 길이 10~12mm로 암꽃의 꽃통은 길이 9~11mm이며 모두 백색이다. 열매는 수과로 길며 털이 있고, 관모는 길이 8~9mm이며 갈색이 돈다.

분포/ 전국의 산의 건조한 양지에서 자라며, 일본, 만주, 아무르, 우수리에 분포한다.

채취/ 뿌리줄기를 가을에 채취하여 말린다.

약효/ 뿌리줄기를 창출(蒼朮)이라고 하며, 건비(健脾), 조습, 거풍, 발한, 해울(解鬱)의 효능이 있다. 습성인비(濕盛因脾), 권태, 수종, 담음, 각기, 두통, 습비, 족위(足痿), 야

맹증을 치료한다.

성분/ 정유가 약 1.5% 함유되어 있으며, 주성분은 atractylone (20%)이다. 그 밖에 furfural, 3β-acetoxyatractylone, 3β-hydroxyatractylone, atractylenolide I, II, III, 2-furaldehyde 등이 함유되어 있다.

약리 작용/ 물 추출물을 토끼와 자라에게 투여하면 혈당 저하 작용이 있고, 소량 사용시에는 혈압이 상승하나 대량 사용하면 혈압이 강하한다. 자라의 심장에 대하여는 심박 수를 감소시키고 혈관 확장 작용이 있다. 정유는 방부 작용이 있다.

사용법/ 뿌리줄기 10g에 물 700mL를 넣고 달인 액을 반으로 나누어 아침 저녁으로 복용한다.

참고/ 우리 나라에서는 삽주의 뿌리줄기 그대로를 창출(蒼朮), 코르크층을 벗긴 것을 백출(白朮)로 사용하고 있다. 수독(水毒)을 없애고 비위(脾胃)를 돕는 작용은 같지만, 창출은 발한(發汗) 작용이 있고 백출은 지한(止汗) 작용이 있다.

국화과 · Compositae

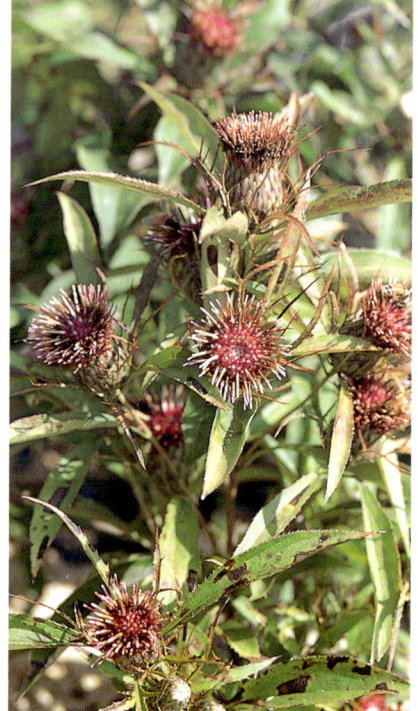

큰삽주　　　　　1997.9.30. 경북 영주

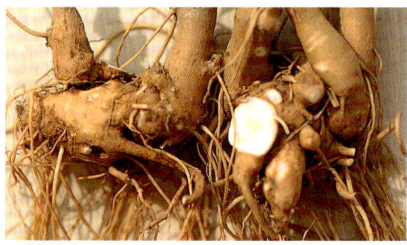

백출(白朮) 생것

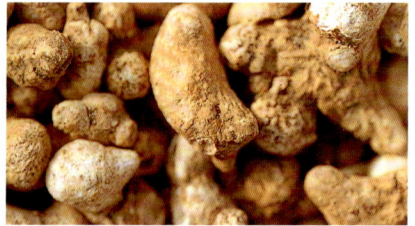

백출(白朮)

621. 큰삽주　　　　　　[국화과]

Atractylodes ovata DC. [*A. macrocephala* Koidz.]

여러해살이풀. 높이 50~60cm. 꽃은 암수딴그루로 7~10월에 원줄기 끝에 달린다. 총포는 종 모양이며, 총포편은 5~7층이다. 두상 꽃차례는 비교적 크고, 밑부분의 포편은 잎 같으며, 길이가 3~5cm이다. 꽃통은 자줏빛이고 끝이 5개로 갈라지며, 수술은 5개이다. 열매는 수과로 부드러운 털이 있다.

분포/ 중국 원산으로, 약초원에서 재배하는 귀화 식물이다.

채취/ 전초를 가을부터 겨울까지 채취하여 말린다.

약효/ 뿌리줄기를 백출(白朮)이라고 하며, 건비익기(健脾益氣), 조습이수(燥濕利水), 지한(止汗), 안태(安胎)의 효능이 있고, 비허창만(脾虛脹滿), 흉격번민(胸膈煩悶), 설사, 권태, 수종, 담음, 자한, 태동불안(胎動不安)을 치료한다.

성분/ 정유가 약 1.5~2% 함유되어 있으며, 주성분은 atractylone이고, 그 밖에 furfural, 3β-acetoxyatractylone, 3β-hydroxyatractylone, atractylenolide I, II, III, 2-furaldehyde 등이 함유되어 있다.

약리 작용/ 물 추출물을 토끼와 자라에게 투여하면 혈당 저하 작용이 있고, 소량 사용 시에는 혈압이 상승하나 대량 사용 시 혈압이 강하한다. 자라의 심장에 대하여는 심박 수를 감소시키고 혈관 확장 작용이 있다.

사용법/ 뿌리줄기 10g에 물 700mL를 넣고 달인 액을 반으로 나누어 아침 저녁으로 복용한다.

참고/ 우리 나라에서는 삽주의 뿌리줄기 코르크층을 벗겨서 백출로 사용한다.

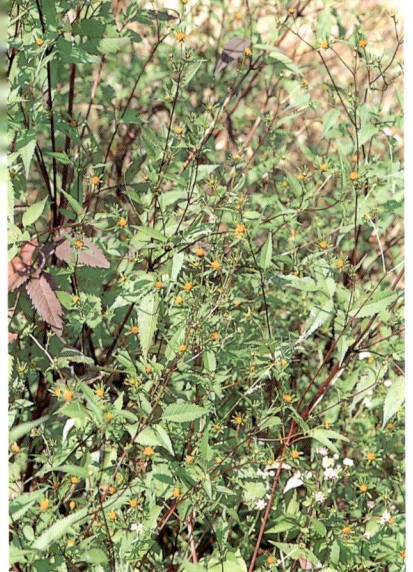

1997.9.30. 경북 영주 　　　　가막사리

622. **가막사리** 　　　　[국화과]

Bidens tripartita L.

　한해살이풀. 높이 50~150cm. 꽃은 황색
으로 8~10월에 핀다. 열매는 수과로 길이
7~11mm, 너비 2~2.5mm이다. 관모는 완
전한 것 2개와 불완전한 것 1~2개가 있다.
분포/ 전국의 논둑이나 습지에서 흔히 자라
며, 일본, 만주, 중국, 대만, 아시아, 유럽,
오스트레일리아에 분포한다.
약효/ 전초를 낭파초(狼把草)라고 하며, 기
관지염, 폐결핵, 인후염, 편도선염, 이질,
단독, 선창(癬瘡)을 치료한다. 또 만성적백
리(慢性赤白痢), 단독에 의한 오한발열을 치
료한다.
성분/ 지상부에는 luteolin, luteolin-7-gluco-
side 등이 함유되어 있다.
약리 작용/ 물 추출물을 쥐, 토끼에게 주사하
면 진정, 혈압 강하, 심박 진폭을 증대시키
는 작용이 있다.
사용법/ 전초 15g에 물 700mL를 넣고 달인
액을 반으로 나누어 아침 저녁으로 복용한다.

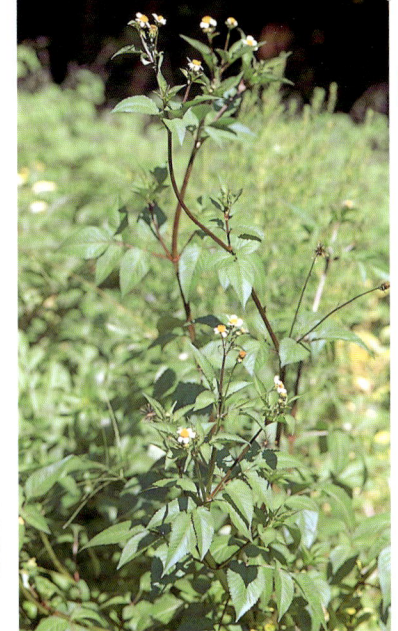

1997.8.20. 중국 용정 　　　　도깨비바늘

623. **도깨비바늘** 　　　　[국화과]

Bidens bipinnata L.

　한해살이풀. 높이 30~80cm. 꽃은 황색으
로 8~9월에 핀다. 열매는 수과로 선형이고,
3~4개의 능선이 있다. 관모는 3~4개로 밑
을 향한 가시 같은 털이 있다.
분포/ 전국의 산과 들에서 흔히 자라며, 일
본, 만주, 중국, 대만, 인도, 오스트레일리
아, 유럽, 북아메리카에 분포한다.
약효/ 전초를 귀침초(鬼針草)라고 하며, 청
열, 해독, 산어(散瘀), 소종의 효능이 있고,
복사(腹瀉), 이질, 간염, 급성신염, 인후염,
독사에 물린 상처를 치료한다.
사용법/ 전초 15g에 물 700mL를 넣고 달인
액을 반으로 나누어서 아침 저녁으로 복용
한다.
약리 작용/ 전초와 상산(常山)을 같은 양으로
한 물 추출물은 쥐에 대한 실험에서 소염 작
용이 강하게 나타난다.

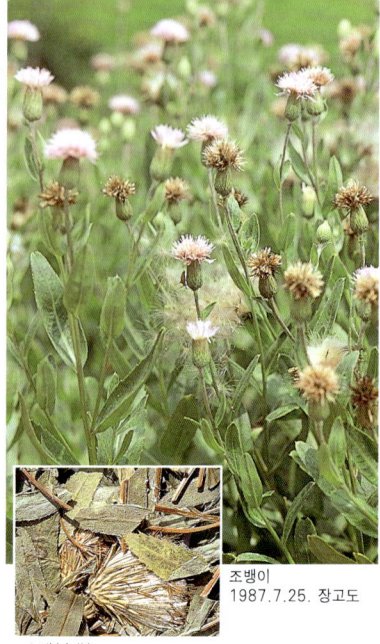

조뱅이
1987.7.25. 장고도

소계(小薊)

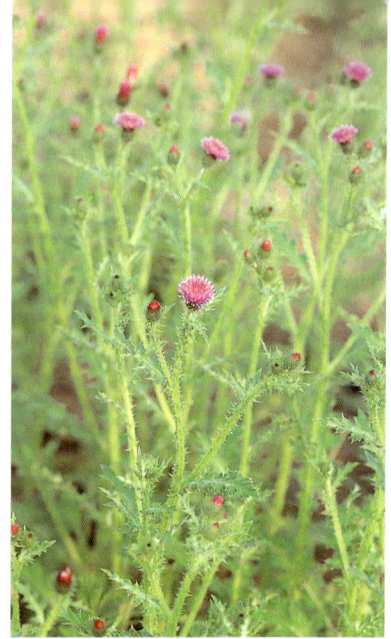

지느러미엉겅퀴　　　　　1989.9.12. 설악산

624. 조뱅이 　　　　　[국화과]

Breea segetum (Bunge) Kitamura
[*Cephalonoplos segetum* (Bunge) Kitamura]

여러해살이풀. 높이 25~50cm. 꽃은 자줏빛으로 5~8월에 피며, 지름 30mm 가량이다. 관모는 길이 28mm 가량이다.

분포/ 전국의 밭 가나 빈 터에서 자라며, 일본, 만주, 중국에 분포한다.

약효/ 전초 또는 뿌리를 소계(小薊)라고 하며, 양혈, 거어, 지혈의 효능이 있고, 토혈, 비출혈(鼻出血), 혈뇨, 혈변, 간염, 혈붕, 창상출혈을 치료한다.

성분/ alkaloid, saponin이 함유되어 있다.

약리 작용/ 물로 달인 액은 용혈성연쇄구균, 폐렴구균, 디프테리아균에 대하여 항균 작용이 있고, 또한 혈압 상승 작용이 있다.

사용법/ 전초 또는 뿌리 10g에 물 700mL를 넣고 달인 액을 반으로 나누어 아침 저녁으로 복용한다.

625. 지느러미엉겅퀴 　　　　　[국화과]

Carduus crispus L.

두해살이풀. 높이 70~100cm. 꽃은 홍자색으로 5~10월에 핀다. 꽃통은 자주색 또는 백색이며, 관모는 길이 15mm 가량이다.

분포/ 전국의 산과 들에서 흔히 자라며, 동아시아, 시베리아, 코카서스, 유럽에 분포한다.

약효/ 전초를 비렴(飛廉)이라고 하며, 거풍, 청열, 이습의 효능이 있고, 풍열에 의한 비통(痺痛), 피부자양(皮膚刺痒), 요로감염(尿路感染), 혈뇨, 대하, 어종(瘀腫), 화상을 치료한다.

성분/ 줄기에는 alkaloid인 acanthoidine (ruscopine), acanthoine (ruscopeine)이 함유되어 있으며, 이 물질은 혈압을 강하시킨다.

사용법/ 전초 50g에 물 1200mL를 넣고 달인 액을 반으로 나누어서 아침 저녁으로 복용한다.

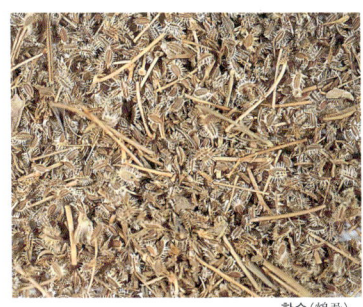

학슬(鶴蝨)

626. 담배풀 [국화과]

Carpesium abrotanoides L.

여러해살이풀. 높이 70~100cm. 꽃은 황색으로 8~9월에 핀다. 열매는 수과로 길이 3.5mm 가량이며 선점과 길이 0.7mm 가량의 부리가 있다.

분포/ 황해도, 경기도, 경북(울릉도) 이남 산기슭의 숲 언저리에서 자라며, 일본, 중국, 대만에 분포한다.

약효/ 전초를 천명정(天名精)이라고 하며, 거담, 청열, 파혈, 해독, 살충의 효능이 있고, 급성편도선염, 급성간염, 경련, 구충, 피부소양증을 치료한다. 열매를 학슬(鶴蝨)이라고 하며, 구충 작용이 있다.

성분/ 뿌리에는 2,3-dihydroaromaticin, carabrone, telekin, carpesiolin, carabrol, 11(13)-dehydroivaxillin, ivalin, 열매에는 carpesialactone, carabrone이 함유되어 있다.

약리 작용/ 뿌리, 열매에 함유된 성분들은 L1210, A549, SK-OV-3, SK-MEL-2, XF498, HCT15 등 암세포의 성장을 억제하고, 특히 telekin은 sarcoma 180 세포를 쥐에 이식한 실험에서 생명 연장 효과가 있었다.

사용법/ 전초 또는 열매 15g에 물 700mL를 넣고 달인 액을 반으로 나누어서 아침 저녁으로 복용한다.

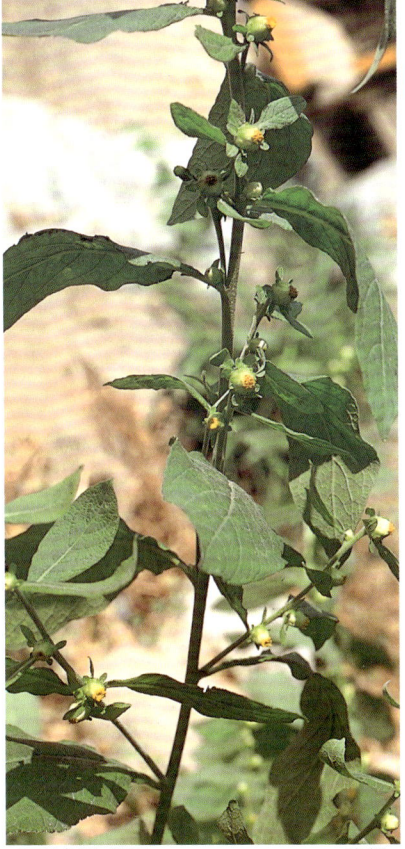

1994.8.15. 울릉도　　　　담배풀

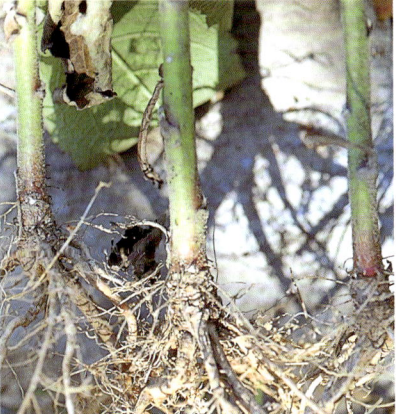

담배풀(뿌리)

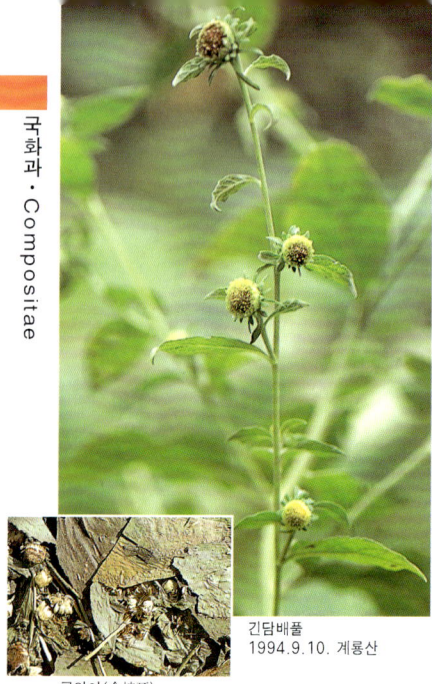

금알이(金挖耳)

긴담배풀
1994.9.10. 계룡산

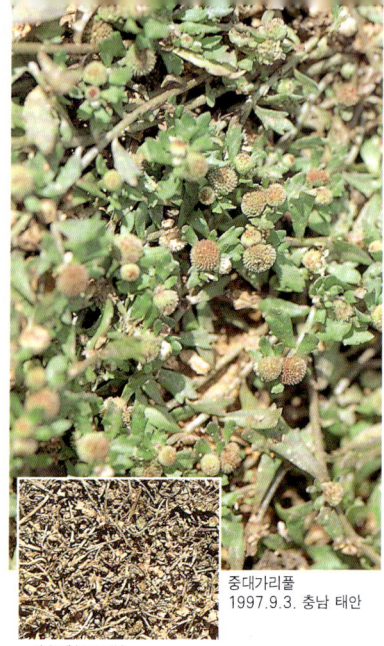

석호채(石胡荽)

중대가리풀
1997.9.3. 충남 태안

627. 긴담배풀 　　　　　[국화과]

Carpesium divaricatum S. et Z.

　여러해살이풀. 높이 50~150cm. 꽃은 황색으로 8~10월에 핀다. 열매는 수과로 원주형이며 길이 3.5mm 가량이다.

분포/ 제주, 전남북, 경북(울릉도), 경기, 함남의 산과 들의 숲 속에서 자라며, 일본, 만주, 중국, 대만에 분포한다.

약효/ 지상부를 금알이(金挖耳)라고 하며, 청열, 해독의 효능이 있고, 감기, 두풍(頭風), 하리, 인후종통, 적안(赤眼), 옹종창독, 치핵출혈(痔核出血)을 치료한다.

성분/ divaricin A, B, 2,5-dimethoxythymol 등이 함유되어 있고, L1210, A549, SK-OV-3, SK-MEL-2, XF498, HCT15 등 암세포의 성장을 억제한다.

사용법/ 지상부 10g에 물 700mL를 넣고 달인 액을 반으로 나누어 아침 저녁으로 복용한다.

628. 중대가리풀 　　　　　[국화과]

Centipeda minima (L.) A. Br. et Aschers.

　한해살이풀. 높이 10cm 가량. 꽃은 녹색으로 7~9월에 핀다. 열매는 수과이며 길이 1.3mm 가량이다.

분포/ 전국의 뜰이나 논둑 근처에서 흔히 자라며, 일본, 만주, 중국, 대만, 인도, 동시베리아, 오스트레일리아, 북아메리카에 분포한다.

약효/ 전초를 석호채(石胡荽)라고 하며, 거풍, 산한(散寒)의 효능이 있고, 감기, 천식, 백일해, 이질, 개선, 타박상을 치료한다.

성분/ taraxerol, taraxasterol, arnidiol, stigmasterol 등이 함유되어 있다.

약리 작용/ 정유 성분과 에탄올 추출물은 진해, 거담 작용이 있고, 물 추출물은 결핵균에 대하여 항균 작용이 있다.

사용법/ 전초 10g에 물 700mL를 넣고 달인 액을 반으로 나누어 아침 저녁으로 복용한다.

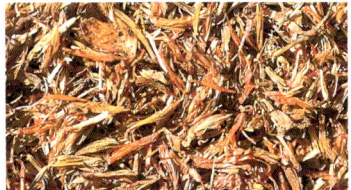

홍화(紅花)

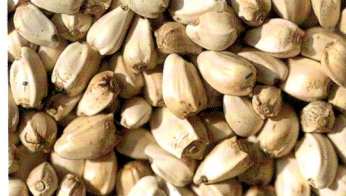

홍화자(紅花子)

629. 잇꽃 [국화과]

Carthamus tinctorius L.

한해살이풀. 높이 1m 가량. 꽃은 황색으로 7~8월에 피며 모양이 엉겅퀴와 비슷하나 시간이 지나면 적색으로 된다. 두화(頭花)는 원줄기 끝과 가지 끝에 1개씩 달리며 길이 2.5cm가량이고 지름이 2.5~4cm이다. 총포는 잎 같은 포엽으로 싸여 있고 가장자리에 가시가 있다. 열매는 수과, 길이 6mm 가량이고 백색이며 윤채가 있다.

분포/ 이집트 원산으로, 약초원에서 재배하는 귀화 식물이다.

채취/ 꽃은 7~8월에 황색에서 홍색으로 변할 때, 종자는 가을에 채취하여 말린다.

약효/ 꽃을 홍화(紅花)라고 하며, 활혈, 통경, 화담, 지통의 효능이 있고, 무월경, 복중경결(腹中硬結), 난산, 어혈에 의한 통증, 옹종, 타박상을 치료한다. 종자는 홍화자(紅花子)라고 하며, 활혈, 해독의 효능이 있고, 천연두로 신체의 상태가 나쁠 때, 부인의 혈기가 정체되어 일

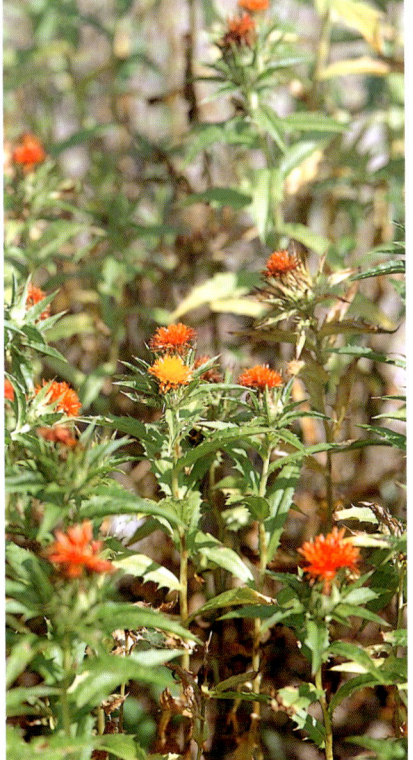

1997.7.27. 부산대학교 약초원   잇꽃

어나는 복통을 치료한다.

성분/ safflower yellow, carthamin, safflomine A, 2-hydroxyarctiin 이 함유되어 있다.

약리 작용/ 홍화의 물 추출액은 쥐, 토끼 등의 자궁, 장관, 기관지의 평활근을 흥분시켜 수축 작용이 있고, 또 심근 수축 작용이 있으며, 혈액 응고 저지 작용이 있다.

사용법/ 꽃 또는 종지 5g에 물 500mL를 넣고 달인 액을 반으로 나누어 아침 저녁으로 복용하거나 생즙을 내어 복용하고, 외용에는 가루를 내어 환부에 뿌린다.

참고/ 홍화는 생리불순 치료약으로 널리 이용되고 있다.

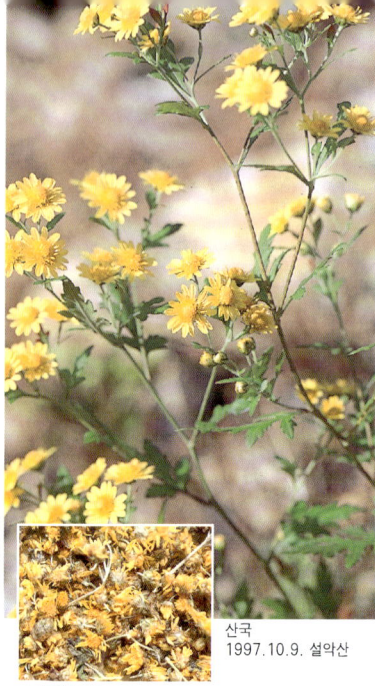

산국
1997.10.9. 설악산

야국(野菊)

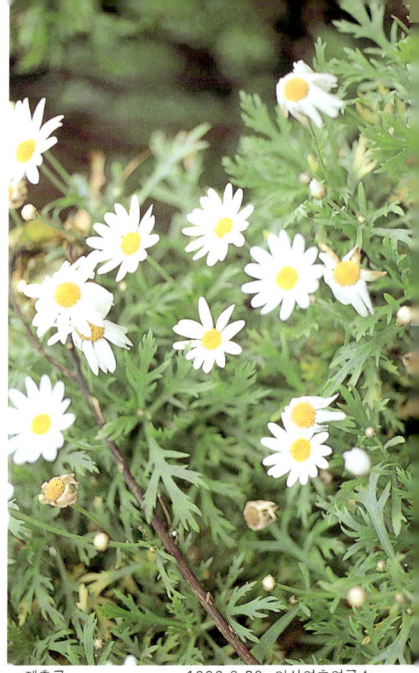

제충국　　　　　　1996.6.20. 인삼연초연구소

630. 산국 　　　　　　[국화과]

Chrysanthemum boreale (Makino) Makino

　여러해살이풀. 높이 1~1.5m. 꽃은 황색으로 9~10월에 핀다. 열매는 수과로 길이 1mm 가량이다.

분포/ 전국의 산과 들에서 흔히 자라며, 일본, 만주, 중국에 분포한다.

약효/ 꽃을 야국(野菊)이라고 하며, 청열, 해독의 효능이 있고, 옹종, 정창, 농가진, 습진을 치료한다.

성분/ chrysanthemin, alkaloid, saponin이 함유되어 있다.

약리 작용/ 물로 달인 액은 용혈성 황색포도상구균, 폐렴구균, 디프테리아균에 대하여 항균 작용이 있고, 또 쥐에게 복강 주사하면 혈압 강하 작용이 있다.

사용법/ 꽃 15g에 물 700mL를 넣고 달인 액을 반으로 나누어 아침 저녁으로 복용한다.

631. 제충국 　　　　　　[국화과]

Chrysanthemum cinerariifolium (Trev.) Vis.

　여러해살이풀. 높이 30~60cm. 꽃은 백색으로 5~6월에 가지와 줄기 끝에 1개씩 달리며, 가운데의 통꽃〔管狀花〕은 황색이다. 열매는 수과로 5개의 맥이 있다.

분포/ 유럽 발칸 반도 원산으로, 전국에서 재배하는 귀화 식물이다.

약효/ 꽃을 제충국(除蟲菊)이라고 하며, 살충의 효능이 있다. 구충제로 사용한다.

성분/ pyrethrin I, II, cinerin I, II, jasmolin I, II 등이 함유되어 있으며, 이 물질은 온혈 동물에게는 해가 없지만 곤충류는 살충시킨다.

사용법/ 꽃을 가루를 내어 5g씩 복용한다.

참고/ pyrethrin I, II, cinerin I, II, jasmolin I, II 등은 농업용 살충제, 방역용, 모기향 등으로 널리 이용되고 있다.

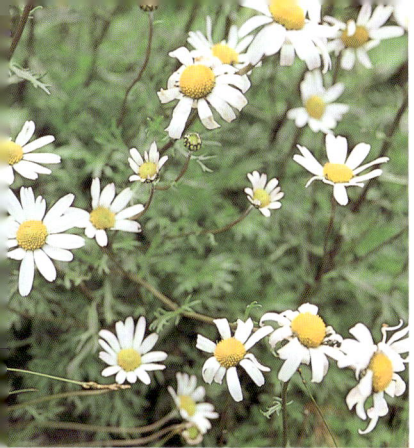

1995.8.7. 계룡산 　　　　　 구절초

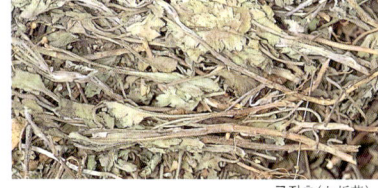

구절초(九折草)

632. 구절초　　　　　[국화과]

Chrysanthemum zawadskii var. *latilobum* Kitamura

　여러해살이풀. 높이 50～100cm. 꽃은 백색 또는 연한 적색으로 9～11월에 핀다. 열매는 수과로 긴 타원형이다.

분포/ 전국의 산에서 자라며, 일본, 만주, 중국, 우수리에 분포한다.

약효/ 전초를 구절초(九折草)라고 하며, 온중(溫中), 조경(調經), 소화(消化)의 효능이 있고, 월경불순, 자궁냉증, 불임증, 위냉, 소화불량을 치료한다.

성분/ linarin (acacetin-7-rutinoside), caffeic acid, 3,5-O-dicaffeoyl quinic acid, 4,5-O-dicaffeoyl quinic acid 등이 함유되어 있다.

사용법/ 전초 50g에 물 1500mL를 넣고 달인 액을 반으로 나누어 아침 저녁으로 복용한다.

참고/ 산구절초 *C. zawadskii* Herbich, 바위구절초 *C. zawadskii* var. *alpinum* Kitamura 도 약효가 같다.

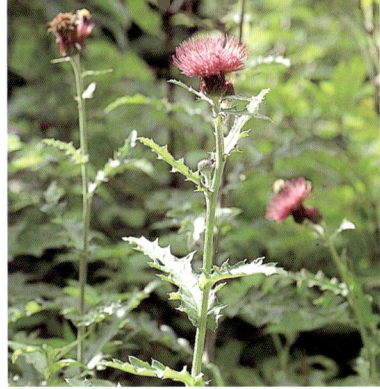

1994.7.10. 계룡산　　　　　 엉겅퀴

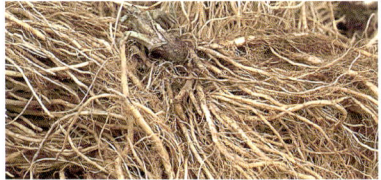

대계(大薊)

633. 엉겅퀴　　　　　[국화과]

Cirsium japonicum DC. var. *ussuriense* (Regel) Kitamura

　여러해살이풀. 높이 0.5～1m. 꽃은 자줏빛으로 6～8월에 피며 지름 3～5cm이다. 열매는 수과로 길이 3.5～4mm이고, 관모는 길이 16～19mm이다.

분포/ 전국의 산과 들에서 자라며, 일본, 만주, 중국, 대만, 우수리에 분포한다.

약효/ 전초 또는 뿌리를 대계(大薊)라고 하며, 양혈, 지혈, 거어, 소옹종(消癰腫)의 효능이 있고, 토혈, 육혈(衄血), 혈뇨, 혈붕, 대하, 옹양종독(癰瘍腫毒)을 치료한다.

성분/ taraxasteryl acetate, stigmasterol, α-amyrin 등이 함유되어 있다.

약리 작용/ 물 또는 에탄올 추출물은 개, 토끼, 고양이 등의 혈압을 강하시키고, 결핵균에 대한 항균 작용이 있다.

사용법/ 전초 또는 뿌리 10g에 물 700mL를 넣고 달인 액을 반으로 나누어서 아침 저녁으로 복용한다.

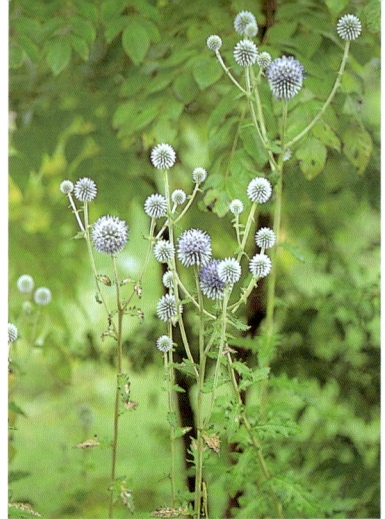

절굿대 1995.8.20. 오대산

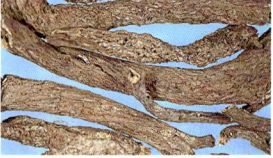

누로(漏蘆)

634. 절굿대 [국화과]

Echinops setifer Iljin

여러해살이풀. 높이 1m 가량. 꽃은 남청색으로 7~8월에 핀다. 열매는 수과로 원통형이며 털이 많다.

분포/ 강원, 경기 이남의 약간 건조한 산의 풀밭에서 자라며, 일본에 분포한다.

약효/ 뿌리를 누로(漏蘆)라고 하며, 청열, 해독, 소종, 배농, 하유(下乳), 근맥소통(筋脈疎通)의 효능이 있고, 종양, 유방종통, 유즙불통, 골절동통, 치창출혈을 치료한다.

성분/ 열매에 echinorine, 종자에 echinopsine, echinine이 함유되어 있다.

사용법/ 뿌리 10g에 물 700mL를 넣고 달인 액을 반으로 나누어 아침 저녁으로 복용한다.

참고/ 우리 나라에서는 뻐꾹채도 누로(漏蘆)라고 하여 사용하나, 이는 잘못이다.

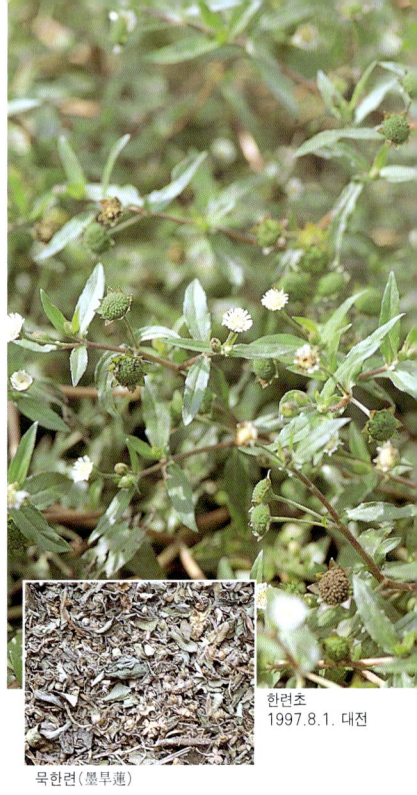

한련초 1997.8.1. 대전

묵한련(墨旱蓮)

635. 한련초 [국화과]

Eclipta prostrata L.

한해살이풀. 높이 20~60cm. 꽃은 백색으로 8~9월에 핀다. 열매는 수과로 흑색으로 익는다.

분포/ 경기 이남의 논이나 습지에서 흔히 자라며, 일본, 만주, 중국 등에 분포한다.

약효/ 전초를 묵한련(墨旱蓮)이라고 하며, 청열, 해독의 효능이 있고, 창독, 목적종통(目赤腫痛), 악독대창(惡毒大瘡)을 치료한다.

성분/ saponin 1.3%, nicotine 0.08%, tannin, vitamin A, ecliptine, thiophene 화합물이 함유되어 있다.

사용법/ 전초 30g에 물 1200mL를 넣고 달인 액을 반으로 나누어 아침 저녁으로 복용한다.

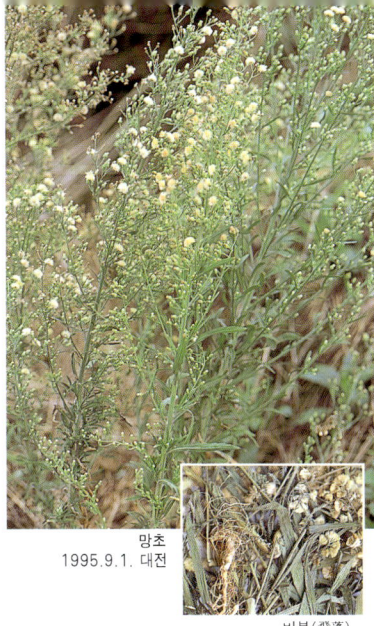

망초
1995.9.1. 대전

비봉(飛蓬)

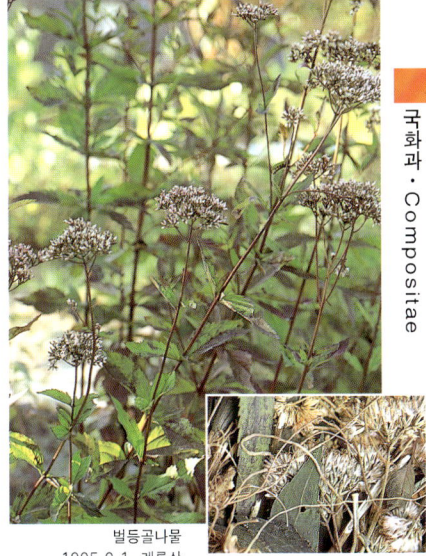

벌등골나물
1995.9.1. 계룡산

패란(佩蘭)

636. 망초 [국화과]

Erigeron canadensis L.

두해살이풀 또는 한해살이풀. 높이 30~120cm. 꽃은 백색으로 7~9월에 핀다. 열매는 수과로 길이 4mm 가량이며, 관모가 있다.

분포/ 북아메리카 원산으로, 전국에서 자라는 귀화 식물이다.

약효/ 전초를 비봉(飛蓬)이라고 하며, 청열, 해독, 거풍, 지양(止痒)의 효능이 있고, 구강염, 중이염, 결막염, 풍습골통, 혈뇨를 치료한다.

성분/ 정유에는 limonene, linalool, linoleyl acetate, 지상부에는 cumulene, *o*-benzylbenzoic acid가 함유되어 있다.

사용법/ 전초 20g에 물 800mL를 넣고 달인 액을 반으로 나누어 아침 저녁으로 복용한다.

참고/ 전체가 회록색이고, 가지가 줄기보다 길며, 혀꽃이 거의 없고 작은꽃이 약간 많다. 꽃턱은 열매가 익을 때 지름이 2~4mm인 실망초 *E. bonariensis* L.도 약효가 같다.

637. 벌등골나물 [국화과]

Eupatorium fortunei Turcz.

여러해살이풀. 높이 1.5m 가량. 꽃은 연한 홍자색으로 8~9월에 핀다. 열매는 수과로 백색이며 길이는 3mm 가량이다.

분포/ 중부 이남의 냇가나 들에서 흔히 자라며, 일본, 만주, 중국에 분포한다.

약효/ 전초를 패란(佩蘭)이라고 하며, 해서(解暑), 거습(祛濕), 조경(調經)의 효능이 있고, 한열두통, 완비불기(脘痞不飢), 월경불순을 치료한다.

성분/ *p*-cymene, nerylacetate가 함유되어 있다.

약리 작용/ *p*-cymene, nerylacetate는 influenza virus에 대한 항바이러스 작용이 있다.

사용법/ 전초 10g에 물 700mL를 넣고 달인 엑을 반으로 나누어 아침 서녁으로 복용한다.

참고/ 줄기에 꼬부라진 털이 있어 깔깔한 등골나물 *E. chinensis* L., 잎에 잎자루가 없고 맥이 3개 있으며 끝이 둔하고 때로는 3개로 깊게 살라지는 골등갈나물 *E. lindleyanum* DC.도 약효가 같다.

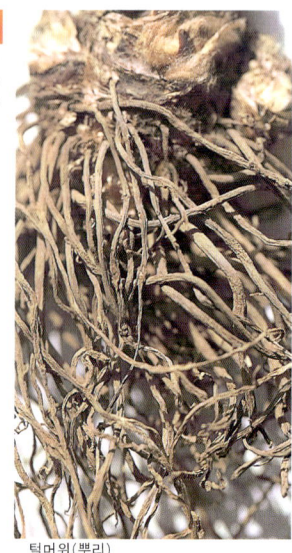

털머위(뿌리)

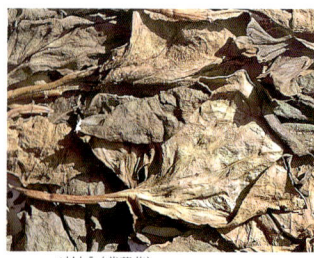

연봉초(蓮蓬草)

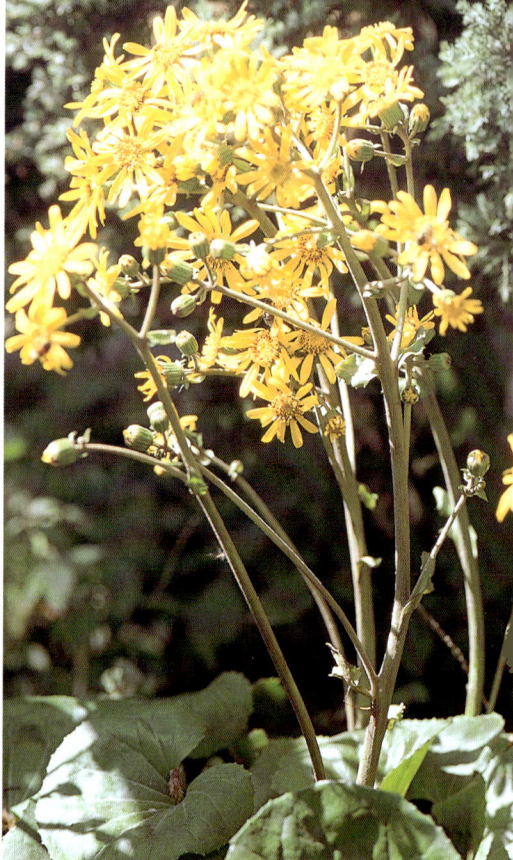

털머위   1995.9.15. 목포

638. 털머위   [국화과]

Farfugium japonicum (L.) Kitamura

늘푸른 여러해살이풀. 높이 30~50cm. 뿌리줄기는 굵다. 꽃은 황색으로 9~10월에 핀다. 열매는 수과로 길이 5~6mm이다.

분포/ 제주, 전남, 경남, 울릉도의 바닷가에서 자라며, 일본, 중국, 대만에 분포한다.

약효/ 전초를 연봉초(蓮蓬草)라고 하며, 청열, 해독, 활혈의 효능이 있고, 풍열감기, 인두종통, 옹종, 나력, 타박상을 치료한다. 잎은 생선 중독 또는 부스럼에 사용한다.

성분/ 뿌리와 잎에 senkirkine, furanoeremophilane-6β, 10β-diol, 뿌리줄기에 farfugin A, B가 함유되어 있다.

약리 작용/ senkirkine의 작용은 기타의 pyrrolidine 유도체와 유사하며, 폐와 간에 대하여 독성이 있고, 간암을 일으킨다.

사용법/ 전초 15g에 물 700mL를 넣고 달인 액을 반으로 나누어 아침 저녁으로 복용하고, 외용에는 짓찧어서 바른다.

참고/ 독성이 있으므로 복용에 주의하여야 한다.

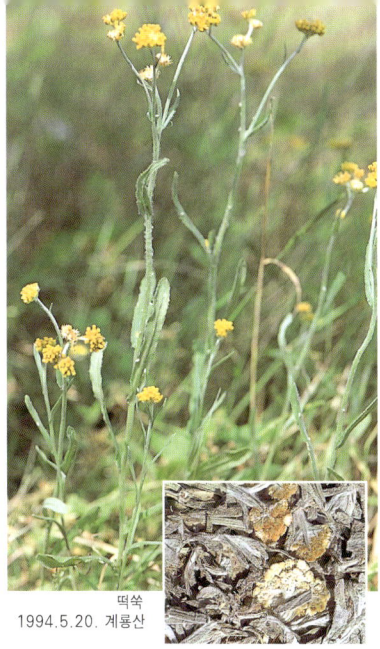

떡쑥
1994.5.20. 계룡산

서국초(鼠麴草)

639. 떡쑥 [국화과]

Gnaphalium affine D. Don

두해살이풀. 높이 15~40cm. 꽃은 5~7월
에 핀다. 열매는 수과로 연한 관모는 길이
2.5mm 가량, 황백색으로 밑부분이 완전히
합쳐지지 않는다.

분포/ 전국의 들에서 자라며, 일본, 만주,
중국, 대만, 필리핀에 분포한다.

약효/ 전초를 서국초(鼠麴草)라고 하며, 화
담, 지해, 거풍한(祛風寒)의 효능이 있고, 해
수다담(咳嗽多痰), 천식, 감기풍한, 근골동
통, 백대하, 옹종을 치료한다.

성분/ 꽃에는 luteolin-4'-glucoside가 함유되
어 있다

약리 작용/ 쥐에게 진한 암모니아수를 흡입
시켜 해수를 일으키게 한 다음 물로 달인 액
을 복용시켰더니 지해 작용이 나타났다.

사용법/ 전초 15g에 물 700mL를 넣고 달인
액을 반으로 나누어 아침 저녁으로 복용한다.

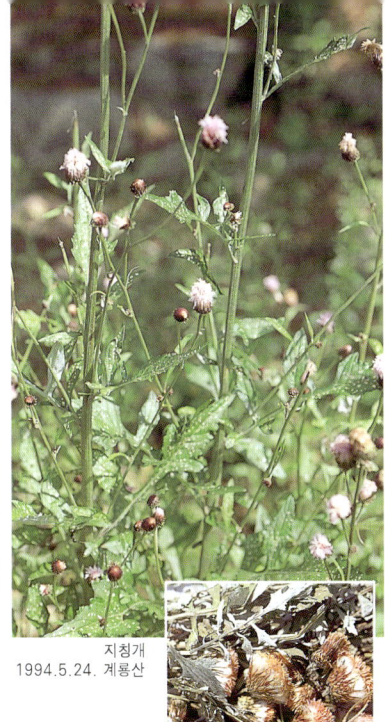

지칭개
1994.5.24. 계룡산

이호채(泥胡菜)

640. 지칭개 [국화과]

Hemistepta lyrata Bunge

두해살이풀. 높이 60~80cm. 꽃은 5~7월
에 피며, 꽃통은 자줏빛이고 길이 13~14mm
이다. 열매는 수과, 긴 타원형, 길이 2.5mm
가량이며, 관모는 2줄이다.

분포/ 전국의 밭과 들에서 흔히 자라며, 일
본, 만주, 중국, 대만, 필리핀, 인도에 분포
한다.

약효/ 전초를 이호채(泥胡菜)라고 하며, 청
열, 해독, 거어, 소종의 효능이 있고, 치루,
옹종창독, 외상출혈, 골절을 치료한다.

약리 작용/ 에탄올 추출물은 L1210, HL60
세포 등 암세포의 성장을 억제한다.

사용법/ 전초 15g에 물 700mL를 넣고 달인
액을 반으로 나누어 아침 저녁으로 복용한다.

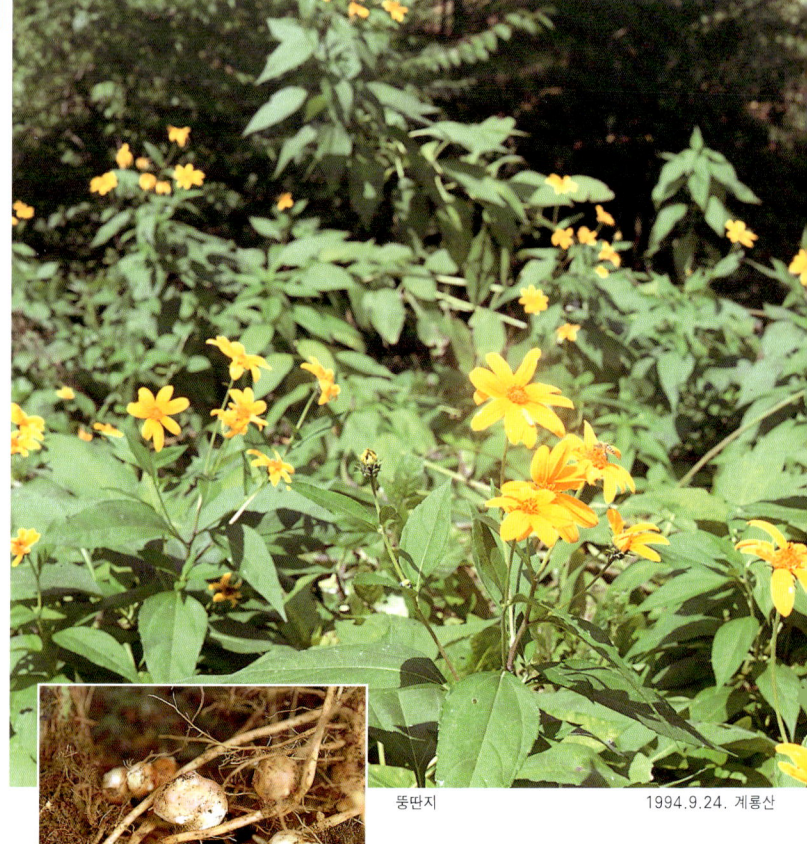

뚱딴지　　　　　　　1994.9.24. 계룡산

국우(菊芋)

641. 뚱딴지　　　　　　[국화과]

Helianthus tuberosus L.

　여러해살이풀. 높이 1.5~3m. 꽃은 황색으로 8~10월에 가지와 줄기 끝에 달리며, 두상화는 지름 8cm 가량으로 가장자리에 10개 이상의 설상화가 달린다.

분포/ 북아메리카 원산으로, 전국에서 자라는 귀화 식물이다.

약효/ 뿌리줄기를 국우(菊芋)라고 하며, 청열, 양혈, 활혈, 거어의 효능이 있고, 골절, 열성병(熱性病), 당뇨병을 치료한다.

성분/ heliangine이 함유되어 있으며, 이 성분은 식물의 성장을 억제하는 작용이 있으나, 콩과 식물의 뿌리는 성장을 촉진시킨다.

사용법/ 뿌리줄기 10g에 물 700mL를 넣고 달인 액을 반으로 나누어서 아침 저녁으로 복용한다.

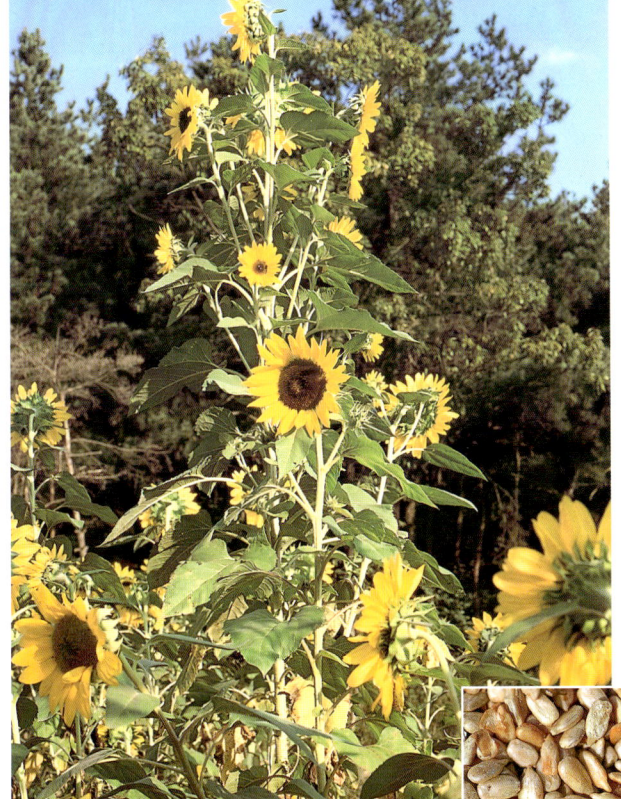

1994.9.20. 대전　　　　　　　　　　해바라기

향일규자(向日葵子)

642. 해바라기　　　　　　　[국화과]

Helianthus annuus L.

한해살이풀. 높이 2m 가량. 꽃은 황색으로 8~9월에 옆을 향해 달린다. 열매는 수과로 흑색 줄이 있고 길이 9mm, 너비 4~8mm이다.

분포/ 아메리카 원산으로, 전국에서 재배하는 기회 식물이다.

약효/ 종자를 향일규자(向日葵子)라고 하며, 배농의 효능이 있고, 혈리(血痢)를 치료한다. 뿌리를 향일규근(向日葵根)이라고 하며, 이변불통(二便不通), 타박상, 위장흉동(胃腸胸痛), 협륵대통(脇肋帶痛), 소갈인음(消渴引飮)을 치료한다.

성분/ 뿌리에는 kinetin, 잎에는 neochlorogenic acid, isochlorogenic acid, 4-O-caffeoylquinic acid, scopolin, lutein 등이 함유되어 있다.

약리 작용/ 잎을 물로 달인 액은 황색포도상 구균에 대하여 항균 작용이 있다.

사용법/ 종자 또는 뿌리 20g에 물 800mL를 넣고 달인 액을 반으로 나누어 아침 저녁으로 복용한다.

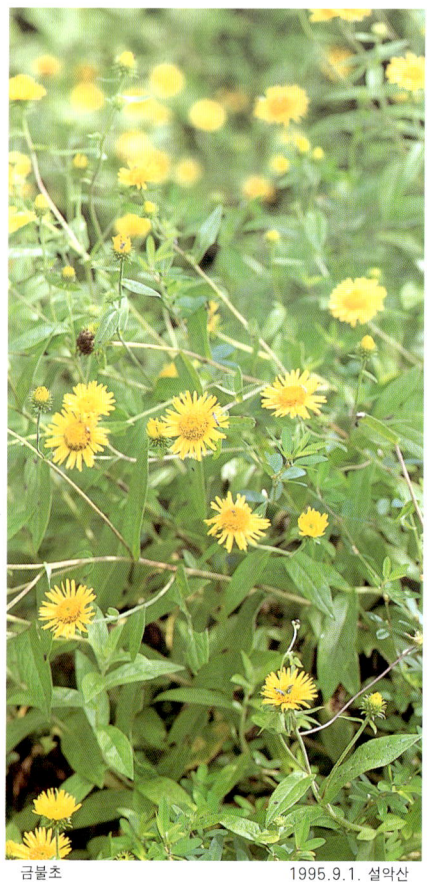

금불초   1995.9.1. 설악산

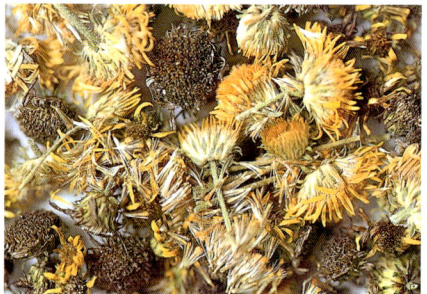

선복화(旋覆花)

643. 금불초   [국화과]

Inula britannica L. var. *japonica* (Thunb.) Fr. et Sav.

여러해살이풀. 높이 20~60cm. 꽃은 황색으로 7~9월에 핀다. 열매는 수과로 길이 1mm 가량이다.

분포/ 습지나 물가에서 자라며, 일본, 만주, 중국, 대만, 아무르, 우수리에 분포한다.

약효/ 꽃을 선복화(旋覆花)라고 하며, 소담(消痰), 하기, 연견(軟堅), 행수(行水)의 효능이 있다. 흉중담결(胸中痰結), 협하창만(脇下脹滿), 해천(咳喘), 심하부비경(心下部痞硬), 수종을 치료한다. 지상부를 금불초(金佛草)라고 하며, 산풍한(散風寒), 화담음(化痰飮), 소종독의 효능이 있고, 풍한해수, 협하창통, 종독을 치료한다.

성분/ 지상부에는 sesquiterpene lactone인 britanin, inulicin, 꽃에는 quercetin, isoquercetin, taraxasterol 등이 함유되어 있다.

약리 작용/ 뿌리 및 지상부의 ether 분획물은 황색포도상구균에 대하여 항균 작용이 있으며 또 중추 신경 흥분 작용이 있다.

사용법/ 꽃 및 지상부 15g에 물 700mL를 넣고 달인 액을 반으로 나누어 아침 저녁으로 복용하고, 외용에는 짓찧어 환부에 바른다.

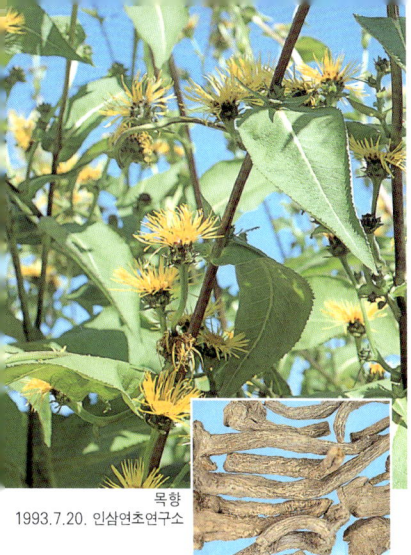

목향
1993.7.20. 인삼연초연구소

목향(木香)

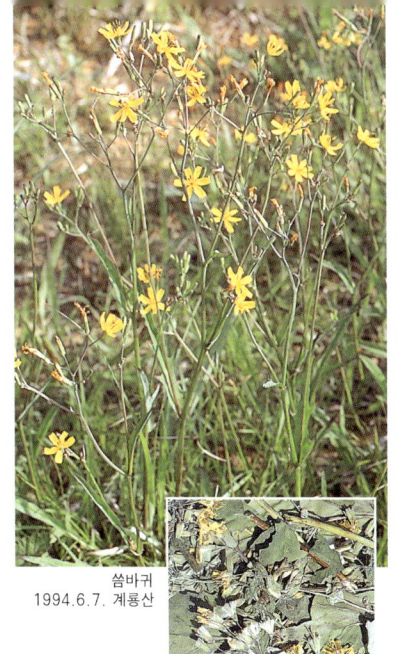

씀바귀
1994.6.7. 계룡산

황과채(黃瓜菜)

644. 목향 [국화과]

Inula helenium L.

여러해살이풀. 높이 1~2m. 꽃은 황색으로 7~8월에 피며, 지름 5~10cm이다. 열매는 수과로 연한 적갈색 관모가 있다.

분포/ 유럽 원산으로, 약초로 재배하는 귀화 식물이다.

약효/ 뿌리를 목향(木香) 또는 토목향(土木香)이라고 하며, 건비, 화위, 행기, 지통의 효능이 있고, 흉복창만동통, 구토, 하리, 이질, 다담, 무한(無汗), 소변불리, 말라리아를 치료한다.

성분/ 뿌리에는 alantolactone (helenin), isoalantolactone, dihydroalantolactone, alantic acid, alantopicrin 등이 함유되어 있다.

약리 작용/ alantolactone 및 유사체는 장내 기생충에 대한 구충 작용이 있고, 황색포도상구균, 적리균, 녹농균에 대하여 항균 작용이 있다.

사용법/ 건조시킨 뿌리 10g에 물 700mL를 넣고 달인 액을 반으로 나누어서 아침 저녁으로 복용한다.

645. 씀바귀 [국화과]

Ixeris dentata (Thunb.) Nakai

여러해살이풀. 높이 25~50cm. 꽃은 황색으로 5~7월에 핀다. 열매는 수과로 길이 3.5~5mm이고, 관모는 길이 4~4.5mm로 연한 황색이다.

분포/ 전국의 산에서 자라며, 일본, 만주, 중국, 대만, 필리핀에 분포한다.

약효/ 전초를 황과채(黃瓜菜)라고 하며, 소종, 해열, 해독의 효능이 있고, 독사교상, 요결석, 음낭습진, 폐렴, 골절을 치료한다.

성분/ taraxasterol, bauerenol, ursolic acid, oeanolic acid 등이 함유되어 있다.

약리 작용/ 물로 달인 액은 토끼 심장에 대하여 억제 작용이 있으며, 심장의 수축력을 약화시키고 심박 수를 감소시킨다. 또, 토끼와 개에게 주사하면 혈압이 강하된다.

사용법/ 전초 10g에 물 700mL를 넣고 달인 액을 반으로 나누어 아침 저녁으로 복용한다.

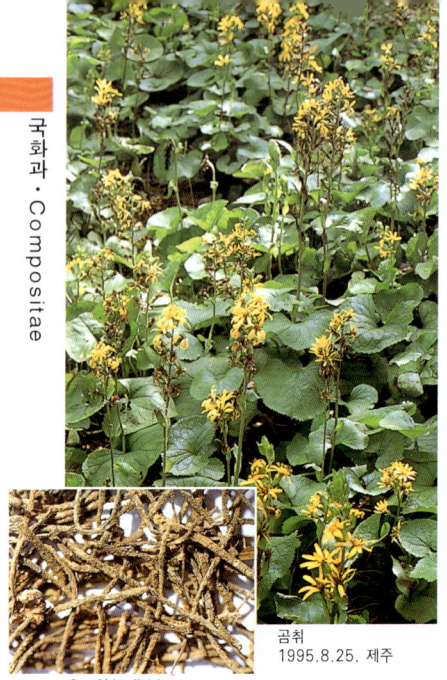

곰취
1995.8.25. 제주

호로칠(胡蘆七)

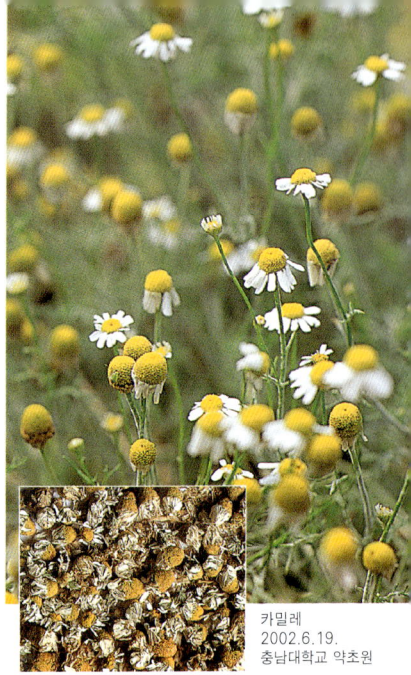

카밀레
2002.6.19.
충남대학교 약초원

모국(母菊)

646. 곰취 [국화과]

Ligularia fischerii (Ledeb.) Turcz.

여러해살이풀. 높이 1~2m. 꽃은 황색으로 7~9월에 핀다. 열매는 수과로 길이 6~10mm이며 원통형이다.

분포/ 전국의 깊은 산에서 자라며, 일본, 만주, 중국, 대만, 사할린, 동시베리아에 분포한다.

약효/ 뿌리 및 뿌리줄기를 호로칠(胡蘆七)이라고 하며, 이기, 활혈, 지통, 지해, 거담의 효능이 있고, 타박상, 요통, 가래, 기침, 객혈, 백일해 등을 치료한다.

성분/ 뿌리에는 isopentenic acid, ligularone, liguloxide, liguloxidol, liguloxidol acetate가 함유되어 있다.

사용법/ 뿌리 및 뿌리줄기 10g에 물 700mL를 넣고 달인 액을 반으로 나누어 아침 저녁으로 복용하거나 가루로 만들어 복용한다.

647. 카밀레 (중대가리국화) [국화과]

Matricaria chamomilla L.

두해살이풀. 높이 30~60cm. 꽃은 백색으로 6~9월에 핀다. 열매는 수과로 타원형이며 다소 구부러졌다.

분포/ 유럽 원산으로, 전국에서 재배하는 귀화 식물이다.

약효/ 꽃 또는 전초를 모국(母菊)이라고 하며, 감기, 류머티즘에 의한 기관지천식, 알레르기성위장염, 습진을 치료한다.

성분/ chamazulene, proazulene, farnesene, bisabolol 등이 함유되어 있다.

약리 작용/ chamazulene은 쥐의 dextran 부종에 대하여 억제 작용이 있으며, 에탄올 추출물은 기관지천식을 치료하는 작용이 있다.

사용법/ 꽃 또는 전초 10g에 물 700mL를 넣고 달인 액을 반으로 나누어 아침 저녁으로 복용한다.

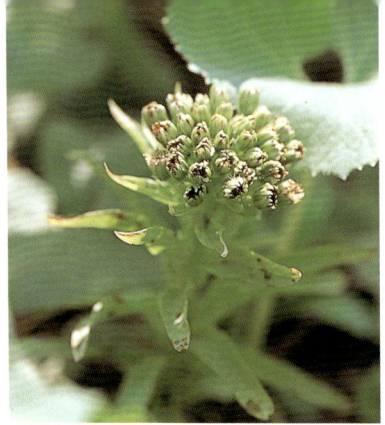

1997.4.26. 경기 광릉　　　　　　　머위

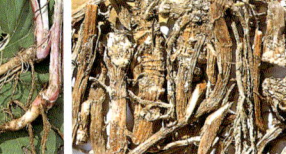

봉두채(蜂斗茱) 생것　　　　　　봉두채(蜂斗茱)

648. 머위　　　　　　　　　[국화과]

Petasites japonicus (S. et Z.) Maxim.

　여러해살이풀. 높이 5∼50cm. 꽃은 황백색으로 암수딴그루이며, 4∼5월에 핀다. 열매는 수과로 원통형이다.

분포/ 전국의 산이나 들의 습지에서 자라며, 일본, 만주, 중국에 분포한다.

약효/ 뿌리줄기를 봉두채(蜂斗茱)라고 하며, 해독, 거어혈의 효능이 있고, 편도선염, 창독, 독사교상을 치료한다.

성분/ 뿌리의 정유에는 petasin 50∼55%와 그 밖에 carene, eremophilene, thymol-methylether, furanoeremophilane, ligularone, petasalbin, albopetasin 등이 함유되어 있다.

사용법/ 뿌리줄기 15g에 물 700mL를 넣고 달인 액을 반으로 나누어 아침 저녁으로 복용한다.

참고/ 개머위에 비하여 꽃대가 짧고, 잎은 둥근 심장형이며 불규칙한 톱니가 있다.

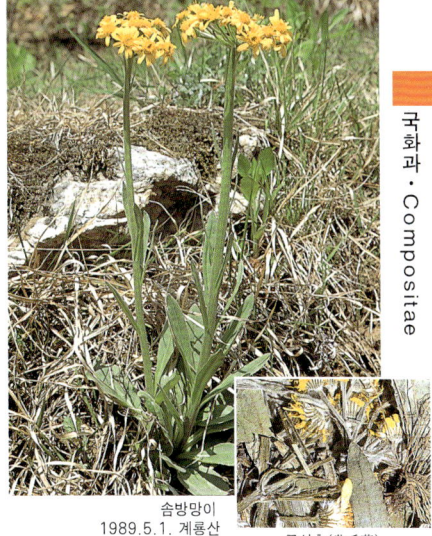

솜방망이
1989.5.1. 계룡산　　　　　구설초(狗舌草)

649. 솜방망이　　　　　　　　[국화과]

Senecio integrifolius (L.) Clairv. ssp. *fauriei* (Lév. et Van´t) Kitam.

　여러해살이풀. 높이 20∼65cm. 꽃은 황색으로 5∼6월에 피고, 두상 꽃차례 3∼9개가 산방상으로 달리며, 지름은 3∼4cm이다. 꽃줄기는 길이 1.5∼5cm로 백색 털로 덮여 있다. 열매는 수과로 원통형이고 털이 있으며, 길이 2.5mm 가량이다.

분포/ 전국의 양지바른 건조한 풀밭에서 자라며, 일본, 만주, 중국, 대만에 분포한다.

약효/ 전초를 구설초(狗舌草)라고 하며, 청열, 이수, 살충의 효능이 있고, 폐농양, 신장염에 의한 수종, 창종, 개선을 치료한다.

성분/ pyrrolidine계 alkaloid가 함유되어 있다.

약리 작용/ 백혈병 암세포의 성장을 억제한다.

사용법/ 전초 20g에 물 800mL를 넣고 달인 액을 반으로 나누어 아침 저녁으로 복용하고, 외용에는 짓찧어서 환부에 바른다.

참고/ 민솜방망이 *S. pierotii* Miq.에 비하여 뿌리잎이 작다. 수과에 털이 많으며, 전체에 거미줄 같은 털이 많다.

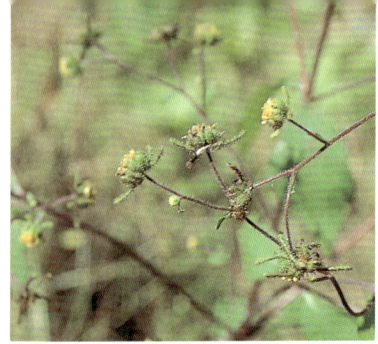

진득찰　　　　　　　　1997.9.3. 계룡산

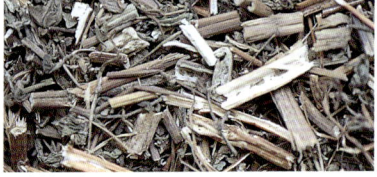

희렴(豨薟)

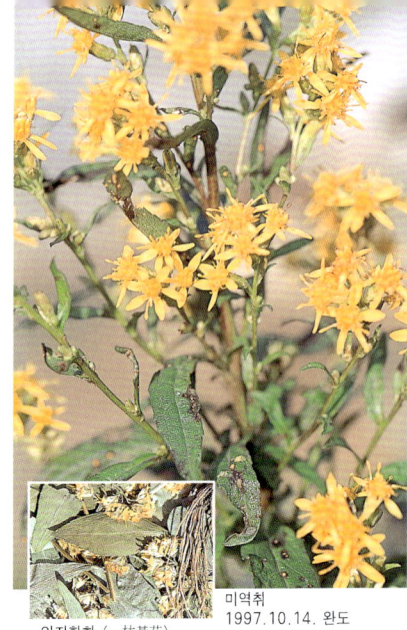

미역취
1997.10.14. 완도

일지황화 (一枝黃花)

650. 진득찰　　　　　　　　[국화과]

Siegesbeckia glabrescens Makino

한해살이풀. 높이 60cm 가량. 꽃은 황색으로 8~9월에 피고, 설상화는 끝이 3개로 얕게 갈라지며, 통꽃은 끝이 5개로 갈라진다. 열매는 수과로 달걀 모양이며 4개의 능각이 있다.

분포/ 전국의 들이나 밭 근처에서 자라며, 일본, 만주, 중국, 대만에 분포한다.

약효/ 전초를 희렴(豨薟)이라고 하며, 제풍습(除風濕), 이근골(利筋骨), 혈압 강하의 효능이 있고, 사지마비, 근골동통, 요슬무력, 급성간염, 고혈압을 치료한다.

성분/ orientalide, pubetalin, darutin, dartpsode 등이 함유되어 있다.

약리 작용/ 희렴과 상산(常山)을 1 : 2로 섞어 물로 추출한 것을 쥐에게 투여하면 부종 억제 작용이 있고, 또 혈압을 강하시킨다. pubetalin은 L1210 세포에 대하여 세포 독성 작용이 있다.

사용법/ 전초 20g에 물 800mL를 넣고 달인 액을 반으로 나누어 아침 저녁으로 복용한다.

651. 미역취　　　　　　　　[국화과]

Solidago virga-aurea L. var. *asiatica* Nakai

여러해살이풀. 높이 40~80cm. 꽃은 7~10월에 핀다. 열매는 수과로 원통형이고, 털이 약간 있거나 없으며, 관모는 길이 3.5mm 가량이다.

분포/ 전국의 산에서 자라며, 일본, 만주, 중국, 대만, 필리핀에 분포한다.

약효/ 전초를 일지황화(一枝黃花)라고 하며, 소풍(疏風), 청열, 소종, 해독의 효능이 있고, 감기, 인후종통, 황달, 백일해, 소아경련, 종기 등을 치료한다.

성분/ solidagosaponin I, II, III, IV, V, VI, VII, VIII, IX, limonen, bornylacetate, borneol 등이 함유되어 있다.

사용법/ 전초 10g에 물 700mL를 넣고 달인 액을 반으로 나누어 아침 저녁으로 복용한다.

참고/ 줄기가 굵고 잎이 크며 두화(頭花)가 모여 나는 울릉미역취 ssp. *gigantea* (Nakai) Kitam.도 약효가 같다.

652. 방가지똥 [국화과]

Sonchus oleraceus L.

한해살이풀 또는 두해살이풀. 높이 30~100cm. 꽃은 황백색으로 5~9월에 핀다. 열매는 수과로 갈색이고, 길이 3mm 가량이다.

분포/ 전국의 들이나 밭에서 자라며, 일본, 만주, 중국, 대만, 아무르, 우수리, 시베리아, 유럽에 분포한다.

약효/ 전초를 고채(苦菜)라고 하며, 청열, 양혈, 해독의 효능이 있고, 이질, 황달, 혈림(血淋), 치루, 독사교상을 치료한다.

성분/ sonchuside A, B, C, D, glucozaluzanin C, macrocliniside A, crepidiaside A, picriside B, C 등이 알려져 있다.

약리 작용/ 쥐의 대퇴 근육에 sarcoma-37을 접종하고 1주일 후에 산성 추출물을 피하 주사하면 고형 암의 성장을 억제한다.

사용법/ 전초 15g에 물 700mL를 넣고 달인 액을 반으로 나누어 아침 저녁으로 복용한다.

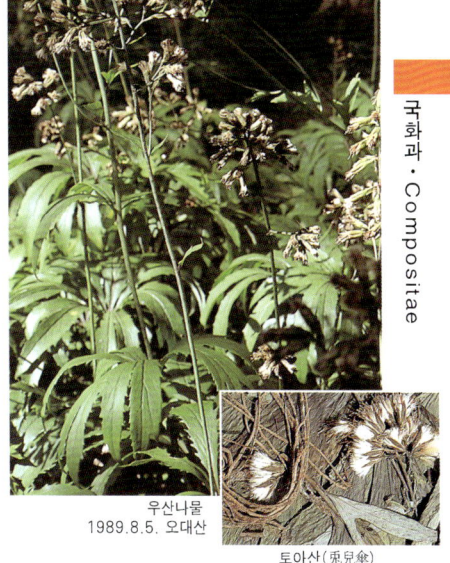

우산나물
1989.8.5. 오대산

토아산(兎兒傘)

653. 우산나물 [국화과]

Syneilesis palmata (Thunb.) Maxim.

여러해살이풀. 높이 70~120cm. 꽃은 7~9월에 핀다. 열매는 수과로 길이 4.5~6mm, 너비 1.2~1.5mm이다.

분포/ 전국의 산 숲 속에서 흔히 자라며, 일본에 분포한다.

약효/ 전초를 토아산(兎兒傘)이라고 하며, 거풍, 제습, 해독, 활혈, 소종, 지통의 효능이 있고, 풍습마비, 관절동통, 옹종, 타박상을 치료한다.

성분/ secopyrrolizidine alkaloid인 syneilesine, acetylsyneilesine, senecionine 등이 함유되어 있다.

약리 작용/ syneilesine, acetylsyneilesine, senecionine은 몇 가지의 암세포에 대하여 성장 억제 작용이 있다.

사용법/ 전초 15g에 물 700mL를 넣고 달인 액을 반으로 나누어 아침 저녁으로 복용한다.

참고/ 잎의 갈라진 조각이 좁고 두화가 산방상으로 달리는 애기우산나물 *S. aconitifolia* (Bunge) Maxim.도 약효가 같다.

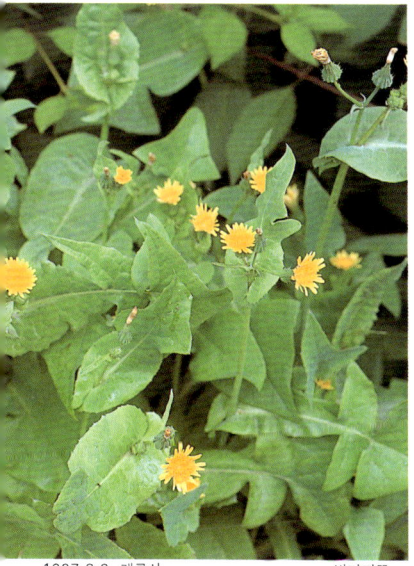

1997.8.3. 계룡산 방가지똥

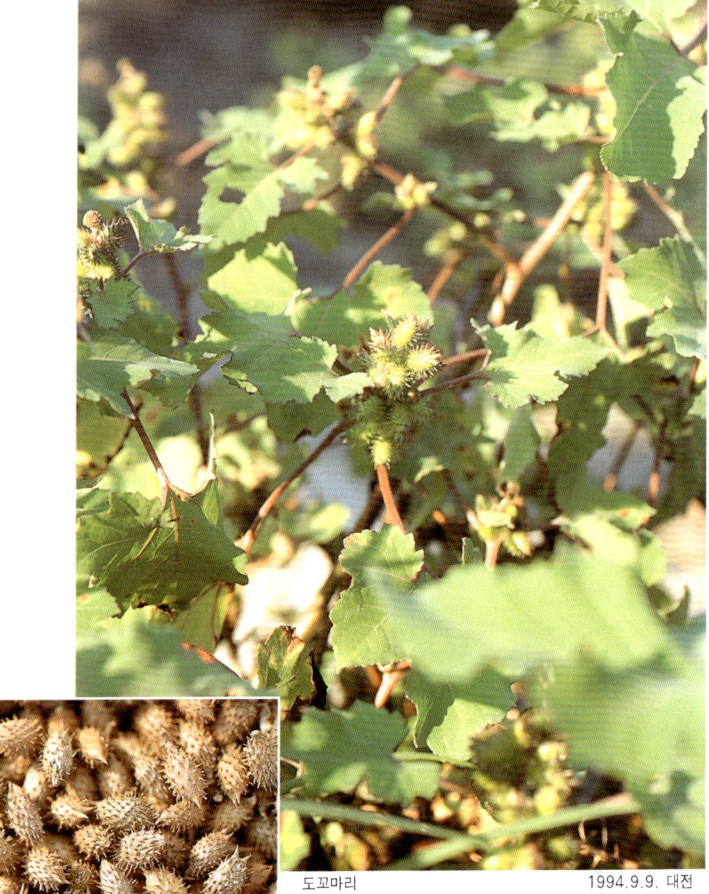

도꼬마리 1994.9.9. 대전

창이자(蒼耳子)

654. 도꼬마리 [국화과]

Xanthium strumarium L.

한해살이풀. 높이 1m 가량. 꽃은 황색으로 8~9월에 핀다. 총포는 꽃이 핀 후 길이 1cm 이상으로 큰다. 열매는 수과로 넓은 타원형이다.

분포/ 전국의 들이나 길가에서 흔히 자라며, 일본, 만주, 중국, 대만, 필리핀 등 아시아, 유럽, 북아메리카에 분포한다.

약효/ 열매를 창이자(蒼耳子)라고 하며, 거풍, 해열, 해독, 살충의 효능이 있고, 풍한, 두통, 비연(鼻淵), 치통, 사지경련, 피부소양을 치료한다.

성분/ xanthinin, xanthumin, xanthanol, isoxanthanol, xanthostrumarin, xanthanodien, xanthanen 등이 함유되어 있다.

약리 작용/ 물 추출물은 면역 기능을 활성화한다.

사용법/ 열매 10g에 물 700mL를 넣고 달인 액을 반으로 나누어 아침 저녁으로 복용한다.

655. 민들레 [국화과]

Taraxacum mongolicum H. Mazz.

여러해살이풀. 꽃은 4~5월에 잎보
다 다소 짧은 꽃자루에 1개가 달린다.
총포의 외포편은 긴 타원형으로 곧게
서며 뿔 같은 작은 돌기가 있다. 꽃통
은 황색으로 가장자리의 것은 길이
15mm가량, 너비 2~2.5mm이고, 통
부는 길이 5mm 내외이며 털이 없다.
열매는 수과로 갈색이 돌고 긴 타원형
이며, 관모는 길이 6mm 가량으로 연
한 백색이다.

분포/ 전국의 들에서 자라며, 일본에
분포한다.

채취/ 뿌리가 달린 전초를 봄과 여름
에 채취하여 말린다.

약효/ 뿌리가 달린 전초를 포공영(蒲
公英)이라고 하며, 청열, 해독, 이뇨,
산결의 효능이 있고, 급성유선염, 림
프선염, 나력, 급성결막염, 감기발열,
위염, 요로감염을 치료한다.

성분/ 전초에는 taraxasterol, taraxarol,
taraxerol, 잎에는 lutein, violaxanthin,
plastoquinone, 꽃에는 arnidiol, lutein,
flavoxanthin이 함유되어 있다.

약리 작용/ 물로 달인 액은 폐렴쌍구
균, 뇌막염구균, 녹농균, 티푸스균 등
에 대해 항균 작용이 있고, 토끼 등의
동물 실험에서 이담 작용이 나타난다.

사용법/ 전초 20g에 물 800mL를 넣고
달인 액을 반으로 나누어 아침 저녁으
로 복용하고, 외용에는 짓찧어서 환부
에 바른다.

참고/ 총포의 외편이 바늘 모양으로
꽃이 필 때 밑으로 굽는 서양민들레 *T.
officinale* Weber도 약효가 같다.

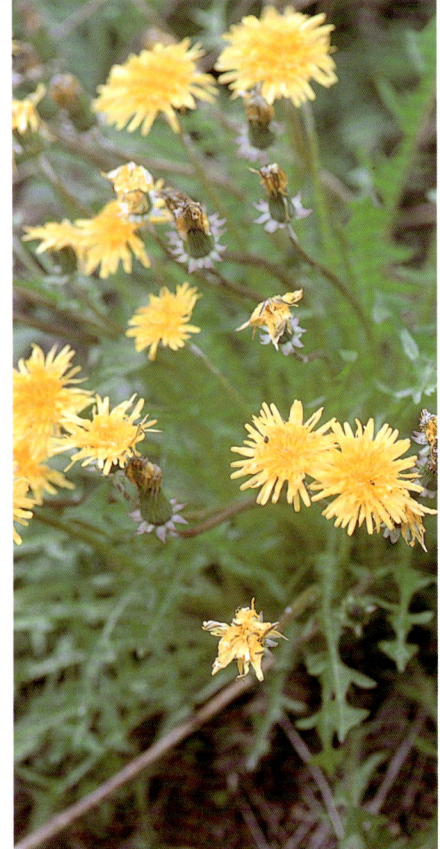

1997.5.3. 백두산   민들레

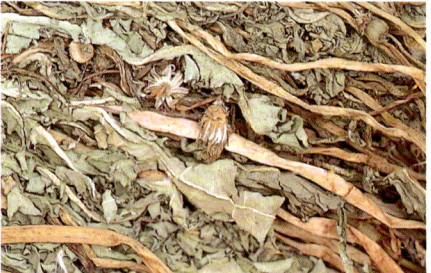

포공영(蒲公英)

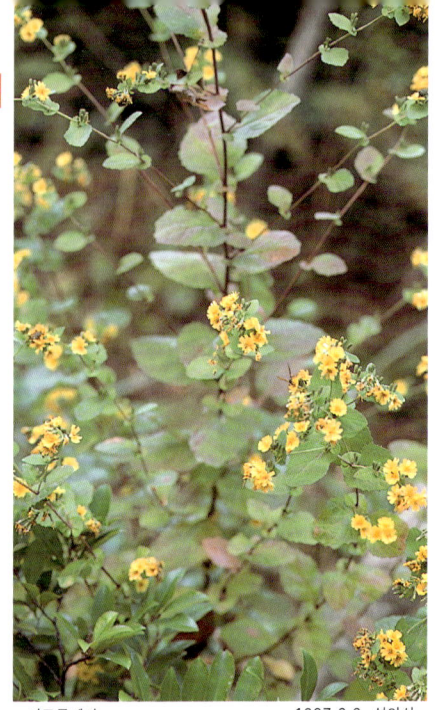

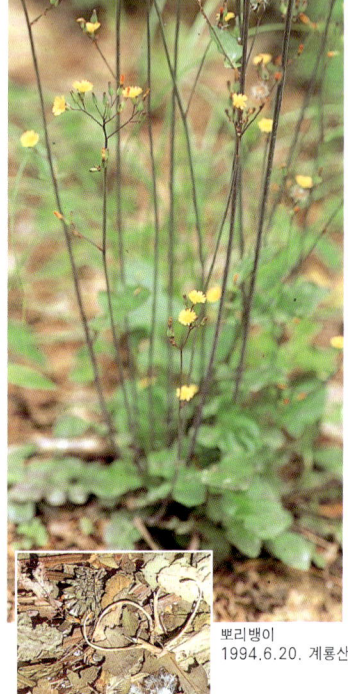

뿌리뱅이
1994.6.20. 계룡산

이고들빼기   1997.9.9. 설악산

황암채(黃鵪菜)

656. 이고들빼기   [국화과]

Youngia denticulata (Houtt.) Kitamura

　두해살이풀. 꽃은 8~9월에 핀다. 열매는 수과로 갈색 또는 흑색이며 방추상으로 12개의 능선이 있다.

분포/ 전국의 산과 들에서 자라며, 일본, 만주, 중국, 대만, 필리핀에 분포한다.

약효/ 전초는 청열, 해독, 배농, 지통(止痛)의 효능이 있고, 충수염, 장염, 이질, 화농성염증, 두통, 흉통, 치창을 치료한다.

성분/ α-amyrin, β-amyrin, hexacosanol, germanicyl acetate, lupenyl acetate, taracasteryl acetate 등이 알려져 있다.

사용법/ 전초 15g에 물 700mL를 넣고 달인 액을 반으로 나누어 아침 저녁으로 복용하고, 외용에는 달인 액으로 환부를 씻는다.

657. 뿌리뱅이   [국화과]

Youngia japonica (L.) DC.

　한해살이풀 또는 두해살이풀. 꽃은 5~6월에 핀다. 열매는 수과로 갈색이다.

분포/ 경기도, 강원도 이남의 길가나 들에서 흔히 자라며, 일본, 중국, 대만, 인도, 오스트레일리아에 분포한다.

약효/ 전초를 황암채(黃鵪菜)라고 하며, 청열, 해독, 소종, 지통의 효능이 있고, 감기, 인후통, 유선염, 결막염, 요로감염, 백대하, 관절염을 치료한다.

성분/ hexacosanol, germanicyl acetate, lupenyl acetate, taraxasteryl acetate 등이 알려져 있다.

사용법/ 전초 15g에 물 700mL를 넣고 달인 액을 반으로 나누어 아침 저녁으로 복용한다.

피자식물문(被子植物門)

Angiospermae

●

단자엽 식물강(Monocotyledoneae)

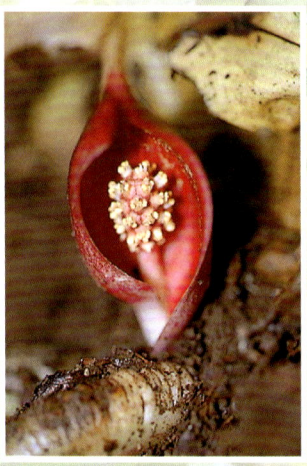

애기앉은부채

꽃의 부분은 3개 또는 이것의 배수이고, 꽃덮이는 꽃받침과 꽃잎이 대개 비슷한 모양이다. 떡잎은 1개, 배(胚)는 작고 배유(胚乳)가 많으며, 잎은 홑잎으로 어긋 나고 가장자리가 밋밋하며 평행맥이 있나. 잎자루는 잎집〔葉鞘〕으로 되어 있고, 유관속이 불규칙하게 흩어지고 나이테가 없으며, 주근(主根)이 일찍 사라짐으로써 없는 것같이 보인다. 세계에는 5아강 18목 61과 55,000종, 우리 나라에서는 12목으로 분류되어 있다.

택사과 / 澤瀉科 / おもだか科 / Alismataceae

수생 또는 습지 식물, 대개는 풀. 전체에 털이 없음. 잎은 뿌리에서 돋는다. 꽃은 원추 꽃차례로 방사상 또는 대칭으로 배열되고 포(苞)가 있다. 꽃받침은 3개, 꽃잎도 3개, 눈에 비늘 조각이 있다. 수술은 6개, 다심피, 1실이다. 열매는 수과로 배유는 없다.

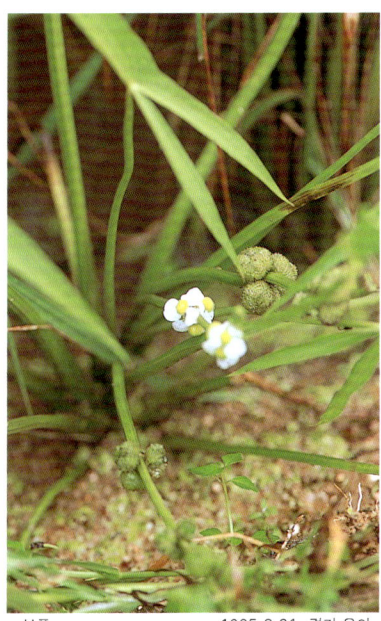

보풀   1995.8.31. 경기 용인

658. 보풀   [택사과]

Sagittaria aginashi Makino

여러해살이풀. 꽃은 백색으로 7~9월에 층층으로 달린다. 열매는 수과로 연녹색이고 달걀 모양이며, 넓은 날개와 부리가 있다.
분포/ 제주, 경남, 경기, 함남, 함북의 논, 못, 습지에서 자라며, 일본에 분포한다.
약효/ 전초를 수자고(水慈姑)라고 하며, 해독의 효능이 있고, 독사에 물린 데나 각종 창독을 치료한다.
사용법/ 독사에 물린 데는 짓찧어서 바르고, 벌에 쏘인 데에는 즙을 내어 바른다.

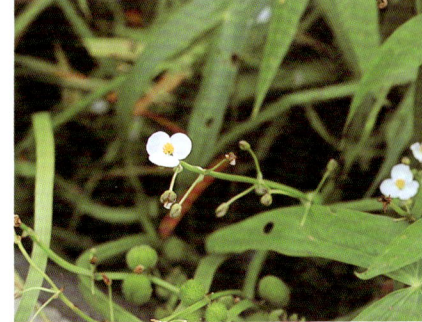

벗풀   1989.8.5. 경기 광릉

659. 벗풀   [택사과]

Sagittaria trifolia L.

여러해살이풀. 꽃은 백색으로 7~9월에 핀다. 열매는 수과로 납작한 둥근 모양이며, 넓은 날개가 있다.
분포/ 전국의 논이나 연못에서 자라며, 일본, 중국, 대만, 시베리아, 인도, 이란에 분포한다.
약효/ 뿌리줄기를 자고(慈姑)라고 하며, 행혈통림(行血通淋)의 효능이 있고, 산후혈민(産後血悶), 태의불하(胎衣不下), 임병, 해수담혈(咳嗽痰血)을 치료한다.
성분/ sagittriol, β-sitosterol, stigmasterol, ergosterol peroxide, icariside D2, thalictoside, 4-nitrophenyl β-D-glucopyranoside 등이 함유되어 있다.
약리 작용/ 에탄올 추출물은 trypsin 작용을 억제한다.
사용법/ 뿌리줄기 10g에 물 700mL를 넣고 달인 액을 반으로 나누어 아침 저녁으로 복용한다.

660. 질경이택사 [택사과]

Alisma plantago-aquatica L. var. *orientale* Samuelson

여러해살이풀. 뿌리줄기는 짧고 둥글며 수염뿌리가 있다. 잎은 달걀 모양의 타원형. 꽃줄기는 길이 60~90cm로 잎 사이에서 나오며, 작은 꽃대는 가지에서 돌려 나고 7~8월에 흰꽃이 핀다. 꽃받침과 꽃잎은 각각 3개이다. 열매는 수과로 환상(環狀)으로 배열되고, 달걀 모양, 길이 2mm 가량으로 뒷면에 2개의 홈이 있다.

분포/ 전남 이북의 연못, 습지에서 자라며, 일본, 중국, 만주, 시베리아에 분포한다.

채취/ 뿌리줄기를 가을에 채취하여 겉껍질을 벗겨서 말린다.

약효/ 뿌리줄기를 택사(澤瀉)라고 하며, 거습열(祛濕熱), 이뇨 및 지갈의 효능이 있고, 빈뇨, 위내정수(胃內停水), 구갈, 현훈, 수종, 각기, 신염, 구토, 혈뇨를 치료한다. 잎을 택사엽(澤瀉葉)이라고 하며, 만성기관지염, 유즙불출, 나병을 치료한다. 열매를 택사실(澤瀉實)이라고 하며, 풍비(風痺), 익신(益腎), 강음(强淫), 보허(補虛), 제습(除濕)의 효능이 있고, 당뇨병을 치료한다.

성분/ 뿌리줄기에는 triterpenoid인 alisol A, B, alisol A monoacetate, alisol B monoacetate 및 소량의 alkaloid가 함유되어 있다.

약리 작용/ 뿌리줄기를 물로 달인 액은 동물실험에서 이뇨 작용이 있고, 혈중 콜레스테롤 함량 저하 작용, 혈압 및 혈당 강하 작용이 있다.

사용법/ 뿌리줄기, 잎 또는 열매 10g에 물 700mL를 넣고 달인 액을 반으로 나누어 아침 저녁으로 복용한다.

참고/ 잎의 양 끝이 좁아서 잎자루가 분명하며 수과의 뒷면에 홈이 있는 택사 *A. canaliculatum* A. Br. et Bouché도 약효가 같다.

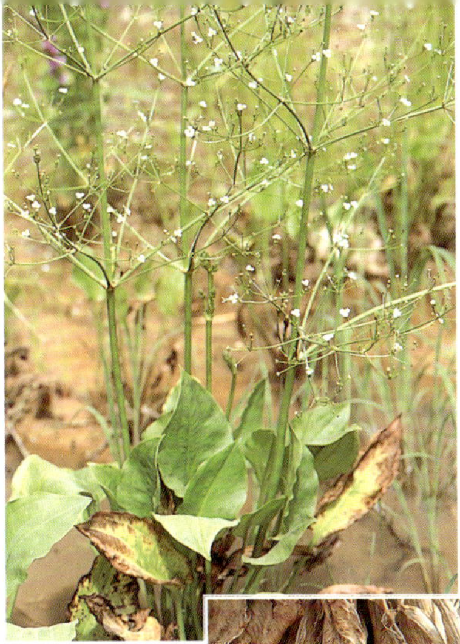

질경이택사
1993.8.11. 수원

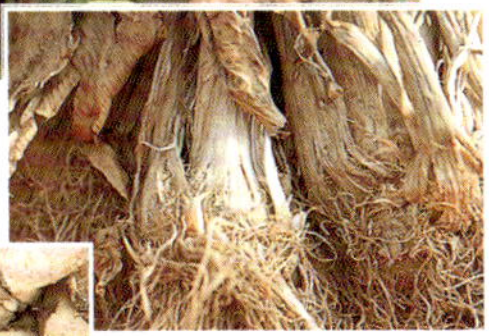

택사(澤瀉)

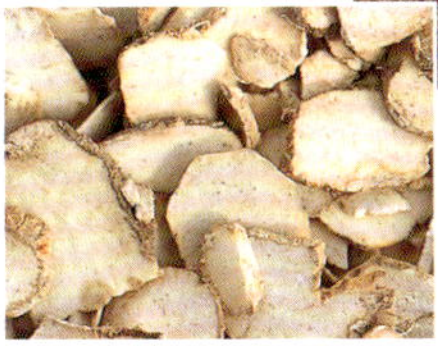

택사(澤瀉) 자른 것

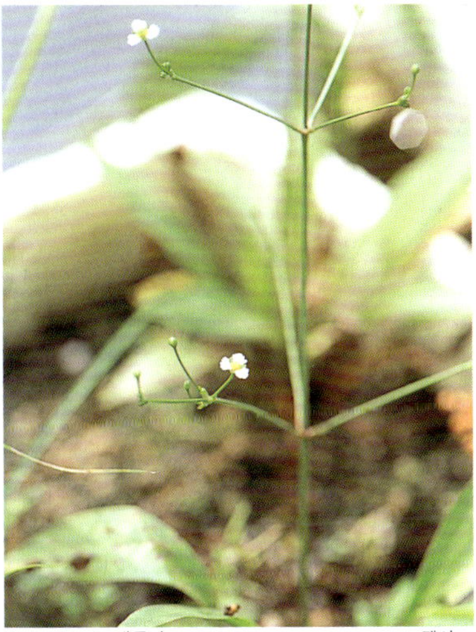

1993.8.2. 백두산 택사

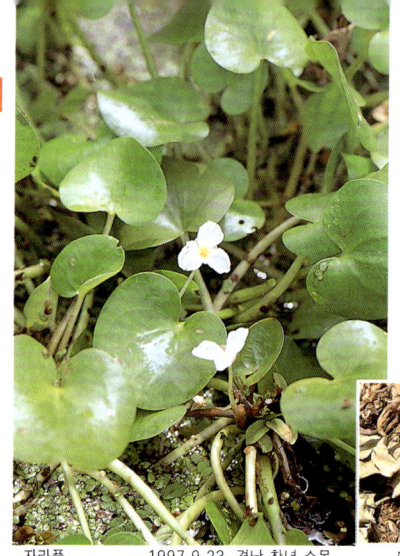

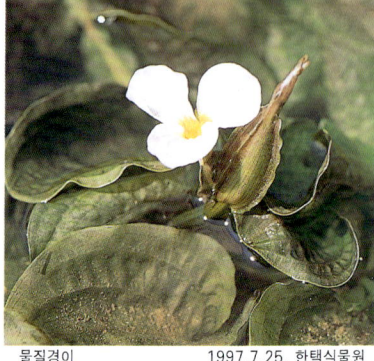

물질경이　　　　　　　　1997.7.25. 한택식물원

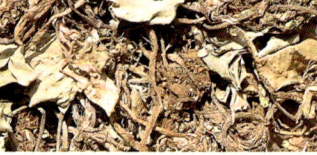

자라풀　　　1997.9.23. 경남 창녕 소못　　　　마뇨화(馬尿花)

자라풀과/水鼈科/とちかがみ科/Hydrocharitaceae

꽃은 단성화이거나 양성화이고, 꽃줄기나 잎 모양의 줄기 끝에 산형 꽃차례로 달리거나 1개가 핀다. 포는 잎집 모양, 바깥꽃덮이는 3개이며 얇고, 안쪽 꽃덮이는 2~3장이거나 없다. 수술은 3~12개, 자방은 1실이거나 불완전하게 여러 개로 되고, 연변 태좌, 배주는 다수. 종자는 많고 원기둥 모양이며, 배유는 없다.

661. 자라풀　　　　　　[자라풀과]

Hydrocharis dubia (Bl.) Backer [*Hydrocharis asiatica* Miq.]

여러해살이풀. 줄기는 길게 옆으로 뻗고, 꽃은 백색으로 8~10월에 핀다. 열매는 육질이고 많은 종자가 들어 있다.

분포/ 제주, 전남, 경남(창녕 소못), 경기(덕적도 · 강화도)의 연못이나 도랑에서 자라며, 일본, 중국, 대만에 분포한다.

약효/ 전초를 마뇨화(馬尿花)라고 하며, 부인의 적백대하를 치료한다.

사용법/ 전초 10g에 물 700mL를 넣고 달인 액을 반으로 나누어 아침 저녁으로 복용하거나 가루를 내어 삶은 쇠고기와 함께 먹는다.

참고/ 물질경이속에 비하여 잎은 물 위에 뜨고 꽃은 단성이다.

662. 물질경이　　　　　　[자라풀과]

Ottelia alismoides (L.) Persoon

한해살이풀. 꽃대는 길이 30~50cm. 꽃은 양성화로 9월에 피며 백색에 연한 적자색이 돈다. 꽃받침잎과 꽃잎은 각각 3개이고, 수술은 6개이다.

분포/ 전국의 연못, 도랑, 늪에서 자라며, 일본, 만주, 중국, 대만, 필리핀, 인도, 오스트레일리아에 분포한다.

약효/ 전초를 용설초(龍舌草)라고 하며, 지해, 화담, 청열, 이뇨의 효능이 있고, 천식, 해수, 수종, 화상, 옹종을 치료한다.

사용법/ 신선한 전초 50g에 물 1200mL를 넣고 달인 액을 반으로 나누어서 아침 저녁으로 복용하고, 외용에는 짓찧어서 환부에 바른다.

지채과 / 芝菜科 / しばな科 / Juncaginaceae

총상 꽃차례를 이루며, 포는 없다. 꽃덮이 6개, 심피 6개, 배주는 각 심피에 1개, 종피는 얇고 부드럽다. 종자는 심피 속에 1개 있고 바늘 모양이며, 장지채과에 비하여 작은 포엽이 없고, 심피는 3~6개가 밑부분이 붙어 있다. 세계에 15종, 우리 나라에는 2종이 자란다.

663. 지채   [지채과]

Triglochin maritimum L.

물 속에서 자라는 여러해살이풀. 꽃은 자줏빛이 도는 녹색으로 8~9월에 잎 사이에서 나오는 이삭 꽃차례에 달리며, 작은 꽃자루는 길이 2~5mm이다. 꽃덮이는 6개로 타원형이며, 6개의 수술이 있고, 암술머리도 6개이며, 6실로 된 자방이 있다. 열매는 긴 달걀 모양이다.

분포/ 제주, 전남(완도), 전북(위도), 경기(인천·영종도·강화도), 강원(강릉·송지호), 황해(옹진), 함북(회령)의 바닷가에서 자라며, 일본, 만주, 중국, 대만, 우수리, 인도 등 북반구에 널리 분포한다.

채취/ 열매와 전초를 가을에 채취하여 말린다.

약효/ 열매와 전초를 해구채(海韭菜)라고 하며, 열매는 자보(滋補), 지사, 지통의 효능이 있다. 전초는 청열양음(淸熱陽陰), 생진액, 지갈의 효능이 있다.

성분/ 잎에는 pipecolinic acid, 꽃에는 triglochinin, triglochinic acid가 함유되어 있다.

사용법/ 전초 15g에 물 700mL를 넣고 달인 액을 반으로 나누어서 아침 저녁으로 복용한다.

참고/ 땅에 기는 줄기가 있고 심피가 3개이며 열매는 바늘 모양이고 열매 자루가 곧추 서는 물지채 *T. palustre* L.도 약효가 같다.

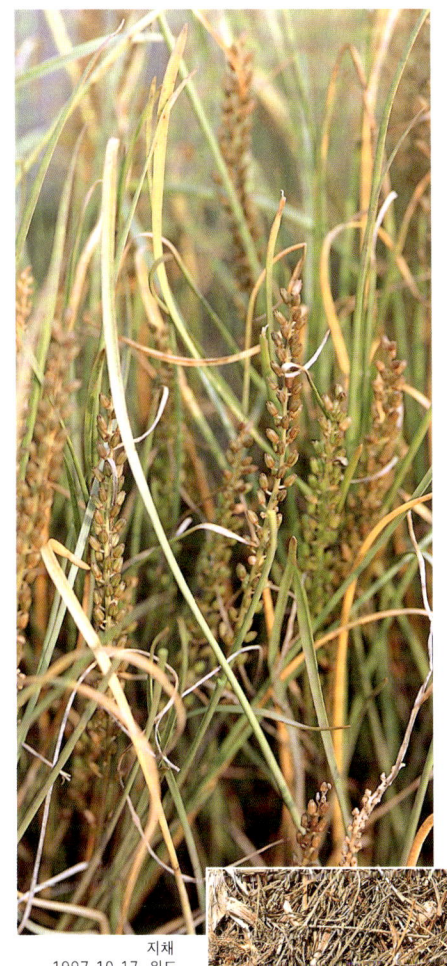

지채
1997.10.17. 완도

해구채(海韭菜)

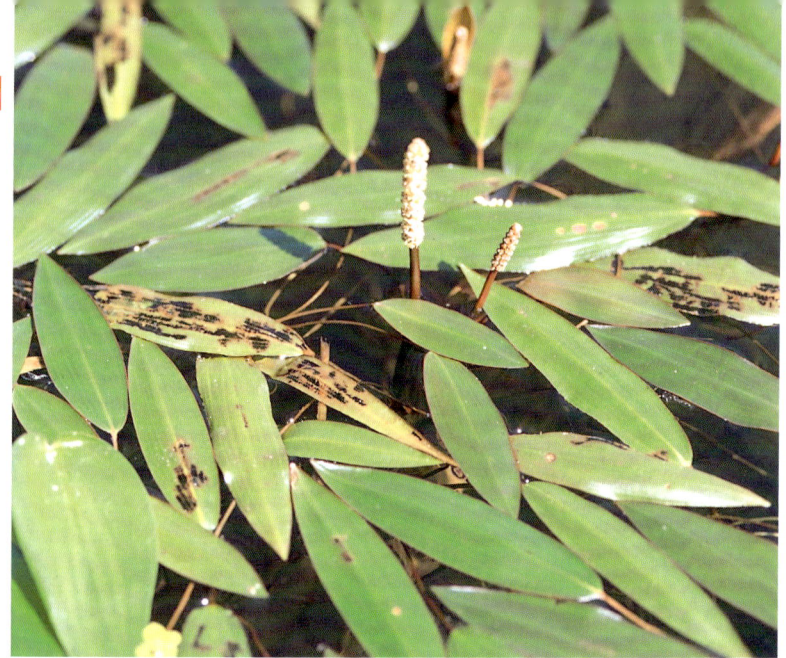

가래 · Potamogetonaceae

가래   1997.7.25. 경기 용인

가래과 / 眼子菜科 / ひるむしろ科 / Potamogetonaceae

물 속에서 자라는 식물. 잎은 물에 뜨고, 가지나 줄기가 물에 잠겨 있다. 꽃은 양성화 또는 단성화로 꽃덮이는 없다. 이삭 꽃차례 또는 총상 꽃차례로 잎겨드랑이에 달리거나 잎집에 싸인다. 수술은 1~4개, 자방은 1~4실이다. 열매는 단단한 과피에 싸이고, 배유는 없다. 세계에 2속 100종이 분포하며, 우리 나라에는 3속 14종이 자란다.

664. 가래   [가래과]

Potamogeton distinctus A. Benn.

물 속에서 자라는 여러해살이풀. 꽃은 황록색으로 7~8월에 잎겨드랑이에서 길이 7cm 가량의 꽃대가 나와 많은 꽃이 이삭 꽃차례로 달린다. 꽃덮이는 4개, 수술은 4개, 자방은 4실이다. 열매는 핵과 모양, 길이 3~3.5mm로 뒷면에 능선이 있다.

분포/ 전국의 논이나 못에서 자라며, 일본, 만주, 중국, 대만, 우수리, 인도, 오스트레일리아에 분포한다.

채취/ 전초를 봄에, 뿌리를 수시로 채취하여 말린다.

약효/ 전초를 안자채(眼子菜)라고 하며, 해열, 이수(利水), 소종(消腫), 지혈, 구충의 효능이 있고, 이질, 황달, 임질, 대하, 자궁출혈, 치질을 치료한다. 뿌리를 정파칠(釘耙七)이라고 하며, 기비복통(氣痺腹痛), 요통, 치창출혈(痔瘡出血)을 치료한다.

사용법/ 전초 또는 뿌리 10g에 물 700mL를 넣고 달인 액을 반으로 나누어 아침 저녁으로 복용하고, 외용에는 짓찧어서 환부에 바른다.

665. 파 [백합과]

Allium fistulosum L.

여러해살이풀. 높이 60cm 가량. 꽃은 백색으로 6~7월에 핀다. 열매는 삭과로 3개의 능선이 있으며, 흑색 종자가 들어 있다.

분포/ 시베리아 원산으로, 전국에서 재배하는 귀화 식물이다.

약효/ 비늘줄기를 총백(蔥白)이라 하며, 발한해표(發汗解表), 산한(散寒), 해독, 소종의 효능이 있고, 상한한열 두통(傷寒寒熱頭痛), 음한복통(陰寒腹痛), 이변불통(二便不通)을 치료한다. 수염뿌리를 총수(蔥鬚)라 하며, 비색(鼻塞), 면목부종(面目浮腫)을 치료한다. 종자를 총자(蔥子)라 하며, 음위(陰痿), 목현(目眩)을 치료한다.

성분/ 비늘줄기는 정유가 함유되어 있고, 주성분은 allicin이다. 그 밖에 diallylmonosulfide가 함유되어 있다.

약리 작용/ 비늘줄기의 정유 성분은 디프테리아균, 결핵균, 적리균, 연쇄구균에 대하여 항균 작용이 있고, 피부진균에 대하여 항진균 작용이 있다.

사용법/ 비늘줄기, 수염뿌리 또는 종자 15g에 물 700mL를 넣고 달인 액을 반으로 나누어서 아침 저녁으로 복용한다.

백합과 / 百合科 / ゆり科 / Liliaceae

여러해살이풀, 드물게 나무. 대개 알줄기, 비늘줄기와 땅속줄기를 가지며, 잎은 어긋 나고, 꽃은 1~여러 개, 양성화, 방사 상칭 또는 좌우 상칭이다. 꽃덮이는 6개로 떨어지거나 붙고, 수술은 6개, 꽃밥은 세로로 열리고, 자방 상위, 3실 또는 1실, 측막 태좌, 배유는 풍부하다. 열매는 삭과 또는 장과이다. 세계에 220속 3500종, 우리 나라에는 32속 88종이 자란다.

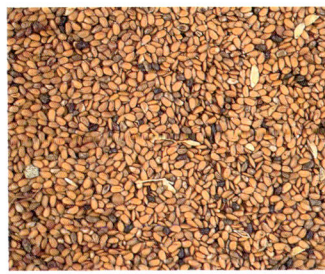

총자(蔥子)

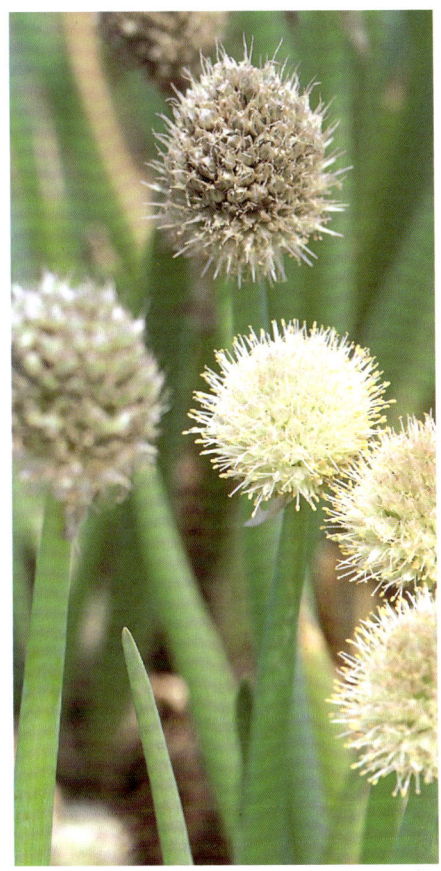

1997.5.1. 경기 고양   파

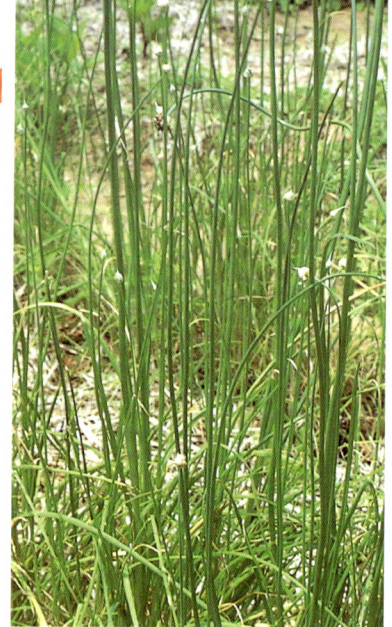

달래   1989.8.1. 수원

666. 달래 [백합과]

Allium monanthum Maxim.

여러해살이풀. 높이 5~12cm. 꽃은 백색 또는 붉은빛이 도는 백색으로 4~5월에 핀다. 열매는 삭과로 둥글다.

분포/ 충남, 강원 이북의 산과 들에서 자라며, 일본, 만주, 우수리에 분포한다. 식용하므로 전국에서 흔히 재배한다.

약효/ 비늘줄기를 해백(薤白)이라고 하며, 통양산결(通陽散結), 하기행대(下氣行帶)의 효능이 있고, 건구역질, 설사, 풍한수종(風寒水腫)을 치료한다. 잎을 해엽(薤葉)이라고 하며, 개선(疥癬)을 치료한다.

성분/ alliin, methylalliin, allicin 등이 함유되어 있고, 물로 달인 액은 적리균, 용혈성 포도상구균에 대하여 항균 작용이 있다.

사용법/ 비늘줄기 20g에 물 800mL를 넣고 달인 액을 반으로 나누어 아침 저녁으로 복용한다.

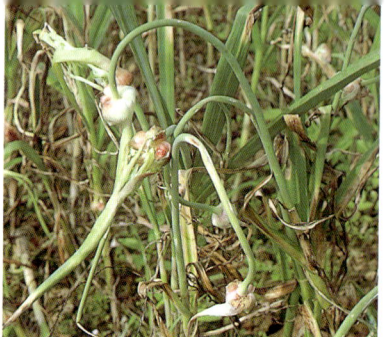

마늘   1990.9.1. 대전

667. 마늘 [백합과]

Allium scorodoprasm L. [*A. sativum* L. for. *pekinense* Makino]

여러해살이풀. 7월에 잎 속에서 나온 꽃대 끝에 1개의 산형 꽃차례로 달린다. 자방은 상위로 달걀 모양이고, 끝은 오목하고 3실이다.

분포/ 서부 아시아 원산으로, 전국에서 재배하는 귀화 식물이다.

약효/ 비늘줄기를 대산(大蒜)이라고 하며, 행기체(行氣滯), 난비위(暖脾胃), 해독, 살충의 효능이 있고, 음식적체, 완복냉통(脘腹冷痛), 수종창만, 이질, 말라리아, 백일해, 독사교상을 치료한다.

성분/ 주성분은 allicin과 그 환원 물질인 diallyldisulfide이며, 그 밖에 protoeruboside B, sativoside R1, R2, scordine A, B 등이 함유되어 있다.

약리 작용/ 항균 작용, 항진균 작용, scordine A, B는 강심 작용이 있다.

사용법/ 비늘줄기 10g에 물 700mL를 넣고 달인 액을 반으로 나누어 아침 저녁으로 복용한다.

참고/ allicin과 thiamine (vitamin B1)을 결합시킨 allithiamine은 thiamine에 비하여 aneurinase 등의 분해 인자에 의하여 분해되지 않는 극히 안정된 화합물이 생성되고, 소화관으로부터 흡수가 잘 되며, 작용이 신속하여 활성 비타민이라고 한다.

668. 산마늘 [백합과]

Allium victorialis L

여러해살이풀. 꽃은 백색 또는 자줏빛으로 5~7월에 핀다. 열매는 삭과로 3개의 심피로 되어 있고, 종자는 흑색이다.

분포/ 울릉도, 지리산 및 설악산, 북부 지방의 깊은 산 숲 속에서 자라며, 일본, 만주, 중국, 아무르, 우수리, 사할린, 몽고, 동시베리아에 분포한다.

약효/ 비늘줄기를 격총(茖葱)이라고 하며, 온중(溫中), 건위, 해독의 효능이 있고, 소화불량, 심복통, 독사교상, 창독을 치료한다.

성분/ 비늘줄기에 methylallyldisulfide, diallyldisulfide, methylallyltrisulfide가 함유되어 있다.

사용법/ 비늘줄기 20g에 물 600mL를 넣고 달인 액을 반으로 나누어 아침 저녁으로 복용하거나 즙을 내어 복용한다.

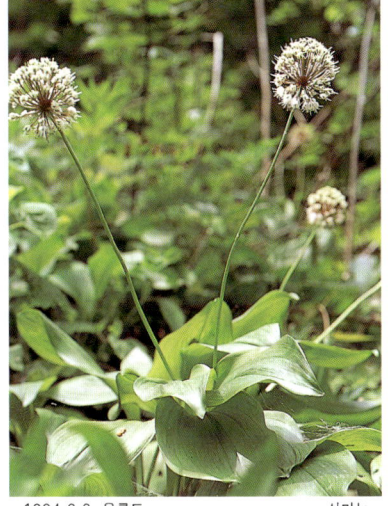

1994.6.6. 울릉도 　　　　　산마늘

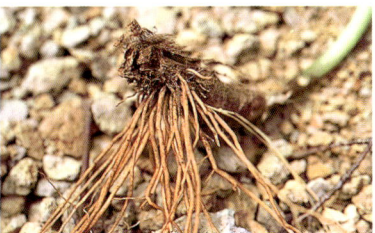

산마늘(뿌리)

669. 부추 [백합과]

Allium tuberosum Rottler

여러해살이풀. 꽃은 백색으로 7~8월에 핀다. 열매는 삭과로 심장형이다.

분포/ 전국에서 재배하나 강원도 백운산의 바위 틈에서 자라며, 일본, 만주, 아무르, 우수리, 몽고, 티베트, 시베리아에 분포한다.

약효/ 지상부를 구채(韭菜)라고 하며, 온중(溫中), 하기, 행기, 산혈, 해독의 효능이 있다. 흉비(胸痺), 반위(反胃), 토혈, 혈뇨, 소갈, 탈항을 치료한다. 종자를 구자(韭子)라 하며, 약효가 같다.

성분/ dimethyldisulfide, diallyldisulfide, methylallyldisulfide 등이 함유되어 있다.

사용법/ 지상부 50g을 짓찧어서 즙을 내어 복용한다.

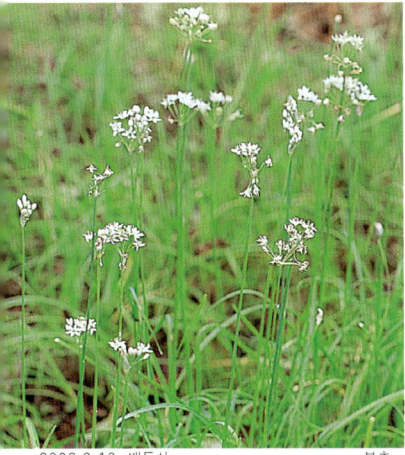

2002.9.10. 백두산 　　　　　부추

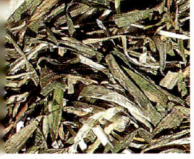

구채(韭菜)

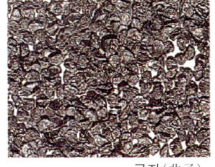

구자(韭子)

525

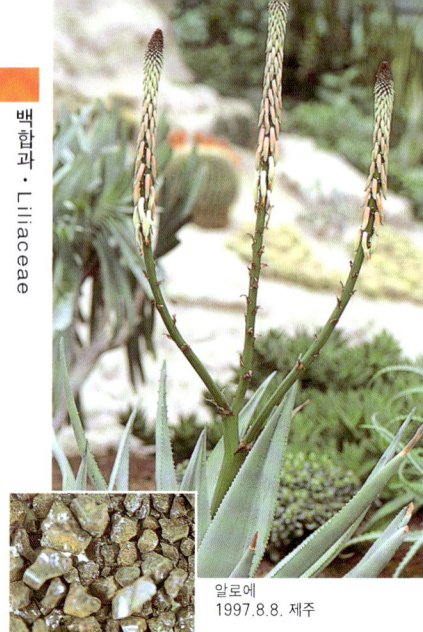

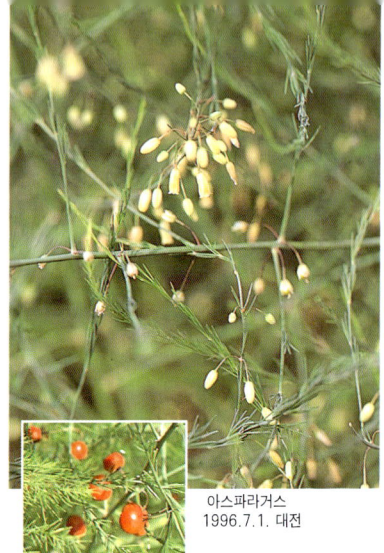

아스파라거스
1996.7.1. 대전

아스파라거스(열매)

알로에
1997.8.8. 제주

노회(蘆薈)

670. 알로에 [백합과]

Aloe vera L.

여러해살이풀. 꽃은 2~3월에 피는데, 황색 또는 붉은 반점이 있다. 열매는 삭과로 삼각형이다.

분포/ 남아프리카가 원산지이며, 전국에서 재배한다.

약효/ 액즙을 농축, 건조한 것을 노회(蘆薈)라고 하며, 청열, 통변, 살충의 효능이 있고, 열결변비(熱結便祕), 소아전간, 감열충적(疳熱蟲積), 선창(癬瘡), 치루(痔漏), 위축성 비염(萎縮性鼻炎), 나력을 치료한다.

성분/ aloin (barbaloin), isobarbaloin, aloinoside A, B, aloe-emodin, chrysophanol, homonataloin, aloesin 등이 함유되어 있다.

약리 작용/ 가루를 쥐에게 경구 투여하면 사하 작용이 나타나며, 주성분은 aloin (barbaloin)이다. 사람에게도 같은 효과를 보인다.

사용법/ 농축한 액즙 2~4g을 복용한다.

671. 아스파라거스 [백합과]

Asparagus officinalis L.

여러해살이풀. 높이 1~2m. 꽃은 황록색으로 암수딴그루이며 겨드랑이에 1개 또는 2개씩 달린다. 열매는 장과로 둥글며 적색으로 익는다.

분포/ 유럽 원산으로, 전국에서 재배하는 귀화 식물이다.

약효/ 덩이줄기를 소백부(小百部)라고 하며, 윤폐, 진해, 거담, 살충의 효능이 있고, 폐열을 치료한다. 외용하면 개선(疥癬), 기생충을 없앤다.

성분/ 뿌리와 지상부에는 asparagine, steroid saponin, coumarin, rutin, coniferin 등이 함유되어 있다.

약리 작용/ asparagine을 토끼에게 정맥 주사하면 혈압 강하, 말초 혈관 확장, 심장 수축, 심박 수를 고르게 하며 요량을 증가시킨다.

사용법/ 덩이줄기 10g에 물 700mL를 넣고 달인 액을 바으로 나누어 아침 저녁으로 복용하고, 외용에는 달인 액으로 환부를 씻는다.

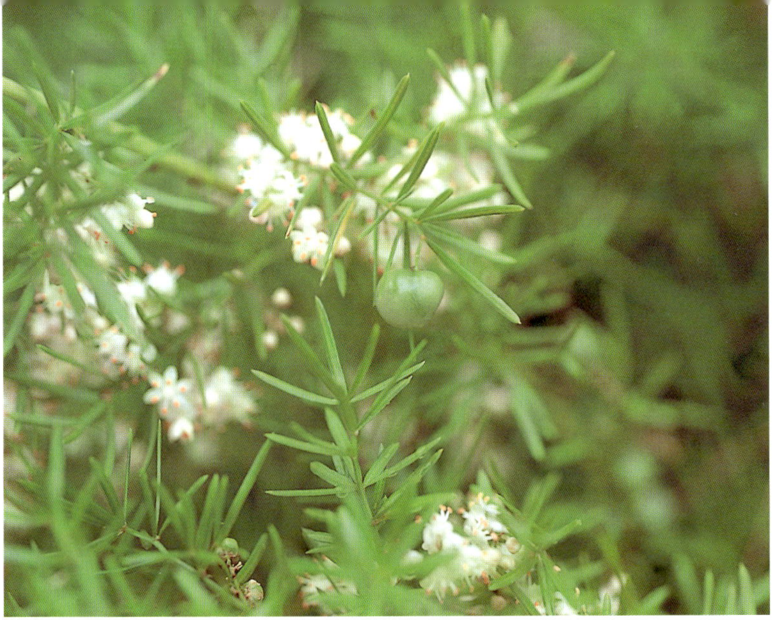

천문동

1993.8.1. 수원 농촌진흥청

672. 천문동 [백합과]

Asparagus cochinchinensis (Lour.) Merr.

덩굴성 여러해살이풀. 꽃은 연한 황색으로 5~6월에 잎겨드랑이에 1~3개씩 달린다. 꽃잎은 6개, 선상 타원형이며, 6개의 수술은 꽃잎보다 짧다. 암술대는 3개로 갈라진다. 열매는 장과로 백색이며, 지름 6mm 가량의 흑색 종자가 1개 들어 있다.

분포/ 전남, 경남, 울릉도, 충남, 경기도의 바닷가 산기슭에서 자라며, 일본, 만주, 중국, 대만에 분포한다.

채취/ 방추형의 뿌리줄기를 가을부터 겨울까지 채취하여 말린다.

약효/ 뿌리줄기를 천문동(天門冬)이라고 하며, 자음, 윤조, 청폐, 강화(降火)의 효능이 있고, 음허발열, 해수토혈, 폐옹, 인후종통, 소갈, 변비를 치료한다.

성분/ 뿌리줄기에는 asparagine IV, V, VI, VII, 5-methoxymethylfurfural 등이 함유되어

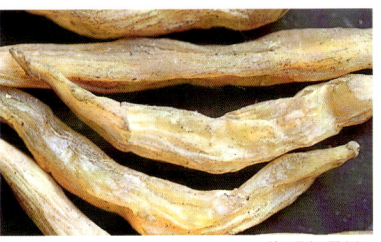

천문동(天門冬)

있다.

약리 작용/ 물로 달인 액은 탄저균, 용혈성연쇄구균, 디프테리아균, 폐렴구균, 황색포도상구균에 대하여 항균 작용이 있고, 모기, 파리 유충에 대한 살충 작용이 있으며, 백혈병 환자의 탈수소 효소 (dehydrogenase)에 대하여 억제 작용이 있다.

사용법/ 뿌리줄기 10g에 물 700mL를 넣고 달인 액을 반으로 나누어 아침 저녁으로 복용한다.

참고/ 허한(虛寒)으로 인한 설사 및 외감풍한(外感風寒)에 의한 해수에는 금기이다.

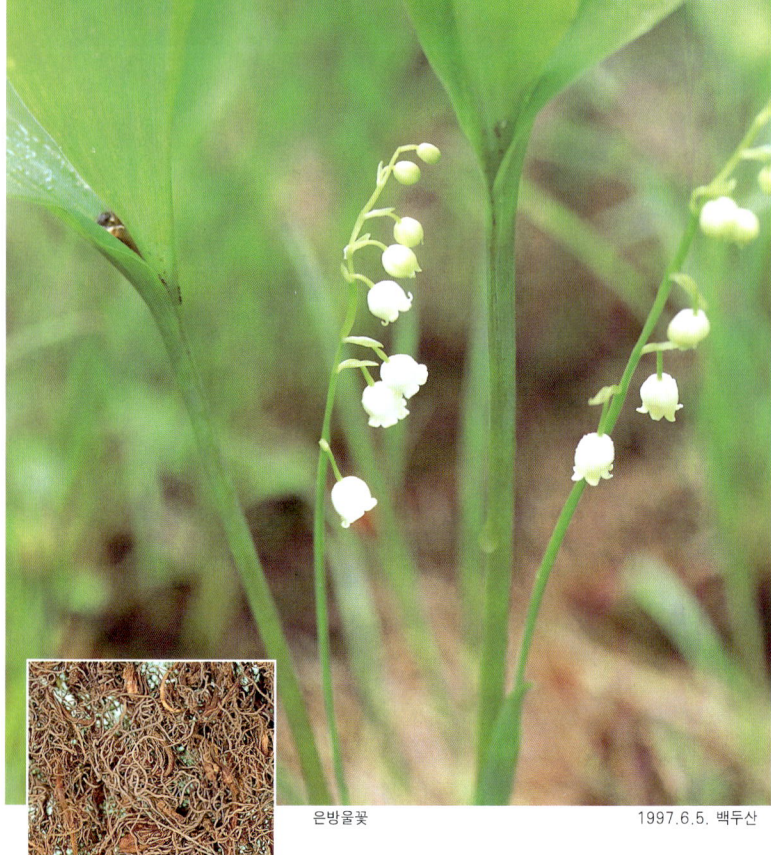

은방울꽃   1997.6.5. 백두산

영란(鈴蘭)

673. 은방울꽃   [백합과]

Convallaria keiskei Miq.

　여러해살이풀. 꽃은 백색으로 4~5월에 핀다. 열매는 장과로 둥글며 적색으로 익는다.
분포/ 경남(지리산) 이북의 산골짜기나 그늘진 곳에서 자라며, 일본, 만주, 중국, 아무르, 사할린, 동시베리아에 분포한다.
약효/ 전초 또는 뿌리를 영란(鈴蘭)이라 하며, 온양(溫陽), 이뇨, 활혈, 거풍의 효능이 있고, 심장쇠약, 부종, 노상(勞傷), 붕루, 백대하, 타박상, 소변불리, 단독을 치료한다.

성분/ convallatoxin, convallatoxol, convalloside, deglucocheirotoxin 등이 함유되어 있다.

약리 작용/ 에탄올 추출물은 토끼의 심근 수축력을 강하게 하고, digitalis와 비슷한 작용을 한다. 물로 달인 액을 사람에게 투여하면 안정 작용이 있고 수면을 연장시킨다. convallatoxin은 쥐와 고양이의 심근의 glycogen 함량을 증가시키지만 strophanthin보다는 약하다.

사용법/ 전초 또는 뿌리 10g에 물 700mL를 넣고 달인 액을 반으로 나누어 아침 저녁으로 복용하거나 산제로 복용한다.

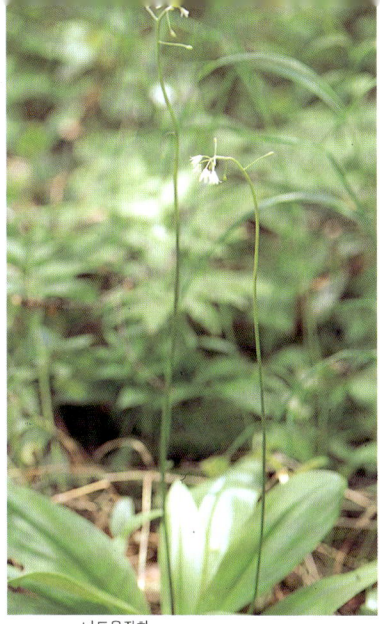

나도옥잠화
1996.7.7. 백두산

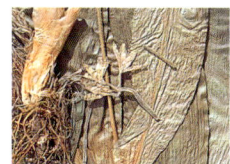

뇌공칠(雷公七)

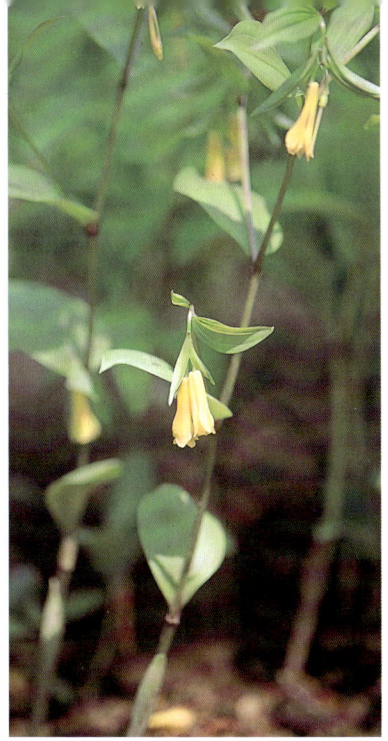

1998.4.29. 서울 홍릉　　　　　　　　윤판나물

674. 나도옥잠화　　　　　　[백합과]

Clintonia udensis Trautv. et Meyer

　여러해살이풀. 꽃은 백색으로 6~7월에 피고, 꽃이 핀 다음 꽃대가 길게 자란다. 열매는 장과로 둥글며, 짙은 남색으로 익는다.

분포/ 전국의 깊은 산 숲 속에서 자라며, 일본, 만주, 중국, 대만, 사할린에 분포한다.

약효/ 전초를 뇌공칠(雷公七)이라고 하며, 거풍, 패독(敗毒), 사어(散瘀), 지통의 효능이 있고, 타박상, 노상(勞傷)을 치료한다.

성분/ diosgenin, heloniogenin 등이 함유되어 있다.

사용법/ 전초 10g에 물 700mL를 넣고 달인 액을 반으로 나누어 아침 저녁으로 복용한다.

675. 윤판나물　　　　　　[백합과]

Disporum sessile D. Don ssp. *flavens* Kitagawa

　여러해살이풀. 높이 30~60cm. 꽃은 황색으로 4~6월에 핀다. 열매는 장과로 둥글며 흑색으로 익는다.

분포/ 전국의 산에서 자라며, 일본, 만주, 중국, 대만, 필리핀에 분포한다.

약효/ 뿌리줄기를 석죽근(石竹根)이라고 하며, 윤폐, 지해, 건비, 소적의 효능이 있고, 허손해천(虛損咳喘), 담중대혈(痰中帶血), 장풍하혈(腸風下血), 시저창만(食積脹滿), 폐결핵, 폐기종, 장염, 대장출혈, 치질을 치료한다.

사용법/ 뿌리줄기 30g에 물 700mL를 넣고 달인 액을 반으로 나누어 아침 지녁으로 복용하고, 외용에는 짓찧어서 환부에 바른다.

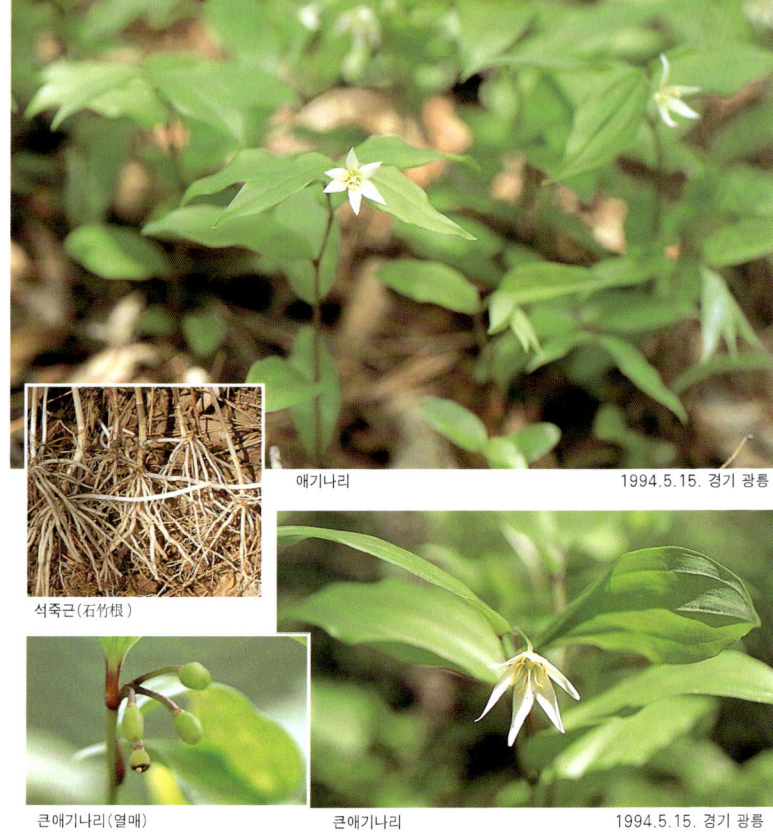

애기나리 1994.5.15. 경기 광릉

석죽근(石竹根)

큰애기나리(열매) 큰애기나리 1994.5.15. 경기 광릉

676. 애기나리 [백합과]

Disporum smilacinum A. Gray

여러해살이풀. 높이 20~40cm. 뿌리줄기는 옆으로 벋으며, 잎은 어긋 난다. 꽃은 연한 녹색으로 5~6월에 가지 끝에 1~3개가 밑을 향해 달리며, 꽃잎은 6개, 수술 6개, 꽃밥과 자방은 수술대나 암술대 길이의 반 정도이다. 열매는 둥글며 흑색으로 익는다.

분포/ 전국의 산에서 자라며, 일본, 만주, 중국, 대만, 필리핀에 분포한다.

채취/ 전초를 가을부터 겨울까지 채취하여 말린다.

약효/ 뿌리줄기를 석죽근(石竹根)이라고 하며, 윤폐, 지해(止咳), 건비(健脾), 소적(消積)의 효능이 있고, 허손해천(虛損咳喘), 담중대혈(痰中帶血), 장풍하혈(腸風下血), 식적창만(食積脹滿), 폐결핵, 폐기종, 장염, 대장출혈, 치질을 치료한다.

사용법/ 뿌리줄기 30g에 물 1200mL를 넣고 달인 액을 반으로 나누어 아침 저녁으로 복용하고, 외용에는 짓찧어서 환부에 바른다.

참고/ 애기나리에 비하여 전체적으로 크고 꽃이 연한 녹백색이고 꽃밥과 자방이 수술대, 암술대와 길이가 같고 자방이 구형인 큰애기나리 *D. viridescens* (Maxim.) Nakai도 효능이 같다.

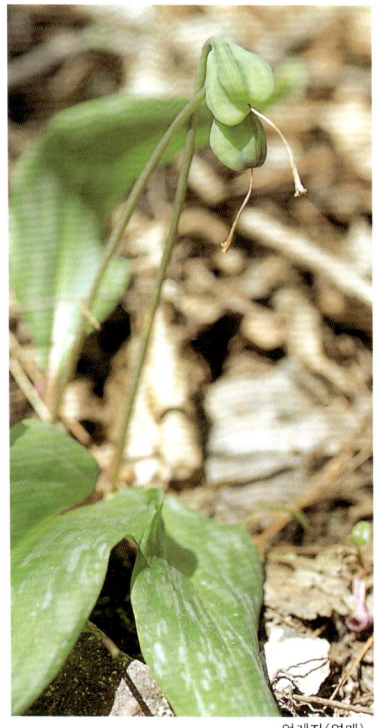

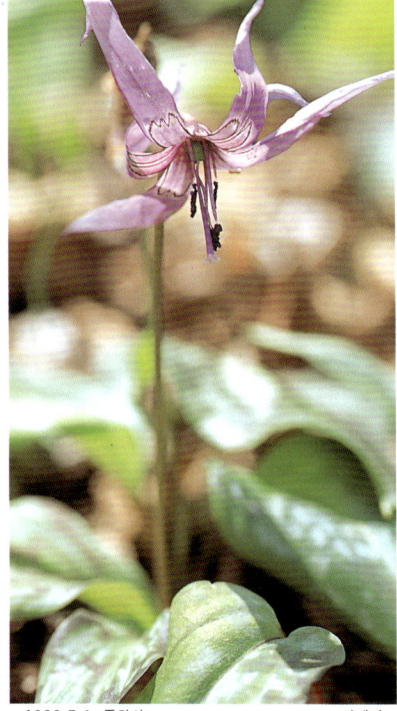

얼레지(열매)   1999.5.1. 주왕산   얼레지

677. 얼레지   [백합과]

Erythronium japonicum Decaisne.

여러해살이풀. 비늘줄기는 한쪽으로 굽은 바늘 모양이고 길이 6cm, 지름 1cm 가량이다. 잎은 보통 2개이나 드물게 3개가 달리며, 앞면은 녹색 바탕에 자줏빛 무늬가 있고, 긴 잎자루가 있으나 땅 속에 묻혀 땅 위에는 잎몸만이 보인다. 꽃은 4~5월에 1개가 밑을 향해 달린다. 꽃잎은 6개, 바늘 모양이며 뒤로 말리고 자줏빛이다 수술은 6개, 암술머리는 3개로 갈라진다. 삭과는 넓은 타원형이며 2개의 능선이 있다.

분포/ 전국의 산기슭 비옥한 땅에서 자라며, 일본, 만주, 중국, 사할린에 분포한다.

채취/ 비늘줄기를 봄과 여름에 채취하여 건조시킨다.

약효/ 비늘줄기를 차전엽산자고(車前葉山慈姑)라고 하며, 건위(健胃), 진토(鎭吐), 지사(止瀉)의 효능이 있고, 위장염, 구토(嘔吐), 하리(下痢), 화상(火傷) 등을 치료한다. 환약이나 정제를 만들 때 부형제로 넣으면 변비를 치료하는 효능이 있다.

성분/ 꽃에는 cyanidin-3,5 diglucosde가 함유되어 있다.

사용법/ 비늘줄기 10g에 물 700mL를 넣고 달인 액을 반으로 나누어 아침 저녁으로 복용하고, 외용에는 짓찧어서 환부에 붙인다.

백합과 · Liliaceae

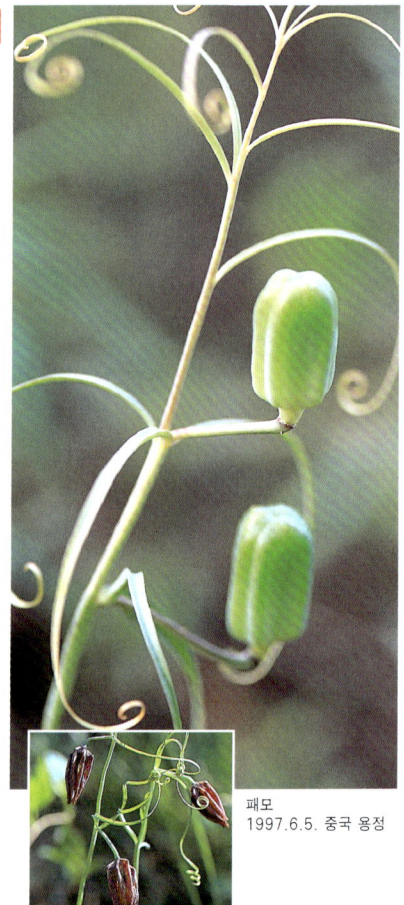

678. 패모 [백합과]

Fritillaria ussuriensis Maxim.

여러해살이풀. 비늘줄기는 백색이고 둥글며 5~6개의 육질 비늘 조각으로 되어 있고, 밑부분에 수염뿌리가 있다. 원줄기는 곧게 자라며 높이 25cm에 달하고, 잎은 마주 나거나 3개씩 돌려 난다. 꽃은 자주색으로 5월에 길이 2~3cm로 윗부분의 잎겨드랑이에 1개씩 밑을 향해 달리며, 꽃덮이 조각은 6개이고 주걱 모양으로 끝이 둔하다. 열매는 삭과로 6개의 날개가 있다.

분포/ 함남(갑산)의 산에서 자라며, 만주, 우수리에 분포한다.

채취/ 비늘줄기를 여름과 가을에 채취하여 말린다. 비늘줄기가 큰 것은 속심〔心芽〕을 빼고, 작은 것은 속심을 빼지 않는다. 겉껍질를 벗긴 후 석회와 균등히 혼합하여 하루가 지난 뒤 건조시킨다.

약효/ 비늘줄기를 평패모(平貝母) 또는 조선패모(朝鮮貝母)라고 하며, 청열, 화담, 진해, 산결, 해독의 효능이 있고, 풍열에 의한 해수, 폐옹으로 인한 후비, 나력, 창양종독을 치료한다.

성분/ 비늘줄기에 sipeimine, veranthridine, chinpeimine, verticine (peimine), peiminine, propeimine, peimidine, peimiphine 등이 함유되어 있다.

약리 작용/ peimidine, peimiphine 등의 alkaloid는 기관지 평활근을 확장시켜 진해 및 거담 작용이 있고, 또 atropine과 같은 작용이 있어서 동공 확대, 혈압 강하의 효능이 있다.

사용법/ 비늘줄기 10g에 물 700mL를 넣고 달인 액을 반으로 나누어 아침 저녁으로 복용하고, 외용에는 가루를 내어 환부에 뿌린다.

참고/ 중국의 헤이룽장성, 지린성, 랴오닝성에서 생산된다.

패모
1997.6.5. 중국 용정

패모(꽃)

평패모(平貝母)

679. 중국패모 [백합과]

Fritillaria thunbergii Miq. [*F. verticillata* Willd. var. *thunbergii* Bak.]

여러해살이풀. 비늘줄기는 백색이고 지름 1.5~3cm로 2개의 육질 비늘 조각이 모여 둥글게 되고 수염뿌리가 달린다. 줄기는 곧추서고 높이 25~30cm이며, 잎은 2~3개씩 돌려 난다. 꽃은 4~5월에 1~4개가 밑을 향해 달리고, 꽃덮이 조각은 연한 황색이며 희미한 그물 무늬가 있다. 수술은 6개로 꽃덮이보다 짧고, 암술머리는 3개로 갈라진다. 열매는 삭과로 짧은 육각형이고 6개의 날개가 있다.

채취/ 비늘줄기를 여름과 가을에 채취하여 말린다. 큰 것은 속심〔心芽〕을 빼고 작은 것(珠貝)은 속심을 빼지 않는다. 겉껍질를 벗긴 후 석회와 균등히 혼합하여 하루가 지난 뒤 건조시킨다.

약효/ 비늘줄기를 패모(貝母)라고 하며, 청열, 화담, 진해, 산결, 해독의 효능이 있고, 풍열에 의한 해수, 폐옹으로 인한 후비, 나력, 창양종독을 치료한다.

성분/ 비늘줄기에는 sipeimine, veranthridine, chinpeimine, verticine (peimine), peiminine, propeimine, peimidine, peimiphine 등이 함유되어 있다.

약리 작용/ peimidine, peimiphine 등의 alkaloid는 기관지 평활근을 확장시켜 진해 및 거담 작용이 있고, 또 atropine과 같은 작용이 있어서 동공 확대, 혈압 강하의 효능이 있다.

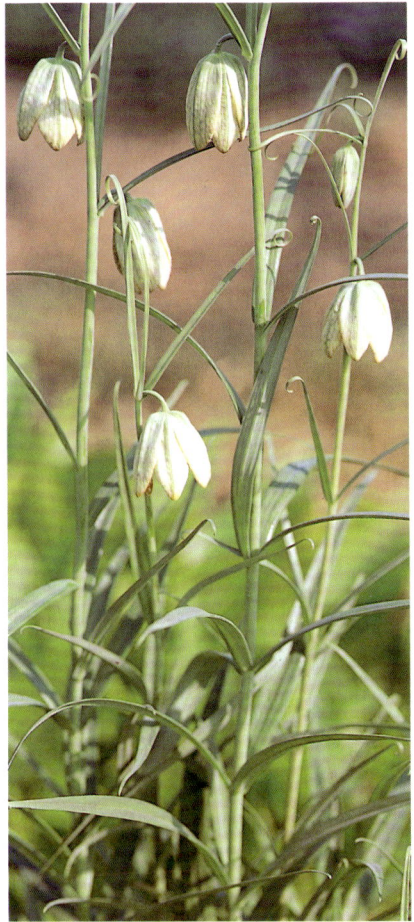

1989.6.15. 충북 농촌진흥원   중국패모

사용법/ 비늘줄기 10g에 물 700mL를 넣고 달인 액을 반으로 나누어서 아침 저녁으로 복용하고, 외용에는 가루를 내어 환부에 뿌린다.

참고/ 비늘줄기를 천패모(川貝母)라고도 하며, 중국 전역에서 생산된다. 중국에서 수입되는 대부분의 패모(貝母)도 이 식물에서 유래한다.

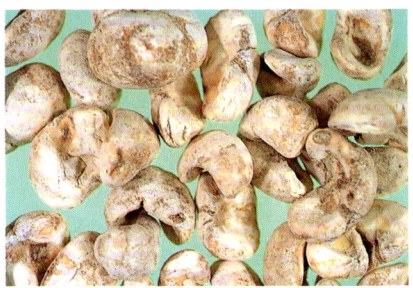

패모(貝母)

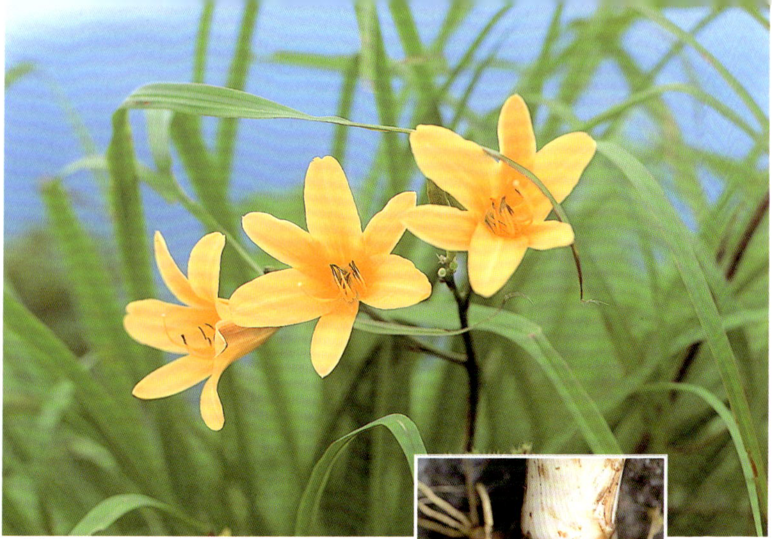

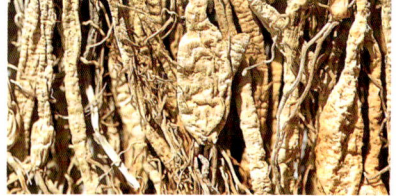

원추리　　　　　　　1997.7.20. 지리산 〈송기엽〉

원초근(萱草根)　　　　　　　원초근(萱草根)　생것

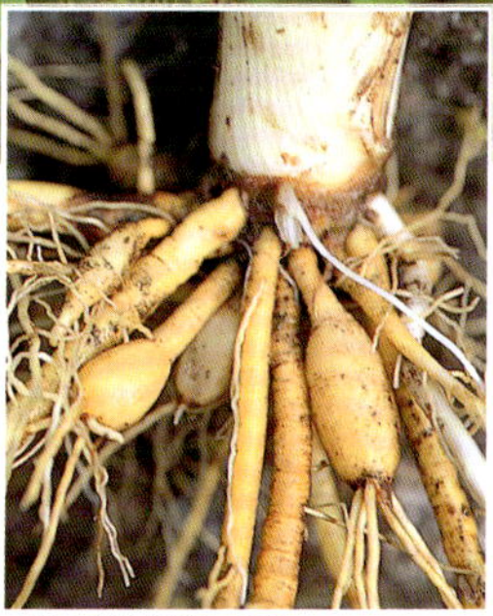

680. 원추리　　　　　[백합과]

Hemerocallis fulva L.

　여러해살이풀. 뿌리에 방추형으로 굵어지는 괴근(塊根)이 있으며, 잎은 마주 나고 서로 얼싸안는다. 꽃은 등황색으로 여름에 피며 길이 10~13cm이다. 통부는 길이 1~2cm이며, 바깥 꽃덮이는 긴 타원형이고 끝이 둔하며 너비 3~3.5cm로 가장자리가 막질이다. 수술은 6개로 통부 위 끝에 달리며 꽃잎보다 짧다. 꽃밥은 선상으로 황색이다.

분포/ 전국 산기슭 양지에서 흔히 자라며, 만주, 중국, 동인도, 이란, 유럽에 분포한다.

채취/ 뿌리를 가을에, 꽃은 여름에 채취하여 말린다.

약효/ 뿌리를 훤초근(萱草根)이라고 하며, 이수, 양혈(涼血)의 효능이 있고, 수종, 배뇨곤란, 황달, 비출혈(鼻出血), 혈변, 유옹을 치료한다. 꽃 부분을 금침채(金針菜)라고 하며, 이습열, 관흉격(寬胸膈)의 효능이 있고, 소변적삽(小便赤澀), 흉격번열(胸膈煩熱), 야소안침(夜小安寢), 치창혈변을 치료한다.

성분/ 뿌리에는 asparagine, colchicine, tyrosine, ricin, frideline 등이 함유되어 있다.

사용법/ 뿌리 10g에 물 700mL, 꽃 30g에 물 700mL를 넣고 달인 액을 반으로 나누어 아침 저녁으로 복용한다.

참고/ 뿌리를 과량 사용하면 시력이 상할 염려가 있으므로, 말린 것으로 40g을 초과해서 사용해서는 안 된다.

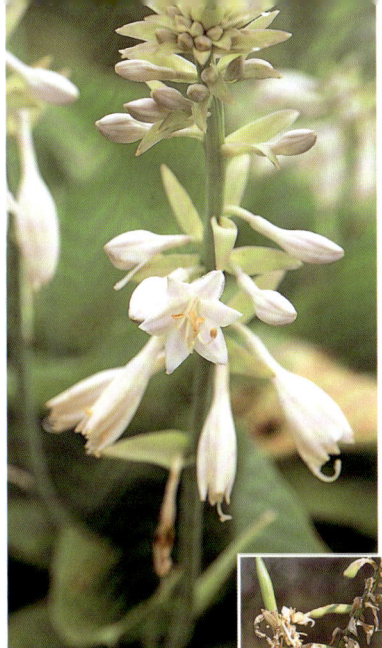

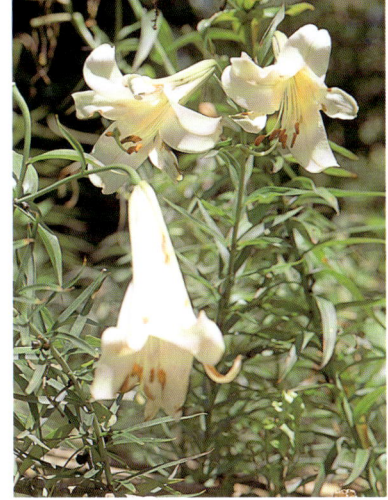

1997.8.20. 중국 옌볜　　　　　　백합

옥잠화
1994.7.10. 경남 사천

옥잠화(열매)

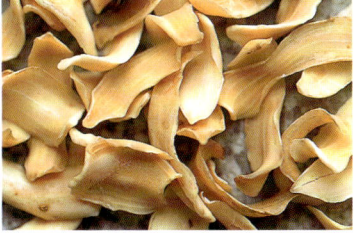

백합(百合)

681. 옥잠화　　　　　　[백합과]

Hosta plantaginea Aschers.

여러해살이풀. 꽃은 백색으로 8월에 핀다. 열매는 삭과, 삼각상 원주형, 길이 6.5cm, 지름 7∼8mm로 밑으로 처지고, 종자의 가장자리에 날개가 있다.

분포/ 중국 원산으로, 전국에서 재배하는 귀화 식물이다.

약효/ 뿌리를 옥잠화근(玉簪花根)이라고 하며, 소종(消腫), 해독, 지혈의 효능이 있고, 나력, 인종(咽腫), 목 안에 가시가 걸린 것을 치료한다.

사용법/ 뿌리 20g에 물 800mL를 넣고 달인 액을 반으로 나누어 아침 저녁으로 복용하거나 짓찧어서 즙을 내어 복용한다.

682. 백합　　　　　　[백합과]

Lilium longiflorum Thunb.

여러해살이풀. 높이 30∼100cm. 꽃은 백색으로 5∼6월에 피며, 원줄기 끝에 2∼3개씩 옆을 향해 달린다. 통부는 길며 나팔처럼 벌어진다. 열매는 삭과로 긴 타원형이며, 길이 6∼9cm이다.

분포/ 류큐 원산으로, 전국에서 재배한다.

약효/ 비늘줄기를 백합(百合)이라고 하며, 윤폐, 지해(止咳), 청심안신(淸心安神)이 효능이 있고, 구해(久咳), 해타담혈(咳唾痰血), 열병 후 여열(餘熱), 각기부종을 치료한다.

사용법/ 비늘줄기 30g에 물 900mL를 넣고 달인 액을 반으로 나누어서 아침 저녁으로 복용한다.

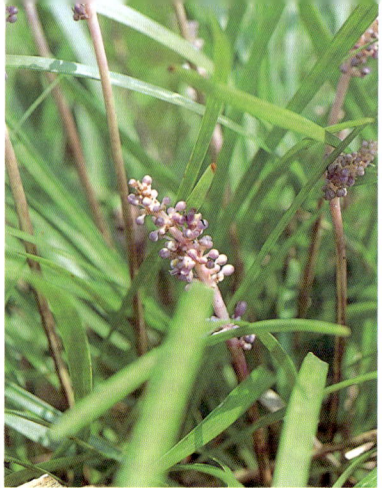

맥문동　　　　　　　　1993.8.17. 부산대학교

683. 맥문동　　　　　　　　　[백합과]

Liriope platyphylla Wang et Tang

　늘푸른 여러해살이풀. 뿌리줄기는 굵고 딱
딱하며 옆으로 뻗지 않는다. 뿌리는 가늘지
만 강하고 수염뿌리 끝이 땅콩처럼 굵어지는
것이 있다. 꽃줄기는 곧게 자라며 높이 30~
50cm이다. 잎은 뿌리줄기에서 모여 난다.
꽃은 5~6월에 피는데, 3~5개씩 마디마다
모여 달리며, 꽃차례는 길이 8~12cm이다.
꽃덮이는 6개, 연한 자주색이다. 수술은 6
개, 수술대는 꾸불꾸불하며, 암술대는 1개
이다. 열매는 장과로 둥글며, 얇은 껍질이
벗겨지면서 흑색 종자가 노출된다.

분포／ 경북(울릉도), 강원(금강산), 전북(정
읍) 이남의 숲 속에서 자라며, 일본, 만주,
중국, 대만에 분포한다.

채취／ 봄에 덩이줄기를 채취하여 심〔木部〕
을 제거하여 말린다.

약효／ 덩이줄기를 맥문동(麥門冬)이라고 하
며, 양음윤폐(養陰潤肺), 청심제번(淸心除
煩), 양위생진(養胃生津)의 효능이 있고, 폐
조(肺燥)로 인한 건해(乾咳), 토혈, 객혈, 폐
위(肺痿), 번열, 소갈, 진상(津傷), 인건구
조(咽乾口燥), 변비를 치료한다.

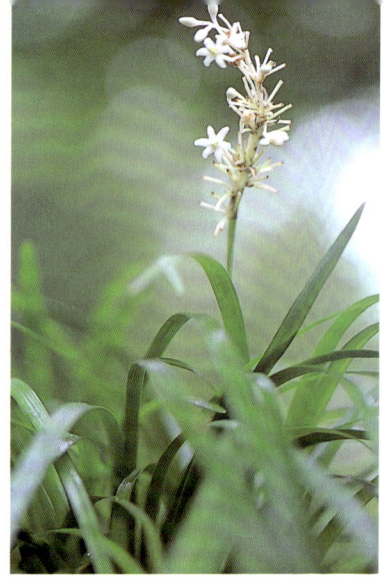

맥문아재비　　　　　　　　1997.8.8. 제주

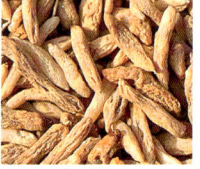

맥문동(麥門冬)

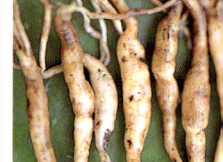

맥문동(麥門冬) 생것

성분／ ophiopogonin A, B, C, D, B′, C′,
D′, ophiopogonone A, methylophiopogonine
A, ophiopogonanone A, methylophiopogo-
nanone A 등이 함유되어 있다.

약리 작용／ 토끼에게 물로 달인 액을 경구 투
여하면 혈당이 강하되고, 에탄올 추출물은
항염증 작용이 있으며, ophiopogonin D에는
IgM 항체 생산 억제 작용이 있다.

사용법／ 덩이줄기 10g에 물 700mL를 넣고 달
인 액을 반으로 나누어 아침 저녁으로 복용
한다.

참고／ 비위허한에 의한 설사, 풍한에 의한
해수에는 복용을 금한다. 개맥문동 *L. spica-
ta* (Thunb.) Lour., 맥문아재비 *Ophiopogon
jaburan* (Kunth) Lodd.도 약효가 같다.

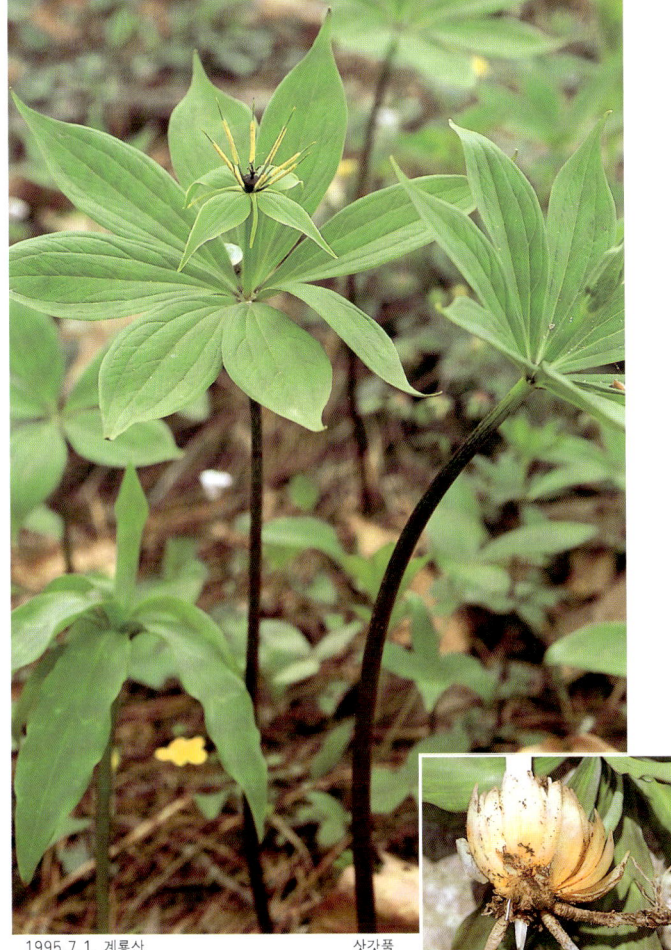

1995.7.1. 계룡산   삿갓풀

조휴(蚤休)

684. 삿갓풀(삿갓나물)   [백합과]

Paris verticillata Bieb.

여러해살이풀. 꽃은 6~7월에 핀다. 열매는 장과로 둥글며 자흑색이다.

분포/ 지리산 이북의 산지 숲 속에서 흔히 자라며, 일본, 만주, 아무르, 우수리, 사할린, 시베리아에 분포한다.

약효/ 뿌리줄기를 조휴(蚤休)라고 하며, 청열, 해독, 평천지해(平喘止咳)의 효능이 있고, 옹종, 나력, 만성기관지염, 소아경기, 독충교상, 전질(癲疾)을 치료한다.

약리 작용/ 물로 달인 액은 influenza virus에 대하여 강한 성장 억제 작용이 있고, 적리균, 황색포도상구균에 대하여 항균 작용이 있다.

사용법/ 뿌리줄기 10g에 물 700mL를 넣고 달인 액을 반으로 나누어 아침 저녁으로 복용한다.

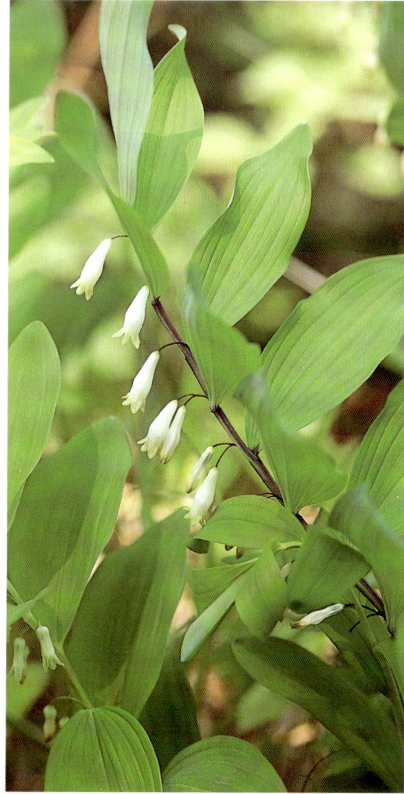

둥굴레 1996.5.5. 덕적도

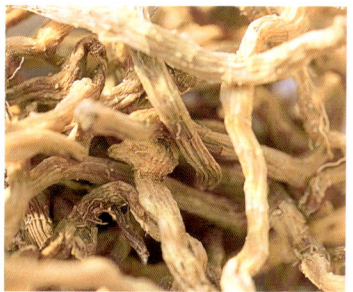

옥죽(玉竹)

685. 둥굴레 [백합과]

Polygonatum odoratum (Mill.) Druce var. *pluriflorum* (Miq.) Ohwi

여러해살이풀. 높이 30～60cm. 굵은 육질의 뿌리줄기는 옆으로 뻗고, 마디와 마디 사이가 길며, 지름 4～7mm이다. 잎은 어긋 나며, 한쪽으로 치우쳐 퍼진다. 꽃은 백색으로 6～7월에 1～2개씩 잎겨드랑이에 달린다. 꽃통의 길이는 1.5～2cm, 밑부분은 백색, 윗부분은 녹색이다. 6개의 수술이 통부 윗부분에 붙고, 수술대에 잔돌기가 있으며, 꽃밥은 길이 4mm로 수술대와 길이가 거의 같다. 열매는 장과로 둥글며 흑색으로 익는다.

분포/ 전국의 산과 들에서 흔히 자라며, 일본, 만주, 중국, 아무르, 몽고에 분포한다.

채취/ 뿌리줄기를 봄과 가을에 채취하여 잔뿌리를 제거하고, 점액이 바깥으로 삼출될 때까지 햇볕에 쬔 다음 털을 제거하고 황색이 될 때까지 말린다.

약효/ 뿌리줄기를 옥죽(玉竹)이라고 하며, 양음(養陰), 윤조(潤燥), 제번(除煩), 생진(生津), 지갈(止渴)의 효능이 있고, 열병음상(熱病陰傷), 해수번갈, 빈뇨를 치료한다. 장기간 복용하면 안색과 혈색이 좋아진다.

성분/ 뿌리줄기에 convallamarin, convallarin, chelidonic acid, azetidine-2-carbonic acid가 함유되어 있다.

약리 작용/ 뿌리줄기, 잎, 줄기에 물을 넣고 달인 액을 토끼나 개에게 투여하면 혈압이 강하하고, 개구리의 적출 심장에 투여하면 심장의 박동을 억제한다. 또 토끼에 투여하면 혈당이 줄어든다.

사용법/ 뿌리줄기 10g에 물 700mL를 넣고 달인 액을 반으로 나누어 아침 저녁으로 복용한다.

참고/ 각시둥굴레, 퉁둥굴레, 용둥굴레, 죽대 등의 뿌리줄기도 옥죽(玉竹)으로 시판되고 있다.

686. 층층갈고리둥굴레　[백합과]

Polygonatum sibiricum Delar

　여러해살이풀. 높이 60~90cm. 잎은 4~5개가 돌려 나며, 줄기에 7~10층을 이루고, 바늘 모양, 길이 8~12cm, 너비 0.7~1.2cm로 끝은 몹시 뾰족하며 갈고리처럼 말리고, 가장자리는 밋밋하며 잎자루가 없다. 꽃은 연한 황색으로 5~6월에 잎겨드랑이에 달린다. 열매는 장과로 둥글며 흑색으로 익는다.

분포/ 함경도, 평남(을밀대)의 산과 들에서 자라며, 만주(용정 · 옌볜 · 용화)에 분포한다.

채취/ 뿌리줄기를 가을에 채취하여 말린다.

약효/ 뿌리줄기를 황정(黃精)이라고 하며, 보중익기(補中益氣), 윤심폐(潤心肺), 강근골(强筋骨)의 효능이 있다. 허손한열(虛損寒熱), 폐로해혈(肺癆咳血), 풍습동통을 치료한다.

성분/ 뿌리줄기의 점액은 falcatan이며, 그 밖에도 polygonaquinone이 함유되어 있다.

약리 작용/ 뿌리줄기, 잎, 줄기를 물로 달인 액을 토끼나 개에게 투여하면 혈압이 강하하고, 개구리의 적출 심장에 투여하면 심장의 박동을 억제한다. 또 토끼에 투여한 경우 혈당이 감소한다.

사용법/ 뿌리줄기 10g에 물 700mL를 넣고 달인 액을 반으로 나누어 아침 저녁으로 복용한다.

참고/ 잎이 넓고 잎 끝이 갈고리처럼 되지 않는 층층둥굴레 *P. stenophyllum* Maxim.도 약효가 같다.

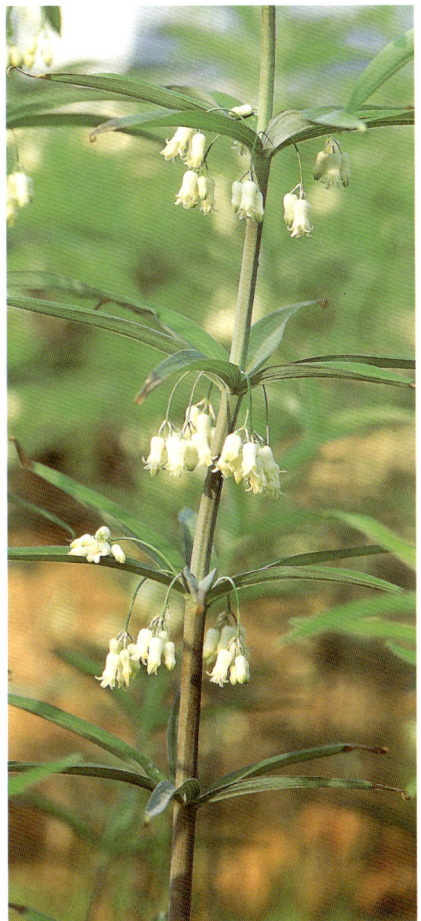

1997.6.5. 중국 용정　　　층층갈고리둥굴레

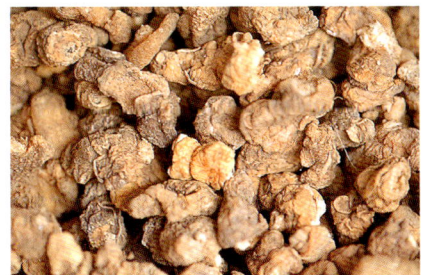

황정(黃精)

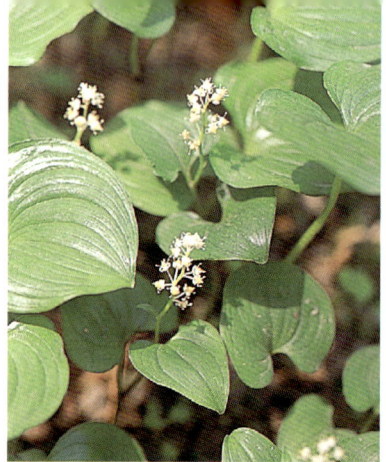

두루미꽃 1998.4.29. 서울 홍릉

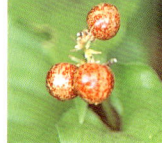

두루미꽃(열매)

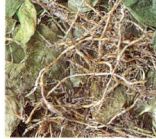

이엽무학초(二葉舞鶴草)

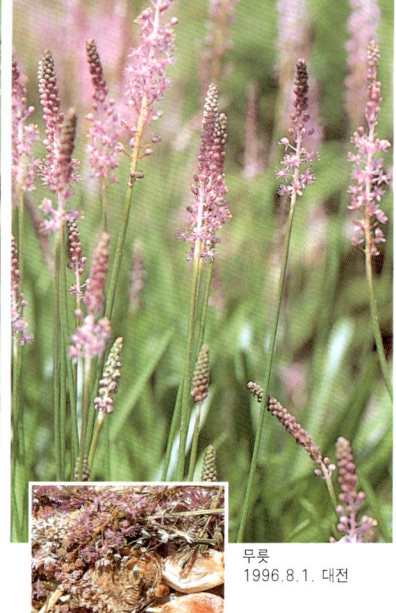

무릇 1996.8.1. 대전

면조아(綿棗兒)

687. 두루미꽃 [백합과]

Maianthemum bifolium (L.) F. W. Schm.

여러해살이풀. 높이 8~15cm. 잎은 2개씩 달린다. 꽃은 백색으로 줄기 끝에 20개 정도가 달린다. 열매는 장과로 둥글며 지름 5mm 가량으로 적색으로 익는다.

분포/ 전국의 산에서 자라며, 일본, 만주, 중국, 대만, 필리핀에 분포한다.

약효/ 전초를 이엽무학초(二葉舞鶴草)라고 하며, 양혈(涼血)의 효능이 있고, 지혈, 외상 출혈, 토혈, 혈뇨, 월경과다 등을 치료한다.

사용법/ 전초 20g에 물 1200mL를 넣고 달인 액을 반으로 나누어 아침 저녁으로 복용하고, 외용에는 가루를 내어 뿌린다.

참고/ 두루미꽃에 비해 전체가 크고 털이 없으며 잎은 보통 3개이고 암술대 끝이 3개로 갈라지는 큰두루미꽃 *M. dilatatum* (Wood) Nelson et Macbride도 약효가 같다.

688. 무릇 [백합과]

Scilla sinensis (Lour.) Merrill [*S. scilloides* (Lindl.) Druce]

여러해살이풀. 꽃은 연한 홍자색으로 7~9월에 핀다. 열매는 삭과로 길이 5mm 가량이다.

분포/ 전국의 산과 들에서 흔히 자라며, 일본, 만주, 중국, 대만, 우수리에 분포한다.

약효/ 전초를 면조아(綿棗兒)라고 하며, 활혈, 해독, 소종의 효능이 있고, 유옹(乳癰), 장옹(腸癰), 타박상, 요통, 근골통, 옹저(癰疽)를 치료한다.

성분/ amylopectin, innulin, proscillaridin A 및 유독성 glucoside가 함유되어 있다.

약리 작용/ 심혈관에 대하여 디기탈리스와 같은 강심 작용이 있다.

사용법/ 전초 10g에 물 700mL를 넣고 달인 액을 반으로 나누어 아침 저녁으로 복용하고, 외용에는 짓찧어서 환부에 바른다.

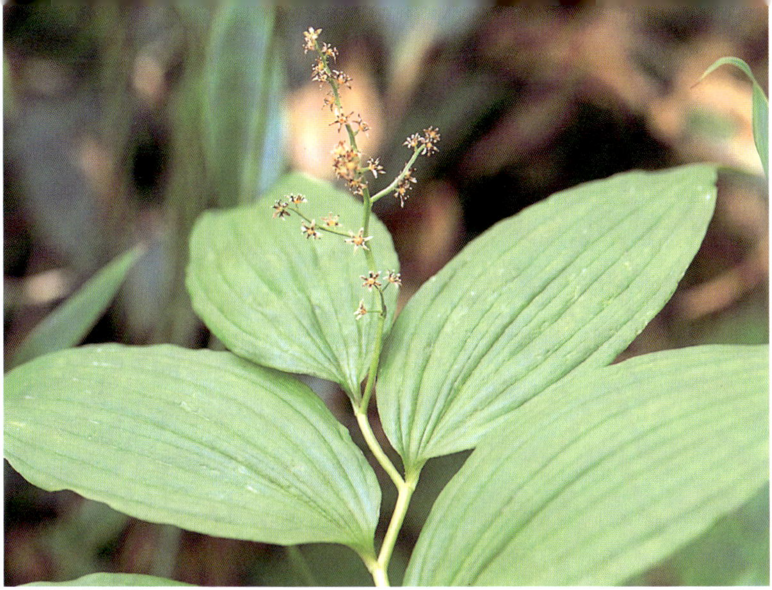

1997.6.7. 백두산   자주솜대

689. **솜대**(풀솜대, 왕솜대)   [백합과]

Smilacina japonica A. Gray

　여러해살이풀. 높이 20~50cm. 꽃은 양
성화, 백색으로 5~7월에 핀다. 열매는
장과로 둥글며, 적색으로 익는다.

분포/ 전국의 산 숲 속에서 흔히 자라며,
일본, 만주, 중국, 아무르, 우수리에 분포
한다.

약효/ 뿌리줄기를 녹약(鹿藥)이라고 하
며, 보기(補氣), 익신(益身), 거풍, 제습,
활혈, 조경(調經)의 효능이 있고, 노상(勞
傷), 양위(陽萎), 두통, 풍습에 의한 동통,
타박상, 유옹, 월경불순을 치료한다.

사용법/ 뿌리줄기 10g에 물 700mL를 넣고
달인 액을 반으로 나누어 아침 저녁으로
복용한다.

참고/ 전체에 털이 거의 없고 꽃이 흑자색
인 자주솜대 *S. bicolor* Nakai, 잎자루가
없고 잎이 좁으며 밑부분이 줄기를 약간
감싸는 민솜대 *S. davurica* Turcz.도 약효
가 같다.

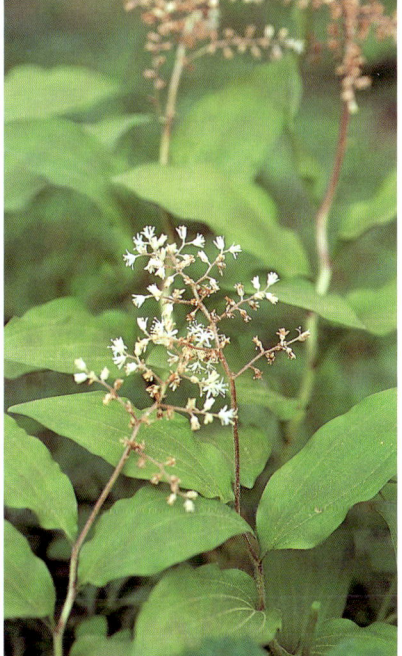

1990.6.6. 계룡산   솜대

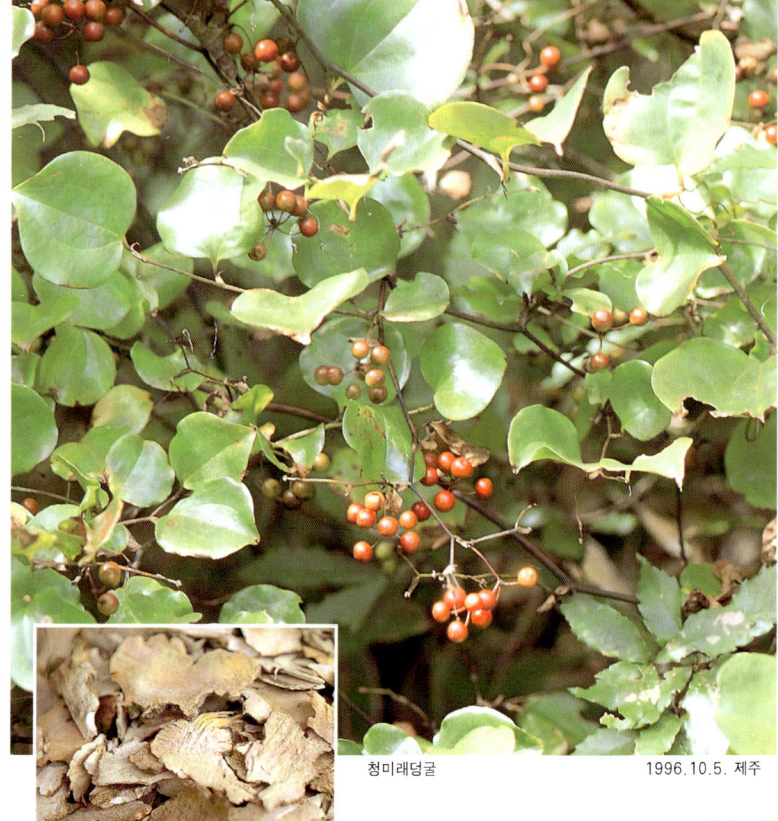

청미래덩굴　　　　　　　　　　1996.10.5. 제주

토복령(土茯苓)

690. 청미래덩굴(명감나무)　　　[백합과]

Smilax china L.

덩굴성 갈잎떨기나무. 꽃은 암수딴그루로 황록색이며 5월에 핀다. 열매는 장과로 둥글며 9~10월에 적색으로 익는다.

분포/ 황해, 평남 이남의 산에서 흔히 자라며, 일본, 만주, 중국, 대만, 필리핀에 분포한다.

약효/ 뿌리줄기를 중국에서는 발계(菝葜), 우리 나라에서는 토복령(土茯苓)이라고 하며, 거풍습(祛風濕), 이소변(利小便), 소종독의 효능이 있고, 관절동통, 근육마비, 설사, 이질, 수종, 임병, 나력, 종독, 치창을 치료한다.

성분/ 뿌리줄기에는 smilax-saponin A, B, C (diosgenin의 배당체) 및 flavonoid 성분인 astilbin, distylin, engelitin 등이 함유되어 있다.

사용법/ 뿌리줄기 15g에 물 700mL를 넣고 달여서 복용하고, 외용에는 달인 액으로 환부를 씻는다.

참고/ 중국에서 수입되는 토복령은 대부분 마속(*Dioscorea*)의 뿌리줄기인 토비해(土萆薢)인 것으로 생각된다. 잎이 얇고 잎의 끝이 서서히 뾰족하며, 열매가 검게 익는 청가시덩굴 *S. sieboldii* Miq.도 약효가 같다.

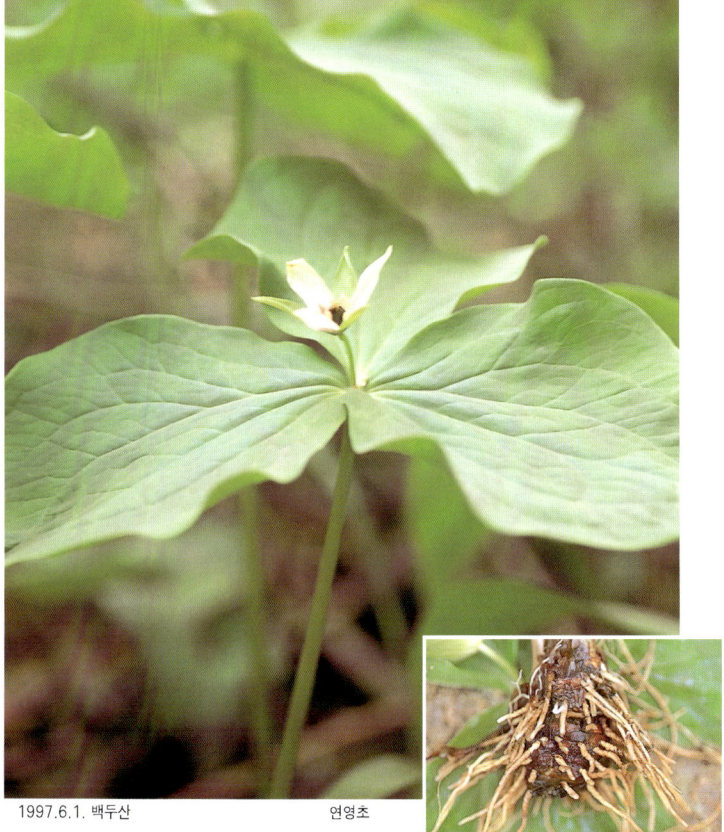

1997.6.1. 백두산   연영초

우아칠(芋兒七)

691. 연영초 [백합과]

Trillium kamtschaticum Pallas [*T. pallasii* Hurten]

여러해살이풀. 꽃은 백색으로 5~6월에 1개씩 달린다. 열매는 장과로 둥글며 지름 15mm 가량이다.

분포/ 울릉도, 강원, 경기 이북의 숲 속에서 지리며, 만주, ♀수리, 일본, 아무르, 김차카 반도에 분포한다.

약효/ 뿌리줄기를 우아칠(芋兒七)이라고 하며, 거풍, 서간(舒肝), 활혈, 지혈의 효능이 있고, 고혈입, 현훈(眩暈), 두통, 나박상, 요통, 외상출혈을 치료한다.

성분/ trillin, trillarin, cyasterone, ecdysterone, diosgenin, trilloside A, B가 함유되어 있다.

약리 작용/ 물로 달인 액과 에탄올 추출물은 토끼에 대하여 혈압 강하 작용이 나타나고, 쥐에게서는 진통 작용이 관찰되었다.

사용법/ 뿌리줄기 10g에 물 700mL를 넣고 달인 액을 반으로 나누어 아침 저녁으로 복용한다.

참고/ 꽃줄기가 보다 짧고 꽃덮이 끝이 뾰족하고 좁으며 꽃밥과 수술대의 길이가 같은 큰연영초 *T. tschonoskii* Maxim.도 약효가 같다.

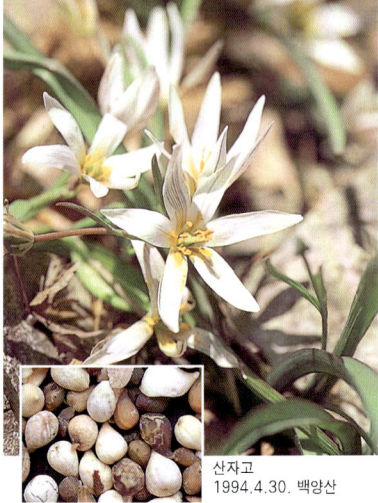

산자고
1994.4.30. 백양산

산자고(山慈姑)

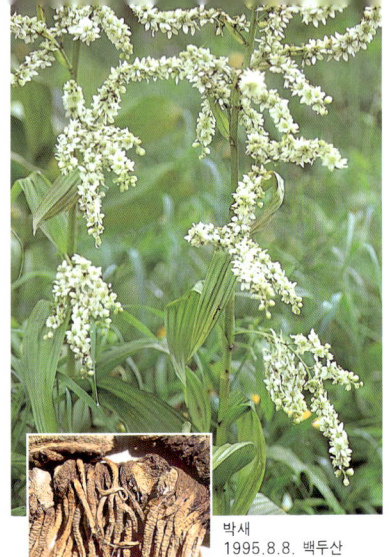

박새
1995.8.8. 백두산

첨피여로(尖被藜蘆)

692. 산자고　　　　　　　　　[백합과]

Tulipa edulis Bak.

　여러해살이풀. 꽃은 4~5월에 줄기 끝에 1개가 핀다. 열매는 삭과로 녹색이며 세모져 있다.

분포/ 제주, 전남(백양산), 경남(산청), 계룡산, 광릉, 황해의 산이나 들에서 자라며, 일본, 만주, 중국에 분포한다.

약효/ 비늘줄기를 산자고(山慈姑)라고 하며, 소종(消腫), 산결(散結), 해독의 효능이 있고, 나력, 후비종통 및 뱀이나 개에게 물렸을 때 사용한다.

성분/ colchicine 등 alkaloid가 함유되어 있다.

약리 작용/ colchicine 을 쥐에게 2mg/kg을 피하 주사하면 세포의 유사 분열이 억제된다.

사용법/ 비늘줄기 10g에 물 700mL를 넣고 달인 액을 반으로 나누어 아침 저녁으로 복용한다.

참고/ colchicine은 급성 통풍성 관절염 치료에서 특별한 효과가 있다. 독성은 매우 크지만 독성의 발현은 느리다. 이 약을 투여하고 3~6시간 뒤에 오심, 구토, 설사 등의 증상이 나타나기도 한다.

693. 박새　　　　　　　　　[백합과]

Veratrum grandiflorum (Maxim.) Loes. fil.

　여러해살이풀. 꽃은 연한 황백색으로 7~8월에 피며 지름 25mm 가량이다. 열매는 삭과로 고깔 모양이다.

분포/ 백두산을 비롯하여 전국의 산에서 흔히 자라며, 일본, 만주, 우수리, 사할린, 캄차카 반도에 분포한다.

약효/ 뿌리 및 뿌리줄기를 첨피여로(尖被藜蘆)라고 하며, 최토(催吐), 살충, 거담의 효능이 있고, 중풍담옹(中風痰壅), 후비(喉痺)를 치료한다.

성분/ veratramine, veratrine, pseudojervine, jervine, rubijervine, colchicine, germerine, veratroyl-zygadenine 등의 알칼로이드가 함유되어 있다.

약리 작용/ 물로 달인 액과 에탄올 추출물은 강심 작용이 있다.

사용법/ 뿌리 및 뿌리줄기 0.3~0.6g을 가루를 내어 복용한다.

참고/ 최근에는 비듬 제거제로 이용된다.

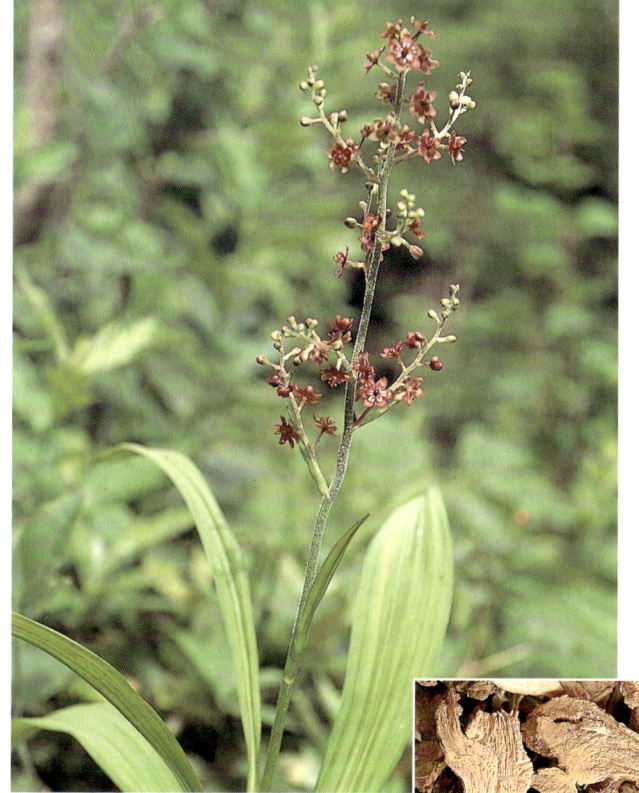

1994.7.10. 오대산　　　　　여로

694. 여로　　　　　　　[백합과]

Veratrum maackii Regel var. *japonicum*
(Baker) T. Shimizu

여로(藜蘆)

　여러해살이풀. 높이 40~60cm. 꽃은 갈자색으로 7~8월에 피며, 밑부분에 수꽃, 윗부분에 양성화가 달린다. 열매는 삭과로 타원형이며 길이 12~15mm이고 3개의 줄이 있고, 끝에 암술대가 수평으로 달린다.
분포/ 전국의 산에서 흔히 자라며, 일본에 분포한다.
약효/ 뿌리 및 뿌리줄기를 여로(藜蘆)라고 하며, 토풍담(吐風痰), 제충독(除蟲毒)의 효능이 있고, 중풍담용(中風痰壅), 후비(喉痺), 황달, 설리(泄痢), 개선(疥癬), 악창, 두통을 치료한다.

성분/ veratramine, veratrine, rubijervine, pseudojervine, jervine, colchicine, germerine, veratroyl-zygadenine 등의 알칼로이드가 함유되어 있다.
약리 작용/ veratrine은 혈압 강하 작용이 있다.
사용법/ 뿌리 및 뿌리줄기 0.3~0.6g을 가루를 내어 복용한다.
참고/ veratrine은 혈압 강하제로 쓰였으나 독성이 강하여 요즘에는 잘 사용하지 않는다.

지모과 / 知母科 / はなすげ科 / Haemodoraceae

꽃은 양성, 화피편은 6개가 2줄로 배열한다. 자방은 하위, 수술은 3개로 꽃잎과 마주 보며, 뿌리에서 흔히 적색 염료를 생산한다. 오스트레일리아, 남아프리카, 미국에 분포하며, 세계에 17속 40종, 우리 나라에서는 1종이 약용으로 재배된다.

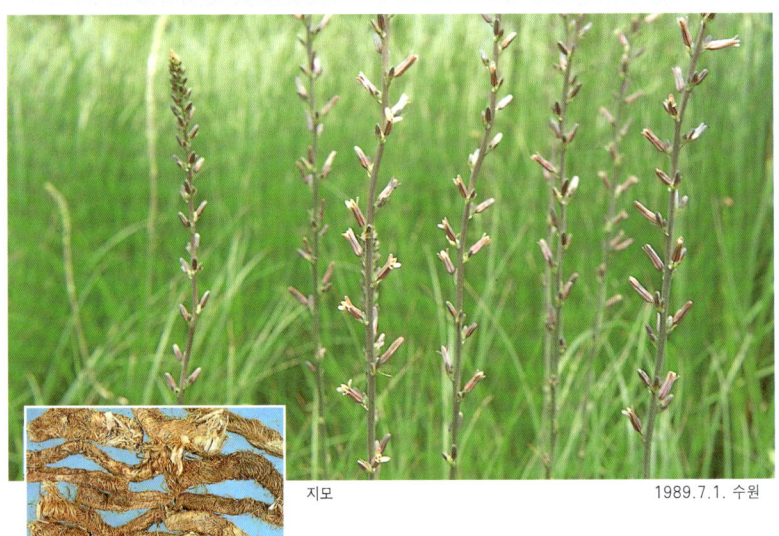

지모   1989.7.1. 수원

지모(知母)

695. 지모   [지모과]

Anemarrhena asphodeloides Bunge

여러해살이풀. 꽃은 좁은 통 모양이고 길이 7~8mm로 윗부분이 6개로 갈라지며 6~7월에 2~3개씩 모여 이삭 꽃차례로 달린다. 꽃줄기는 잎 속에서 나와 길게 자라며, 수술은 3개로 안쪽 꽃덮이 조각의 중앙에 붙어 있다. 열매는 삭과로 긴 타원형이며 길이 12mm 가량으로 양 끝이 좁고 3실이다. 각 실에는 흑색 종자가 1개씩 들어 있다.

분포/ 황해(서흥), 평남(평양)의 산에서 자라며, 전국 각지에서 약용으로 재배한다. 일본, 만주, 중국, 몽고에 분포힌다.

채취/ 뿌리줄기를 여름과 가을에 채취하여 말린다.

약효/ 뿌리줄기를 지모(知母)라고 하며, 자음강화(滋陰降火), 윤조활장(潤燥滑腸)의 효능이 있고, 제번소갈(除煩消渴), 골증노열(骨蒸勞熱), 폐열에 의한 해수, 대변조결(大便燥結), 소변불리를 치료한다.

성분/ timosaponin A-I, timosaponin A-II 등 사포닌이 다량 함유되어 있다.

약리 작용/ 달인 액은 황색포도상구균, 티푸스균, 적리균에 대하여 항균 작용이 있고, 토끼에게 투여하면 해열 작용이 있다.

사용법/ 뿌리줄기 15g에 물 700mL를 넣고 달인 액을 반으로 나누어서 아침 저녁으로 복용한다.

참고/ 비위(脾胃)가 허한(虛寒)하여 소화가 안 된 묽은 대변을 보는 사람은 복용하지 말아야 한다.

백부과 / 百部科 / びゃくぶ科 / Stemonaceae

꽃줄기는 뿌리줄기 또는 뿌리에서 나온다. 잎은 홑잎으로 어긋 나거나 마주 나고, 또는 돌려 난다. 꽃은 양성화, 꽃덮이는 4개, 심피는 2개, 자방은 여러 개이며, 열매는 삭과이다. 세계에 3속이 자란다.

696. 덩굴백부 [백부과]

Stemona japonica (Bl.) Miq.

여러해살이풀. 높이 60∼90cm. 전체가 매끄럽고 털이 없다. 뿌리는 굵고 방추형으로 수십 개가 모여 난다. 줄기의 윗부분은 덩굴성이다. 잎은 보통 4개가 돌려 나며 달걀 모양이고, 가장자리가 밋밋하다. 잎자루는 잎몸의 중앙맥에 붙어 있다. 꽃은 7월에 피며, 꽃덮이는 4개로 담녹색이고, 수술은 4개, 자방은 달걀 모양이며, 암술대는 없다. 열매는 삭과로 넓은 달걀 모양이며 타원형의 종자가 여러 개 들어 있다.

분포/ 중국 원산으로, 농가나 약초원에서 재배한다.

채취/ 뿌리를 가을부터 겨울까지 채취하여 말린다.

약효/ 뿌리를 백부근(百部根)이라고 하며, 폐기(肺氣)를 온윤(溫潤)하게 하고, 지해, 소담, 살충의 효능이 있다. 풍한해수, 백일해, 폐결핵, 노인성천식, 습진 등을 치료한다.

성분/ stemonine, stemonidine, isostemonidine 등 알칼로이드가 다량 함유되어 있다.

약리 작용/ 물 추출물, 에탄올 추출물은 폐렴구균, 백색포도상구균, 페스트균, 탄저균 등에 대하여 항균 작용이 있고, 모기나 파리 등의 해충에 대하여 살충 작용이 있다.

사용법/ 뿌리 15g에 물 700mL를 넣고 달인 액을 반으로 나누어 아침 저녁으로 복용한다.

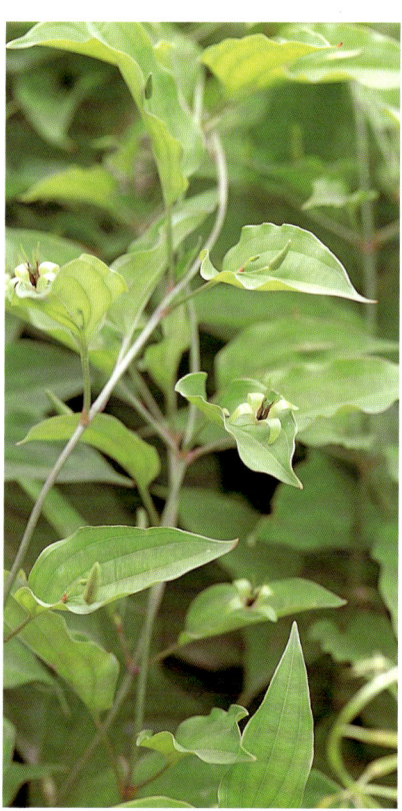

1997.6.7. 수원 농촌진흥청　　　　덩굴백부

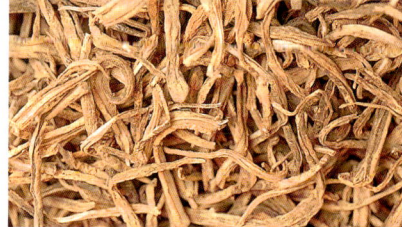

백부근(百部根)

수선화과 / 水仙花科 / ひがんばな科 / Amaryllidaceae

　대부분 비늘줄기가 있고, 잎은 대개 뿌리에서 돋는다. 꽃은 방사 상칭 또는 좌우 상칭이며, 꽃덮이는 6개로 2줄로 배열된다. 수술은 6개, 꽃밥은 보통 안쪽으로 향하고, 배(胚)는 작고 직립하며, 육질의 배유에 싸인다. 열매는 삭과, 종자는 적다. 세계에 65속 860종, 우리 나라에는 2속 5종이 자란다.

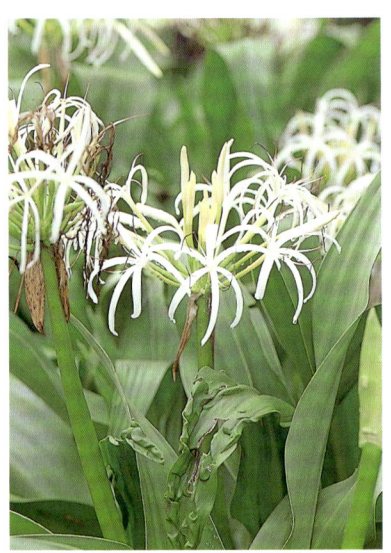

문주란　　　　　　　　　　　　1997.8.8. 제주

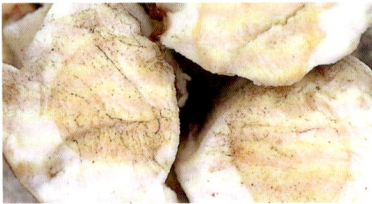

나군대근(羅裙帶根) 자른 것

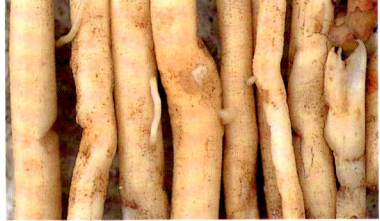

나군대근(羅裙帶根)

697. 문주란　　　　　　　　　[수선화과]

Crinum asiaticum L. var. *japonicum* Baker

　늘푸른 여러해살이풀. 비늘줄기는 원주형으로 길이 30~50cm, 지름 3~7cm이다. 꽃줄기는 곧추서고 높이 50~80cm이다. 꽃은 백색으로 7~9월에 산형 꽃차례로 많이 달린다. 수술은 6개, 수술대는 꽃통 입구에 붙어 있고, 위쪽은 자주색이며, 꽃밥은 선형이다. 열매는 삭과로 둥글며, 종자는 둔한 능선이 있고 회백색이다.

분포/ 제주도의 바닷가 모래밭에서 흔히 자라며, 일본에 분포한다.

채취/ 잎, 뿌리줄기 및 뿌리를 수시로 채취하여 말린다.

약효/ 잎을 나군대(羅裙帶)라고 하며, 청화(淸火), 해독, 산어(散瘀), 소종(消腫)의 효능이 있고, 옹종창독(癰腫瘡毒), 타박골절, 두통, 관절통을 치료한다. 뿌리줄기 및 뿌리를 나군대근(羅裙帶根)이라 하며, 해수, 후통(喉痛), 아통(牙痛)을 치료한다. 열매를 문주란과(文珠蘭果)라 하며, 종통을 치료한다.

성분/ 비늘줄기에 lycorine, tazettine이 함유되어 있다.

약리 작용/ tazettine은 개구리의 심장, 고양이의 혈압에 대하여 choline 효능이 있고, 신경 근육의 표본에서는 근육 수축 작용이 증가된다.

사용법/ 잎 또는 뿌리줄기, 뿌리 10g에 물 700mL를 넣고 달인 액을 반으로 나누어 아침 저녁으로 복용하고, 외용에는 짓찧어서 환부에 붙이거나 즙을 내어 바른다. 열매는 짓찧어서 환부에 바른다.

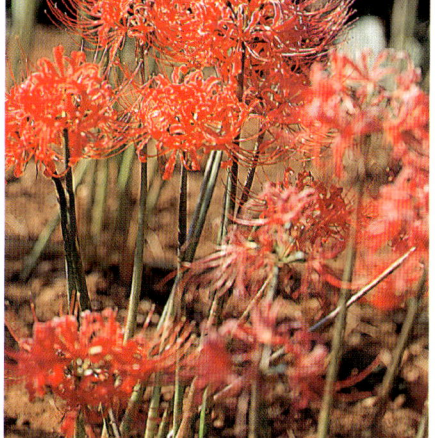

2002.9.25. 전남 소록도   꽃무릇

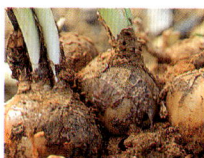

꽃무릇(뿌리줄기)

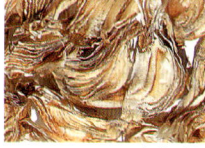

석산(石蒜)

698. 꽃무릇 (석산)   [수선화과]

Lycoris radiata (L´Herit) Herb.

여러해살이풀. 꽃은 9~10월에 산형 꽃차
례로 달린다. 수술은 6개이며, 열매를 맺
지 못한다.

분포/ 전국의 산에서 자라며, 일본, 만주,
중국, 대만, 필리핀에 분포한다.

약효/ 비늘줄기를 석산(石蒜)이라고 하며,
거담, 이뇨, 해독의 효능이 있고, 인후통,
수종, 종독 및 나력을 치료한다.

성분/ lycorine, dihydrolycorine, lyco-
ramine, tazettine, homolycorine 등의 알칼
로이드가 함유되어 있다.

약리 작용/ lycorine은 체온 강하 작용이 있
으며, dihydrolycorine은 아메바 원충을 죽
인다.

사용법/ 비늘줄기 5g에 물 700mL를 넣고 달
인 액을 반으로 나누어 아침 저녁으로 복용
한다.

699. 수선화   [수선화과]

Narcissus tazetta L. var. *chinensis*
Roemer

여러해살이풀. 꽃은 백색으로 12~3
월에 핀다. 열매를 맺지 못하며, 비늘
줄기로 번식한다.

분포/ 지중해 연안 원산으로, 전국에
서 재배하는 귀화 식물이다.

약효/ 뿌리를 수선근(水仙根)이라고
하며, 소종(消腫), 배농(排膿)의 효능
이 있고, 옹종, 창독, 독사교상을 치
료한다.

성분/ tazettine, lycorine, pseudoly-
corine 등이 함유되어 있다.

약리 작용/ 자궁에 대해 강한 흥분 작
용이 있고, 육종 및 복수암에 대해 항
종양 작용과 항바이러스 작용이 있다.

사용법/ 뿌리를 짓찧어 환부에 바른다.

참고/ 뿌리는 유독하므로 경구 투여는
금한다.

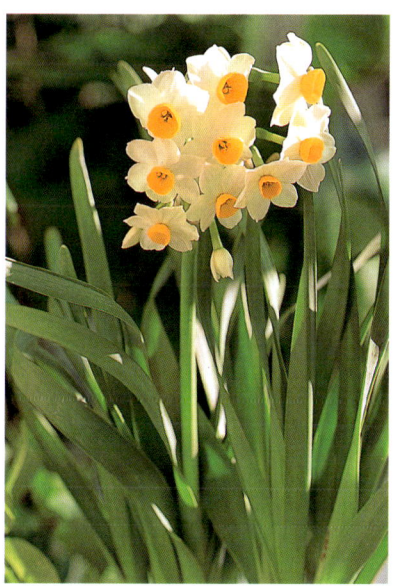

1994.4.19. 선운사 〈송기엽〉   수선화

마과 / 薯蕷科 / やまのいも科 /

Dioscoreaceae

덩굴성 풀. 잎은 어긋 나거나 마주 난다. 꽃은 암수딴그루 또는 암수한그루, 단성화. 꽃덮이는 6개, 2줄로 떨어져 있거나 밑이 붙는다. 수술은 6개, 꽃밥은 작다. 자방 하위, 삼각형, 3실 또는 3개의 불완전한 격막이 있고, 암술대는 3개로 떨어져 있다. 열매는 날개 달린 삭과 또는 장과이다. 세계에 10속 650종 이상, 우리 나라에는 1속 7종이 자란다.

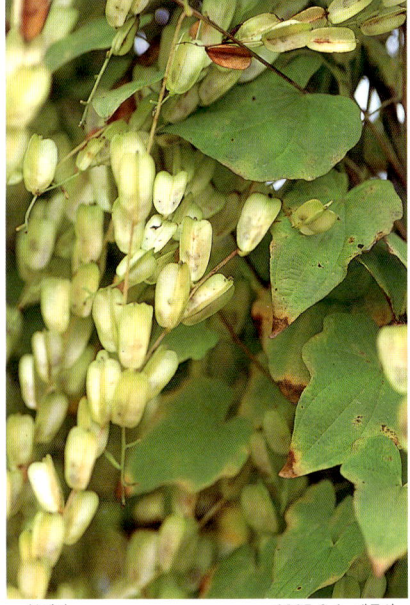

부채마   1995.9.1. 계룡산

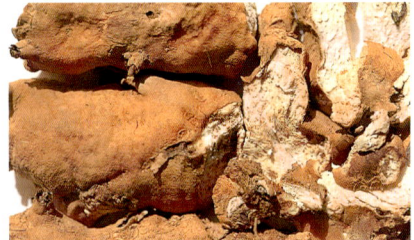

천산룡(穿山龍)

700. 부채마 [마과]

Dioscorea nipponica Makino

덩굴성 여러해살이풀. 뿌리줄기는 옆으로 뻗고 딱딱하며 원주형이다. 잎은 어긋 나고 넓은 달걀 모양이며 길이 10~16cm, 너비 7~12cm로 손바닥처럼 얕게 갈라진다. 꽃은 녹황색, 암수딴그루로 작고 종 모양이며 6~7월에 핀다. 수꽃 이삭은 이삭 꽃차례로 갈라지고 곧게 서거나 옆으로 비스듬히 서며, 암꽃 이삭은 갈라지지 않고 밑으로 처진 축에 위를 향해 달린다. 종자는 위쪽에 넓은 날개가 있다.

분포 / 전국의 산에서 자라며, 일본, 만주, 아무르, 우수리에 분포한다.

채취 / 전초를 가을부터 겨울까지 채취하여 말린다.

약효 / 뿌리줄기를 천산룡(穿山龍)이라고 하며, 활혈, 서근(舒筋), 소식체(消食滯), 진해, 거담의 효능이 있고, 풍한습비, 만성기관지염, 소화불량, 옹종악창을 치료한다.

성분 / dioscin 등 steroid saponin이 다량 함유되어 있고, 가수 분해를 하면 비당부인 diosgenin이 생성된다.

약리 작용 / 쥐에게 달인 액을 복강으로 주사하면 거담 작용이 나타나고, saponin 10mg/kg을 투여하면 혈중 콜레스테롤의 양과 혈압이 저하되고, 심장 박동을 느리게 하는 동시에 수축의 진폭을 증강시키고, 요량을 증가시킨다.

사용법 / 뿌리줄기 30g에 물 900mL를 넣고 달인 액을 반으로 나누어 아침 저녁으로 복용하고, 외용에는 신선한 것을 짓찧어서 환부에 바른다.

701. 마 [마과]

Dioscorea batatas Decaisne

덩굴성 여러해살이풀. 뿌리는 육질이다. 잎은 마주 나지만 드물게 3개의 잎이 돌려 난다. 꽃은 암수딴그루로 6~7월에 피며, 잎겨드랑이에 1~3개씩 달린다. 수꽃이삭은 곧게 서고 백색 꽃이 많이 달리며 6개의 수술이 있다. 암꽃이삭은 밑으로 처지고 몇 개의 암꽃이 달린다. 열매는 삭과로 3개의 날개가 있으며, 둥근 날개가 달린 종자가 들어 있다.

분포/ 중국 원산이지만 야생화되어 전국의 산에서 흔히 자라며, 일본, 만주, 중국, 대만에 분포한다.

채취/ 뿌리줄기를 가을에 채취하여 겉껍질을 벗긴 후 그늘에서 말린다. 초산약(炒山藥)은 먼저 밀기울을 뜨거운 냄비에 고루 뿌려 넣고 연기가 날 때 산약편(山藥片)을 넣고 담황색이 될 때까지 볶은 것이다.

약효/ 뿌리줄기를 산약(山藥)이라고 하며, 자양, 강장, 강정, 지사, 건비(健脾), 보폐(補肺), 보신, 익정(益精)의 효능이 있고, 비허(脾虛)로 인한 설사, 구리(久痢), 식욕부진, 해수, 소갈, 유정, 대하, 빈뇨를 치료한다. 뿌리줄기를 산약등(山藥藤)이라고 하며, 피부습진, 단독을 치료한다. 잎겨드랑이에 달리는 주아(珠芽)를 영여자(零餘子)라고 하며, 보허(補虛), 보요각(補腰脚)의 효능이 있다. 열매를 풍차아(風車兒)라고 하며, 이명(耳鳴)을 치료한다.

성분/ batasin I, II, III, dioscin이 함유되어 있다.

약리 작용/ dioscin을 토끼에게 주사하면 혈당량이 감소한다.

사용법/ 뿌리줄기 또는 열매 20g에 물 800mL를 넣고 달인 액을 반으로 나누어

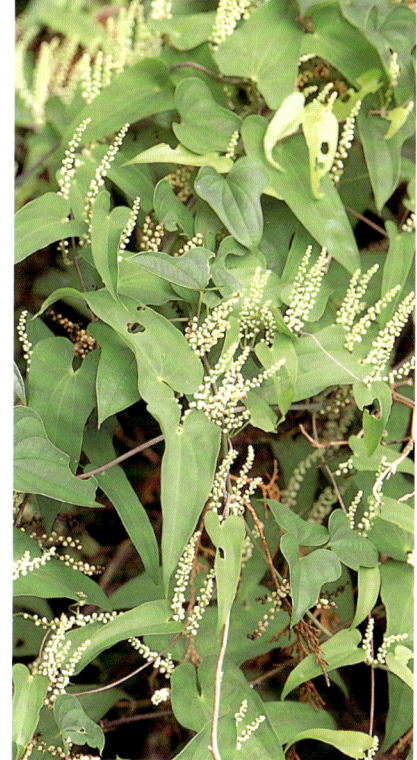

1997.8.8. 제주   마

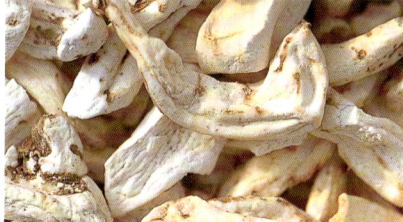

산약(山藥)

아침 저녁으로 복용하고, 뿌리줄기는 짓찧어서 환부에 바른다.

참고/ 참마 *D. japonica* Thunb.에 비하여 줄기, 잎자루, 잎맥이 자줏빛을 띠며, 잎의 밑 부분이 날개 같고 가장자리가 잘록하다.

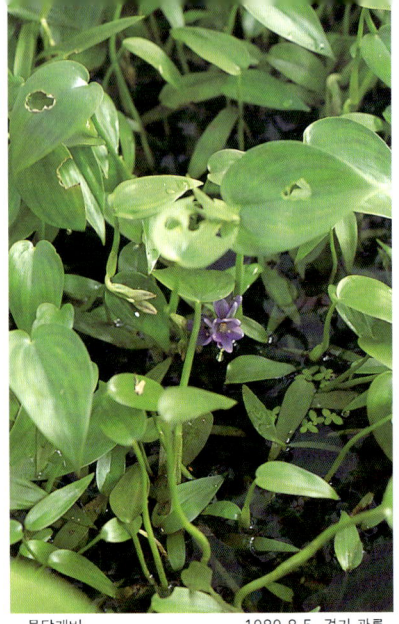

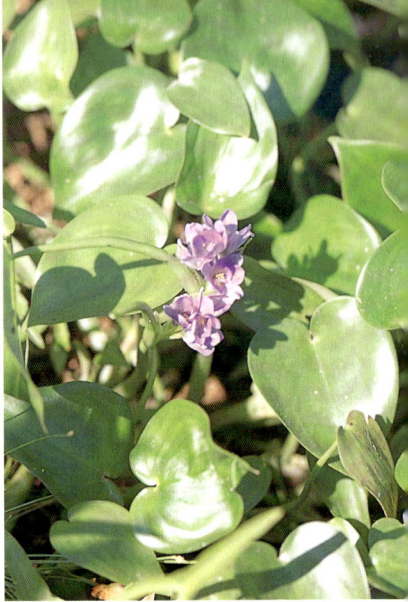

물닭개비   1989.8.5. 경기 광릉   물옥잠   1997.7.25. 한택식물원

물옥잠과 / 雨久花科 / みずあおい科 / Pontederiaceae

늪 지대에서 자라며, 뿌리줄기는 있거나 없고, 잎은 뿌리에서 돋는다. 꽃은 양성화, 방사 상칭이며, 잎집으로부터 이삭 꽃차례가 나온다. 꽃덮이는 6개, 수술은 1~6개, 자방은 상위, 1~3실, 3개의 측막 태좌, 암술머리는 밋밋하거나 2개로 갈라진다. 세계에 7속 30종, 우리 나라에는 2속 3종이 자란다.

702. 물닭개비(물달개비)   [물옥잠과]

Monochoria vaginalis (L.) Presl. var. *plantaginea* (Roxb.) Solms-Laub.

한해살이풀. 꽃은 청자색으로 9월에 핀다. 열매는 삭과로 타원형이며 성숙하면 밑으로 굽는다.

분포/ 전국의 논이나 늪에서 자라며, 일본, 만주, 중국, 아무르, 우수리에 분포한다.

약효/ 전초를 압설초(鴨舌草)라고 하며, 청열, 이뇨, 소종(消腫), 해독의 효능이 있고, 이질, 급성편도선염, 치주염, 단독, 장염을 치료한다.

사용법/ 전초 20g에 물 700mL를 넣고 달인 액을 반으로 나누어 아침 저녁으로 복용한다.

703. 물옥잠   [물옥잠과]

Monochoria korsakowii Regel et Maack

한해살이풀. 높이 30cm 가량. 꽃은 청자색으로 9월에 원줄기 끝에 달린다. 열매는 삭과로 달걀 모양이다.

분포/ 전국의 논과 늪에서 자라며, 일본, 만주, 중국, 아무르, 우수리에 분포한다.

약효/ 전초를 우구(雨韭)라고 하며, 청열, 거습, 정천(定喘), 해독의 효능이 있고, 단독(丹毒)을 소산(疎散)하고 치질을 치료하며 눈을 맑게 한다.

사용법/ 전초 10g에 물 700mL를 넣고 달인 액을 반으로 나누어서 아침 저녁으로 복용한다.

붓꽃과 / 鳶尾科 / あやめ科 /
Iridaceae

땅속줄기 또는 알줄기를 가진 여러
해살이풀. 잎은 좁고 2줄이다. 꽃은
양성화, 포는 2개, 꽃덮이는 6개로
꽃통의 밑부분에서 자방과 붙는다. 수
술은 3개로 안쪽 꽃덮이와 어긋 나고,
수술대는 실 모양이다. 꽃밥은 2실,
자방은 하위로 대개 3실이고, 암술대
는 3개로 갈라지며, 배유는 육질이다.
세계에 70속 1500종, 우리 나라에는
2속 11종이 자란다.

704. 범부채 [붓꽃과]

Belamcanda chinensis (L.) DC.

여러해살이풀. 높이 50~100cm. 꽃은
황적색 바탕에 짙은 자줏빛 반점이 많으
며 7~8월에 핀다. 열매는 삭과이며 달
걀 모양이고, 종자는 흑색으로 윤채가
있다.

분포/ 전국의 산 속 초원에서 자라며,
일본, 만주, 중국에 분포한다.

약효/ 뿌리줄기를 사간(射干)이라고 하
며, 강화(降火), 해독, 산혈, 소어(消瘀)
의 효능이 있고, 편도선염, 나력결핵,
무월경 등에 사용한다.

성분/ belamcandin, iridin, tectoridin이
함유되어 있다.

약리 작용/ 물로 달인 액은 피부사상균
에 대하여 항진균 작용이 있다. 또 tec-
toridin은 hyluronidase 작용을 억제하며,
토끼의 경우 타액 분비가 촉진된다.

사용법/ 뿌리줄기 5g에 물 700mL를 넣
고 달인 액을 반으로 나누어 아침 저녁
으로 복용한다.

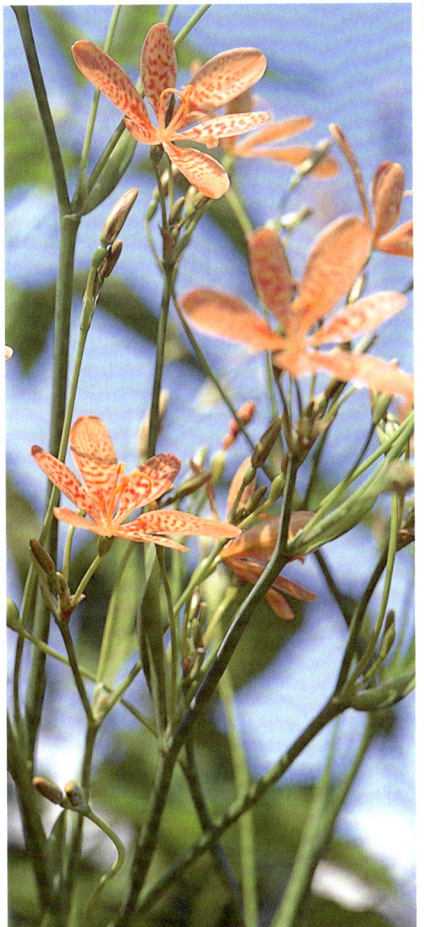

1997.7.1. 인삼연초연구소   범부채

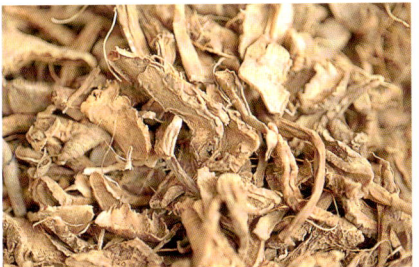

사간(射干)

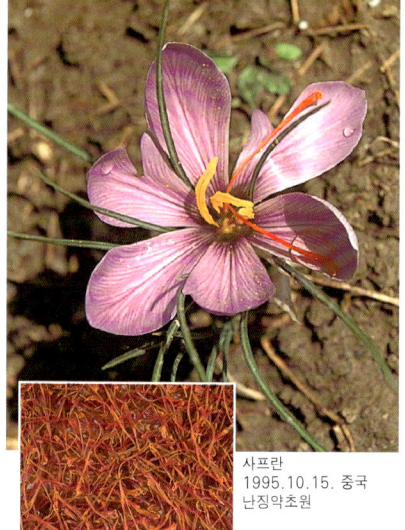

사프란
1995.10.15. 중국
난징약초원

장홍화(藏紅花)

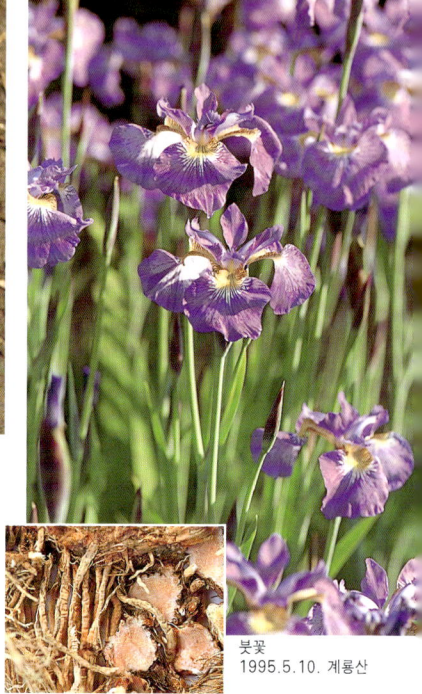

붓꽃
1995.5.10. 계룡산

두시초(豆豉草)

705. 사프란 [붓꽃과]

Crocus sativus L.

여러해살이풀. 높이 15cm 가량. 꽃은 연한 자줏빛으로 10~11월에 새 잎 사이에서 핀다. 수술은 6개, 암술대는 3개로 갈라지며 황적색이다.

분포/ 유럽 및 소아시아 원산으로, 전국에서 관상용 또는 약용으로 재배한다.

약효/ 암술대와 암술머리를 장홍화(藏紅花)라 하며, 활혈(活血), 거어혈(祛瘀血), 산울개결(散鬱開結)의 효능이 있고, 우울증, 토혈, 무월경, 산후어혈에 의한 복통을 치료한다.

성분/ crocin, crocetin dimethylester, picrocrocin, safranal이 함유되어 있다.

약리 작용/ 물로 달인 액은 쥐, 토끼, 개, 고양이의 적출 자궁에 대하여 흥분 작용이 있고, 혈압을 강하시킨다.

사용법/ 암술대와 암술머리 10g에 물 700mL를 넣고 달인 액을 반으로 나누어 아침 저녁으로 복용한다.

참고/ 임산부는 복용을 금한다.

706. 붓꽃 [붓꽃과]

Iris sanguinea Hornem. [*I. nertschinskia* Lodd.]

여러해살이풀. 높이 60cm 가량. 꽃은 자줏빛으로 5~6월에 핀다. 열매는 삭과로 3개의 능선이 있고 방추형이다. 종자는 갈색이고 삭과 끝이 터지면서 나온다.

분포/ 전국의 산과 들에서 자라며, 일본, 만주, 아무르, 우수리, 몽고에 분포한다.

약효/ 뿌리줄기 및 뿌리를 두시초(豆豉草)라고 하며, 소적(消積), 행수(行水)의 효능이 있고, 위통, 복통, 치질, 개선을 치료한다.

성분/ 꽃에 flavoyamenin, swertisin, swertiajaponin이 함유되어 있다.

사용법/ 뿌리줄기 및 뿌리 10g에 물 700mL를 넣고 달인 액을 반으로 나누어 아침 저녁으로 복용한다.

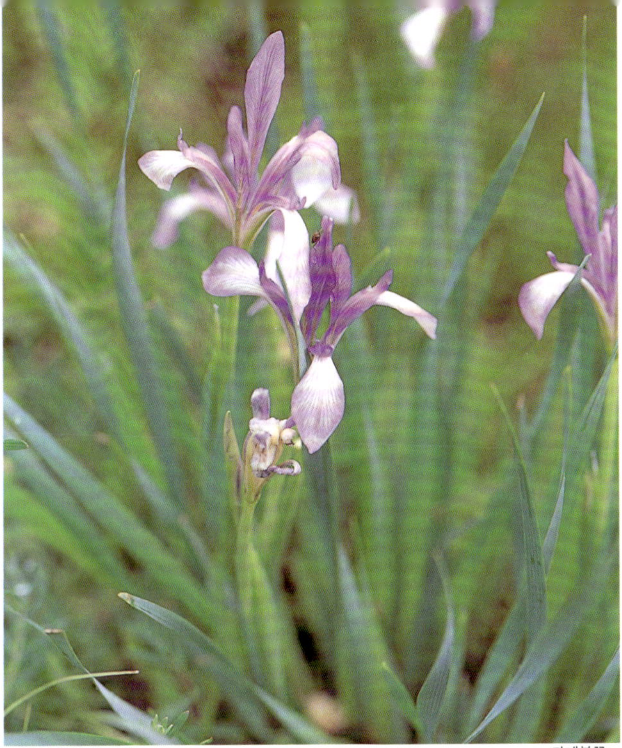

1997.6.3. 백두산

타래붓꽃

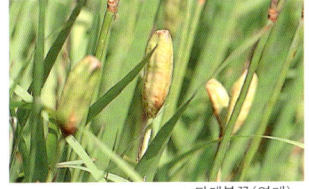

타래붓꽃(열매)

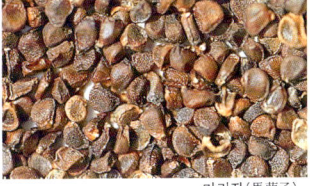

마린자(馬藺子)

707. 타래붓꽃 [붓꽃과]

Iris pallasii Fischer var. *chinensis* Fischer

여러해살이풀. 높이 30~50cm. 꽃은 벽자색으로 5~6월에 핀다. 열매는 삭과로 타원형이며 끝이 부리처럼 뾰족하다.

분포/ 전국의 산에서 자라며, 만주, 중국에 분포한다.

약효/ 종자를 마린자(馬藺子)라고 하며, 해열, 이습, 지혈, 해독의 효능이 있고, 황달, 설사, 토혈, 백대하, 옹종, 피부한열, 주독을 치료하고 근골을 튼튼히 한다.

성분/ 종자 껍질에는 pallosone A, B, C가 함유되어 있고, 이 물질들은 여러 암세포의 성장을 억제한다.

사용법/ 종자 10g에 물 700mL를 넣고 달인 액을 반으로 나누어 아침 저녁으로 복용하거나 환제나 산제로 하여 복용한다.

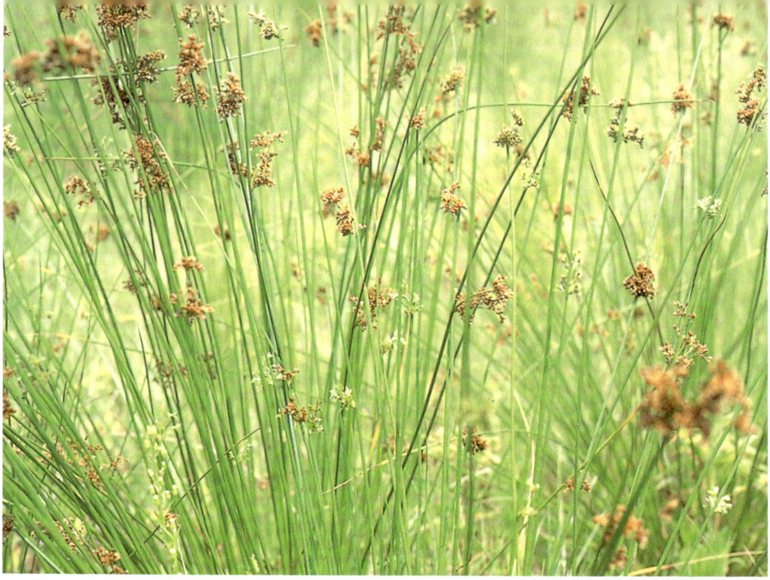

골풀

1991.6.1. 경기 광릉

골풀과 / 燈心草科 / いぐさ科 / Juncaceae

한해살이풀 또는 여러해살이풀. 줄기는 곧고 단순하다. 잎은 편평하고 선형이며, 밑부분은 잎집으로 싸인다. 꽃은 산방 또는 취산 꽃차례로 때로는 두상 꽃차례를 이루며 양성화이다. 꽃덮이는 6개, 수술 3~6개, 암술머리는 3개이다. 삭과는 3편, 종자는 3~다수, 배는 곧다. 세계에 8속 300종, 우리 나라에는 2속 23종이 자란다.

708. 골풀   [골풀과]

Juncus effusus L. var. *decipiens* Buchen.

여러해살이풀. 높이 1m 이상. 수술은 3개이다. 열매는 삭과로 달걀 모양이다.

분포/ 전국의 습지에서 자라며, 일본, 만주, 중국, 우수리, 북아메리카에 분포한다.

약효/ 줄기를 가을에 채취하여 세로로 쪼개서 표피는 버리고 속을 말린 것을 등심초(燈心草)라고 하며, 청심(淸心), 강화(降火), 이뇨, 통림(痛淋)의 효능이 있고, 임병, 수종, 소변불리, 황달로 인한 습열, 심번불면(心煩不眠), 편도선염, 소아경련, 비뇨기염증, 창상을 치료한다.

성분/ 에탄올 추출물을 개에게 투여했을 때

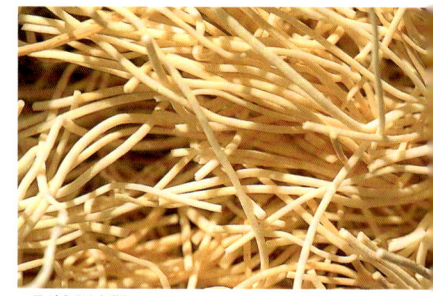

등심초(燈心草)

혈압이 강하고, 이뇨 작용이 나타난다.

사용법/ 줄기 속 5g에 물 700mL를 넣고 달인 액을 반으로 나누어 아침 저녁으로 복용한다.

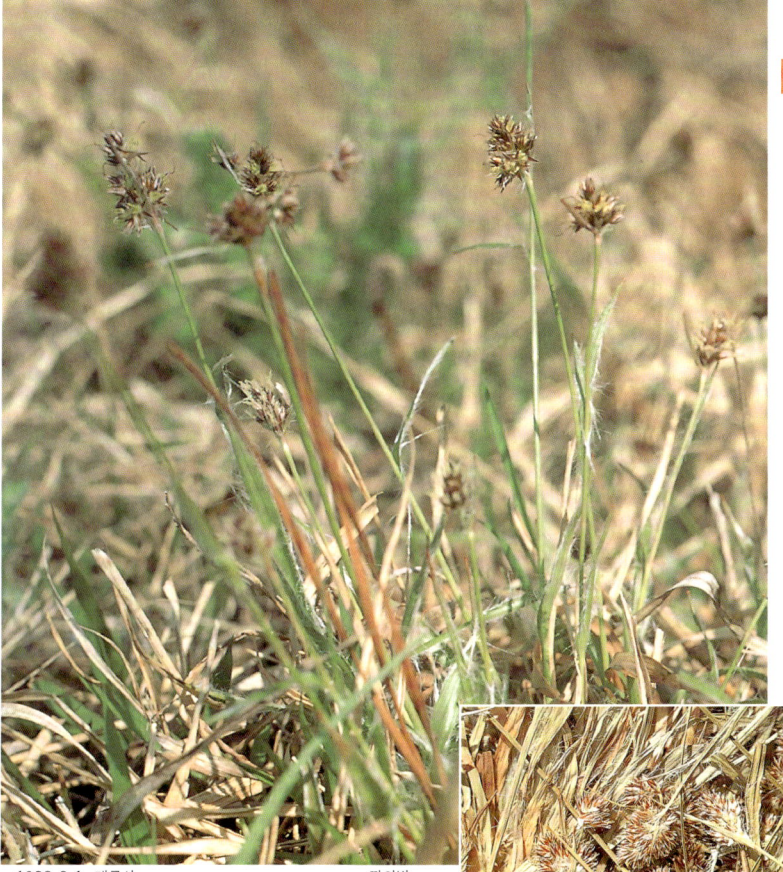

1988.6.1. 계룡산　　　　　　　　　　꿩의밥

지양매(地楊梅)

709. 꿩의밥　　　　　　[골풀과]

Luzula capitata Miq.

여러해살이풀. 꽃은 4~5월에 꽃줄기 끝에 모여 달린다. 꽃덮이 조각은 6개, 수술은 6개이다. 열매는 삭과로 길이 2.5mm 가량이며 모가 난 달걀 모양이다.

분포/ 전국의 산과 들에서 자라며, 일본, 만주, 사할린에 분포한다.

약효/ 진초 또는 열매를 지양매(地楊梅)라 하며, 적리(赤痢), 백리(白痢)를 치료한다.

성분/ luteolin-7-glucoside가 함유되어 있다.

사용법/ 전초 10g에 물 700mL를 넣고 달인 액을 반으로 나누어서 아침 저녁으로 복용한다.

참고/ 산꿩의밥 *L. multiflora* Lejeune, 구름 꿩의밥 *L. oligantha* G. Sam., 산새밥 *L. pallescens* (Wahlenb.) Besser에 비하여 두화(頭花)가 크고 보통 1개가 핀다. 꽃밥이 수술대보다 훨씬 길다.

닭의장풀과 / 鴨跖草科 / つゆくさ科 / Commelinaceae

여러해살이풀 또는 한해살이풀. 잎은 편평하고, 줄기 밑부분에는 막질의 닫혀진 잎집이 있다. 꽃은 양성화, 방사 상칭 또는 좌우 상칭이다. 바깥 꽃덮이 3개는 대개 녹색, 안쪽 꽃덮이 3개는 떨어져 있거나 밑부분이 붙어 있고, 수술은 6개, 자방은 상위, 2~3실, 암술머리는 소형이다. 삭과는 포배 열개, 종자는 각이 진다. 세계에 40속 660종, 우리 나라에는 4속 6종이 자라며, 대부분이 약용 식물이다.

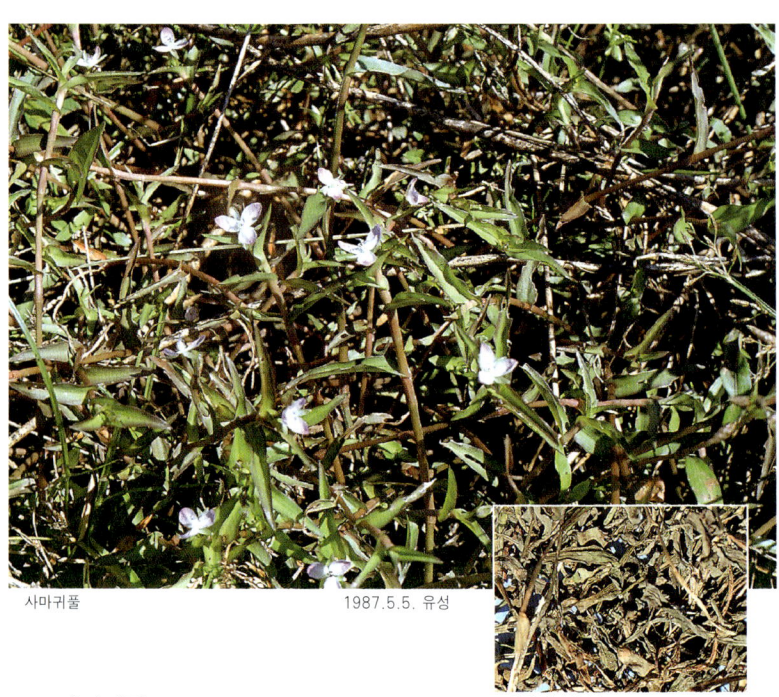

사마귀풀　　　　　1987.5.5. 유성

수죽엽(水竹葉)

710. 사마귀풀　　　[닭의장풀과]

Murdannia keisak (Hassk.) Hand.-Mazz.

한해살이풀. 높이 10~30cm. 꽃은 연한 홍자색으로 8~9월에 잎겨드랑이에 1개씩 달린다. 열매는 삭과로 타원형이며 길이 8~10mm이다.

분포 / 전국의 습지와 연못가에서 자라며, 일본, 만주, 중국, 대만, 아무르에 분포한다.

약효 / 전초를 수죽엽(水竹葉)이라 하며, 청열, 이뇨, 간염, 소종, 해독의 효능이 있다. 폐열해천(肺熱解喘), 적백하리(赤白下痢), 소변불리(小便不利), 인후종통을 치료한다.

사용법 / 전초 15g에 물 700mL를 넣고 달인 액을 반으로 나누어 아침 저녁으로 복용하고, 외용에는 짓찧어서 환부에 바른다.

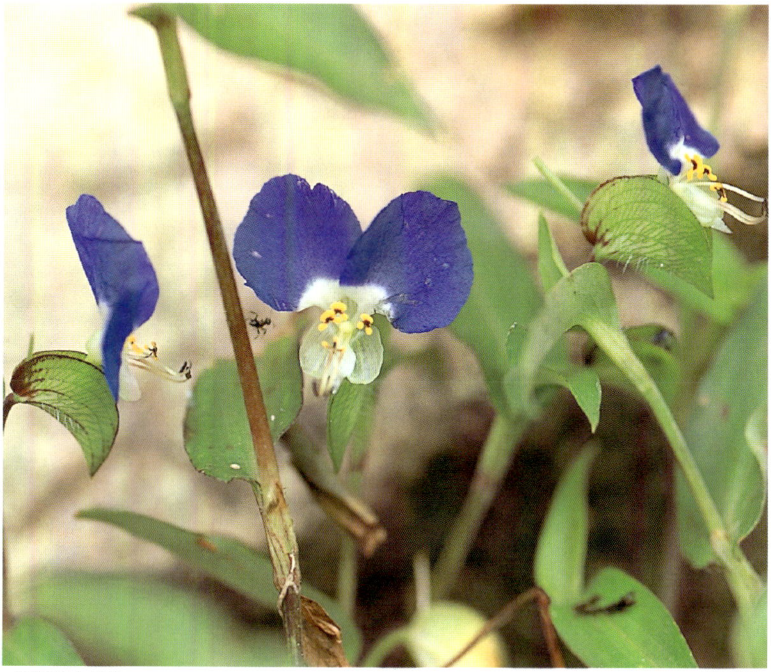

1995.9.1. 대전

닭의장풀

711. 닭의장풀 [닭의장풀과]

Commelina communis L.

한해살이풀. 높이 15~50cm. 꽃은 7~8월
에 핀다. 열매는 삭과로 타원형이다.

분포/ 전국의 들이나 마을 근처에서 흔히 자
라며, 일본, 만주, 중국, 대만, 시베리아, 북
아메리카에 분포한다.

약효/ 전초를 압척초(鴨跖草)라고 하며, 청
열, 지혈, 거어(祛瘀)의 효능이 있고, 폐열조
해(肺熱燥咳), 토혈, 혈변, 혈뇨, 이질, 타박
상을 치료한다.

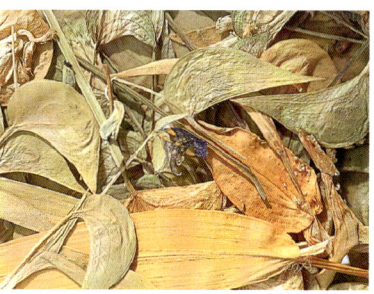

압척초(鴨跖草)

성분/ commelinin, 1-carbomethoxy-β-carbo-
line, norharman, harman, (-)-loliolide 등이
함유되어 있다.

약리 작용/ 물로 달인 액은 이담 작용, 혈당

을 강하시키는 작용이 있다.

사용법/ 전초 15g에 물 700mL를 넣고 달인
액을 반으로 나누어 아침 저녁으로 복용하
고, 외용에는 짓찧어서 환부에 바른다.

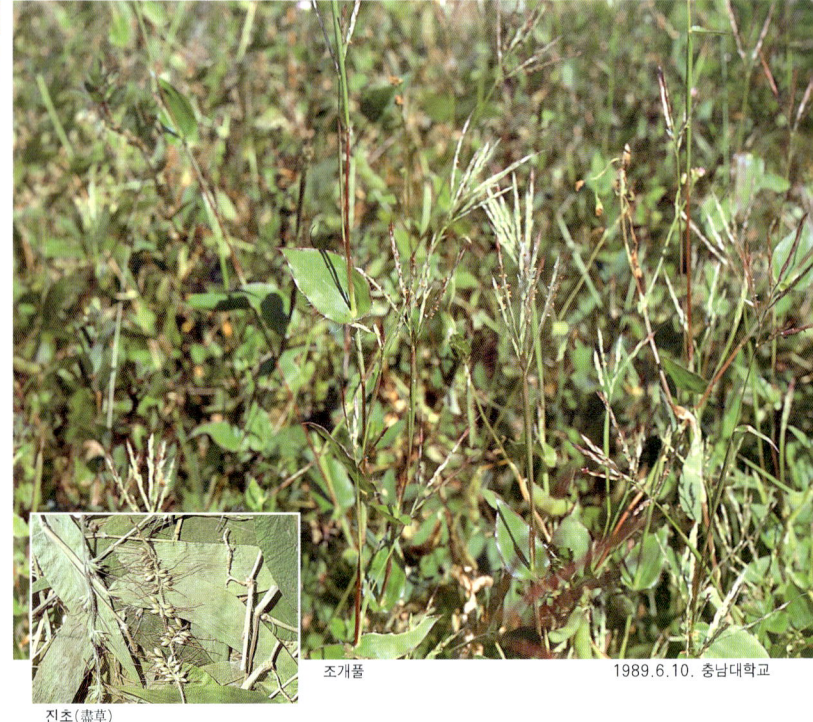

진초(盡草)

조개풀   1989.6.10. 충남대학교

벼과 / 禾本科 / いね科 / Gramineae

한해살이풀 또는 여러해살이풀, 때로는 나무. 줄기는 마디를 제외하고 속이 빔. 잎은 어긋 나고, 잎몸, 잎집, 잎혀[葉舌]로 구성되며, 잎혀는 잎몸과 잎집 사이에 있다. 꽃차례는 대개 줄기 끝에 이삭 꽃차례, 원추 꽃차례, 총상 꽃차례 모양으로 달린다. 꽃은 암술, 수술, 인피, 외영, 내영으로 구성되고, 수술은 3개 또는 6개. 꽃밥은 세로로 갈라지고, 암술대 2개, 암술머리는 2~3갈래로 털이 있다. 열매는 영과(穎果), 종자는 1개이다. 세계 에 550속 10,000종, 우리 나라에는 78속 180종이 자란다.

712. 조개풀   [벼과]

Arthraxon hispidus (Thunb.) Makino

한해살이풀. 높이 30~50cm. 꽃은 8~9월 에 핀다. 꽃차례는 길이 2~5cm, 작은 이삭 은 길이 4mm 가량으로 1개씩 달린다.

분포/ 전국의 산에서 자라며, 일본, 만주, 중국, 대만, 필리핀에 분포한다.

약효/ 전초를 진초(盡草)라고 하며, 지해, 정천(定喘), 소종, 살충의 효능이 있고, 해 수, 천식, 악창, 개선을 치료한다.

성분/ acotinic acid, luteolin, luteolin-7-gluco- side가 함유되어 있다.

사용법/ 전초 15g에 물 700mL를 넣고 달인 액을 반으로 나누어 아침 저녁으로 복용한다.

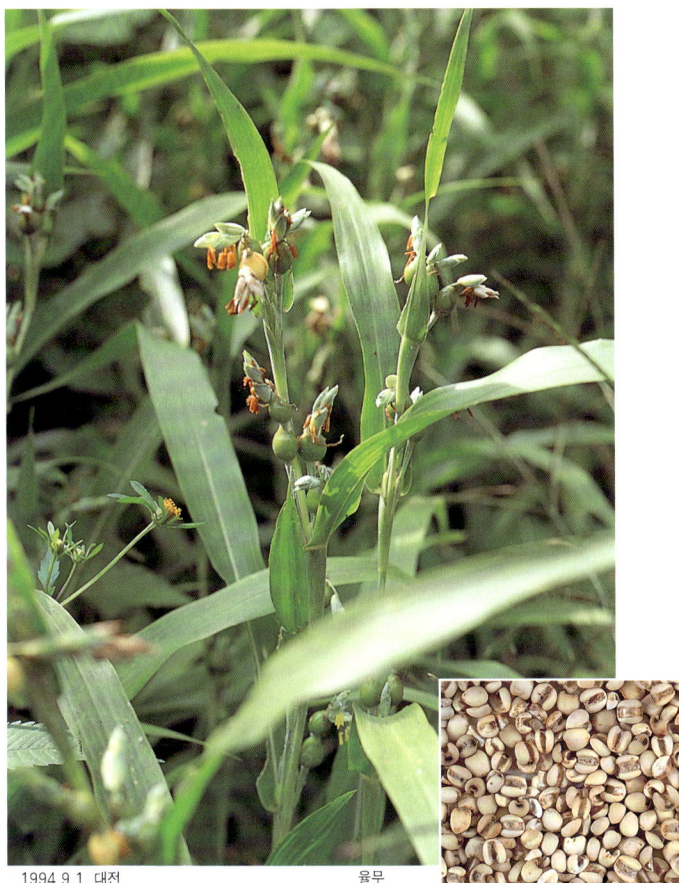

1994.9.1. 대전　　　　율무

의이인(薏苡仁)

713. 율무　　　　　　　　　[벼과]

Coix lacryma-jobi L. var. *mayuen* (Roman.) Stapf

한해살이풀. 높이 1~1.5m. 꽃은 7월에 핀다. 수꽃 이삭은 암꽃 이삭을 뚫고 위로 나와 3cm 정도 자란다. 열매는 타원형이다.

분포/ 중국 원산으로, 전국에서 재배한다.

약효/ 속씨를 의이인(薏苡仁)이라고 하며, 건비보폐(健脾補肺), 이습, 청열, 배농의 효능이 있고, 설사, 장옹(腸癰), 습비, 관절염, 각기를 치료한다.

성분/ coixol, coixenolide가 함유되어 있다.

약리 작용/ 이 물질들은 쥐의 Ehrlich 복수암에 대하여 생명 연장 효과가 있고, 또 토끼에게 정맥 주사 하면 호흡 흥분, 혈압 강하, 장관의 운동이 억제된다.

사용법/ 속씨 30g에 물 900mL를 넣고 달인 액을 반으로 나누어 아침 저녁으로 복용한다.

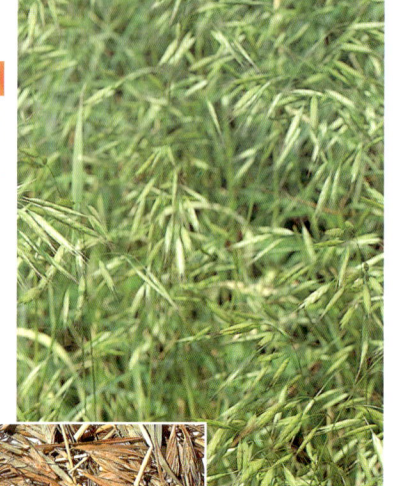

개솔새
1989.7.1. 대전

구엽운향초(韭葉芸香草)

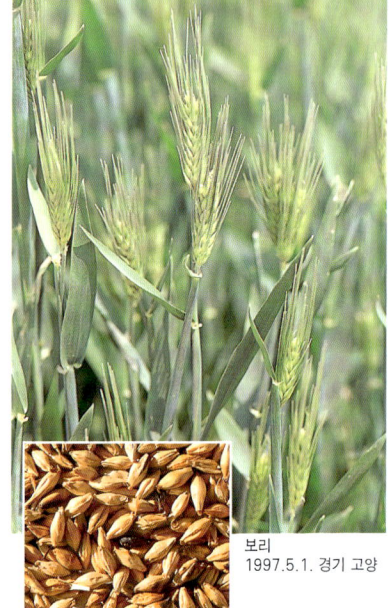

보리
1997.5.1. 경기 고양

맥아(麥芽)

714. 개솔새 [벼과]

Cymbopogon tortilis (Presl.) Hitch. var.
goeringii (Steud.) Hand.-Mazz.

여러해살이풀. 높이 1m 가량. 땅속줄기는
짧고, 줄기는 밀생한다. 잎몸은 선형이고
길이 20~30cm이고 표면에 털이 없다. 첫째
작은 이삭은 대가 있으며 수꽃이고, 둘째 작
은 이삭은 넓은 피침형이다.

분포/ 전국의 산에서 자라며, 일본, 만주,
중국, 대만, 필리핀에 분포한다.

약효/ 전초를 구엽운향초(韭葉芸香草)라고
하며, 지해(止咳), 정천(定喘), 소종의 효능
이 있고, 기관지천식, 관절염, 개선을 치료
한다.

성분/ 정유의 주성분은 elemicin과 isoelemicin
이다.

사용법/ 전초 30g에 물 1200mL를 넣고 달인
액을 반으로 나누어 아침 저녁으로 복용한다.

참고/ 솔새와 비슷한 모양이나 꽃차례가 포
밖으로 나온다.

715. 보리 [벼과]

Hordeum vulgare L. var. *hexastichon*
Aschers.

한해살이풀 또는 두해살이풀. 높이 1m 가
량. 이삭 꽃차례는 길이 5~10cm로 몇 개의
마디로 갈라지며, 각 마디마다 발달한 작은
이삭이 붙고, 작은이삭마다 1개의 꽃이 있다.

분포/ 전국에서 재배한다.

약효/ 겉보리의 종자를 싹이 3~4mm 자라
게 한 다음 말려서 볶은 것을 맥아(麥芽)라고
하며, 소화 촉진의 효능이 있고, 소화불량,
복부팽만감, 식욕부진, 구토, 설사를 치료
한다.

성분/ 종자에는 alantoin, phosphatidylserine,
phosphatidylcholine, phosphatidynic acid 등
이 함유되어 있다.

약리 작용/ alantoin을 0.5% 용액으로 만들어
환부에 바르면 조직의 재생이 촉진된다.

사용법/ 맥아 15g에 물 700mL를 넣고 달인
액을 반으로 나누어 아침 저녁으로 복용한다.

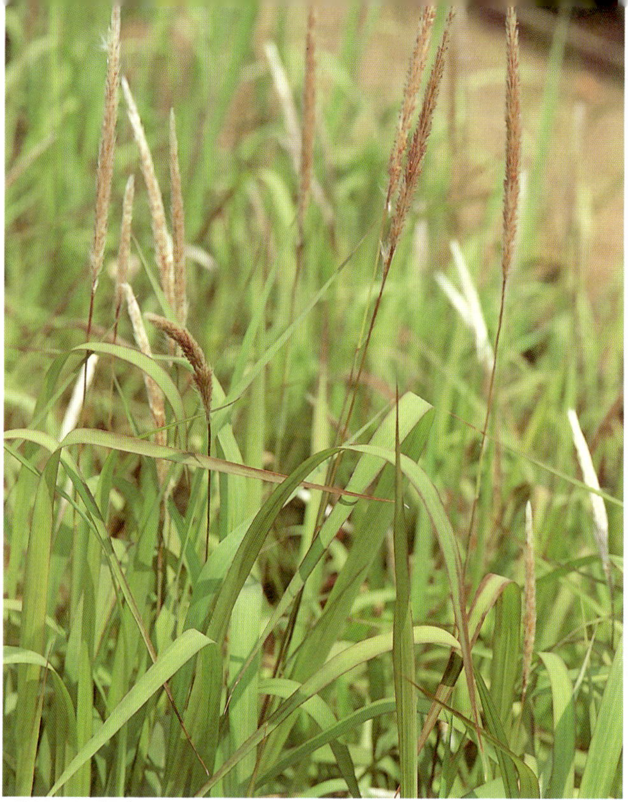

1995.7.1. 계룡산

띠

716. 띠 [벼과]

Imperata cylindrica (L.) Beauv. var. *koenigii* (Retz.) Durand et Schinz

여러해살이풀. 높이 30~80cm. 작은 이삭은 긴 타원형으로 작은 가지에 2개가 달린다.

분포/ 전국의 양지바른 산기슭이나 물가에서 흔히 자라며, 일본, 만주, 중국, 대만 등 아시아, 아프리카, 북아메리카에 분포한다.

약효/ 뿌리줄기를 백모근(白茅根)이라고 하며, 양혈(涼血), 지혈, 청열, 이뇨의 효능이 있고, 열병에 의한 구갈, 토혈, 비출혈, 폐열천식, 위열구토, 임탁, 소변불통, 수종, 황달을 치료한다.

성분/ coixol, arundoin, cylindrin 등이 함유

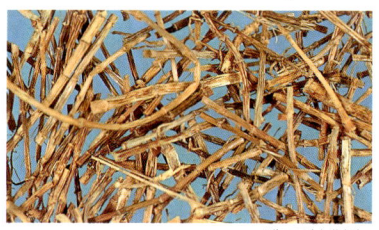

백모근(白茅根)

되어 있다.

약리 직용/ 물로 딜인 액을 도끼에게 두여하면 이뇨 작용이 있고, 적리균, 황색포도상구균 등에 대하여 항균 작용이 있다.

사용법/ 뿌리줄기 15g에 물 700mL를 넣고 달인 액을 반으로 나누어 아침 저녁으로 복용한다.

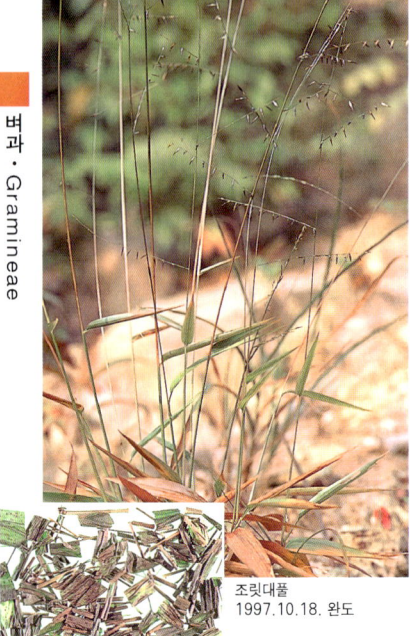

조릿대풀
1997.10.18. 완도

담죽엽(淡竹葉)

718. 조릿대풀 [벼과]

Lophatherum gracile Brongn.

　여러해살이풀. 높이 0.7~1m. 꽃은 8~10월에 핀다. 작은 이삭은 한쪽으로 달리며, 길이 7~8mm로 밑부분에 속모(束毛)가 있다.

분포/ 제주, 전남(완도)의 산 숲 속에서 자라며, 일본, 만주, 중국, 대만, 말레이시아에 분포한다.

약효/ 전초를 담죽엽(淡竹葉)이라고 하며, 청심화(淸心火), 제번열(除煩熱), 이뇨의 효능이 있고, 열병에 의한 구갈, 심번(心煩), 소변적삽(小便赤澁), 임탁(淋濁), 설창(舌瘡), 치간종통(齒齦腫痛)을 치료한다.

성분/ arundoin, cylindrin, taraxerol, fridelin 등이 함유되어 있다.

약리 작용/ 쥐에게 물로 달인 액을 투여하면 해열 작용과 이뇨 작용이 나타난다.

사용법/ 전초 15g에 물 700mL를 넣고 달인 액을 반으로 나누어 아침 저녁으로 복용한다.

717. 갈대 [벼과]

Phragmites communis Trin.

　여러해살이풀. 높이 1~3m. 꽃은 9월에 핀다. 원추 꽃차례는 끝이 밑으로 처지고, 길이 20~40cm로 넓은 달걀 모양이며, 자주색에서 자갈색으로 변한다.

분포/ 전국의 습지나 냇가에서 자라며, 일본, 만주, 중국 등 아시아, 유럽, 아프리카, 아메리카에 분포한다.

약효/ 뿌리줄기를 노근(蘆根)이라고 하며, 청열, 제번, 생진(生津), 지구(止嘔)의 효능이 있고, 열병에 의한 구갈, 심번(心煩), 위열에 의한 구토, 번위, 폐위(肺痿), 폐옹을 치료하고, 복어 중독을 해독한다. 잎을 노엽(蘆葉)이라고 하며, 구토, 설사, 토혈을 치료한다.

성분/ 뿌리줄기에는 coixol이 함유되어 있다.

사용법/ 뿌리줄기 20g에 물 800mL를 넣고 달인 액을 반으로 나누어서 아침 저녁으로 복용한다.

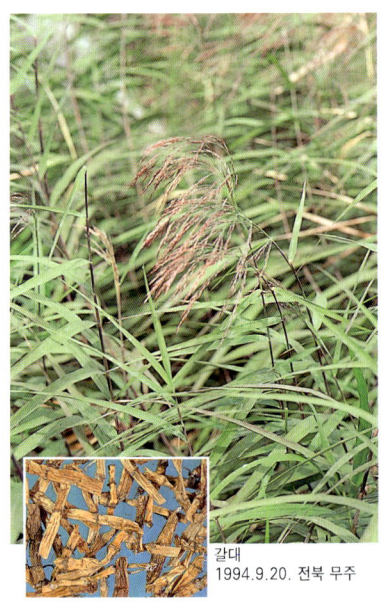

갈대
1994.9.20. 전북 무주

노근(蘆根)

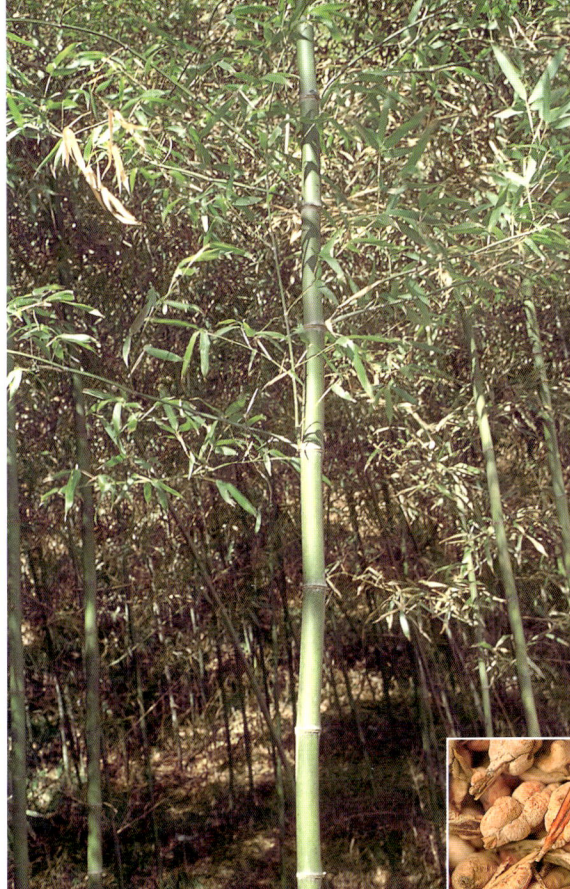

1994.2.20. 대전   왕대

천축황(天竺黃)

719. 왕대(참대)   [벼과]

Phyllostachys bambusoides S. et Z.

늘푸른큰키나무. 높이 15~20m. 죽순대 나음으로 크며, 줄기는 저음에는 녹색이지만 황록색으로 변한다. 마디에는 가지가 2개씩 나오며, 하나의 가지에 5~6개의 잎이 달린다.

분포/ 중국 원산으로, 남부 지방에서 재식한다.

약효/ 죽황봉(竹黃蜂)이 마디 사이에 분비하여 괸 액이 응결된 물질, 또는 병적으로 생긴 덩어리를 천축황(天竺黃)이라고 하며, 청열, 화담, 심량(心涼), 이규(利竅)의 효능이 있고, 중풍, 소아경련을 치료한다.

사용법/ 천축황 5g에 물 500mL를 넣고 달인 액을 반으로 나누어 아침 저녁으로 복용한다.

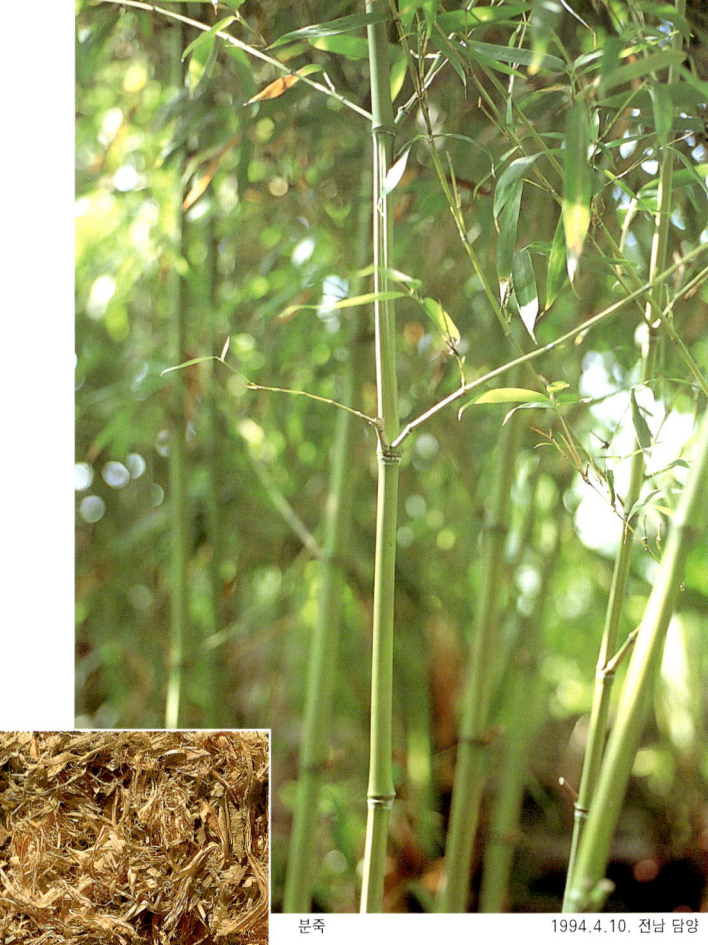

벼과 · Gramineae

분죽   1994.4.10. 전남 담양

죽여(竹茹)

720. **분죽**(솜대)   [벼과]

Phyllostachys nigra (Lodd.) Munro var.
henonis (Bean) Stapf.

늘푸른중간키나무. 높이 7~8m. 작은 가지에서 잎이 3~5개씩 달리고, 꽃은 8~9월에 핀다.

분포/ 전국의 산에서 자라며, 일본, 만주, 중국, 대만, 필리핀에 분포한다.

약효/ 잎을 죽엽(竹葉)이라고 하며, 청열제

번(淸熱除煩), 생진(生津), 이뇨의 효능이 있고, 열병으로 인한 번갈(煩渴), 소아경기, 토혈, 소변단적(小便短赤)을 치료한다. 줄기의 겉껍질을 제거한 중간층을 죽여(竹茹)라고 하며, 청열, 양혈, 화담, 지구(止嘔)의 효능이 있고, 번열구토, 담열해천(痰熱咳喘), 토혈을 치료한다.

사용법/ 잎 10g에 물 700mL를 넣고 달인 액을 반으로 나누어 아침 저녁으로 복용한다.

566

721. 조릿대 [벼과]

Sasa borealis (Hack.) Makino

늘푸른떨기나무. 높이 1~2m, 지름 3~6mm. 꽃은 4월에 원추 꽃차례로 달린다.

분포/ 전국의 산에서 자라며, 일본, 만주, 중국, 대만, 필리핀에 분포한다.

약효/ 뿌리줄기는 거풍, 제습, 거폐한(祛肺寒)의 효능이 있고, 기천담해(氣喘痰咳), 사지근골통을 치료한다. 잎은 죽엽(竹葉)이라고 하며, 청열제번, 생진, 이뇨의 효능이 있고, 열병으로 인한 번갈, 소아경기, 토혈, 소변단적(小便短赤)을 치료한다.

사용법/ 잎 30g에 물 900mL를 넣고 달인 액을 반으로 나누어 아침 저녁으로 복용한다.

참고/ 우리 나라의 죽엽은 대부분 이 식물의 잎이다.

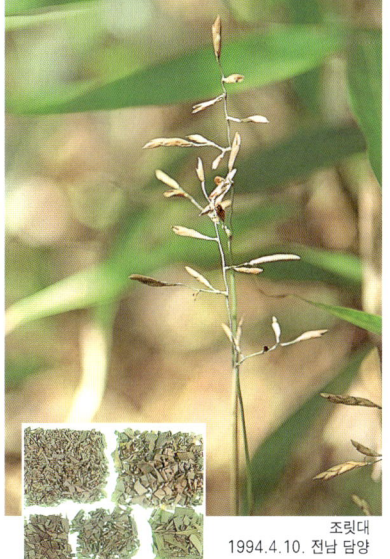

조릿대
1994.4.10. 전남 담양

죽엽(竹葉)

722. 호밀 [벼과]

Secale cereale L.

두해살이풀. 높이 2m 가량. 꽃은 5월에 핀다. 이삭 꽃차례는 길이 10~15cm이고 편평하며, 주맥 양쪽에 백색 털이 있다.

분포/ 유럽 남부와 아시아 서남부 원산으로, 북부 지방 및 중부 지방에서 재배한다.

약효/ 호밀 자체는 약용으로 잘 사용되지 않지만, 맥각균(*Claviceps purpurea*)의 기생 숙주로 자방에 기생하여 형성된 균핵을 맥각(麥角, ergota)이라고 하며, 자궁출혈, 산후출혈, 자궁수축 등에 사용한다.

성분/ 주성분은 ergotamine, ergonovine (ergometrine), ergotaxin 등이다.

약리 작용/ ergotamine, ergometrine, ergotaxin 등은 사궁출혈을 망시하고, 사궁 수축 작용이 있다.

사용법/ ergotamine tartarate는 편두통에 1mg씩 경구 투여한다. ergonovine malate는 수로 산부인과에서 사용하며, 1회 0.5mg을 경구 투여하거나 0.2mg을 피하 주사 한다.

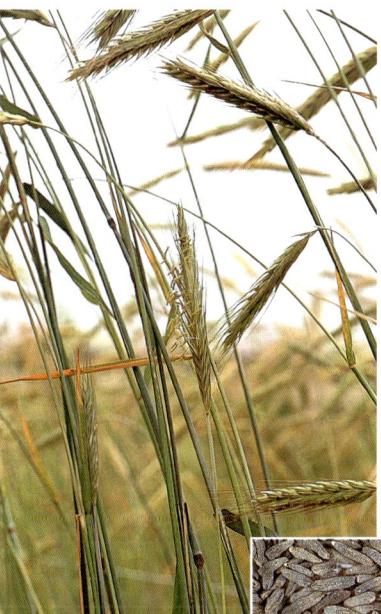

호밀
1994.6.9. 충북 옥천

맥각(麥角)

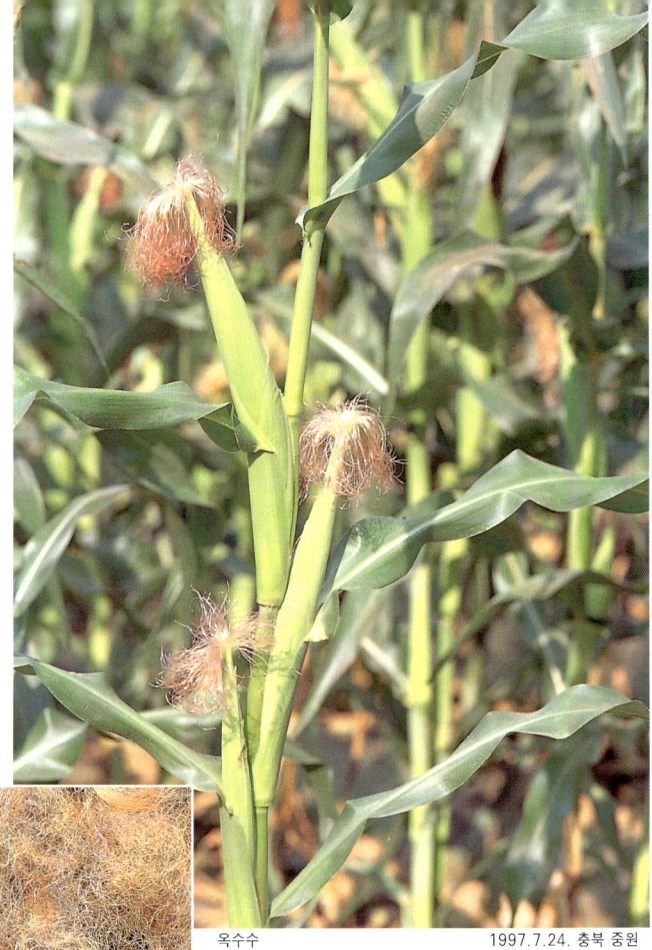

벼과 · Gramineae

옥수수

1997.7.24. 충북 중원

옥미수(玉米鬚)

723. 옥수수 [벼과]

Zea mays L.

한해살이풀. 높이 1~3m. 수꽃은 줄기 끝
에, 암꽃은 줄기 윗부분의 잎겨드랑이에 달
리며, 많은 암꽃이 꽃대에 다닥다닥 붙는다.
분포/ 열대 아메리카 원산으로, 전국에서 재
배한다.

약효/ 뿌리를 옥촉서근(玉蜀黍根)이라고 하

며, 이뇨, 거어의 효능이 있고, 사림(沙淋),
토혈을 치료한다. 암술대를 옥미수(玉米鬚)
라고 하며, 청열, 이뇨, 이담의 효능이 있고,
신염수종(腎炎水腫), 각기, 황달간염, 고혈
압, 담석, 당뇨병, 토혈을 치료한다.

약리 작용/ 개에게 물로 달인 액을 주사하면
혈압이 강하되고, 토끼에게 투여하면 혈당
이 저하되며, 이담 작용과 지혈 작용이 있다.

사용법/ 뿌리 15g에 물 800mL를 넣고 달인
액을 반으로 나누어 아침 저녁으로 복용한다.

568

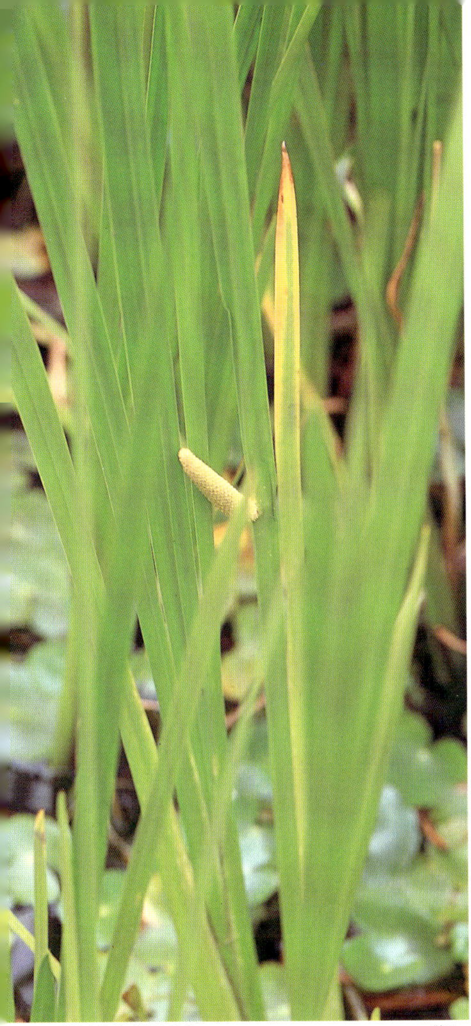

천남성과 / 天南星科 / さといも科 /
Araceae

여러해살이풀. 잎은 뿌리에서 나거나 줄기에서 어긋 난다. 꽃은 단성 또는 양성화로 육수 꽃차례 위에 밀집하여 달리고 불염포가 있다. 꽃덮이는 없거나 작은 비늘 모양, 꽃밥은 2~3실, 자방은 자루가 없고 1~3실. 열매는 장과 모양, 종자는 적다. 세계에 115속 2000종, 우리 나라에는 5속 11종이 자란다.

724. 창포 [천남성과]

Acorus calamus L. var. *angustatus*
Besser [*A. asiaticus* Nakai]

여러해살이풀. 꽃은 6~7월에 이삭 꽃차례로 연한 황록색 꽃이 빽빽하게 달린다. 수술은 6개, 암술은 1개이다.

분포 / 전국의 못, 도랑, 강가에서 자라며, 일본, 만주, 중국, 대만, 인도, 베트남, 시베리아에 분포한다.

약효 / 뿌리줄기를 백창(白菖)이라고 하며, 화담(化痰), 개규(開竅), 건비(健脾), 이습(利濕)의 효능이 있고, 전간, 경계건망(驚悸健忘), 신지불청(神志不淸), 설사, 류머티스성동통, 옹종, 개창 등을 치료한다.

성분 / eugenol, asarone, shyobunone, asarylaldehyde, epishyobunone 등이 함유되어 있다.

약리 작용 / 물 추출물은 쥐의 자발 운동을 억제시키므로 신성 작용이 있는 것으로 생각되며, 수면 연장 작용이 있고, asarone은 혈압을 강하시킨다.

사용법 / 뿌리줄기 10g에 물 700mL를 넣고 달인 액을 반으로 나누어 아침 저녁으로 복용한다.

1989.8.5. 경기 광릉   창포

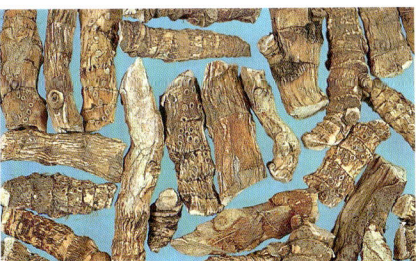

백창(白菖)

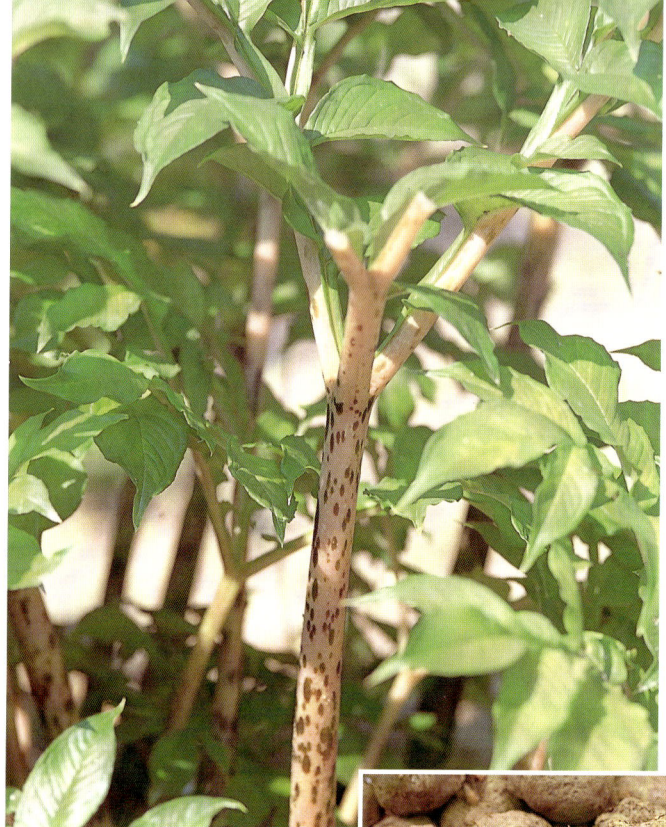

곤약   1997.7.22. 인삼연초연구소

725. 곤약   [천남성과]

Amorphophalus konjac K. Koch

여러해살이풀. 높이 1~2m. 꽃은 잎보다 먼저 나오며, 육수 꽃차례는 원주형이고 연한 황백색이다. 자방은 구형이고, 암술대는 짧다. 열매는 장과로 옥수수처럼 밀착하며 황적색으로 익는다.

분포/ 열대 아시아 원산으로, 전국 남부 지방에서 재배한다.

약효/ 알줄기를 구약(蒟蒻)이라고 하며, 화담(化痰), 산적(散積), 행어(行瘀), 소종의 효능이 있고, 남수(痰嗽), 적체(積滯), 무월경, 타박상, 옹종, 단독, 화상을 치료한다.

구약(蒟蒻)

성분/ glucomannan이 다량 함유되어 있다.

약리 작용/ 물로 달인 액은 말초 혈관 확장 작용, 혈압 강하 작용, 적출 장관에 대한 흥분 작용이 있으며, atropine과 길항한다.

사용법/ 알줄기 15g에 물 700mL를 넣고 달인 액을 반으로 나누어 아침 저녁으로 복용한다.

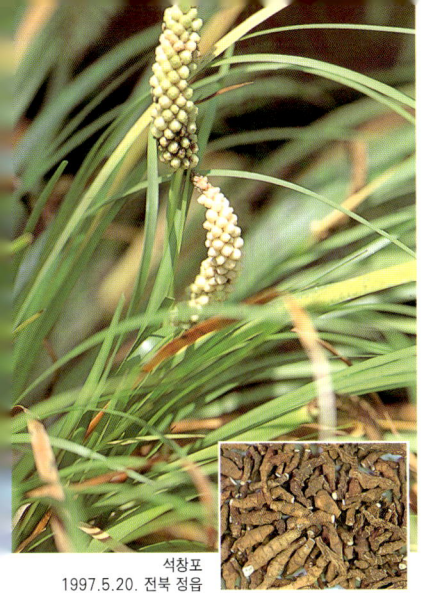

석창포
1997.5.20. 전북 정읍

석창포(石菖蒲)

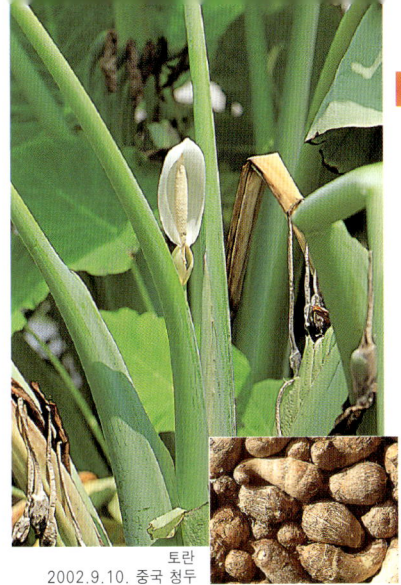

토란
2002.9.10. 중국 청두

야우(野芋)

726. 석창포   [천남성과]

Acorus gramineus Solander

여러해살이풀. 꽃은 연한 황색으로 6~7월에 핀다. 열매는 삭과로 달걀 모양이다.

분포/ 중부 이남의 물가에서 자라며, 일본, 만주, 중국, 대만, 인도에 분포한다.

약효/ 뿌리줄기를 석창포(石菖蒲)라 하며, 개규(開竅), 이기(理氣), 활혈, 거풍, 거습의 효능이 있고, 전간, 담궐(痰厥), 열병에 의한 혼수, 건망증, 심흉번민(心胸煩悶), 복통, 화농성종양, 타박상 등을 치료한다.

성분/ 정유의 주성분은 β-asarone이고, 그 밖에 asarone, caryophyllene, sekishone 등이 함유되어 있다.

약리 작용/ 물 추출물은 쥐의 자발 운동을 억제시키므로 진정 작용이 있는 것으로 생각되며, 수면 연장 작용이 있고, asarone은 혈압을 강하시킨다.

사용법/ 뿌리줄기 10g에 물 700mL를 넣고 달인 액을 반으로 나누어 아침 저녁으로 복용한다.

727. 토란   [천남성과]

Colocasis esculenta (L.) Schott [*Colocasia antiquorum* Schott var. *esculenta* Engl.]

여러해살이풀. 간혹 8~9월에 꽃이 피는 것이 있으나 열매는 맺지 못한다.

분포/ 열대 아시아 원산으로, 전국에서 재배한다.

약효/ 알줄기를 야우(野芋)라고 하며, 유옹, 종독, 마풍(麻風), 개선, 타박상을 치료한다. 잎을 야우엽(野芋葉)이라고 하며, 정창(疔瘡), 종독을 치료한다.

성분/ 점성 물질을 구성하는 당으로는 galacturonic acid, galactosamine, glucosamine, glucose, galactose, arabinose, fructose, 점성 물질에 함유된 아미노산으로는 leucine, isoleucine, phenylalanine, tyrosine, threonine, alanine, arginine, histidine, ricin, glutamic acid, asparaginic acid, glycine, serine, proline, tryptophan 등이 있다.

사용법/ 외용으로만 사용하는데, 싯씻어서 환부에 바르거나 즙을 내어 바른다.

728. 천남성 　　[천남성과]

Arisaema amurense Maxim. for. *serratum* (Nakai) Kitagawa

여러해살이풀. 높이 15~30cm. 덩이줄기는 구형, 지름 3~4cm이다. 잎은 1개이고 작은 잎은 5개이다. 꽃은 암수딴그루로 5~7월에 육수 꽃차례로 달리며, 불염포의 통부는 녹색이고, 길이 8cm 가량으로 윗부분이 앞으로 꼬부라지고 끝이 뾰족하다. 열매는 장과로 적색으로 익으며 옥수수알처럼 달린다.

분포/ 전국의 산 속 그늘진 곳에서 자라며, 만주, 중국, 우수리에 분포한다.

채취/ 알줄기를 여름에 채취하여 말린다. 제남성(製南星)은 알줄기를 하루 2~3회 물에 담그기를 반복하고, 흰 거품이 나오면 천남성 50g에 명반 100g을 가하여 1개월 정도 되어 아린 맛이 없어질 때까지 물을 갈아 준다. 아린 맛이 없어지면 생강 조각과 명반 가루를 층층으로 넣고 물이 잠길 때까지 부어 3~4주 후 내부에 흰 것이 없어질 때까지 쪄서 말린다.

약효/ 알줄기를 천남성(天南星)이라고 하며, 조습, 화담(化痰), 거풍, 정경(定驚), 소종, 산결의 효능이 있고, 중풍담연(中風痰涎), 구안와사, 반신불수, 전간, 경련, 나력, 구토, 사독충교상을 치료한다.

약리 작용/ 토끼에게 물로 달인 액을 복강 주사 하면 전기 쇼크에 의한 경련을 어느 정도 억제할 수 있고, 수면 시간을 연장하며, 거담 작용이 나타나고, 힐러 세포(HeLa cell) 등 암세포의 성장을 억제한다.

사용법/ 알줄기 5g에 물 700mL를 넣고 달인 액을 반으로 나누어 아침 저녁으로 복용한다. 환제나 산제로 만들어 복용할 수 있고, 외용에는 가루로 만들어 바른다.

참고/ 독성이 있으므로 복용에 주의하여야 한다.

천남성　　　　　　　　1997.6.4. 백두산

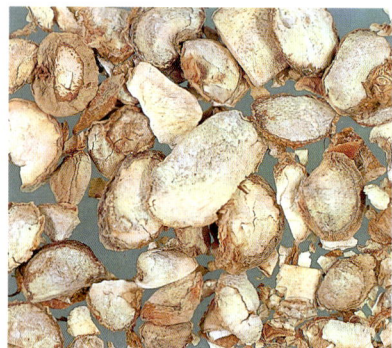

천남성(天南星)

729. 반하(끼무릇)　　[천남성과]

Pinellia ternata (Thunb.) Breit.

　여러해살이풀. 알줄기는 지름 1~2cm. 1~2개의 잎이 나오고, 작은 잎은 3개이다. 꽃은 6~7월에 육수 꽃차례로 달린다. 불염포는 녹색이고, 통부는 길이 1.5~2cm이며, 부리는 바늘 모양으로 끝이 둥글다. 꽃차례는 밑부분이 포와 합쳐져 있고, 한쪽에 암꽃이 달리며, 약간 떨어진 윗부분에 수꽃이 1cm 가량의 길이에 밀착하고, 그 윗부분은 길어져 비스듬히 선다. 수꽃은 대가 없는 꽃밥만으로 된다. 열매는 장과로 녹색이며 작다.

분포/ 전국의 들이나 밭 가에서 자라며, 일본, 만주, 중국, 대만에 분포한다.

채취/ 알줄기를 가을에 채취하여 말린다.

약효/ 알줄기를 반하(半夏)라고 하며, 조습, 화담, 거풍, 정경(定驚), 소종, 산결의 효능이 있고, 중풍담연(中風痰涎), 구안와사, 반신불수, 전간, 경련, 나력, 구토, 사독충교상을 치료한다.

성분/ nicotine, asparaginic acid, glutamic acid, arginine, choline 등이 함유되어 있다.

약리 작용/ 물로 달인 액은 apomorphine 또는 황산구리에 의한 구토를 억제하고, 침의 분비를 증가시키며, 50% 메탄올 엑스는 구토 억제, 자발 운동 억제, 위액 분비 억제, 장관 내 수송 촉진 작용이 있다.

사용법/ 알줄기 5g에 물 700mL를 넣고 달인 액을 반으로 나누어 아침 저녁으로 복용한다. 환제나 산제로 복용할 수 있고, 외용에는 가루로 만들어 바른다.

참고/ 유독하므로 복용에 주의하여야 한다.

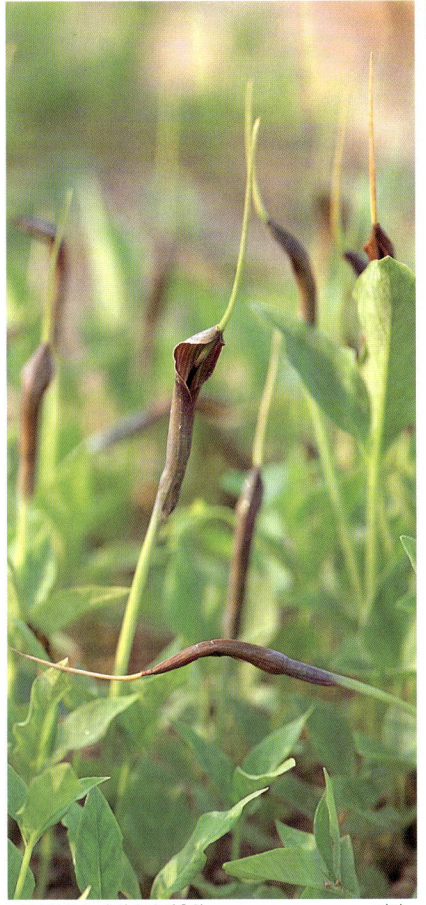

1992.7.1. 수원 농촌진흥청　　　　반하

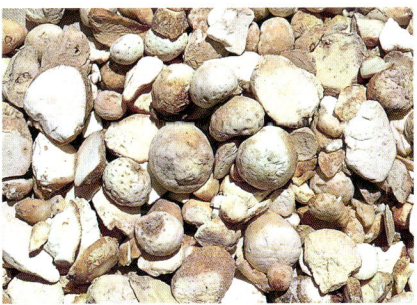

반하(半夏)

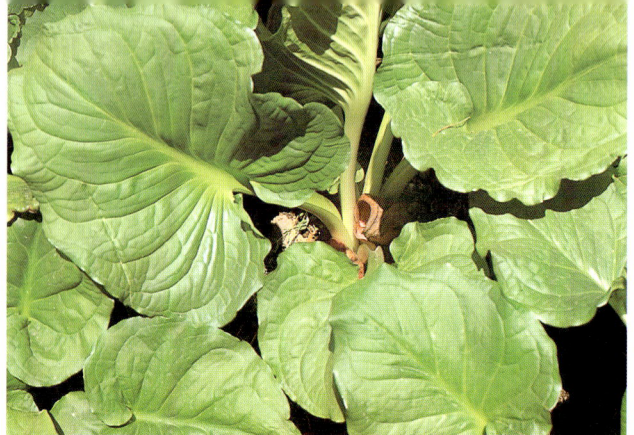

앉은부채　　　　　　　　　　　　　　1995.5.1. 광덕산

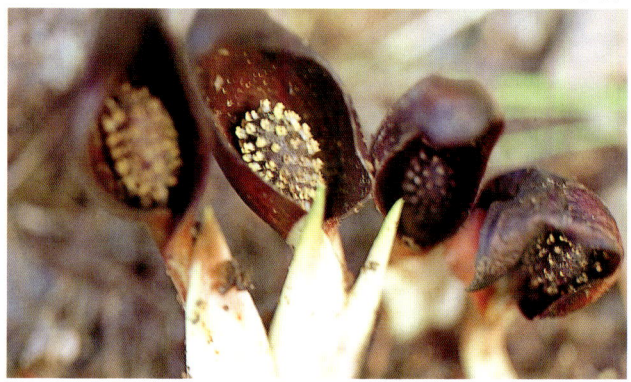

애기앉은부채　　　　　　　　　　　　1999.9.15. 지리산

730. 앉은부채　　　　　　　　　[천남성과]

Symplocarpus renifolius Schott ex Miquel

　여러해살이풀. 꽃은 4월에 잎보다 먼저 핀
다. 수술은 4개, 암술은 1개이다. 열매는 장
과로 여름철에 빨갛게 익으며 둥글게 모여
달린다.

분포/ 전남, 강원, 경기, 함남의 산골짜기
응달에서 자라며, 일본, 아무르, 우수리, 사
할린에 분포한다.

약효/ 전초를 취숭(臭菘)이라고 하며, 강심,
진정의 효능이 있고, 실면증(失眠症), 풍습
성심장병을 치료한다.

사용법/ 전초 10g에 물 700mL를 넣고 달인

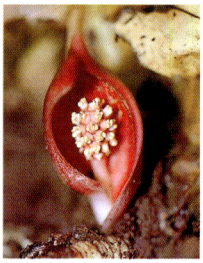

애기앉은부채(꽃) 〈안병태〉

액을 반으로 나누어 아침 저녁으로 복용한다.

참고/ 앉은부채에 비하여 잎이 작고 꽃보다
먼저 나오는 애기앉은부채 *S. nipponicus*
Makino도 약효가 같다.

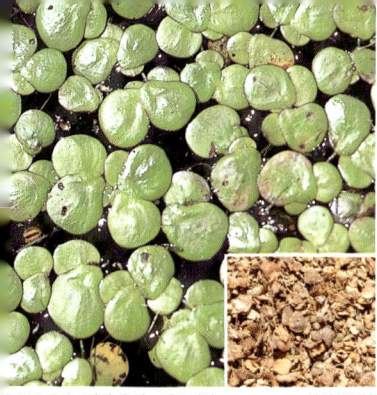

1995.8.1. 경기 용인 개구리밥   부평(浮萍)   1995.8.31. 제주   좀개구리밥

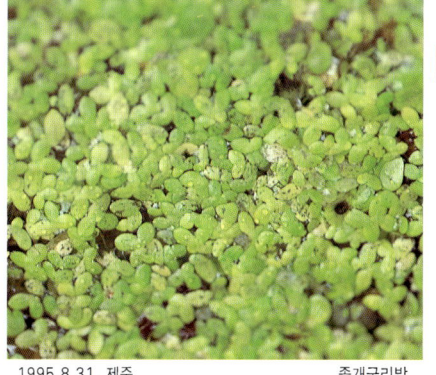

개구리밥과 / 浮萍科 / うきくさ科 / Lemnaceae

여러해살이풀. 물에 뜨고, 줄기가 없으며, 식물체는 녹색이다. 비늘 조각 또는 잎 모양의 엽상체는 1개 또는 소수가 몰려 붙고, 뿌리는 있거나 없다. 새로운 개체는 묘아(苗芽)나 생식 낭상포에서 나온다. 꽃차례는 1~5개의 단성화로 이루어지며, 꽃은 1개의 수술 또는 암술로 되어 있다. 세계에 6속 30종, 우리 나라에는 2속 2종이 자란다..

731. 개구리밥   [개구리밥과]

Spirodela polyrhiza (L.) Schleiden

물 위에 떠서 사는 여러해살이풀. 꽃은 백색으로 7~8월에 피는 것이 간혹 있고, 엽상체의 뒷면에서 생긴다. 2개의 수꽃과 1개의 암꽃이 1개의 포 안에서 생긴다.

분포/ 전국에서 자라며, 일본, 만주, 중국, 대만, 필리핀에 분포한다.

약효/ 전초를 말린 것을 부평(浮萍)이라고 하며, 발한거풍(發汗祛風), 이수(利水), 청열, 해독의 효능이 있고, 유행성열병, 피부소양, 수종, 단독, 화상을 치료한다.

성분/ luteolin-7-glucoside가 함유되어 있다.

약리 작용/ 물로 달인 액은 quinine에 의해 쇠약해진 개구리 심장에 대하여 강심 작용이 있고, 다량 투여시 혈관이 수축되고 혈압이 상승되며, typhus vaccine에 의하여 발열된 토끼에 경구 투여를 하면 해열 작용이 있고, 해충에 대한 약한 살충 작용이 있다.

사용법/ 전초 10g에 물 700mL를 넣고 달인 액을 반으로 나누어 아침 저녁으로 복용한다.

732. 좀개구리밥   [개구리밥과]

Lemna perpusilla Torrey [*L. paucicostata* Hegelm.]

물 위에 떠서 사는 여러해살이풀. 엽상체 뒤에서 유관속이 없는 1개의 뿌리를 내리고, 끝에는 뿌리골무가 있다. 꽃은 백색으로 드물게 8월에 핀다. 종자는 긴 타원형으로 긴 축을 따라 14~16개의 늑골이 있다.

분포/ 전국의 연못이나 개울에서 자란다.

약효/ 전초를 청평(青萍)이라고 하며, 발한거풍, 이수, 청열, 해독의 효능이 있고, 유행성열병, 피부소양, 수종, 단독, 화상을 치료한다.

사용법/ 전초 10g에 물 700mL를 넣고 달인 액을 반으로 나누어 아침 저녁으로 복용하거나 짓찧어서 습을 내어 복용한다.

참고/ 개구리밥에 비하여 뿌리가 1개이고, 엽상체는 뒷면이 자줏빛을 띠지 않으며, 맥은 3개이다.

흑삼릉과 / 黑三稜科 / みくり科 / Sparganiaceae

습지에서 자라는 여러해살이풀. 잎은 어긋 나거나 마주 나고, 밑은 잎집으로 된다. 암수 한그루, 꽃차례는 둥글다. 꽃은 단성화, 꽃덮이는 3~6장, 수술은 3개, 수술대는 실 모양 이다. 자방은 1~2실, 암술대는 1~2갈래로 갈라진다. 열매는 견과로 쐐기 같다. 세계에 1 속 20종, 우리 나라에는 3종이 자란다.

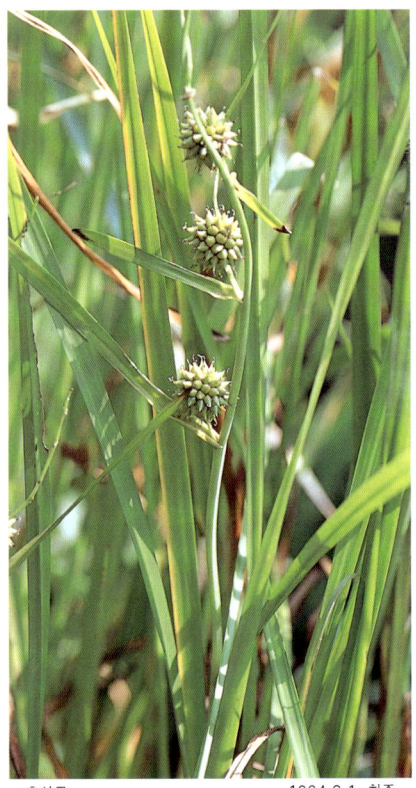

흑삼릉　　　　　　1994.8.1. 청주

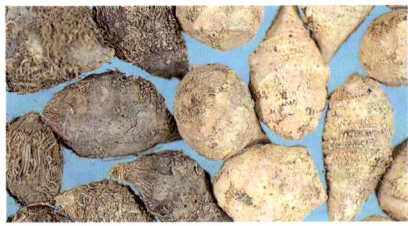

삼릉(三稜)

733. 흑삼릉　　　　　[흑삼릉과]

Sparganium erectum L. [*Sparganium stoloniferum* Hamilton]

여러해살이풀. 꽃은 6~7월에 줄기 윗 부분의 잎겨드랑이에서 나온다. 꽃차례 는 길이 30~50cm로 밑에는 암꽃, 위에 는 수꽃이 달린다. 암꽃의 꽃덮이는 3개, 수꽃은 꽃덮이와 수술이 각각 3개이다. 열매는 달걀 모양으로 길이 6~10mm, 지 름 4~8mm이며 능각이 있다.

분포/ 전국의 연못이나 도랑에서 자라며, 일본, 만주, 중국, 대만, 아무르, 우수 리, 몽고에 분포한다.

채취/ 알줄기를 가을부터 겨울까지 채취 하여 껍질을 깎은 다음 말린다. 초삼릉 (醋三稜)은 정선한 삼릉을 끓는 물에 담 가 반쯤 삶은 다음 초를 가하여 다시 삶아 서 말린 것이다.

약효/ 땅 속의 덩이줄기를 삼릉(三稜)이 라고 하며, 파혈, 행기(行氣), 소적(消 積), 지통의 효능이 있고, 기혈응체, 심 복동통, 협하창통(脇下脹痛), 월경폐지, 산후어혈복통, 타박상을 치료한다.

사용법/ 알줄기 10g에 물 700mL를 넣고 달인 액을 반으로 나누어 아침 저녁으로 복용한다.

참고/ 허약체질, 임산부는 복용을 금한 다. 전체가 작고 잎이 좁으며, 꽃차례가 갈라지지 않고 암술머리가 길이 1~2mm 로 극히 짧은 긴흑삼릉 *S. japonicum* Rothert도 약효가 같다.

부들과 / 蒲黃科 / がま科 / Typhaceae

여러해살이풀. 전체에 털이 없고, 뿌리줄기는 굵으며, 잎은 마주 난다. 꽃은 암수한그루, 이삭 꽃차례는 원주 모양으로 윗부분에 수꽃, 아랫부분에 암꽃이 달린다. 꽃은 작고 다수, 포는 없거나 일찍 떨어진다. 암꽃에 긴 꽃자루가 있고, 수꽃은 수술만 2~3개이다. 자방은 1실, 열매는 작다. 세계에 약 15종, 우리 나라에는 3종이 자란다.

734. 좀부들 [부들과]

Typha orientalis Presl

여러해살이풀. 높이 1.5m 가량. 꽃은 6~7월에 줄기 끝에 육수 꽃차례로 달리며, 수꽃 이삭은 위에 달리고 길이 5~10cm, 암꽃 이삭은 아래에 달리고 길이 7~12cm이다. 꽃 덮이는 퇴화하여 가늘고 부드러운 털로 되고, 수꽃은 황색으로 꽃가루가 서로 붙지 않는다. 과수(果穗)는 적갈색, 원주형으로 길이 7~10cm이다.

분포/ 전국의 연못이나 늪 지대에서 흔히 자라며, 일본, 만주, 중국, 대만, 필리핀에 분포한다.

채취/ 꽃이 필 때 수꽃 이삭을 채취하여 꽃가루를 채취하고, 전초는 수시로 채취하여 말린다. 깨끗하게 정선한 포황 가루를 흑갈색이 될 때까지 볶은 것을 포황탄(蒲黃炭)이라고 한다.

약효/ 꽃가루를 포황(蒲黃)이라고 하며, 활혈(活血), 소어(消瘀)의 효능이 있고, 신선한 것은 경폐복통(經閉腹痛), 산후어저(産後瘀沮)에 의한 동통, 타박어혈을 치료하고, 불에 볶은 것은 토혈, 혈변, 혈뇨, 대하를 치료한다. 전초를 향포(香蒲)라고 하며, 이뇨약으로서 소변불리, 유옹(乳癰)을 치료한다.

성분/ 꽃가루에는 isorhamnetin, β sitosterol, α-typhasterol 등이 함유되어 있다.

약리 작용/ 꽃가루를 물로 달인 액은 쥐의 자궁에 대하여 흥분 작용이 있고, 고양이와 개에게 투여하면 혈압이 강하되고, 토끼의 적출 장관에 대하여 항경련 작용이 있다. 또 응

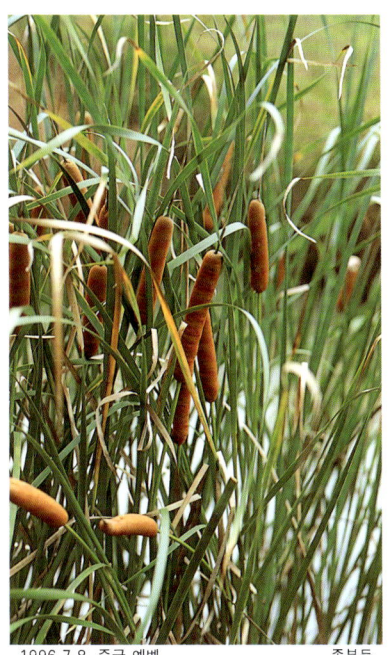

1996.7.8. 중국 옌벤 　　　　　　좀부들

혈 작용이 나타나며, 결핵균에 대하여 항균 작용이 있다.

사용법/ 꽃가루 또는 전초 10g에 물 700mL를 넣고 달인 액을 반으로 나누어 아침 저녁으로 복용하고, 외용에는 짓찧어서 바른다.

참고/ 잎이 좁고 수꽃 이삭과 암꽃 이삭이 떨어져 있는 애기부들 *T. angustata* Bory et Chaub., 잎이 넓고 꽃이삭이 긴 부들 *Typha latifolia* L.도 약효가 같다.

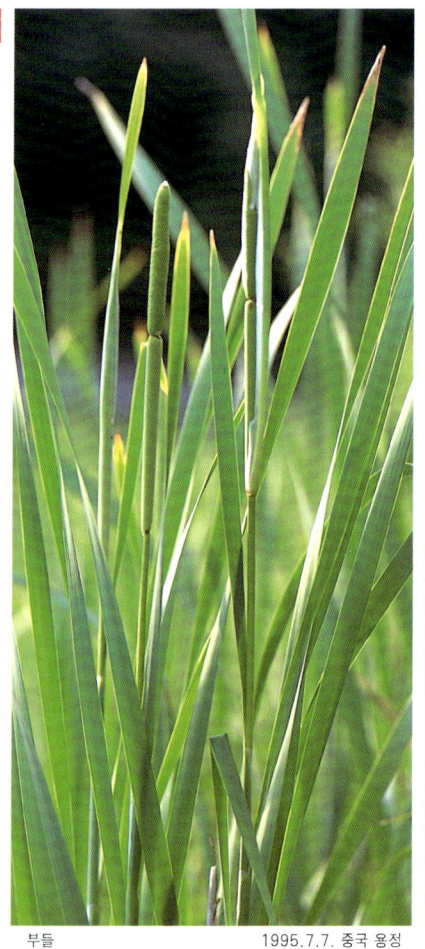

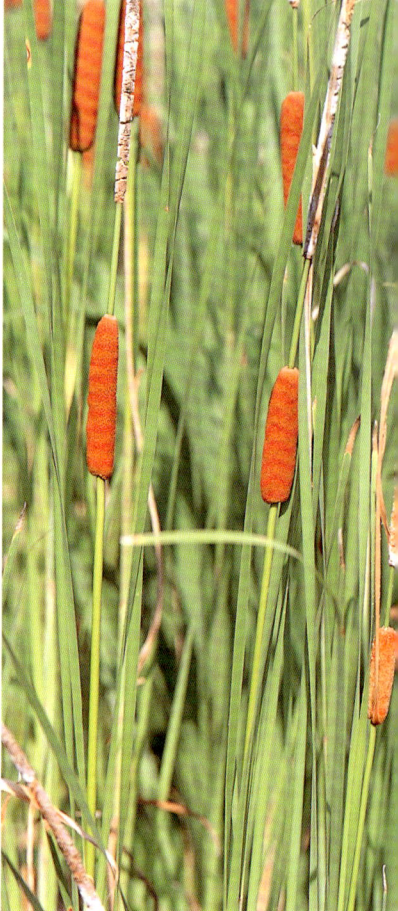

부들 1995.7.7. 중국 용정

애기부들 1997.7.27. 인삼연초연구소

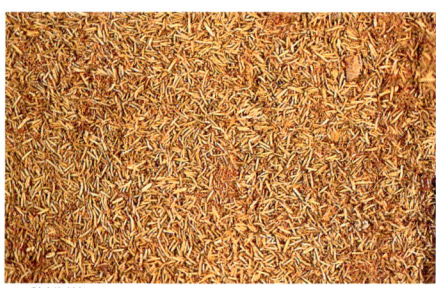

포황(蒲黄)

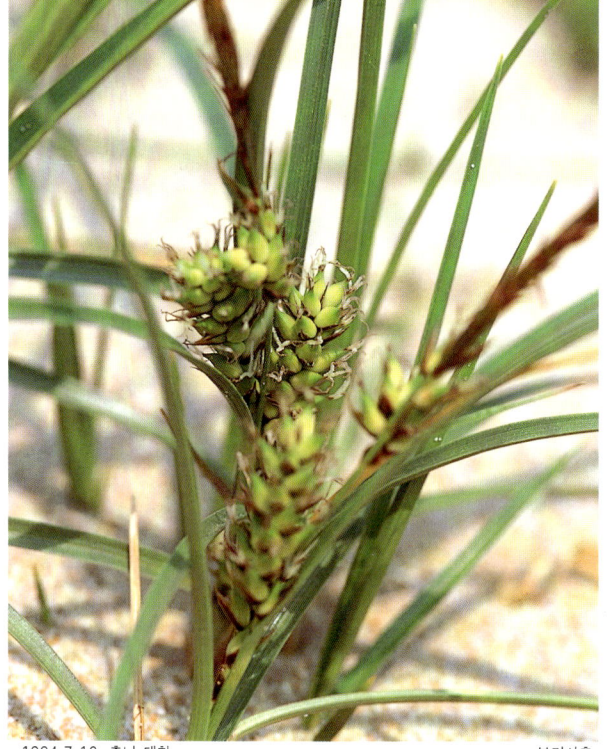

1994.7.10. 충남 대천 　　　　　　　　　　　　　　보리사초

사초과 / 莎草科 / かやつりぐさ科 / Cyperaceae

줄기는 보통 세모지고 골속이 참. 잎은 바늘 모양으로 밑부분에 잎집이 있다. 꽃은 양성 또는 단성, 꽃자루가 없고, 작은 이삭의 포(苞)겨드랑이에 1개씩 붙는다. 꽃덮이는 없거나 강모로 되고, 또는 드물게 비늘 조각 모양이다. 수술은 3개, 꽃밥은 실 모양으로 밑에 붙고 2실이며, 자방은 1실. 열매는 수과로 편평하거나 삼각형, 배유는 가루질 또는 육질이다. 세계에 약 70속 3500여 종, 우리 나라에는 13속 172종이 자란다.

735. 보리사초(통보리사초)　　　[사초과]

Carex kobomugi Ohwi

　여러해살이풀. 높이 10~20cm. 굵은 뿌리줄기는 옆으로 뻗고, 갈색 섬유질의 잎집에 덮이며, 윤채가 있고 가죽질이다.
분포/ 전국의 바닷가 모래땅에서 자라며, 일본, 만주, 중국, 대만, 우수리에 분포한다.

약효/ 열매를 사실(萞實)이라고 하며, 허약, 체력쇠약, 무력, 결핵, 빈혈증을 치료하며, 온위장(溫胃腸), 구역을 멈추게 한다.
사용법/ 열매 10g에 물 700mL를 넣고 달인 액을 반으로 나누어 아침 저녁으로 복용한다. 장기간 복용하면 건강에 매우 좋다.

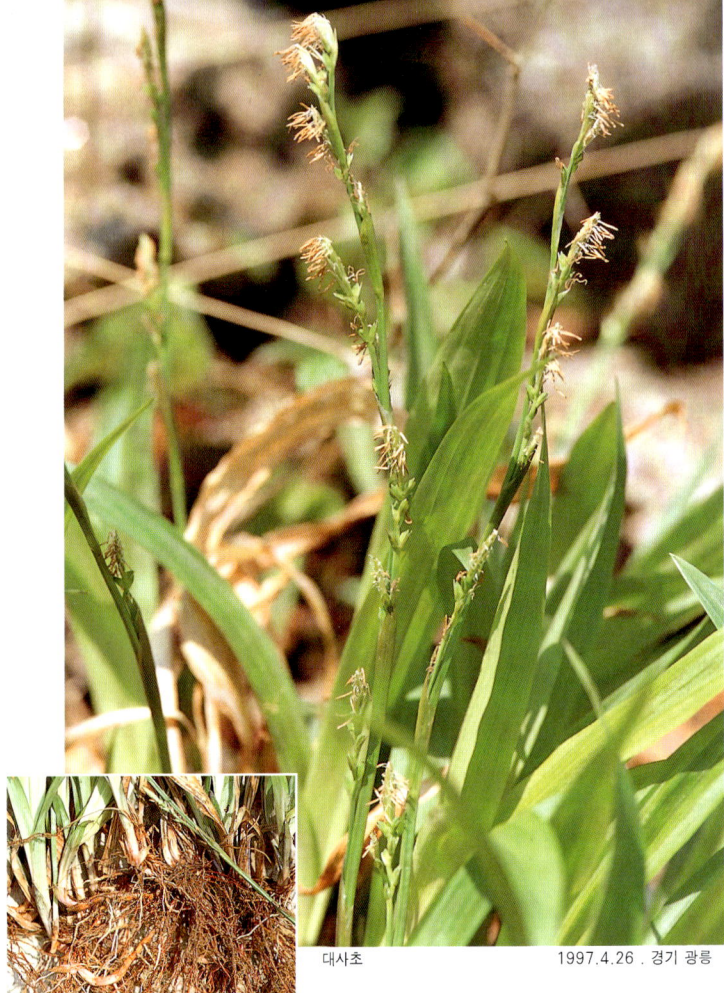

대사초   1997.4.26 . 경기 광릉

애종근(崖棕根)

736. 대사초

Carex siderosticta Hance

　여러해살이풀. 꽃은 4~5월에 핀다. 과포 (果苞)는 길이 3mm 가량이고 달걀 모양이며 3개의 능선이 있다. 열매는 수과로 꽉 차 있 으며 길이 2.5mm 가량이다.

분포/ 전국의 산 및 풀밭에서 자라며, 일본, 만주, 중국, 아무르, 우수리에 분포한다.

약효/ 뿌리를 애종근(崖棕根)이라고 하며, 부인혈기(婦人血氣), 오로칠상(五勞七傷)을 치료한다.

사용법/ 뿌리 10g에 물 700mL를 넣고 달인 액을 반으로 나누어서 아침 저녁으로 복용 한다.

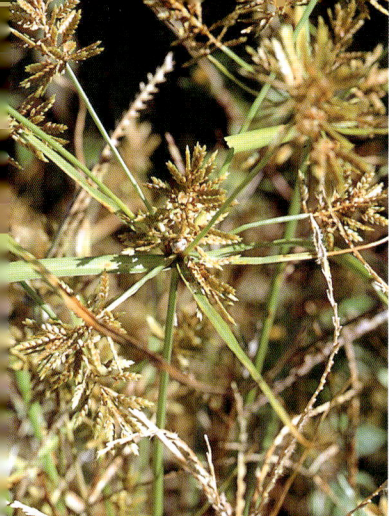

1997.8.1. 대전   참방동사니

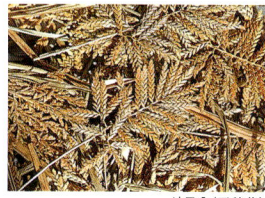

삼릉초(三稜草)

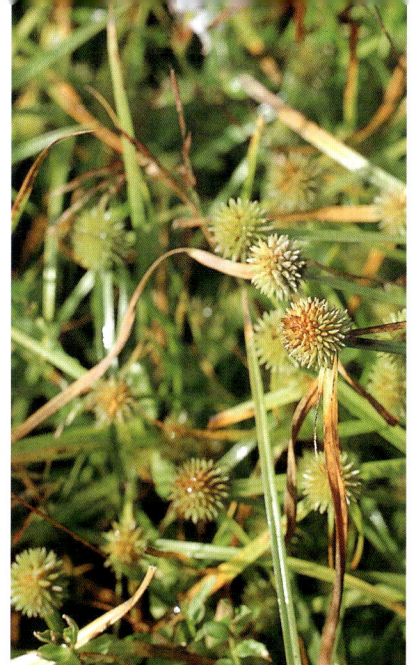

1989.10.6. 충남대학교   파대가리

737. 참방동사니　　　　[사초과]

Cyperus iria L.

한해살이풀. 높이 25~50cm. 꽃은 8~10월에 핀다. 꽃차례는 길이 5~15cm, 지름 3~10cm이다. 꽃이삭은 대개 옆으로 기울며 길이 5~12mm이고 황색이고 작은 이삭이 많이 달린다. 열매는 수과로 길이 1mm 가량이다.

분포/ 중부 이남의 습기가 많은 곳에서 자란다.

약효/ 전초를 삼릉초(三稜草)라고 하며, 풍습비(風濕痺), 류머티스성근육통), 전신불수를 치료한다.

사용법/ 전초 50g에 물 1500mL를 넣고 달인 엑을 반으로 나누어 아침 저녁으로 복용하거나 술에 담가 복용한다.

738. 파대가리　　　　[사초과]

Kyllingia brevifolia Rottb. ssp. *leiolepis*
(Fr. et Sav.) T. Koyama

여러해살이풀. 높이 5~20cm. 꽃은 7~10월에 피고, 작은 이삭이 빽빽하게 달린다. 열매는 수과로 달걀 모양이고 흑갈색으로 1개의 능선이 있다.

분포/ 전국의 양지바른 습지에서 흔히 자라며, 일본, 만주, 중국, 우수리에 분포한다.

약효/ 전초 또는 뿌리를 수오공(水蜈蚣)이라고 하며, 풍한감모(風寒感冒), 한열두통(寒熱頭痛), 근골동통(筋骨疼痛), 해수, 말라리아, 황달, 이질, 종독을 치료한다.

성분/ guercetin, (-)-epiafzelechin, vitexin, orientin이 함유되어 있다.

사용법/ 전초 10g에 물 700mL를 넣고 달인 액을 반으로 나누어서 아침 저녁으로 복용하거나 가루로 만들어 복용한다.

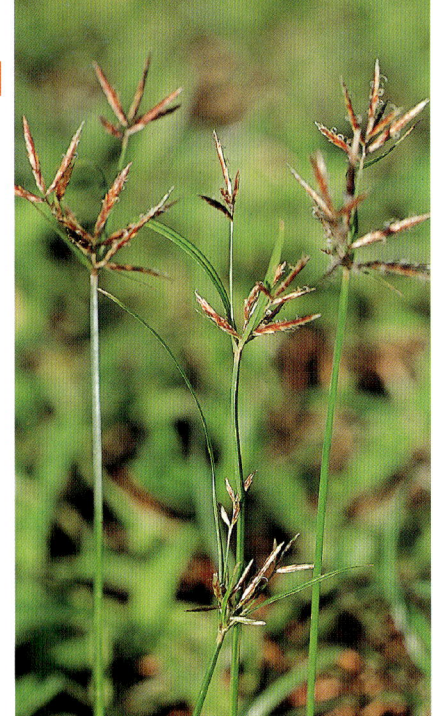

향부자　　　　　　　　1994. 7. 10. 충남 태안

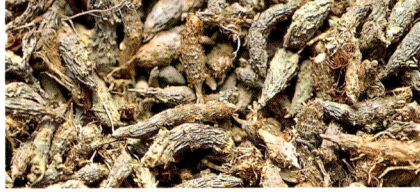

향부자(香附子)

739. 향부자 　　　　　　　　[사초과]

Cyperus rotundus L.

여러해살이풀. 높이 15~40cm. 땅 속의 뿌리줄기가 옆으로 길게 뻗으며 끝 부분에 덩이줄기가 생기고, 여기에서 새로운 개체가 생겨 수염뿌리를 내린다. 꽃은 7~8월에 핀다. 꽃줄기는 높이 20~30cm로 간혹 1회로 갈라지며, 포(苞)는 2~3개로 잎 같고 꽃차례보다 짧다. 작은 이삭은 바늘 모양, 길이 2~3cm, 너비 1.5~2mm로 20~40개

의 꽃이 2줄로 달리며 적색이다. 열매는 수과로 긴 타원형이며 흑갈색이다.

분포/ 제주, 전남 등 남부 해안에서 자라며, 일본, 중국, 대만, 열대와 아열대에 분포한다.

채취/ 뿌리줄기를 가을에 채취하여 말린다. 돌절구에 짓찧은 뿌리줄기에 막걸리와 쌀식초를 넣어 혼합하고 설탕물을 넣어 볶은 것을 제향부(製香附)라고 하고, 뿌리줄기에 초를 넣어 하룻밤 담갔다가 황색이 될 정도로 볶은 것을 초향부(醋香附), 뿌리줄기를 겉이 흑색이 되도록 볶은 것을 향부탄(香附炭)이라고 한다.

약효/ 뿌리줄기를 향부(香附) 또는 향부자(香附子)라고 하며, 행기(行氣), 개울(開鬱), 거풍의 효능이 있고, 흉민(胸悶), 기울(氣鬱), 풍양(風痒), 옹종을 치료한다.

성분/ 정유 약 1%가 함유되어 있으며, 주성분은 α-cyperone이다. 그 밖에 cyperene, cyperol, isocyperol, cyperotunidine, kobusone, cineol, lomonene 등이 함유되어 있다.

약리 작용/ 에탄올 추출물은 기니 피그의 적출 장관에 대하여 항히스타민 작용이 있고, 자궁 수축 억제 작용, 근육 이완 작용, 항염증 작용이 있는데, 이는 hydrocortisone의 8배 정도의 효능이 있다. 쥐에게 에탄올 추출물을 피하 주사 하면 진통 작용이 관찰된다.

사용법/ 뿌리줄기 10g에 물 700mL를 넣고 달인 액을 반으로 나누어 아침 저녁으로 복용하거나 술에 담가 복용한다.

참고/ 음허혈열자는 금하고, 단독으로 사용하거나 다량 사용하면 기(氣)를 소모시키고 혈(血)을 감한다. 민간에서는 신경통 치료제로 널리 이용되고 있다.

740. 매자기 [사초과]

Scirpus fluviatilis (Torr.) A. Gray

여러해살이풀. 뿌리줄기는 굵고 옆으로 길게 뻗으며, 지름 3~4cm의 덩이줄기가 달려 있다. 줄기는 높이 90~150cm이며 세모지고 2~4개의 마디가 있다. 잎은 줄기 아랫부분에 나며 편평하고, 너비 5~11mm로 꽃줄기보다 길고, 잎집은 때때로 갈색이 돈다. 꽃은 8~10월에 피며 줄기 끝에 산방상으로 달린다. 꽃차례는 길이 7cm 내외의 가지 3~8개를 내고, 가지에는 1~4개의 작은 이삭이 달린다. 포는 2개로 잎 같고 꽃차례보다 길다. 열매는 수과로 흑갈색 윤채가 있으며, 자침(刺針)은 6개이다.

분포/ 전국의 연못이나 습지에서 자라며, 일본, 만주, 중국, 대만, 필리핀, 북아메리카, 오스트레일리아에 분포한다.

채취/ 알줄기를 가을에 채취하여 말린다. 껍질을 제거한 다음 초(醋)를 넣어 볶아 사용하기도 한다.

약효/ 알줄기를 형삼릉(荊三稜)이라고 하며, 파혈(破血), 지통, 행기(行氣), 소적(消積)의 효능이 있고, 어혈동통, 월경불순, 혈훈, 기혈체(氣血滯), 기창만(氣脹滿), 심복통, 산후복통, 적취를 치료한다.

성분/ scirpusin A, B, resveratrol, 3,3′,4,5′-tetrahydroxystilbene, betulin, betulinaldehyde, betulinic acid 등이 함유되어 있다.

사용법/ 알줄기 15g에 물 800mL를 넣고 달인 액을 반으로 나누어 아침 저녁으로 복용하거나 술에 담가 복용한다.

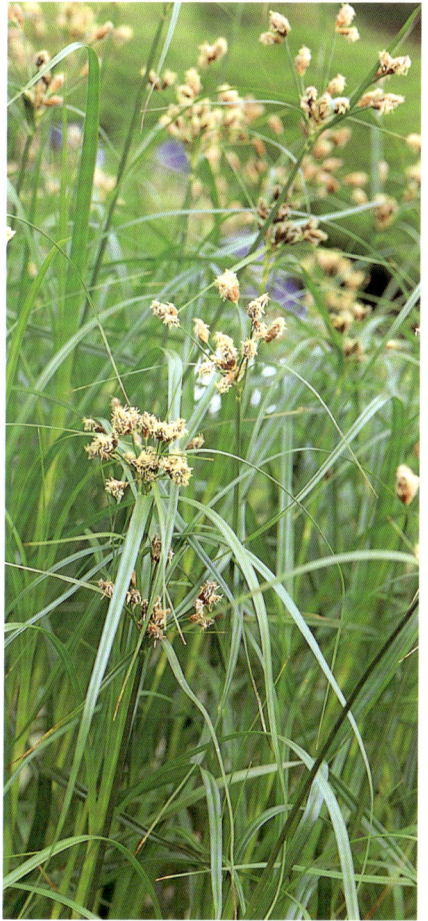

1994.8.10. 충남 대천　　　　　　매자기

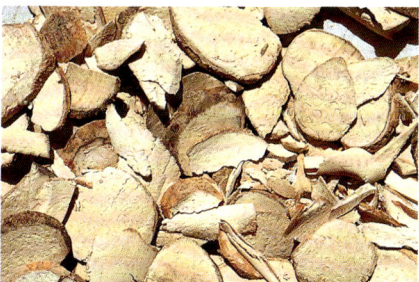

형삼릉(荊三稜)

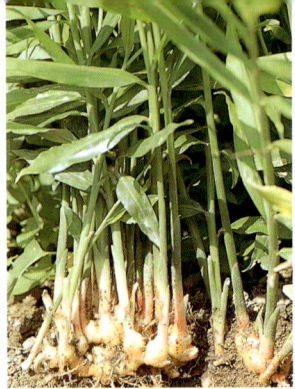

양하　　1994.6.20. 인삼연초연구소

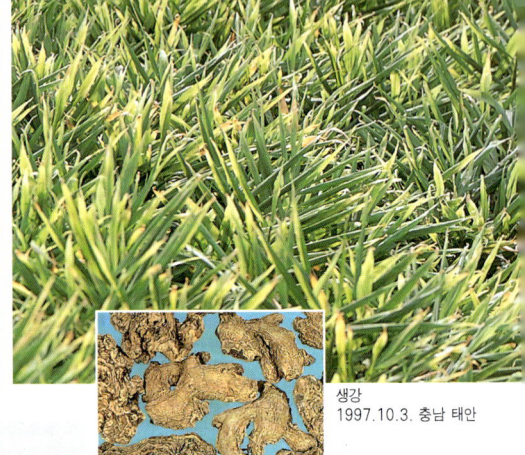

건강(乾薑)

생강
1997.10.3. 충남 태안

생강과 / 生薑科 / しょうが科 /
Zingiberaceae

　여러해살이풀. 뿌리줄기가 굵고, 잎은
잎집이 있고 잎혀가 있다. 꽃은 총상 또는
이삭 꽃차례로 양성이고, 꽃받침은 통 모
양, 꽃잎은 깔때기 모양으로 3갈래이며, 1
개는 길다. 입술꽃잎은 다른 꽃잎보다 크
고 2~3갈래이며, 수술은 6개, 자방은 하
위, 3실이다. 열매는 삭과 또는 장과 모양
이다. 세계에 47속 1400종, 우리 나라에는
2종이 자란다.

741. 양하　　　　　　　　　　[생강과]

Zingiber mioga (Thunb.) Rosc.

　여러해살이풀. 높이 40~100cm. 꽃은 황
색으로 8~10월에 피는데, 우리 나라에서는
잘 피지 않는다.
분포/ 말레이시아, 타이 등 열대 아시아 원
산으로, 중부 이남에서 재배한다.
약효/ 뿌리줄기를 양하(蘘荷)라고 하며, 활
혈, 조경, 진해, 거담, 소종, 해독의 효능이
있고, 월경불순, 노년해수, 창종, 나력, 적
목, 후비 등을 치료한다.
사용법/ 뿌리줄기 15g에 물 900mL를 넣고 달
인 액을 반으로 나누어 아침 저녁으로 복용
히고, 외용에는 짓찧어서 즙을 내어 입에 머
금거나 점안 또는 환부에 바른다.

742. 생강　　　　　　　　　　[생강과]

Zingiber officinale Rosc.

　여러해살이풀. 꽃은 황색으로 8~9월에 핀
다. 꽃대는 드물게 나며 높이 20~25cm이다.
분포/ 열대 아시아 원산으로, 우리 나라 남
부 지방에서 재배한다.
약효/ 뿌리줄기를 생강(生薑)이라고 하며,
발한해표, 온중, 지토의 효능이 있고, 풍한
감모(風寒感冒), 구토, 담음, 천해(喘咳)를
치료한다. 생강 말린 것을 건강(乾薑)이라고
하며, 온중거한(溫中祛寒)의 효능이 있고,
심복냉통, 구토하리, 사지냉미맥(四肢冷微
脈)을 치료한다.
성분/ gingerol, zingiberone, zingiberol,
shogaol 등이 함유되어 있고, gingerol은 구
강과 입 점막에 자극 작용이 있으므로 소화
액의 분비를 촉진시키고, 장내의 이상 발효
억제, 장도(腸道)를 흥분시켜 체기(體氣) 배
출을 촉진한다.
약리 작용/ 물 추출물은 자색백선균, 질 트리
코모나스균에 대하여 항균 작용이 있다.
사용법/ 뿌리줄기 10g에 물 700mL를 넣고 달
인 액을 반으로 나누어 아침 저녁으로 복용
한다.

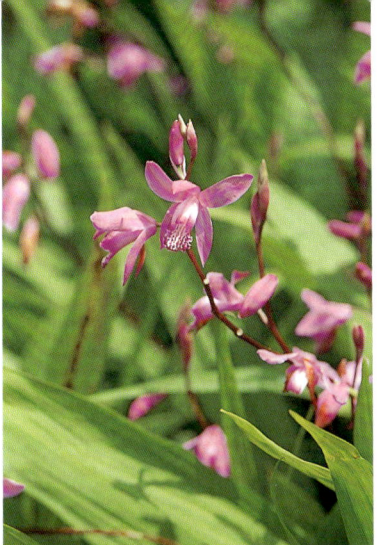

1996.5.1. 전남 목포　　　　　　　　자란

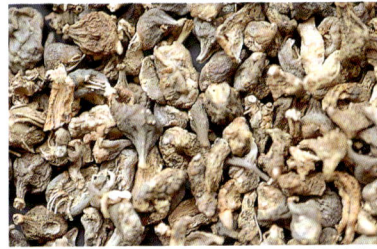

백급(白芨)

743. 자란　　　　　　　　　　[난초과]

Bletilla striata Reichb. fil.

여러해살이풀. 줄기는 높이 40~70cm. 잎은 줄기 밑부분에서 5~6개가 달리며, 꽃은 5~6월에 6~7개의 홍자색 꽃이 총상으로 달린다. 꽃덮이 조각은 같은 형태로 길이 2.5~3cm, 너비 6~8mm이며, 입술꽃잎은 쐐기 모양의 난형으로 중앙부의 것은 거의 둥글고 가장자리가 물결 모양이다. 열매는 삭과로 길이 3~3.5cm이다.

분포/ 전남(목포 유달산)에서 자라며, 일본, 중국에 분포한다.

채취/ 뿌리줄기를 가을에 채취하여 수염뿌

난초과/蘭科/らん科/Orchidaceae

여러해살이풀. 굵은 뿌리줄기 또는 땅속줄기가 있다. 땅위줄기는 곧추서거나 덩굴로 기고, 잎은 홑잎이다. 꽃은 양성화로 1개가 피거나 이삭 꽃차례 또는 총상 꽃차례를 이룬다. 꽃덮이는 6개로, 겉의 3개는 거의 같고 속의 좌우 2개는 작으며, 가운데의 것은 크고 모양이 다양하다. 수술은 1~2개로 암술대에 붙어 기둥 모양을 하고, 꽃밥은 2실, 꽃가루는 2~8개로 뭉치고, 암술머리는 끈끈하거나 거칠다. 열매는 삭과이다. 세계에 약 730속 20,000종, 우리 나라에는 41속 80종 정도가 자란다.

리를 제거한 다음 씻어 쪄서 껍질을 벗기고 말려서 사용한다.

약효/ 땅 속의 덩이줄기를 백급(白芨) 또는 백약(白藥)이라고 하며, 보폐(補肺), 지혈, 소염, 배농의 효능이 있고, 폐상해혈(肺傷咳血), 비출혈, 궤양동통(潰瘍疼痛) 등의 치료에 사용한다.

성분/ bis(dihydroanthracene)ether 화합물인 blestrin A, B가 함유되어 있다.

약리 작용/ 국소 지혈 작용이 있는데, 이는 혈구를 응집시켜 인공 혈전을 형성하는 것에 기인하며, 그 효과는 빠르고 확실하다. 또, 위천공(胃穿孔)에 사용하면 점액이 천공을 막는 효력이 있다. 항균 시험에서는 결핵균에 대한 항균력이 있어서 폐결핵 및 규폐(珪肺)와 폐결핵의 합병증에 사용된다.

사용법/ 알줄기 10g에 물 700mL를 넣고 달인 액을 반으로 나누어 아침 저녁으로 복용하거나 환제나 산제로 하여 복용한다. 외용에는 가루로 만들어 환부에 뿌린다.

참고/ 외감해혈(外感咳血), 폐옹의 초기 및 폐위실열(肺胃實熱)에는 복용을 금한다.

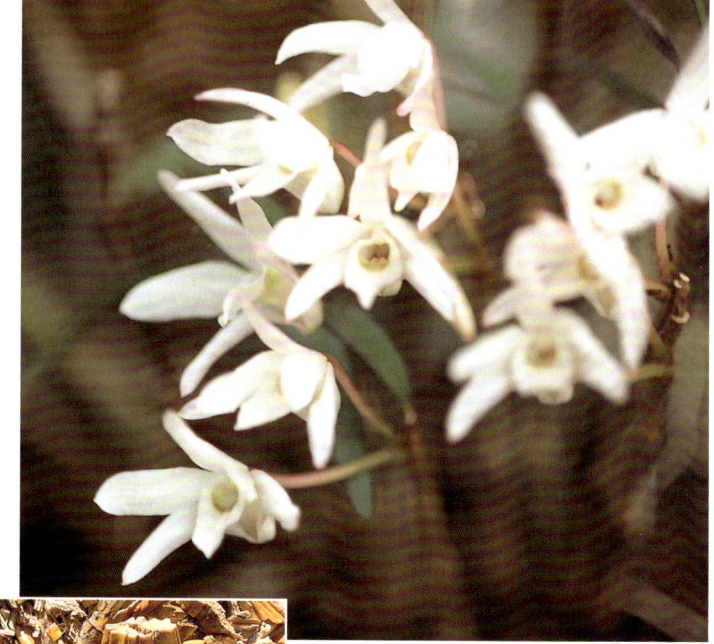

석곡 1995.6.1. 한택식물원

석곡(石斛)

744. 석곡 [난초과]

Dendrobium moniliforme (L.) Sw.

늘푸른 여러해살이풀. 오래 된 나무 껍질이나 바위에 붙어 옆으로 기면서 자란다. 잎은 2~3년생으로 어긋 나고 짙은 녹색이며 윤채가 있고 끝은 둔하며, 밑은 잎집과 연결된다. 꽃은 백색 또는 연한 적색으로 5~6월에 원줄기 끝에 1~2개가 달린다. 열매는 긴 달걀 모양으로 길이 2cm 가량이고 자루가 있다.

분포/ 제주, 전남, 경북의 바위 겉이나 고목에 붙어서 자라며, 일본, 중국, 대만에 분포한다.

채취/ 전초를 수시로 채취하여 말린다.

약효/ 전초를 석곡(石斛)이라 하며, 생진(生津), 건위, 해열 및 강장의 효능이 있고, 열병상진(熱病傷津), 구건(口乾), 병후허열(病後虛熱), 식욕부진, 음위(陰痿)를 치료한다.

성분/ dendrobine, dendramine, N-methyldendrobium chloride, nobilonine 등이 함유되어 있다.

약리 작용/ 물 추출물은 인공적으로 발열시킨 토끼에 있어서 해열 작용이 있는데, 이는 dendrobine에 의한 것이며, phenacetine보다 약하다. 또 혈압 강하 작용이 알려져 있다.

사용법/ 전초 10g에 물 700mL를 넣고 달인 액을 반으로 나누어 아침 저녁으로 복용거나 달인 액을 농축하여 환제로 하여 복용한다.

참고/ 파두(巴豆)와는 상오(相惡) 작용, 백강잠(白殭蠶)과 뇌환(雷丸)과는 상외(相畏) 작용이 있다.

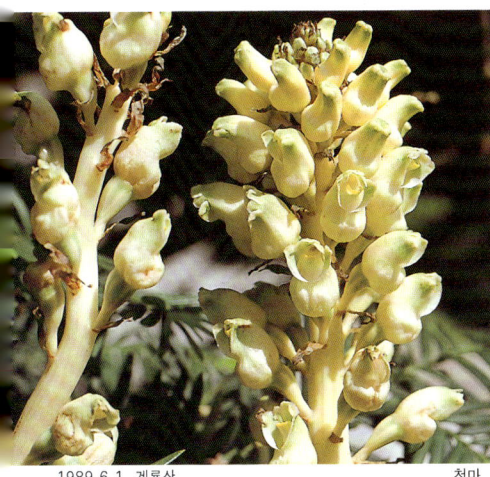

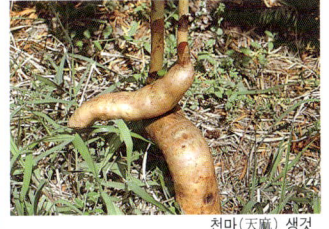

천마(天麻) 생것

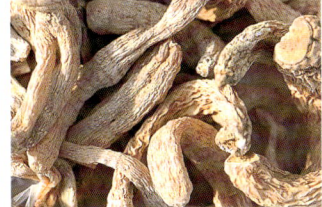

1989.6.1. 계룡산 　　　　 천마 　　　　 천마(天麻)

745. 천마 　　　　　　 [난초과]

Gastrodia elata Blume

여러해살이풀. 높이 60~100cm. 잎은 퇴화되어 없고, 땅 속에 있는 덩이줄기는 고구마 같으며, 길이 15~20cm, 지름 5~7cm이다. 줄기는 원주형으로 곧게 서고, 비늘잎은 막질이고 잎집 같다. 꽃은 황갈색으로 6~7월에 핀다. 꽃차례는 길이 10~30cm로 많은 꽃이 달린다. 바깥 꽃덮이 3개는 합쳐져서 표면이 부풀어 있다. 입술꽃잎은 약간 튀어나와 있다. 열매는 삭과로 길이 3cm 가량이며 짧은 자루가 있다.

분포/ 전국의 산 숲 속에서 자라며, 일본, 만주, 중국, 대만, 아무르, 우수리에 분포한다.

채취/ 뿌리줄기를 가을부터 이듬해 봄까지 채취한다. 겨울에 채취하여 물에 쪄서 말린 것을 동마(冬麻)라고 하는데, 품질이 우수하다. 뿌리줄기를 물에 쪄서 말린 것을 노랗게 될 때까지 볶은 것을 초천마(炒天麻)라고 하며, 냄비에다 물에 적신 종이(한지)를 깔고 그 위에 천마를 얹어 약한 불로 종이가 탈 때까지 구워 낸 것을 외천마(煨天麻)라고 한다.

약효/ 뿌리줄기를 천마(天麻)라고 하며, 강장(强壯), 진경, 진정의 효능이 있고, 현훈안혹(眩暈眼黑), 두통두통(頭風頭痛), 사지마비, 반신불수, 언어장애, 류머티스성관절염, 소아경기를 치료한다. 지상부를 정풍초(定風草)라고 하며, 옹종을 치료한다.

성분/ 주성분은 gastrodin이고, 그 밖에 vanillyl alcohol, 4-ethoxymethyl phenol, *p*-hydroxybenzyl alcohol, 3,4-dihydroxybenzaldehyde 등이 함유되어 있다.

약리 작용/ 물 추출물을 토끼에게 투여하면 전기 쇼크에 의한 경련 작용을 억제하고, 호흡을 완만하게 하며, 쥐에게 투여하면 진통 작용이 있다.

사용법/ 뿌리줄기 10g에 물 700mL를 넣고 달인 액을 반으로 나누어 아침 저녁으로 복용하거나 환제나 산제로 복용한다. 지상부는 짓찧어서 환부에 붙인다.

참고/ 최근에 인공 재배에 성공하여 시장에 출하되고 있으며, *Armillaria*균과 공생한다.

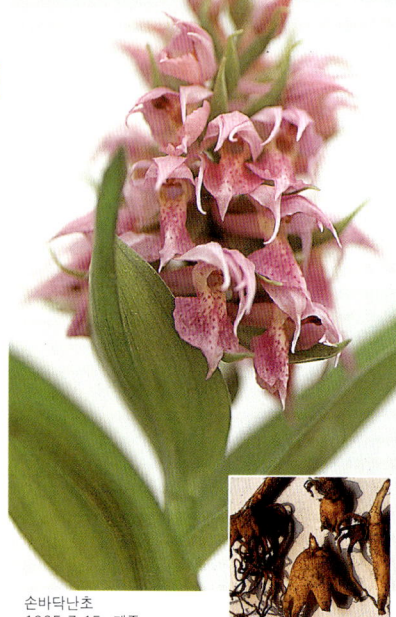

손바닥난초
1995.7.15. 제주

수장삼(手掌蔘)

746. 손바닥난초 [난초과]

Gymnadenia conopsea (L.) R. Brown

여러해살이풀. 높이 30~50cm. 꽃은 홍자색으로 6~7월에 핀다. 꽃잎은 일그러진 달걀 모양, 거(距)는 가늘며 뒤쪽으로 휜다.

분포/ 제주, 지리산, 설악산, 평북, 함남북, 백두산에서 자라며, 일본, 만주, 중국, 몽골, 러시아에 분포한다.

약효/ 뿌리를 수장삼(手掌蔘)이라고 하며, 보기혈(補氣血), 생진, 지갈의 효능이 있고, 폐허해천(肺虛咳喘), 허로(虛勞), 신경쇠약, 기침, 만성간염, 유즙불통, 설사, 타박상을 치료한다.

약리 작용/ 물 추출물을 토끼, 개에게 투여하면 이뇨 작용이 있으나, 혈압, 호흡에 대하여는 뚜렷한 작용이 없다.

사용법/ 뿌리 20g에 물 700mL를 넣고 달인 액을 반으로 나누어서 아침 저녁으로 복용한다.

747. 타래난초 [난초과]

Spiranthes sinensis (Pers.) Ames

여러해살이풀. 높이 10~50cm. 꽃은 분홍색으로 6~8월에 핀다. 열매는 타원형이다.

분포/ 전국의 산이나 들의 풀밭에서 자라며, 일본, 만주, 중국, 대만, 아무르, 우수리, 유럽, 인도에 분포한다.

약효/ 뿌리 또는 전초 말린 것을 반룡삼(盤龍蔘)이라고 하며, 익음(益陰), 청열, 윤폐, 유정(遺精)의 효능이 있다. 병후허약, 음허(陰虛)에 의한 내열, 해수로 인한 토혈, 현훈, 허열에 의한 구갈, 폐결핵에 의한 해혈(咳血)을 치료한다.

사용법/ 전초 10g에 물 700mL를 넣고 달인 액을 반으로 나누어 아침 저녁으로 복용한다.

참고/ 습사(濕邪)에 의한 열병이나 어체(瘀滯)에는 복용을 금한다.

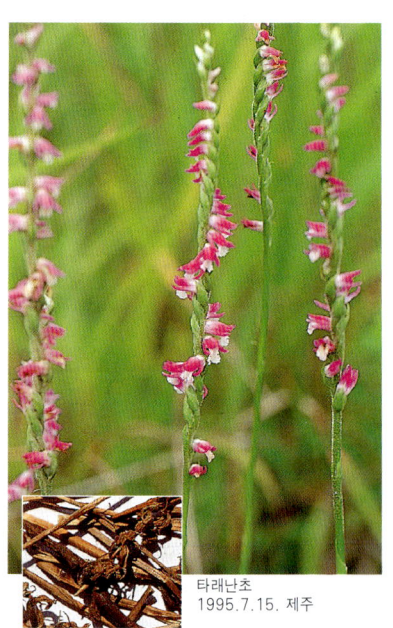

타래난초
1995.7.15. 제주

반룡삼(盤龍蔘)

부록

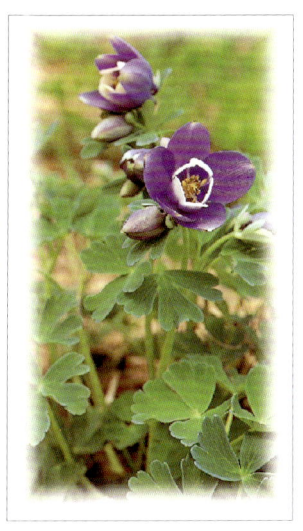

식물 용어 도해

꽃

● 쌍자엽 식물

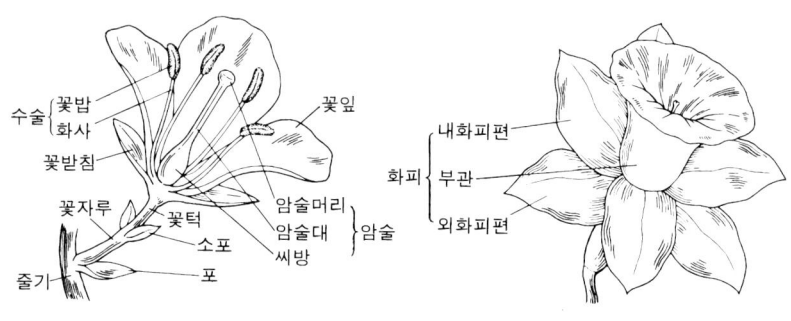

수술 {꽃밥, 화사}
꽃잎
꽃받침
내화피편
화피 {부관
외화피편}
꽃자루
꽃턱
소포
포
줄기
암술머리
암술대 } 암술
씨방

● 단자엽 식물

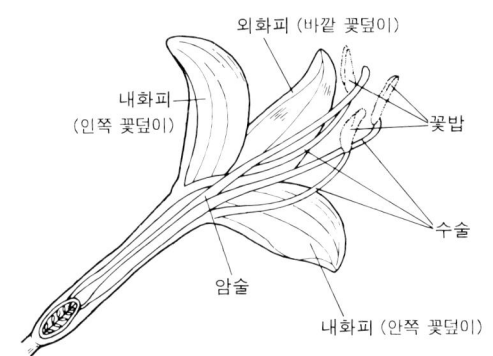

외화피 (바깥 꽃덮이)
내화피 (안쪽 꽃덮이)
꽃밥
수술
암술
내화피 (안쪽 꽃덮이)

● 양성화   ● 단성화

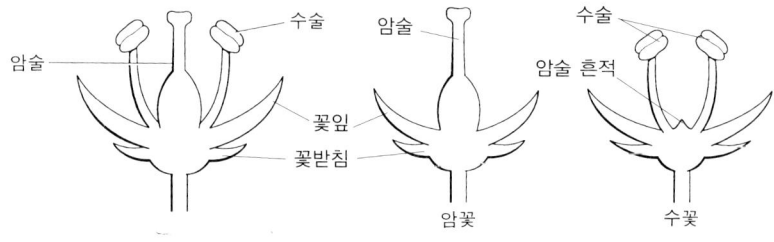

수술
암술
꽃잎
꽃받침
암술
암꽃
수술
암술 흔적
수꽃

● 화관의 구조 ─────────

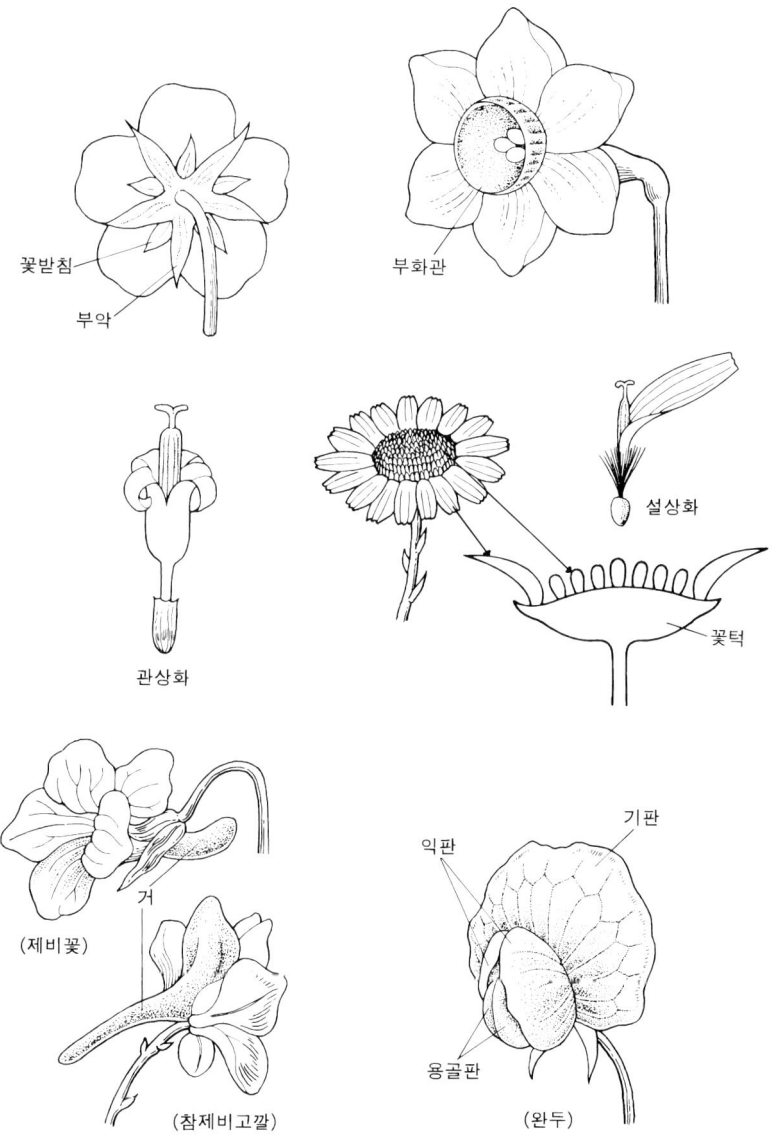

꽃받침

부악

부화관

관상화

설상화

꽃턱

거

(제비꽃)

(참제비고깔)

기판

익판

용골판

(완두)

● 꽃차례

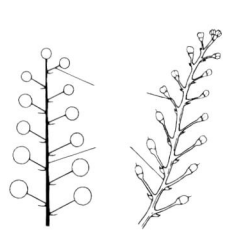

총상꽃차례 (호생)
(섬까치수염)

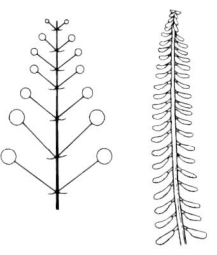

총상꽃차례 (대생)
(낭아초)

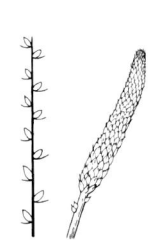

이삭모양꽃차례
(질경이)

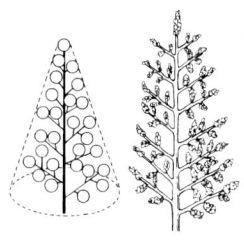

원추모양꽃차례
(붉나무)

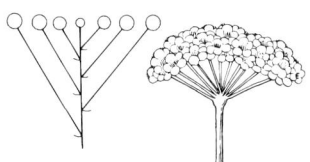

산방꽃차례
(인가목조팝나무)

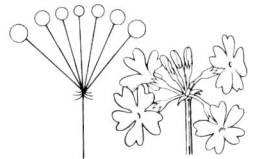

우산모양꽃차례
(앵초)

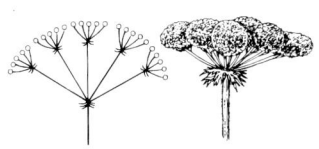

겹우산모양꽃차례
(당근)

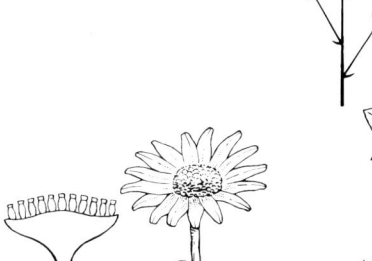

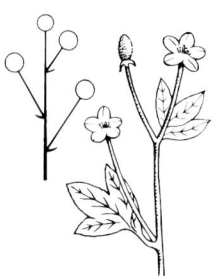

집산꽃차례
(왜젓가락나물)

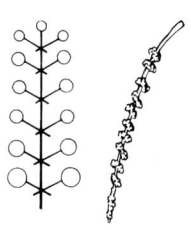

꼬리모양꽃차례
(졸참나무)

머리모양꽃차례
(쑥부쟁이)

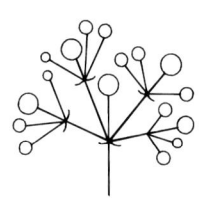

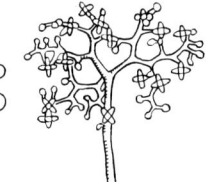

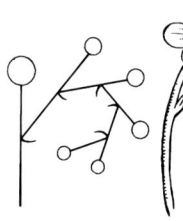

다출집산꽃차례
(거지덩굴)

권산꽃차례
(오이풀)

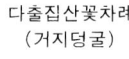

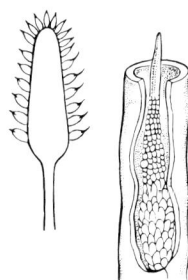

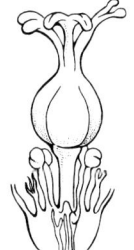

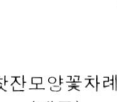

살이삭꽃차례
(곤약, 천남성)

찻잔모양꽃차례
(대극)

수술

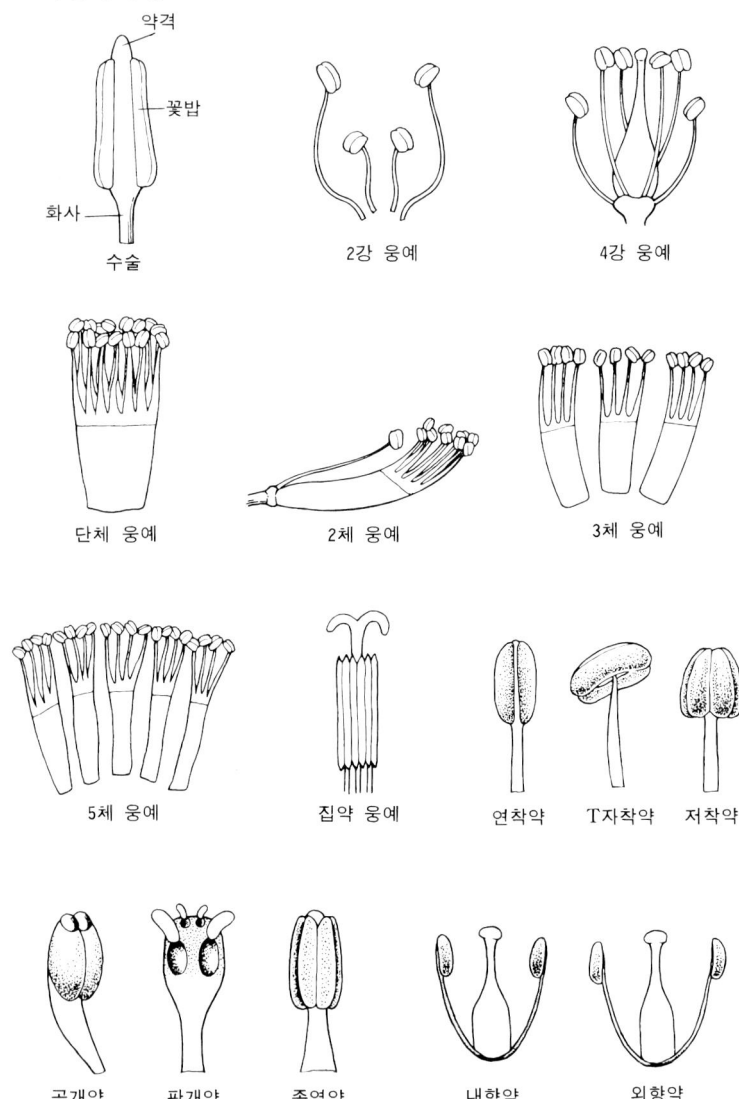

약격

꽃밥

화사

수술

2강 웅예

4강 웅예

단체 웅예

2체 웅예

3체 웅예

5체 웅예

집약 웅예

연착약

T자착약

저착약

공개약

판개약

종열약

내향약

외향약

594

종자

● 종자의 종류

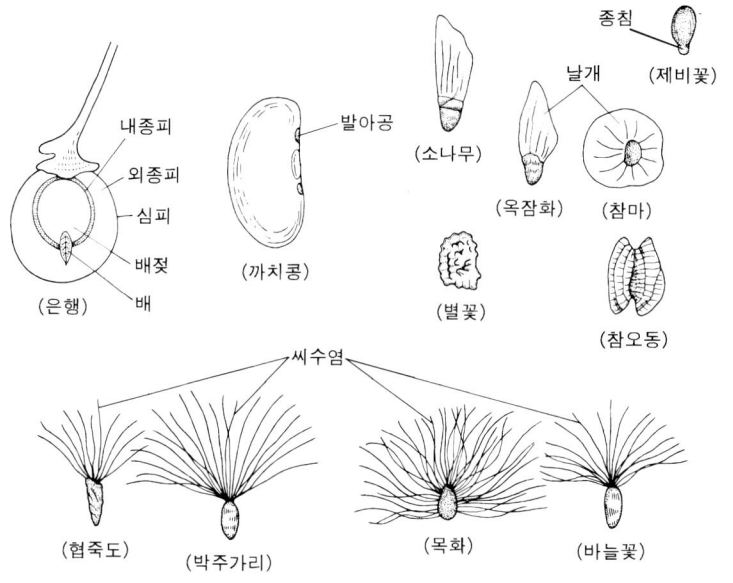

(은행)
- 내종피
- 외종피
- 심피
- 배젖
- 배

(까치콩)
- 발아공

(소나무)

종침
(제비꽃)

날개
(옥잠화)

(참마)

(별꽃)

(참오동)

씨수염

(협죽도)　(박주가리)　(목화)　(바늘꽃)

눈

● 눈의 종류

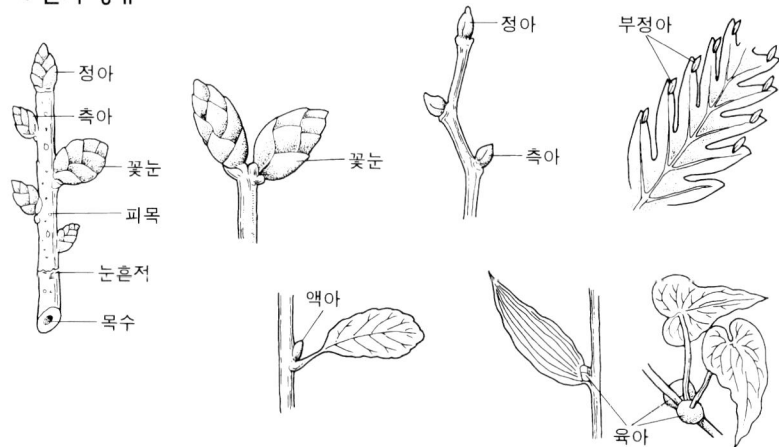

- 정아
- 측아
- 꽃눈
- 피목
- 눈흔적
- 목수

- 꽃눈

- 정아
- 측아

부정아

- 액아

육아

잎

● 잎의 구조 ────────────────────────

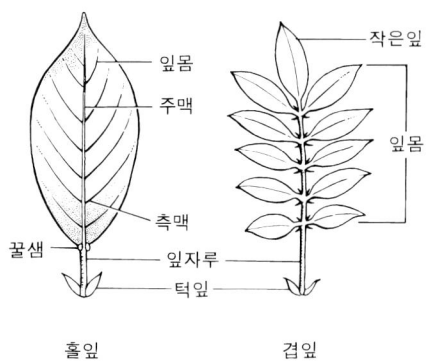

잎몸
주맥
측맥
꿀샘
잎자루
턱잎

작은잎
잎몸

홀잎   겹잎

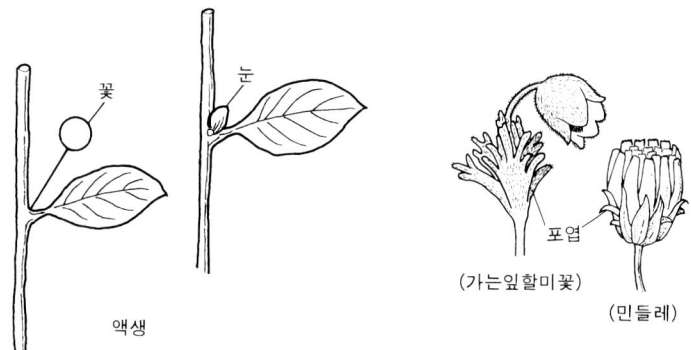

꽃

눈

포엽
(가는잎할미꽃)

(민들레)

액생

● 잎의 모양

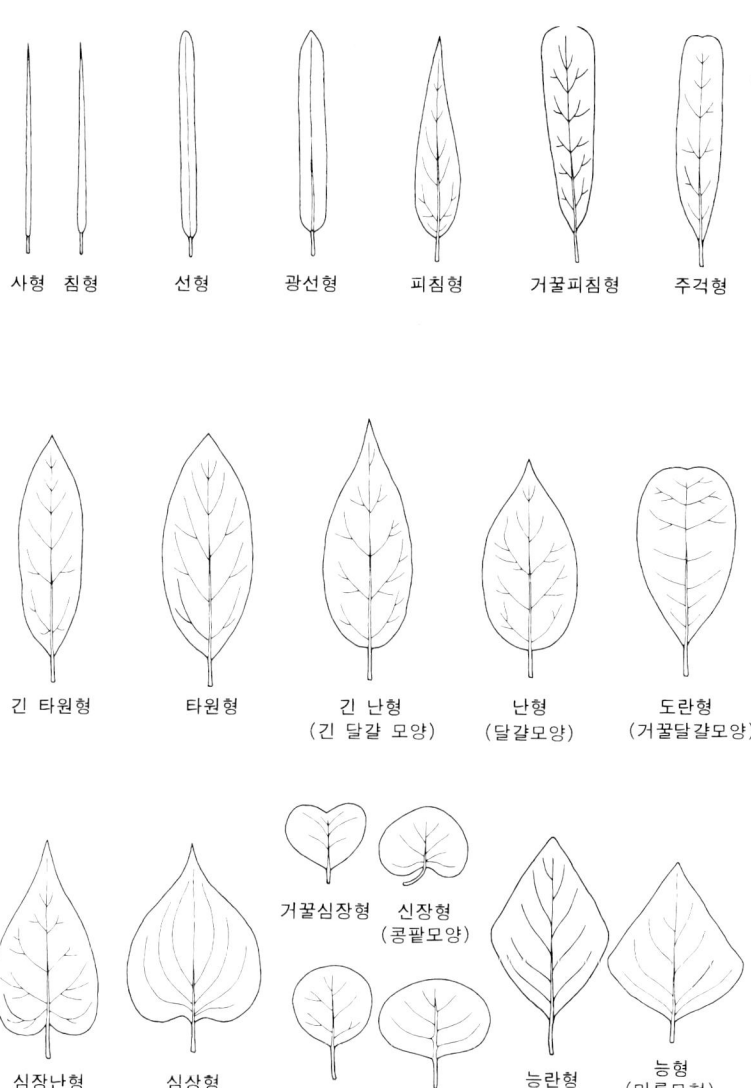

사형 침형   선형   광선형   피침형   거꿀피침형   주걱형

긴 타원형   타원형   긴 난형   난형   도란형
                      (긴 달걀 모양)   (달걀모양)   (거꿀달걀모양)

                      거꿀심장형 신장형
                              (콩팥모양)

심장난형   심상형   능란형   능형
                      원형   편원형   (마름모형)

● 잎의 나기

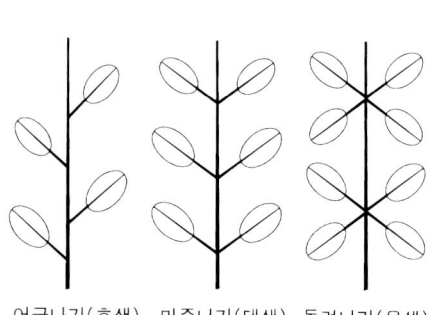

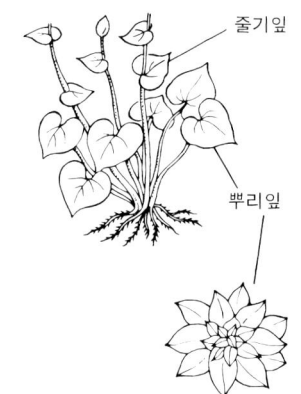

줄기잎

뿌리잎

어긋나기(호생)　마주나기(대생)　돌려나기(윤생)

● 잎의 갈라지기

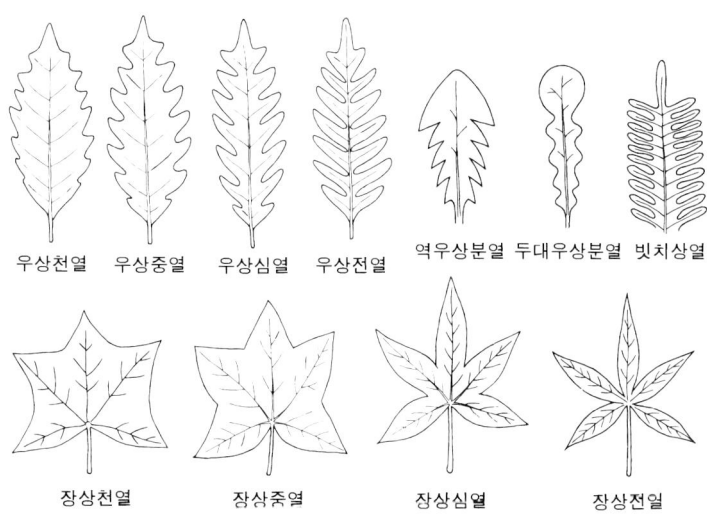

우상천열　　우상중열　　우상심열　　우상전열　　역우상분열　두대우상분열　빗치상열

장상천열　　　　장상중열　　　　장상심열　　　　장상전열

598

● 잎의 가장자리 ─────────────────────────────

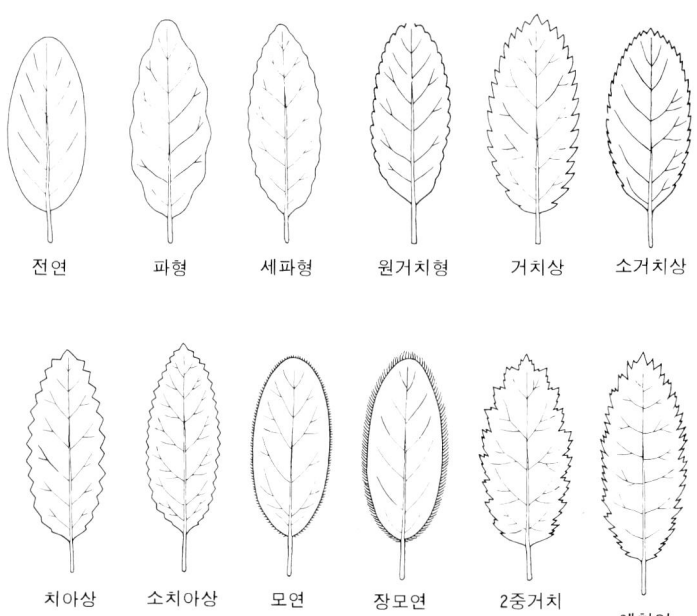

| 전연 | 파형 | 세파형 | 원거치형 | 거치상 | 소거치상 |

| 치아상 | 소치아상 | 모연 | 장모연 | 2중거치 |

예천열

● 잎 끝의 모양 ─────────────────────────────

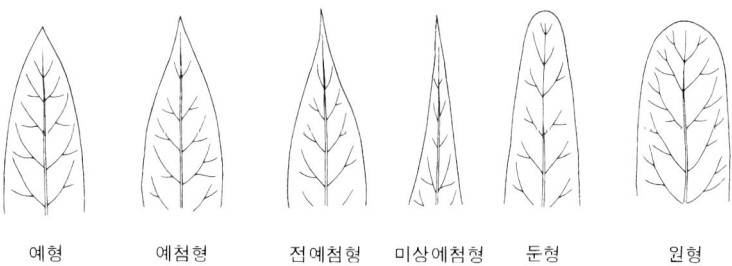

| 예형 | 예첨형 | 전예첨형 | 미상예첨형 | 둔형 | 원형 |

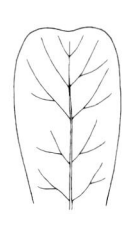
소요형

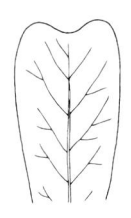
요형

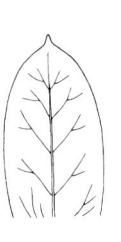
소돌형

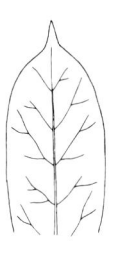
돌형

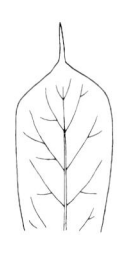
미상형

● 잎의 기부

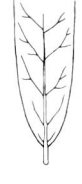
점첨형

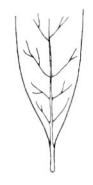
쐐기형

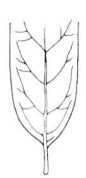
둔형

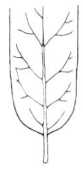
원형

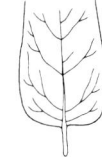
절형

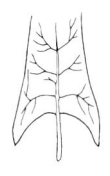
화살형

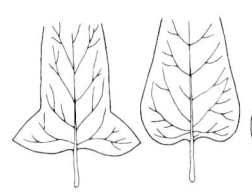

창형 　　　　신장형 　　　　귀형

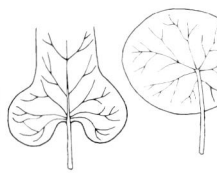

방패형

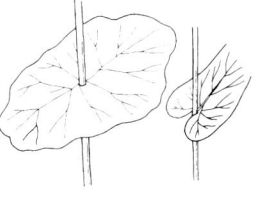

뚫린형 　　　　포격

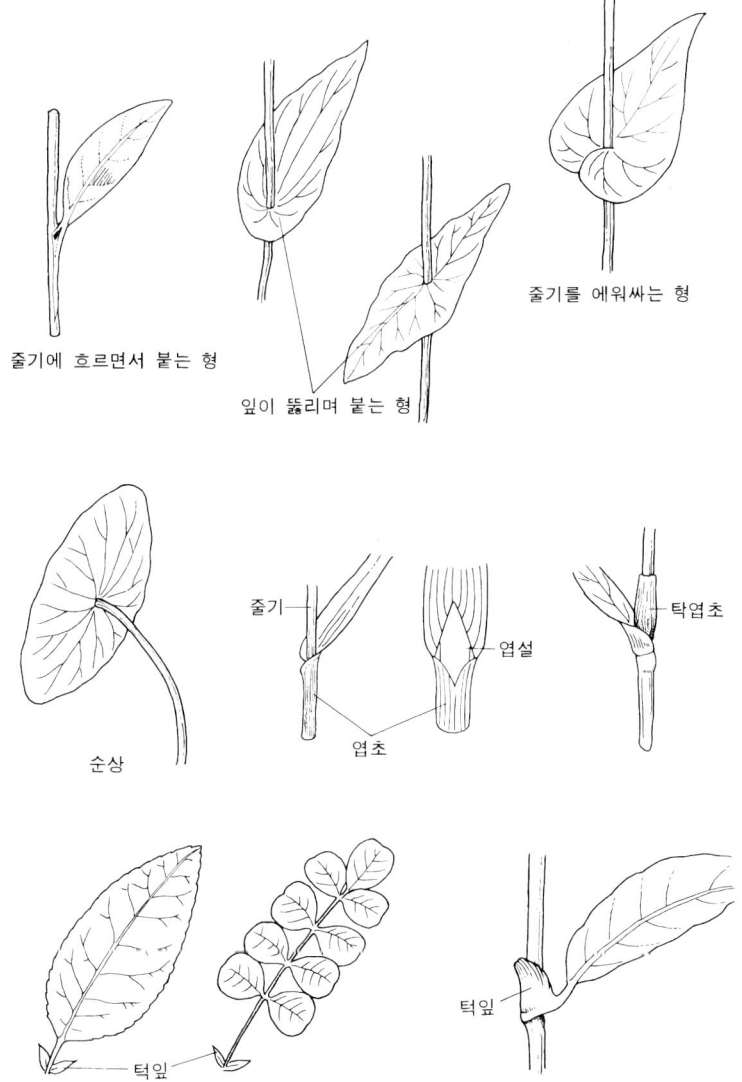

줄기에 흐르면서 붙는 형

잎이 뚫리며 붙는 형

줄기를 에워싸는 형

순상

줄기

엽설

엽초

탁엽초

턱잎

턱잎

줄기

● 줄기의 구조 ───────────────

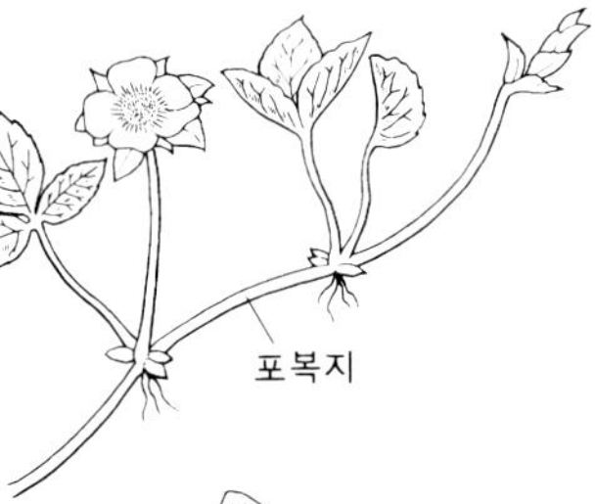

포복지

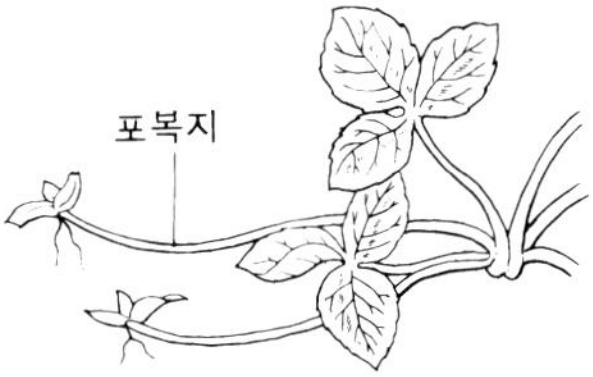

포복지

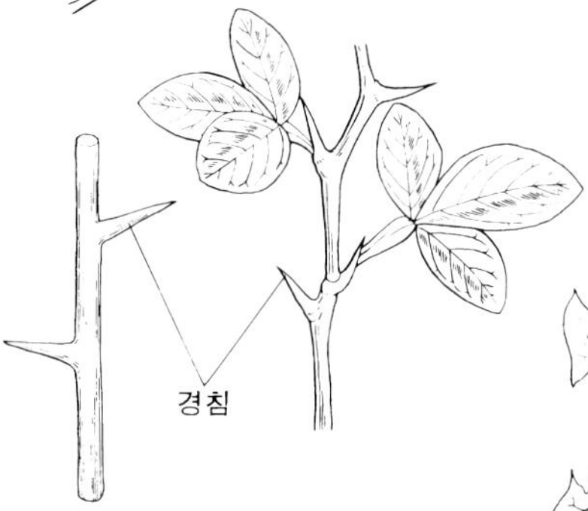

경침

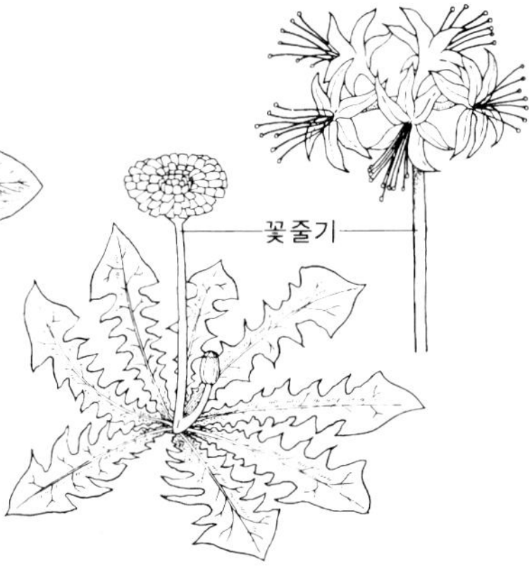

꽃줄기

땅속줄기

● 뿌리줄기 · 비늘줄기 ───────────────

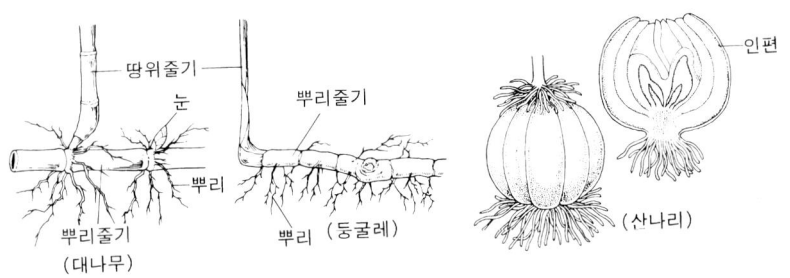

땅위줄기

눈

뿌리

뿌리줄기
(대나무)

뿌리줄기

뿌리 (둥굴레)

인편

(산나리)

● 땅속줄기 · 알줄기

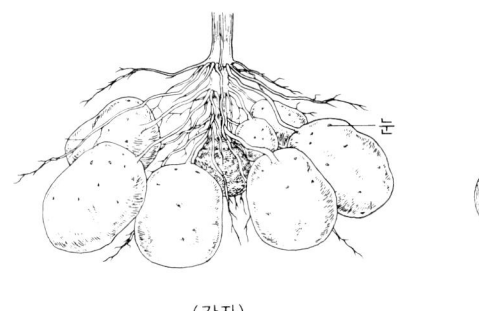

(감자)

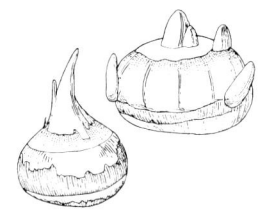

(글라디올라스)

가시 · 털

● 가시와 털의 종류

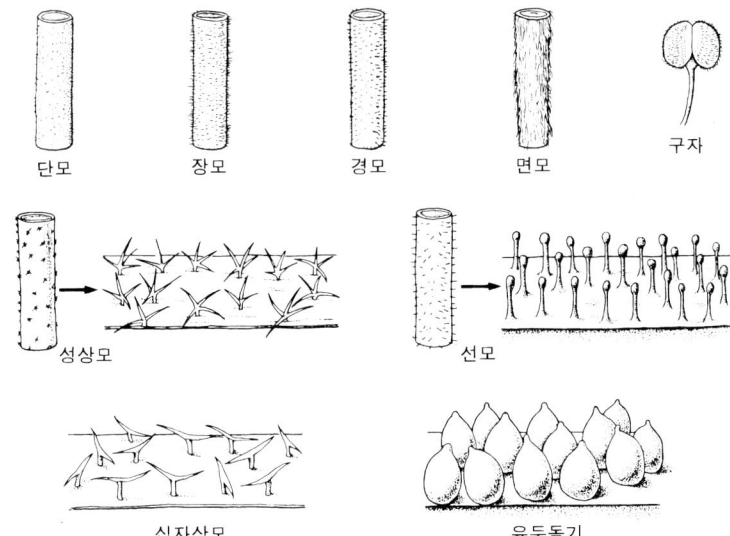

단모　　　장모　　　경모　　　면모　　　구자

성상모　　　　　　　　　선모

십자상모　　　　　　유두돌기

나무

● 나무의 구분

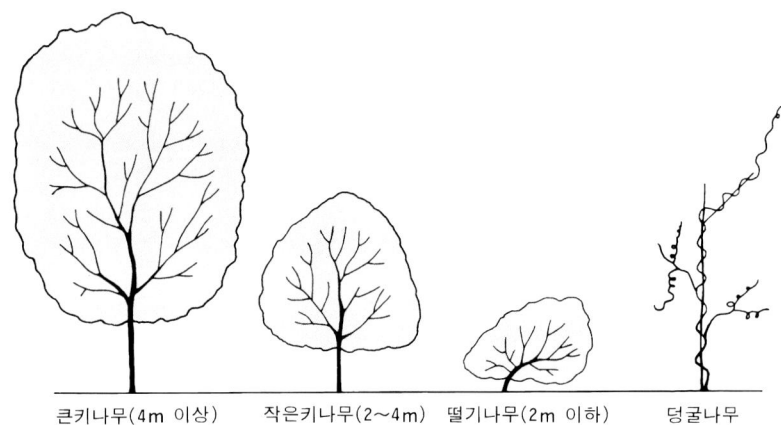

큰키나무(4m 이상) 작은키나무(2~4m) 떨기나무(2m 이하) 덩굴나무

뿌리

● 뿌리의 종류

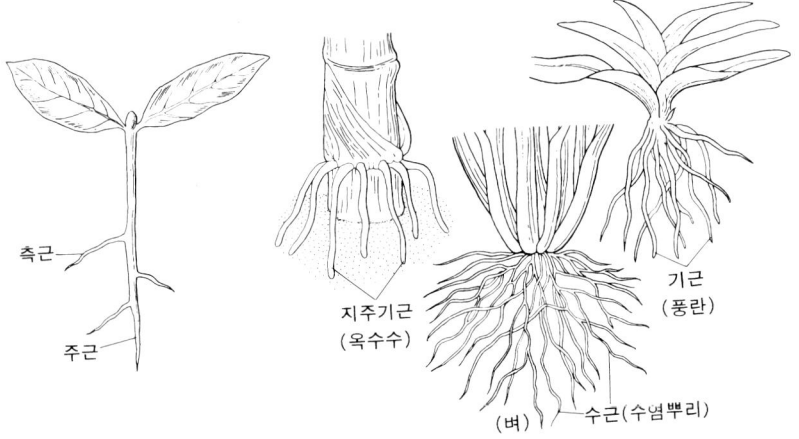

측근

주근

지주기근
(옥수수)

기근
(풍란)

(벼) 수근(수염뿌리)

열매

● 열매의 구조

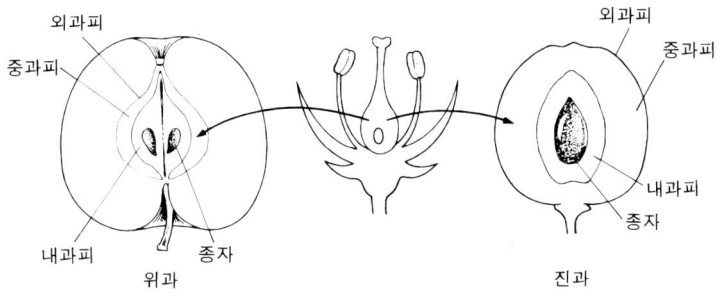

외과피
중과피
내과피
종자
위과

외과피
중과피
내과피
종자
진과

지방이 들어 있는 외과피
연한 해면질 중과피
종자
내과피
귤상과

얇은 외과피
육질의 중과피
종자
핵과

과피
종자

열개과   불렬과

외과피
중과피
내과피
종자
익어도 벌어지지 않음

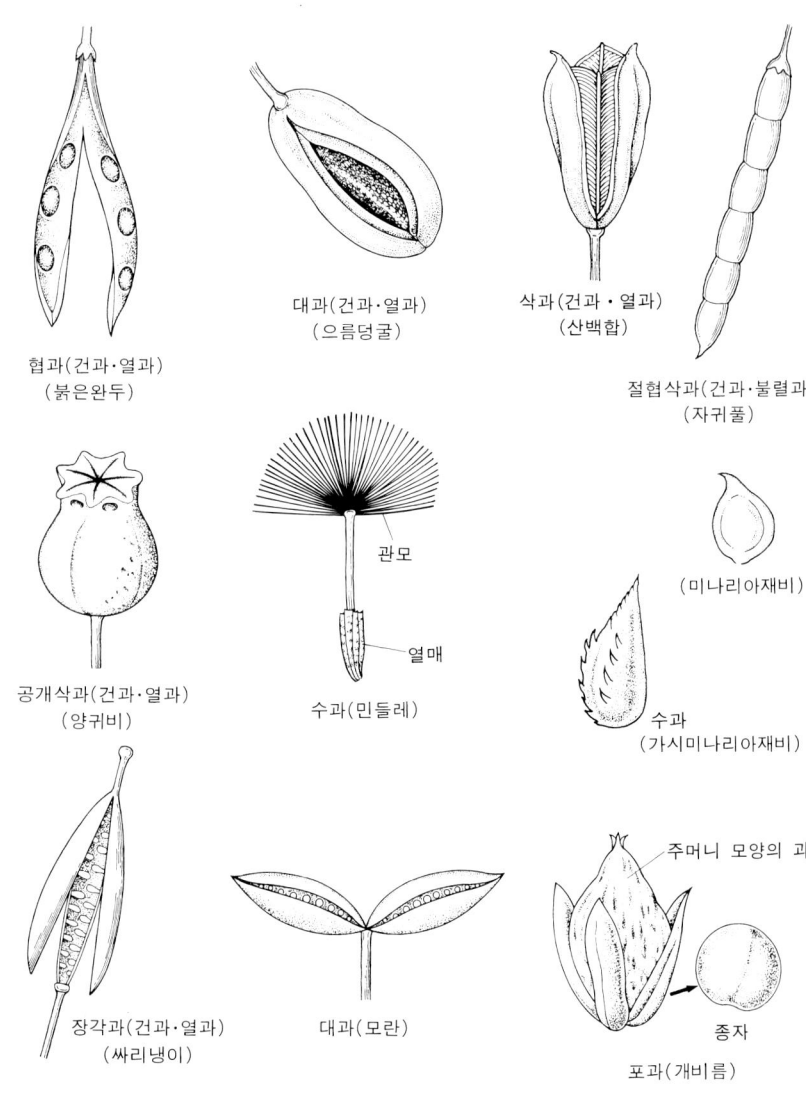

협과(건과·열과)
(붉은완두)

대과(건과·열과)
(으름덩굴)

삭과(건과·열과)
(산백합)

절협삭과(건과·불렬과)
(자귀풀)

공개삭과(건과·열과)
(양귀비)

관모

열매

수과(민들레)

(미나리아재비)

수과
(가시미나리아재비)

장각과(건과·열과)
(싸리냉이)

대과(모란)

주머니 모양의 과

종자

포과(개비름)

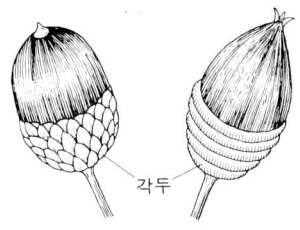

각두

(졸참나무)   (가시나무)
견과

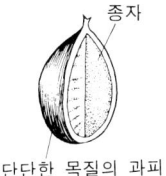

종자

단단한 목질의 과피

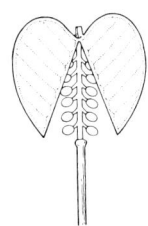

단각과(건과·열과)
(냉이)

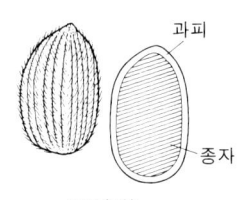

과피

종자

영과(벼)

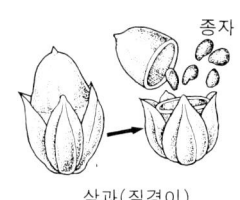

종자

삭과(질경이)

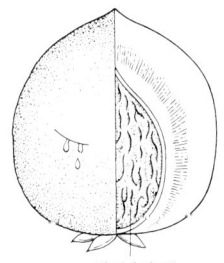

핵과(석과)
(복숭아)

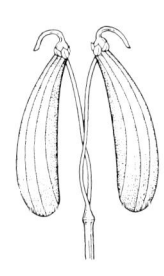

분리과

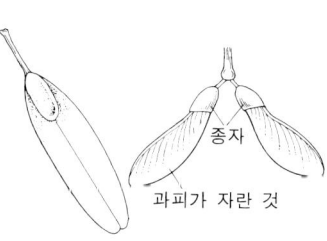

종자

과피가 자란 것

시과(익과)
(단풍나무)

621

식물명 찾아보기

627

학명 찾아보기

● 저자 소개

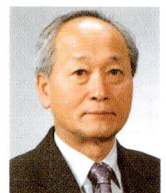

배기환(裵基煥)

1946. 경남 사천 출생
1973. 영남대학교 약학대학 졸업
1973~1975. 영남대학교 대학원(약학석사)
1975~1977. 일본 도야마 의과약과대학 화한약연구소 연구생
1978~1981. 일본 도야마 의과약과대학 박사 과정(약학박사)
1981~1984. 충남대학교 약학대학 조교수
1985~1989. 충남대학교 약학대학 부교수
1986~1987. 미국 미네소타 대학교 화학과 연구교수
1988~현재. 중앙약사심의위원회 위원
1989~현재. 충남대학교 약학대학 명예교수
1990~1992. 충남대학교 약학대학장
1997~1999. 충남대학교 약학대학 의약품개발연구소장
1997~현재. 충남대학교 약초원장
2000. 충남대학교 기획예산심의위원회 위원장
2001. 한국생약학회 수석 부회장
2002. 한국생약학회 회장

수상 경력
1973. 영남대학교 수석 입학 및 졸업(총장상 수상)
1984. 한국생약학회 우수 논문상 수상
1991. 한국과학기술단체총연합회 1991년도 과학기술 우수 논문상 수상
2000. 충남대학교 우수 교수상 수상. 대한약학회 약학연구상 수상

저서
「한국의 독버섯·독식물」교학사 (공저), 「건강보감」교학사, 「생약학」동명사 (공저), 「천연물화학」영림사 (공저), 학술 논문 150편(국내외), 특허 60편(국내외)

원색 도감 · 한국의 자연 시리즈 13

한국의 약용식물

The Medicinal Plants of Korea

초판 발행 / 2000. 1. 10
13판 발행 / 2017. 4. 10

지은이 / 배기환
펴낸이 / 양진오
펴낸곳 / (주)교학사

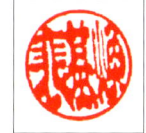

기획 / 유홍희
책임편집 / 황정순
교정 / 차진승 · 강옥자

장정 / 어 용
제작 / 이재환
원색 분해 · 인쇄 / 본사 공무부

등록 / 1962. 6. 26. (18-7)
주소 / 서울 마포구 마포대로 14길 4
전화 / 편집부 · 312-6685 영업부 · 7075-147
팩스 / 편집부 · 365-1310 영업부 · 7075-160
대체 / 012245-31-0501320
홈페이지 / http://www.kyohak.co.kr

값 **35,000** 원

The Medicinal Plants of Korea
by Bae Ki Hwan
Published by Kyo-Hak Publishing Co., Ltd., 2000
4, Mapo-daero 14-gil, Mapo-gu, Seoul, Korea
Printed in Korea

ISBN 978-89-09-05658-8 96510